2 | SÉRIE ORTOPEDIA
E TRAUMATOLOGIA
FUNDAMENTOS E PRÁTICA

Editores da Série
Fernando Baldy dos Reis
Cláudio Santili
Tarcísio Eloy Pessoa de Barros Filho

Ortopedia e
Traumatologia Pediátricas

Outros livros da Série

Série Ortopedia e Traumatologia – Fundamentos e Prática
Apoio: Sociedade Brasileira de Ortopedia e Traumatologia – SBOT

- Volume 1: Ortopedia do Adulto
- Volume 2: Ortopedia e Traumatologia Pediátricas
- Volume 3: Traumatologia do Adulto

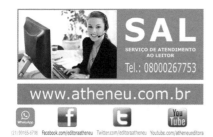

2 SÉRIE ORTOPEDIA E TRAUMATOLOGIA
FUNDAMENTOS E PRÁTICA

Editores da Série
Fernando Baldy dos Reis
Cláudio Santili
Tarcísio Eloy Pessoa de Barros Filho

Ortopedia e Traumatologia Pediátricas

Editor do Volume
Cláudio Santili
Coeditora do Volume
Ellen de Oliveira Goiano

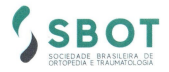
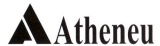

EDITORA ATHENEU

São Paulo — *Rua Avanhandava, 126 - 8º andar*
Tel.: (11)2858-8750
E-mail: atheneu@atheneu.com.br

Rio de Janeiro — *Rua Bambina, 74*
Tel.: (21)3094-1295
E-mail: atheneu@atheneu.com.br

CAPA: Equipe Atheneu
PROJETO GRÁFICO/DIAGRAMAÇÃO: Triall Composição Editorial Ltda.

CIP-BRASIL. Catalogação na Publicação
Sindicato Nacional dos Editores de Livros, RJ

O89

Ortopedia e traumatologia : fundamentos e prática : pediátrica, volume 2 / editores da série Fernando Baldy dos Reis, Tarcísio Eloy Pessoa de Barros ; editor do volume e da série Claudio Santilli ; coeditora do volume Ellen de Oliveira Goiano - 1. ed. - Rio de Janeiro : Atheneu, 2019.

    ; 28 cm. (Ortopedia e traumatologia : fundamentos e prática)

Inclui bibliografia e índice
ISBN 978-85-388-1057-5

    1. Ortopedia pediátrica. 2. Ortopedia e traumatologia. I. Reis, Fernando Baldy dos. II. Barros, Tarcísio Eloy Pessoa de. III. Santilli, Claudio. IV. Goiano, Ellen de Oliveira. V. Série.

19-60496

CDD: 618.927
CDU: 617.3-053.2

Vanessa Mafra Xavier Salgado - Bibliotecária - CRB-7/6644
08/10/2019 15/10/2019

REIS, F. B.; SANTILI, C.; BARROS FILHO, T.E.P.

Série Ortopedia e Traumatologia – Fundamentos e Prática – Volume 2 – Ortopedia e Traumatologia Pediátricas

© *Direitos reservados à EDITORA ATHENEU – São Paulo, Rio de Janeiro, 2020.*

Sobre os editores

FERNANDO BALDY DOS REIS

Professor Livre-Docente. Chefe do Departamento de Ortopedia e Traumatologia da Escola Paulista de Medicina da Universidade Federal de São Paulo (EPM/Unifesp).

CLÁUDIO SANTILI

Presidente da Sociedade Brasileira de Ortopedia e Traumatologia (SBOT), gestão 2010. Diretor do Departamento de Ortopedia e Traumatologia da Faculdade de Ciências Médicas da Santa Casa de Misericórdia de São Paulo (DOT/FCMSCMSP) – Pavilhão "Fernandinho Simonsen" (2005-2008). Presidente da Sociedade Brasileira de Ortopedia Pediátrica (SBOP), gestão 1999-2000. Professor Adjunto da FCMSCMSP. Orientador de Pós-Graduação em Ciências da Saúde (Mestrado e Doutorado) e em Ortopedia e Traumatologia (Mestrado).

TARCÍSIO ELOY PESSOA DE BARROS FILHO

Diretor da Faculdade de Medicina da Universidade de São Paulo (FMUSP). Professor Titular do Departamento de Ortopedia e Traumatologia da FMUSP. Ex-Presidente da Sociedade Brasileira de Ortopedia e Traumatologia (SBOT).

Sobre a coeditora do volume

ELLEN DE OLIVEIRA GOIANO

Mestre pela Faculdade de Ciências Médicas da Santa Casa de Misericórdia de São Paulo (FCMSCMSP). Colaboradora do Grupo de Ortopedia Pediátrica da FCMSCMSP. Ortopedista Pediátrica do Conjunto Hospitalar do Mandaqui (CHM). Ortopedista Pediátrica do Hospital do Servidor Público Municipal (HSPM-SP). Preceptora de Ortopedia Pediátrica no CHM e no HSPM-SP.

Sobre os colaboradores

Alceu Gomes Chueire

Chefe do Serviço de Ortopedia e Traumatologia da Faculdade de Medicina de São José do Rio Preto (FAMERP). Vice-Chefe do Departamento de Ortopedia e Traumatologia da FAMERP. Mestre, Doutor e Livre-Docente do Departamento de Ortopedia e Traumatologia da FAMERP. Membro da Sociedade Brasileira de Coluna Vertebral (SBC). Membro da Sociedade Brasileira de Quadril (SBQ).

Alessandro Felix

Membro Titular da Sociedade Brasileira de Cirurgia de Joelho (SBCJ). Membro Titular da Associação Brasileira de Reconstrução e Alongamento Ósseo (Comitê ASAMI) e da Sociedade Brasileira de Ortopedia e Traumatologia (SBOT). Membro da Sociedade Brasileira de Ortopedia Pediátrica (SBOP). Membro do Corpo Clínico do Hospital Sírio-Libanês e do Hospital Israelita Albert Einstein. Médico Assistente do Grupo de Ortopedia Pediátrica do Hospital do Servidor Público Estadual (HSPE). Membro da Sociedade Brasileira para Estudos da Fisiologia (SBEF).

Alexandre Francisco de Lourenço

Graduado em Ortopedia e Traumatologia, com atuação exclusiva na área de Ortopedia Pediátrica. Ex-Presidente da Sociedade Brasileira de Ortopedia Pediátrica (SBOP).

Amâncio Ramalho Junior

Especialista em Ortopedia Pediátrica. Professor do Departamento de Morfologia da Universidade Federal de São Paulo (Unifesp).

Ana Laura Loyola Munhoz da Cunha

Graduado em Medicina pela Universidade Federal do Paraná (UFPR). Especialização em Ortopedia Pediátrica pela Hospital Infantil Pequeno Príncipe. Residência Médica pela UFPR. Ortopedista Pediátrico do Hospital Infantil Pequeno Príncipe.

Anastácio Kotzias Neto

Mestrado em Ortopedia e Traumatologia pela Escola Paulista de Medicina da Universidade Federal de São Paulo (EPM-Unifesp). Especialização em Ortopedia e Traumatologia pelo Hospital Italiano de Buenos Aires (AR). *Fellow* em Ortopedia do Alfred I Dupont Institute Hospital for Children – The Nemours Foundation. Doutorado em Medicina pela EPM-Unifesp. Presidente da Sociedade Catarinense de Ortopedia e Traumatologia (SBOT-SC). Presidente do Conselho Regional de Medicina do Estado de Santa Catarina (CRM-SC). Presidente da Sociedade Brasileira de Ortopedia e Traumatologia Pediátrica (SBOT), Chefe do Centro Cirúrgico do Hospital Infantil Joana de Gusmão. Professor Auxiliar e por vezes voluntário na Cadeira de Ortopedia e Traumatologia da Universidade Federal de Santa Catarina (UFSC). Chefe do Serviço de Ortopedia e Traumatologia do Hospital Infantil Joana de Gusmão. Membro de Comissão Ética e Delegado (junto a SBOT) da SBOT-SC. Membro da Comissão Especial AMB-CFM-SBOT. Membro Efetivo da Sociedade Brasileira de Trauma Ortopédico (SBTO). Delegado da Associação Catarinense de Medicina (ACM). Professor do Curso de Medicina da Universidade do Sul de Santa Catarina (Unisul), Disciplina Sistema Musculoesquelético.

André Luis Fernandes Andujar

Chefe do Serviço de Ortopedia Pediátrica do Hospital Infantil Joana de Gusmão. Membro Titular da Sociedade Brasileira de Ortopedia e Traumatologia (SBOT). Membro da Scoliosis Research Society – SRS Membro da Sociedade Brasileira de Coluna (SBC). Membro da Sociedade Brasileira de Ortopedia Pediátrica (SBOP). Membro da Comissão de Capacitação Profissional (CCP) da SBC. Ex-Presidente da SBOT, Regional Santa Catarina.

Série Ortopedia e Traumatologia – Fundamentos e Prática

Anna Carolina Pavelec

Graduada em Medicina pela Pontifícia Universidade Católica do Paraná (PUC-PR). Residência Médica em Traumatologia e Ortopedia no Hospital Universitário Cajuru – PUC-PR. Especialização em Ortopedia Pediátrica pelo Hospital Universitário – PUC-PR. Especialização em Artroscopia e Traumatologia Esportiva pela Universidade Federal do Paraná (UFPR). Preceptora da Ortopedia Pediátrica no Hospital Universitário Cajuru – PUC-PR.

Antonio Carlos da Costa

Mestre e Doutor em Medicina pela Faculdade de Ciências Médicas da Santa Casa de Misericórida de São Paulo (FCMSCMSP). Chefe do Grupo de Cirurgia da Mão e Microcirurgia do Departamento de Ortopedia e Traumatologia da SCMSP.

Antônio Carlos Fernandes

Mestre em Ortopedia pela Universidade Federal de São Paulo (Unifesp). Ortopedista Pediátrico da Associação de Assistência à Criança Deficiente (AACD). Membro Titular da Sociedade Brasileira de Ortopedia Pediátrica (SBOP). *Fellowship* na Northwestern University, Chicago, EUA.

Arnaldo José Hernandez

Mestre, Doutor e Livre-Docente em Ortopedia e Traumatologia pela Faculdade de Medicina da Universidade de São Paulo (FMUSP). Docente da FMUSP. Chefe do Grupo de Medicina do Esporte do Instituto de Ortopedia e Traumatologia do Hospital das Clínicas da Faculdade de Medicina da Universidade de São Paulo (IOT-HC-FMUSP). Coordenador do respectivo Programa de Residência Médica. Ex-Presidente da Sociedade Brasileira de Cirurgia do Joelho (SBCJ) e da Sociedade Brasileira de Medicina do Esporte e do Exercício (SBME). Membro do Conselho Editorial de diversas publicações especializadas, sendo, atualmente, o Editor-Chefe da Revista Brasileira de Medicina do Esporte (RBME).

Camila Cohen Kaleka

Mestre em Ortopedia pela Faculdade de Ciências Médicas da Santa Casa de Misericórida de São Paulo (FCMSCMSP). Membro da Sociedade Brasileira de Ortopedia e Traumatologia (SBOT). Especialização em Cirurgia do Joelho pelo Grupo do Joelho da Faculdade de Ciências Médicas da Santa Casa de São Paulo (FCMSCMSP) – Pavilhão "Fernandinho Simonsen". Título de Especialista pela Sociedade Brasileira de Cirurgia do Joelho (SBCJ).

Carla Franchi Pinto

Mestrado e Doutorado em Genética pela Universidade Estadual de Campinas (Unicamp).

Carlos Alberto Longui

Graduado em Medicina pela Universidade de Mogi das Cruzes (UMC). Doutorado em Endocrinologia pela Universidade de São Paulo (USP). Pós-Doutorado em Endocrinologia Molecular pelo National Institutes of Health (NIH). Professor Titular da Faculdade de Ciências Médicas da Santa Casa de Misericórdia de São Paulo (FCMSCMSP).

Carlos Uta Nakano Jorge

Graduado em Direito pela Universidade Presbiteriana Mackenzie (UPM). Graduação em Medicina pela Universidade Federal de São Paulo (Unifesp). Mestrado e Doutorado em Medicina (Cirurgia Cardiovascular) pela Unifesp. Professor Adjunto da Disciplina de Cirurgia Vascular da Unifesp. Vice-Chefe da Disciplina de Cirurgia Vascular e Endovascular da Escola Paulista de Medicina da Universidade Federal de São Paulo (EPM-Unifesp). Coordenador do Curso de Cirurgia Vascular do sexto ano. Médico da EPM-Unifesp. Pró-Reitor Adjunto de Planejamento da Unifesp.

Claudia Dutra Constantin Faria

Graduado em Medicina pela Universidade Federal de Uberlândia (UFU). Residência Médica em Pediatria pela Universidade de São Paulo (USP). Mestrado em Pediatria pela Faculdade de Ciências Médicas da Santa Casa de Misericórdia de São Paulo (SCMSP) e Doutorado em Ciências da Saúde pela Faculdade de Ciências Médicas da SCMSP. Professora Titular do Departamento de Pediatria da Fundação Presidente Antônio Carlos (UNIPAC), Araguari – MG.

Cláudio Beling Gonçalves Soares

Membro da Sociedade Brasileira de Ortopedia Pediátrica (SBOP).

Dalton Berri

Membro do Grupo de Ortopedia Pediátrica do Hospital do Trabalhador da Universidade Federal do Paraná (UFPR). Membro do Grupo de Ortopedia Pediátrica do Hospital Universitário Cajuru – Pontifícia Universidade Católica do Paraná (PUC-PR). *Fellow* no Vall d'Hebron Hospital, Barcelona, Espanha. Membro da Sociedade Brasileira de Ortopedia Pediátrica (SBOP).

Daniel Augusto Carvalho Maranho

Professor Doutor da Faculdade de Medicina de Ribeirão Preto da Universidade de São Paulo (FMRP-USP). Disciplina de Ortopedia e Traumatologia da Criança e do Adolescente.

Daniele Freitas Pereira

Mestre em Reumatologia e Doutoranda da Disciplina de Reumatologia da Escola Paulista de Medicina da Universidade Federal de São Paulo (EPM-Unifesp).

Daniella Lins Neves

Graduada pela Faculdade de Medicina de Marília (FMM). Especialização no Programa de Residência Médica – Ortopedia Pediátrica pela Associação de Assistência à Criança Deficiente (AACD). Diretora-Médica da AACD. Gerente-Médica da AACD, Unidade Abreu Sodré. Médica Ortopedista do Instituto de Medicina Física e Reabilitação Lucy Montoro, Unidade Vila Mariana.

Debora de Oliveira Cumino

Graduada em Medicina pela Universidade São Francisco. Especialização em Anestesiologia Pediátrica no Hospital Infantil Pequeno Príncipe, Curitiba. Pós-Graduação em Nível de Mestrado e em Nível de Doutorado no Programa de Pesquisa em Cirurgia da Faculdade de Ciências Médicas da Santa Casa de Misericórdia de São Paulo (FCMSCMSP). Coordenadora do Serviço de Anestesiologia Pediátrica do Hospital Infantil Sabará. Médica Anestesiologista da SCMSP.

Diego Figueira Falcochio

Mestrando em Ciências da Saúde pela Faculdade de Ciências Médicas da Santa Casa de Misericórdia de São Paulo (FCMSCMSP). Assistente do Grupo de Cirurgia da Mão e Microcirurgia do Departamento de Ortopedia e Traumatologia da SCMSP.

Edílson Forlin

Mestre e Doutor pela Escola Paulista de Medicina da Universidade Federal de São Paulo (EPM-Unifesp). Ortopedista Pediátrico do Hospital Pequeno Príncipe e do Hospital de Clínicas da Universidade Federal do Paraná (UFPR). Membro do Corpo Editorial do Journal of Pediatric Orthopaedics e Journal of Children Orthopaedics.

Eduardo de Amorim

Graduado pela Universidade Federal de São Paulo (Unifesp). Doutorado e Mestrado em Medicina (Cirurgia Cardiovascular) pela Unifesp. Especialização em Residência Médica pela Unifesp.

Eduardo Sadao Yonamine

Professor-Assistente da Faculdade de Ciências Médicas da Santa Casa de Misericórdia de São Paulo (FCMSCMSP).

Eduardo Toller

Ortopedista. Membro Titular da Sociedade Brasileira de Ortopedia Oncológica (SBOO). Médico Titular do Serviço de Ortopedia Oncológica do Hospital de Câncer de Barretos (HCB).

Eiffel Tsuyoshi Dobashi

Graduado em Ortopedia e Traumatologia pela Escola Paulista de Medicina da Universidade Federal de São Paulo (EPM-Unifesp). Mestrado em Ortopedia e Traumatologia pela EPM-Unifesp. Doutorado em Ortopedia e Traumatologia pela EPM-Unifesp. Professor Adjunto da Universidade Federal de São Paulo (USP) e Técnico Administrativo da Unifesp.

Fabiano Prata Nascimento

Médico Ortopedista Pediátrico, Mestre e Doutor em Medicina pela Santa Casa de Misericórdia de São Paulo (SCMSP).

Série Ortopedia e Traumatologia – Fundamentos e Prática

Fabio Peluzo Abreu

Médico Ortopedista Pediátrico da Associação de Assistência à Criança Deficiente (AACD-SP), Santa Casa de Santos e Casa da Esperança de Santos. Mestre em Medicina. Membro Titular da Sociedade Brasileira de Ortopedia Pediátrica (SBOP).

Fernando Farcetta Junior

Responsável pela Clínica de Poliomielite da Associação de Assistência à Criança Deficiente (AACD).

Fernando Ferraz Faria

Médico Assistente do Grupo de Ortopedia Pediátrica do Hospital Universitário Cajuru da Pontifícia Universidade Católica do Paraná (PUCPR) e do Grupo de Ortopedia Pediátrica do Hospital do Trabalhador (UFPR).

Fernando Norio Arita

Aperfeiçoamento em Neurologia Pediátrica na Université Catholique de Louvain, Bruxelas, Bélgica. Doutorado pela Faculdade de Ciências Médicas da Santa Casa de Misericórdia de São Paulo (SCMSP). Professor-Assistente Doutor do Departamento de Pediatria da SCMSP. Chefe da Disciplina de Neuropediatria.

Flavio Abrahão

Médico Especialista em Ortopedia e Traumatologia.

Francesco Camara Blumetti

Especialista em Ortopedia Pediátrica pela Universidade Federal de São Paulo (Unifesp). Mestrado Acadêmico no Programa de Pós-Graduação em Ortopedia e Traumatologia da Unifesp. *Clinical Fellowship* em Ortopedia Pediátrica e Doenças Neuromusculares no Westmead Children's Hospital, Sydney, Austrália. *Clinical Fellowship* em Ortopedia Pediátrica no Children's Hospital of Eastern Ontario, Ottawa, Canadá. Doutorado no Programa de Pós-Graduação em Cirurgia Translacional da Unifesp. Membro da Sociedade Brasileira de Ortopedia e Traumatologia (SBOT), Sociedade Brasileira de Ortopedia Pediátrica (SBOP), American Academy of Cerebral Palsy. Médico Ortopedista Pediátrico da Associação de Assistência à Criança Deficiente (AACD-SP) e do Hospital Israelita Albert Einstein (HIAE).

Francisco Helio Violante Jr.

Médico da Associação de Assistência à Criança Deficiente (AACD). *Fellowship* no Rubin Institute for Advanced Orthopedics – Sinai Hospital, Baltimore, EUA. *Observership* no Texas Scottish Rite Hospital for Children, Dallas, EUA.

Giana Silveira Giostri

Chefe do Serviço de Ensino e Treinamento em Cirurgia da Mão do Hospital Universitário Cajuru – Hospital Pequeno Príncipe. Professora da Disciplina de Ortopedia da Pontifícia Universidade Católica do Paraná (PUCPR).

Gilberto Francisco Brandão

Ortopedista Pediátrico do Hospital das Clínicas da Universidade Federal Minas Gerais (HC-UFMG) e do Hospital da Baleia. Diretor Clínico do Instituto Mineiro de Ortopedia e Traumatologia (IMOT). Membro da Sociedade Brasileira de Ortopedia Pediátrica (SBOP).

Gilberto Waisberg

Especialização em Ortopedia Pediátrica na Santa Casa de Misericórdia de São Paulo (SCMSP). *Research Fellow* na Campbell Clinic, EUA. *Fellow* na Northwestern University, Chicago, EUA. Médico Assistente do Grupo de Ortopedia e Traumatologia Pediátrica da Santa Casa de Misericórdia de São Paulo (SCMSP). Chefe do Grupo de Ortopedia e Traumatologia Pediátrica da Faculdade de Medicina do ABC (FMABC). Doutor em Medicina pela SCMSP.

Gisele Cristine Schelle

Membro do Grupo de Ortopedia e Traumatologia Pediátrica do Hospital Universitário Cajurú da Pontifícia Universidade Católica do Paraná (PUCPR), Curitiba – Paraná. Membro do Grupo de Ortopedia e Traumatologia Pediátrica do Hospital do Trabalhador da Universidade Federal do Paraná (UFPR). *A.O. Fellow* no Kinderspital, Bern, Suíça.

Sobre os colaboradores

Guaracy Carvalho Filho

Professor Adjunto e Chefe de Disciplina de Ortopedia e Traumatologia do Departamento de Ortopedia e Traumatologia. Chefe do Serviço de Ortopedia Pediátrica do Hospital de Base da Faculdade Estadual de Medicina de São José do Rio Preto (FAMERP-SP).

Guilherme do Val Sella

Médico Assistente do Grupo de Ombro e Cotovelo do Departamento de Ortopedia e Traumatologia da Faculdade de Ciências Médicas da Santa Casa de Misericórdia de São Paulo (DOT/FCMSCMSP). Pós-Graduando do Curso de Ciências da Saúde, Nível de Mestrado.

Helder Henzo Yamada

Médico Assistente do Departamento de Ortopedia e Traumatologia da Faculdade de Ciências Médicas da Santa Casa de Misericórdia de São Paulo (DOT/FCMSCMSP).

Helencar Ignácio

Graduado em Medicina pela Faculdade de Medicina de Catanduva (Fameca). Mestrado em Ortopedia e Traumatologia pela Universidade de São Paulo, Ribeirão Preto (USP-RP). Doutorado em Ortopedia e Traumatologia pela USP-RP. Membro do Conselho da Sociedade Brasileira de Ortopedia e Traumatologia (SBOT). Professor-Adjunto da Faculdade Regional de Medicina de São José do Rio Preto (Famerp). Chefe do Departamento de Ortopedia e Traumatologia da Famerp e Chefe do Serviço de Pé e Tornozelo do Hospital de Base de São José do Rio Preto. Presidente da Sociedade de Medicina e Cirurgia de São José do Rio Preto (SMC-RP).

Hélio van der Linden Júnior

Neurologista Infantil e Neurofisiologista no Centro de Reabilitação Dr. Henrique Santillo (CRER), Goiânia – GO e do Instituto de Neurologia de Goiânia (ING).

Henrique Jorge Guedes Neto

Graduado em Medicina pela Faculdade de Ciências Médicas da Santa Casa de Misericórdia de São Paulo (FCMSCMSP) e Doutorado em Medicina (Cirurgia) pela FCMSCMSP. Professor Adjunto Nível I, Docente da Disciplina de Cirurgia Vascular da Escola Paulista de Medicina da Universidade Federal de São Paulo (EPM-Unifesp). Ex-Professor Voluntário da FCMSCMSP.

Jamil Faissal Soni

Professor Adjunto da Disciplina de Ortopedia da Pontifícia Universidade Católica do Paraná (PUC-PR). Mestre e Doutor em Ortopedia pela FCMSC-SP. Professor de Ortopedia da PUC-PR. Consultor do Grupo de Ortopedia e Trauma Pediátrico do Hospital Cajuru da PUC-PR e do Hospital do Trabalhador (UFPR). Membro da AO Pediatric Education Taskforce. AO National Faculty. *A.O. Fellow* no Kinderspital, Basel, Suíça. *Fellow in Pediatric Trauma*, San Antonio, EUA.

João Alírio Teixeira da Silva Júnior

Professor-Assistente e Chefe do Departamento de Ortopedia e Traumatologia da Faculdade de Medicina da Universidade Federal de Goiás (FM-UFG). Superitendente Técnico do Centro de Reabilitação Dr. Henrique Santilo (CRER), Goiânia – GO.

João Paulo Guerreiro

Mestre em Biotecnologia Médica pela Faculdade de Medicina de Botucatu da Universidade Estadual Paulista (Unesp). Membro da Sociedade Brasileira de Ortopedia e Traumatologia (SBOT). Especialização em Cirurgia do Joelho pelo Grupo de Joelho da Faculdade de Ciências Médicas da Santa Casa de Misericórdia de São Paulo (FCMSCMSP), Pavilhão "Fernandinho Simonsen". Título de Especialista pela Sociedade Brasileira de Cirurgia do Joelho (SBCJ).

Jordana Bergamasco

Médica e Assistente do Grupo de Cirurgia do Pé e Tornozelo da Santa Casa de Misericórdia de São Paulo (SCMSP). Médica Assistente do Grupo de Cirurgia do Pé e Tornozelo do Hospital Municipal de São José dos Campos (HMSJC). Médica do Corpo Clínico do Hospital São Luiz e do Hospital Samaritano de São Paulo. Graduada em Medicina pela Universidade de Taubaté (Unitau). Residência Médica em Ortopedia e Traumatologia pelo Departamento de Ortopedia e Traumatologia da Unitau. Título de Especialista em Ortopedia e Traumatologia pela Sociedade Brasileira de Ortopedia e Traumatologia (SBOT).

Série Ortopedia e Traumatologia – Fundamentos e Prática

José Antonio Pinto

Professor-Adjunto do Departamento de Ortopedia e Traumatologia da Escola Paulista de Medicina da Universidade Federal de São Paulo (EPM-Unifesp). Mestrado em Ortopedia e Traumatologia pela EPM-Unifesp. Doutorado em Ortopedia e Traumatologia pela EPM-Unifesp. Chefe da Disciplina de Ortopedia Pediátrica do Departamento de Ortopedia e Traumatologia da Unifesp.

José Batista Volpon

Professor Titular da Faculdade de Medicina de Ribeirão Preto da Universidade de São Paulo (FMRP-USP). Disciplina de Ortopedia e Traumatologia da Criança e do Adolescente.

Juliana Pietrobom Pupin

Médica Graduada pela Faculdade de Medicina de Catanduva (FAMECA). Aperfeiçoamento em Ortopedia Pediátrica pela Santa Casa de Misericórdia de São Paulo (SCMSP) e pela Associação de Assistência à Criança Deficiente de São Paulo (AACD).

Liane Hulle Catani

Responsável pela Disciplina de Cardiologia Pediátrica do Departamento de Pediatria da Santa Casa de Misericórdia de São Paulo (SCMSP). Responsável pelo Ambulatório de Medicina do Esporte em Pediatria da SCMSP. Título de Especialista em Cardiologia Pediátrica pela Sociedade Brasileira de Pediatria (SBP), Sociedade Brasileira de Cardiologia (SBC) e Associação Médica Brasileira (AMB). Título de Especialista em Medicina Esportiva pela AMB e Sociedade Brasileira de Medicina do Exercício e do Esporte (SBMEE).

Ligia Andrade da Silva Telles Mathias

Graduada em Medicina pela Faculdade de Medicina da Universidade de São Paulo (FMUSP). Mestrado em Farmacologia no Instituto de Ciências Biomédicas da Universidade de São Paulo (USP). Doutorado na FMUSP. Professora-Titular da Faculdade de Ciências Médicas da Santa Casa de Misericórdia de São Paulo (FCMSCMSP). Coordenadora das atividades didáticas na Disciplina de Anestesia do Curso de Graduação da FCMSCMSP. Orientadora da Pós-Graduação *stricto sensu*. Presidente da Comissão de Avaliação da Prova Globalizada, da Prova de Habilidades da SCMSP. Ex-Diretora do Serviço de Anestesia do Hospital Central da Santa Casa de Misericórdia de São Paulo (SCMSP) Vice-Presidente da Latin American Society of Regional Anesthesia.

Luis Gustavo Guedes Luis

Graduação em Medicina pela Faculdade de Ciências Médicas da Santa Casa de Misericórdia de São Paulo (FCMSCMSP). Especialização em Residência Médica e Cirurgia Vascular pela SCMSP.

Luiz Antonio Munhoz da Cunha

Professor Titular de Ortopedia e Traumatologia do Departamento Cirurgia da Universidade Federal do Paraná (UFPR). Chefe do Serviço de Ortopedia e Traumatologia do Hospital de Clínicas da UFPR. Chefe do Serviço de Ortopedia Pediátrica do Hospital Pequeno Príncipe. Presidente da Sociedade Brasileira de Ortopedia e Traumatologia (SBOT).

Luiz Renato Drumond Américo

Membro Titular da Sociedade Brasileira de Ortopedia e Traumatologia (SBOT) e Sociedade Brasileira de Ortopedia Pediátrica (SBOP). Preceptor de Residência Médica do Serviço de Ortopedia Prof. Matta Machado, Hospital da Baleia Fundação Benjamim Guimarães (FBG) e Hospital da Previdência (HGIP – IPSEMG). Ortopedista Pediátrico no Hospital Infantil São Camilo. Ortopedista no Hospital Lifecenter. Membro da equipe de Suporte ao Trauma Pediátrico do Hospital da Unimed, Belo Horizonte – MG.

Marcelo Abagge

Chefe do Serviço de Ortopedia do Hospital do Trabalhador (UFPR). Professor Adjunto do Departamento de Cirurgia da Universidade Federal do Paraná (UFPR). Mestre e Doutor em Cirurgia pela UFPR.

Marcelo Chakkour

Graduação em Medicina pela Universidade Nove de Julho (Uninove). Especialização e Residência Médica em Ortopedia e Traumatologia no Hospital Municipal Antônio Giglio, Osasco – SP e em Cirurgia do Pé e Tornozelo na Santa Casa de Misericórdia de São Paulo (SCMSP). Assistente Titular do Grupo de Cirurgia do Pé e Tornozelo da SCMSP, Departamento de Ortopedia e Traumatologia (DOT).

Marcelo de Medeiros Pinheiro

Assistente Doutor e Chefe do Ambulatório de Osteoporose e Espondiloartrites da Disciplina de Reumatologia da Escola Paulista de Medicina da Universidade Federal de São Paulo (EPM-Unifesp).

Marcelo Mercadante

Graduação em Medicina pela Faculdade de Medicina de Jundiaí (FMJ). Doutorado em Medicina (Cirurgia) pela Faculdade de Ciências Médicas da Santa Casa de Misericórdia de São Paulo (FCMSCMSP). Professor-Adjunto da FCMSCMSP. Chefe de Clínica Adjunto do Departamento de Ortopedia e Traumatologia da SCMSP.

Marcelo Vaz Perez

Graduado em Medicina pela Universidade Federal de Uberlândia (UFU). Residência em Anestesiologia e em Tratamento da Dor na Universidade de São Paulo (USP). Certificação de Atuação na Área de Dor pela Academia Brasileira de Neurologia (ABN) e Doutorado na Área de Medicina, Clínica Cirúrgica, USP. Pós-Graduado em Cuidados Paliativos do Instituto Pallium Lationamerica, com apoio da Associação Argentina de Medicina e Cuidados Paliativos. Certificado pela Escola de Pós-Graduação da Faculdade de Medicina da Universidad del Salvador, Argentina e pelo Oxford International Centre for Palliative Care, Inglaterra. Responsável pela Disciplina de Tratamento da Dor Crônica e Aguda da Santa Casa de Misericórida de São Paulo (SCMSP). Professor-Assistente na Faculdade de Ciências Médicas da Santa Casa de Misericórida de São Paulo (FCM--SCMSP). Médico Assistente da Universidade Federal de São Paulo (Unifesp).

Marcelo Zugaib

Professor Titular da Clínica Obstétrica da Faculdade de Medicina da Universidade de São Paulo (FMUSP).

Marcio Gomes Figueiredo

Médico Ortopedista, Especialista em Cirurgia de Pé e Tornozelo. Formado pela Faculdade de Medicina de São José do Rio Preto (FAMERP). Residência em Ortopedia no Hospital de Base da FAMERP. Especialização em Pé e Tornozelo no Pavilhão "Fernandinho Simonsen" – Santa Casa de Misericórdia de São Paulo (SCMSP). Coordenador do Programa de Residência Médica em Ortopedia eTraumatologia do Hospital de Base da FAMERP. Membro Titular da Sociedade Brasileira de Ortopedia e Traumatologia (SBOT), Associação Brasileira de Medicina e Cirurgia do Tornozelo e Pé (ABTPÉ) e American Orthopaedic Foot and Ankle Society (AOFAS).

Marco Antonio Borges Lopes

Professor Livre-Docente da Clínica Obstétrica da Faculdade de Medicina da Universidade de São Paulo (FMUSP).

Marco Túlio Costa

Médico Assistente do Grupo do Pé e Tornozelo da Santa Casa de Misericórdia de São Paulo (SCMSP). Mestre pela Faculdade de Ciências Médicas da SCMSP.

Marcos Ceita Nunes

Ortopedista. Membro Titular da Sociedade Brasileira de Ortopedia Pediátrica (SBOP). Residente do Serviço de Ortopedia Oncológica do Hospital de Câncer de Barretos.

Maria Fernanda Silber Caffaro

Médica Assistente do Grupo de Coluna do Departamento de Ortopedia e Traumatologia da Santa Casa de Misericórdia de São Paulo (SCMSP). Professora-Assistente da Faculdade de Ciências Médicas da SCMSP.

Marina Juliana Pita Sassioto Silveira de Figueiredo

Graduada em Medicina pela Universidade Federal de Mato Grosso do Sul (UFMS). Residência Médica em Ortopedia e Traumatologia na UFMS e Aperfeiçoamento em Ortopedia Pediátrica na Santa Casa de Misericórdia de São Paulo (SCMSP). Mestre em Ciências da Saúde pela SCMSP.

Maurício Takashi de Lima Uyeda

Graduado em Medicina pela Universidade Federal de São Paulo (Unifesp). Residência Médica em Ortopedia e Traumatologia, no Hospital São Paulo, Unifesp. Médico Ortopedista no Hospital Infantil Sabará.

Série Ortopedia e Traumatologia – Fundamentos e Prática

Mauro Borghi Moreira

Graduado em Medicina pela Faculdade de Ciências Médicas de Santos (Unilus). Mestrado em Medicina pela Faculdade de Ciências Médicas da Santa Casa de Misericórdia de São Paulo (FCM-SCMSP). Especialização em Administração Hospitalar pelo Centro Universitário São Camilo. Diretor Geral do Hospital São Luiz, Unidade Morumbi. Assistente da Unidade de Endocrinologia Pediátrica do Departamento de Pediatria da FCM-SCMSP. Professor Instrutor da FCM-SCMSP.

Mauro César de Morais Filho

Ortopedista Pediátrico da Clínica de Paralisia Cerebral da Associação de Assistência à Criança Deficiente (AACD) e Instituto de Ortopedia e Traumatologia do Hospital das Clínicas da Faculdade de Medicina da Universidade de São Paulo (IOT-HC-FMUSP). Médico Supervisor do Laboratório de Marcha da AACD. Mestre em Ortopedia e Traumatologia pela Faculdade de Medicina da Universidade de São Paulo (FMUSP).

Mauro Roberto Leme da Silva Junior

Médico Ortopedista, Especialista em Cirurgia de Pé e Tornozelo. Formado pela Faculdade de Medicina de São José do Rio Preto (FAMERP). Residência em Ortopedia e Especialização em Pé e Tornozelo no Hospital de Base da FAMERP.

Miguel Akkari

Mestre e Doutor em Medicina. Chefe do Grupo de Ortopedia e Traumatologia Pediátrica da Santa Casa de Misericórdia de São Paulo (SCMSP). Presidente da Sociedade Brasileira de Ortopedia Pediátrica (SBOP).

Milena Moreira Barreto Bernal

Fisioterapeuta do Laboratório de Estudos do Movimento (LEME) do Hospital Israelita Albert Einstein (HIAE). Especialista em Neurologia pela Universidade Federal de Sao Paulo (Unifesp).

Nei Botter Montenegro

Mestrado em Medicina (Ortopedia e Traumatologia) pela Universidade de São Paulo (USP). Doutorado em Medicina (Ortopedia e Traumatologia) pela USP. Celetista do Hospital das Clínicas da Faculdade de Medicina da USP. Atua na área de Medicina, com ênfase em Cirurgia Ortopédica.

Osmar Avanzi

Diretor do Departamento de Ortopedia e Traumatologia da Faculdade de Ciências Médicas da Santa Casa de Misericórdia de São Paulo (FCM-SCMSP).

Osvaldo Clinco Jr.

Membro do Grupo do Departamento de Ortopedia e Traumatologia da Universidade Federal de São Paulo (DOT-Unifesp).

Patricia M. de Moraes Barros Fucs

Professora Doutora Adjunto da Faculdade de Ciência Médicas da Santa Casa de Misericórdia de São Paulo (SCMSP). Departamento de Ortopedia e Traumatologia da SCMSP.

Paula Horta Andrade

Fisioterapeuta do Centro de Reabilitação do Hospital Israelita Albert Einstein (HIAE). Especialista em Neuropediatria pela Universidade Federal de São Carlos (UFSCAR).

Paulo Roberto Garcia Lucareli

Professor e Pesquisador do Departamento de Ciências da Reabilitação, Laboratório de Estudos do Movimento Humano da Universidade Nove de Julho (Uninove).

Renato Melli Carrera

Professor-Assistente do Departamento de Pediatria da Faculdade de Ciências Médicas da Santa Casa de Misericórdia de São Paulo (FCM-SCMSP). Médico Assistente do Serviço de Cirurgia Pediátrica da SCMSP.

Ricardo Cardenuto Ferreira

Médico Assistente do Grupo do Pé e Tornozelo da Santa Casa de Misericórdia de São Paulo (SCMSP). Mestre pela Faculdade de Ciências Médicas da Santa Casa de São Paulo (FCM-SCMSP).

Ricardo de Paula Leite Cury

Mestre e Doutor em Ortopedia pela Faculdade de Ciências Médicas da Santa Casa de Misericórdia de São Paulo (SCMSP). Professor Instrutor da Faculdade de Ciências Médicas da Santa Casa de Misericórdia de São Paulo (FCM-SCMSP). Chefe do Grupo de Cirurgia do Joelho do Departamento de Ortopedia e Traumatologia da SCMSP.

Ricardo Shigueaki Galhego Umeta

Médico Assistente do Grupo de Coluna do Departamento de Ortopedia e Traumatologia da Santa Casa de Misericórdia de São Paulo (SCMSP). Professor Instrutor da Faculdade de Ciências Médicas da Santa Casa de Misericórdia de São Paulo (FCM-SCMSP).

Robert Meves

Chefe do Grupo de Coluna do Departamento de Ortopedia e Traumatologia da Faculdade de Ciências Médicas da Santa Casa de São Paulo (FCM-SCMSP).

Rodrigo Galinari da Costa Faria

Membro Titular da Sociedade Brasileira de Ortopedia e Traumatologia (SBOT) e Sociedade Brasileira de Ortopedia Pediátrica (SBOP). Ortopedista Pediátrico do Hospital Infantil São Camilo e Hospital Mater Dei.

Rodrigo Montezuma

Mestre pela Faculdade de Ciências Médicas da Santa Casa de Misericórdia de São Paulo (FCM-SCMSP). Chefe do Grupo de Doenças Neuromusculares do Departamento de Ortopedia e Traumatologia da SCMSP.

Rogério Pimentel

Membro Titular da Sociedade Brasileira de Ortopedia e Traumatologia (SBOT) e Sociedade Brasileira de Ortopedia Pediátrica (SBOP). Médico da Clínica de Amputados da Associação de Assistência à Criança Deficiente (AACD), Uberlândia – MG.

Ronald Luiz Gomes Flumignan

Professor Adjunto, Coordenador do Setor de Ultrassom Vascular da Disciplina de Cirurgia Vascular e Endovascular da Escola Paulista de Medicina da Universidade Federal de São Paulo (EPM-Unifesp). Graduado em Medicina. Residência Médica com Título de Especialista em Cirurgia Vascular e Doutorado Direto em Ciências pela Universidade Federal de São Paulo (Unifesp). Título de Especialista em Cirurgia Vascular e Certificado de Área de Atuação em Ecografia Vascular com Doppler e Cirurgia Endovascular pela Sociedade Brasileira de Angiologia e Cirurgia Vascular (SBACV) - Colégio Brasileiro de Radiologia.

Sandra Morini da Silva

Patologista Titular do Hospital de Câncer de Barretos. Doutora em Ciências pela Universidade Federal de S ão Paulo (Unifesp).

Simone de Oliveira Bittencourt

Ortopedista Pediátrica da Associação de Assistência à Criança Deficiente (AACD) e do Hospital das Clínicas de Volta Redonda. *Fellowship* em Reconstrução e Alongamento Ósseo no Paley's Limg Lenghtening Institute.

Solange Aoki

Gerente Médica de Reabilitação da Associação de Assistência à Criança Deficiente (AACD), São Paulo – SP. Coordenadora da Reabilitação do Hospital de Transplantes Euryclides de Jesus Zerbini.

Susana dos Reis Braga

Graduada pela Universidade Estadual de Londrina (UEL). Residência Médica em Ortopedia e Traumatologia no Pavilhão Fernandinho Simonsen da Santa Casa de Misericórdia de São Paulo (SCMSP). Médica, Segundo Assistente do Grupo de Ortopedia Pediátrica no Departamento de Ortopedia e Traumatologia do Pavilhão Fernandinho Simonsen da SCMSP.

Tábata de Alcântara

Professora de Ortopedia da Universidade Potiguar (UnP). Mestre em Ortopedia e Traumatologia pela Santa Casa de Misericórdia de São Paulo (SCMSP). Especialização em Ortopedia Pediátrica pela SCMSP. Membro Titular da Sociedade Brasileira de Ortopedia Pediátrica (SBOP). Membro Titular da Sociedade Brasileira de Ortopedia (SBO).

Thiago Ramos Grigio

Graduado pela Pontifícia Universidade Católica de São Paulo (PUC-SP). Atua na área de Medicina, com ênfase em Anestesiologia, Dor e Cuidados Paliativos. Instrutor Associado do Centro de Ensino e Treinamento da Sociedade Brasileira de Anestesiologia pela Santa Casa de Misericórdia de São Paulo (SCMSP). Mestrado em Pesquisa e Cirurgia pela SCMSP. Supervisor do CET Anestesiologia da SCMSP. Primeiro Secretário do Congresso de Anestesia Regional e Controle da Dor (LASRA).

Valter Penna

Ortopedista. Membro Titular da Sociedade Brasileira de Ortopedia Oncológica (SBOO). Doutor pela Freien Universitat, Berlin, Alemanha com revalidação pela Universidade Federal do Rio Grande do Sul, Porto Alegre – RS (UFRGS). Pós-Doutorado pela Faculdade de Medicina de Botucatu (Unesp). Chefe do Serviço de Ortopedia Oncológica do Hospital de Câncer de Barretos.

Vanessa Ribeiro de Resende

Graduação em Medicina pela Faculdade de Ciências Médicas da Santa Casa de Misericórdia de São Paulo (FCM-SCMSP). Residência Médica pela SCMSP – Pavilhão "Fernandinho Simonsen". Especialização em Ortopedia e Traumatologia do Esporte pela Universidade Federal de São Paulo (Unifesp). Mestre em Ortopedia pela FCM-SCSP. Membro Titular da Sociedade Brasileira de Medicina do Esporte e Exercício (SBMEE). Membro Titular da Sociedade Brasileira de Ortopedia e Traumatologia (SBOT). Membro Colaboradora do Grupo de Traumatologia do Esporte da SCMSP. Diretora Médica da Confederação Brasileira de MMA. Médica do Futebol Feminino do Clube Atlético Juventus e da Seleção Brasileira de Futebol Feminino.

Wagner de Godoy

Engenheiro Mecânico Operacional e de Suporte Técnico em Biomecânica Básica às Equipes Clínicas nos Laboratórios de Análise de Marcha na Associação à Criança Deficiente (AACD). Engenheiro Mecânico Sênior do Hospital Israelita Albert Einstein (HIAE). Bacharelado em Engenharia Mecânica pela Faculdade de Engenharia Industrial (FEI).

Wagner Nogueira da Silva

Membro Titular da Sociedade Brasileira de Ortopedia e Traumatologia (SBOT), Sociedade Brasileira de Ortopedia Pediátrica (SBOP), Associação Brasileira de Reconstrução e Alongamento Ósseo (ASAMI), Sociedade Brasileira de Trauma Ortopédico (SBTO), SLAFO. Membro da Comissão de Ensino e Treinamento da SBOT. Ortopedista do Serviço Professor Matta Machado (Hospital da Baleia – Fundação Benjamim Guimarães (FBG).

Weverley Rubele Valenza

Chefe do Grupo de Ortopedia Pediátrica do Hospital do Trabalhador da Universidade Federal do Paraná (UFPR). Membro do Grupo de Ortopedia Pediátrica do Hospital Universitário Cajuru da Pontifícia Universidade Católica de Paraná (PUC-PR). AO *Fellow* no Inselspital, Bern, Suíça. *Fellow* no Children's Hospital, San Diego, EUA. Membro da Sociedade Brasileira de Trauma Ortopédico (SBTO). Membro da Sociedade Brasileira de Ortopedia Pediátrica (SBOP). Preceptor da Residência Médica do Hospital do Trabalhador da UFPR.

William Dias Belangero

Graduado em Medicina pela Universidade Estadual de Campinas (Unicamp). Doutorado em Ciências Médicas pela Unicamp. Professor Titular (MS-6) do Departamento de Ortopedia e Traumatologia da Faculdade de Ciências Médicas da Unicamp. Responsável pelo Curso de Graduação e Preceptor da Residência Médica na Área de Ortopedia e Traumatologia da Faculdade de Ciências Médicas da Unicamp. Coordenador dos Grupos de Ortopedia Pediátrica, de Traumatologia do Aparelho Locomotor e do Laboratório de Biomateriais em Ortopedia (LABIMO) da Unicamp.

Wilson Dratcu

Membro Titular da Sociedade Brasileira de Ortopedia e Traumatologia (SBOT). Membro Titular da Sociedade Brasileira de Coluna (SBC). Membro Titular da Sociedade Brasileira de Ortopedia Pediátrica (SBOP) e Vice-Presidente da ABMIC.

Prefácio

A prevalência das lesões musculoesqueléticas, tanto na urgência como na emergência, nas quais representam 60% a 70% dos casos, como nas milhares de consultas eletivas realizadas no dia a dia de consultórios e unidades de saúde espalhados pelo Brasil afora demonstra bem a importância do médico ortopedista e traumatologista para a sociedade. Alguns dados da Organização Mundial de Saúde (OMS) apontam as lombalgias como a segunda doença mais prevalente na população em geral, ficando atrás apenas da hipertensão arterial. Além disso, os traumas musculoesqueléticos ligados às diferentes formas de violência, a crescente indicação de reconstruções articulares em doenças degenerativas que aumentam na mesma proporção do aumento da sobrevida da população, as lesões causadas pela prática esportiva e a incidência constante das doenças ortopédicas na população pediátrica entre outras, que constituem um problema de saúde pública, constantemente referido na mídia, por impactarem negativamente a qualidade de vida e a capacidade laboral de milhares de brasileiros. Esse impacto negativo exige soluções que vão desde a formação do especialista em Ortopedia e Traumatologia com qualificação para fazer frente a demanda de problemas ortopédicos de complexidade crescente ao desenvolvimento de ações governamentais que promovam condições para a prática da especialidade e atendimento adequado da população.

A Sociedade Brasileira de Ortopedia e Traumatologia (SBOT) tem como missão e valores o aprimoramento das condições científicas do Ortopedista, o desenvolvimento de melhores condições de atendimento dos problemas ortopédicos para a população e também a formação, aperfeiçoamento e educação continuada na especialidade. A atualização deve abranger todos os níveis da formação da residência ao especialista já titulado.

Como formar um especialista de qualidade? Como acompanhar o desenvolvimento tecnológico e científico extremamente dinâmico da Ortopedia e Traumatologia se cada dia que passa nos deparamos com novos desafios que exigem uma atualização constante?

O convite formulado pelos editores da *Série Ortopedia e Traumatologia – Fundamentos e Prática* me permite apresentar à comunidade médica um livro que atende praticamente à necessidade de todos os profissionais que pretendem se atualizar em conceitos gerais que regem nossa especialidade.

Os professores Tarcísio Eloy Pessoa de Barros Filho, Cláudio Santilli e Fernando Baldy dos Reis, editores da *Série Ortopedia e Traumatologia – Fundamentos e Prática*, conseguem, nesta obra, consolidar e demonstrar a liderança que exercem dentro da comunidade ortopédica brasileira aliando capacidade profissional com experiência docente, que culminou na organização dos três volumes: Volume 1 – Ortopedia do Adulto; Volume 2 – Ortopedia e Traumatologia Pediátricas; e Volume 3 – Traumatologia do Adulto.

Os capítulos foram estrategicamente distribuídos pelos editores a colaboradores com reconhecida experiência na formação de especialistas em Ortopedia e Traumatologia. Na *Série Ortopedia e Traumatologia – Fundamentos e Prática*, se percebe o cuidado com que os especialistas, em diversas áreas do conhecimento ortopédico, organizam didaticamente textos que juntos compõem um livro com qualidade científica superior.

Enfim, é um livro completo, "generalista", aborda temas atuais e é uma leitura que não pode faltar ao médico que pretende se especializar em Ortopedia e Traumatologia e também ao já especialista que necessita de instrumentos de qualidade para a sua atualização profissional.

LUIZ ANTÔNIO MUNHOZ DA CUNHA

Professor Titular de Ortopedia e Traumatologia – Departamento de Cirurgia
da Universidade Federal do Paraná (UFPR).
Chefe do Serviço de Ortopedia e Traumatologia Hospital de Clínicas
da Universidade Federal do Paraná (UFPR).
Chefe do Serviço de Ortopedia Pediátrica Hospital Pequeno Príncipe
Presidente da Sociedade Brasileira de Ortopedia e Traumatologia – gestão 2016

Apresentação

As atividades básicas dos serviços acadêmicos consistem em ensino, pesquisa e extensão de serviços à comunidade. A academia só se torna parte integrante da sociedade ao partilhar sua experiência adquirida intramuros. Com este espírito procuramos reunir colegas do mais elevado nível que tivessem experiência e compartilhassem da proposta de divulgar conhecimento.

Embora a ideia e elaboração do conteúdo tenha sido conjunta, para efeito de organização este texto foi dividido em três volumes. O Volume 1 é dedicado a temas de "Ortopedia do Adulto" e coordenado por Tarcísio Eloy Pessoa de Barros Filho (Departamento de Ortopedia e Traumatologia da Faculdade de Medicina da USP). O Volume 2 é dedicado à "Ortopedia e Traumatologia Pediátricas", com coordenação de Cláudio Santili (Departamento de Ortopedia e Traumatologia da Faculdade de Ciências Médicas da Santa Casa de São Paulo). O Volume 3 aborda temas de "Traumatologia do Adulto", com coordenação de Fernando Baldy dos Reis (Departamento de Ortopedia e Traumatologia da Escola Paulista de Medicina da Unifesp).

Os autores e editores de cada volume se dedicaram a fazer deste livro uma fonte de conhecimento abrangente e procuraram, de forma clara e objetiva, transmitir o que existe na literatura médica estabelecido e baseado nas melhores evidências possíveis e, ao mesmo tempo, associando conhecimento e experiência acumulados ao longo das práticas no dia a dia.

Estar sempre atualizado é obrigatório para profissionais que zelam pela prática da medicina de qualidade e os editores acreditam que cada volume deste livro seja relevante para essa formação. Esperamos que este texto venha a contribuir para os alunos de graduação, residentes e colegas ortopedistas que estão exercendo a prática ortopédica nas mais diversas regiões de nosso pais.

Agradecemos, em nosso nome em particular e em nome dos serviços que temos a honra de representar, à Editora Atheneu e a todos os colegas autores de capítulos que, de forma altruísta, colaboraram na execução deste projeto.

TARCÍSIO ELOY PESSOA DE BARROS FILHO
(Professor Titular do Departamento de Ortopedia e
Traumatologia da Faculdade de Medicina da Universidade de São Paulo)

FERNANDO BALDY
(Professor Livre-Docente do Departamento de Ortopedia e
Traumatologia da Escola Paulista de Medicina da Unifesp)

CLÁUDIO SANTILI
(Professor-Associado do Departamento de Ortopedia e
Traumatologia da Faculdade de Ciências Médicas da Santa Casa de São Paulo)

Sumário

SEÇÃO 1
CIÊNCIA BÁSICA 1

Capítulo 1 Embriologia e Desenvolvimento...3

José Batista Volpon
Daniel Augusto Carvalho Maranho

Capítulo 2 Bases Genéticas e Síndromes de Importância Ortopédica 13

Carla Franchi Pinto

Capítulo 3 Exame Físico Ortopédico da Criança..29

Ellen de Oliveira Goiano
Juliana Pietrobom Pupin
Claudio Santili

Capítulo 4 Marcha Normal e Patológica..45

Amâncio Ramalho Junior
Milena Moreira Barreto Bernal
Paula Horta Andrade
Paulo Roberto Garcia Lucareli
Wagner de Godoy
Francesco Camara Blumetti

Capítulo 5 Diagnóstico Ortopédico por Imagem em Medicina Fetal.......................................63

Marco Antonio Borges Lopes
Marcelo Zugaib

Capítulo 6 Analgesia Pós-Operatória em Cirurgia Ortopédica Pediátrica.................................77

Marcelo Vaz Perez
Ligia Andrade da Silva Telles Mathias
Debora de Oliveira Cumino
Thiago Ramos Grigio

Série Ortopedia e Traumatologia – Fundamentos e Prática

Capítulo 7 Lombalgia na Criança 89

Robert Meves
Osmar Avanzi

Capítulo 8 Claudicação na Criança 97

Ellen de Oliveira Goiano

Capítulo 9 Maus-Tratos contra Crianças e Adolescentes 107

Edílson Forlin

Capítulo 10 Metabolismo Ósseo e Doenças Metabólicas...117

Carlos Alberto Longui
Mauro Borghi Moreira
Claudia Dutra Constantin Faria

Capítulo 11 Doenças Reumáticas e o Ortopedista...127

Daniele Freitas Pereira
Marcelo de Medeiros Pinheiro

Capítulo 12 Distúrbios Vasculares 145

Henrique Jorge Guedes Neto
Luis Gustavo Guedes
Luis Carlos Uta Nakano
Jorge Eduardo de Amorim
Ronald Luiz Gomes Flumignan

Capítulo 13 Infecções Osteoarticulares 157

Luiz Antonio Munhoz da Cunha
Ana Laura Loyola Munhoz da Cunha

SEÇÃO 2
DISTÚRBIOS NEUROMUSCULARES   167

Capítulo 14 Paralisia Cerebral 169

Patricia M. de Moraes Barros Fucs
Helder Henzo Yamada

Capítulo 15 Mielomeningocele 173

Fabio Peluzo Abreu
Antonio Carlos Fernandes
Wilson Dratcu
Francisco Helio Violante Jr.
Flavio Abrahão

Capítulo 16 Poliomielite 193

Fernando Farcetta Junior

Sumário

Capítulo 17 Síndromes Artrogripóticas 205

Simone de Oliveira Bittencourt
Francisco Hélio Violante Júnior
Daniella Lins Neves
Antônio Carlos Fernandes
Solange Aoki
Mauro César de Morais Filho

Capítulo 18 Doenças dos Nervos Periféricos na Criança e no Adolescente 213

Fernando Norio Arita

Capítulo 19 Doenças Musculares 225

Hélio van der Linden Júnior
João Alírio Teixeira da Silva Júnior

SEÇÃO 3
DISTÚRBIOS ESQUELÉTICOS   235

Capítulo 20 Displasias Esqueléticas..237

José Antonio Pinto
Osvaldo Clinco Jr.

Capítulo 21 Osteogênese Imperfeita 245

Ellen de Oliveira Goiano
Tábata de Alcântara
Claudio Santili

Capítulo 22 Anomalias dos Membros Superiores 253

Giana Silveira Giostri

Capítulo 23 Malformações Congênitas dos Membros Superiores 267

Eiffel Tsuyoshi Dobashi
Maurício Takashi de Lima Uyeda

Capítulo 24 Discrepância do Comprimento dos Membros Inferiores 273

Nei Botter Montenegro
Alessandro Felix

Capítulo 25 Deformidades Angulares e Rotacionais dos Membros Inferiores...............289

Susana dos Reis Braga
Marina Juliana Pita Sassioto Silveira de Figueiredo
Claudio Santili

Capítulo 26 Amputações em Crianças 299

Rogério Pimentel

Série Ortopedia e Traumatologia – Fundamentos e Prática

Capítulo 27 Escolioses 303

Ricardo Shigueaki Galhego Umeta
Maria Fernanda Silber Caffaro

Capítulo 28 Espondilólise e Espondilolistese..313

André Luis Fernandes Andujar

Capítulo 29 Displasia do Desenvolvimento do Quadril 323

Anastácio Kotzias Neto

Capítulo 30 Doença de Legg-Calvé-Perthes...361

Gilberto Waisberg

Capítulo 31 Escorregamento Epifisário Proximal do Fêmur 369

Ellen de Oliveira Goiano
Miguel Akkari
Claudio Santili

Capítulo 32 Coxa-Vara Congênita e do Desenvolvimento 381

Tábata de Alcântara

Capítulo 33 Distúrbios do Joelho 389

Ricardo de Paula Leite Cury
João Paulo Guerreiro
Camila Cohen Kaleka

Capítulo 34 Deformidades da Perna..403

Rodrigo Galinari da Costa Faria
Luiz Renato Drumond Américo

Capítulo 35 Pés Planos...413

Marco Túlio Costa
Marcelo Chakkour
Jordana Bergamasco

Capítulo 36 Pé Cavo 417

Rodrigo Montezuma

Capítulo 37 Pé Torto Congênito...425

Alexandre Francisco de Lourenço

Capítulo 38 Malformações Congênitas do Antepé 439

Marco Túlio Costa
Ricardo Cardenuto Ferreira

Capítulo 39 Palmilhas e Sapatos Ortopédicos...445

Ellen de Oliveira Goiano

xxiv ORTOPEDIA E TRAUMATOLOGIA PEDIÁTRICAS   **VOLUME 2**

SEÇÃO 4
TUMORES ÓSSEOS E DE PARTES MOLES   451

Capítulo 40 Tumores Benignos e Lesões Pseudotumorais 453

Eduardo Sadao Yonamine

Capítulo 41 Tumores Malignos da Infância 461

Valter Penna
Eduardo Toller
Marcos Ceita Nunes
Sandra Morini da Silva

SEÇÃO 5
TRAUMA   479

Capítulo 42 Remodelação Óssea na Criança 481

William Dias Belangero

Capítulo 43 A Criança Politraumatizada – Aspectos Gerais 489

Renato Melli Carrera

Capítulo 44 A Criança Politraumatizada – Aspectos Ortopédicos 495

Wagner Nogueira da Silva
Luiz Renato Drumond Américo

Capítulo 45 Fraturas Expostas nas Crianças 501

Gilberto Francisco Brandão
Cláudio Beling Gonçalves Soares
Luiz Renato Drumond Américo

Capítulo 46 Traumatismos na Coluna Cervical 509

Ricardo Shigueaki Galhego Umeta
Robert Meves

Capítulo 47 Fraturas da Coluna Toracolombar das Crianças 517

Alceu Gomes Chueire

Capítulo 48 Fraturas da Cintura Escapular e Úmero 521

Guilherme do Val Sella

Capítulo 49 Fraturas Supracondilares do Úmero 531

Jamil Faissal Soni
Anna Carolina Pavelec Costa
Weverley Rubele Valenza

Série Ortopedia e Traumatologia – Fundamentos e Prática

Capítulo 50	Fraturas e Luxações do Cotovelo da Criança	539

Jamil Faissal Soni
Weverley Rubele Valenza
Fernando Ferraz Faria

Capítulo 51	Fratura do Antebraço e do Punho	549

Weverley R. Valenza
Dalton Berri
Jamil Faissal Soni

Capítulo 52	Fraturas da Mão na Criança	557

Diego Figueira Falcochio
Antonio Carlos da Costa

Capítulo 53	Lesões Tendíneas nas Crianças	565

Antonio Carlos da Costa
Diego Figueira Falcochio

Capítulo 54	Esporte em Crianças e Adolescentes – Avaliação Clínica	575

Liane Hulle Catani

Capítulo 55	A Criança e o Esporte	589

Miguel Akkari
Vanessa Ribeiro de Resende

Capítulo 56	Lesões do Anel Pélvico	595

Jamil Faissal Soni
Anna Carolina Pavelec
Weverley Valenza
Marcelo Abagge

Capítulo 57	Fraturas e Luxações Traumáticas do Quadril em Crianças	601

Guaracy Carvalho Filho

Capítulo 58	Fratura do Fêmur	611

Fabiano Prata Nascimento

Capítulo 59	Fraturas e Lesões Ligamentares do Joelho	619

Arnaldo José Hernandez

Capítulo 60	Fraturas da Diáfise da Tíbia	625

Gisele Cristine Schelle
Jamil Faissal Soni

Capítulo 61	Fraturas do Tornozelo em Crianças	631

Marcelo Mercadante

Capítulo 62	Fraturas do Pé em Crianças	637

Helencar Ignácio
Marcio Gomes Figueiredo
Mauro Roberto Leme da Silva Junior

Índice Remissivo 649

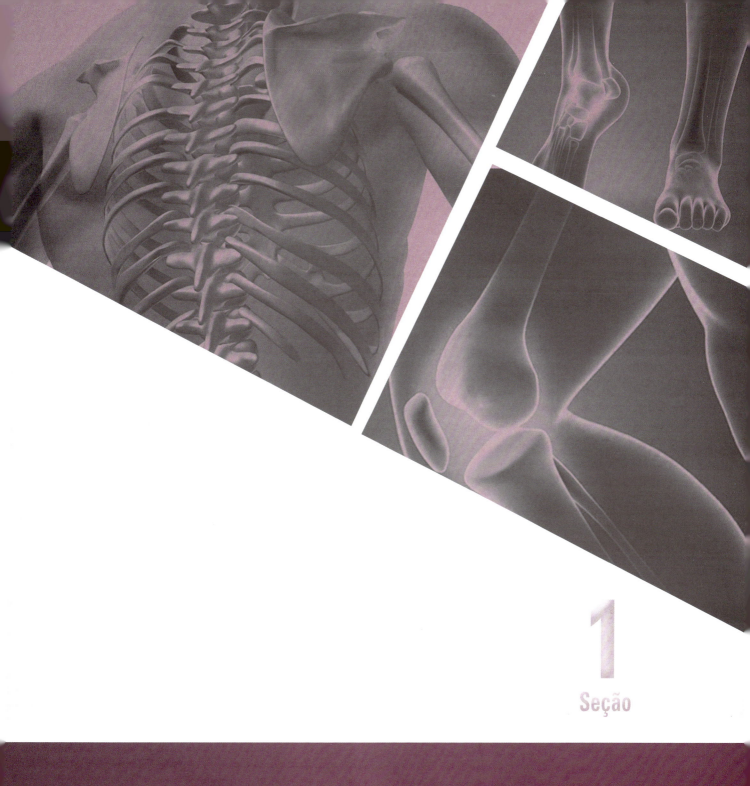

Seção 1

Ciência Básica

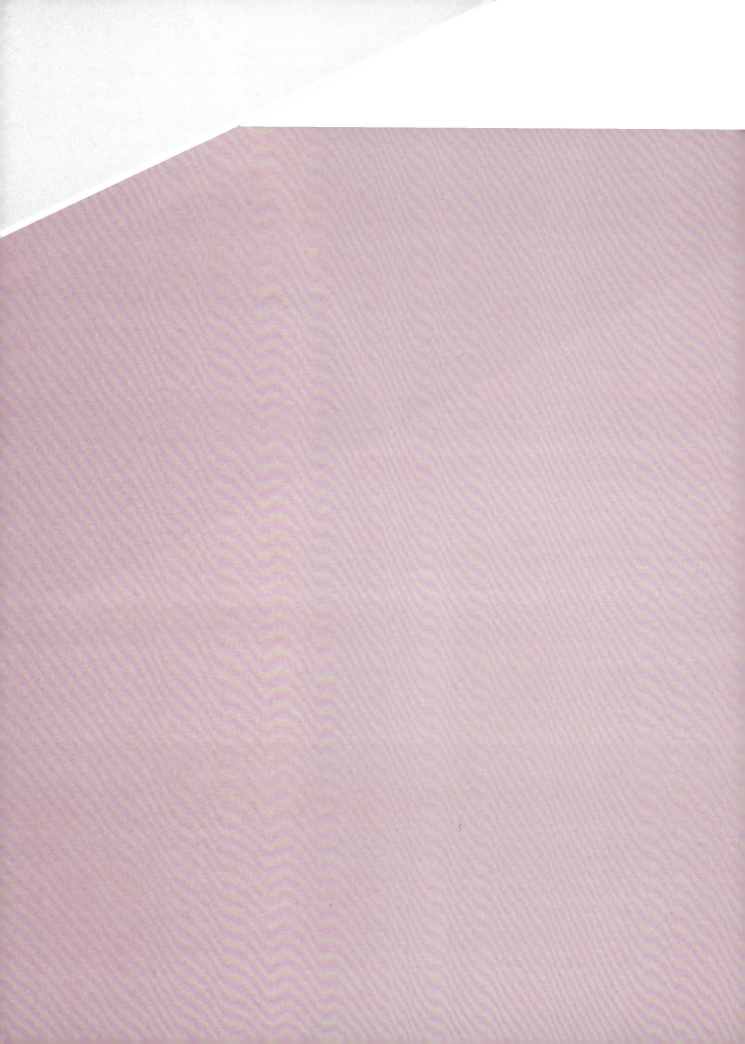

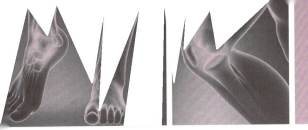

Embriologia e Desenvolvimento

José Batista Volpon
Daniel Augusto Carvalho Maranho

O foco deste capítulo é apresentar uma revisão de Embriologia Básica direcionada ao ortopedista.

A embriologia do sistema musculoesquelético pode parecer complexa e distante do cotidiano do ortopedista. Entretanto, várias deformidades congênitas ocorrem no aparelho locomotor e a compreensão da evolução do desenvolvimento do corpo humano é importante para esclarecimento diagnóstico, aconselhamento genético e prognóstico.

INTRODUÇÃO

No desenvolvimento normal, as células se proliferam, sofrem diferenciação, migram e morrem com o objetivo de originar um indivíduo normal e saudável.[1]

Pode-se considerar o período embrionário como o intervalo entre a fertilização e a oitava semana, e o período fetal da nona semana até o final da gestação.[1]

A fase inicial do desenvolvimento do embrião acontece nas duas primeiras semanas, em que ocorre a fertilização e a implantação.[1] A primeira célula embrionária humana é o zigoto, que, ao migrar pela tuba uterina, sofre clivagens, origina blastômeros e atinge o útero na fase de mórula. As células organizam-se espacialmente e dão origem ao blastocisto, com a massa celular interna, que originará o embrião, e uma cavidade cística (células externas) que originará a placenta (Figura 1.1).

Durante a segunda semana embrionária, a implantação no endométrio já está estabelecida e a proliferação e diferenciação trofoblástica tornam-se a fonte principal da nutrição embrionária. Ao mesmo tempo, formam-se o saco vitelino, o mesoderma extraembrionário e a cavidade amniótica. O disco embrionário é, inicialmente, bilaminar (endoderma e ectoderma) e localiza-se entre a cavidade amniótica e o saco vitelino (Figura 1.1).

Entre a terceira e a oitava semana, ocorre o período embrionário propriamente dito, caracterizado pela organogênese.[1] Na terceira semana, o disco embrionário torna-se trilaminar, com o desenvolvimento de um mesoderma intraembrionário (Figura 1.2A). Existe um espessamento chamado nó primitivo (nódulo de Hensen)[2] na porção caudal do disco embrionário, onde se origina o processo notocordal. Este migra cefalicamente como um bastão de células dentro do disco embrionário, para formar a notocorda[3] que será a origem do esqueleto. Ainda na terceira semana, a placa neural surge a partir de um espessamento celular no ectoderma, cefalicamente ao nó primitivo (Figura 1.2B).

A notocorda em desenvolvimento estimula a placa neural primitiva, que passa a ter um sulco longitudinal e pregas neurais laterais adjacentes (Figura 1.3A), que se dobram

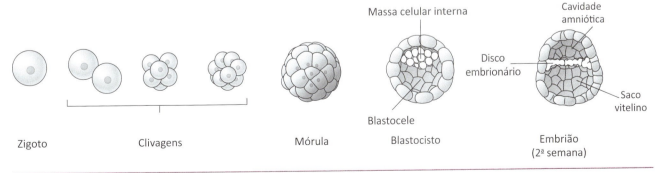

FIGURA 1.1 Fase inicial do desenvolvimento embrionário, de zigoto a embrião.

dorsalmente até se fechar, formando o tubo neural. Esse processo é denominado neurulação (Figura 1.3B).[2]

Os somitos são originados a partir do mesoderma intraembrionário. Na terceira semana também ocorrem espessamentos e divisões do mesoderma para-axial do embrião, em pares simétricos (Figura 1.3C).

Na quarta semana, o disco embrionário torna-se cilíndrico e sofre dobramentos. O embrião adquire uma forma em "C" por causa do desenvolvimento e dobramento das pregas cefálica, caudal e laterais.[3]

As três camadas germinativas, próprias do disco embrionário, são as que realmente se diferenciam nos tecidos e órgãos, dentro das oito primeiras semanas de vida intrauterina.

A aparência do embrião muda drasticamente entre a quarta e a oitava semanas. Trata-se do período em que os primórdios dos sistemas e órgãos se desenvolvem e é o mais crítico para o surgimento das más-formações. Os defeitos mais precoces geralmente são incompatíveis com a vida, ocasionando abortamento.

Após essas informações básicas, discutiremos mais objetivamente a embriologia do sistema musculoesquelético, da coluna espinhal e dos membros superiores e inferiores.

ASPECTOS GERAIS DA EMBRIOLOGIA DO SISTEMA MUSCULOESQUELÉTICO

O sistema musculoesquelético desenvolve-se a partir do mesênquima, que é um tecido conjuntivo embrionário, frouxamente organizado, com grande capacidade de diferenciação em fibroblastos, condroblastos ou osteoblastos.[3] Na terceira semana embrionária, o mesoderma intraembrionário lateral à notocorda e ao tubo neural condensa-se e forma duas colunas longitudinais denominadas mesoderma para-axial. No final da terceira semana, ele começa a se dividir em pequenos segmentos, chamados somitos (Figura 1.3C).

Os somitos são condensações celulares segmentares, em pares simétricos ao longo da porção dorsolateral do embrião. Desenvolvem-se 4 pares de somitos occipitais, 8 cervicais, 12 torácicos, 5 lombares e 5 sacrais.[2] Cada somito diferencia-se em três partes: o esclerótomo (anteromedial), que forma o osso e cartilagem e origina vértebras, discos vertebrais e costelas; o miótomo (dorsolateral), que origina músculos, tendões e fáscias; e o dermátomo (dorsolateral), que origina a pele (Figura 1.3D).[1,2]

TECIDO CARTILAGINOSO

A partir da quinta semana embrionária, o tecido cartilaginoso surge por diferenciação das células mesenquimais, que adquirem conformação arredondada, com deposição de fibras colágenas e elásticas na matriz intracelular e na matriz extracelular. O colágeno extracelular fica embebido por um componente amorfo. Essas células diferenciadas são os condroblastos. De acordo com a matriz extracelular produzida, eles podem originar fibrocartilagem, cartilagem elástica ou cartilagem hialina, a mais abundante.

TECIDO ÓSSEO

O tecido ósseo surge por diferenciação direta das células mesenquimais ou por ossificação do tecido cartilaginoso. A matriz extracelular também tem a parte orgânica (colágeno) e uma porção inorgânica amorfa. Os ossos surgem primeiramente como condensações celulares mesenquimais.

Esses grupos celulares podem ter dois tipos de evolução: diferenciação direta por ossificação do tipo intramembranosa ou diferenciação inicial em cartilagem e, depois, ossificação do tipo endocondral.

OSSIFICAÇÃO INTRAMEMBRANOSA

A ossificação intramembranosa é a diferenciação direta do osteoblasto a partir do mesênquima, sem passar pelo estágio cartilaginoso. O crescimento ósseo futuro ocorrerá por aposição.[1] É o tipo de ossificação da clavícula e dos ossos chatos do crânio.[2]

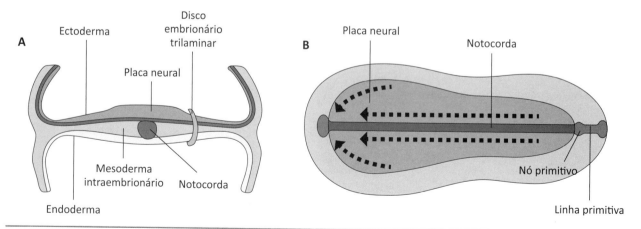

FIGURA 1.2 Desenvolvimento do embrião humano na terceira semana. (A) Desenho de um corte axial. (B) Esquematização do embrião (vista superior) que evidencia o desenvolvimento da notocorda e da placa neural, a partir do nó primitivo.

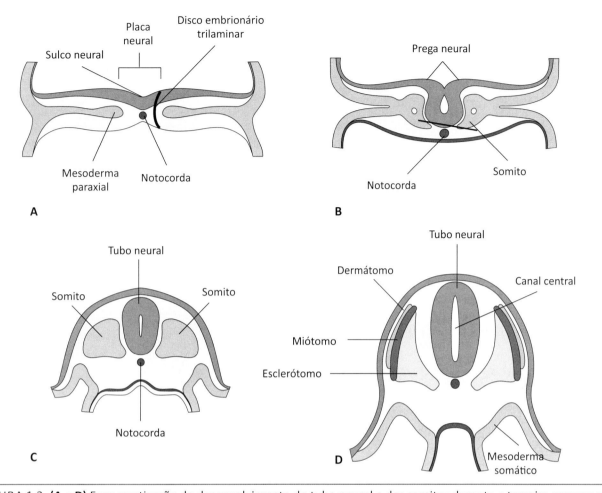

FIGURA 1.3 **(A a D)** Esquematização do desenvolvimento do tubo neural e dos somitos durante a terceira semana pós-fecundação.

Nas condensações mesenquimais bem vascularizadas, os osteoblastos primitivos produzem matriz extracelular do tipo osteoide. No início, o tecido ósseo é bastante desorganizado, mas, evolutivamente, as células depositam-se por camadas, estimuladas pela nutrição sanguínea. Assim, lamelas ósseas são depositadas de maneira organizada ao redor dos vasos, formando os sistemas de Havers.[3]

Com o desenvolvimento do tecido ósseo, as células periféricas continuam a crescer organizadamente em camadas de osso compacto (cortical). Na porção central, o osso permanece esponjoso e sofre influência de outro tipo celular, o osteoclasto, que absorve a matriz osteoide, forma o canal medular e o mesênquima diferencia-se em medula óssea. Essa constante remodelação óssea permanece durante toda a vida, com a interação dos osteoblastos e osteoclastos, que só será desequilibrada em processos mórbidos ou na senectude.[3]

OSSIFICAÇÃO ENDOCONDRAL

A ossificação endocondral ocorre em um modelo cartilaginoso preexistente.[4,5] As células condrais hipertrofiam-se e material inorgânico são depositados entre elas. Simultaneamente, o pericôndrio transforma-se em periósteo, que dá origem às células ósseas. A ossificação ocorre primeiramente sob o pericôndrio e,[1] após, as células hipertrofiadas dentro da cartilagem degeneram-se. Há invasão vascular periosteal, com fragmentação da cartilagem, infiltração de células hematopoiéticas e células precursoras dos osteoblastos. Esse processo origina o centro primário de ossificação (diáfise dos ossos longos) ou secundário (epífise) (Figura 1.4). Os núcleos de ossificação primários dos membros surgem no final do período embrionário, por volta da oitava semana.

Entre a epífise e a metáfise permanece uma camada de células cartilaginosas precursoras (placa de crescimento) que continuam a se dividir durante toda a fase de crescimento longitudinal ósseo.

Ao nascimento a diáfise está ossificada, mas a metáfise e a epífise ainda são cartilaginosas. Os centros de ossificação secundários surgem nas epífises nos primeiros anos de vida pós-natal. Ao atingir a maturidade esquelética, a placa de crescimento desaparece e é substituída por osso esponjoso. O crescimento em diâmetro do osso é dado pela atividade periosteal.

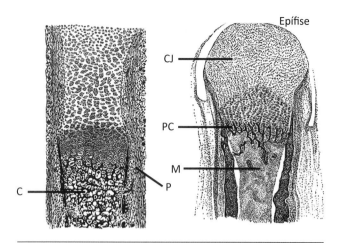

FIGURA 1.4 À esquerda, estágio de ossificação de uma falange. Há calcificação da substância fundamental cartilaginosa (C). O periósteo já se encontra formado (P). À direita, extremidade da falange de um feto de seis meses. A cavidade medular está formada (M). Na extremidade, há tecido condral jovem (CJ). A placa de crescimento (PC) já está delineada.
Fonte: Chiarugi, 1940.[5]

Todos os ossos do esqueleto axial e apendicular sofrem ossificação endocondral, exceto a clavícula (intramembranosa). No período fetal, há formação predominante de osso esponjoso, que é mais flexível e contém mais colágeno que o osso compacto. Após o nascimento, à medida que os ossos são submetidos à maior solicitação mecânica, o osso esponjoso é substituído por osso compacto.[1]

TECIDO CONJUNTIVO

A estruturação básica do tecido conjuntivo é formada principalmente por colágeno e proteoglicanos. O colágeno é uma proteína com três cadeias peptídicas em tripla hélice e possui cinco subtipos mais comuns.

Existem alterações relacionadas com a síntese de colágeno que podem ter desde uma repercussão clínica mais branda, como a frouxidão ligamentar, até doenças debilitantes, como a osteogênese imperfeita.[1]

Os proteoglicanos são macromoléculas que formam a matriz intracelular da cartilagem hialina e outros tecidos conjuntivos. Eles se agregam entre si por intermédio do ácido hialurônico.[1]

ARTICULAÇÕES

As articulações desenvolvem-se a partir da sexta semana de vida embrionária como uma clivagem no tecido mesenquimal interzonal, que origina uma cavidade revestida por cartilagem.[5,6]

Nesse desenvolvimento, as células mesenquimais diferenciam-se de forma peculiar: perifericamente, há formação de tecido fibroso ligamentar que origina a cápsula; centralmente, há reabsorção, que ocasiona uma cavidade e formação de um revestimento de cartilagem hialina (Figura 1.5).

O desenvolvimento articular normal depende de movimentação, induzindo o tipo de diferenciação celular. Nas articulações dos membros, por exemplo, a movimentação pode ser o fator que estimula o desenvolvimento da cartilagem hialina articular e da membrana sinovial, que reveste a cápsula articular. Como consequência, surgem articulações sinoviais que são bastante móveis (quadril, cotovelo, joelho etc).

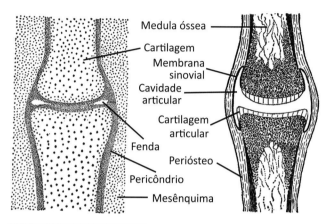

FIGURA 1.5 Esquema do desenvolvimento embriológico de uma articulação sinovial.
Fonte: Chiarugi, 1940.[5]

APLICAÇÃO CLÍNICA

Condições intrauterinas que cursam com hipomobilidade ou alterações intrínsecas do sistema muscular podem interferir no desenvolvimento articular e resultar em articulações rígidas, como acontece, por exemplo, nas síndromes artrogripóticas.[1]

A displasia do desenvolvimento do quadril é caracterizada pela deficiência de cobertura da cabeça femoral pelo acetábulo.[6] A condição pode ter relação com o posicionamento fetal intrauterino ou síndromes.

TECIDO MUSCULAR

O sistema muscular é derivado do mesoderma intraembrionário, a partir das células progenitoras – os mioblastos. Os músculos do tronco originam-se a partir dos somitos (miótomos) e os músculos dos membros provêm do mesênquima somático dos brotos dos membros.

Os mioblastos surgem a partir de células mesenquimais que se alongam e, depois, começam a se fundir, formando uma estrutura multinucleada, cilíndrica e alongada. As células então se agrupam e formam fibras e fascículos de mesma orientação, circundados por lâminas de tecido conjuntivo.

O número de células musculares já está praticamente estabelecido ao nascimento e o restante se desenvolve até o primeiro ano de vida. Após, o crescimento muscular dá-se por hipertrofia das fibras, devido ao aumento da quantidade de miofilamentos.

A organização do sistema muscular esquelético é complexa. Alguns músculos seguem a disposição inicial dos somitos e são segmentados, como os intercostais e o serrátil. Entretanto, na maioria dos músculos, a migração dos mioblastos faz com que não haja segmentação. Outros músculos desaparecem quase completamente, como os dos miótomos sacrais e coccígeos, cujos vestígios são os ligamentos sacrococcígeos.

Nos membros, os mioblastos originam-se pela diferenciação do mesênquima do broto dos membros, que envolve o modelo osteocartilaginoso em formação.[3]

APLICAÇÃO CLÍNICA

A má-formação ou agenesia de um ou mais músculos é comum. A agenesia ou hipoplasia de um músculo geralmente é assintomática e pode ser bilateral ou não. Os músculos mais acometidos são o palmar longo, o plantar, o peitoral maior, o serrátil, dentre outros. A associação de agenesia do peitoral maior e sindactilia é conhecida como síndrome de Polland. Outras agenesias mais graves podem ser encontradas na parede abdominal, por exemplo síndrome prune belly.

O acometimento global dos músculos pode estar presente em casos de artrogripose múltipla, cuja etiologia ainda não está estabelecida. O torcicolo congênito é uma condição em que o esternocleidomastoideo encontra-se assimetricamente encurtado, causando rotação e inclinação da cabeça.

Após o nascimento, o número de fibras musculares tende a ser constante até a maturidade, pois não há capacidade de reprodução. O crescimento muscular se faz por incorporação de células satélites e produção de novas proteínas contráteis (sarcômeros).[3,7]

COLUNA VERTEBRAL E MEDULA ESPINHAL

A coluna vertebral origina-se a partir da notocorda e dos somitos e a medula espinhal, a partir do tubo neural.

Na quarta semana de vida, células do esclerótomo do somito diferenciam-se para envolver o tubo neural e a notocorda. Em torno desta, originam-se o corpo vertebral e o disco intervertebral e, ao redor do tubo neural, origina-se o arco vertebral.

Forma-se, então, uma estrutura mesenquimal pré-cartilaginosa, com condensações celulares segmentares que correspondem aos esclerótomos. Cada esclerótomo possui uma parte de celularidade frouxa (metade cefálica) e uma parte de celularidade densa (metade caudal). Desta forma, o modelo primordial do corpo vertebral é formado pela parte cefálica de um esclerótomo, mais a parte caudal do esclerótomo adjacente, constituindo um centro intersegmentar (Figura 1.6). A porção central do esclerótomo origina o disco intervertebral, associadamente a uma migração especial de células. A partir da sexta semana, o tecido sofre condrogênese em centros no corpo e arcos vertebrais, que se fundem. A ossificação começa no período embrionário e termina apenas na idade adulta.[3]

Por volta da sétima semana, inicialmente, existem dois centros de ossificação primário no corpo vertebral primitivo, o ventral e o dorsal, que se unem. Além disso, no final do período embrionário surgem os centros de ossificação primário do arco vertebral, um em cada lado. Assim, ao nascimento, a vértebra cartilaginosa contém três regiões ossificadas distintas. No período pós-natal, os núcleos se fundem entre 3 e 5 anos de vida. Esse processo ocorre primeiro nas vértebras lombares e segue cefalicamente.[3]

Na puberdade, surgem os centros de ossificação secundários ao redor do arco vertebral: um posterior, para a formação do processo espinhoso; dois posterolaterais, para a formação dos processos transversos; e mais dois, que ori-

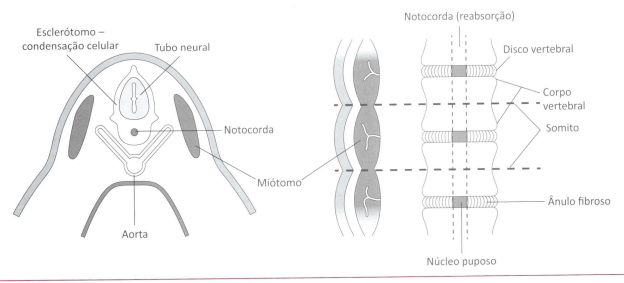

FIGURA 1.6 Esquematização do desenvolvimento da coluna vertebral.
Fonte: Moore; Persaud, 1993.[3]

ginam as epífises anulares, ao redor das bordas superior e inferior do corpo vertebral. A união final de todos os centros ocorre por volta dos 25 anos de vida. A primeira e a segunda vértebras cervicais seguem um padrão próprio de ossificação e são anatomicamente diferentes.

A notocorda ficaria originalmente na porção central do corpo vertebral e do disco intervertebral. Entretanto, dentro dos corpos vertebrais, ela sofre regressão segmentar e desaparece. E dentro do disco intervertebral, ela sofre expansão e diferenciação, originando o núcleo pulposo. As fibras circulares ao redor do núcleo pulposo formam o ânulo fibroso do disco intervertebral. Resquícios da notocorda podem persistir e originar cordomas.

A medula espinhal origina-se a partir do tubo neural, mais especificamente da placa neural caudal ao quarto par de somitos.[3] O tubo neural começa a surgir entre a terceira e a quarta semanas e, a partir daí, sofre espessamento da parede, permanecendo como um canal interno que origina o canal central da medula espinhal (Figura 1.3).

A medula espinhal, no início do período embrionário, ocupa toda a extensão longitudinal da coluna vertebral em formação. Os forames intervertebrais localizam-se anatomicamente próximos às origens dos respectivos nervos espinais. No entanto, o crescimento da coluna vertebral é mais acelerado que o da medula e, assim, a extremidade caudal da medula passa a ocupar níveis mais proximais no canal medular. Aos seis meses de vida intrauterina está em S1; na ocasião do nascimento, entre L2 e L3; no adulto, entre L1 e L2. Dessa forma, as raízes dos nervos espinais lombares e sacrais (cauda equina) percorrem um trajeto dentro do canal medular antes de saírem no forame.

O mesênquima que circunda o tubo neural forma as meninges. A dura-máter reveste o canal medular em toda a sua extensão, mas a pia-máter e a aracnoide não, pois envolvem a medula e as raízes. O *filum terminale* é a extensão da pia-máter que vai do cone medular até o periósteo do cóccix.

APLICAÇÃO CLÍNICA

1. No processo de neurulação, o fechamento é gradual e a última etapa é o fechamento dos neuroporos cranial e caudal, que ficam nas respectivas extremidades do tubo neural. O defeito de fechamento do neuroporo cranial resulta em anencefalia e, do caudal, em espinha bífida. Os defeitos de fechamento do tubo neural podem ser diagnosticados durante a gestação por meio da ultrassonografia e da análise do líquido amniótico.[2] Altos níveis de alfafetoproteína no líquido amniótico são sugestivos da presença de espinha bífida aberta ou outros defeitos de fechamento. A suplementação com ácido fólico e vitamina B antes da concepção podem prevenir o aparecimento de defeitos de fechamento do tubo neural. Outras drogas, como o ácido valproico, podem induzir o defeito.[3]

2. **Defeitos de fechamento do tubo neural:** são definidos como defeito de fechamento do neuroporo caudal e ocorrem na quarta semana do desenvolvimento embrionário. Pode envolver a medula espinhal, as meninges, as vértebras, a musculatura dorsal e a pele, em graus variados. A espinha bífida pode ser acompanhada de outros defeitos de fechamento, abertos ou não, como a mielomeningocele (Figura 1.7).

3. **Espinha bífida oculta:** é o defeito de fechamento do tubo neural, especificamente do arco vertebral posterior, sem comprometimento neurológico. A alteração geralmente é "oculta", única e pode ser visualizada nas radiografias da coluna em cerca de 10% das pessoas normais. É mais frequente nas vértebras L5 e S1 e pode não ter significado clínico. Em alguns casos, existe um defeito local na pele ou um tufo piloso.

4. **Espinha bífida cística:** é um tipo grave de espinha bífida aberta, com formação de uma bolsa que envolve as meninges e contém líquido cefalorraquidiano. A medula e as raízes podem estar na posição normal (meningoce-

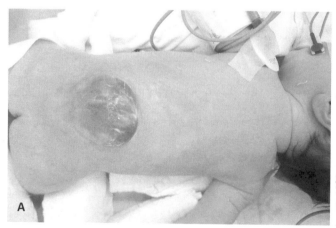
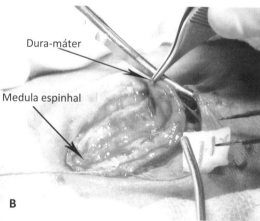

FIGURA 1.7 **(A)** Fotografia de recém-nascido com espinha bífida cística não rota (mielomeningocele lombar). **(B)** Aspecto transoperatório de uma mielomeningocele, onde a meninge está sendo descolada e rebatida para cobrir a medula espinhal (porção central).

le) ou não (espinha bífida cística com mielomeningocele) e o prejuízo funcional é variado (Figura 1.8).
5. **Mielosquise:** é a espinha bífida aberta com defeito de fechamento também na medula espinhal, que se torna displásica, exposta e pode conter aderências na parede. Pode apresentar-se na forma cística, quando a bolsa de meninge está íntegra. Quando a bolsa está rota, o deficit neurológico é grave nas raízes acometidas. Ocorre mais comumente na região lombar (Figura 1.8).
6. **Lipomielocele:** é a ocorrência de um lipoma entremeado às meninges e aos elementos neurais, em uma deformidade do tipo espinha bífida cística.
7. **Hemivértebra:** é um defeito de formação, resultado da agenesia de uma metade do corpo vertebral, pela ausência de condrogênese. Pode determinar o aparecimento de escoliose ou cifose.
8. **Barras vertebrais:** são defeitos de segmentação e evoluem com anquiloses localizadas, que, quando assimétricas, produzem angulações progressivas (escoliose, hipercifose). São encontradas na síndrome de Klippel-Feil.
9. **Síndrome de Klippel-Feil:** é a associação de pescoço curto e rígido com implantação baixa do couro cabeludo. Pode haver anquilose de corpos vertebrais ou ausência de vértebras cervicais.
10. **Raquisquise:** são distúrbios axiais complexos e variados, que cursam com fendas na coluna vertebral.
11. **Variações no número de vértebras:** o número normal de vértebras é de 7 cervicais, 12 torácicas, 5 lombares e 5 sacrais. Pode haver vértebras a mais ou a menos em algum segmento. Se isso ocorrer, os demais segmentos devem ser investigados, pois pode ser uma compensação de ausência ou excesso de vértebra torácica ou costela supranumerária.

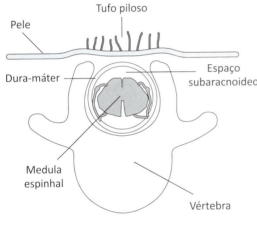
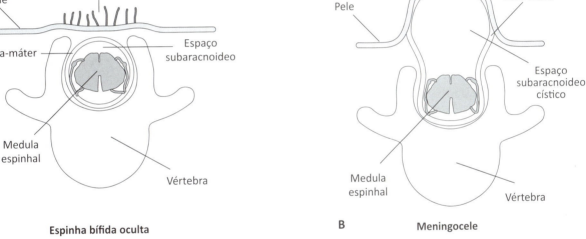
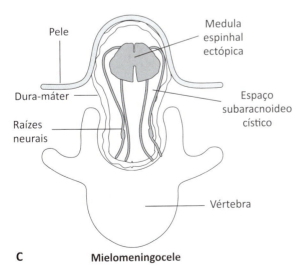
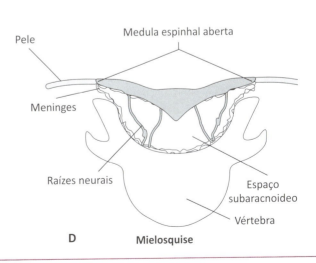

FIGURA 1.8 Esquema dos distúrbios de fechamento do tubo neural.

OS MEMBROS

Na quarta semana, surgem os brotos dos membros. O broto do membro superior surge no 26º ou 27º dia, um ou dois dias antes do broto do membro inferior (28º dia). Em geral, o tubo neural está fechado e os modelos primitivos das vértebras e dos discos vertebrais já estão formados.[2]

O broto do membro é uma condensação celular da camada somática do mesoderma lateral, que se transforma em mesênquima revestido pelo ectoderma. Os membros superiores localizam-se na altura dos segmentos cervicais inferiores, na altura do rechaço pericárdico,[2] relativamente baixos no embrião, por causa da desproporção inicial do volumoso segmento cefálico. O brotos dos membros inferiores surgem nos segmentos lombares inferiores e sacrais, na altura do cordão umbilical.[2]

Na extremidade de cada broto, o ectoderma torna-se espesso e diferencia-se, dando origem à crista ectodérmica apical, essencial para o estímulo do crescimento e desenvolvimento do membro, uma vez que ela induz a proliferação das células mesenquimais dos brotos.[2] As camadas celulares mais próximas à crista diferenciam-se em células musculares e células cartilaginosas que formam, depois, os músculos e os modelos cartilaginosos dos ossos.[3]

O formato da extremidade dos membros logo se torna achatado, como uma nadadeira (Figura 1.9). No final da sexta semana, na extremidade dos brotos dos membros superiores, há diferenciação e condensação celular, formando os primórdios dos dedos das mãos. A aparência externa é semelhante à do membro maduro.[7] Uma semana após, o mesmo processo ocorre nos pés. Em cada condensação digital, existe uma porção da crista ectodérmica apical que induz o crescimento e desenvolvimento dos dedos. O espaço entre os raios digitais é ocupado inicialmente por um tecido mesenquimal frouxo que se rompe completamente por volta da oitava semana.[2,3] Os dedos das mãos e dos pés separam-se e qualquer distúrbio que ocorra no processo de separação, nesse período, pode resultar em sindactilias de graus variados.

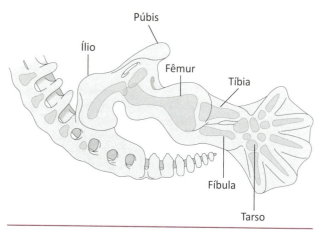

FIGURA 1.9 Estágio de desenvolvimento do membro superior que corresponde a um embrião de 14 mm, na fase precoce de condrificação.
Fonte: Modificada de Arey, 1965.[8]

Como visto anteriormente, os ossos e músculos formam-se a partir da quinta semana, por diferenciação e condensação das células mesenquimais. Na sexta semana, os centros de condrogênese constituem os modelos cartilaginosos de todos os ossos.[8] A ossificação inicia-se na sétima semana e os centros primários de ossificação aparecem em quase todos os ossos longos até a 12ª semana. A clavícula é a primeira a sofrer ossificação.[1]

Os centros secundários de ossificação aparecem mais tardiamente, em tempos variados. Na epífise distal do fêmur surge entre 34 e 38 semanas. A ordem de ossificação é de cranial para caudal e os membros superiores desenvolvem-se mais precocemente.[1]

A união óssea definitiva entre a epífise, a metáfise e a diáfise só acontece após a parada do crescimento ósseo, na adolescência e idade adulta. A placa de crescimento é a estrutura que separa a epífise do restante e promove o crescimento ósseo longitudinal. No entanto, os ossos do carpo e tarso podem iniciar a ossificação somente após o nascimento, em períodos variados de tempo, dependendo do osso.

Na sétima semana, ocorre um fenômeno complexo de rotação nos membros.[1] Inicialmente, os quatro membros são paralelos. As margens cefálicas ao eixo (polegar, hálux) são chamadas pré-axiais e as caudais (quinto dedo), pós-axiais.[2]

Os membros superiores sofrem rotação lateral de 90º em relação ao eixo longitudinal. Antes disso, o primórdio do olécrano apontava lateralmente, a musculatura extensora do punho era anterior e as mãos eram curvadas sobre o tórax. Após a rotação, o cotovelo passa a apontar para posterior e os músculos extensores passam a ser laterais. Os membros inferiores sofrem rotação medial de 90º. As patelas, que antes eram laterais, passam a ser anteriores, e a musculatura extensora do joelho torna-se anterior (Figura 1.10).

É por essa razão que o rádio e a tíbia são ossos homólogos, apesar de o rádio ser lateral e a tíbia medial, assim como a fíbula e a ulna, o polegar e o hálux. Por isso, do ponto de vista embriológico, a borda axial da mão é lateral (polegar) e do pé, medial (hálux).

No período de formação da matriz cartilaginosa dos esqueletos dos membros, há simultaneamente a formação do leito vascular. Ao redor de cada molde cartilaginoso, desenvolve-se uma ampla rede de vasos. Após esse processo, na quinta semana inicia-se o desenvolvimento dos nervos e, em seguida, dos músculos.[2]

O dermátomo é a região da pele inervada por um nervo espinhal e pelo seu gânglio sensitivo. Na quinta semana de vida embrionária, inicia-se o crescimento dos nervos periféricos a partir dos plexos dos membros, em direção ao mesênquima do broto do membro, em faixas segmentares para cada nervo. Em seguida, com o crescimento longitudinal, o nervo continua acompanhando o segmento original e não

Embriologia e Desenvolvimento

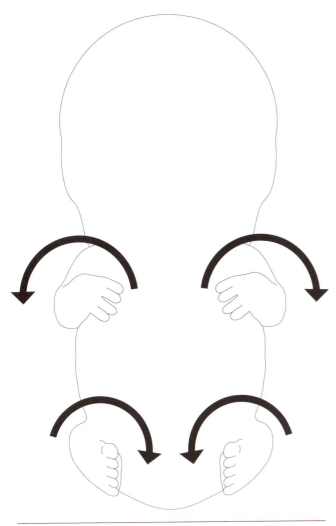

FIGURA 1.10 Rotação dos membros durante o desenvolvimento embrionário.
Fonte: Staheli, 2006.[1]

a extremidade. Isso explica o formato longitudinal oblíquo dos dermátomos no adulto.

Formam-se, então, as massas musculares ventrais e dorsais e a maioria dos músculos são anatomicamente distintos e identificáveis a partir da oitava semana.[2]

É importante lembrar que os músculos dos membros são formados e desenvolvidos *in situ*, a partir do mesênquima que envolve os ossos em formação e não recebem células mesenquimais dos somitos, exceto nas cinturas pélvica e escapular.[3]

APLICAÇÕES CLÍNICAS

As más-formações menores dos membros podem ser comuns (3 a 8 para cada nascido vivo) e funcionalmente bem toleradas. No entanto, elas devem ser sempre pesquisadas como sinais indicativos de síndromes ou outras más-formações, pois estas ocorrem em até metade dos casos.[2]

Teratógenos são substâncias que podem induzir o surgimento de más-formações. Os defeitos são tão mais graves quanto mais precoce o uso. A talidomida é a droga teratógena mais citada, principalmente porque nos anos 1950 e 1960 foi muito usada pelas gestantes pelo seu efeito sedativo e antiemético. Está relacionada com ausências completas (amelia) ou parciais (meroamelia) dos membros. A amelia ocorre geralmente por causa de um evento na quarta semana embrionária.[3] Outras drogas teratogênicas são o ácido acetilsalicílico, a dimetadiona e o ácido retinoico.[7]

1. **Sindactilia:** é a má-formação mais comum dos membros.[9] Ocorre mais nos pés que nas mãos. Pode ser simples (apenas nas partes moles) ou complexa (com união óssea ou cartilaginosa); parcial (não envolve todo o comprimento do dedo) ou completa (da base até a extremidade). Ocorre pela ausência de separação dos dedos na oitava semana de vida embrionária.
2. **Polidactilia:** deformidade bastante comum, definida pela presença de um ou mais dedos extranumerários (Figura 1.11A). A duplicação do dedo pode ser completa ou parcial (falanges, metatarsal ou metacarpal). Possui componente genético com traço dominante.[9]
3. **Pé torto congênito:** caracterizada pela deformidade em equino, cavo, varo e adulto (Figura 1.11B). Existem várias teorias etiológicas, mas a causa é ainda indefinida. Parece haver padrão genético de herança multifatorial.[10]
4. **Acondroplasia:** é um distúrbio da ossificação endocondral na placa de crescimento no período fetal, sobretudo nos ossos longos. Assim, os membros são encurtados e o tronco é relativamente normal. Além disso, a cabeça é maior, a região frontoparietal é saliente e o nariz escavado. Trata-se de um distúrbio genético tipo autossômico dominante.
5. **Hemimelia fibular:** é o encurtamento ou a ausência congênita da fíbula. É a agenesia mais comum do osso longo (Figura 1.11C). Frequentemente acompanha encurtamento congênito do fêmur, agenesia do ligamento cruzado anterior e ausência de raios do pé (Figura 1.11D).
6. **Bandas amnióticas:** são constrições circulares que acometem os membros, secundárias ao aprisionamento por anéis de tecido amniótico. Apresentam evoluções variáveis, podendo ser graves e causar amputações. Não têm componente hereditário.
7. **Ausência congênita do rádio:** má-formação caracterizada pela deformidade do antebraço, punho e mão, com desvio radial. Possui componente genético e ocorre pela ausência de formação mesenquimal do rádio, parcial ou total, por volta da quinta semana embrionária.
8. **Mão fendida ou pé fendido:** são deformidades raras definidas pela ausência congênita dos raios centrais devido à agenesia.

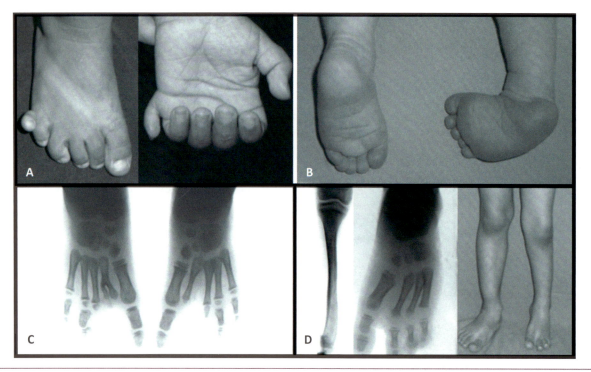

FIGURA 1.11 Exemplos de má-formação congênita dos membros. **(A)** Polidactilia. **(B)** Pé torto congênito unilateral. **(C)** Sindactilia complexa e agenesia de raio. **(D)** Hemimelia fibular completa com agenesia de raio no pé

REFERÊNCIAS BIBLIOGRÁFICAS

1. Alman B. Growth. In: Staheli LT. Practice of pediatric orthopedics. 2.ed. Philadelphia: Lippincott Williams & Wilkins, 2006.
2. Dietz FR, Morcuende JA. Embriology and development of the musculoskeletal system. In: Morrissy RT, Weinstein SL. Lovell and Winter's Pediatric Orthopaedics. 5.ed. Philadelphia: Lippincott, Williams, and Wilkins, 2001.
3. Moore KL, Persaud T. The developing human: clinically oriented embryology. 5.d. Philadelphia: W.B. Saunders Company, 1993.
4. Shapiro F. Pediatric Orthopedics deformities. Basic science, diagnosis, and treatment. San Diego: Academic Press, 2001.
5. Chiarugi G. Trattato di Embriologia con particulare riguardo alla storia dello sviluppo dei mammiferi e dell'uomo. In: Chiarugi G. Sviluppo dello scheletro. MIlano: Società Editrice Libraria, 1940. Parte quarta.
6. Volpon JB. Desenvolvimento e anatomia do quadril. In: Filho JL. Clínica Ortopédica: O quadril da criança e do adolescente. Rio de Janeiro: Medsi, 2001.
7. Cunha LAMD, Zanferari M. Embriologia dos membros inferiores. In: Cunha LAMD, et al. Clínica Ortopédica: Defeitos congênitos nos membros inferiores. Rio de Janeiro: Medsi, 2003.
8. Arey LB. The Skeletal system. In: Arey LB. Developmental anatomy. A textbook and laboratory manual of embriology. 7.ed. Philadelphia: WB Saunders Company, 1965. Cap. XXI.
9. _____. Anomalias congênitas dos artelhos: deformidades angulares, sindactilia e polidactilia. In: Cunha LAMD, et al. Clínica Ortopédica: Defeitos congênitos nos membros inferiores. Rio de Janeiro: Medsi, 2003.
10. Maranho DAC, Nogueira-Barbosa MH, Simao MN, et al. Ultrasonographic evaluation of Achilles tendon repair after percutaneous sectioning for the correction of congenital clubfoot residual equinus. J Pediatr Orthop [S.I.]. 2009;29(7):804-10.

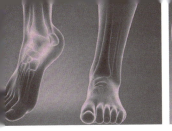
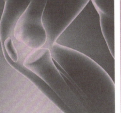

Bases Genéticas e Síndromes de Importância Ortopédica

Carla Franchi Pinto

INTRODUÇÃO

Além das doenças de origem infectocontagiosa e autoimune e os traumatismos que podem causar comprometimento ortopédico em crianças, as anomalias de etiologia genética têm grande relevância na Ortopedia Pediátrica. Muitas vezes, chegar ao diagnóstico sindrômico preciso é difícil e demorado, deixando o ortopedista na ansiedade de propor a melhor forma de tratamento e a prevenção de novas más-formações. A orientação adequada aos familiares, a fim de prevenir a recorrência para os futuros filhos dos genitores ou para os futuros filhos do paciente também é uma preocupação dependente do diagnóstico etiológico correto.

A evolução constante e rápida da Genética Médica e das ferramentas de Biologia Molecular possibilitam, cada vez mais, a identificação clara da origem das anomalias genéticas com comprometimento ortopédico e, portanto, o conhecimento da história natural da doença e a melhor opção de tratamento para cada anomalia, em função da mutação específica do paciente.

O presente capítulo tem os seguintes objetivos: rever determinados conceitos da Genética clássica, a fim de facilitar o entendimento do ortopedista ao consultar artigos sobre essas anomalias; rever os principais padrões de herança genética; classificar as anomalias genéticas com comprometimento ortopédico, de forma a auxiliar o especialista na sua decisão terapêutica e no aconselhamento genético inicial, o qual deve ser complementado pelo geneticista, para que o casal ou paciente possa fazer as melhores opções em relação aos futuros filhos.

A informação genética de um indivíduo está contida nos genes. A maioria deles está dentro do núcleo das células, pois apenas 37 genes se localizam dentro das mitocôndrias.

Os genes constituem a base da nossa informação genética, da hereditariedade, e atuam por meio da codificação de proteínas e de produtos que regulam a ativação de outros genes. Eles são formados pelo DNA (ácido desoxirribonucleico), que consiste em uma molécula de dupla-hélice constituída por um açúcar (a pentose chamada desoxirribose), ligada a uma base nitrogenada (adenina, timina, citosina ou guanina), um fosfato e uma ponte de hidrogênio, que liga as hélices entre si.

A sequência de três bases nitrogenadas no DNA codifica um aminoácido. Uma ou mais cadeias de aminoácidos definirão as proteínas e suas funções específicas.

A partir do DNA, será formado o RNA mensageiro (RNAm). O RNA ou ácido ribonucleico possui a pentose denominada ribose e as bases nitrogenadas adenina, uracila, citosina e timina.

O RNA mensageiro é formado a partir da sequência de DNA, em um processo chamado transcrição. Posteriormente, a informação contida no RNAm é transformada em proteína pela tradução, processo que ocorre nos ribossomos. As alterações na sequência de bases nitrogenadas do DNA são chamadas mutações.

Qualquer mutação pode alterar a função da proteína, por ganho ou perda de atividade. Aquelas que não alteram a atividade enzimática são chamadas neutras. Há vários tipos de mutações: de perda de parte da sequência de DNA (deleções); de aumento da sequência de DNA (duplicações, inserções); de determinação da parada da leitura do DNA, causando a formação de uma proteína truncada; de troca de aminoácidos, alterando a função da proteína; e de determinação da leitura de uma proteína completamente diferente e, portanto, sem função.

As mutações de ponto, formadas pela troca de uma base nitrogenada, podem causar alteração na função da proteína ou podem estar apenas associadas à presença de determinada doença, como um marcador da anomalia. Quando essa mutação de troca de uma base nitrogenada está presente com uma frequência maior que 1% na população, dizemos que essa mutação é um polimorfismo. Há vários polimorfismos associados a doenças ou às suas predisposições e evoluções.

A fita dupla de DNA se hiperenrola em si própria como uma escada em caracol e se enrola em torno de proteínas chamadas histonas, formando uma estrutura maior, os cromossomos. A constituição completa dos 23 pares de cromossomos é chamada de cariótipo, que pode ser observado ao microscópio comum. Cada par de cromossomos é formado por um de origem materna e um de origem paterna. Vinte e dois pares de cromossomos são semelhantes em ambos os sexos e são chamados autossomos. O par restante constitui os cromossomos sexuais.

Os cromossomos são reunidos em 7 grupos (de A a G), de acordo com o seu tamanho e com a posição de sua constrição primária (centrômero). Os pares autossômicos são numerados de 1 a 22 e os sexuais são distinguidos pelas letras X e Y. O par de cromossomos sexuais no sexo feminino é constituído por dois cromossomos X, enquanto o sexo masculino apresenta um cromossomo X e um Y. No cariótipo, para distinguir os cromossomos entre si, são utilizadas técnicas de coloração chamadas bandamento. A técnica de coloração mais comum é a que utiliza o corante Giemsa. Portanto, ao solicitar o exame, devemos anotar sempre: cariótipo com bandas G, ou simplesmente cariótipo com bandas, subentendido pelo laboratório como G.

O número de cromossomos presentes no gameta é denominado haploide (n = 23) e o de uma célula somática normal denomina-se diploide, por possuir 2n = 46 cromossomos. A poliploidia ocorre quando estão presentes múltiplos exatos maiores que 2, como na triploidia (69 cromossomos). A poliploidia é um achado raro em pacientes, mas frequente em abortos e em células tumorais.[2]

As Figuras 2.1 e 2.2, a seguir, correspondem, respectivamente, a um cariótipo feminino e masculino normais, cordialmente cedidas pelo Prof. Dr. Walter Pinto Júnior.

ANOMALIAS CROMOSSÔMICAS

A alteração do número de cromossomos, que não seja múltiplo exato de 23, é denominada aneuploidia, isto é, presença de cópias extras ou ausência de um cromossomo de um par. As aneuploidias ocorrem pela falta de separação dos cromossomos durante a divisão celular e são mais frequentes em células somáticas, onde, geralmente, não determinam uma manifestação clínica. Contudo, a falta de separação de cromossomos durante a meiose (formação dos gametas) determina zigotos portadores de diferentes anomalias. A falta de disjunção ocorre, em geral, na primeira divisão meiótica (meiose I ou meiose reducional). Essa ausência também pode ocorrer na segunda divisão meiótica ou, ainda, durante as primeiras divisões de um zigoto normal. Esta última situação determina o aparecimento de mosaicismo, isto é, a presença de duas ou mais linhagens celulares com diferentes números de cromossomos.

As trissomias são aneuploidias caracterizadas pela presença de um cromossomo a mais, enquanto as monos-somias, pela presença de um único cromossomo de determinado par. A monossomia autossômica, sem ser em mosaico, geralmente, é incompatível com a vida.

As aneuploidias de cromossomos autossômicos costumam provocar deficiência de crescimento, deficiência mental e dismorfismos significativos.

As translocações são alterações cromossômicas estruturais, mais raras. São caracterizadas pela transferência de um cromossomo ou de um pedaço de cromossomo para outro. Muitas dessas translocações são robertsonianas, ou seja, decorrem de fusões cêntricas e afetam o cromossomo 21 e um dos demais cromossomos dos grupos D e G.[2]

Qualquer casal pode ter uma criança com cromossomopatia, mas existe um risco progressivamente maior de trissomias com o avanço da idade materna, pelo envelhecimento dos óvulos. Assim, por exemplo, um casal que tenha tido uma criança com síndrome de Down, gerada por trissomia livre do cromossomo 21, possui um risco de recorrência dependente da faixa etária materna, sendo progressivamente maior a cada ano. Há tabelas que mostram esse aumento progressivo e fazem parte do aconselhamento genético as medidas para reduzir esse risco ou identificar a cromossomopatia precocemente, durante a gravidez, ou ainda para garantir ao casal que a mulher engravide de uma criança cromossomicamente normal, como veremos no final deste capítulo.

Um casal que tenha tido uma criança com síndrome de Down causada por translocação, por exemplo, devido ao fato de um dos genitores apresentar uma translocação equilibrada entre os cromossomos 14 e 21, poderá gerar crianças cromossomicamente normais, com a mesma translocação herdada do genitores e crianças que, além da translocação 14/21, têm dois cromossomos 21 livres. Essa última situação originará o quadro clínico da síndrome de Down, indistinguível daquele causado por trissomia livre. Esse casal originará, ainda, zigotos com monossomia do cromossomo 21, que sempre evoluem para abortamento, pois a monossomia autossômica é incompatível com a vida. Assim, esse casal terá um risco empírico de 33% de gerar uma criança com síndrome de Down e terá uma frequência de abortamento espontâneo maior do que a da população em geral. Nesses casos, é muito importante investigar os parentes consanguíneos colaterais dos portadores da translocação equilibrada, uma vez que poderá haver recorrência da síndrome por translocação equilibrada em outros membros da família.

Menos frequentes são os portadores de mosaicismo, nos quais estão presentes duas linhagens celulares, uma com cariótipo normal e uma com aneuploidia. Esse mosaicismo, de origem pós-zigótica, decorre da falta de disjunção de um cromossomo em uma das primeiras divisões mitóticas do zigoto. Nessa situação, o fenótipo parece depender do percentual de células com trissomia.

Paralelamente às trissomias autossômicas, as aneuploidias dos cromossomos sexuais compreendem cerca de 50% de todas as aberrações cromossômicas na espécie humana (Passarge, 1995). As aneuploidias dos cromossomos

Bases Genéticas e Síndromes de Importância Ortopédica

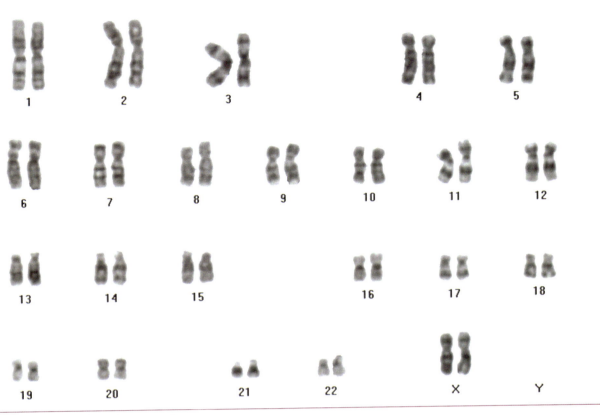

FIGURA 2.1 Cariótipo feminino normal.
Fonte: Cortesia Prof. Dr. Walter Pinto Junior.

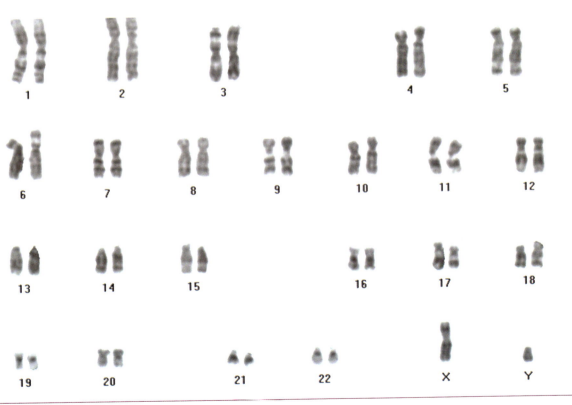

FIGURA 2.2 Cariótipo masculino normal.
Fonte: Cortesia Prof. Dr. Walter Pinto Junior.

sexuais têm sua importância na prática médica por serem causa frequente de infertilidade, distúrbio de crescimento e de comportamento sem, contudo, estarem associadas obrigatoriamente a dismorfismos importantes nem à deficiência mental grave.

A síndrome de Down é a cromossomopatia autossômica mais frequente na espécie humana. Por essa razão e pelo fato de a avaliação ortopédica periódica, sobretudo em relação à instabilidade atlantoaxial, fazer parte do protocolo de acompanhamento desses pacientes, transcorreremos mais sobre ela posteriormente.

Qualquer especialista médico pode pedir o cariótipo de sangue periférico (fibroblasto) com bandas. Vejamos, a seguir, as principais indicações para solicitar o exame:

- Criança com atraso do desenvolvimento neuropsicomotor com ou sem má-formação associada;
- Hipogonadismo hipergonadotrófico associado à baixa estatura na mulher ou alta estatura no homem (investigação de síndrome de Turner e síndrome de Klinefelter);
- Criança com alterações fenotípicas inespecíficas, com ou sem deficiência mental;
- Suspeita de síndrome cromossômica conhecida (síndromes de Down, de Edwards e de Patau);
- Infertilidade conjugal por azo/oligospermia grave, amenorreia primária ou secundária à menopausa precoce (translocações equilibradas ou não);
- Casal que tenha história familiar de recorrência de cromossomopatia, abortamento ou deficiência mental;
- Casal que tenha apresentado uma gestação com feto com alguma má-formação, natimorto sem causa conhecida ou mais do que três episódios de abortamento espontâneo.

A Figura 2.3, corresponde a uma criança com síndrome de Down por trissomia livre do cromossomo 21, portanto, por erro na separação dos cromossomos durante a meiose.

A Figura 2.4 retrata uma criança com síndrome de Down por translocação entre os cromossomos 14 e 21. Isto é, o cromossomo 21 excedente está grudado no 14. É fundamental, nesses casos, colher o cariótipo dos genitores, pois um deles pode ser portador de uma translocação equilibrada envolvendo os cromossomos 14 e 21, podendo gerar outros filhos com síndrome de Down, portadores da translocação equilibrada, ou, ainda, ter abortos espontâneos.

Por sua vez, a Figura 2.5 apresenta esquema de gametogênese de um indivíduo com translocação 14/21. A imagem foi gentilmente cedida pelo Prof. Dr. Bernardo Beiguelman.

ANOMALIAS MENDELIANAS

São aquelas determinadas pela alteração de um único gene. Obedecem às regras da herança mendeliana. Elas podem estar presentes ao nascimento ou se manifestarem mais tardiamente.

É importante diferenciar os conceitos "genético" e "congênito". Uma anomalia é genética quando determinada por uma alteração no patrimônio genético do indivíduo. A má-formação é congênita se a criança já nasce com a condição. Uma anomalia genética pode ser congênita se presente ao nascimento, ou não, caso se manifeste com a idade. Uma má-formação congênita pode ser genética, como na acondroplasia, entre várias outras, ou não ser, como é o caso da microcefalia causada por infecção congênita, ou da focomelia, provocada pelo uso da talidomida durante a gestação.

As anomalias mendelianas são classificadas em autossômicas, quando a mutação ocorre em um dos 22 pares de cromossomos autossômicos, ou sexuais, se localizadas no cromossomo X. Tanto as anomalias autossômicas quanto as sexuais podem ser dominantes ou recessivas. Quando dominantes, basta um único gene mutado para que a criança manifeste a anomalia. Já quando recessivas, é necessária a presença dos dois genes (alelos) nos dois cromossomos do mesmo par (homólogos) para que a criança manifeste a anormalidade.

ANOMALIA AUTOSSÔMICA DOMINANTE

Para a manifestação de uma anomalia autossômica dominante, basta a presença de um único gene mutante. Esse alelo pode ser uma mutação nova (ou de novo) e o portador ser o primeiro caso na família, ou pode ter sido herdada de um genitor que também é afetado. Por pertencerem a cromossomos autossômicos, esses genes são transmitidos igualmente a homens e mulheres em uma proporção que não se desvia significativamente de 1:1.

O risco de recorrência da anomalia na prole dos afetados é de 50%, pois é 1/2 a probabilidade de ele transmitir um gameta com esse gene. Por outro lado, todos os filhos dos indivíduos sadios da prole serão normais para a anomalia em questão, por não possuírem o gene.

Resumidamente, estamos diante de uma genealogia com padrão de herança autossômica dominante quando:

1. Indivíduos afetados são filhos de genitor com a mesma anomalia, havendo, portanto, a passagem do gene de geração em geração, sem saltar gerações;
2. Indivíduos anômalos geram filhos normais e anômalos, em média na mesma proporção (1:1);
3. Indivíduos anômalos geram filhos afetados de ambos os sexos e na mesma proporção (1:1);
4. Indivíduos normais, filhos de um anômalo, não transmitem a doença.

Portadores de doenças com padrão de herança autossômica dominante são, via de regra, heterozigotos (Aa), pois o gene autossômico originado por mutação é muito raro, tornando pouco provável, ou quase impossível, a ocorrência de homozigotos A, visto que deveriam ser gerados de casais anômalos (Aa × Aa) que, regra geral, são pouco prováveis (Beiguelman, 1995).

A Figura 2.6 mostra uma genealogia autossômica dominante.

Bases Genéticas e Síndromes de Importância Ortopédica

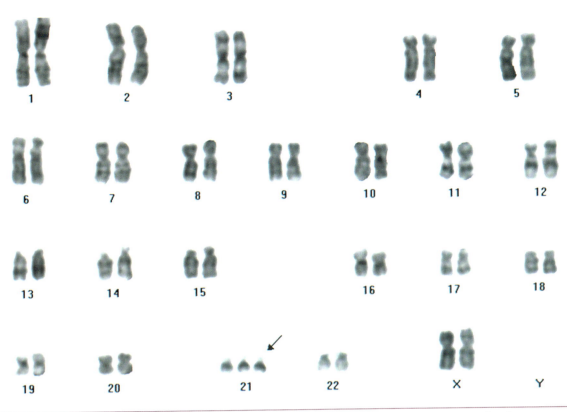

FIGURA 2.3 Criança do sexo feminino com síndrome de Down por trissomia livre ou regular, ou simples do cromossomo 21.
Fonte: Cortesia Prof. Dr. Walter Pinto Junior.

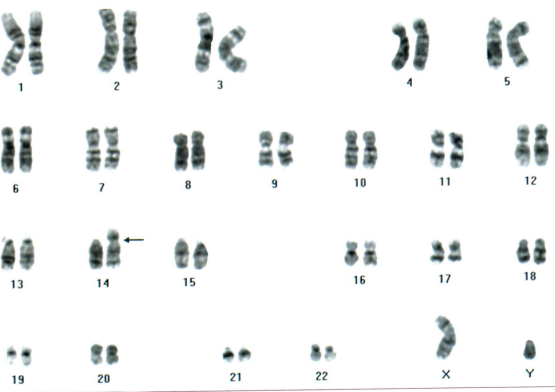

FIGURA 2.4 Criança do sexo masculino portadora de síndrome de Down por translocação 14/21. Observar que o cromossomo 21 excedente está grudado no cromossomo do par 14.

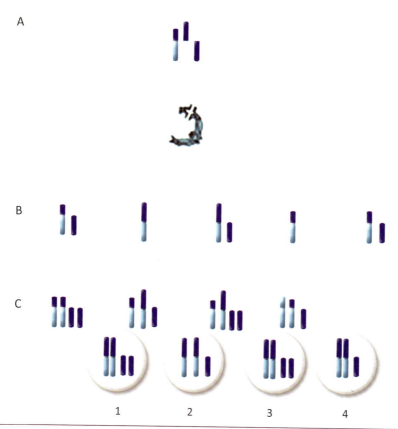

FIGURA 2.5 Esquema representativo da gametogênese de um indivíduo com cariótipo 45,X ou XY, t(Dq21q) e do resultado da união dos gametas desse indivíduo com os de um indivíduo normal. **(A)** Cromossomos das gônias. **(B)** Cromossomos dos gametas. **(C)** Cromossomos dos zigotos. 1. Com cariótipo normal. 2. Com a translocação robertsoniana. 3. Com a trissomia funcional do cromossomo 21, que determina a síndrome de Down. 4. Com monossomia do cromossomo 21 que, em geral, determina inviabilidade.
Fonte: Cortesia Prof. Dr. Bernardo Beiguelman.

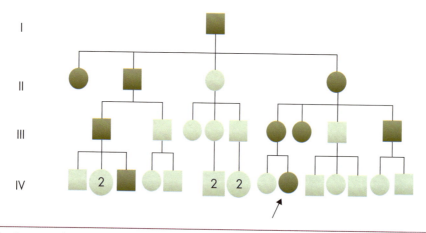

FIGURA 2.6 Genealogia autossômica dominante de uma família com neurofibromatose tipo 1.
Fonte: Cortesia Prof. Dr. Bernardo Beiguelman, 2006.

Herança autossômica recessiva

As doenças monogênicas autossômicas recessivas necessitam, para a sua manifestação, da ação de dois genes alelos anormais presentes, simultaneamente, no indivíduo (homozigoto). Os indivíduos afetados são, em geral, filhos de genitores fenotipicamente normais, porém heterozigotos (Aa), isto é, portadores do gene mutante. Esses casais heterozigotos apresentam um risco de 25% de recorrência dessa doença a cada nova gestação, pois o risco de cada cônjuge transmitir o alelo que determina a anomalia é de 50% (50% × 50% = 25%).

Os critérios de reconhecimento de herança monogênica autossômica recessiva descritos em Beiguelman (1995) são:

1. Tanto os genitores quanto os ancestrais mais remotos de um indivíduo anômalo são, geralmente, normais.
2. A anomalia ocorre em indivíduos de ambos os sexos na mesma proporção (1:1), pois o gene é autossômico.
3. A maioria dos casais que geram indivíduos anormais é heterozigota (Aa × Aa) e a probabilidade de nascer um afetado (aa) é de 25%. Assim, entre os irmãos de anômalos, a distribuição de normais e afetados é de 3:1.
4. Casais de indivíduos anômalos (homozigotos) geram apenas filhos(as) afetados(as).
5. Do casamento entre um indivíduo anômalo com um indivíduo normal não consanguíneo nascem, geralmente, indivíduos normais, pois a probabilidade de o cônjuge normal ser heterozigoto, quando o gene é raro, é muito pequena.
6. A incidência de casamentos consanguíneos entre os genitores de indivíduos anômalos é bem mais alta do que na população geral, pois os consanguíneos têm maior probabilidade de possuir os mesmos alelos que os indivíduos que não pertençam consanguineamente à mesma família.

Assim, sempre que estivermos diante de uma criança com más-formações, com ou sem deficiência mental, filha de casais consanguíneos ou proveniente de uma cidade muito pequena (isolado genético, em que a probabilidade de consanguinidade longínqua é maior), devemos investigar síndromes com padrão de herança recessivo autossômico, sobretudo se houver recorrência em algum irmão ou nas famílias da região de origem. Nesse caso, é fundamental o encaminhamento da família ao geneticista, para que receba o aconselhamento genético, mormente em relação ao risco de recorrência e às possibilidades de diagnóstico pré-natal ou pré-implantacional, se o casal o desejar, possibilitando que seguramente tenham filhos sem a anomalia.

A Figura 2.7 demonstra algumas genealogias com padrão de herança autossômico recessivo.

PADRÃO DE HERANÇA DOMINANTE LIGADO AO X

No padrão de herança dominante ligado ao X, o gene com efeito dominante (A) se localiza no cromossomo X, sendo que o sexo feminino possui dois cromossomos X, enquanto o masculino, apenas um. Dessa forma, duas situações podem ocorrer: uma, em que a mulher é portadora do gene mutante (XAXa) e outra em que o portador do gene mutante é o homem (XAY). Na primeira situação, em que as mulheres são portadoras do gene mutante e, portanto, afetadas, o heredograma será semelhante ao de doenças autossô-

micas dominantes, pois, em média, 50% dos descendentes das mulheres afetadas serão também afetados, independentemente do sexo das crianças.

O diagnóstico de uma anomalia com padrão de herança dominante ligado ao sexo é facilmente detectado quando os indivíduos afetados são homens (XAY), pois todas as suas filhas serão afetadas, uma vez que o cromossomo X que transmitem contém, obrigatoriamente, o gene mutante. Em oposição, todos os seus filhos serão normais, por terem recebido o cromossomo Y paterno. Os filhos normais de um homem afetado terão sempre filhos normais.

De forma prática, nas genealogias ligadas ao cromossomo X, nunca haverá a transmissão da doença de um homem para outro homem, fato que só ocorre nas doenças ligadas a cromossomos autossômicos. Pinto Jr. e Beiguelman (1994) enumeraram os critérios para reconhecimento de herança dominante ligada ao cromossomo X:

1. O fenótipo dominante será transmitido de anômalo para anômalo, sem saltar gerações.
2. A proporção de filhos anômalos e normais, bem como a razão de sexo entre os filhos anômalos, depende de ser o pai ou a mãe o transmissor da anomalia. Mulheres com o fenótipo anômalo, casadas com homens normais, poderão ter filhos e filhas com a anomalia. A proporção de anômalos e normais, em cada sexo, será de 1:1. Mulheres com fenótipo normal, casadas com homens anômalos, terão todas as filhas anômalas, sendo os filhos sempre normais.
3. Na população serão encontradas, aproximadamente, duas vezes mais mulheres do que homens com o fenótipo anormal, porque as mulheres podem herdar um cromossomo X mutante tanto do pai quanto da mãe, enquanto os homens só podem herdá-lo de suas mães.

A Figura 2.8 representa uma genealogia de anomalia dominante ligada ao X, cortesia do Prof. Dr. Bernardo Beiguelman.

HERANÇA RECESSIVA LIGADA AO X

As genealogias de herança recessiva ligada ao sexo são facilmente identificadas porque, salvo raras exceções, acometem apenas indivíduos do sexo masculino, pois como os homens possuem apenas um cromossomo X, basta um único gene mutante para que a doença se manifeste (hemizigoto). O indivíduo portador da mutação terá filhos do sexo masculino sempre normais, enquanto todas as suas filhas serão portadoras obrigatórias do gene em questão, herdado de seu pai. As mulheres portadoras do gene não manifestarão a doença porque o outro cromossomo X é normal e a doença é recessiva, mas, em média, 50% de suas filhas serão portadoras do gene e 50% de seus filhos serão afetados, porque é de 50% a probabilidade de a portadora transmitir o cromossomo X com o gene mutante.

Pinto Jr. e Beiguelman (1994) elencaram os critérios para reconhecimento de herança recessiva ligada ao sexo:

Série Ortopedia e Traumatologia – Fundamentos e Prática

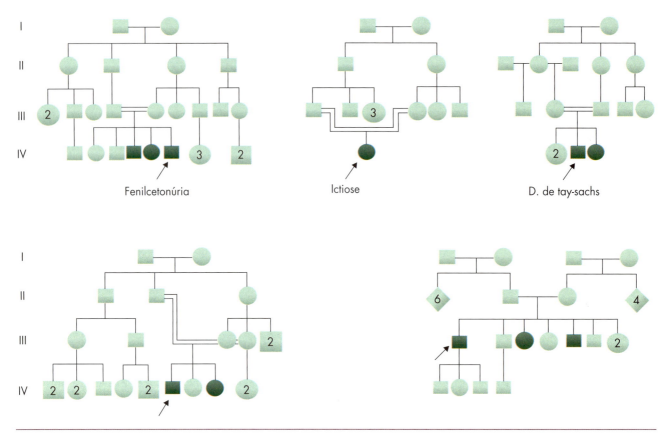

FIGURA 2.7 Genealogias recessivas autossômicas. Observar maior frequência de consanguinidade.
Fonte: Cortesia Prof. Dr. Bernardo Beiguelman.

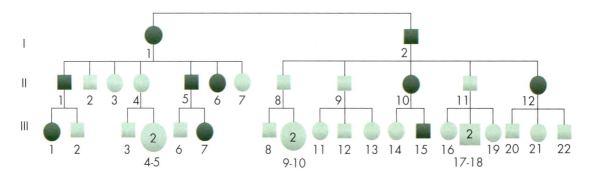

FIGURA 2.8 Heredograma de parte de uma genealogia com pessoas que manifestavam raquitismo hipofosfatêmico (Winters *et al.*, 1958). As mulheres II-10 e II-12 desse heredograma apresentavam apenas hipofosfatemia, sem sinais claros de raquitismo.[3]

1. O fenótipo anômalo salta gerações.
2. Os homens afetados, em geral, não têm filhos anômalos, pois isso só ocorre se a mulher for heterozigota (portadora do gene da anomalia).
3. Os afetados são filhos de mulheres normais, heterozigotas. Os homens afetados transmitem o gene responsável pela anomalia a seus netos por intermédio de suas filhas.
4. Na irmandade de um homem afetado, a proporção de irmãos do sexo masculino com e sem a anomalia é de 1:1.
5. As mulheres anômalas, quando ocorrem, são filhas de um homem afetado e de uma mulher heterozigota.
6. Na população haverá mais homens do que mulheres anômalas, pois será pouco provável a homozigose de um gene muito raro, como são os genes causadores de anomalias.

A Figura 2.9 representa anomalia recessiva ligada ao X, cortesia do Prof. Dr. Bernardo Beiguelman.

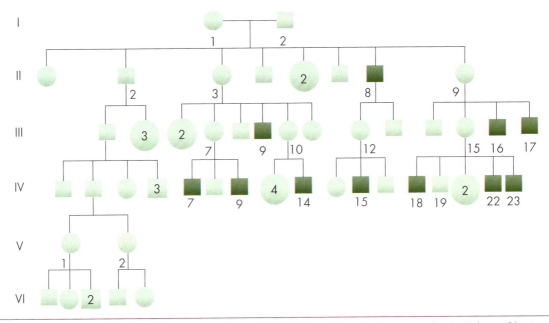

FIGURA 2.9 Heredograma de parte da genealogia da rainha Vitória, evidenciando a ocorrência de hemofilia A.
Fonte: Cortesia Prof. Dr. Bernardo Beiguelman.

Antes de iniciarmos o próximo tópico, parece-nos apropriado conceituar penetrância incompleta e expressividade variável, pois frequentemente causam confusão entre os especialistas que não trabalham diretamente com Genética.

Quando um gene determinante de uma anomalia se manifesta de forma a resultar, dentro de uma mesma genealogia, um quadro clínico variado, dizemos que ele tem expressividade variável, porque sua expressão depende não apenas do tipo de mutação, mas da interação com o meio ambiente e com toda a constelação gênica do indivíduo.

A osteogênese imperfeita, com herança autossômica dominante, ilustra o conceito de expressividade variável. Em famílias nas quais ocorre essa anomalia, é possível encontrar indivíduos que apresentam simultaneamente fragilidade óssea, com fraturas ósseas recorrentes, esclerótica azul e surdez por otosclerose, enquanto outros parentes consanguíneos exibem apenas um sinal ou a combinação de dois ou mais deles.

Quando um gene tem uma expressividade tão baixa a ponto de não se manifestar clinicamente, dizemos que ele apresenta penetrância incompleta. Apesar de esse conceito poder ser aplicado a anomalias recessivas, ele é mais evidente nas heredopatias dominantes.

Um exemplo que encontramos em Beiguelman (1980) refere-se ao raquitismo hipofosfatêmico, pois, até a década de 1950, quando não se sabia que o raquitismo resistente à vitamina D decorria de hipofosfatemia, por deficiência no transporte renal do fósforo, essa doença era interpretada como determinada por um gene com penetrância incompleta, porque saltava gerações. Agora, porém, que se sabe o defeito genético básico determinador de tal raquitismo, as genealogias levantadas a partir de casos com raquitismo resistente à vitamina D deixaram de mostrar saltos de geração. Os indivíduos dessas genealogias passaram a ser investigados não apenas quanto à presença de deformidades ósseas, mas, também, quanto à hipofosfatemia. Desse modo, todos os indivíduos portadores do gene determinador de hipofosfatemia, associada ou não ao raquitismo, passam a ser detectados, o que, evidentemente, tem um valor notável para a prevenção da anomalia. Portanto, o ortopedista não deve se restringir apenas a corrigir cirurgicamente um caso de raquitismo resistente à vitamina D, pois ele tem a oportunidade de examinar os parentes consanguíneos desse paciente, detectar aqueles que estão sob risco de apresentar e/ou transmitir a anomalia, e de recomendar tratamento adequado não só ao paciente, mas também a seus consanguíneos hipofosfatêmicos e a seus descendentes, sob risco de manifestar a anomalia de acordo com o padrão de herança dominante ligado ao X.

Além das cromossomopatias e da herança mendeliana, existem padrões heterodoxos de transmissão de anomalias genéticas, como as anomalias mitocondriais ou de origem materna, as anomalias multifatoriais, as alterações do padrão de metilação (*imprinting*) do DNA e o aumento do número de repetições de trincas de nucleotídeos.

ANOMALIAS MITOCONDRIAIS

A mitocôndria é uma organela citoplasmática que possui uma fita própria de ácido desoxirribonucleico (DNA), portanto, é onde se localiza o DNA extranuclear. O espermatozoide fertiliza o óvulo apenas com seus cromossomos, sem suas mitocôndrias. Portanto, todas as mitocôndrias de um indivíduo são provenientes do óvulo, possuindo origem exclusivamente materna.

Uma mulher que possui uma criança com uma heredopatia mitocondrial, possui risco de 100% de recorrência dessa anomalia em futuras gestações. A principal função da mitocôndria é a produção de energia. Por isso, está presente em abundância nos tecidos que apresentam maior necessidade energética, como coração, neurônios, glândulas e músculos. Por essa razão, as mutações mitocondriais determinam um quadro clínico com alteração predominante nesses órgãos e tecidos.

O DNA mitocondrial possui forma circular e contém 37 genes que codificam 13 proteínas. Estes são necessários no processo de produção de ATP, ou seja, necessários para que a respiração celular ocorra.

A mitocôndria é responsável por muitos processos catabólicos fundamentais para a obtenção de energia para a célula, como a beta-oxidação de ácidos graxos, o ciclo de Krebs e a cadeia respiratória, além de ser importante nos mecanismos de morte celular programada (apoptose). São exemplos de doenças com esse padrão de herança:

- Síndrome de Kearns Sayre, que causa alterações cardíacas, hiperproteínorraquia e oftalmoplegia;
- Síndrome de Pearson, que gera alterações na medula óssea, pancitopenia, anemia sideroblástica;
- Síndrome MELAS, que produz miopatia, encefalopatia, acidose lática e episódios de acidente vascular cerebral;
- Síndrome MEERF, que provoca epilepsia mioclônica com fibras rotas vermelhas (RRF);
- Síndrome NARP, que gera neuropatia, ataxia e retinopatia pigmentar necrosante;
- Síndrome de Leigh, que causa encefalomiopatia subaguda.

O indivíduo que apresentar algumas dessas patologias deve evitar estresse, praticar atividade física moderada e ter alimentação equilibrada. Como coadjuvantes, podem ser prescritos, para melhorar o transporte de elétrons na cadeia respiratória, aceptores de elétrons como vitaminas K_3 e K_1, vitamina C, vitamina B_2 (50 a 100 mg/dia), coenzima Q10 (5 a 15 mg/kg/dia), creatina 100 a 200 mg/kg/dia e dicloroacetato para redução dos níveis de lactato (apresentação de Carolina Fischinger Moura de Souza – miopatias mitocondriais).

A suspeita desse grupo de doenças se faz pelo caráter multissistêmico. O diagnóstico e o acompanhamento devem ser conduzidos de forma multidisciplinar, envolvendo neuropediatra, endocrinologista, cardiologista, geneticista, patologista, fisioterapeuta, entre outros.

Do ponto de vista ortopédico, a principal implicação desse grupo de anomalias se deve ao comprometimento muscular, principalmente pela fraqueza, fadiga e ataxia que os pacientes frequentemente apresentam.

HERANÇA MULTIFATORIAL

Várias anomalias apresentam uma frequência maior em determinadas famílias, sem seguir um padrão mendeliano de recorrência, mas com um componente genético indiscutível, observado pela maior frequência em gêmeos monozigóticos do que em dizigóticos. Essas anomalias são causadas por uma complexa interação entre vários genes, cada qual com um efeito aditivo e o meio ambiente. Elas podem estar presentes desde o nascimento, como a fenda labial e/ou palatina, os defeitos de fusão do tubo neural, a luxação congênita do quadril e as cardiopatias congênitas, ou podem aparecer com a idade, como o diabetes melito, as hipercolesterolemias, entre outras. Para essas anomalias, existe um limiar de expressão a partir do qual há uma interação entre os genes e entre os genes e o meio ambiente, o suficiente para que o indivíduo manifeste a doença.

Em relação às anomalias multifatoriais, podemos concluir que são mais frequentes em casais consanguíneos do que entre casais não aparentados. O risco de recorrência frente a uma má-formação multifatorial aumenta progressivamente, conforme aumenta a recorrência na prole. Assim, um casal que teve um filho com defeito de fusão do tubo neural tem 5% de risco de recorrência, aumentando para 15%, caso o defeito volte a ocorrer na prole do casal, sem, contudo, chegar aos 25% das anomalias recessivas. O risco de recorrência é igual à raiz quadrada da frequência da anomalia na população. Existem tabelas que apresentam o risco de ocorrência/recorrência de cada anomalia multifatorial de acordo com o grau de parentesco com o afetado.

ANOMALIAS DO *IMPRINTING* GENÉTICO OU DA MARCA GENÔMICA E FENÔMENO DE ANTECIPAÇÃO

O fenômeno da antecipação, relativamente frequente em Medicina, é observado a partir de anomalias nas quais, a cada geração, os afetados apresentam manifestações clínicas mais precocemente.

Esse fenômeno ocorre na Coreia de Huntington, que está associada ao aumento do número de repetições CAG (citosina, adenina, guanina) no gene da huntingtina, no braço curto do cromossomo 4 (4p16.3). Rubinsztein e colaboradores (1996) observaram que, para apresentar algum quadro clínico da doença, é necessário que se tenha mais de 35 repetições CAG.[21] Ocorre uma instabilidade meiótica entre 40 e 75 repetições, com maior risco de expansão de repetições durante a espermatogênese em relação à ovogênese, razão pela qual a manifestação da anomalia é mais precoce quando o pai da criança afetada possui a Coreia de Huntington.

A expressão dos nossos genes é diferente se sua procedência é materna ou paterna. A esse fenômeno dá-se o nome de *genomic imprinting*, que pode ser traduzido por marca genômica.[3] Isso porque, de acordo com a origem materna ou paterna dos genes, eles recebem uma marcação que determina se o gene será ativo (origem paterna) ou inativo (origem materna). Tal marcação ocorre durante a formação das células da linhagem germinativa.[11]

O principal mecanismo de *imprinting* genômico é a metilação do DNA, isto é, a incorporação de um radical metil (CH_3) em uma citosina localizada em ilhas de repetição citosina/guanina, levando à supressão da expressão gênica. Um exemplo clássico do *imprinting* na espécie humana é o que ocorre nas síndromes de Prader-Willi e Angelman. A síndrome de Prader-Willi caracteriza-se por pés e mãos pequenos, hipotonia grave desde o nascimento até por volta do primeiro ano de vida, quando se iniciam a polifagia e a obesidade e, futuramente, a baixa estatura e o hipogonadismo. É achado comum a deficiência mental e a labilidade emocional.[6,15] A síndrome de Angelman caracteriza-se por deficiência mental, movimentos repetitivos, simétricos e atáxicos, risos paroxísticos e boca grande (Angelman, 1965).

A etiologia de ambas as síndromes se refere a uma deficiência no braço longo do cromossomo 15, na região q11-13, na maioria dos pacientes (50% a 70% dos casos é detectado citogeneticamente; o restante é detectável apenas por técnicas de Biologia Molecular). A diferença entre ambas é que a deficiência da cópia paterna dá origem à síndrome de Prader-Willi, enquanto a falta do segmento de origem materna determina a síndrome de Angelman.[24] Assim, pode ocorrer uma deleção (perda do segmento) na região crítica do cromossomo 15, gerando Prader-Willi ou Angelman. Contudo, na síndrome de Prader-Willi pode haver também a dissomia materna ou paterna, quando ambos os cromossomos são provenientes de um mesmo genitor. Isso ocorre pela formação inicial de um feto trissômico, que corrigiu o número cromossômico, mas não a origem alternada dos cromossomos em questão. Se ambos são de um mesmo genitor, estarão ambos os genes ativos (síndrome de Angelman) ou ambos inativos (síndrome de Prader-Willi).

Não havendo alteração cromossômica estrutural envolvendo o cromossomo 15, como uma translocação, o risco de recorrência é baixo para outros filhos que o casal venha a ter. Suspeita-se de uma frequência um pouco mais elevada dessas anomalias associadas aos procedimentos de fertilização *in vitro*.

CLASSIFICAÇÃO DE DOENÇAS GENÉTICAS NO FOCO DO ORTOPEDISTA

A maioria dos livros de Ortopedia agrupa as anomalias genéticas em função da apresentação clínica ou em grupos de doenças, como as displasias esqueléticas ou as anomalias neuromusculares.[1] Há, ainda, as anomalias causadas por alterações ambientais sobre o feto, como a síndrome alcoólica fetal e aquelas em que não se sabe exatamente a sua etiologia, como a artrogripose, a sequência de VACTER, entre muitas outras.

Alman (2002) reagrupou as anomalias genéticas em cinco categorias, baseando-se na função do gene mutado, para que o ortopedista possa ter maior direcionamento na conduta terapêutica. Ele utiliza essa classificação para auxiliar no diagnóstico, na definição do tratamento e no entendimento da anomalia. Temos, a seguir, as cinco categorias de mutação:[1]

1. estrutural;
2. tumoral e regulação celular;
3. desenvolvimento.
4. importância na função nervosa e muscular;

Mutação estrutural

Ocorre quando genes estruturais codificam proteínas que fornecem suporte para ossos, cartilagem, ligamentos e tendões, ou ainda quando proteínas modificam outras proteínas estruturais. Exemplo: gene do colágeno tipo I, que codifica a maioria do colágeno do corpo. A proteína anômala causa um defeito mecânico nos tecidos. Excetuando-se pela osteogênese imperfeita, o quadro clínico evolui com o tempo, isto é, as manifestações clínicas são frustradas ao nascimento. Geralmente, são autossômicas dominantes e não há, via de regra, tendência à malignidade. A deformidade frequentemente recorre após a cirurgia, devido aos componentes estruturais anômalos. Quando a alteração gênica envolve cartilagem, há crescimento anormal nas fises e/ou degeneração articular. Se a mutação compromete ligamentos, as subluxações são frequentes. Seguem alguns exemplos desse grupo:

Displasia espôndilo-epifisária: mutação no gene do colágeno tipo II, expresso em condrócitos, com consequente encurtamento de ossos (condroepifisário) e degeneração articular.

Síndrome de Marfan: mutação no gene da fibrilina, cuja proteína auxilia na manutenção da elasticidade do tecido conectivo frouxo. A mutação resulta em subluxação, alteração da parede dos vasos, além de alta estatura.

Osteogênese imperfeita: mutação no gene do colágeno tipo I, expresso em ossos, pele, olhos, além de vários outros tecidos. A principal característica é a fragilidade óssea, resultando em fraturas frequentes.

Mutação tumoral e regulação celular

O produto desses genes regula o ciclo e o crescimento celular. Mutações ativam vias de sinalização para aumento do crescimento celular, defeito na diferenciação ou alteração no processo de apoptose. Em geral, apresentam-se com herança autossômica dominante. Quando ocorre uma segunda mutação no mesmo gene, tecidual (não gamético), o tumor assume evolução mais agressiva, havendo predisposição à malignização. O crescimento excessivo e a recorrência são frequentes após intervenção cirúrgica nos pacientes pertencentes a essa classificação. Exemplo: gene NF1 que determina a ocorrência da neurofibromatose. O neurofibrossarcoma ocorre, geralmente, quando a outra cópia do gene sofre mutação tecidual.

A osteocondromatose múltipla é outro exemplo. Da mesma forma que na NF-1, os osteocondromas podem evoluir para condrossarcomas.

Padrão de desenvolvimento

São genes que codificam proteínas com importante papel nos sistemas de sinalização para a coordenação de proliferação, migração, movimentação celular e apoptose, permitindo ao organismo o desenvolvimento em um adulto de acordo com um padrão de normalidade. As mutações nesses genes geralmente causam más-formações. Esses genes são, com frequência, fatores de transcrição, responsáveis por ativar e inibir a expres-

Série Ortopedia e Traumatologia – Fundamentos e Prática

são de genes durante o desenvolvimento normal. Desta forma, as mutações são identificadas ao nascimento pela presença de más-formações, principalmente as musculoesqueléticas. Neste grupo, as intervenções cirúrgicas tendem a ser bem-sucedidas e não estão associadas à tendência a neoplasias.

Todos os padrões de herança podem ser encontrados neste grupo, mas é comum a herança autossômica dominante. Exemplos:

a) **Acondroplasia:** é causada por uma mutação no gene do receptor do fator de crescimento de fibroblasto tipo 3 – FGFR3, que altera a maturação dos condrócitos, com anormalidade no desenvolvimento da condroepífise, levando ao encurtamento rizomélico (da raiz) dos membros. As crianças apresentam, então, frontal proeminente, hipoplasia do terço médio da face e estenose espinhal congênita, associada ao estreitamento dos pedículos. O quadro clínico piora com a idade, pela degeneração, em função da estenose congênita.

b) **Síndrome unha-patela:** é causada pela mutação no gene LMX1B, importante na regulação gênica do processo de diferenciação do esqueleto e dos rins. Também ocorrem outras manifestações musculoesqueléticas, como displasia ungueal, hipoplasia patelar, displasia de cotovelos e crista ilíaca. A nefropatia, quando presente, aumenta a morbimortalidade.

Processamento proteico (enzimas)

São genes que codificam enzimas cuja função é metabolizar um substrato em um produto. Sua alteração determina acúmulo de substrato, com lesão nos tecidos em que se depositam. Alterações desta categoria também determinam o processamento inadequado de proteínas, levando à disrupção da sua função. O acúmulo de proteínas nas células aumenta a pressão nos ossos, causando necrose avascular e eleva do material extradural na medula, podendo causar paralisia. Muitas dessas anomalias já apresentam terapia de reposição enzimática com melhora ou atraso da progressão da doença, mas não a cura. A maioria dos genes é recessiva autossômica, razão pela qual ocorrem principalmente em filhos de consanguíneos. Exemplo: mucopolissacaridoses, nas quais ocorre um acúmulo de glicosaminoglicanos por degradação incompleta pelas enzimas lisossomais. O quadro clínico pode ser resumido pela opacidade de córnea, organomegalia, deformidade epifisária, contraturas articulares, cardiopatia, surdez e involução do desenvolvimento neuropsicomotor em alguns subtipos. As crianças apresentam, ainda, cifose, instabilidade cervical alta, alteração de quadris e membros inferiores.

Função nos nervos e músculos

Genes que codificam proteínas são importantes para o funcionamento nervoso e muscular. As alterações ósseas e articulares são decorrentes da alteração da função muscular. A osteopenia, por exemplo, é frequente e secundária à alteração da função muscular. Vários são os padrões de herança descritos nessa categoria, como o caso do gene da distrofina, mutado na distrofia muscular de Duchenne, que se localiza no cromossomo X (recessivo). Há também anomalias de origem mitocondrial, dominantes, ligadas ao X, como na síndrome de Rett.

Quando as anomalias envolvem o sistema nervoso central e/ou os músculos, frequentemente determinam uma redução da expectativa de vida, enquanto o envolvimento do sistema nervoso periférico é compatível com a sobrevida normal.

Grandes alterações cromossômicas

Em geral, comprometem vários genes, por serem de alterações com aumento ou perda de fragmentos cromossômicos. Exceto nas translocações, essas alterações não são geradas e não tendem a recorrer. Um exemplo é a síndrome de Down.

O conhecimento da função do gene mutado na doença em questão pode determinar uma reclassificação, não apenas baseada no padrão de herança. Conhecendo a categoria da mutação, ela pode ser utilizada para auxiliar na decisão do melhor tratamento para o paciente.

O conhecimento da mutação pelas técnicas de Biologia Molecular permite um raciocínio sobre o defeito de base e, funcionalmente, permite entender a fisiopatologia da doença, sua evolução, o melhor tratamento e, principalmente, a previsão de melhora do indivíduo.

Exemplos de anomalias genéticas de diversos mecanismos de herança:

a) **Síndrome de Down:** a trissomia do cromossomo 21 ocorre em 1 a cada 650 recém-nascidos e é a causa mais comum de deficiência intelectual de etiologia genética. Os portadores dessa síndrome apresentam hipotonia ao nascimento e dismorfismos característicos, como braquicefalia, occipital plano, orelhas dismórficas e de implantação baixa, hipertelorismo ocular, fendas palpebrais mongoloides, prega epicântica, dorso nasal rebaixado, nariz pequeno, manchas de Brushfield na íris, boca constantemente entreaberta com protrusão da língua – que é frequentemente geográfica –, palato alto, decréscimo da pneumatização ou ausência do seio frontal e esfenoidal, pescoço curto com sobra de pele, mãos pequenas e largas, prega palmar única, padrão dermatoglífico peculiar, clinodactilia de quinto dedo, aumento da distância entre o hálux e o segundo pododáctilo, sulco plantar profundo, hiperextensibilidade articular e baixa estatura (Caird *et al.*, 2006).[7]

As cardiopatias congênitas, principalmente o defeito de septo atrioventricular, ocorrem em cerca de metade dos pacientes. Hipotireoidismo, infecções pulmonares e leucemia são alterações que incidem com maior frequência nessas crianças e devem ser diagnosticadas e tratadas precocemente.[7]

A deficiência mental está sempre presente, mas, às vezes somente é notada no final do primeiro ano de vida. Por isso, a estimulação global deve ser iniciada o mais precocemente possível. Os pacientes do sexo masculino são estéreis, por apresentarem hialinização dos túbulos seminíferos, mas os do sexo feminino podem procriar e apresentam um risco teórico de 50% de gerar uma criança afetada.[7]

Por apresentarem um risco maior de luxação atlantoaxial, devem ser vistos anualmente pelo ortopedista infantil. A problemática da instabilidade da coluna cervical é uma preocupação primária em crianças com síndrome de Down, decorrente das sequelas neurológicas que podem advir. Cerca de 20% dos pacientes têm algum problema musculoesquelético associado.[7]

Devido à correção precoce das cardiopatias, os pacientes estão com maior sobrevida, obrigando a uma maior compreensão dos problemas ortopédicos. Quando ocorre uma lesão neurológica, recomenda-se a estabilização cirúrgica (occipital-C1, C1-C2).[7]

A escoliose, a instabilidade patelar e as anomalias do pé podem causar dificuldades funcionais. A instabilidade do quadril é mais rara, mas pode gerar dor crônica. Sugere-se a busca de estratégias terapêuticas não cirúrgicas, ao menos inicialmente, pois, se a cirurgia for necessária, é importante informar sobre os riscos de infecção e recidiva da deformidade. O grande papel do ortopedista é entender e antecipar o comprometimento musculoesquelético na síndrome de Down e prevenir a perda funcional.[7]

A maioria dos pacientes (95%) é portadora de trissomia livre, ou seja, um cromossomo 21 excedente, em decorrência da falta de disjunção cromossômica durante a meiose I. Nesses casos, deve-se orientar a família de que o risco de recorrência da anomalia na prole é, geralmente, igual ao da população em geral.

A Figura 2.3 representa um cariótipo de uma criança com síndrome de Down por trissomia livre do cromossomo 21. Note um cromossomo a mais solto na célula. Escreve-se 47, XX, +21.

Em 4% dos casos, a trissomia ocorre por uma translocação envolvendo os cromossomos 21 e outro par. Nesse caso, o cariótipo indicará a presença de 46 cromossomos, porque um deles é formado pela fusão dos cromossomos 21 com outro do par, frequentemente 21, 14 ou 13, ao que chamamos de translocação robertsoniana.

Como já mencionado, sempre que estivermos diante de um paciente com síndrome de Down por translocação, deveremos solicitar o cariótipo dos pais para identificarmos se um deles possui uma translocação equilibrada, que determinou a síndrome de Down na criança. Assim, se a translocação for herdada de um dos genitores, esse genitor apresentará em seu cariótipo apenas 45 cromossomos, pois dois de seus cromossomos estarão fundidos em um só (21 com 21, com 14 ou 13). Esse genitor terá um risco de 33% de gerar outra criança com síndrome de Down, 33% de gerar uma criança com a translocação igual à dele, 33% de risco de gerar uma criança cromossomicamente normal e 25% de ocorrer aborto espontâneo (Figuras 2.4 e 2.5).

b) **Acondroplasia:** é a causa mais frequente de nanismo na espécie humana. Trata-se de uma anomalia autossômica dominante, na qual 90% dos casos são mutações novas; os pais são normais e a mutação ocorreu apenas na criança. Nesse caso, não existe risco aumentado de recorrência para outros filhos que seus pais venham a ter, por não possuírem a mutação, porém, para o afetado, o risco é de 50% a cada gestação.

O quadro clínico caracteriza-se por baixa estatura e encurtamento rizomélico dos membros. Como o tronco compensa o encurtamento de membros, o diagnóstico pode passar despercebido ao nascimento. Estão presentes também macrocrania, megalencefalia, hidrocefalia, ponte nasal baixa, frontal alto (por uma desproporção craniofacial), dedos das mãos curtos, com separação maior entre o 3º e 4º dedos, gerando um aspecto de mão em tridente. Há uma acentuação da cifose torácica e da lordose lombar. Pode haver certa limitação na movimentação dos cotovelos e subluxação congênita da cabeça do rádio (talvez pelo alargamento da cabeça do rádio), frouxidão ligamentar e tíbia com curvatura em virtude dos joelhos e pés varos. Diminuição da caixa torácica, estenose do forame magno, hipertrofia das adenoides, entre outros fatores, contribuem para a ocorrência de complicações respiratórias, tais como apneia do sono, insuficiência respiratória, asma brônquica, pneumonias recorrentes, otite.[16] Pela questão da baixa estatura, da autoimagem e das complicações que podem apresentar, o acompanhamento multidisciplinar com ortopedista, otorrinolaringologista, fisioterapeuta e psicólogo está absolutamente indicado.

O diagnóstico é eminentemente clínico e radiológico, mas pode ser feito por intermédio de técnicas de Biologia Molecular, uma vez que todos os casos são devidos a mutações no gene do receptor do fator de crescimento tipo 3 (FGFR3). Ocorre, na maioria dos casos, a substituição de uma arginina por uma glicina no domínio transmembrana do receptor, que se localiza nos condrócitos da placa de crescimento ósseo. Normalmente, a ativação de FGFR3 inibe a proliferação da cartilagem. Na acondroplasia, a mutação determina um estado de ativação constante, alterando o crescimento dos ossos longos. Há, consequentemente, um desalinhamento das células da zona proliferativa, cuja função é promover o crescimento longitudinal dos ossos. Além disso, está alterado o formato das células da zona hipertrófica, que também tem como função o crescimento em comprimento dos ossos.[19] Duas mutações no FGFR3, G380R e G375C, são as causadoras da anomalia, sendo a primeira responsável por 98% dos casos, enquanto a segunda responde pelos 2% restantes.[23] Essas mutações causam um excesso de fosforilação.

Mutações diferentes do mesmo gene causam manifestações clínicas distintas, como a síndrome de Crouzon com acantose nigricans, que compromete os ossos do crânio e a pele, uma vez que, aparentemente, o nível de atividade enzimática e a estrutura físico-química são determinantes na atividade e, portanto, no fenótipo. (Meyers *et al.*, 1995, Lijuan *et al.*, 2012). O nanismo tanatofórico 1 e 2 também se associa a mutações no mesmo gene.

Quando um dos genitores for portador da acondroplasia ou se durante a gestação de um casal normal identificar más-formações sugestivas, poderá fazer a pesquisa molecular da síndrome, acessível em vários laboratórios e coberto pela maioria dos planos de saúde.

c) **Más-formações vertebrais congênitas:** defeitos congênitos de segmentação podem levar a deformidades vertebrais como cifose e escoliose congênita, causando dor no pescoço e costas, dificuldade de mobilização, problemas cosméticos e pulmonares. A prevalência real é desconhecida por falta de notificação de casos assintomáticos.[5] Essas anomalias podem apresentar-se de forma isolada ou associadas a má-formação renal, cardíaca, do cordão espinhal, ou fazer parte de síndromes genéticas. Quando associadas a outras más-formações e deficiência mental, o cariótipo está indicado. Diabetes materna, hipóxia e uso de anticonvulsionantes durante a gestação (como o ácido valproico), hipertermia materna, deficiência de zinco e pesticidas organofosforados são fatores ambientais que estão relacionados à ocorrência dessas anomalias.[10]

As síndromes mais frequentemente associadas a essas más-formações incluem:

- **Síndrome de Klippel-Feil:** pescoço curto, implantação baixa de cabelo na nuca, fusão de vértebra cervical;

- **Síndrome de Allagille:** estenose pulmonar periférica, colestase e dismorfismos faciais;

- **Disostose espondilocostal:** baixa estatura com tronco curto, defeitos múltiplos de vértebras e de costelas;

- **Distrofia espondilotorácica:** nanismo com tronco curto, defeitos múltiplos de vértebras e costelas com fusão posterior destas últimas;

- **Síndrome de Goldenhar:** microtia, dermoide epibulbar e defeitos vertebrais;

- **Associação VACTERL:** más-formações vertebrais, atresia anal, más-formações cardíacas, fístula traqueoesofágica, anomalias renais e/ou radiais e defeitos de membros.

A gemelaridade e a fertilização assistida associam-se a más-formações congênitas. [Kaspiris *et al.*, 2008, (Corsello e Piro, 2010; Niemitz e Feinberg, 2004). A epigenética, isto é, o silenciamento e a ativação de genes a partir da metilação do DNA e outros mecanismos, podem também estar associados à origem dessas más-formações.

d) **Espectro óculo-aurículo-vertebral:** o quadro clínico caracteriza-se por microtia geralmente unilateral, assimetria craniofacial, hipoplasia mandibular, dermoide ocular epibulbar, má-formação vertebral congênita. Podem ser achados associados a cardiopatia congenital, fenda labial e/ou palatina e má-formação renal.[8] Questiona-se, ainda, uma origem vascular, diabetes materno e alguns teratógenos (Cousely *et al.*, 2002; Wang *et al.*, 2002, Lamer, *et al.*, 1985). A existência de tantas possibilidades etiológicas sustenta a hipótese de heterogeneidade genética.[10]

e) Escoliose idiopática do adolescente: trata-se de uma anomalia comum, com forte evidência de predisposição genética (multifatorial). Foi descrita uma ligação com os cromossomos 1, 6, 7, 12 e 14 e a ocorrência da anomalia. O achado da associação entre a escoliose idiopática com vários cromossomos demonstra a heterogeneidade genética dessa condição (Ragio, C. *et al.*, 2009).

Os avanços nas técnicas de Biologia Molecular fornecem, cada vez mais, ferramentas para identificar a importância genética na ocorrência de más-formações vertebrais, para, futuramente, podermos transpor a dificuldade em relação à heterogeneidade genética e determinar o potencial patogênico de mutações identificadas. A conduta médica será, contudo, tão mais precisa quanto mais multidisciplinar a equipe, incluindo ortopedistas, geneticistas clínicos, geneticistas humanos, biólogos, otorrinolaringologistas, pneumologistas e cardiologistas, se necessário. Outro desafio futuro é a identificação da inter-relação entre fatores genéticos, ambientais e epigenéticos que determinam a origem dessas más-formações. Essa identificação permitirá a elaboração de condutas nas estratégias de prevenção.[10]

ACONSELHAMENTO GENÉTICO – O PAPEL DO GENETICISTA

O aconselhamento genético pode ser definido como um processo de comunicação sobre o risco de ocorrência ou recorrência familial de anomalias genéticas, com as finalidades de fornecer a indivíduos ou famílias:

a) ampla compreensão de todas as implicações relacionadas às doenças genéticas em discussão;

b) as opções que a medicina atual oferece para a terapêutica ou para a diminuição dos riscos de ocorrência ou recorrência da doença genética em questão, isto é, para a sua profilaxia; e

c) eventual apoio psicoterapêutico.[18]

A partir dessa definição, é fácil vislumbrar que uma das metas prioritárias do aconselhamento genético é ajudar famílias que estão ou que se supõe estar sob risco de ocorrência ou recorrência de defeitos genéticos a tomar decisões racionais quanto à procriação. O aconselhamento genético é feito de modo não diretivo, com a finalidade de defender o bem-estar de indivíduos ou de famílias, ajudando-os a resolver problemas de natureza genética, procurando esclarecer dúvidas e diminuindo ou evitando sofrimentos e preocupações. Ao contrário dos princípios eugênicos, os do aconselhamento genético visam, primordialmente, à defesa dos interesses dos indivíduos e famílias, e não os da sociedade.[4]

A Biologia Molecular vem trazendo um enorme benefício para o aconselhamento genético, pela precisão diagnóstica que propicia. Com o mapeamento do genoma humano e o conhecimento de suas interações e das mutações mais frequentes, será possível diagnosticar todas as doenças genéticas. Por esse motivo, nenhum casal sob risco de gerar uma criança com alguma anomalia genética deverá ser aconselhado, no momento, a métodos contraceptivos irreversíveis.

Quem deve ser encaminhado para aconselhamento genético? Segundo Pinto Jr. (2002), os seguintes casais e crianças devem ser encaminhados ao geneticista para aconselhamento genético:[12]

1. Parente próximo ou filho do casal com anomalias congênitas e/ou retardamento mental.
2. Casal que possui parentes com doença seguramente de origem genética.
3. Casal em que pelo menos um dos cônjuges é portador de uma doença genética ou de um gene que possa causar uma doença genética.
4. Casal que refere parentes portadores de doenças semelhantes, mas que tem dúvidas se é herdada ou não.
5. Casal com algum grau de parentesco consanguíneo próximo.
6. Casal pertencente a um mesmo grupo racial de risco. Exemplo: anemia falciforme em negroides, talassemia beta em italianos, doença de Tay-Sachs entre judeus Ashkenazi, fibrose cística entre caucasoides etc.).
7. Casal com esterilidade sem causa aparente.
8. Casal ou genitores do casal com história de abortamento habitual/natimortos.
9. Casal em que o marido possui mais de 55 anos e/ou esposa, mais de 35 anos (risco de mutação dominante, como a acondroplasia e o risco de cromossomopatia, respectivamente.
10. Casal em que pelo menos um dos cônjuges foi ou está exposto a radiações, produtos químicos diversos, inclusive o uso de drogas ou medicamentos para doenças crônicas.
11. Casal em que a esposa, gestando, tenha tido uma infecção aguda causada por toxoplasmose, rubéola, citomegalovirus ou parvovirose.
12. Casal em que na esposa, gestando, tenha sido constatado durante o exame ultrassonográfico qualquer alteração anatômica.
13. Casal em que na esposa, gestando, tenha sido constatada alteração no teste de triagem bioquímica sugestiva de aberração cromossômica ou de más-formações do tubo neural.
14. Casal com grande receio de gerar criança malformada, com retardo mental ou com cromossomopatia.
15. Crianças portadoras de más-formações, com ou sem deficiência mental, de causa desconhecida.

Frente a essas situações, o geneticista identificará o risco real, orientará a família das possibilidades terapêuticas para a criança, a abordagem multidisciplinar necessária, a evolução mais provável e as técnicas de diagnóstico pré-natal, para que apenas tenham filhos sem a anomalia em questão, se assim o desejarem.

As técnicas de diagnóstico pré-natal consistem em: análise cromossômica de células fetais por punção amniótica ou por punção de vilo corial; e ultrassom morfológico, que é uma ultrassonografia seriada, realizada entre o término do primeiro e ao longo do segundo trimestre de gestação, que detecta detalhes dos contornos e de órgãos fetais internos. Está indicada sempre, mas em especial aos filhos de consanguíneos.

Ambos são exames invasivos e que determinam com grande certeza (95%) o cariótipo fetal. O exame de ultrassom oferece uma certeza diagnóstica de 99,5%.

Desta forma, concluímos que cabe ao ortopedista infantil avaliar as crianças com más-formações esqueléticas para determinar a origem da mutação e a melhor escolha terapêutica, sem deixar de lado o acompanhamento multidisciplinar, que inclui a consulta com o geneticista para orientação em relação à criança e aos riscos de recorrência para toda a família do paciente, incluindo as possibilidades de prevenção.

REFERÊNCIAS BIBLIOGRÁFICAS

1. Alman BA. A classification for genetic disorders of interest to orthopaedists. Clin Orthop Related Res. 2002;401:17-26.
2. Beiguelman B. Citogenética humana. South Africa: Edart, 1967.
3. Beiguelman B. A interpretação genética da variabilidade humana. Ribeirão Preto: SBG, 2008.
4. Beiguelman B. El consejo genético. V Congresso Latinoamericano de Genética, 1982. p.141-52.
5. Brand MC. Examination of the newborn with congenital scoliosis: focus on the physical.Adv Neonatal Care. 2008;8:265-73.
6. Butler MG. Prader-Willi syndrome: current understanding of cause and diagnosis. Am J Med Genet. 1990;35:319-32.
7. Caird MS, Brian P, Wills BP, Dormans JP. Down syndrome in children: the role of the orthopaedic surgeon. J Am Acad Orthop Surg. 2006;14:610-9.
8. Cohen MM Jr, Rollnick BR, Kaye CI. Oculoauriculovertebral spectrum: an updated critique. Cleft Palate J. 1989;26:276-86.
9. Corsello G, Piro E. The world of twins: an update. J Matern Fetal Neonatal Med. 2010;23(Suppl 3):59-62.
10. Giampietro PF, Raggio CL, Blank CRD, et al. Clinical, genetic and environmental factors associated with congenital vertebral malformations. Mol Syndromol. 2013;4(1-2):94-105.
11. Hall JG. Genomic imprinting: review and relevance to human diseases. Am J Hum Genet. 1990;46:857-73.
12. He L, Serrano C, Niphadkar N, et al. Effect of the G375C and G346E achondroplasia mutations on FGFR3 activation. PLoS One. 2012;7(4):e34808.
13. Imaizumi K, Takada F, Kuroki Y, et al. Cytogenetic and molecular study of thc Angelman syndrome. Am J Med Genet. 1990;35:314-8.
14. Langer LO, Rimoim DL. Achondroplasia in birth defects compendium. Nation Foundat.1979;(2):34.
15. Ledbetter DH, Cavenee WK. Molecular cytogenetics: interface of cytogenctics and monogenic disorders. In: Scriver CR, Beaudet AL, Sly WS, et al. The metabolic basis of inherited diseases. 6.ed. New York: McGraw-Hill Information Services Co., 1989. p.343-71.
16. Lima RLO, Silva MCP, Cervan MP, et al. Acondroplasia: revisão sobre as características da doença. Arq Sanny Pesq Saude. 2008;l(1):83-9.

17. Niemitz EL, Feinberg AP. Epigenetics and assisted reproductive technology: a call for investigation. Am J Hum Genet. 2004;74:599-609.

18. Pinto Jr W. Diagnóstico pré-natal. Cienc Saude Colet. 2002;7(1).

19. Ponsetti IV. Skeletal growth in achondroplasia. J Bone Joint Surg. 1970;52:701.

20. Raggio CL, Giampietro PF, Dobrin S, et al. A Novel Locus for Adolescent Idiopathic Scoliosis on Chromosome 12p. J Orthop Res. 2009;27:1366-72.

21. Rubinsztein DC, Leggo J, Coles R, et al. Phenotypic characterization of individuals with 30-40 CAG repeats in the Huntington disease (HD) gene reveals HD cases with 36 repeats and apparently normal elderly individuals with 36-39 repeats. Am J Hum Genet. 1996;59:16-22.

22. Scarpa M, Almássy Z, Beck M, et al. Mucopolysaccharidosis type II: European recommendations for the diagnosis and multidisciplinary management of a rare disease. Orphanet J Rare Dis. 2011;6:72.

23. Vajo Z, Francomano CA, Wilkin DJ. The molecular and genetic basis of fibroblast growth factor receptor 3 disorders: The achondroplasia family of skeletal dysplasias, Muenke craniosynostosis, and Crouzon syndrome with acanthosis nigricans. Endocr Rev. 2000;21:23-39.

24. Williams CA, Zori RT, Stone JW, et al. Maternal origin of 15q 11-13 deletions in Angelman syndrome suggests a role for genomic imprinting. Am J Med Genet. 1990;35:350-3.

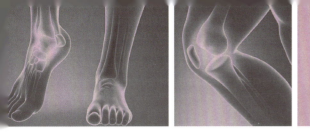

Exame Físico Ortopédico da Criança

Ellen de Oliveira Goiano
Juliana Pietrobom Pupin
Claudio Santili

PRINCÍPIOS DO EXAME DA CRIANÇA

A consulta pediátrica é diferente da consulta do adulto, sobretudo quanto menor for a idade do paciente. Assim como as crianças não são adultos em miniatura, os neonatos não são crianças pequenas. Existem particularidades que determinam os aspectos fisiológicos de cada fase. Um exame físico ortopédico detalhado tem o objetivo de diagnosticar precocemente afecções importantes, diminuindo a morbidade caso o tratamento adequado não seja realizado a tempo.

É importante realizar uma história clínica cuidadosa do período pré-natal, das condições do parto e neonatais, além de investigar doenças familiares que podem alertar para problemas específicos. As malformações podem estar relacionadas ao uso de medicações teratogênicas durante a gestação, como a talidomida, ou mesmo a exposição à radiação. O parto pélvico é um fator de risco importante para a displasia do desenvolvimento do quadril, assim como o parto vaginal associado a macrossomia fetal pode ter relação com fratura da clavícula e lesão do plexo braquial. A anoxia no recém-nascido relaciona-se à paralisia cerebral e assim, podemos aferir diversas relações de causa-consequência durante a conversa com pais, cuidadores e responsáveis.

Durante a anamnese, bebês e crianças em idade pré-escolar são incapazes de falar ou de dar informações precisas sobre o quadro clínico, sendo este relatado pelos pais ou cuidadores (avó, tia, babá, etc.); crianças em idade escolar costumam ser mais cooperativas, porém podem ser mais resistentes durante o exame físico ortopédico e podem necessitar da ajuda dos pais para posicioná-las na posição correta ou para fazer determinado movimento durante um teste especial. Já as crianças acima dos 10 anos de idade e os adolescentes, apesar da precisão das informações que podem fornecer, são mais tímidos e resistentes ao exame com exposição de partes do corpo. Nesses casos, é sempre aconselhável explicar a necessidade da avaliação médica para o próprio paciente e deixá-lo mais à vontade, como por exemplo, solicitar que ele faça a escolha do acompanhante que vai permanecer na sala de exame.

O exame físico é, usualmente, realizado de forma sistemática no sentido craniocaudal. Em bebês, inicia-se o exame deitado em posição supina, seguindo-se pela avaliação do dorso.

O ideal é examinar o paciente em um quarto aquecido, sem luz direta sobre sua face e conversando durante todo o tempo com a família e com a criança, para tirar o foco do exame em si. Didaticamente, a avaliação segue uma ordem: inspeção estática, inspeção dinâmica, palpação, mobilidade, avaliação neurovascular e, por último, manobras provocativas.[1-4]

EXAME FÍSICO GERAL

No recém-nascido a abordagem sistemática no sentido craniocaudal é fundamental para que não deixemos de fora nenhuma das alterações passíveis de apresentação nesta faixa etária. O mesmo pode ser aplicado para crianças maiores, excetuando-se o exame dos reflexos que se alteram de acordo com a idade (ver Tabela 3.1).

Tabela 3.1 Tabela de reflexos: os que estão presentes ao nascimento devem estar abolidos após os 6 meses de idade e vice-versa. Alterações desse padrão podem significar a presença de distúrbios neurológicos.

Reflexos presentes ao nascimento	Reflexos presentes após os 6 meses de vida
Reflexo de Moro	Reflexo de Landau
Preensão palmar	Reflexo do paraquedas
Reflexo de Galant	Reflexo tônico-simétrico cervical
Reflexo do espadachim	
Reflexo de marcha	

Neste capítulo, abordaremos os principais sinais observados que podem se relacionar com problemas do sistema musculoesquelético.

Pele

A aparência geral da pele é observada. Nevos despigmentados podem ser sinal de esclerose tuberosa e manchas "café-com-leite" (Figuras 3.1 e 3.2) e podem indicar neurofibromatose ou displasia fibrosa. Hemangiomas na face ou nas extremidades, associadas à hipertrofia do hemicorpo ipsilateral, sugerem síndrome de Klippel-Trenaunay (Figura 3.3).

Ao realizar a palpação da pele, uma hiperelasticidade, associada à frouxidão ligamentar generalizada (Figura 3.4), pode ser encontrada em algumas doenças, como na síndrome de Ehler-Danlos.[1-3] Verificar a presença dos critérios de Winnie-Davis (Figura 3.5) ajuda a caracterizar as síndromes de frouxidão cápsulo-ligamentar.

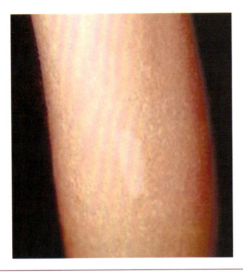

FIGURA 3.1 Nevos despigmentados.

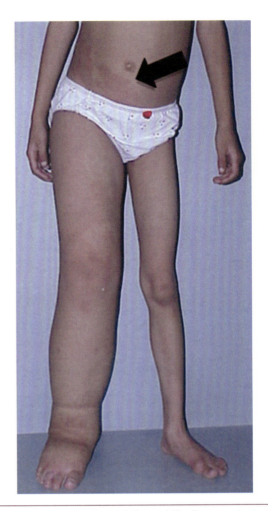

FIGURA 3.3 Hemangioma infraumbilical em paciente com Síndrome de Klippel-Trenaunay.

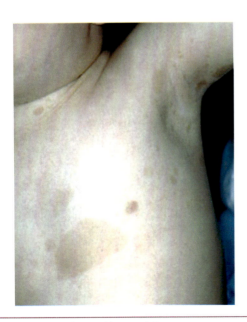

FIGURA 3.2 Manchas café-com-leite.

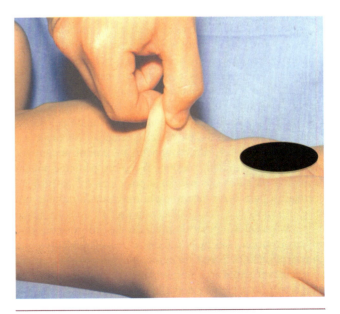

FIGURA 3.4 Evidência de hiperelasticidade da pele.

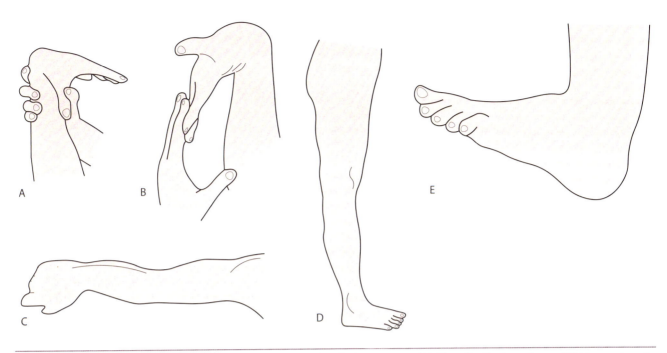

FIGURA 3.5 Critérios de Winnie-Davies para frouxidão cápsulo-ligamentar. **(A)** Hiperflexão do polegar. **(B)** Hiperextensão das articulações metacarpo-falangeanas. **(C)** Hiperextensão do cotovelo. **(D)** Hiperextensão dos joelhos. **(E)** Hiperflexão dorsal do tornozelo.

Fonte: Tachdjian 6 ed.

Cabeça

A aparência geral da face oferece muitos sinais. Lábio leporino ou fenda palatina são óbvios. Examinam-se a aparência, o distanciamento e a função dos olhos e avalia-se a presença de ptose ou coloboma (Figura 3.6). Na presença de olhos com fendas palpebrais oblíquas, macroglossia e prega palmar única, pensar em síndrome de Down e investigar a presença de malformações cardíacas associadas. Dentinogênese imperfeita e escleras azuladas, associadas a múltiplas fraturas em diferentes estágios de consolidação, são sugestivas de osteogênese imperfeita (Figura 3.7).

A circunferência da cabeça também deve ser medida e registrada na ficha de crescimento da criança. Na osteopetrose, o crânio está espessado, podendo apresentar múltiplas fraturas. A hidrocefalia é caracterizada por perímetro cefálico aumentado ou fronte desproporcionalmente grande, fazendo a face parecer pequena. Outras características incluem veias dilatadas e fontanela anterior grande, que é tensa e não pulsátil, com suturas largas. A fontanela e as suturas devem ser palpadas. O fechamento prematuro das suturas é encontrado na síndrome de Apert.

Na picnodisostose, observam-se fácies típica com "nariz de passarinho", dedos curtos e falange distal em delta à radiografia.

Deformidades do ouvido externo (hélice simples com um lóbulo redundante e dobrado), associadas com pescoço alado e palato ogival, podem sugerir síndrome de Turner.

Tórax, pescoço e ombro

Anormalidades das regiões do tórax e abdome, juntamente com braquissindactilia, são indicativas da síndrome de Poland. Observar a forma da parede torácica e o contorno das costelas, notando a presença de *pectus excavatum* ou *carinatum*.

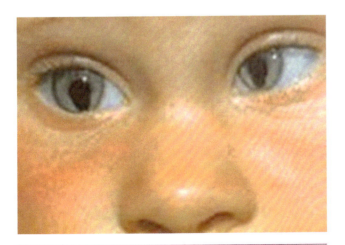

FIGURA 3.6 Coloboma.

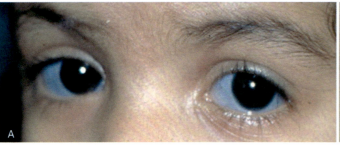
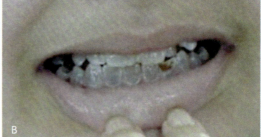

FIGURA 3.7 (A) *Osteogenesis imperfecta*: esclera translúcida, evidenciando o aspecto azulado da coroide. (B) Paciente com *osteogenesis imperfecta* apresentando dentinogênese imperfeita.

Sinais de dor à palpação das clavículas associados a história de parto traumático sugerem a presença de fratura. Com a consolidação óssea, a dor local dá lugar a uma "massa" (calo ósseo) facilmente palpável. A pseudartrose congênita da clavícula pode ser clinicamente diagnosticada também por um aumento de volume, mas não doloroso no terço médio da clavícula. Ocorre usualmente do lado direito, a não ser na presença de dextrocardia, quando, então, pode estar presente do lado esquerdo. A ausência de uma ou de ambas as clavículas sugere cleidocraniodisostose (Figura 3.8).

A mobilidade limitada do pescoço pode estar associada com síndrome de Klippel-Feil ou com torcicolo congênito. No primeiro, o paciente apresenta implantação baixa do cabelo e fusões de vértebras cervicais. Já no torcicolo congênito, ocorre um espessamento do músculo esternocleidomastoídeo e a cabeça posiciona-se lateralmente inclinada, com o queixo direcionado para o lado contralateral ao afetado. Nesses casos, sempre investigar a presença de displasia do desenvolvimento do quadril e "pés tortos", que são alterações possivelmente associadas, em razão do posicionamento fetal intra-uterino.[1-3,5]

A limitação de movimento do ombro pode indicar uma luxação congênita do ombro, extremamente rara, ou um problema mais generalizado, como artrogripose, na qual os ombros geralmente estão fixos em adução e rotação interna. Quando associada a uma escápula pequena e elevada, sugere deformidade de Sprengel.

MEMBROS SUPERIORES

Na acondroplasia, ocorre baixa estatura desproporcional, caracterizada por encurtamento rizomélico dos membros, macrocefalia, fronte ampla e proeminente, face plana, base nasal deprimida, tronco longo e estreito, cifose e lordose acentuadas, braquidactilia, dedos fusiformes e dispostos como em forma de um tridente e, eventualmente, hipotonia muscular (Figura 3.9).

A sífilis pode provocar perda da movimentação dos membros, conhecida como pseudoparalisia de Parrot, que ocorre geralmente ao fim de 5 ou 6 semanas de vida, principalmente nos membros superiores, por osteocondrite,

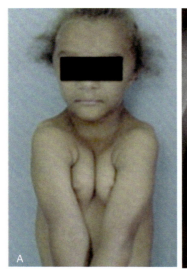
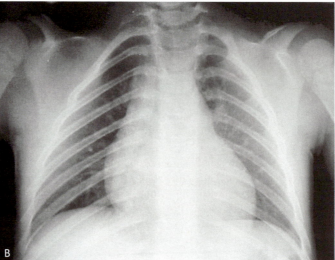

FIGURA 3.8 Disostose cleidocraniana: (A) aspecto clínico e (B) radiológico.

periostite e osteomielite sifilítica que acometem ossos longos, costela e alguns ossos cranianos, como o frontal e o parietal.

A mobilidade limitada do cotovelo pode sugerir amioplasia, a artrogripose clássica, na qual os cotovelos estão frequentemente fixos em flexão ou extensão (Figura 3.10).

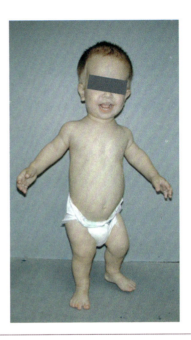

FIGURA 3.9 Acondroplasia: note o encurtamento dos braços e das coxas (padrão rizomélico), a fronte alargada e o tronco longo e estreito.

Palpa-se a cabeça radial enquanto prona-se e supina-se o antebraço, procurando pela luxação congênita da cabeça radial. Pronação e supinação do antebraço ausente ou marcadamente reduzidas podem indicar sinostose entre o rádio e a ulna.

A mobilidade limitada do punho, com dedos fletidos e polegares em adução, pode ser indicativa de uma condição neuromuscular, como a paralisia cerebral ou a artrogripose. A falta de extensão ativa ou passiva dos polegares pode ser um sinal de polegar em gatilho congênito.

A movimentação assimétrica entre as extremidades superiores pode sugerir paralisia obstétrica. Ela é mais comum após um parto vaginal difícil de um bebê grande, sendo que 10% das fraturas de clavícula associam-se à lesão do plexo braquial. A paralisia alta ou de Erb manifesta-se por ausência de abdução e da elevação do braço ou da flexão do cotovelo, mas com mobilidade normal dos dedos. Na paralisia baixa ou de Klumpke, observa-se mobilidade normal do ombro e do cotovelo, mas a paralisia dos músculos intrínseco da mão com punho e dedos em flexão.[1-3,5]

Examinando o número e a aparência dos dedos e dos polegares das mãos, é possível observar sindactilia ou pregas, ambos achados comuns. A hipoplasia de qualquer elemento da mão, punho ou antebraço de ser notada facilmente.

O sinfalangismo, um achado raro, é a falha no desenvolvimento da articulação, com os dedos fixos em algum grau de flexão. Na síndrome de Poland, observa-se braquissindactilia (dedos curtos e com pregas) e hipoplasia do músculo peitoral maior ipsilateral. Deformidades mais significativas, como mão torta radial, mostram hipoplasia ou ausência de características das estruturas radiais do antebraço e da mão e podem estar associadas com antebraço curto e curvo, além de aplasia ou hipoplasia do polegar (Figura 3.11). Hipoplasia da ulna e do aspecto ulnar da mão é mais rara do que a mão torta radial. A deformidade de Madelung é caracterizada pelo encurvamento lateral do rádio e pela subluxação da ulna distal, com uma mão normalmente desenvolvida.

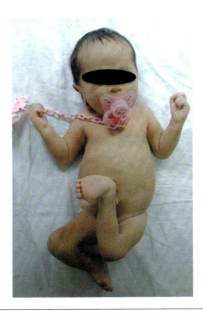

FIGURA 3.10 Paciente apresentando síndrome artrogripótica com deformidades articulares múltiplas.

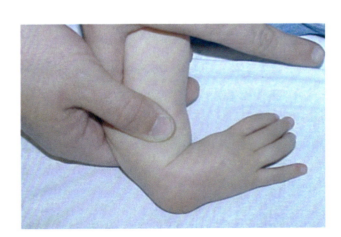

FIGURA 3.11 Aspecto típico de mão torta radial com antebraço curto e aplasia do polegar.

Amputação congênita das extremidades dos membros superiores ou inferiores, particularmente das pontas dos dedos, pode ser uma apresentação da síndrome de Streeter, que também pode manifestar-se com bandas de constrição congênita, provocando edema das estruturas mais distais.

Membros inferiores

A discrepância do comprimento dos membros inferiores pode ser indicativa de diversas anormalidades, incluindo deficiência focal proximal do fêmur, obliquidade pélvica, displasia/hipoplasia da tíbia ou fíbula, hemi-hipertrofia ou hipoplasia de todo o membro inferior. Na hemi-hipertrofia, além da discrepância de comprimento do membro, podem estar presentes o aumento da circunferência da coxa e da panturrilha e a dissimetria do tamanho dos pés.

A articulação do quadril deve ser avaliada sem as fraldas, com a criança totalmente despida. No recém-nascido, a extensão e a adução dos quadris encontram-se normalmente diminuídas (posição humana), e os movimentos de abdução, rotação medial e lateral, aumentados.

Durante os primeiros meses de vida, a assimetria de pregas glúteas ou das coxas podem estar presentes em até 30% das crianças normais, sendo as pregas inguinais mais sugestivas de afecções do quadril, como a displasia do desenvolvimento. Um déficit de abdução bilateral ou unilateral e assimetria de pregas glúteas e poplíteas, além de assimetria de comprimento de membros (Figura 3.12) podem indicar displasia do desenvolvimento dos quadris.

A aparência, a simetria e o arco de movimento dos joelhos devem ser examinados. Normalmente, o recém-nascido apresenta genuvaro bilateral de 10° a 15°. A tíbia geralmente está no alinhamento em varo em razão da posição intrauterina do bebê. A luxação congênita do joelho (Figura 3.13)

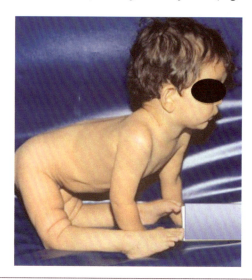

FIGURA 3.13 Paciente com aspecto típico de luxação congênita do joelho.

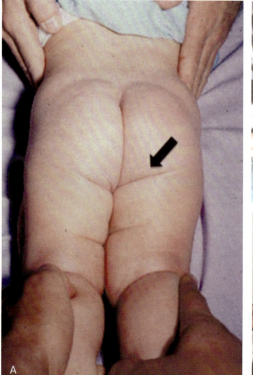
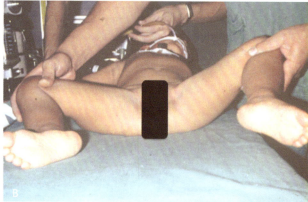
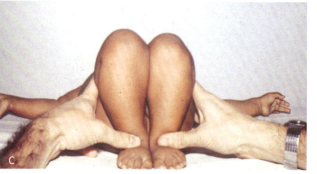

FIGURA 3.12 (A) Assimetria de altura das pregas glúteas (sinal de Peter-Bade). (B) Limitação de abdução do quadril esquerdo (Sinal de Hart). (C) Encurtamento aparente do fêmur esquerdo na DDQ (Sinal de Nelaton-Galeazzi).

manifesta-se pela hiperextensão deste com limitação da flexão. Lactentes com essa alteração frequentemente nasceram com os pés próximos à face (posição agripina). Na presença de luxações articulares múltiplas, deve-se suspeitar de síndrome de Larsen.

O encurvamento anterior da tíbia pode ser um sinal de neurofibromatose ou mesmo pseudartrose congênita da tíbia (Figura 3.14). O encurvamento posteromedial da tíbia apresenta-se como uma deformidade angular significativa da tíbia distal, com o pé posicionado contra a perna (Figura 3.15). Já a displasia da fíbula (hemimelia fibular) ode estar associada com o encurtamento do membro, encurvamento anterior da tíbia, assim como o alinhamento em valgo do tornozelo.

A posição e o alinhamento dos calcâneos devem ser notados, para conferir se estão em varo, neutro ou valgo. Um calcâneo em varo é característico do pé torto congênito ou metatarso aduto (Figura 3.16).

O estalido dos tendões fibulares representa a luxação anterior destes tendões sobre o maléolo lateral em dorsiflexão e relocação em flexão plantar. A dorsiflexão limitada ou uma posição fixa em equino são características de anomalias congênitas, como o pé torto ou o pé-talo-vertical.

A avaliação do arco longitudinal do pé é importante. Normalmente, o arco está diminuído ou ausente no lactente, mas, por outro lado, um arco alto (cavo) pode indicar problemas neurológicos. O número e a aparência dos dedos devem ser examinados, notando-se polidactilia, sindactilia, sobreposição do 5° dedo ou alinhamento anormal do hálux em valgo ou varo. Bandas de constrição congênitas estão frequentemente associadas com anormalidades dos pés, como amputações congênitas e deformidades rígidas.[1-3,5]

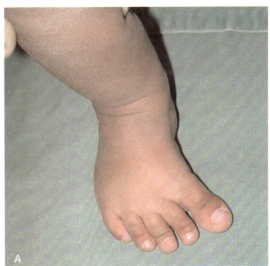

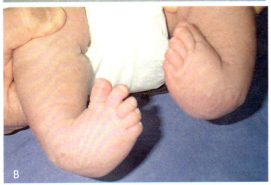

FIGURA 3.16 **(A)** Pé torto congênito idiopático bilateral: observam-se as deformidades em aduto, cavo, varo e equino. **(B)** Pé metatarso aduto.

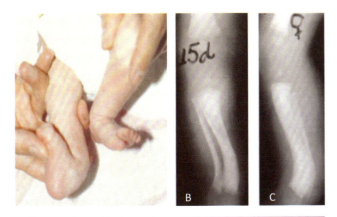

FIGURA 3.14 Pseudoartrose congênita da tíbia, com típico aspecto de deformidade anterolateral. **(A)** Aspecto clínico **(B)** e radiográfico.

FIGURA 3.15 Deformidade póstero-medial da tíbia: **(A)** aspecto clínico; **(B)** e **(C)** radiografias de frente e perfil.

Dorso

O bebê deve ser colocado em decúbito ventral para exame das costas, incluindo a pele da porção inferior e nádegas, a criança após a idade da marcha fica de costas para o examinador. Uma linha de cabelos na região cervical pode ser indicativa da síndrome de Klippel-Feil e um pescoço com pregas (pterígio), da síndrome de Turner.

Na deformidade de Sprengel, em que a limitação da mobilidade do ombro é comum, a escápula permanece alta e é menor que do lado contralateral, podendo haver uma conexão anormal entre a escápula e a coluna cervical conhecida como osso omovertebral.

Tufo de cabelos na região lombar (Figura 3.17), perfuração sacral ou hemangioma podem representar anormalidade espinhal oculta, como diastematomielia ou agenesia sacral.[1-3,5]

A coluna vertebral deve ser palpada, notando-se anormalidades congênitas, como escoliose, cifose ou sinais de disrafismo espinhal. Na avaliação da escoliose devemos verificar assimetria de altura das escápulas e do triângulo do talhe, além de averiguar se existem desvios de eixo quando colocamos um fio de prumo utilizando como parâmetro proximal a proeminência de C7 e como parâmetro distal o centro do sacro (ou o meio do caminho entre as espinhas ilíacas póstero-superiores). Essa avaliação deve ser feita com o paciente em pé e sentado, para afastar um possível desvio do eixo da coluna por assimetria de comprimento dos membros inferiores.

Outras anormalidades que podem se apresentar são a espinha bífida oculta e a espinha bífida cística (mielomeningocele, meningocele e lipomeningocele), estas últimas são mais facilmente diagnosticadas e necessitam de cirurgia para o fechamento da lesão idealmente logo após o nascimento. Detalhes sobre cada uma dessas patologias serão discutidas em seus respectivos capítulos.

REFLEXOS

Alguns reflexos primitivos estão normalmente presentes ao nascimento e desaparecem com o decorrer da maturação neurológica e motora. A ausência desses reflexos frequentemente indica atraso no desenvolvimento normal, e sua persistência além do tempo esperado é sugestiva de disfunção neurológica. Sua assimetria também auxilia no diagnóstico de anormalidades.

O reflexo da preensão pode ser realizado colocando-se um dedo ou um objeto na palma da mão ou planta do pé do recém-nascido e estimulando-se a resposta com flexão dos dedos. O reflexo de preensão palmar é mais forte ao nascimento e normalmente desaparece entre 2 e 4 meses; o reflexo de preensão plantar desaparece apenas entre 9 e 12 meses de idade. Assimetria ou persistência acima dos 4 meses da preensão palmar e a de 1 ano da plantar são indicativas de paralisia cerebral. A ausência unilateral do reflexo palmar pode ocorrer na paralisia obstétrica baixa ou total.

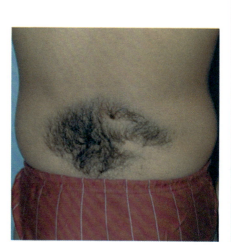
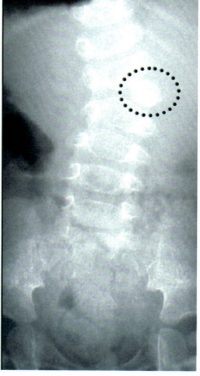

FIGURA 3.17 Tufo de cabelo lombar disfarçando malformação vertebral congênita.

O reflexo de Moro consiste em uma súbita abdução e extensão dos membros e extensão da coluna, seguida de flexão e adução dos membros, após um estímulo. Quando está diminuído ou abolido bilateralmente, é mais provável que a criança apresente hipotonia, como na amiotonia congênita ou na paralisia flácida; já nos déficits assimétricos, deve-se pensar em paralisia obstétrica. O reflexo de Moro está presente no nascimento e desaparece entre 3 e 6 meses.

O reflexo da marcha é demonstrado ao se colocar o recém-nascido de pé tocando as plantas dos pés em uma superfície rígida, a criança dá uns passos para frente. O reflexo está presente ao nascimento e desaparece entre 1 e 2 meses. A ausência do reflexo da marcha pode ocorrer na paralisia flácida, e sua assimetria pode estar presente em quadros álgicos do quadril.

O reflexo de Galant é realizado com o bebê em decúbito ventral, estimulando-se com os dedos a região glútea superior de um dos hemicorpos no sentido caudo-cranial, todo o tronco inclina-se para o sentido ipsilateral (Figura 3.18).

O reflexo tônico assimétrico cervical ou reflexo do espadachim ocorre com o bebê em decúbito dorsal. Deve-se realizar passivamente a rotação do pescoço da criança para um dos lados e o reflexo quando presente faz com que a criança realize a extensão do cotovelo ipsilateral e flexão do lado oposto (Figura 3.19).

EXAME FÍSICO ESPECÍFICO

O exame clínico específico oferece uma abordagem sistematizada para a avaliação das queixas comumente encontradas na ortopedia pediátrica.

O Quadro 3.1 é de rápida e fácil realização para crianças colaborativas acima dos 4 anos, quando já se esperam um padrão de marcha neurologicamente maduro. Ele pode ajudar a excluir da pesquisa médica múltiplos distúrbios ortopédicos da infância:

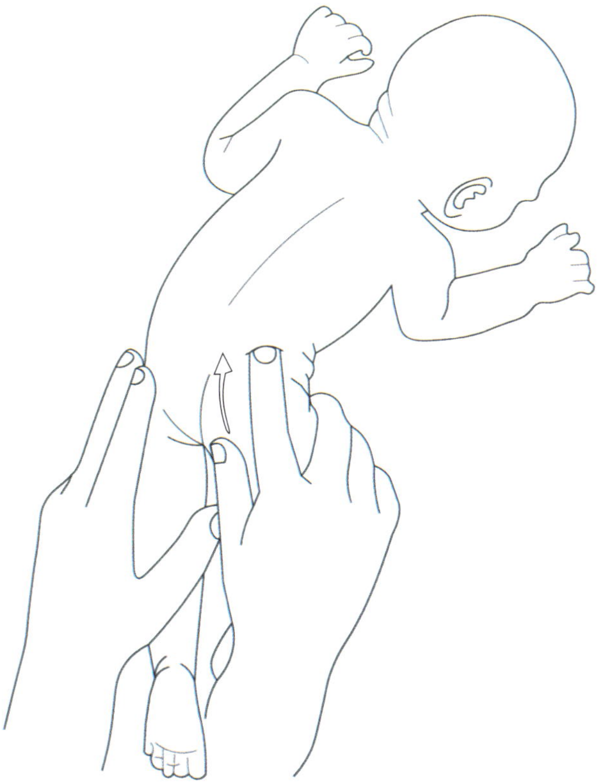

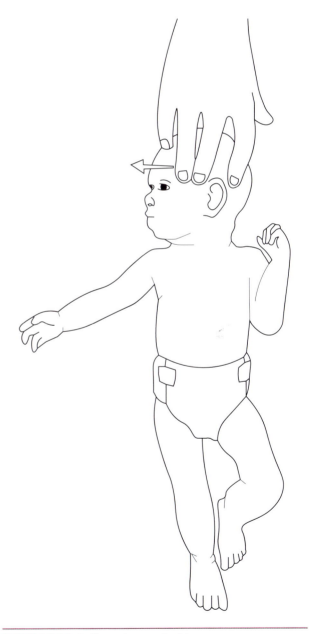

FIGURA 3.18 Reflexo de Galant.

FIGURA 3.19 Reflexo do espadachim.

Quadro 3.1 Padrão normal do dnpm em crianças maiores de 4 anos.

Solicitar ao paciente que realize os 7 passos a seguir, na seguinte ordem:

1. Descer da mesa de exame;
2. Andar para frente e para trás;
3. Pular em um pé só (de cada lado);
4. Andar sobre os calcanhares;
5. Andar nas pontas dos pés;
6. Andar com a borda lateral dos pés;
7. Agachar-se e levantar-se sem auxílio.

Fonte: Adaptado de Tachdjian, 5 ed, 2013.[6]

Se o paciente for capaz de realizar todas as ações acima sem anormalidades, o examinador praticamente pode excluir patologias como distrofias musculares, paralisia cerebral, ataxias, doença de Charcot-Marie-Tooth, artrite séptica nos membros inferiores, coalisão tarsal, luxação patelar e lesão do nervo fibular.

INTOEING

Uma das preocupações que mais comumente levam os pais a procurarem um ortopedista é o *intoeing*, ou seja, a marcha com os pés "para dentro".[7]

O exame físico da criança com *intoeing* deve ser focado na exclusão de causas mais sérias, certificando-se de que a criança é neurologicamente saudável e a causa é benigna. O examinador deve se informar sobre a história neonatal da criança e seu desenvolvimento para avaliar o estado neurológico.

As causas benignas mais comuns são o metatarso aduto e os aumentos da rotação interna da tíbia e da anteversão femoral (AVF). Estas alterações, na maioria das vezes, e principalmente quando isoladas, não necessitam de tratamento.[7,8]

Ocasionalmente, o *intoeing* pode ser manifestação de algo mais significante que necessite de tratamento, como: paralisia cerebral, tíbia vara de Blount, displasias esqueléticas e doenças do metabolismo ósseo (p. ex. raquitismo).

A idade da criança pode ajudar a determinar a causa do intoeing. Tipicamente, o metatarso aduto se torna evidente ao nascimento e antes da deambulação, a rotação interna da tíbia, em pré-escolares, e a anteversão femoral, de escolares a adolescentes.

É necessário observar se a criança apresenta mobilidade reduzida, fraqueza de movimentos e alterações no equilíbrio enquanto brinca e se move pela sala durante a consulta para estimar a natureza e gravidade do problema.

Notar se há alterações no pé, como no metatarso aduto, observar se o pé está orientado medialmente em relação ao joelho, como no aumento da rotação tibial, e se a perna toda está rodada para dentro, com "estrabismo" patelar, como no aumento da anteversão femoral (Figura 3.20).

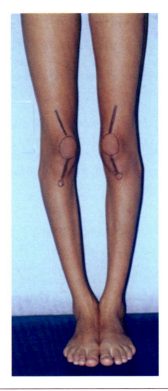

FIGURA 3.20 Marcante estrabismo patelar em paciente com aumento da AVF.

Para evitar que crianças maiores disfarcem alterações na marcha, o examinador deve solicitar ao paciente que ande sobre os calcanhares, nas pontas dos pés e pule com uma perna só por vez ao redor da sala; isso evidencia o intoeing e também fornece informações sobre o estado neurológico.

O perfil de rotação pode ser avaliado pelo método de Staheli,[9] com a criança em posição prona sobre a mesa e joelho fletido a 90° (Quadro 3.2).

Nesta posição é possível determinar a rotação interna (Figura 3.21A) e externa do quadril (Figura 3.21B). Ainda nesta posição avaliamos o eixo coxa-pé (formado entre o eixo longitudinal da coxa e o eixo longitudinal do pé – normal entre ± 10°) para estimar a torção tibial (Figura 3.21C) e a borda lateral do pé (para avaliação da presença de metatarso aduto).

Quadro 3.2 Perfil rotacional do quadril (normal e no aumento da AVF).	
Normal	crianças RI > RE
	adultos RE ≅ RI
Aumento da AVF	RI >> RE
	90° >> 10° (quadris em extensão)

Exame Físico Ortopédico da Criança

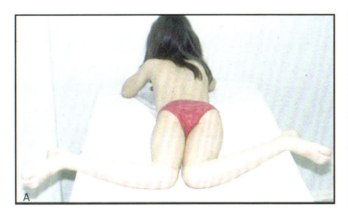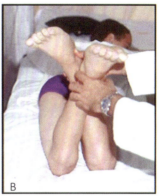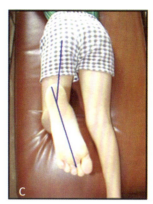

FIGURA 3.21 **(A)** Avaliação da rotação externa (RE) dos quadris. **(B)** Avaliação da rotação interna (RI) dos quadris. **(C)** Avaliação da torção tibial pelo ângulo coxa-pé.

Para a avaliação da anteversão femoral, com o paciente também em decúbito ventral, utilizamos o método de Gage (Figura 3.22), que toma como parâmetro a lateralização do trocânter maior. Partindo-se da posição neutra e estabilizando a pelve, com joelhos fletidos a 90°, roda-se internamente o quadril examinado até o momento em que o trocânter maior fique mais proeminente. Verifica-se, então, o grau de anteversão femoral medindo-se o ângulo entre o eixo da perna e o eixo da coxa.[10]

A criança mais nova pode ser examinada no colo dos pais, sendo possível avaliar nesta posição o aspecto lateral do pé, o eixo bimaleolar do tornozelo em relação ao joelho e a rotação interna e externa do quadril em flexão. Pode-se também avaliar o tônus muscular.

O metatarso aduto é caracterizado por desvio da face lateral do antepé, que pode ou não ser flexível. Com o aumento da rotação interna da tíbia está presente um ângulo coxa-pé ou bimaleolar excessivamente interno. No aumento da anteversão femoral há rotação interna aumentada e rotação externa diminuída do quadril.

Pé plano

Na avaliação do pé plano, o examinador deve primeiro levar em consideração a idade do paciente, porque algumas condições tendem a ser específicas para cada idade. Na primeira infância, observamos mais frequentemente o pé plano flexível, sobretudo nos meninos onde o coxim gorduroso disfarça o arco longitudinal medial por mais tempo.

Após a idade da marcha, a criança pode ter uma deformidade posicional simples do pé, secundário a frouxidão ligamentar ou pela própria condição predominantemente cartilaginosa dos ossos do tarso.[11,12]

Adolescentes podem ter hipomobilidade da subtalar ou espasticidade dos fibulares, o que sugere a presença de coalizão tarsal.[13-16]

As situações que chamam mais atenção e têm uma apresentação clínica mais exuberante são o pé calcâneo valgo, de evolução mais benigna, ou mais raramente, porém mais grave, o pé talo vertical. Este último é caracterizado por pé plano fixo, encurtamento do tendão calcâneo, dor e deslocamento palpável do navicular.

O tipo mais comum de pé plano na criança é o pé plano flexível, que ocorre entre 18 meses a 6 anos e concomitantemente com o genuvalgo fisiológico. Neste caso, o arco longitudinal está presente quando o paciente anda com as pontas dos pés e no repouso sem carga. Em cerca de 95% dos casos a resolução é espontânea e não há queixa de dor.[17]

Durante a inspeção estática deve-se observar o paciente de frente à procura de alterações visíveis como atrofia mus-

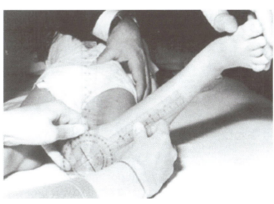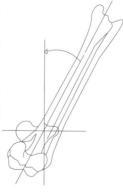

FIGURA 3.22 Método de Gage para avaliação da AVF.

CAPÍTULO 3

cular, edema, eritema e deformidades na perna, e checar o alinhamento do membro inferior para determinar se há genuvalgo. O Jack teste (Figura 3.23) é importante para avaliação da competência da fáscia plantar e do flexor do hálux na gênese do pé plano.[18,19]

Na inspeção dinâmica, observando o paciente de costas, devemos solicitar que ele fique sobre a ponta dos pés. Nesta manobra, observamos se o arco longitudinal, ausente previamente, se forma e se o retropé variza, o que indica que o pé plano é flexível e que a articulação subtalar é móvel.

É necessário pesquisar se há dor associada ao pé plano, e suas características. Artrite inflamatória, infecções, ou lesões ósseas se manifestam com dor não relacionada ao exercício. Dor inespecífica em pacientes entre 8 anos e a adolescência pode indicar coalisão tarsal, que caracteristicamente apresenta pé plano fixo e valgo do retropé não redutível à manipulação e à manobra da ponta dos pés.

Com o paciente sentado na borda da mesa com os pés pendurados, ou no colo dos pais, deve-se observar a amplitude de movimento para excluir encurtamento do tendão calcâneo, que independentemente da causa, pode levar a pé plano por colapso compensatório do mediopé. O examinador deve avaliar a articulação subtalar realizando inversão e eversão do retropé. Quando há rigidez ou espasmo do músculo fibular durante a manobra, os diagnósticos mais prováveis são coalisão tarsal ou artrite inflamatória.

DISCREPÂNCIA DE MEMBROS INFERIORES

A discrepância dos membros pode estar relacionada a desordens congênitas ou adquiridas. A discrepância real é causada por uma diferença estrutural verdadeira entre os membros inferiores, e a discrepância aparente é causada por contraturas ou alterações nas articulações que diminuem o comprimento funcional do membro afetado, podendo não haver diferença no tamanho especificamente. A insuficiência do glúteo médio, por exemplo, pode causar a marcha de Trendelemburg gerando a impressão de uma perna mais curta.

É necessário averiguar há quanto tempo o encurtamento está presente, se o paciente possui alguma desordem neuromuscular e se já sofreu algum evento que possa ter afetado o comprimento dos membros, como fratura, infecção, cirurgia.

Com o paciente despido, pede-se que ele ande para longe do examinador e retorne, para que seja possível avaliar a presença de assimetria na marcha, compensação com a ponta do pé no membro mais curto ou flexão do joelho no membro mais longo, além de ser possível avaliar se existe fraqueza muscular.[20,21]

Com o paciente em pé de frente para o examinador é observada a posição das articulações, a altura dos joelhos, e deformidades angulares. Todos esses parâmetros devem ser avaliados novamente com o paciente de costas e verifica-se também a relação das covinhas sobre a espinha ilíaca posterior ou palpa-se a crista ilíaca posterior para avaliação de diferença de alturas entre elas.

Para quantificar a discrepância de comprimento entre os membros inferiores podem ser usados blocos graduados de diversos tamanhos. O paciente se mantém em pé, descalço, com os joelhos estendidos e os blocos são colocados sob o membro mais curto até que a pelve se eleve e se equalize com a contralateral. Se não houver deformidade articular, os blocos representam o real encurtamento. Se houver deformidade postural de articulações, a altura dos blocos representa a discrepância funcional.

Com o paciente em decúbito dorsal o examinador avalia a amplitude de movimento dos quadris, joelhos e tornozelos a procura de contraturas. Testes como o de Ely, Ober, Thomas, ângulo poplíteo e Silverskiöld tem esta finalidade.

Deformidades angulares ou rotacionais sutis do membro mais curto devem ser reavaliados. Essas deformidades incluem suave valgo do joelho com aumento da rotação externa do quadril (como visto na deficiência femoral congênita ou deficiência fibular parcial) e deformidade em valgo da diáfise tibial, que pode ser resultado de curvatura posteromedial da tíbia.

O comprimento real e aparente dos membros pode ser determinado com uma fita métrica no paciente em decúbito

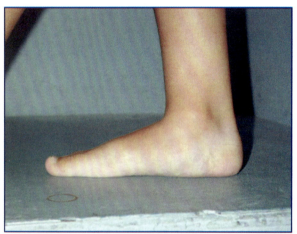
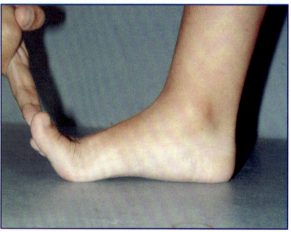

FIGURA 3.23 Jack Teste: eleva-se a ponta do halux e observa-se se há formação do arco plantar durante a manobra.

dorsal. Durante a medida é importante que as articulações estejam em neutro, caso contrário, a medida ficará incorreta criando a impressão de que há discrepância entre os membros quando não há.

O comprimento aparente dos fêmures é determinado medindo-se da espinha ilíaca anterior à linha articular medial; o comprimento aparente da tíbia é medido da linha articular medial ao maléolo medial. Outra medida útil para avaliar a discrepância aparente ou funcional é da cicatriz umbilical ao maléolo medial.

Com base no exame físico podem ser necessários exames de imagem para determinar o grau e a natureza da desigualdade dos membros mais precisamente.

DISPLASIA DO DESENVOLVIMENTO DO QUADRIL (DDQ)

As manobras provocativas para diagnóstico da displasia do desenvolvimento do quadril são realizadas avaliando isoladamente cada quadril, com o paciente em supino, com flexão de 90° do quadril, o polegar apoiado na face interna da coxa (região do trocânter menor) e o indicador no trocânter maior.[22,23]

A manobra de Barlow, provocativa para a luxação dos quadris, é aquela que avalia a estabilidade da articulação. O bebê deve estar em decúbito dorsal com ambos os quadris fletidos a 90°, devendo testar-se um quadril de cada vez. Faz-se uma pressão sobre o eixo longitudinal do fêmur com a coxa aduzida e pressão de medial para lateral (Figura 3.24). O teste é considerado positivo (quadril luxável) quando percebe-se uma mudança de degrau com esse movimento (cabeça femoral se desloca para posterior em relação ao rebordo acetabular).

Na manobra de Ortolani, promove-se a redução de um quadril previamente luxado. Com o bebê em decúbito dorsal e com os quadris fletidos a 90° faz-se uma tração no sentido longitudinal do fêmur com a coxa abduzida e pressão de lateral para medial (Figura 3.25). O teste é considerado positivo quando ocorre uma mudança de degrau na redução do quadril e percebe-se um atrito (*click* ou *clunk*).

As Manobras de Barlow e a de Ortolani são empregadas em recém-nascidos, para avaliar possível displasia do desenvolvimento dos quadris. Elas geralmente não são mais reprodutíveis após os 3 meses de idade.

Teste da telescopagem: com o paciente em decúbito dorsal e com o quadril a ser examinado em 90° de flexão, deve-se exercer na direção do eixo da coxa, movimentos de tração e compressão, avaliando o deslocamento anteroposterior da cabeça femoral.

Outros sinais bem sugestivos de DDQ, que já foram descritos neste capítulo, são o sinal de Peter-Bade, o sinal de Hart e o sinal de Nelaton-Galeazzi.

ESCOLIOSE

Frequentemente os pais procuram o ortopedista pediátrico para avaliação de pacientes com deformidade aparente na coluna vertebral. Quando há queixa de dor, é necessário determinar o local, as características, o início e se há história de trauma associada. Deve-se investigar se há na família história prévia de escoliose idiopática do adolescente, doenças do tecido conjuntivo, musculares, como a distrofia de Duchenne ou alterações neuromusculares, que cursam comumente com escoliose.[24-29]

É necessário saber qual é o nível normal de atividade lúdica e física e se houve mudança nele. Além disso, é necessário avaliar quanto a dor ou a deformidade interferem nas atividades físicas e se há algum sintoma neurológico, como irradiação ou perda de controle do intestino ou da bexiga.

O paciente é examinado de costas à procura de assimetria das escápulas, da cintura, paravertebral ou do triângulo do talhe.[30]

Checar o nível das covinhas sacrais posteriores para confirmar se não há desigualdade de comprimento das per-

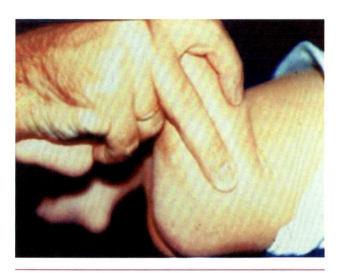

FIGURA 3.24 Manobra de Barlow. Testa a estabilidade do quadril.

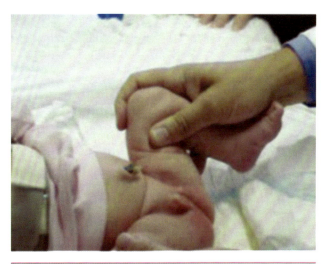

FIGURA 3.25 Manobra de Ortolani.

Série Ortopedia e Traumatologia – Fundamentos e Prática

nas que pode levar a escoliose aparente. O médico deve procurar por deslocamento do tronco para esquerda ou direita da pelve, com auxílio de um fio de prumo colocado sobre o processo espinhoso de C7. Observar o paciente de lado para excluir cifose torácica excessiva.[31]

A pele deve ser inspecionada a procura de manchas pigmentadas, tufos de cabelo e depressões. Notar a presença de "manchas café com leite" e neurofibromas. Achatamento das nádegas com aparente perda da lordose lombar pode indicar espondilolistese.

A amplitude de movimento do pescoço e das extremidades superiores deve ser avaliada.[32] Observar se há fraqueza muscular, que pode ser sinal de neuropatia periférica ou atrofia secundária a siringomielia. Procura-se por assimetrias na face, colo ou escápulas. A presença de palato ogival e aracnodactilia é característica da síndrome de Marfan.[33]

Com o examinador atrás do paciente, pede-se que este se curve para frente, como se estivesse tocando os dedos dos pés, com as mãos penduradas, para avaliar a flexão da coluna e encurtamento de isquiotibiais. A criança com boa flexibilidade deve ser capaz de tocar os dedos dos pés com os joelhos estendidos.

Nesta posição, a coluna é examinada em busca de deformidades rotacionais secundarias à escoliose (teste de Adams) que, se presente, pode ser medido com um escoliômetro.

Finalmente, são testadas as amplitudes de movimento, força muscular e reflexos na mesa de exame. Se o paciente tem escoliose e há a possibilidade de siringomielia, os reflexos abdominais devem ser testados em busca da assimetria e hiperestesia ao toque.[34]

Esse exame permite avaliar rapidamente os pacientes em busca de escoliose, cifose e outras causas de deformidades da coluna.

Com base no exame clinico, podem ser solicitados exames de imagem para complementação.

REFERÊNCIAS BIBLIOGRÁFICAS

1. Barros Filho TEP, Benegas E, Godoy Jr RM, Hernandez AJ, Mattar Jr R, Fernandes TD. Semiologia Ortopédica. In: Herbert S, Xavier R, Pardini Jr AG, Barros Filho TEPV. Ortopedia e traumatologia: princípios e prática. 3ª ed. Porto Alegre: Artmed; 2003. P. 60.

2. Barros Filho TEP, Lech O. Exame Físico em Ortopedia. 2ª ed. SP: Sarvier; 2001.

3. Bickely LS, Szilagyi PG. Sistema Músculoesquelético. In: Bickely LS, Szilagyi PG. Bates Propedêutica Médica. 8ª ed. RJ: Guanabara Koogan; 2005. P. 451-522.

4. Camargo OPA. Propedêutica do Aparelho Locomotor. In: Camargo OPA, Santin RALS, Ono NK, Kojima KE. Ortopedia e traumatologia: conceitos básicos, diagnóstico e tratamento. SP: Roca; 2004. P. 21-36.

5. Honda EK, Polesello GC, Ono NK, Guimarães RP, Aristide RSA. Afecções do Quadril. In: Camargo OPA, Santin RALS, Ono NK, Kojima KE. Ortopedia e traumatologia: conceitos básicos, diagnóstico e tratamento. SP: Roca; 2004. p. 138-144.

6. Tachdjian's Pediatric Orthopaedics; 5th edition, 2013, Lippincott Wilkins&Williams.

7. Karol LA: Rotational deformities in the lower extremities. Curr Opin Pediatr. 9:77 1997.

8. Dietz FR: Intoeing – fact, fiction and opinion. Am Fam Physician. 50:1249 1994.

9. Staheli LT: Torsional deformity. Pediatr Clin North Am. 24:799 1977.

10. Ruwe PA, Gage JR, Ozonoff MB, DeLuca MB. JBJS, 1992; 74(A).

11. Mosca VS: Flexible flatfoot and skewfoot. Instr Course Lect. 45:347 1996.

12. Zollinger H, Exner GU: The lax juvenile flexible flatfoot – disease or normal variant? The Umsch. 52:449 1995.

13. Agostinelli JR: Tarsal coalition and its relation to peroneal spastic flatfoot. J Am Podiatr Med Assoc. 76:76 1986.

14. Kelo MJ, Riddle DL: Examination and management of a patient with tarsal coalition.Phys Ther. 78:518 1998.

15. Lahey MD, Zindrick MR, Harris EJ: A comparative study of the clinical presentation of tarsal coalitions. Clin Podiatr Med Surg. 5:341 1988.

16. Lowy LJ: Pediatric peroneal spastic flatfoot in the absence of coalition. A suggested protocol. J Am Podiatr Med Assoc. 88:181 1998.

17. Staheli JBJS 1987; 69Am:426-428.

18. Jack EA. Naviculo-cuneiform fusion in the treatment of flat foot. J Bone Joint Surg Br. 1953;35:75-82.

19. Volpon JB. Footprint analysis during the growth period. J Pediatr Orthop. 1994;14:83-5.

20. Kaufman KR, Miller LS, Sutherland DH: Gait asymmetry in patients with limb-length inequality. J Pediatr Orthop. 16:144 1996.

21. Song KM, Halliday SE, Little DG: The effect of limb-length discrepancy on gait. J Bone Joint Surg Am. 79:1690 1997.

22. Santili C, Akkari M, Waisberg G, Prado JCL, Kessler C. Ortopedia Pediátrica. In: Camargo OPA, Santin RALS, Ono NK, Kojima KE. Ortopedia e traumatologia: conceitos básicos, diagnóstico e tratamento. SP: Roca; 2004. p. 198-228.

23. Santili C, Faria AP, Kessler C. Doenças Ortopédicas. In: Coates V, Beznos GW, Françoso LA, Crespin J, Sant´Anna MJC. Medicina do Adolescente. 2ª edição rev e ampl. SP: Sarvier; 2003. p. 599-608.

24. Cambridge W, Drennan JC: Scoliosis associated with Duchenne muscular dystrophy. J Pediatr Orthop. 1987. 7:436.

25. Daher YH, Lonstein JE, Winter RB, et al.: Spinal deformities in patients with muscular dystrophy other than Duchenne. A review of 11 patients having surgical treatment.Spine. 1985. 10:614.

26. Funasaki H, Winter RB, Lonstein JB, et al.: Pathophysiology of spinal deformities in neurofibromatosis. An analysis of seventy-one patients who had curves associated with dystrophic changes. J Bone Joint Surg Am. 1994. 76:692.

27. McDonald CM, Abresch RT, Carter GT, et al.: Profiles of neuromuscular diseases. Duchenne muscular dystrophy. Am J Phys Med Rehabil. 74 (Suppl): 1995. p. 70.

28. Oda T, Shimizu N, Yonenobu K, et al.: Longitudinal study of spinal deformity in Duchenne muscular dystrophy. J Pediatr Orthop. 1993. 13:478.

29. Sirois JL 3rd, Drennan JC: Dystrophic spinal deformity in neurofibromatosis. J Pediatr Orthop. 1990. 10:522.

30. Raso VJ, Lou E, Hill DL, et al.: Trunk distortion in adolescent idiopathic scoliosis. J Pediatr Orthop. 1998. 18:222.

31. Bernard TN Jr, Burke SW, Johnston CE 3rd, et al.: Congenital spine deformities. A review of 47 cases. Orthopedics. 1985. 8:777.

32. Orrell KG, Bell DF: Structural abnormality of the clavicle associated with Sprengel's deformity. A case report. Clin Orthop Relat Res. 258:157.

33. Robin H, Damsin JP, Filipe G, et al.: [Spinal deformities in Marfan disease.]. Rev Chir Orthop Reparatrice Appar Mot. 1992. 78:464.

34. Zadeh HG, Sakka SA, Powell MP, et al.: Absent superficial abdominal reflexes in children with scoliosis. An earlier indicator of syringomyelia. J Bone Joint Surg Br. 1995. 77:762.

Marcha Normal e Patológica

Amâncio Ramalho Junior
Milena Moreira Barreto Bernal
Paula Horta Andrade

Paulo Roberto Garcia Lucareli
Wagner de Godoy
Francesco Camara Blumetti

INTRODUÇÃO

Na marcha humana, a transferência de peso de um membro para outro requer o equilíbrio do centro de massa. Essa é uma das grandes diferenças observadas entre os humanos e os animais quadrúpedes, nos quais o centro de massa localiza-se sob o tronco e há grande utilização da musculatura do tronco para a propulsão. Nos humanos a locomoção requer maior solicitação dos sistemas muscular e nervoso central. Por essa razão, o processo de aquisição e maturação da marcha em humanos é significativamente mais lento, quando comparado ao dos quadrúpedes.

Somente por meio da análise sistematizada e quantificada, etapa semiológica obrigatória para aqueles que atuam junto a indivíduos com alterações de marcha, será possível uma perfeita compreensão dos fenômenos da marcha normal e patológica. O principal fator limitante para a expansão dessa poderosa ferramenta diagnóstica, ao contrário do que muitos afirmam, não é o custo financeiro, mas sim o número limitado de profissionais habilitados para indicar e compreender o exame.

O objetivo principal desse capítulo é, portanto, apresentar os princípios fundamentais da análise da marcha, introduzindo o leitor ao fascinante campo da biomecânica.

TERMINOLOGIA

Com a finalidade de auxiliar a compreensão e sistematizar a interpretação dos fenômenos envolvidos na deambulação é necessário, inicialmente, definir alguns termos habitualmente utilizados.

Deambulação: método de locomoção que envolve o uso dos membros inferiores de forma alternada em apoio e propulsão, com pelo menos um pé em contato com o solo durante todo o tempo. Exclui a corrida e algumas formas de deambulação patológica, como por exemplo a marcha em três pontos com muletas.

Marcha: maneira ou padrão de locomoção que diferencia dois indivíduos, incluindo os padrões patológicos.

Marcha normal: a consideração da normalidade do processo de locomoção deve ser feita com certa tolerância, uma vez que existem variações em função de gênero, idade, peso corporal, altura etc. Também devemos observar que podem ocorrer variações ou adaptações do indivíduo a determinadas condições que, embora modifiquem o padrão de marcha, facilitam seu desempenho e não podem ser consideradas como anormais. Um bom exemplo é a marcha em abdução e rotação externa dos quadris observada nas gestantes ou nos obesos.

Eventos da marcha: posição ou atitude do pé em relação ao solo, utilizados como referenciais na sistematização para descrição e compreensão da locomoção.

Ciclo da marcha: intervalo de tempo entre duas ocorrências sucessivas de um mesmo evento. Em geral considera-se como início do ciclo o momento em que o pé toca o solo, denominado contato inicial. O termo "*heel strike*" ou toque de calcanhar deve ser evitado, pois às vezes o contato inicial pode ser feito, por exemplo, com toda a planta do pé.

Fases da marcha: Durante um ciclo duas fases distintas podem ser definidas para cada membro:

- **Fase de apoio**: durante a qual o pé está em contato com o solo e o tronco faz a ultrapassagem do membro apoiado.
- **Fase de balanço:** quando ocorre o avanço do membro e o pé em condições normais não toca o solo.

EVENTOS DA MARCHA

1. Contato inicial. (CI)
2. Resposta à Carga. (RC)
3. Apoio Médio. (AM)
4. Apoio Terminal. (AT)
5. Pré Balanço. (PB)
6. Balanço Inicial. (BI)
7. Balanço Médio. (BM)
8. Balanço Terminal (BT)

PERÍODOS DA MARCHA

Períodos da marcha

Durante a fase de apoio, os eventos descritos anteriormente são agrupados em períodos de acordo com a permanência de um ou dos dois pés ao solo.

Primeiro duplo apoio

Inicia-se com o contato inicial, momento em que o pé toca o solo e ocorre a transferência de peso do corpo de um membro para o outro. O primeiro duplo apoio se estende do contato inicial até a resposta à carga, que é o evento em que ocorre a absorção do impacto. Assim, neste período os dois pés estão em contato com o solo e o mesmo termina com o desprendimento do pé oposto, dando início ao apoio simples.

Apoio simples

Período no qual o tronco está apoiado totalmente sobre apenas um dos membros e coincide com a fase de balanço do membro contralateral. Inicia-se no momento em que o pé oposto se desprende do solo, e termina quando o mesmo faz seu contato inicial. É nesse período em que ocorre o importante evento denominado apoio médio, no qual a articulação coxofemoral se projeta verticalmente sobre o pé. Após o médio apoio, observa-se o apoio terminal que precede o pré-balanço. Durante o período de apoio simples, um membro deve sustentar o peso do corpo enquanto a progressão deverá ser mantida com estabilidade.

Segundo duplo apoio

Inicia-se quando o membro contralateral termina sua fase de balanço e toca o solo. Ou seja, os dois pés estão em contato com o solo novamente. A partir desse momento a carga é transferida para o outro membro, aliviando o membro que está terminando sua fase de apoio. Esse período corresponde ao pré-balanço que é o evento em que se posiciona adequadamente o membro para a fase de balanço.

Fase de balanço

Nesta fase, o membro inferior não está em contato com o solo. Ela é dividida em três eventos que são: balanço inicial, balanço médio e balanço terminal.

Balanço inicial

Inicia-se com o desprendimento do pé do solo (aproximadamente 60% do ciclo) e termina no momento em que o pé em balanço está na posição oposta ultrapassando o pé de apoio. Estende-se até aproximadamente 73% do ciclo. É nesse período que ocorre a maior aceleração do membro inferior durante o ciclo da marcha. Seus objetivos são: liberar o pé do solo e avançar o membro.

Balanço médio

Sucede o balanço inicial e termina no momento em a tíbia está em posição vertical em relação ao solo. Estende-se dos 73% aos 87% do ciclo. Neste evento, o membro contralateral encontra-se no médio apoio e os seus objetivos também são o avanço do membro e a liberação adequada do pé do solo.

Balanço terminal

Observado no último terço da fase de balanço, entre os 87% a 100% do ciclo. O balanço terminal ocorre com a desaceleração do membro inferior, que se prepara para tocar o solo e iniciar o novo ciclo. Este evento inicia-se quando a tíbia passa de uma posição verticalizada em relação ao solo e avança para frente da coxa para completar o passo. Termina quando o calcanhar toca o solo. Os objetivos do balanço terminal são completar o avanço do membro e prepará-lo para o apoio seguinte.

A Figura 4.1 mostra a relação entre os eventos, períodos e fases do ciclo da marcha.

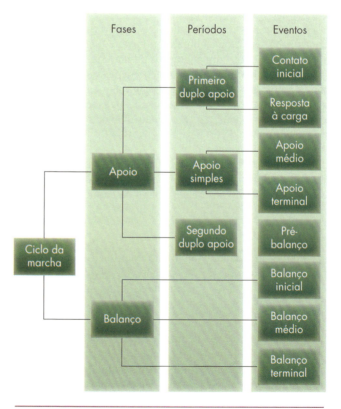

FIGURA 4.1 Esquema ilustrativo da relação entre os eventos, períodos e fases do ciclo da marcha.

PARÂMETROS LINEARES OU ESPAÇOTEMPORAIS

Passo é a distância entre os dois pés no duplo apoio; geralmente é medida em centímetros. Deve ser medido do ponto onde ocorreu o contato inicial de um pé, até o ponto onde o outro pé tocou o solo. Na marcha normal essa medida é a distância entre os calcanhares. Por convenção dá nome ao passo o pé que está à frente, assim, pé direito na frente – passo direito.

Passada é a distância entre os pontos em que um mesmo pé tocou o solo em dois apoios sucessivos, ou seja a passada engloba dois passos. A passada equivale a um ciclo de marcha.

Se traçarmos uma linha longitudinal aos pés, e uma linha perpendicular a ela, a largura do passo é a distância entre estas linhas ou o ponto de contato inicial de um dos membros, medida perpendicularmente ao segmento de reta que une dois pontos de contato sucessivos do membro contralateral (Figura 4.2).

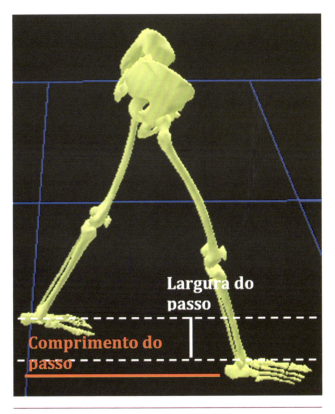

FIGURA 4.2 Comprimento e largura do passo.

O tempo do ciclo é a duração de um ciclo de marcha, período que pode ser medido em segundos ou transformado em porcentagem para facilidade de cálculos e estudo. A duração do ciclo, ou o tempo total do ciclo, é, em geral, considerado como 100%, sendo o contato inicial 0% e o balanço terminal 100%. Assim, podemos nos referir às durações das fases e períodos em percentuais. Dessa maneira, se a fase de apoio de um ciclo foi de 60%, e o tempo do ciclo de 1 segundo, o que temos é que essa fase ocorreu em 0,6 ou 60 centésimos de segundo.

A cadência é o número de passos realizados em determinado intervalo de tempo. Em geral considera-se o número de passos dados em um minuto.

CADÊNCIA = NÚMERO DE PASSOS POR MINUTO: Como os cálculos dos parâmetros tempo/distância da marcha são feitos a partir de dados obtidos durante um ciclo, a maneira prática de se calcular a cadência é dividir-se 120 pelo tempo do ciclo.

$$\text{CADÊNCIA} = \frac{120}{\text{TEMPO DO CICLO}}$$

A velocidade é a medida do deslocamento por unidade de tempo. Apesar de todos termos a velocidade confortável ou autosselecionada, esta pode ser ajustada de acordo com a demanda. Calcula-se a velocidade da marcha multiplicando-se o comprimento da passada em centímetros pela cadência (passos por minuto) e dividindo-se o resultado por 120. Por esse método iremos obter a velocidade em centímetros por segundo (cm/s).

$$\text{VELOCIDADE(cm/s)} = \frac{\text{PASSADA(cm)} \times \text{CADÊNCIA(passos/min)}}{120}$$

Também podemos calcular a velocidade da marcha pelo tamanho de um passo multiplicado pela cadência e dividido por 60, porém, para isso os passos devem ser simétricos, o que raramente ocorre na marcha patológica. Convém salientar que por esses métodos estamos obtendo a velocidade média de deslocamento no período de tempo observado.

Alguns laboratórios já publicaram tabelas com dados de normalidade em relação aos parâmetros espaço temporais; sabe-se que o tamanho da sala de avaliação, a idade e o sexo da população avaliada interferem nestes valores, mas em grande parte destes estudos a velocidade média se aproximou de 130 cm/s, e a cadência de 120 passos/min.

FUNÇÃO DA MARCHA E SEUS DETERMINANTES

O objetivo da deambulação é o deslocamento do indivíduo de um local para outro de maneira versátil e com o menor consumo de energia possível.

O consumo de energia que ocorre durante a locomoção não é constante, uma vez que os membros inferiores se sucedem em partidas e paradas ou aceleração e desaceleração, e o centro de gravidade se desloca para cima e para baixo e de um lado para outro.

No processo de evolução da espécie, com o desenvolvimento da marcha bípede, alguns mecanismos adaptativos foram desenvolvidos no sentido de minimizar o consumo de energia durante a marcha.

Saunders e colaboradores em 1953[1] descreveram alguns mecanismos de otimização, relacionados aos padrões morfológicos e funcionais do corpo humano, que foram definidos como determinantes da marcha. Esses mecanismos teriam sido desenvolvidos com o intuito de preservação de energia, por proporcionar menor oscilação do centro de massa durante a locomoção. Embora essa questão seja hoje questionada por alguns autores, é importante a compreensão dos mesmos, pois somente através destes é que se obtém um deslocamento funcional e harmonioso.[2]

Primeiro determinante – Rotação pélvica: Se considerarmos o membro inferior na posição vertical, com o pé apoiado no solo, para uma passada é necessária a flexão e extensão dos quadris. Quanto maior a passada, maior o grau de flexão dos quadris e maior será o deslocamento do centro de gravidade na direção vertical, sentido crânio podálico. Através da rotação pélvica é possível avançar o quadril do membro que entra em flexão e recuar o quadril em extensão. Isso faz com que em uma determinada passada, menores graus de flexão e extensão dos quadris sejam necessárias, reduzindo o deslocamento vertical do tronco (Figura 4.3).

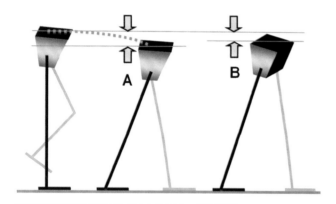

FIGURA 4.3 Efeito da rotação pélvica. A – Variação da altura do centro de massa sem a rotação pélvica; B – Nítida redução na oscilação vertical quando se observa a rotação da pelve.

Segundo determinante – Obliquidade pélvica: Considerando a pelve nivelada no plano frontal, verificamos que durante os movimentos de flexão e extensão dos quadris ocorre também a oscilação vertical do tronco. Através do segundo determinante – obliquidade pélvica os movimentos verticais do tronco tornam-se menores, uma vez que, no instante em que um dos membros está apoiado e consequentemente em sua maior altura, a pelve inclina-se para o lado em balanço. Isso reduz a oscilação vertical no ponto médio da pelve. Para esse determinante a flexão do joelho e a dorsiflexão do tornozelo, durante o balanço são pré-requisitos para permitir sua passagem livre (Figura 4.4).

Terceiro determinante – Flexão do joelho na fase de apoio: Tanto o terceiro como o quarto e quinto determinantes são mecanismos que permitem o ajuste do comprimento efetivo do membro inferior durante a fase de apoio, de maneira a manter a altura do quadril o mais constante possível. Se considerarmos que na fase de apoio, ao passar de flexão para extensão, o quadril irá subir e depois descer, caso os movimentos de flexão do joelho deixem de ocorrer, essa excursão vertical será maior. Assim, a **flexão do joelho** "encurta" o membro no início do apoio simples, reduzindo a altura do ápice da trajetória do centro de gravidade no plano sagital. Esse mecanismo gera a chamada "primeira onda de flexão do joelho" durante o ciclo da marcha (Figura 4.5).

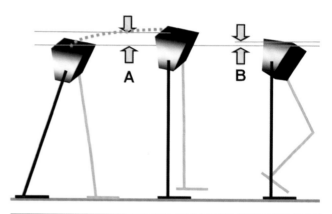

FIGURA 4.4 Segundo determinante da marcha – Obliquidade Pélvica – Durante o apoio simples, a obliquidade da pelve para o lado em balanço, evita a ascensão exagerada do centro de massa.

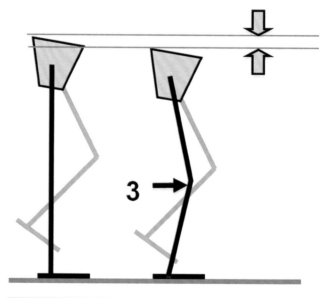

FIGURA 4.5 Terceiro determinante – Flexão do joelho no início do apoio.

Rolamentos do pé e tornozelo – Quarto e quinto determinantes: Para que o quarto e o quinto determinantes aconteçam, é importante entender os rolamentos que ocorrem entre o pé, o solo e a perna durante a fase de apoio. Jaquelyn Perry[3,4] descreveu esses fenômenos como os "três rolamentos". O primeiro é o rolamento do calcanhar sobre o solo, que acontece no início do apoio, e que depende de um dos pré-requisitos da marcha normal (posicionamento adequado do pé no balanço terminal). Para isso acontecer há necessidade de ação dos músculos dorsiflexores do pé (em especial o tibial anterior), para desacelerar a flexão plantar provocada pela força de reação do solo produzida pelo contato do pé. O segundo rolamento acontece pelo avanço da tíbia, sendo portanto um rolamento na articulação tibiotalar. Este, por sua vez, é controlado pelos músculos flexores plantares (em especial o tríceps sural). Já o terceiro rolamento, que ocorre sobre as articulações metatarsofalângicas acontece pela aceleração produzida pelo músculo tríceps sural que impulsiona o corpo para frente (Figura 4.6).

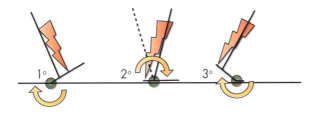

FIGURA 4.6 Rolamentos do pé e tornozelo na fase de apoio.

Quarto determinante – Mecanismo do tornozelo: No momento do contato inicial com o solo, ao posicionar o pé, a posição em flexão neutra do tornozelo permite que o toque do calcâneo ocorra de forma a "alongar" o membro. Esse mecanismo do tornozelo, que é o quarto determinante da marcha, acontece ao flexionar o quadril e avançar o membro, quando o retropé ou calcanhar, posteriorizado em relação ao centro do tornozelo, promove um efetivo alongamento da perna entre o contato inicial e o apoio total. Isso leva a uma menor "queda" ou descenso do centro de massa. Esse fenômeno foi definido por Perry como o primeiro rolamento do calcâneo no solo (Figura 4.7).

Quinto determinante – Mecanismo do ante-pé: De forma semelhante ao retropé que "alonga" a perna no início do apoio, a flexão plantar do tornozelo produz o "alongamento" do membro no final dessa fase. Isso ocorre a partir do momento em que o retropé se desprende do solo, com a flexão plantar do tornozelo. O rolamento sobre a articulação metatarsofalangiana produz um alongamento efetivo do membro, reduzindo a "queda" do centro de gravidade no final do apoio. (Figura 4.8)

Sexto determinante – Deslocamento lateral do corpo: Enquanto os cinco primeiros determinantes dizem respeito a mecanismos que reduzem o deslocamento vertical do centro de gravidade, no plano sagital, o sexto refere-se aos movimentos látero-laterais, no plano frontal. Quanto menor a base de apoio, ou largura do passo, menores serão os movimentos laterais necessários para permitir a passagem do membro durante o balanço. A redução desse movimento de aceleração e desaceleração lateral também implica em economia de energia.

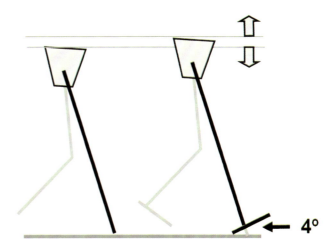

FIGURA 4.7 Quarto determinante – Contato inicial com o retropé.

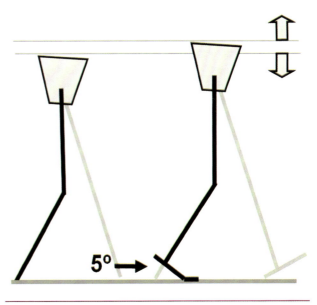

FIGURA 4.8 Quinto determinante – Desprendimento do retropé.

A principal característica ou adaptação do corpo humano que possibilita esse mecanismo é o ângulo de inclinação do fêmur e o valgo fisiológico do joelho, que permite compensar a largura da pelve, mantendo a tíbia vertical em relação ao solo com menor distância entre os tornozelos. (Figura 4.9)

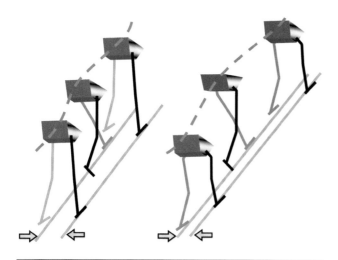

FIGURA 4.9 Sexto determinante – O deslocamento lateral é reduzido devido a presença do ângulo de inclinação femoral e valgo dos joelhos.

Embora, nesse texto, os seis determinantes tenham sido descritos e analisados separadamente, é evidente que ocorrem de maneira integrada e sucessiva durante cada ciclo da marcha. A combinação desses determinantes produz uma trajetória mais suave do centro de gravidade e por consequência reduz significativamente o consumo de energia.

MÉTODOS DE AVALIAÇÃO

A marcha humana é uma atividade complexa, pois deriva da ação coordenada de sofisticados sistemas de controle neural e de atuação biomecânica (sistema musculoesquelético). Por consequência, a análise da marcha e sua compreensão para o planejamento de tratamentos de reabilitação é complexa. A avaliação observacional do movimento e estudos da cinemática bidimensional (2D) são subjetivos ou limitados ao plano sagital, assim, a análise tridimensional (3D) é o meio necessário para o estudo clínico da marcha.

Os sistemas de análise de marcha consistem em um conjunto de instrumentos sincronizados para a medição dos movimentos articulares (cinemática 3D), das forças que atuam sobre as mesmas (cinética) e das fases de atividade elétrica de alguns músculos superficiais dos membros inferiores este último denominado de eletromiografia (EMG).

A medição da cinemática 3D é realizada, em sua maioria, pelo processo de estereofotogrametria com a utilização de marcadores passivos fixados ao corpo do paciente em pontos anatômicos específicos, e câmeras de vídeo analógicas ou digitais, equipadas com luminárias e filtros de luz infravermelha (IV). A incidência da luz IV sobre os marcadores produz um grande contraste com o restante da imagem, o que possibilita o aumento da acuidade na determinação de sua posição. Para a reconstrução da posição espacial de cada marcador são necessárias as imagens simultâneas de duas câmeras. Entretanto, devido às obstruções de imagens que podem ocorrer durante a marcha, normal e patológica, empregam-se múltiplos marcadores anatômicos posicionados na pele do sujeito de acordo com o modelo biomecânico utilizado (ex: sistema Helen Hayes), e um conjunto de 5-10 câmeras de alta frequência. A sala de captura deve ter as dimensões mínimas 12 m × 8 m (comprimento e largura), para ser considerada adequada.

O cálculo da cinética nas articulações é realizado pelo processo de dinâmica inversa. Na fase de apoio da marcha, a força de reação do solo é adicionada às equações da dinâmica, sem a qual não seria possível calcular os momentos internos que movem e estabilizam as articulações. Para mensurar esta incógnita, são utilizados instrumentos denominados plataformas de força, posicionados no piso do laboratório, no caminho percorrido pelo paciente. Para que a força de reação do solo seja medida corretamente é necessário que se pise com apenas um dos pés inteiramente sobre a plataforma. Em decorrência disso, para diminuir o esforço empreendido pelo paciente em avaliações de marcha patológica, alguns laboratórios possuem instalações com mais de uma plataforma de força embutidas da maneira mais discreta possível no piso do laboratório. Isso é necessário para que o paciente não altere seu padrão usual de marcha ao tentar pisar ou desviar da plataforma.

A eletromiografia (EMG) dinâmica de superfície é empregada para mensurar a fase de ativação de músculos superficiais durante a marcha. Este equipamento não deve ser confundido com sistemas de eletroneuromiografia (ENMG), que possibilitam também o estudo da condução nervosa. Os dados de EMG são avaliados conjuntamente com os de cinética, para conhecer a contribuição dos músculos em cada movimento. Atualmente, com o desenvolvimento de modelos matemáticos complexos do sistema musculoesquelético, as informações da EMG tornaram-se imprescindíveis.

Embora o emprego da análise clínica da marcha esteja fundamentada em pesquisas científicas desenvolvidas nas últimas três décadas, devido à sua não difusão no Brasil, questões econômicas são colocadas como o principal impedimento para a adoção desta tecnologia por centros de reabilitação públicos ou privados. O custo de aquisição de um sistema de captura e análise de movimento 3D pode variar entre US$120.000 e US$200.000, dependendo de sua configuração. Entretanto, em extenso trabalho realizado em 2005,[5] foi demonstrado que esta questão não é verdadeira, pois os custos de aquisição e manutenção de um sistema de alto desempenho podem ser equilibrados por uma demanda mensal de 11 pacientes. Em pesquisa desenvolvida por Wren et al.,[6] foi determinado que o custo final do tratamento de reabilitação (honorários médicos, anestesia, centro cirúrgico, internação hospitalar, fisioterapia e análise de marcha) em pacientes com paralisia cerebral é estatisticamente equivalente para pacientes sem e com a aplicação da análise de marcha (com análise: $ 20.448/paciente-ano; sem análise $ 19.535/paciente-ano; P = 0,58). No entanto, a incidência de cirurgias subsequentes é superior para os pacientes que foram tratados sem o suporte da análise de marcha (com análise: 0,1 cirurgias/paciente-ano; sem análise: 0,3 cirurgias/paciente-ano; P < 0,001). Assim, a questão fundamental não é econômica e sim educacional: a difusão de conhecimento.

O CICLO DA MARCHA: CINEMÁTICA, CINÉTICA E AÇÕES MUSCULARES

A cinemática descreve a marcha em relação aos ângulos, posições, velocidades e acelerações dos segmentos e articulações do corpo sem levar em consideração as forças.

A cinética é o ramo da dinâmica que estuda as forças que produzem, param ou modificam o movimento dos corpos. Na postura bípede existe uma força de reação de mesma intensidade, direção e sentido oposto ao peso corporal, chamada de força de reação ao solo.

Sempre que uma força é aplicada a certa distância de um eixo de rotação haverá rotação no sentido desta força aplicada. Este efeito é chamado de momento de força ou torque.

Na marcha, existem os momentos internos ou produzidos pelo corpo humano, gerados pela contração muscular, cápsulas e ligamentos e os momentos externos, que aplicados ao corpo humano, são gerados pela força de reação ao solo e inércia do movimento.

Os parâmetros de cinemática, cinética e ação muscular são descritos para cada uma das articulações apenas com finalidade didática, para melhor entendimento do ciclo de marcha.

TORNOZELO

No contato inicial o tornozelo está em posição neutra e na resposta à carga há o aplanamento ou contato total do pé com o solo, movimento este também chamado de primeiro mecanismo de rolamento, no qual o tornozelo parte da posição neutra para a flexão plantar de aproximadamente 10º. Quando o calcanhar realiza o contato inicial, a força de reação ao solo passa posteriormente ao tornozelo, produzindo um momento de força externo, que favorece a flexão plantar. Este será controlado ou desacelerado pela ação excêntrica dos músculos dorsiflexores: músculo tibial anterior, extensor longo dos dedos e fibulares.

No apoio médio a força de reação ao solo se desloca anteriormente ao tornozelo produzindo um momento externo dorsiflexor. A progressão do corpo sobre o pé produz o avanço da tíbia que está "rolando" sobre o pé nesse ponto do ciclo, movimento conhecido por segundo mecanismo de rolamento, passando de 10º de flexão plantar para 5º de dorsiflexão, aproximadamente. O movimento de dorsiflexão é favorecido pelo momento externo dorsiflexor e é controlado pela ação excêntrica do sóleo.

O pico de dorsiflexão no apoio é atingido no apoio terminal continuando o segundo mecanismo de rolamento até aproximadamente 10º de dorsiflexão, quando o retropé se desprende do solo. Assim que o retropé deixa o solo, inicia-se a flexão do joelho e a flexão plantar do tornozelo. O vetor da força de reação ao solo se desloca cada vez mais anteriormente ao tornozelo, aumentando o momento externo dorsiflexor. A partir desse instante o músculo gastrocnêmio, que alcança seu ponto de maior estiramento, inicia uma ação concêntrica em conjunto com o mmúsculo sóleo. O período entre o desprendimento do retropé e o desprendimento total ou retirada

do pé do solo é chamado de terceiro mecanismo de rolamento, no qual a rotação se dá sobre a cabeça dos metatarsos. Esse período ocorre no pré-balanço, onde há a flexão plantar do tornozelo que passa de aproximadamente 10º de dorsiflexão para 15-20º de flexão plantar. Quando o retropé se eleva há também a inversão e a supinação do pé (Figura 4.6).

A extensão ocorre também na articulação metatarso falangeana, uma vez que o tornozelo se eleva e a falange permanece no solo. A força de reação ao solo se encontra muito anterior ao tornozelo, sendo o momento externo dorsiflexor vencido pela ação concêntrica dos músculos gastrocnêmio e sóleo. Nesse instante, ocorre a contração sinérgica dos músculos fibulares, tibial posterior e flexor longos dos dedos, estabilizando o pé e permitindo a transmissão de força para o solo por meio dos dedos e da cabeça dos metatarsos. À medida que ocorre o desprendimento, as forças de reação ao solo diminuem rapidamente até desaparecerem, quando o pé deixa o solo e se inicia o balanço. No momento do desprendimento o pé está em supinação, que se reduz durante a fase inicial do balanço.

Na fase de balanço os músculos dorsiflexores realizam ação concêntrica no intuito de diminuir a flexão plantar no balanço inicial e alcançar a posição neutra de dorsiflexão no balanço médio. A ação dos dorsiflexores se mantém até o balanço terminal.

Na marcha normal os dedos passam por sobre o solo em baixa altura, que pode variar entre 1 e 40 mm. A maior parte do "encurtamento" do membro necessário para essa passagem advém da flexão do joelho, mas o tornozelo também deve passar da flexão plantar para a neutra. Esse movimento ocorre à custa da contração do tibial anterior, embora com força muito menor que a exercida por esse mesmo músculo no contato inicial ao desacelerar a flexão plantar. Durante todo o balanço até o novo contato inicial o pé está ligeiramente supinado e o retropé está em ligeira inversão no balanço terminal.

JOELHO

No contato inicial o joelho entra em extensão quase completa ou posição neutra e a força de reação ao solo passa anterior à articulação; os mm. isquiotibiais no contato inicial atuam apenas para controlar a extensão, em uma ação excêntrica para desacelerar a perna que está se estendendo. Essa ação, exercida pelos isquiotibiais, também contribui para a extensão do quadril.

Na resposta à carga o joelho faz uma ligeira flexão de aproximadamente 15º (primeira onda de flexão) com o deslocamento da força de reação ao solo posterior ao joelho. Esta flexão funciona como uma mola, amortecendo o impacto do membro com o solo. O momento externo favorece a flexão, sendo controlado por um momento de força interno extensor gerado pela ação excêntrica dos músculos vastos (vasto lateral, vasto medial e intermédio) que permitem a flexão de maneira suave. Essa primeira onda de flexão continua até aproximadamente 15% a 20% do ciclo.

Entre a resposta à carga e o início do médio apoio ocorre a ação concêntrica dos vastos para iniciar a extensão do joelho, com a passagem do vetor de força de reação ao solo anterior ao centro articular do joelho, à medida que o corpo avança. Essa anteriorização do vetor para a frente do joelho deve-se à contração do músculo sóleo, que controla o avanço da tíbia; a impulsão anterior do tronco; e também à ação concêntrica dos vastos. Assim que o vetor passa à frente do joelho a ação do quadríceps cessa e o joelho fica estabilizado em extensão. A ação excêntrica do músculo sóleo diminui a velocidade de avanço da tíbia enquanto o fêmur continua avançando, mecanismo esse que leva à extensão do joelho no médio apoio e apoio terminal.

A ação do músculo sóleo no tornozelo, que vinha atuando como desacelerador da tíbia no final do apoio terminal, tem agora sua ação suplementada pelo gastrocnêmio, o qual, por ser biarticular, gera também um momento interno de flexão do joelho, deslocando o vetor da força de reação ao solo posteriormente, o que favorece a flexão.

A flexão do joelho, que se iniciou antes mesmo do desprendimento do retropé, atinge em torno de 40° no final do pré-balanço antes do desprendimento. Essa flexão é permitida de maneira controlada pela ação excêntrica do músculo reto femoral em sua porção distal, que em sua parte proximal está atuando na flexão do quadril.

A flexão do joelho continua mesmo após o desprendimento total, como resultado da progressão anterior da coxa. Durante o balanço a perna atua como um duplo pêndulo. O movimento de flexão do joelho continua no balanço com seu pico de aproximadamente 60° no balanço inicial. E a extensão do joelho no balanço terminal, ocorre passivamente por inércia. A flexão do joelho no balanço é resultante da flexão do quadril e da ação já descrita para o tornozelo. A ação muscular só volta a ser necessária no final do balanço quando os músculos flexores, em especial os isquiotibiais, controlam a hiperextensão do joelho resultante do movimento pendular.

Quadril

A flexão máxima do quadril de aproximadamente 30° foi atingida durante o balanço terminal. No instante do contato inicial e resposta à carga o quadril está em flexão e o vetor da força de reação do solo passa anterior ao quadril, favorecendo o movimento de flexão. Os músculos extensores do quadril exercem ação concêntrica, sendo que os isquiotibiais são mais ativos no final do balanço e o glúteo máximo no início do apoio. A ação dos extensores ocorre até o apoio médio, quando o quadril está próximo da posição neutra. A partir desse instante o vetor de força de reação do solo torna-se posterior à articulação e gera um momento externo extensor até o pico máximo de extensão do quadril (aproximadamente 10°-15°) no final do apoio terminal. Essa extensão é desacelerada e controlada pelo músculo iliopsoas, que por ação excêntrica produz um momento de força interno em flexão. Outra ação muscular importante no apoio simples é exercida pelo músculo glúteo médio, para manter a pelve nivelada, uma vez que o lado contralateral está em balanço. Até o instante que ocorra o contato inicial do outro membro a ação dos abdutores estará presente.

No pré-balanço o quadril, que já atingiu sua máxima extensão, inicia agora a flexão. A ação do iliopsoas diminui na fase de desprendimento e o momento interno flexor é gerado em parte pelo reto femoral, com sua dupla ação de flexionar o quadril e estender o joelho, e ainda pelos adutores do quadril, que atuam como flexores quando o quadril está em extensão. No balanço inicial o quadril que já estava sendo fletido antes do desprendimento continua a flexão. O músculo iliopsoas volta a contrair de maneira efetiva fletindo o quadril até o médio balanço. Essa flexão é auxiliada pelos músculos reto femoral, adutores e sartório. Após o balanço médio, os isquiotibiais contraem de forma excêntrica diminuindo a velocidade, interrompendo e finalmente revertendo a flexão do quadril no balanço terminal para começar um novo contato inicial.

Ações musculares no contato inicial

Os músculos atuam para permitir uma progressão suave e para estabilizar as articulações enquanto desaceleram a inércia do corpo (Figura 4.10).

- **Glúteo máximo:** controla o momento flexor produzido pela força de reação do solo.
- **Isquiotibiais:** evitam a hiperextensão do joelho e auxiliam no controle da flexão do quadril.
- **Tibial anterior, extensores dos dedos:** desaceleram a flexão plantar.

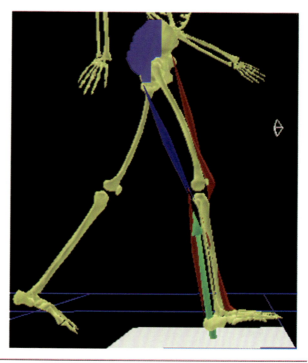

FIGURA 4.10 Ações musculares no contato inicial.

AÇÕES MUSCULARES NA RESPOSTA À CARGA

Os músculos atuam para permitir uma progressão suave e para estabilizar as articulações enquanto desaceleram a inércia do corpo (Figura 4.11).

- **Glúteo máximo:** exerce ação concêntrica como extensor do quadril, acelera o tronco sobre o fêmur. Sua ação associada ao trato iliotibial contribui para a extensão do joelho.
- **Adutor magno:** promove o avanço e a rotação interna da pelve do lado apoiado.
- **Glúteo médio:** sua ação como abdutor do quadril estabiliza a pelve, impedindo sua queda.
- **Isquiotibiais:** sua ação concêntrica destrava o joelho. A amplitude de sua ação é baixa e sua duração é curta.
- **Quadríceps exerce:** ação excêntrica que desacelera a flexão do joelho e absorve o choque no contato com o solo.
- **Tibial anterior, extensores dos dedos:** atuam no primeiro mecanismo de rolamento.

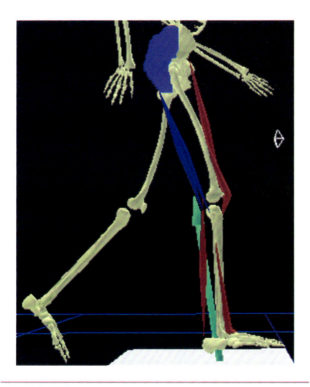

FIGURA 4.11 Ações musculares na resposta à carga.

AÇÕES MUSCULARES NO APOIO MÉDIO

Os músculos atuam para permitir uma progressão suave sobre o pé parado ao mesmo tempo em que controlam a posição da força de reação ao solo sobre o quadril e o joelho (Figura 4.12).

- **Glúteo máximo:** sua ação termina no instante em que a força de reação ao solo torna-se posterior ao quadril.
- **Quadríceps:** estabiliza o joelho em flexão. Sua ação é interrompida assim que a força de reação do solo passa para frente do joelho.
- **Sóleo:** músculo constituído principalmente por fibras lentas (Tipo I). Atua excentricamente para desacelerar a dorsiflexão do tornozelo, estabilizando a tíbia durante o segundo rolamento.

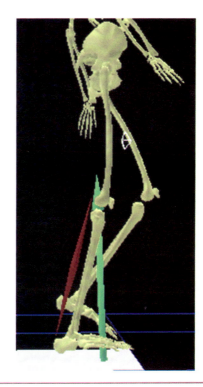

FIGURA 4.12 Ações musculares no apoio médio.

AÇÕES MUSCULARES NO APOIO TERMINAL

Os músculos atuam para a aceleração e o tamanho de passo adequado (Figura 4.13):

- **Sóleo:** a intensidade de sua ação vai até o limite da dorsiflexão. Atua também como inversor da subtalar em oposição aos eversores.
- **Gastrocnêmio:** composto principalmente por fibras rápidas (Tipo II), atua como um acelerador ao interromper o avanço anterior da tíbia e iniciar a flexão plantar do tornozelo. Essa ação produz a potência necessária para avançar o membro e flexionar o joelho. O complexo gastrocnêmio-sóleo produz mais de 80% da força de aceleração necessária para manter a marcha equilibrada.
- **Tibial posterior e fibulares:** atuam como inversores e eversores, respectivamente, para estabilizar o pé.

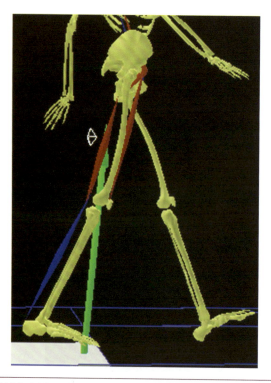

FIGURA 4.13 Ações musculares no apoio terminal.

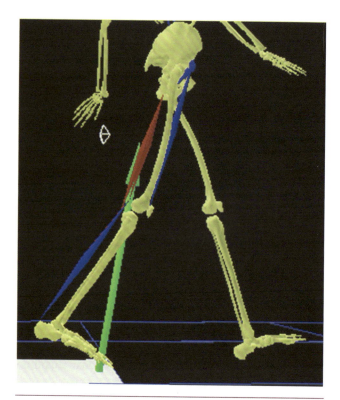

FIGURA 4.14 Ações musculares no pré-balanço.

AÇÕES MUSCULARES NO PRÉ-BALANÇO

Os músculos controlam o final do apoio e preparam o membro inferior para o balanço (Figura 4.14).

- **Adutor longo:** uma vez que a pelve está oblíqua em relação à linha de progressão, a ação concêntrica desse músculo contribui para o avanço da coxa. A flexão do joelho ocorre por inércia.
- **Reto femoral:** por ser biarticular, atua excentricamente na porção distal desacelerando a inércia da perna e concentricamente na porção proximal, auxiliando o iliopsoas na flexão do quadril. Em essência pode-se dizer que ele transfere energia da perna para o quadril.
- **Gastrocnêmio:** durante sua breve ação, auxilia a destravar o joelho, permitindo a flexão (também para isso contribui o músculo poplíteo desde o apoio terminal).

AÇÕES MUSCULARES NO BALANÇO INICIAL

O controle muscular proporciona a habilidade para variar a cadência (número de passos por minuto) e para a passagem adequada do pé sobre o solo (Figura 4.15).

- **Flexores do quadril (ilíaco, psoas, adutor longo, sartório e grácil):** avançam a coxa e trabalham auxiliados pela inércia da perna para realizar a flexão do joelho.
- **Bíceps da coxa (cabeça curta – mono articular):** aumenta a flexão do joelho quando as forças inerciais são inadequadas, o que ocorre em velocidades lentas.
- **Tibial anterior e extensores dos dedos:** exercem ação concêntrica como dorsiflexores para elevar o pé.

AÇÕES MUSCULARES NO BALANÇO TERMINAL

Ações musculares que ocorrem no período de balanço terminal e preparo para o apoio (Figura 4.16).

- **Flexores do quadril (ilíaco, psoas, adutor longo, sartório e grácil):** normalmente não estão ativos nesse instante.
- **Quadríceps:** a extensão do joelho retifica o membro inferior preparando-o para o apoio.
- **Isquiotibiais:** exercem ação sobre o quadril e o joelho desacelerando o balanço da coxa e da perna.
- **Tibial anterior e extensores dos dedos:** sua ação dorsiflexora suporta o tornozelo em posição neutra, evitando a queda do pé e mantendo o calcâneo em posição adequada para o contato inicial.

Para a avaliação das forças de reação ao solo, momentos externos e internos, as informações das plataformas de força são mandatórias (Figura 4.17).

Marcha Normal e Patológica

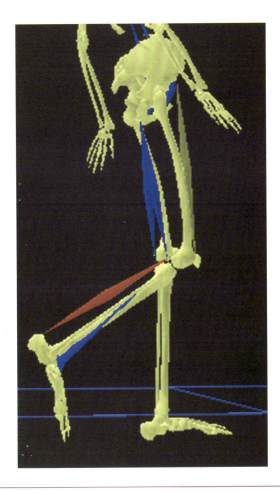

FIGURA 4.15 Ações musculares no balanço inicial.

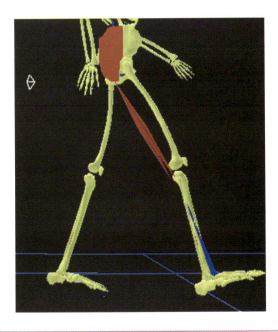

FIGURA 4.16 Ações musculares no balanço terminal.

MATURAÇÃO DA MARCHA

A aquisição da marcha sem apoio no desenvolvimento motor normal ocorre em média entre 12 e 18 meses. Pelos estudos de Sutherland[7,8] e colaboradores sabemos que uma criança é capaz de correr após a idade de um ano e meio. Apesar disso, sabemos que as crianças têm menor habilidade que os adultos no controle de sua velocidade.

Outra importante observação é que o comprimento dos passos é simétrico na criança normal, assim como os eventos. A altura e o comprimento dos membros inferiores da criança estão diretamente relacionados ao comprimento dos passos, e por isso ela apresenta seu comprimento de passo menor quando comparado ao adulto.

A velocidade da marcha aumenta com a idade, e há uma diminuição progressiva na cadência. Esse aumento de velocidade ocorre em função do aumento do comprimento dos passos. A cadência decresce juntamente com o tempo de duração do ciclo rapidamente após 2 anos.

No início da aquisição da marcha e até os 2 anos de idade a duração do período de apoio simples é reduzida, o que sugere instabilidade. A cadência e largura de passo estão aumentadas, bem como a flexão dos quadris e joelhos. Ocorre abdução dos membros superiores com ausência de reciprocação dos mesmos. O contato inicial nesta fase é realizado com o antepé e a dorsiflexão é limitada no balanço, quando comparados à marcha de um adulto. A criança realiza também rotação pélvica acentuada e rotação externa dos quadris durante todo o ciclo de marcha.

Aos 2 anos de idade há um padrão já um pouco mais maduro onde após o contato inicial há flexão dos joelhos que se estendem novamente durante o apoio. O contato inicial com o calcanhar já está presente, há dorsiflexão na fase de balanço e se inicia a reciprocação dos membros superiores, apesar de ainda diminuída em relação ao adulto.

Existe uma proporção entre a largura da pelve (distância entre as duas espinhas ilíacas no plano frontal) e a separação dos tornozelos (distância medida no plano frontal entre os centros articulares dos tornozelos) no duplo apoio. Essa proporção aumenta rapidamente até os 3 anos e a partir daí permanece constante.

Por volta dos 4 anos as inter-relações entre os parâmetros de tempo e distância são fixas, embora a velocidade e o comprimento de passo continuem a aumentar em função do crescimento da criança.

Aos 7 anos poucas diferenças são encontradas entre o padrão de marcha da criança e do adulto: a cadência é aumentada, a velocidade é diminuída e há discreto aumento da rotação pélvica e de quadril, assim como da abdução dos quadris no balanço.

Em relação às ações musculares, o sóleo e o gastrocnêmio apresentam atividade prematura no balanço terminal e contato inicial antes dos 2 anos de idade. Dois padrões são relatados para os flexores plantares nesta fase, denominados como infantil e maduro/normal. O padrão infantil tem maior duração e se inicia já no médio balanço, enquanto no padrão maduro a ação do gastrocnêmio só se inicia na resposta à car-

CAPÍTULO 4

55

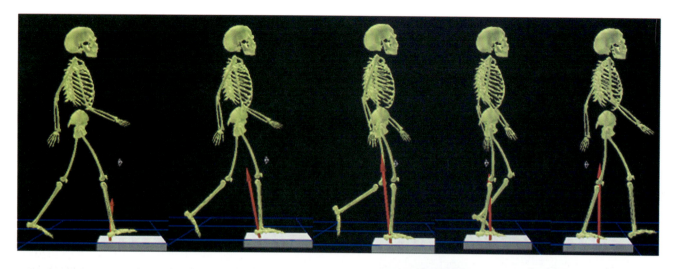

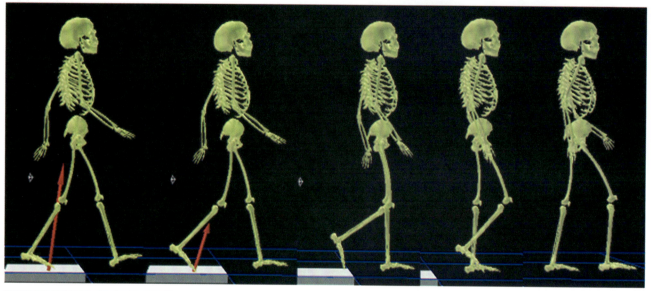

FIGURA 4.17 Posição do vetor da força de reação ao solo na marcha normal.

ga. O glúteo máximo e o vasto medial diminuem seu tempo de atividade no apoio com a maturação se aproximando ao adulto com o crescimento. A atividade prolongada dos isquiotibiais no apoio diminui gradualmente até os 7 anos, se aproximando ao padrão de atividade do adulto.

Apesar das diferenças observadas com a maturação na cinemática das crianças, os parâmetros que realmente indicam a maturação da marcha são a velocidade, a cadência, o comprimento do passo e a razão entre a largura da pelve e a distância entre os tornozelos. Podemos considerar que por volta dos 3 anos e meio a criança adquire um padrão de marcha maduro baseado nos critérios citados.

MARCHA PATOLÓGICA

O padrão de marcha de cada indivíduo é o resultado de complexa integração entre os elementos neuromusculares e estruturais do aparelho locomotor. Quaisquer alterações no cérebro, medula, nervos, músculos e esqueleto podem resultar em alterações na marcha. A presença de dor pode também alterar a marcha à medida que o indivíduo procura uma maneira mais confortável de andar.

PRÉ-REQUISITOS PARA A MARCHA

São consideradas como pré-requisitos para a marcha as seguintes características:

- Cada um dos membros inferiores deve ser capaz de suportar o peso do corpo independentemente;
- O equilíbrio deve ser mantido tanto estática como dinamicamente durante apoio simples;
- O membro em balanço deve ser capaz de avançar até uma posição onde possa exercer a ação de suporte;

Marcha Normal e Patológica

- Deve existir força suficiente para movimentar os membros e avançar o tronco.

A ausência desses quatros pré-requisitos resulta em incapacidade para a marcha.

Gage[9,10] define cinco atributos frequentemente perdidos na marcha patológica:

- Estabilidade no apoio;
- Passagem adequada do pé durante o balanço;
- Posicionamento adequado do pé no balanço terminal;
- Comprimento adequado do passo;
- Conservação de energia.

As alterações observadas na marcha são genericamente referidas como claudicação, porém o uso desse termo deve ser reservado para as situações onde ocorram assimetrias fisicamente quantificáveis por meio dos parâmetros tempo/distância.

ANORMALIDADES DA MARCHA

São descritas a seguir as principais anormalidades observadas na marcha, sem no entanto relacioná-las a doenças, uma vez que determinadas alterações podem ter origens variadas. Ao considerarmos as causas dessas alterações dois aspectos devem ser observados:

- O indivíduo não tem escolha, sendo o movimento anormal forçado pela deformidade óssea ou articular, insuficiência muscular ou alterações no controle motor como espasticidade, ataxia ou movimentos involuntários;
- O movimento anormal surge como compensação para corrigir outro problema que deverá ser identificado.

INCLINAÇÃO LATERAL DO TRONCO

Também conhecida como marcha em Trendelenburg, é o mecanismo realizado para diminuir o esforço dos abdutores do quadril exercido sobre a articulação do quadril durante o apoio simples. O verdadeiro Trendelenburg surge quando existe fraqueza do médio glúteo comprovada por EMG, enquanto a marcha antálgica por dor no quadril caracteriza o falso Trendelenburg.

Durante o duplo apoio o tronco está ereto, porém logo ao se iniciar o balanço o tronco se inclina para o lado em apoio e a pelve cai para o lado em balanço. Em geral, essa alteração é unilateral, mas também pode ser bilateral.

Existem quatro importantes pré-requisitos para que esse tipo de alteração não ocorra:

- Ausência de dor no momento do apoio;
- Força adequada nos abdutores do quadril;
- Braço de alavanca suficiente para os abdutores do quadril;
- Um ponto de apoio sólido e estável para a articulação coxofemoral.

Além das causas citadas para a marcha em Trendelemburg, também se observa a inclinação lateral do tronco nos pacientes que têm uma base alargada e naqueles com encurtamento dos membros inferiores.

INCLINAÇÃO ANTERIOR DO TRONCO

A flexão anterior do tronco em geral é observada no momento do contato inicial. Se apenas um dos membros inferiores foi afetado, logo após o início do ciclo o tronco se retifica. Porém, nos acometimentos bilaterais a inclinação anterior é mantida durante todo o ciclo. Essa disfunção é identificada mais facilmente quando o paciente é visto pelo lado.

Em geral, a fraqueza do quadríceps é a causa dessa alteração. No momento do contato inicial o vetor de força de reação do solo é posterior à articulação do joelho, sendo estabilizado pelo quadríceps. Na ausência ou fraqueza desse músculo, a inclinação anterior do tronco faz com que o vetor de força se desloque anteriormente, criando um momento em extensão. Em geral esses pacientes usam também a mão sobre a coxa, para reduzir o esforço no membro afetado.

Pode também ser observado em pacientes com amplitude limitada para a dorsiflexão do tornozelo no apoio simples. Isto leva à anteriorização do tronco e hiperextensão do joelho (Figura 4.18).

INCLINAÇÃO POSTERIOR DO TRONCO

É o reverso da inclinação anterior e surge para compensar a falta dos extensores do quadril no início do apoio. O vetor de força de reação do solo passa à frente do quadril e para estabilizar o tronco é necessária a presença dos extensores. Quando a força dos extensores está diminuída ou ausente, a inclinação posterior do tronco faz com que o vetor se desloque posteriormente, estabilizando a articulação.

Essa disfunção também pode ser observada no início do balanço quando existe espasticidade dos extensores do quadril ou fraqueza dos flexores, sendo um mecanismo facilitador para acelerar a coxa no movimento para frente e, assim, realizar o avanço do membro. Da mesma maneira, a inclinação posterior do tronco é mecanismo auxiliar para pacientes com joelho rígido, onde o membro inferior é um grande braço de alavanca, e para aqueles com anquilose ou artrodese do quadril (Figura 4.19).

HIPERLORDOSE

Nesse caso, estamos nos referindo apenas aos pacientes com aumento da lordose lombar durante a marcha e não aqueles que apresentam essa alteração como característica constitucional.

Observa-se melhor com o paciente de lado e em geral no final da fase de apoio. A causa mais comum da hiperlordose durante a marcha é a contratura em flexão dos quadris, mas também pode surgir em função da anquilose do quadril. O efeito desse tipo de deformidade em flexão do

CAPÍTULO 4

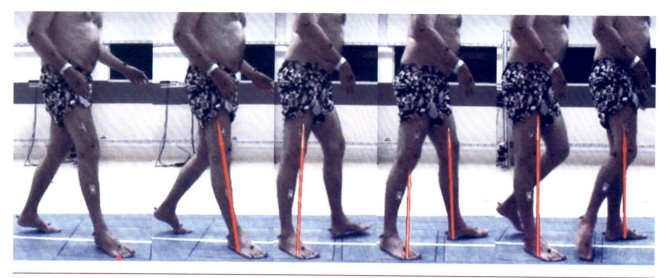

FIGURA 4.18 Marcha de um paciente com sequela de acidente vascular encefálico e encurtamento do tríceps sural. Vetor de força de reação do solo anterior ao centro do joelho com momento extensor devido a posição anterior do tronco.

quadril na marcha é a limitação do comprimento da passada pela impossibilidade de deslocamento posterior do fêmur. A lordose lombar nesses casos aumenta a extensão do quadril compensatoriamente.

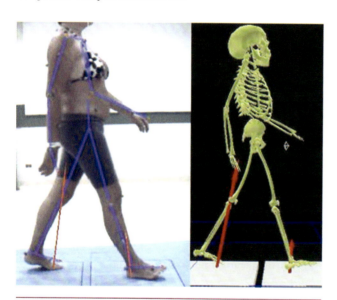

FIGURA 4.19 Marcha de um paciente com artrose na articulação do quadril com insuficiência dos extensores do quadril e flexores.

A fraqueza dos músculos abdominais ou dos extensores do quadril também pode produzir esse tipo de alteração (Figura 4.20).

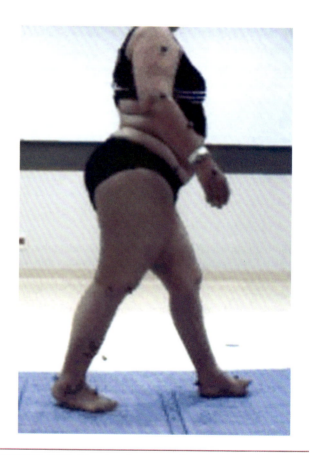

FIGURA 4.20 Marcha de um paciente com insuficiência dos músculos abdominais e insuficiência dos extensores do quadril.

ENCURTAMENTO FUNCIONAL

Em determinadas situações, apesar de não haver diferença de comprimento real entre os membros inferiores, a marcha ocorre como se houvesse uma disparidade. A causa desse distúrbio em geral é neurológica (encurtamentos, contraturas ou espasticidade) e para que a marcha ocorra o membro em apoio precisa ser "alongado", para permitir a passagem do membro em balanço e, assim, garantir comprimento adequado para a passada.

Essa compensação pode ser obtida ou pelo "alongamento" do membro em apoio, com extensão do quadril e joelho e flexão plantar do tornozelo, ou por "encurtamento" do membro em balanço com flexão do quadril, joelho e dorsiflexão do tornozelo. Algumas vezes observamos a combinação desses dois mecanismos (Figura 4.21).

São quatro os principais fenômenos observados na realização dessas compensações:

1. **Circundução:** É caracterizado segundo Kerrigan[11] como o aumento da abdução da coxa durante o balanço, secundariamente a alguma limitação que dificulte a passagem do membro nesta fase. Kirtley[12] descreve a alteração acrescentando a rotação do tronco e pelve. Esse movimento é identificado mais facilmente observando-se o paciente de frente. A circundução também pode ocorrer em pacientes que apresentem diminuição de força dos flexores do quadril e que usem os abdutores para a flexão no momento que o quadril está em extensão (Figura 4.22).

2. **Elevação da pelve:** Essa alteração é obtida pela contração da musculatura extensora do tronco e da parede abdominal, em especial o músculo quadrado lombar que nesta situação faz a elevação da pelve na fase de balanço. O movimento é mais bem identificado quando o paciente é visto por trás ou pela frente. A elevação do quadril na fase de balanço provoca a inversão do segundo determinante e uma exacerbação da rotação pélvica (primeiro determinante). Em geral esse mecanismo é utilizado por pacientes com diminuição de força dos isquiotibiais, pois nessa condição o joelho tende à extensão prematura com o consequente "alongamento" do membro no final da fase de balanço. Também pode ocorrer nas contraturas em flexão plantar do tornozelo (pé equino) e joelho rígido (Figura 4.23).

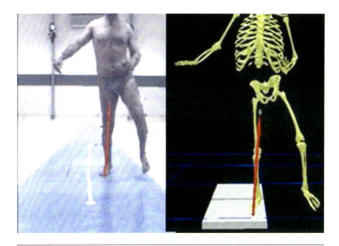

FIGURA 4.22 Circundução como mecanismo compensatório de joelho rígido e equino do tornozelo no balanço.

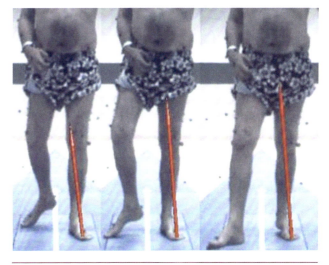

FIGURA 4.23 Elevação da pelve homolateral à hemiparesia para compensar o pé caído do mesmo lado.

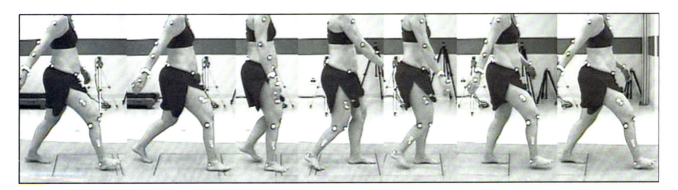

FIGURA 4.21 Marcha de um paciente com sequela de poliomielite e desigualdade de MMII.

3. **Hiperflexão do quadril:** Aumento da flexão do quadril e joelho usado para compensar a contratura em equino que dificulta a passagem do pé durante o balanço. Observa-se também no contato inicial por encurtamento dos isquiotibiais, fraqueza do quadríceps e insuficiência dos dorsiflexores (Figura 4.24).

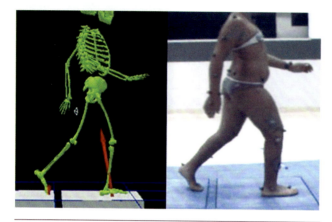

FIGURA 4.24 Hiperflexão do quadril no contato inicial por encurtamento dos isquiotibiais.

4. **Elevação do pé (Vaulting):** A passagem do pé do membro em balanço também pode ser compensada pelo mecanismo de elevação do pé contralateral, que está em balanço. Isso causa mais movimentação do centro de massa e consequentemente maior consumo de energia. Esse mecanismo é em geral utilizado quando a velocidade está reduzida, com fraqueza de isquiotibiais e os quadris tendem à extensão muito precoce durante o balanço. É a solução mais apropriada para os problemas que acometem o membro em balanço, pois a compensação ocorre no membro apoiado. É, portanto, uma modificação durante a fase de apoio, enquanto a circundução, elevação do quadril e hiperflexão são mecanismos que modificam o membro em balanço (Figura 4.25).

ROTAÇÃO ANORMAL DO QUADRIL

Uma vez que os movimentos de rotação do membro inferior ocorrem quase exclusivamente no quadril, qualquer alteração a esse nível levará a uma rotação de todo o membro. Esse tipo de alteração pode ser identificado observando-se o paciente por trás ou pela frente, uma vez que dificilmente conseguiremos observar por cima ou por baixo. A rotação anormal do quadril pode resultar principalmente de problemas torsionais do fêmur e da tíbia, de alterações de funções dos músculos rotadores do quadril, variações na maneira com que o pé faz contato com o solo e ainda como um movimento compensatório de qualquer outra alteração. Modificações como o pé varo com inversão podem gerar rotação interna do quadril, enquanto o pé valgo leva a rotação externa. A rotação interna também pode ocorrer na diminuição de força dos fibulares e a externa quando os tibiais anteriores e posteriores estão deficitários. A rotação externa do quadril também pode surgir como mecanismo de compensação para a fraqueza de quadríceps, uma vez que altera a direção da linha de força através do joelho. Pode ainda ser facilitadora da flexão do quadril, quando os adutores são usados como flexores. Quando o tríceps sural é fraco, por meio da rotação externa os fibulares podem ser usados como flexores plantares (Figura 4.26).

HIPEREXTENSÃO DE JOELHO

A hiperextensão de joelho ocorre durante a fase de apoio e é melhor identificada observando-se o paciente de lado. A causa mais comum desse problema é a espasticidade ou fra-

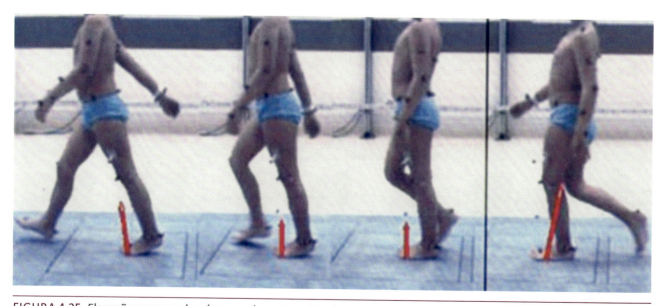

FIGURA 4.25 Elevação precoce do pé esquerdo na tentativa de compensar o equino do pé direito no balanço (Vaulting).

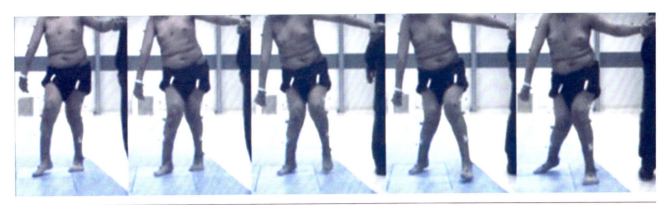

FIGURA 4.26 Rotação anormal do quadril associado às alterações torcionais das tíbias e pés em um paciente com sequela de traumatismo craniano.

queza do quadríceps, já descrita, onde se faz a flexão anterior do tronco ou o apoio da mão sobre a coxa para a hiperextensão do joelho. Quando existe a hiperextensão do joelho, também há maior flexão do quadril, pelo deslocamento posterior do fêmur. O momento de força que existe no final do apoio tende a levar o joelho à hiperextensão, sendo resistido pelos flexores do joelho. Na ausência destes últimos ocorre a brusca hiperextensão do joelho. A hiperextensão do joelho é comum na presença de espasticidade do quadríceps. Quando há espasticidade do tríceps a flexão plantar do tornozelo faz com que o suporte de peso ocorra nos artelhos, deslocando anteriormente o vetor de força de reação do solo que iria resultar também em hiperextensão do joelho (mecanismo conjugado flexão plantar/extensão do joelho) (Figura 4.27).

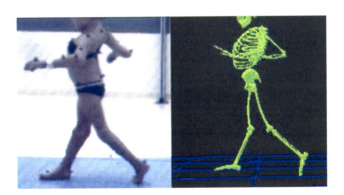

FIGURA 4.27 Hiperextensão do joelho associado à frouxidão ligamentar.

FLEXÃO EXCESSIVA DE JOELHO

A extensão do joelho ocorre completamente duas vezes durante o ciclo da marcha, sendo uma no contato inicial e outra no médio apoio. Quando ocorre a flexão de joelho excessiva uma ou ambas as extensões do joelho deixam de ocorrer. Para se observar essa alteração o paciente deve ser visto de lado.

Uma contratura em flexão do joelho seria a causa mais evidente dessa anormalidade. Porém, a contratura em flexão do quadril também pode impedir a extensão completa do joelho, uma vez que o fêmur deixaria de estar vertical durante o médio apoio. Dado que nesses casos ocorre o encurtamento funcional do membro, é necessário um dos mecanismos adaptativos citados anteriormente. A espasticidade dos flexores de joelho, ao causar a flexão excessiva, pode levar também a uma insuficiência do quadríceps e consequentemente ao aparecimento de outros mecanismos compensatórios como, por exemplo, a flexão anterior do tronco. A flexão excessiva do joelho também pode ser parte de outro mecanismo de compensação, seja para "encurtar" o membro, seja para, juntamente com o aumento da flexão do quadril e dos movimentos dos braços, compensar um deficit dos flexores plantares no pré-balanço (Figura 4.28).

CONTROLE INADEQUADO DA DORSIFLEXÃO

Os dorsiflexores são ativos em duas fases diferentes do ciclo, assim, a dorsiflexão inadequada pode produzir dois diferentes tipos de anormalidades. Entre o contato inicial e o contato final, os dorsiflexores resistem ao momento em flexão plantar, permitindo assim o posicionamento de toda a planta do pé mais suavemente no solo. Os indivíduos que não possuem esse controle apresentam a queda brusca do ante-pé ("foot slap") que pode até mesmo ser ouvida. Isso tanto pode ser resultante de fraqueza do tibial anterior como também da hiperatividade do tríceps. Durante o balanço a dorsiflexão também deve ocorrer, para permitir a passagem do pé. Caso haja deficit de dorsiflexão não compensado pelos mecanismos próprios das disparidades funcionais haverá o arrastar dos artelhos no solo. O arrastar dos dedos também pode ocorrer quando existe um retardo na flexão do quadril ou joelho no início do balanço, independente da ação normal dos dorsiflexores. Na presença de espasticidade, indivíduos

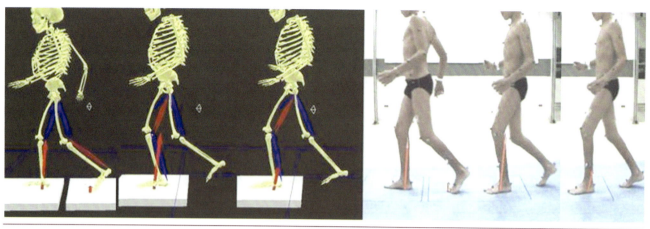

FIGURA 4.28 Flexão excessiva do joelho no apoio causada por encurtamento dos isquiotibiais e insuficiência do tríceps sural.

que não apresentem controle dos dorsiflexores podem realizar a dorsiflexão no balanço pela ação reflexa que acompanha a flexão do quadril e do joelho. Em pacientes com alterações do controle motor, como os atáxicos, é comum encontrarmos excessiva dorsiflexão durante a fase de balanço causada pela incapacidade de seletividade muscular apropriada (Figura 4.29).

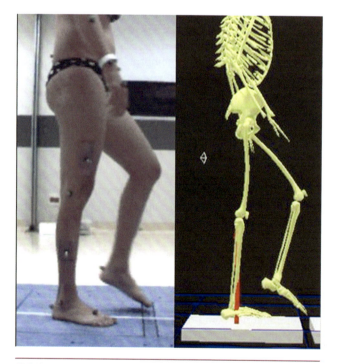

FIGURA 4.29 Insuficiência dos músculos dorsiflexores causada por lesão nervosa periférica à esquerda.

REFERÊNCIAS BIBLIOGRÁFICAS

1. Saunders JBM, Inman VT, Eberhart HD. The major determinants in normal and pathological gait. J Bone Joint Surg Am. 1953;35:543-58.
2. Rose J, Gamble JG. Human walking. 2.ed. Baltimore: Willians & Wilkins, 1994.
3. Perry J. Gait analysis – normal and pathological function. New Jersey: Slack Incorporated, 1992.
4. Perry, J. Análise de marcha. v.1. Marcha normal. Barueri: Manole, 2005.
5. Reddy KN. Economic evaluation of clinical gait analysis: a cost-benefit approach. Masters thesis. Australia: University of Queensland, 2005.
6. Wren TAL, Kalisvaart MM, Ghatan CE, et al. Effects of preoperative gait analysis on costs and amount of surgery. J Pediatr Orthop. 2009;29:558-63.
7. Sutherland DH, Olshen RA, Biden EN, et al. The development of mature walking. Philadelphia: Mac Keith Press, 1988. p.227.
8. Sutherland DH. Gait disorders in childhood and adolescence. Baltimore: Willians & Wilkins, 1984.
9. Gage JR. Gait analysis in cerebral palsy. Philadelphia: Mac Keith Press, 1991. p.206.
10. Gage JR, Koop SE, Schwartz, MH, et al. The identification and treatment of gait problems in cerebral palsy. Philadelphia: Mac Keith Press, 2009. p.660.
11. Kerrigan DC, Frates EP, Rogan S, et al. Hip hiking and circumduction: quantitative definitions. Am J Phys Med Rehabil. 2000;79:247-52.
12. Kirtley C. Clinical gait analysis: theory and practice. London: Churchill Livingstone, 2005. p.264.

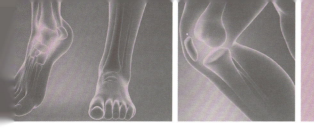

Diagnóstico Ortopédico por Imagem em Medicina Fetal

Marco Antonio Borges Lopes
Marcelo Zugaib

INTRODUÇÃO

As más-formações ósseas agrupam mais de 300 doenças com grau variável de acometimento do esqueleto fetal, levando a alterações no formato e nas dimensões do esqueleto, doenças com comprometimento de 1 até 140 genes, provocando desde alterações leves até a morte intrauterina ou no período perinatal.

Apesar de serem consideradas doenças raras, com incidência global ao redor de 1 em 100 mil, entre as crianças que morrem no período perinatal, as displasias esqueléticas são responsáveis por 9,1 de cada mil óbitos. De 13% a 25% dos portadores de displasias esqueléticas são natimortos e 44% morrem no período perinatal (Chen, H., 2003).

A maioria das osteocondrodisplasias apresenta herança autossômica comprovada, de caráter recessivo ou dominante, e resulta de mutações gênicas que alteram a ossificação endocondral. Na tentativa de classificação fetal nas diferentes hipóteses diagnósticas, deve-se ter em conta a classificação atualizada de todas as osteocondrodisplasias fetais catalogadas. Superti-Furga e Unger,[30] em 2001, em virtude do número crescente de moléstias esqueléticas, como as displasias, o distúrbio metabólico e as disostoses, levam em conta, para estabelecer uma classificação, critérios patogênicos, moleculares integrados a dados morfológicos, clínicos, radiológicos, bem como a análise genética molecular (Tabela 5.1).

Fatores genéticos podem levar a uma disostose, como a anemia de Fanconi e a síndrome Holt-Oram. Anomalias cromossômicas, como a trissomia dos cromossomos 13, 18 e 21, também podem cursar com encurtamento de membros.

Deve-se ter em mente que as disostoses também podem ser consequência de exposição da gestante a substâncias teratogênicas no início da gestação. Estes agentes podem levar a más-formações esqueléticas, como no caso da talidomida, que causa a focomelia. A ciclofosfamida pode ocasionar defeitos nos membros, do esterno e do dorso. O diabete está relacionado com displasia sacral, síndrome da regressão caudal e displasia femural. A fenitoína pode provocar hipoplasia falangeana distal, bem como o uso do misoprostol no primeiro trimestre, podendo acarretar em focomelia.

Na prática clínica, o diagnóstico final geralmente inclui análise pós-natal (ou pós-expulsão) por meio do exame físico, outros métodos de imagem (raio X, tomografia computadorizada e ressonância magnética) e histórico genético. Não raro, são necessários estudos anatomopatológicos dos ossos e cartilagens, com microscopia eletrônica e marcadores imuno-histoquímicos, além de estudo genético.

A doença óssea letal mais frequente é a displasia tanatofórica, com incidência ao redor de 1 em 16.700. A acondrogênesis, outra doença letal, tem incidência de 1 em 43.400. Essas duas patologias, juntas, respondem por 62% das mortes perinatais vinculadas a essa patologia.[8] A acondroplasia é a moléstia esquelética não letal mais comum, com incidência de 1 em 27.100.[14]

A osteogênese imperfeita (*osteogenesis imperfecta*, OI), também conhecida como doença dos ossos frágeis ou "ossos de vidro", é outra moléstia rara, de origem genética, com grande importância durante o pré-natal. Resulta da fragilidade dos ossos pela deficiência, menor produção ou baixa qualidade do colágeno tipo I, levando à fragilidade óssea, com fraturas e deformidade dos ossos, além de gerar anormalidades no tecido conectivo. Tal moléstia afeta cerca de 1 a cada 20 mil crianças nascidas por ano. Da população mundial, 0,008% é afetada pela OI, o que representa meio milhão de pessoas.

A OI é classificada em pelo menos cinco tipos:[8]

Tipo I: é o tipo de OI mais benigno, sendo de caráter dominante autossômico ou mutação nova. A maioria das fraturas ocorre na infância. O indivíduo afetado pode ter apenas estatura menor ou normal, com o diagnóstico pré-natal trazendo pouco impacto na morbiletalidade perinatal.

Série Ortopedia e Traumatologia – Fundamentos e Prática

Tabela 5.1 Classificação das displasias esqueléticas segundo Superti-Furga *et al.*, 2001.

Gene ou proteína responsável pela doença	Fenótipo clínico	Transmissão
Grupo 1: Defeitos extracelulares das proteínas estruturais		
COL1A1, COL1A2	Osteogênesis imperfecta	AD
COL2A1	Acondrogênese 2, hipocondrogênese, displasia espondiloepifisária familiar, Síndrome de Kniest, Oteoartrite familiar	AD
COL9A1, COL9A2, COL9A3	Displasia epifisária múltipla (MED; duas ou mais variantes)	AD
COL10A1	Displasia metafisária Shmid	AD
COL11A1, COL11A2	Displasia oto-espondilo-megaepifisária (OSMED); Síndrome de Stickler (variante)	AR, AD
COMP (proteína matriz da cartilagem oligomérica)	Pseudoacondroplasia, displasia múltipla epifisária (MED; forma 1)	AD
MATN3 (matrilina-3)	Displasia múltipla epifisária (MED; variante 1)	AD
Perlecan	Schwartz-Jampel tipo 1; displasia dissegmentar	AR
Grupo 2: Defeitos nas vias metabólicas (incluindo enzimas, canais iônicos e transportadores)		
TNSALP (fosfatase alcalina tissular não específica)	Hipofosfatasia (forma severa)	AR, AD
ANKH (transportador pirofosfato)	Displasia craniometafisária	AD
DTDST/SLC26A2 (transportador sulfato da displasia diastrófica)	Família: acondrogênese 1B, atelosteogenese 2, displasia diastrófica, displasia epifisária recessiva múltipla (rMED)	AR
PAPSS2 (fosfoadenosina-fosfosulfato-sintase 2)	Displasia espôndilo-epi-metafisária tipo Pakistani	AR
TCIR GI (subunidade da bomba de próton do osteoblasto)	Osteopetrose infantil grave	AR
CIC-7 (canal cloreto 1)	Osteopetrose grave	AR
Carboanidrase II	Osteopetrose com calcificações intracranianas e acidose tubular renal	AR
Complexo vitamina K – epóxido redutase	Condrodisplasia punctata com defeitos da coagulação vitamina K dependente	AR
MGP (proteína Gla matriz)	Síndrome de Keutel (estenose pulmonar, braquitelefalangismo, calcificações da cartilagem e baixa estatura)	AR
ARSE (arylsulfatase E)	Condrodisplasia punctata ligada ao X (CDPX1)	XLR
3-beta-hidroxiesteroide-desidrogenase	Síndrome CHILD	XLD
3-beta-hidroxiesteroide Δ(8) Δ(7)-isomerase	Condrodisplasia punctata ligada ao X, tipo Conradi-Hünermann (CDPX2); Síndrome CHILD	XLD
PEX7 (receptor peroxisomal/importador)	Condrodisplasia punctata rizomélica 1	AR
DHAPAT (enzima perixisomal di-hidroxi-acetofosfato-aciltransferase)	Condrodisplasia punctata rizomélica 2	AR
Alquil-di-hidroxi-diacetofosfato sintase (AGPS; enzima peroxissomal)	Condrodisplasia punctata rizomélica 3	AR
Grupo 3: Defeitos na degradação de macromoléculas		
Sedlin (proteína do retículo endoplasmático com função desconhecida)	Displasia espondiloepifisária ligada ao X (SED-XL)	XR
Catepsina K (proteinase lisossomal)	Picnodisostose	AR

(*continua*)

Diagnóstico Ortopédico por Imagem em Medicina Fetal

Tabela 5.1 Classificação das displasias esqueléticas segundo Superti-Furga *et al.*, 2001. *(Continuação)*

Gene ou proteína responsável pela doença	Fenótipo clínico	Transmissão
Hidrolases ácidas lisossomais e transportadores (sulfatase, glicosidase, translocase etc.)	Doenças de depósito lisossomais: mucopolissacaridose, oligossacaridose, glicoproteinose (formas graves)	AR, XLR
Sistema alvo de enzimas lisossomais (GlcNAc-1-fosfotransferase)	Mucolipidose II, mucolipidose III	AR
MMP2 (matriz metaloproteinase 2)	Osteolise tipo Torg	AR
Grupo 4: Defeitos em hormônios e mecanismos de transferência de sinais		
25-α-hidroxicolecalciferol-1-hidroxilase	Raquitismo dependente de vitamina D tipo 1 (VDDR1)	AR
Receptor 1,25-α-dihidroxi-vitamina D3	Raquitismo resistente a vitamina D com órgão final que não responde a vitamina D (VDDR2)	AR
CASR (sensor de cálcio/receptor)	Hiperparatireoidismo neonatal grave com doença óssea; hipercalcemia hipocalciúrica familiar	AD
Receptor PTH/PTHrP	Displasia metafisária de Jansen	AD (mutações ativadoras)
	Displasia letal de Blomstrand	AR (mutações inativadoras)
GNAS1 (proteína estimuladora Gs alfa da adenilato ciclase)	Pseudohipoparatireoidismo (osteodistrofia hereditária de Albright e diversas variantes) com mutações haploinsuficientes constitucionais; Síndrome de McCune-Albright com mosaicismo somático para mutações ativadoras	AD
Proteinase PEX	Raquitismo hipofosfatêmico, tipo ligado ao X semidominante (clivagem prejudicada da FGF23)	XL
FGF23 (fator de crescimento de fibroblastos 23)	Raquitismo hipofosfatêmico, tipo autossômico dominante (resistente a clivagem PEX)	AD
FGFR1 (receptor de fator de crescimento de fibroblastos 1)	Síndromes com craniosinostose (Pfeiffer e outras variantes)	AD
FGFR2	Síndromes com cranisinostose (Apert, Crouzon, Pfeiffer e outras variantes)	AD
FGFR3	Displasia tanatofórica, acondroplasia, hipocondroplasia, SADDAN, síndromes com craniosinostose (Crouzon com acantose nigricans, craniosinostose não sindrômica Muenke)	AD
ROR-2	Sindrome Robinow	AR
	Braquidactilia tipo B	AD
TNFRSF11A (receptor ativador do fator nuclear Kb; RANK)	Osteólise expansível familiar	AD
TGFβ1	Displasia diafisária	AD
CDMP1 (proteína morfogenética derivada de cartilagem 1)	Displasia acromesomélica Greb/Hunter-Thompson	AR
	Braquidactilia tipo C	AD
Noggin ("fator de crescimento", antagonista de TGF)	Síndrome sinostose múltipla; síndrome hipoacusia e sinfalangismo	AD
DLL3 (delta-like 3, sinalizador intracelular)	Disostrose espondilocostal	AR
IHH (indian hedgehog)	Braquidactilia A1	AD
C7orf2	Acheiropodia	AR
SOST (esclerostina; proteína secretora do grupo cistina)	Esclerosteose, doença de van Buchem	AR

(continua)

CAPÍTULO 5

Série Ortopedia e Traumatologia – Fundamentos e Prática

Tabela 5.1 Classificação das displasias esqueléticas segundo Superti-Furga *et al.*, 2001. *(Continuação)*

Gene ou proteína responsável pela doença	Fenótipo clínico	Transmissão
LRP5 (proteína relacionada ao recepotor de LDL 5)	Síndrome osteoporose-pseudoglioma	AR
WISP3	Displasia pseudo-reumatoide progressiva	AR
Grupo 5: Defeitos em proteínas nucleares e fatores de transcrição		
SOX9 (proteína de ligação DNA tipo HMG)	Displasia campomelica	AD
GlI3 (gene zinc finger)	Cefalopolisindactilia Greig, polidactilia tipo A e outras, síndrome Pallister-Hall	AD
TRPS1 (gene zinc finger)	Síndrome tricô-rino-falangear (tipos 1-3)	AD
EVC (gene leucina-zipper)	Displasia condroectodermal (Ellis-van Creveld)	AR
TWIST (fator de transcrição)	Saethre-Chotzen craniosinostose	AD
P63 (fator de transcrição relacionado ao p53)	Síndrome EEC, síndrome Hay-Wells, síndrome costo-mamário, malformação mão e pé partidos (algumas formas)	AD
CBFA-1 (fator de ligação core 1)	Displasia cleidocranial	AD
LXM1B (LIM	Síndrome unha-patela	AD
DLX3	Síndrome tricho-dento-osseous	AD
HOXD13 (gene homeobox)	Sinpolidactilia	AD
MSX2 (gene homeobox)	Craniosinostose, tipo Boston	AD (ganho de função)
	Foramina parietal	AD (perda da função)
ALX4 (gene homeobox)	Foramina parietal (cranium bifidum)	AD
SHOX (estatura pequena – gene homeobox)	Discondrosteosis de Léri-Weill, estatura pequena idiopática	Pseudoautossômico
TBX3 (T-box 3, fator de transcrição)	Síndrome Ulnar-mamário	AD
TBX5 (T-box 5, fator de transcrição)	Síndrome de Holt-Oram	AD
EIF2AK3 (fator quinase iniciador de transcrição)	Síndrome Wolcott-Rallison (diabetes melito neonatal e displasia espondiloepifisária)	AR
NEMO (modulador essencial NFkB, atividade quinase)	Osteopetrose, linfedema, displasia ectodermal e imunodeficiência (OLEDAID)	XL
Grupo 6: Defeitos em oncogenes e genes de supressão tumoral		
EXT1, EXT2 (exostosin-1, exostosin-2; heparan-sulfato polimerase)	Síndrome de exostese múltipla tipo 1, tipo 2	AD
SH3BP2 (proteína de ligação c-Abl)	Querubismo	AD
Grupo 7: Defeitos no processamento e metabolismo de RNA e DNA		
Componente RNAse MRP-RNA	Hipoplasia cartilagem-cabelo	AR
ADA (adenosina deaminase)	Imunodeficiência combinada grave (SCID) com variação metafisária (facultativo)	AR

AD: Autossômica dominante; AR: Autossômica recessiva.

Tipo II: é o tipo mais grave, sendo, por isso, também chamado de forma letal de OI. Ocorre em aproximadamente 10% das pessoas com OI, devido a uma mutação espontânea, mas também por herança genética dos pais. A diferenciação ultrassonográfica com o Tipo III é importante pelo caráter de letalidade do Tipo II, tendo esse subtipo comprometimento torácico importante, com fraturas de ossos longos, calota craniana e costelas (Figuras 5.1 e 5.2).

Tipo III: ocorre em aproximadamente 20% dos portadores de OI. Também é uma forma grave, com fraturas intraútero e na primeira infância, causando deformidades ósseas importantes, que podem limitar ou impossibilitar a deambulação. O seu diagnóstico pré-natal é realizado pela história clínica e achados ultrassonográficos de fraturas, necessitando de cuidados no parto (geralmente cesárea) e pronto atendimento ortopédico ao nascimento (Figuras 5.3, 5.4, 5.5, 5.6).

Diagnóstico Ortopédico por Imagem em Medicina Fetal

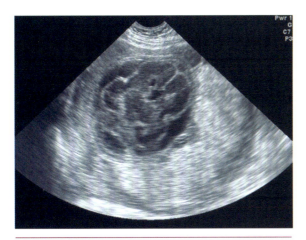

FIGURA 5.1 Polo cefálico com a calota craniana com hipocalcificação em feto com Osteogênesis Imperfeita Tipo II.

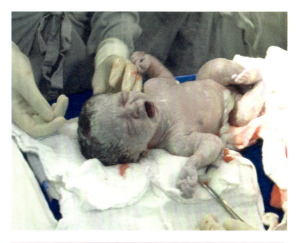

FIGURA 5.4 Recém-nascido com Osteogênesis Imperfeita Tipo III.

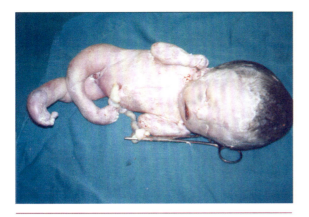

FIGURA 5.2 Feto com Osteogênesis Imperfeita Tipo II.

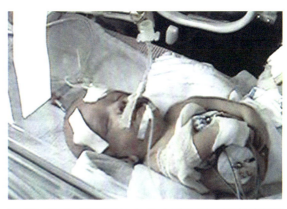

FIGURA 5.5 Recém-nascido com Osteogênesis Imperfeita Tipo III com fratura em membros superiores e inferiores.

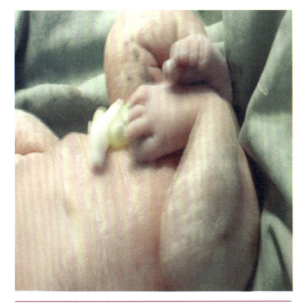

FIGURA 5.3 Recém-nascido com Osteogênesis Imperfeita Tipo III com fratura em membros inferiores.

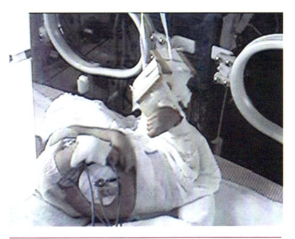

FIGURA 5.6 Recém-nascido com Osteogênesis Imperfeita Tipo III com fratura em membros superiores e inferiores.

Tipos IV e V: estão entre os tipos I e o III em gravidade. A maioria das fraturas acontecem durante a infância, mas também existe a recorrência no caso de mulheres na menopausa. Esses subtipos são de difícil diagnóstico pré-natal.

Outros achados ultrassonográficos podem ter diferentes impactos no diagnóstico pré-natal, como:

- **Polidactilia:** é definida pela presença de um ou mais dedos extranumerários (Figura 5.7). Estes podem ser constituídos apenas de uma pequena protrusão cutânea até um dedo completo com função extensora e flexora. A maioria compreende herança autossômica dominante, apresenta-se isoladamente e é benigna. Pode fazer parte de quadros sindrômicos, como síndrome de Meckel-Gruber, Jeune, Trissomia do 13, síndrome de Ellis van Creveld etc. A síndrome polidactilia-costelas-curtas compreende um grupo de doenças, a maioria letais, que têm herança autossômica recessiva. Nessa síndrome, durante a ultrassonografia nota-se hipoplasia torácica, polidactilia, fêmur curto e, às vezes, anomalias cardíacas e rins policísticos.

- **Pé torto congênito:** é descrito como o desvio medial e a inversão da face plantar do pé. Pode ser consequência da presença de espinha bífida ou pode estar associado a várias síndromes genéticas ou a anomalias cromossômicas, como a trissomia do cromossomo 18. Nessas situações, indica-se o exame de cariótipo fetal. Quando se apresenta isoladamente, no geral, afeta mais fetos do sexo masculino. É de etiologia multifatorial, tendo excelente prognóstico pós-natal. O diagnóstico de pé torto congênito no período pré-natal vem causando uma crescente solicitação de consultas com ortopedistas durante a gravidez, pois os pais buscam informações sobre o prognóstico e os tipos de tratamento (Figuras 5.8 e 5.9).

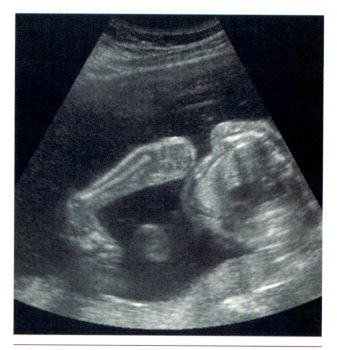

FIGURA 5.8 Feto apresentando pé torto congênito pela ultrassonografia bidimensional.

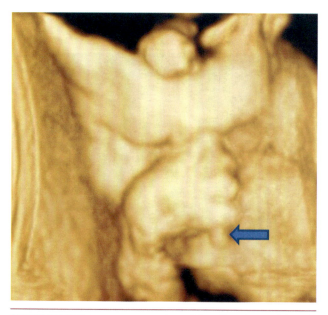

FIGURA 5.7 Feto apresentando polidactilia pós-axial (seta).

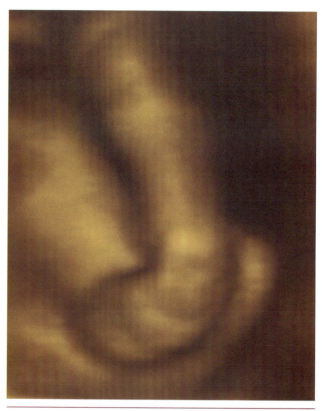

FIGURA 5.9 Feto apresentando pé torto congênito pela ultrassonografia tridimensional.

Diagnóstico Ortopédico por Imagem em Medicina Fetal

ULTRASSONOGRAFIA ÓSSEA FETAL

Os brotos dos membros do embrião são observados ao redor da 8ª semana de gravidez. O fêmur e o úmero são visibilizados a partir de 9 semanas, a tíbia/fíbula e o rádio/ulna, a partir de 10 semanas, as mãos e os pés, a partir de 11 semanas (Figuras 5.10 e 5.11). Os movimentos dos membros são bem visíveis a partir de 10 semanas. O comprimento dos ossos longos: fêmur, úmero, rádio/ulna e tíbia/fíbula inicialmente são similares, aumentando linearmente com o desenvolver da gestação (Figuras 5.12 e 5.13). Na ultrassonografia obstétrica morfológica do segundo trimestre, realizada entre 20 e 24 semanas, os três segmentos das extremidades devem ser visibilizados, bem como a avaliação da coluna vertebral, do osso nasal e da calota craniana (Figuras 5.14 a 5.20).

Para se caracterizar uma alteração óssea, é necessário consultar o normograma do comprimento do osso para determinada idade gestacional. Assim, é imprescindível conhecer com exatidão a idade gestacional da paciente, para não se incorrer em erros de diagnóstico.

Para realizar o diagnóstico pré-natal das anomalias esqueléticas, é necessário a mensuração dos ossos longos, o exame detalhado das mãos e dos pés, o crânio, a espinha, a face, o tórax e a escápula, bem como avaliar a movimentação fetal. Durante um exame ultrassonográfico de rotina, em que são realizadas medidas da biometria fetal, pode ocorrer a descoberta casual de uma anomalia esquelética. Outras circunstâncias diagnósticas seriam as pesquisas direcionadas por antecedentes ou a complementação diagnóstica de anomalias detectadas em outros sistemas.

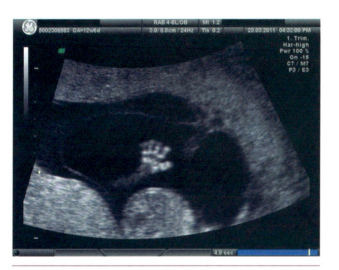

FIGURA 5.10 Mãos de feto no primeiro trimestre.

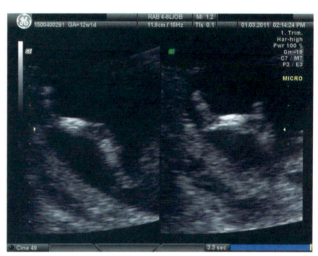

FIGURA 5.12 Pés, fêmur, tíbia/fíbula de feto no primeiro trimestre.

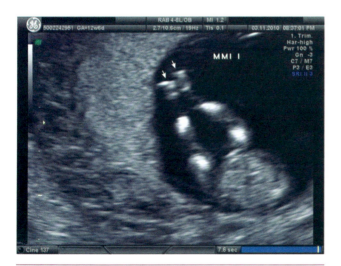

FIGURA 5.11 Pés de feto no primeiro trimestre (setas).

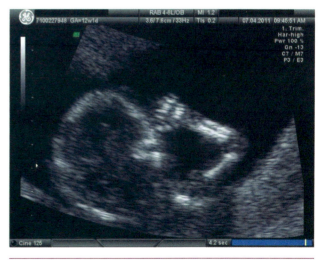

FIGURA 5.13 Mãos, rádio/ulna de feto no primeiro trimestre.

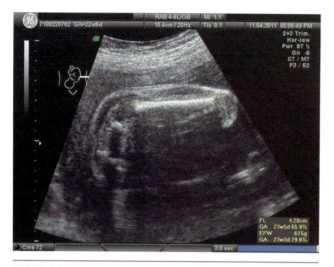

FIGURA 5.14 Medida do fêmur de feto no segundo trimestre de gestação.

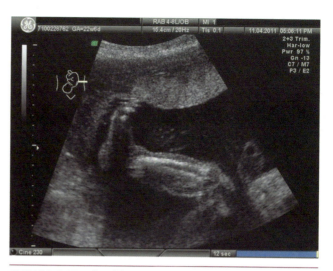

FIGURA 5.17 Tíbia/fíbula de feto no segundo trimestre de gestação.

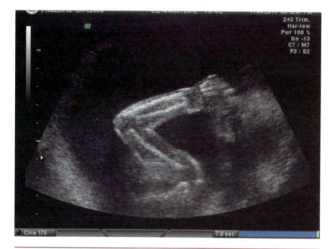

FIGURA 5.15 Rádio/ulna e úmero de feto no segundo trimestre de gestação.

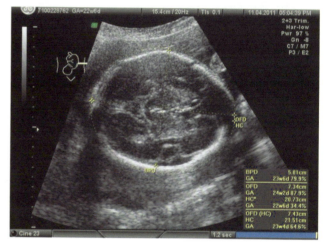

FIGURA 5.18 Calota craniana de feto no segundo trimestre de gestação.

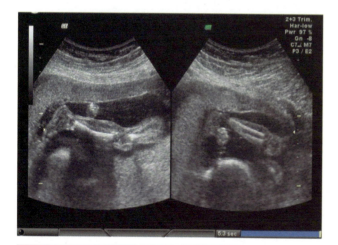

FIGURA 5.16 Pés e tíbia/fíbula de feto no segundo trimestre de gestação.

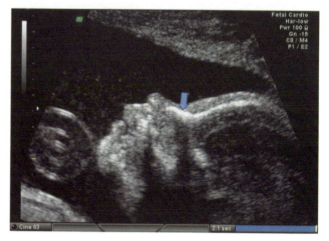

FIGURA 5.19 Osso nasal (seta) de feto no segundo trimestre de gestação.

O primeiro trimestre é um bom momento para avaliação numerária dos membros, pés e mãos, sendo os dígitos das mãos facilmente avaliados neste período.

A translucência nucal (Figura 5.21) aumentada entre 11 e 14 semanas, com cariótipo normal, pode ser indicativo de algum tipo de displasia esquelética que irá ter algum sinal ultrassonográfico a partir do segundo trimestre, quando há melhor avaliação da ossificação, bem como da forma e do comprimento ósseo.

Para distinguirmos os tipos de disostoses, classificamos as anomalias de acordo com o grau de acometimento do membro, como ocorre no atendimento clínico ortopédico de rotina, utilizando a localização do acometimento (Figura 5.22).

Diagnóstico ultrassonográfico

Além da medida dos ossos, sua forma e ecogenicidade são importantes. A ecogenicidade diminuída pode ser um sinal de OI ou hipofosfatasia, bem como de acondrogênese tipo I. Um osso com forma tortuosa pode traduzir uma fratura, que é comum na OI, mas também pode ser um sinal de displasia camptomélica.

O ultrassom também pode mostrar alterações não ligadas ao esqueleto, que se associam, às vezes, às displasias esqueléticas, como polidrâmnio, rins policísticos e anomalias cardíacas.

Durante o exame ultrassonográfico, devemos seguir os oito passos numerados a seguir:

1. **O grau de encurtamento do membro:** nas anomalias letais, o membro é frequentemente muito pequeno. A medida do fêmur dá uma boa noção da evolução da displasia esquelética. Quando um fêmur é muito curto, ou seja, abaixo de quatro desvios-padrão da média esperada para a idade gestacional, especialmente quando este achado está associado a outras anomalias, pode-se afirmar que é uma displasia esquelética grave. Segundo Gonçalves e colaboradores,[10] a quantificação do grau de encurtamento mostra que a doença que mais afeta o crescimento do osso é a acondrogênese. Eles afirmam que a análise do fêmur é o melhor parâmetro para distinguir entre as cinco más-formações ósseas mais comuns: displasia tanatofórica, OI tipo II, acondrogênese, acondroplasia e hipocondroplasia. Outros autores avaliam a relação comprimento do fêmur/circunferência abdominal menor que 0,16 como índice de gravidade.[12]

2. **Normogramas desenvolvidos para as diversas medidas:** as medidas da circunferência da cabeça, do tórax e do abdome são geralmente proporcionais em fetos normais. A macrocrania pode ser vista na acondroplasia e na displasia tanatofórica (Figuras 5.23 a 5.25). A distância entre as órbitas pode ajudar a diagnosticar doenças graves, caracterizadas por hipertelorismo. É importante avaliar a relação fêmur/pé, e quando apenas o fêmur está afetado, é sugestivo de displasia esquelética ou síndrome de Down.

3. **Características do tórax:** um tórax pequeno pode determinar a letalidade de uma displasia esquelética, como, por exemplo, a displasia tanatofórica, a síndrome polidactilia-costelas-curtas e a displasia asfixiante de Jeune. Observar a proporcionalidade entre a área cardíaca e a área torácica pode auxiliar no diagnóstico, pois a primeira não deve ultrapassar a metade da segunda. O aspecto encurvado ou fraturado das costelas e o tórax "em sino" (Figuras 5.26 a 5.28) também podem estar presentes.

A displasia esquelética pode ser suspeita de ser letal quando a relação circunferência torácica/circunferência abdominal for menor que 0,79 e a circunferência torácica for menor que 5%, quando avaliada ao nível das quatro câmeras cardíacas.[12]

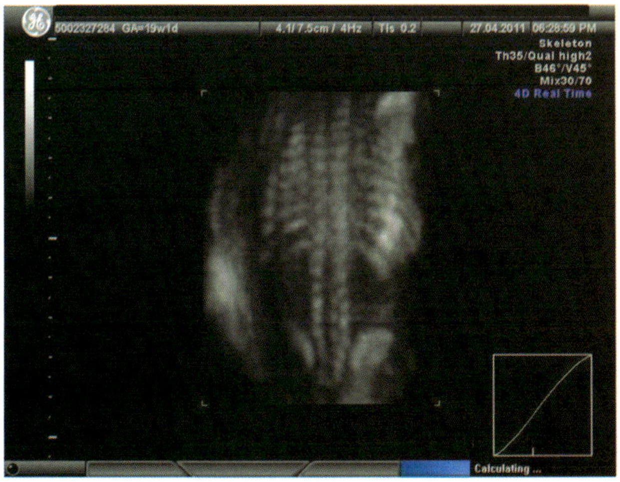

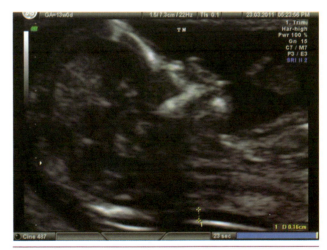

FIGURA 5.20 Avaliação pela ultrassonografia tridimensional da coluna fetal no segundo trimestre de gestação.

FIGURA 5.21 Medida da Translucência Nucal (TN) em feto no primeiro trimestre (a medida da TN é realizada entre 11 e 14 semanas de gestação).

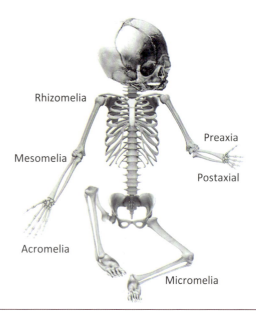

FIGURA 5.22 Diversos tipos de encurtamentos de membros nas osteocondrodisplasias.

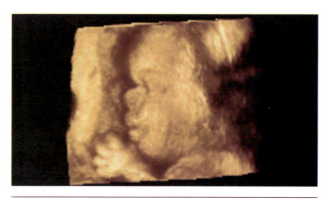

FIGURA 5.23 Perfil de feto com displasia tanatofórica pela ultrassonografia tridimensional.

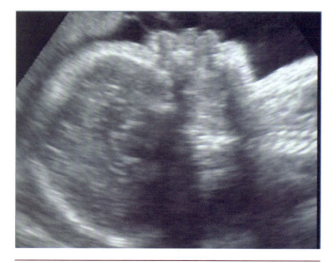

FIGURA 5.24 Perfil de feto com displasia tanatofórica pela ultrassonografia bidimensional.

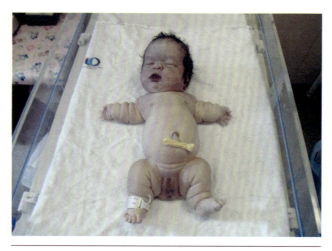

FIGURA 5.25 Feto com displasia tanatofórica. Notar a redundância de pele, macrocrania, micromelia e tórax estreito.

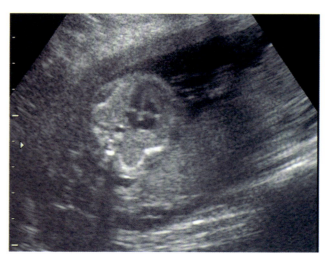

FIGURA 5.26 Corte transversal ultrassonográfico do tórax em sino.

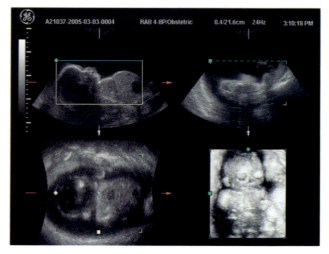

FIGURA 5.27 Corte transversal ultrassonográfico do tórax em sino (primeiro quadro).

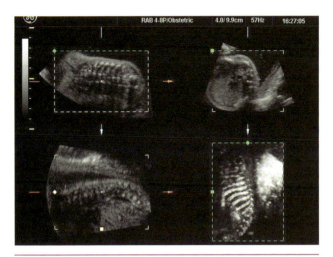

FIGURA 5.28 Costelas curvas e fraturadas em feto com *osteogenesis imperfecta* Tipo II.

4. **Características não esqueléticas:** devem ser pesquisadas alterações de outros sistemas, como o coração, a face e a forma do crânio. Devemos observar o número de dedos das mãos e dos pés e sua posição relativa. Aproximadamente 45% dos fetos com defeitos faciais diagnosticados ao ultrassom têm algum tipo de anomalia esquelética,[14] assim, a visualização da face fetal é de extrema importância, pois pode traduzir anormalidades intracranianas ou alterações cromossômicas.
5. **Análise dos ossos longos:** algumas displasias levam a um encurvamento dos ossos longos (Figuras 5.29 e 5.30), como a acondroplasia e a displasia camptomélica. Na OI, pode aparecer a imagem de um alargamento ósseo pelas fraturas e acentuada deformação óssea com presença de calos.
6. **Avaliação da coluna vertebral** (Figuras 5.20 e 5.28)**:** o encontro de distância intervertebral alargada pode corresponder à mielodisplasia; quando diminuída, pode fazer suspeitar de acondroplasia, que também apresenta lordose lombar acentuada.
7. **Mineralização óssea:** (Figuras 5.1 e 5.31) avaliada a ultrassonografia bidimensional e tridimensional do esqueleto, a ressonância magnética é o outro método de eleição para esse fim. Outra alternativa, porém quase em desuso, é a radiografia fetal.
8. **Avaliação do líquido amniótico:** o polidrâmnio, associado a outros achados ultrassonográficos, pode sugerir displasia esquelética, enquanto o oligoâmnio não é comum nesses casos.

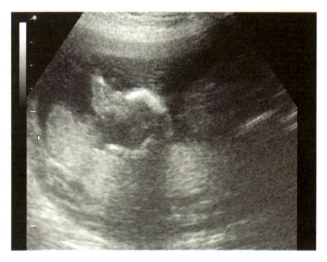

FIGURA 5.30 Feto apresentando tíbia curta e encurvada.

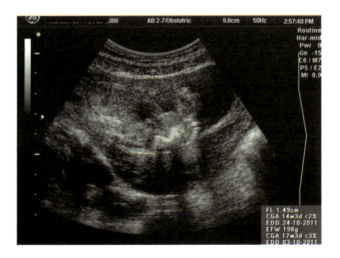

FIGURA 5.29 Feto apresentando fêmur curto e encurvado.

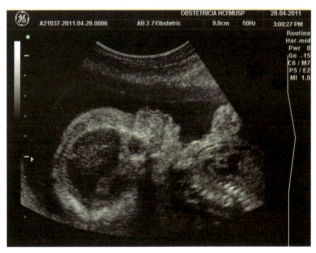

FIGURA 5.31 Polo cefálico com a calota craniana com hipocalcificação em feto com Osteogênesis Imperfeita Tipo II.

RESUMO DO RACIOCÍNIO DIAGNÓSTICO

- Medida dos ossos longos encontra-se abaixo de dois desvios-padrão
- História clínica*

Série Ortopedia e Traumatologia – Fundamentos e Prática

- Grau de encurtamento dos ossos
- Distribuição
- Fraturas ou encurvamentos
- Grau de ossificação – USG + RX
- Morfologia do crânio
- Tamanho do tórax (relação abdome/tórax e fêmur/tórax)
- Polidrâmnio
- Polidactilia e outras más-formações

Outros parâmetros utilizados na avaliação de gravidade da doença e na tentativa de classificação intraútero da doença é a utilização da ulrassonografia 3D e da tomografia tridimensional helcoidal (Ruano *et al.*, 2004).

CONDUTA CLÍNICA

O prognóstico fetal nas anomalias esqueléticas depende, inicialmente, de se estabelecer a letalidade ou não da patologia.

O contato com geneticistas, pediatras e ortopedistas é importante para o aconselhamento dos pais quanto ao prognóstico das morbidades, da mortalidade, da expectativa de vida e da recorrência da doença.

A via e o local de parto devem ser, de preferência, a via vaginal, principalmente frente a um possível diagnóstico de letalidade, porém, a via vaginal pode ter sua indicação limitada por fatores distócicos, como macrocrania e apresentações anômalas.

REFERÊNCIAS BIBLIOGRÁFICAS

1. Baker ER, Goldberg MJ. Diagnosis and management of skeletal dysplasias. Semin Perinatol. 1994;18(4):283-91.
2. [Article in English, French]. International nomenclature of constitutional diseases of bones. Revision, May, 1983. Ann Radiol (Paris). 1983;26(6):457-62.
3. Brons JTJ, Van der Harten JJ, Van Geijn HP, et al. The prenatal ultrasonographic diagnosis of osteogenese imperfecta. Am J Obstet Gynecol. 1988;159(1):176-81.
4. Bronshtein M, Keret D, Deutsch M, et al. Transvaginal sonographic detection of skeletal anomalies in the first and early second trimesters. Prenat Diagn. 1993;13(7):597-601.
5. Bronstein KD, Weintroub S. Prenatal diagnosis of musculoskeletal alanomalies. Clin Orthop Relat Res. 2005;(434):8-15.
6. Camera G, Mastroiacovo P. Birth prevalence of skeletal dysplasia in the Italian multicentric monitoring system for birth defects. In: Papadatos CJ, Bartrocas CS. Skeletal Dysplasia. New York: Alan R. Less, 1982. p.441.
7. Dimaio MS, Barth R, Koprivnikar KE, et al. First-trimester prenatal diagnosis of osteogenesis imperfecta type II by DNA analysis and sonography. Prenat Diagn. 1993;13(7): 589-96.
8. Cassart M. Suspected fetal skeletal malformations bone diseases: how to explore. Pediatr Radiol. 2010;40:1046-51.
9. Gaily E. Distal phalangeal hypoplasia in children with prenatal phenitoin exposure: results of a controlled anthropometric study. Am J Med Genet. 1990;35:574.
10. Gonçalves L, Jeanty P. Fetal biometry of skeletal dysplasias: a multicentric study. J Ultrasound Med. 1994;13:977.
11. Hall CM. International nosology and classification of constitutional disorders of bone (2001). Am J Med Genet. 2002;15;113(1):65-7.
12. Callan JA, Bhutani NA, Colmagen VK, et al. Ultrasonic ratio of fetal thoracic to abdominal circumference: an association with fetal pulmonary hypoplasia. Am J Obstet Gynecol. 1987;157:764.
13. Kalter H. Case reports of malformations associated with maternal diabetes: history and critique. Clin Radiol. 1993;47:389.
14. Krakow D, Alanay Y, Rimoin LP, et al. Evaluation of prenatal onset osteochondrodysplasias by ultrasonography: a retrospective and prospective analysis. Am J Med Genet. 2008;146A(15):1917-24.
15. Kuller JA, Katz VL, Wright LN, et al. Cesarean delivery for fetal malformation. Obstet Gynecol Surv. 1996;51(6):371-5.
16. Marion MJ, Gannon FH, Fallon MD, et al. Skeletal dysplasia in perinatal letal osteogenesis imperfecta. A complex disorder of endochondral and intramembranous ossification. Clin Orthop. 1993;293:327.
17. Meizner I, Barnhard Y. Achondrogenesis type I diagnosed by transvaginal ultrasonography at 13 weeks' gestation. Am J Obstet Gynecol. 1995;173:1620.
18. Orioli IM, Castilla EE, Barbosa-Neto JG. The birth prevalence rates for skeletal dysplasias. J Med Genet. 1986;23:328.
19. Parilla BV, Leeth EA, Kambich MP, et al. Antenatal detection of skeletal dysplasias. J Ultrasound Med. 2003;22:255-8.
20. Parilla BV, Leeth MS, Kambich MS, et al. Antenatal detection of skeletal dysplasias. J Ultrasound Med. 2003;22:255.
21. Pattarelli P, Petrorius DH, Edwards DK. Intrauterine growth retardation mimicking skeletal dysplasia on antenatal sonography. J Ultrasound Med. 1990;9:737.
22. Pena SDJ, Goodman HD. The genetics of thanatophoric dwarfism. Pediatrics. 1973;51:104.
23. Pilu G, Rizzo N, Perolo A. Anomalies of the skeletal system. In: Chervernak FA, Isaacson GC, Campbell S. Ultrasound in obstetrics and gynecology. Boston: Little, Brown and Company, 1988. p.981.
24. Pilu G, Rizzo N, Perolo A. Anomalies of the skeletal system. In: Chervernak FA, Isaacson GC, Campbell S. Ultrasound in Obstetrics and Gynecology. Boston: Little, Brown and Company, 1988. p.981.
25. Sawai H, Komori S, Tanaka H, et al. Prenatal diagnosis of achondroplasia using the nested polymerase chain reaction with modified primer sets. Fetal Diagn Ther. 1996;11:407.
26. Sharony R, Browne C, Lachman RS, et al. Prenatal diagnosis of skeletal dysplasias. Am J Obstet Gynecol. 1993;169:668.
27. Sillence DO, Senn AS, Danks DM. Genetic heterogeneity in osteogenesis imperfecta. J Med Genet. 1979;16:101.
28. Steiner H, Spitzer D, Weiss-Wichert PH, et al. Three-dimentional ultrasound in prenatal diagnosis of skeletal dysplasia. Prenat Diagn. 1995;15(4):373-7.
29. Stoll CB, Dott B, Roth MP, et al. Birth prevalence rates of skeletal dysplasias. Clin Gen. 1989;35:88.
30. Superti-Furga A, Unger S. Nosology and classification of genetic skeletal disorders: 2006 revision. Am J Med Genet. 2007;143:1-18.

Diagnóstico Ortopédico por Imagem em Medicina Fetal

31. Taybi H, Lachman RS. Syndromes, Metabolic Disorders and Skeletal Dysplasias. Chicago: Year Book Medical Publishers, 1989. p.236.

32. Turner GM, Twining P. The facial profile in the diagnosis of fetal abnormalities. Clin Radiol. 1993;47:389.

33. Wilson BG. Sonographic asessment of fetal skeletal dysplasias. Radiol Techinol. 2003;74(6):477-83.

34. Yeh P, Saeed F, Paramasivam G, et al. Accuracy of prenatal diagnosis and prediction of lethality for fetal skeletal dysplasias. Prenat Diagn. 2011;31(5):515-8.

CAPÍTULO 5

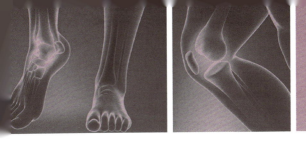

Analgesia Pós-Operatória em Cirurgia Ortopédica Pediátrica

Marcelo Vaz Perez
Ligia Andrade da Silva Telles Mathias
Debora de Oliveira Cumino
Thiago Ramos Grigio

INTRODUÇÃO

O tratamento da dor e do sofrimento deve ser prioridade de todas as especialidades da medicina. Inúmeras revisões sistemáticas descrevem inadequado tratamento da dor em crianças.[1-3] Na década de 1970 e 1980, uma análise nos Estados Unidos demonstrou que crianças recebiam menos medicação analgésica no pós-operatório que adulto.[3,4]

Diversas organizações de saúde, como American Pain Society (APS), Agency for Health Care Research and Quality (ARQ) e a Joint Commission on Accreditation of Health Care Organizations (JCAHO) definiram diretrizes, baseadas em evidências científicas, para adequada gestão da dor nas diversas faixas etárias pediátricas.

Um questionário enviado a médicos e enfermeiros suecos para avaliar a qualidade da analgesia da dor pós-operatória em crianças demonstrou que de 6.344 crianças submetidas à cirurgia, 73% tiveram alguma dor e 23% destas apresentaram dor de forte intensidade. Neste estudo, 85% dos médicos e enfermeiros responderam que precisavam de mais educação e informação sobre fisiologia, fisiopatologia, métodos de avaliação da dor e farmacologia dos analgésicos.[5]

Outro fator que contribui para o inadequado controle da dor pós-operatória é a falta de interesse econômico da indústria farmacêutica em fabricar analgésicos fracionados para crianças. Os os fármacos são primariamente embalados para adultos, de forma que o cálculo de doses pediátricas podem produzir erros. Erros comuns são trocas entre miligrama e micrograma, doses diárias e fracionadas, como também erros decimais.[6]

O tratamento da dor pós-operatória inclui técnicas farmacológicas e não farmacológicas. Técnicas Farmacológicas incluem o uso de fármacos não opioides (dipirona, paracetamol, anti-inflamatórios não hormonais), opioides (morfina, meperidina, oxicodona), anestésicos locais e drogas coadjuvantes (clonidina e cetamina). As técnicas não farmacológicas incluem terapia física, Estimulação Elétrica Transcutânea (TENS), acupuntura, relaxamento, massagem, etc.

Estudos sobre o desenvolvimento neurobiológico da dor indicam que neonatos têm considerável maturidade na via aferente de transmissão da dor a partir de 26 semanas de gestação, no nível periférico, espinhal e supraespinhal.[7,8] A resposta à lesão tecidual leva a comportamento específico com sinais autonômicos, hormonais e metabólicos de estresse. É sabido que as vias inibitórias descendentes da dor se desenvolvem mais tarde que as vias excitatórias aferentes.[9]

ASPECTOS GERAIS DO DESENVOLVIMENTO FARMACOLÓGICO

Neonatos têm *clearance* reduzido para muitos fármacos se comparado a crianças, adolescentes e adultos, devido em grande parte ao incompleto desenvolvimento do sistema enzimático hepático. Em contraste, crianças de 2 a 6 anos de idade têm maior *clearance* que adultos para vários fármacos. Uma porcentagem maior dos fármacos são metabolizados pelo citocromo P-450 em crianças do que em adultos, devido principalmente à grande quantidade de massa de fígado por quilograma de peso corporal. Como exemplo, a morfina de liberação lenta via oral é utilizada em adultos duas vezes ao dia, já em crianças requer uma dose de três vezes ao dia.[10]

Neonatos têm baixa concentração plasmática de proteínas que ligam-se (a) a fármacos, incluindo alfa-1-ácido glicoproteína e albumina. A baixa concentração plasmática de proteínas em neonatos pode levar ao aumento da fração livre de fármacos e, com isso, aumentar o seu efeito ou a sua toxicidade.

A dor pós-operatória em criança deve ser abordada desde o período pré-operatório, levando em consideração informações específicas:

- idade do paciente;
- procedimento cirúrgico a ser realizado;
- tipo de dor a que o procedimento pode levar;

Série Ortopedia e Traumatologia – Fundamentos e Prática

- métodos de avaliação da dor;
- planejamento do tratamento da dor.

A criança e os pais precisam ser informados sobre a ocorrência de dor após a cirurgia e a importância do seu tratamento. Explicar também que a dor é uma experiência individual e subjetiva que varia de intensidade durante o dia e a noite e que deve diminuir com o tempo (Quadro 6.1).

Akehelet e Dahal em 1993 introduziram o conceito de terapia multimodal ou balanceada no tratamento da dor pós-operatória que consiste na administração combinada de baixas doses de analgésicos pertencentes a classes farmacologicamente distintas, o que resulta em efeito analgésico aditivo ou sinérgico, com menor incidência de efeitos adversos. Hoje, o conceito de analgesia multimodal se amplia e estende a combinação de técnicas analgésicas locorregionais e medidas não farmacológicas.[11]

AVALIAÇÃO DA DOR

A avaliação clínica é passo importante (da) na abordagem do paciente com dor, demandando não só a determinação do problema físico do paciente, mas também dos componentes psicológicos, sociais e espirituais do seu sofrimento. Não há como mensurar a dor quando não existe um padrão, uma vez que a dor possui caráter subjetivo e individual. Portanto, a participação de equipe de profissionais habilitados se torna imperiosa para a tarefa de avaliação e mensuração da dor.[12]

Existem três abordagens fundamentais para a avaliação:

1. **Autorrelato:** é a única medida verdadeiramente direta, considerada como "padrão ouro" para avaliação da dor. Na criança, porém, por motivo de desenvolvimento, ele nem sempre é aplicável.
2. **Observacional/comportamental:** medida baseada na alteração comportamental associado à dor ou a experiência de percepção da dor pelos pais ou acompanhantes.
3. **Fisiológica:** medida baseada na excitação fisiológica consequente à dor.

Mensurar a dor é passo importante para o adequado tratamento. Em crianças com idade maior ou igual a oito anos pode se aplicar a escala analógica visual da dor (EVA) utilizada para adultos, que envolve fração de intensidade de dor sobre uma régua horizontal numerada de 0 a 10 no qual zero significa ausência de dor e 10 a maior dor já sentida pelo paciente. Essa escala aumenta a probabilidade de que cada resposta seja, de fato, baseada na experiência subjetiva daquele momento.[13] Para

Quadro 6.1 Tendência relacionada com a idade: sistema fisiológico e implicações clínicas.		
Sistema fisiológico	**Tendência relacionada com a idade**	**Implicações clínicas**
Compartimento do corpo	Neonatos: gordura e massa muscular diminuídas, maior quantidade água corporal, o volume de distribuição de fármacos hidrossolúveis aumentado.	Duração da ação de alguns fármacos hidrossolúveis e o intervalo da dose aumentados.
Ligação a proteínas plasmáticas	Neonatos: diminuição da concentração de albumina e α-1- glicoproteína.	Concentração de fármacos livres que normalmente se ligam a proteínas plasmáticas aumentado; potencial aumentado por overdose ou toxicidade.
Sistema enzimático hepático para do metabolismo de fármacos	Neonatos e crianças: imaturidade dos subtipos de citocromo P 450 hepático e glucoroni-transferase. Crianças de 2-6 anos têm massa hepática aumentada.	Neonatos e crianças: diminui o *clearance* metabólico; diminui a velocidade de infusão ou aumenta o intervalo da dose. Crianças de 2-6 anos: aumenta o *clearance* metabólico; aumenta a velocidade de infusão ou diminui o intervalo da dose.
Filtração renal e excreção de fármacos e metabólitos	Neonatos e crianças: taxa de filtração glomerular diminuída.	Neonatos e crianças: aumento de fármacos de excreção renal ou metabólitos ativos; diminui a velocidade de infusão ou aumenta o intervalo da dose.
Taxa metabólica, consumo de oxigênio e função respiratória	Neonatos e crianças: consumo de oxigênio e capacidade residual funcional aumentados, vias áreas de calibre diminuído, aumento da resistência ao trabalho respiratório, diminuição: das fibras do tipo 2 diafragmáticas resistentes à fadiga, controle da função do músculos da língua e da faringe, rigidez da laringe e da traqueia subglótica, resposta ventilatória para o oxigênio e dióxido de carbono, capacidade residual funcional perto do volume de fechamento.	Neonatos e crianças: pausas respiratórias ou apneia levam rapidamente à hipoxemia. Aumento da taxa de captação e eliminação dos anestésicos inalatórios. Aumento do risco de atelectasia ou falência respiratória se houver doença ou cirurgia impondo aumento no trabalho respiratório, aumento do risco de hipoventilação devido à combinação do reflexo respiratório diminuído e resposta à opioides e sedativos.

Fonte: Berd *et al.*, 2002.[6]

crianças de 3 anos a oito anos de idade, medida da dor pode ser feita por escalas de face (Figuras 6.1 e 6.2). Estas escalas mostram uma série de faces desenhadas, com graduação em intensidade crescente entre "nenhuma dor" e "pior dor possível"[14] ou escala analógica de cor (são réguas com aumento da intensidade da cor vermelha significando aumento da intensidade da dor).[15]

As mais utilizadas para crianças são a de Bieri e colaboradores (1990), Figura 6.1, e de Wong e Baker (1997), Figura 6.2. Nesta última, as instruções que tipicamente acompanham a escala são: Face 0 (nenhuma lesão), Face 1 (pequena lesão), Face 2 (lesão um pouco maior), Face 3 (lesão maior ainda), Face 4 (lesão muito maior) e Face 5 (pior lesão).

Outras escalas utilizadas para mensurar a dor em neonatos, lactentes, crianças abaixo de 4 anos de idade e crianças com retardo no desenvolvimento, são as observacionais de comportamento. Estas escalas têm como base a expressão facial, movimentos do tronco e membros, respostas verbais ou as combinações destes às respostas autonômicas como taquicardia, sudorese e bradicardia. O ponto negativo destas escalas é que elas podem não representar a intensidade da dor tão precisamente quanto as anteriores.[16]

DIPIRONA, ASPIRINA, ACETOMINOFENO E ANTI-INFLAMATÓRIOS NÃO HORMONAIS (AINH)

Dipirona

A dipirona é um fármaco derivado da pirazolona, cuja ação terapêutica na dor e na febre já foi comprovada em vários estudos publicados.[17-19]

Quando administrada por via parenteral, apresenta efeito analgésico similar aos anti-inflamatórios não esteroidais e opioides fracos.[21]

Alguns analgésicos (aspirina, ibuprofeno, diclofenaco) inibem com maior intensidade a síntese de prostaglandinas no nível periférico, enquanto outros (acetaminofeno, dipirona) inibem a síntese mais em nível de sistema nervoso central (SNC). Recentemente foi descrita uma nova forma de cicloxigenase, a COX-3, presente no SNC, aparente alvo de ação da dipirona e do paracetamol.[22]

A dipirona é o fármaco mais frequentemente relacionado à agranulocitose. Em 1964, foi publicado o trabalho crucial, de autoria de Huguley, a respeito da segurança da dipirona, especialmente nos EUA. Esse trabalho recompilou o trabalho de Discombe de 1952, utilizando a mesma base de dados, acrescentando apenas os resultados de mais 3 investigadores. O estudo apontou uma incidência de agranulocitose de 0,79%, ou seja, 1 caso em cada 127 exposições. Tanto Huguley quanto Discombe, não fizeram distinção quanto ao agente causal envolvido, embora os dados se refiram à aminopirina. As conclusões são aplicadas à dipirona, que é um precursor da aminopirina, sendo quimicamente distintos. Baseado nos resultados dessa publicação, os EUA retiraram a dipirona do mercado em 1997.81 porém, os estudos demonstram a sua baixa incidência na população,[23-24] sendo os riscos da dipirona ou similares menores do que os de outros analgésicos-antipiréticos disponíveis no mercado.[18,23,25]

Está indicada para dor de fraca a moderada intensidade, como agente isolado, mas pode ser associada a opioides, potencializando-os. Os analgésicos não devem ser administrados somente quando o paciente já refere dor, mas a intervalos regulares, para manter o nível sanguíneo. A dose de dipirona por via oral é de 7 a 30 mg.kg^{-1}, e por via venosa é de 5 a 20 mg.kg^{-1}, 4 vezes ao dia, não devendo ultrapassar 3 gramas por dia.[14,26]

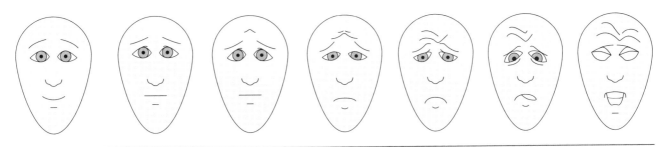

FIGURA 6.1 Escala de Faces de Bieri *et al.*, (1990).

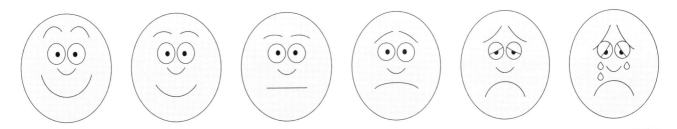

FIGURA 6.2 Escala de Faces para crianças de Wong e Baker (1997).[20]

ASPIRINA

Houve diminuição da prescrição na clinica pediátrica nos EUA, após estudo retrospectivo de oito anos mostrando a relação entre as crianças que desenvolveram *Síndrome de Reye* e o uso de aspirina, permanecendo o uso apenas em pacientes com doenças reumáticas e/ou terapia antiagregante plaquetária.[27] A dose de aspirina recomendada via oral é 10 a 15 mg.kg^{-1} a cada 4h.

ACETOMINOFENO

O acetominofeno (paracetamol) tem substituído a aspirina tanto para uso antipirético como analgésico para dor de baixa e média intensidade em crianças. A concentração plasmática efetiva para o controle da febre varia de 10 a 20 μ.ml^{-1}. A dose oral recomendada é de 10 a 15 mg.kg^{-1} a cada 4 horas. A administração retal produz atraso na redistribuição, assim dose única de 35 a 45 mg.kg^{-1}, geralmente produz concentração plasmática terapêutica, com *clearance* prolongado. Doses subsequentes devem ser menores sendo no máximo 20 mg.kg^{-1} e o intervalo aumentado no mínimo de 6 até 8 horas. Dose única retal de 20 mg.kg^{-1} produz concentração plasmática segura em neonatos pré-termos.[28,29-30]

A dose acumulativa diária do acetominofeno por via oral ou retal não pode exceder 100 mg.kg^{-1} para crianças; 75 mg.kg^{-1} para lactentes; 60 mg.kg^{-1} para pré-termo menores de 32 semanas de idade pós-conceptual e 40 mg.kg^{-1} para neonatos pré-termo de 28 para 32 semanas de idade pós-conceptual. Para neonatos pré-termo de 30 semanas pós-conceptual de idade deve ser de 20 mg.kg^{-1} a cada 12 horas. Dose excessiva pode produzir falência hepática em lactentes e crianças.[31]

AINH

Os AINH são frequentemente utilizados em crianças. Revisões sistemáticas encontram poucas diferenças entre analgesia dos AINHs em adultos e poucas vantagens em relação à administração oral sobre a intramuscular.[32]

Estudos farmacocinéticos sobre os AINHs em crianças mostraram *clearance* peso-normalizado e volume de distribuição maior que em adultos, mas meia vida de eliminação similar.[32-33] Os anti-inflamatórios não hormonais também têm efeito teto, ou seja alcançado determinado nível de analgesia, não adianta dobrar a dose ou diminuir o intervalo, pois o aumento da dose não traz alívio adicional.

Efeitos adversos gastrointestinal ou renal pelo uso em curto espaço de tempo do ibuprofeno ou acetominofeno mostraram-se muito raros em crianças.[34] Alguns estudos comparando acetominofeno e AINHs não mostraram diferença na efetividade da analgesia, enquanto outros evidenciaram melhor analgesia com os AINHs.[34] Estudos verificaram que os AINHs promovem boa analgesia pós-operatória resultando em baixo requerimento de opioides quando comparado ao grupo que não recebeu AINHs.[35-36]

Com relação ao processo da consolidação de fraturas, a literatura é controversa.[37-38] AINHs promovem retardo da consolidação óssea em estudos animais, porém, isto não foi demonstrado em seres humanos. Devido a essa polêmica, devem ser evitados em transplante ósseo pelo risco de intervir na osteogênese reparativa.

AINHs devem ser contra indicados em crianças com asma grave, (crises frequentes que e impedem a atividade habitual). São pacientes tratados com altas doses de broncodilatadores (xantinas e anticolinérgicos, beta2 agonista de ação prolongada), corticosteroides inalatórios e às vezes dependentes de corticoterapia oral, pois podem desencadear broncoespamo. Portanto, antes de administrar AINHs, deve-se perguntar aos pais ou à criança sobre experiências prévias com algum anti-inflamatório e ao prescrever AINHs estas crianças devem ser cuidadosamente observadas para qualquer exarcebação de sintomas de asma, broncoespasmo, angioedema ou urticária.[39]

Os inibidores seletivos da cilcooxigenase-2 (COX_2) mantêm o efeito analgésico e anti-inflamatório dos AINHs, enquanto reduzem o risco de irritação gástrica e sangramento. Existem poucos estudos do uso destes na prática pediátrica, portanto, são necessários estudos adicionais que analisem a eficácia custo, risco e benefício destes inibidores de COX_2. De maneira geral, os AINHs podem ser usados em crianças de 3 a 6 meses de idades Tabela 6.1.[40]

Tabela 6.1 Resumo do uso de AINH em crianças.

Fármaco	Dose mg.kg^{-1}	Nº de dose diária	Via administração
Diclofenaco	1-2	2-3	VO, retal
Ibuprofeno	4-10	4	VO
Naproxeno	5-7,5	2	VO, retal
Ceterolaco[41]	0,3-05	3-4	EV
Cetoprofeno*	3-5	2	EV
Tenoxican **	0,4	2	EV

VO = via oral; EV = via venosa
*Cetoprofeno fazer diluição em SF0,9% EV lento.
**Tenoxican somente para > 12 anos de idade

OPIOIDES

A indicação para uso de opioides em pediatria, geralmente inclui dor pós-operatória, queimados, ventilação mecânica, dor devido à anemia falciforme e dor em câncer.

FARMACOCINÉTICA E FARMACODINÂMICA DOS OPIOIDES EM NEONATOS, LACTENTES E CRIANÇAS

O *clearance* peso-normalizado de vários opioides está diminuído em neonatos e alcança valores normais entre o 2º ao 6º mês de vida.[42]

Estudo comparando a farmacocinética da morfina em adultos, crianças e recém-nascidos a termo e pré-termo, mostrou que após administração por via venosa, 30% da morfina ligam-se às proteínas plasmáticas nos adultos e que somente 20% ligam-se a essas proteínas no recém-nascido.

Esse aumento da porcentagem de fármaco livre permite que maior proporção do fármaco ativo atue no sistema nervoso central, justificando, em parte, os efeitos maiores de depressão respiratória. A meia-vida de eliminação da morfina em adultos e crianças é de 3 a 4 horas, sendo consistente com o tempo de efeito analgésico. Em recém-nascidos até uma semana de vida esse tempo é duplicado e em crianças prematuras é ainda maior. Desse modo, crianças menores que um mês podem apresentar níveis séricos mais altos de morfina, com declínio mais lento.[43]

É importante ressaltar que os reflexos de resposta à obstrução respiratória, hipercarbia e hipoxemia são imaturos ao nascimento e tornam-se eficazes entre os dois primeiros meses até o terceiro mês de vida em recém-nascidos de termo e pré-termo.[44]

Há controvérsia na a depressão respiratória em crianças menores de 6 meses. Alguns autores não observam e suportam a ideia de não haver diferença em crianças maiores de 6 meses, recomendam a individualização da dose e sugerem injeção venosa lenta do opioide para evitar efeitos colaterais como bradicardia, rigidez torácica e hipotensão. No entanto, os opioides continuam sendo a primeira opção para o tratamento de dor de moderada a forte intensidade, pois diminui a intensidade da dor e promove boa estabilidade hemodinâmica. O que se observa, de fato, é que a falta de conhecimento da farmacocinética, farmacodinâmica e o mito sobre os opioides por partes dos profissionais que lidam com dor aguda pós-operatória é que restringe o seu uso na pratica pediátrica.[45-47]

A infusão contínua de opioides no período pós-operatório de cirurgias que provocam dor de forte intensidade tem sido utilizada extensivamente em crianças maiores de um ano de idade e com boa eficácia e segurança, embora com substancial incidência de efeitos colaterais.[48]

Náusea/vômitos, constipação intestinal e prurido são efeitos colaterais frequentes associados com o uso de opioides em crianças.

MORFINA

A morfina é mais efetiva quando administrada por via venosa do que por via oral devido ao rápido inicio de ação, melhor manutenção da concentração sanguínea e ausência do metabolismo de primeira passagem no fígado. A via muscular deve ser evitada devido à absorção imprevisível, a temor da criança a injeção e à dor.

O uso da bomba de PCA (*Patient Controlled Analgesia*) diminui o medo de injeção e proporciona alta efetividade com poucos efeitos colaterais. Está indicada em crianças maiores que 5 anos, com funções cognitivas normais. A dose de morfina oral é 0,2 a 0,4 mg.kg⁻¹ a cada 3 ou 4 horas, com duração do efeito de 4 a 6 horas, e com o pico do efeito após 15 a 30 minutos. Para utilização da morfina em bomba de PCA modo infusão contínua e bolus indicam-se os seguintes parâmetros:[50]

- Morfina PCA
  PCA dose (demanda): 0,01 – 0,015 mg.kg⁻¹
  Lockout (intervalo): 6 – 10 minutos
  Limite de 4 horas: 0,24 – 0,3 mg.kg⁻¹
- Infusão contínua de morfina por bomba de PCA:
  Dose de infusão: 0,015 mg.kg.h⁻¹ e/ou
  Bolus de Autoadministração: 0,05 mg.kg⁻¹
- Enfermagem ou médicos administrando bolus:
  Morfina EV: 0,02 – 0,03 mg.kg.dose⁻¹ a cada 2 horas.

MEPERIDINA

Inicialmente foi pensaddo que o início de ação rápida e a meia-vida curta, poderiam melhorar a analgesia, contudo devido a estas características, a meperidina resulta em desenvolvimento de tolerância e dependência mais rapidamente que os outro opioides.[51] Em infusão contínua pode provocar alucinação, disforia e convulsões devido a seu metabólito, normeperidina.[52] Em pequenas doses, é útil para o tratamento de tremores pós-operatório, não oferecendo vantagem como analgésico (Tabela 6.2).

OXICODONA

A oxicodona, opioide forte, foi introduzido no mercado brasileiro para utilização na dor de moderada a forte inten-

Tabela 6.2 Dose de opioides e potência relativa à morfina.			
Fármaco	**Potência relativa à morfina**	**Dose única**	**Infusão contínua**
Meperidina	0,1	0,5-1,0 mg · kg⁻¹	
Morfina	1	0,05-0,15 mg · kg⁻¹	10-40µ · kg.h⁻¹
Fentanil	50-100	0,5-1,0 µg · kg⁻¹	1,5µg · kg.h⁻¹
Alfentanil	10	5-10 µ · kg⁻¹	
Sufentanil	500-1.000	0,025-0,05 µ · kg⁻¹	0,375µg · kg · h⁻¹

Fonte: Lonnqvist PA, Morton NS; 2005.[61] Zamora CC, *et al.*; 2005.[49]

CAPÍTULO 6

Série Ortopedia e Traumatologia – Fundamentos e Prática

sidade. Está disponível apenas na apresentação oral, com dose recomendada de 0,1 a 0,2 mg.kg[-1] de 3 a 4 horas para crianças menores que 50 kg e de 5 a 10 mg de 3 a 4 horas para crianças maiores que 50 kg.[52]

OUTROS OPIOIDES

Fentanil, sufentanil, alfentanil e remifentanil podem ajudar na analgesia pós-operatória em unidades intensivas de cirurgias de grande porte. O remifentanil permite utilização contínua durante a cirurgia com rápida recuperação pós-anestésica, contudo não promove analgesia residual, podendo levar à tolerância aguda em crianças e neonatos.[53-54] Sufentanil, fentanil e alfentanil permitem analgesia residual e despertar mais tranquilo. Estes opioides potentes são importantes no arsenal terapêutica de fármacos usados em bombas de infusão que estão sendo desenvolvidos para analgesia em crianças.

Neonatos em regime de analgesia por opioides devem ser monitorados continuamente com oximetria de pulso e deve se ter material para intubação rápida, caso seja necessário.

CODEÍNA

A codeína é usada para o tratamento de dor moderada. Pode ser administrada tanto por via oral, retal, muscular ou venosa. No entanto, esta última não é recomendada devido ao efeito hipotensor. Codeína é frequentemente usada em combinação com outros fármacos analgésicos.[55] O efeito analgésico primário depende da conversão da codeína em morfina. A conversão para morfina é bastante individual:

- crianças abaixo de 5 anos de idade apresentam 25% da redução da conversão enzimática em relação ao adulto;
- algumas crianças apresentam polimorfismo genético que não permite a conversão enzimática;
- alguns medicamentos (quinidina, metaclopramida, neurolépticos, inibidores seletivos da recaptação da serotonina etc.) podem inibir esta conversão.

Nestes grupos de crianças, a codeína tem pouca eficácia, contudo os efeitos colaterais como depressão respiratória, sedação, constipação intestinal, náusea e vômitos permanecem constante mesmo quando a analgesia é inadequada.[3,56]

Dose oral: 1 mg.kg[-1] 6 vezes ao dia (limite de dose 60 mg.dose[-1])

TRAMADOL

Único analgésico que bloqueia a recaptação da serotonina e noradrenalina e age também como agonista opioide. Sendo uma droga analgésica fraca, raramente oferece vantagem no tratamento de dor pós-operatória ortopédica de crianças.[57] Dose única de 1 a 2 mg.kg[-1]. A potência do tramadol em relação à morfina é de 0,1. Os fatores limitantes para o seu uso no tratamento da dor pós-operatória são os efeitos colaterais bastante frequentes como náusea e vômitos.[58]

A utilização de ondasentrona para tratar as náuseas e os vômitos pode resultar em inibição parcial da analgesia do tramadol, provavelmente pela redução de sua ligação com os receptores 5-HT3 na medula espinal (estes dados ainda estão conflitantes).[59-60]

FENTANIL

Opioide sintético 60 a 100 vezes mais potente que a morfina, possui farmacocinética variável na população pediátrica, sendo os neonatos e os RN prematuros particularmente sensíveis aos seus efeitos.

Administração: 1-4 μg.kg[-1] dose a cada 2 ou 4 horas endovenoso.

ANESTÉSICOS LOCAIS

Apesar de serem bastante seguros, concentrações plasmáticas excessivas de anestésicos locais podem levar a convulsões e depressão miocárdica. O grupo de anestésicos locais mais utilizados são as aminoamidas (lidocaína, bupivacaína e ropivacaína) que têm índice terapêutico menor para neonatos em relação a crianças maiores e adultos devido: à diminuição do *clearance* metabólico resultando em acúmulo dos fármacos durante infusão;[61] à diminuição da concentração plasmática da alfa-1-glicoproteína, levando a altas concentrações de frações livres de anestésico no sangue. Além disso existe dificuldade em reconhecer sinais precoces de intoxicação em neonatos e crianças pré-verbais.

Os anestésicos locais são utilizados em anestesia regional (bloqueio de nervo periféricos e analgesia peridural) e têm como vantagem, além da eficácia e segurança, a analgesia pós-operatória.[62] Na prática, opioides pela via parenteral e pelas técnicas anestésicas regionais possuem a mesma efetividade para a dor pós-operatória no paciente em repouso.[63] No entanto, somente as técnicas de anestesia regional são efetivas para dor em pacientes que necessitam mobilização, fisioterapia precoce e também para a prevenção de desordem e plasticidade neuronal como na amputação de membros, em que a falta de analgesia adequada pode levar à dor do membro fantasma.[64]

A analgesia peridural é efetiva também em crianças prematuras e neonatos de termo, a desvantagem é a necessidade de técnica e conhecimento específico por parte do médico e observação rigorosa da equipe de enfermagem.[65-66]

As técnicas de anestesia regional em crianças vêm crescendo,[67] em parte devido ao aumento da consideração sobre o cuidado da analgesia pós-operatória em crianças e em parte devido ao avanço da tecnologia em equipamentos para realização de bloqueios.[68] Em 1996 Guiafré et al. divulgaram o resultado de estudo realizado pela *Association des anesthesistes Reanimatuers Pediatriques d'Expression Francaise*. Este trabalho mostrou que a anestesia regional foi segura e não houve incidência de complicações depois do bloqueio de nervo periférico, encorajando anestesistas pediátricos a usá-la, quando apropriada, ao invés de blo-

Analgesia Pós-Operatória em Cirurgia Ortopédica Pediátrica

queio central. Todos os bloqueios periféricos utilizados em adultos podem ser usados em crianças (Tabela 6.3).[69]

CLONIDINA

A clonidina é um agonista do receptor alfa2 adrenérgico que está sendo utilizada como adjuvante de anestésicos locais. Os efeitos colaterais incluem sedação, bradicardia e hipotensão, mas raramente representam problema clínico. Clonidina é um fármaco atrativo para uso no período peri-operatório em situação de dor de alta complexidade e complexas.[70]

Pode ser administrada por via oral, retal e venosa. A dose usada para analgesia é de 1 a 2 $\mu g.kg^{-1}$. A clonidina faz com que o uso de cateter para vários procedimentos pediátricos não seja necessário devido ao tempo de analgesia de 18 a 24 horas, reduzindo a mortalidade e custos do procedimentos do bloqueio regional.[71-72]

CETAMINA

Cetamina, especialmente a S-cetamina, tem sido usada como aditivo dos anestésicos locais devido ao efeito sobre os receptores de NMDA e interação com canais de sódio como acontece com os anestésicos locais. A administração local de solução contendo 0,25 a 0,5 $mg.kg^{-1}$ promove efeito anestésico prolongado sem efeitos adversos significativos especialmente de alteração do comportamento.[73]

Em doses analgésicas pode ser usada em procedimentos dolorosos em crianças na sala de emergência (redução de fratura, curativos, retirada de material de síntese).

Dose de 0,03 a 2 $mg.kg^{-1}$ EV ou 3 a 5 $mg.kg^{-1}$ IM ou oral, inicio de ação em 1 a 2 minutos EV e de 5 a 10 minutos oral, sendo na infusão contínua EV 25 a 200 $ug.kg.h^{-1}$.[74-75]

OUTROS COADJUVANTES

Vários outros coadjuvantes têm sido administrados juntamente com anestésicos locais, por exemplo: corticosteroides, neostigmina, bupivacaína biodegradável, microesferas de poliéster, tramadol e midazolam. Contudo, estes coadjuvantes não são aprovados para uso em pacientes pediátricos, podendo ser deletérios.[76]

TRATAMENTOS NÃO FARMACOLÓGICOS

São considerados tratamentos não farmacológicos da dor:

1. Intervenções que buscam apoio psicológico e com isso podem modular a interpretação da dor pelo paciente,, como exemplo um ambiente calmo com brinquedos e a presença dos pais;[77]
2. Técnicas de relaxamento e distração que permitem que o paciente participe do seu cuidado, podendo diminuir a ansiedade e percepção da dor;[77]
3. Medidas mecânicas como: aplicação local de gelo que reduz o edema e a inflamação; elevação e compressão do membro operado;[78-79]
4. Estimulação elétrica transcutânea (TENS): age ativando fibras nervosas inibitórias. Não existem estudos conclusivos sobre a sua eficacia na dor pós-operatória em crianças submetidas a cirurgias ortopédicas.[80-81]

Berman e Bausell (2000), enviaram um questionário a 732 profissionais da lista de membros da *International Association for the Study of Pain* com 22 tratamentos analgésicos não farmacológicos na tentativa de avaliar o conhecimento e o uso de alguma destas técnicas empregadas (Quadro 6.2). Mais estudos clínicos bem conduzidos e controlados são necessários para determinar o lugar destas técnicas no tratamento da dor pós-operatória tanto para adultos como para crianças.[82,83]

CONCLUSÃO

A dor pós-operatória, na maioria das vezes, decresce com o tempo, sendo, portanto, razoável fazer o inverso da escala prevista para o tratamento da dor determinada pela Organização Mundial de Saúde e iniciar com medicações analgésicas mais potentes e, a medida que as horas passam, diminuir a potência das medicações devido à diminuição do estímulo doloroso e à cicatrização (Figura 6.3).

A analgesia pós-operatória em cirurgia ortopédica pediátrica, com apropriado alívio da dor, ainda é um desafio. Reconhecer a necessidade de evoluir o manejo da dor pós-operatória, incorporando modificações de novas estratégias usadas em cuidados de adultos, é necessário. O controle da dor pode ser otimizado com a terapia multimodal, ou seja, a

Tabela 6.3 Anestésicos locais e doses.[68,83-87]						
Agentes	**Injeção única**				**Injeção contínua**	
	0-6 meses		> 1 ano		0-6 meses	> 1 ano
	s/ adrenalina	c/ adrenalina	s/ adrenalina	c/ adrenalina		
Lidocaína	4 $mg \cdot kg^{-1}$	5 $mg \cdot kg^{-1}$	5 $mg \cdot kg^{-1}$	7 $mg \cdot kg^{-1}$	0,8 $mg \cdot kg.h^{-1}$	1,6 $mg \cdot kg \cdot h^{-1}$
Bupivacaína	1,6 $mg \cdot kg^{-1}$	2 $mg \cdot kg^{-1}$	2 $mg \cdot kg^{-1}$	2,5 $mg \cdot kg^{-1}$	0,2 $mg \cdot kg \cdot h^{-1}$	0,4 $mg \cdot kg \cdot h^{-1}$
Ropivacaína	2 $mg \cdot kg^{-1}$		3 $mg \cdot kg^{-1}$		0,4 $mg \cdot kg \cdot h^{-1}$	

CAPÍTULO 6

Quadro 6.2 Proporção de respondentes que (A) usaram terapias não farmacológicas em sua prática ou recomendaram a seus pacientes, (B) relataram suficiente conhecimento para discutir as terapias com os pacientes, e (C) consideraram as terapias como parte legítima da prática médica.

Terapias não farmacológicas	A	B	C
Psicoterapia	0,81	0,59	0,89
Aplicação eletromagnética (TENS)	0,77	0,65	0,84
Exercícios	0,72	0,59	0,80
Acupuntura	0,69	0,70	0,84
Biofeedback	0,66	0,62	0,83
Medicina comportamental	0,62	0,57	0,78
Prescrição de dieta	0,59	0,33	0,71
Técnicas de relaxamento	0,50	0,43	0,61
Manipulação não quiropráxica	0,46	0,49	0,52
Hidroterapia	0,45	0,38	0,64
Quiropraxia	0,40	0,44	0,55
Meditação	0,31	0,36	0,45
Direção espiritual	0,27	0,23	0,31
Fitoterapia	0,19	0,18	0,27
Tai Chi Chuan	0,18	0,17	0,21
Artes	0,14	0,14	0,31
Homeopatia	0,13	0,17	0,18
Vitaminas	0,13	0,18	0,16
Medicina ecológica	0,12	0,14	0,30
Terapia neural	0,11	0,11	0,13
Aromaterapia	0,04	0,09	0,06
Qi Gong	0,04	0,04	0,06

Fonte: extraído de BERMAN; BAUSELL, 2000.

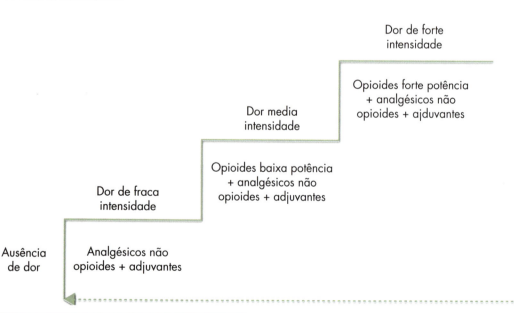

FIGURA 6.3 Escada de analgesia pós-operatória.

combinação de várias medicações e medidas com a finalidade de se usar baixas doses com o máximo de efeito desejado, juntamente com tratamentos psicológicos e mecânicos promovidos por uma equipe multidisciplinar que também inclua a família e o paciente, podem aumentar o controle da dor.[87]

REFERÊNCIAS BIBLIOGRÁFICAS

1. Walco GA, Cassidy RC, Schechter NL. Pain, hurt, and harm: the ethics of pain control in infants and children. N Engl J Med 1994;331:541-4.

2. Berry FA, Gregory GA. Do premature infants require anesthesia for Surgery? Anesthesiology 1987;67:291-3.

3. Schechter NL, Allen DA, Hanson K. Status of pediatric pain control: a comparison of hospital analgesic usage in children and adults. Pediatrics 1986;77:11-5.

4. Ippmann M, Nelson RJ, Emmanouilides GC, Diskin J, Thibeault DW. Ligation of patent ductus arteriosus in premature infants. Br J Anaesth 1976;48:365-9.

5. M Karling et al. Acute and postoperative pain in children: a Swedish nationwide survey. Acta Paediatrica 2002;91:660-666.

6. Berde, Charles B.; Sethna, Navil F. Drug Therapy: Analgesics for the Treatment of Pain in Children. N Engl J Medicine 2002;347(14):1094-1103.

7. Fitzgerald M, Beggs S. The neurobiology of pain: developmental aspects. Neuroscientist 2001;7:246-57.

8. Klimach VJ, Cooke RW. Maturation of the neonatal somatosensory evoked response in preterm infants. Dev Med Child Neurol 1988;30:208-14.

9. Fitzgerald M, Koltzenburg M. The functional development of descending inhibitory pathways in the dorsolateral funiculus of the newborn rat spinal cord. Brain Res 1986;389:261-70.

10. Hunt A, Joel S, Dick G, Goldman A. Population pharmacokinetics of oral morphine and its glucuronides in children receiving morphine as immediate-release liquid or sustained-release tablets for cancer pain. J Pediatr 1999;135:47-55.

11. Kehlet H, Dahl JB: The value of "multi-modal" or "balanced analgesia" in postoperative pain treatment. Anesth Analg 1993; 77:1048-56.

12. Cameron MH. Physical Agents in Rehabilitation- from Research to Practice. Phyladelphia: Saunders Company; 1999.

13. Herrera ACSA, Moura CSR, Pinto CS. 1º Consenso Brasileiro de Dor Oncológica. São Paulo: Editora de Projetos Médicos; 2002.

14. Chambers CT, Craig KD. An intrusive impact of anchors in children›s faces pain scales. Pain 1998;78:27-37.

15. McGrath PA, Seifert CE, Speechley KN, Booth JC, Stitt L, Gibson MC. A new analogue scale for assessing children›s pain: an initial validation study. Pain 1996;64:435-43.

16. Pereira LV, Faleiros Sousa FAE. Mensuração e Avaliação da Dor Pós-operatória: uma breve revisão. Rev Lat-Am Enf 1998; 6(3):77-84.

17. Wong A, Sibbald A, Ferrero F. Antipyretic Effects of Dipyrone Versus Ibuprofen Versus Acetaminophen in Children: Results of a Multinational, Randomized, Modified Double-Blind Study. Clin Pediatr. 2001;40:313-24.

18. Benseñor IM. To use or not to use dipyrone? Or maybe, Central Station versus ER? That is the question... Rev. Paul Med 1 2001;19 (6):190-1.

19. Bigal M, Bordini C, Speciali J. Intravenous metamizol (dipyrone) in acute migraine treatment and in episodic tension-type headache-a placebocontrolled study. Cephalalgia 2001; 21 (2):90-5.

20. Wong DL, Baker CM. Pain in children: comparison of assessment scales. Pediatr Nurs 1988;14:9-17.

21. Brack A, Rittner HL, Schafer M. Non-opioid analgesics for perioperative pain therapy. Risks and rational basis for use. Anaesthesist. 2004; Mar;53(3):263-80.

22. Camu F, Vanlersberghe C. Pharmacology of systemic analgesics. Best Pract Res Clin Anaesthesiol. 2002 Dec;16(4):475-88.

23. Wong A. A Reappraisal of Antipyretic and Analgesic Drugs. Who Pharmaceuticals Newsletter (1): 2002;15-6.

24. Andrade SE, Martinez C, Walker AM. Comparative Safety Evaluation of Non-narcotic Analgesics. J Clin Epidemiol 1998; 51 (12):1357-65.

25. Danieli P, M B Leal. Avaliação da segurança da dipirona: uma revisão: Safety evaluation of dipyrone: a review. Rev. Bras. Farm.2003; 84(1):17-20.

26. Sittl R, Griessinger N, Koppert W, Likar R. Management of postoperative pain in children. Schmerz. 2000 Oct;14(5):333-9.

27. Belay ED, Bresee JS, Holman RC, Khan AS, Shahriari A, Schonberger LB. Reye's syndrome in the United States from 1981 through 1997. N Engl J Med 1999;340:1377-82.

28. Birmingham PK, Tobin MJ, Henthorn TK, et al. Twenty-four-hour pharmacokinetics of rectal acetaminophen in children: an old drug with new recommendations. Anesthesiology 1997;87:244-52.

29. Lin YC, Sussman HH, Benitz WE. Plasma concentrations after rectal administration of acetaminophen in preterm neonates. Paediatr Anaesth 1997;7:457-9.

30. Kim TW, Rognerud CL, Ou CN. Accuracy in the alteration of acetaminophen suppositories. Anesth Analg. 2005;100(5): 1303-5.

31. Arana A, Morton NS, Hansen TG. Treatment with paracetamol in infants. Acta Anaesthesiol Scand 2001;45:20-9.

32. McQuay HJ, Moore RA. Comparing analgesic efficacy of non-steroidal anti-inflammatory drugs given by different routes in acute and chronic pain. An evidence-based resource for pain relief. Oxford, England: Oxford University Press, 1998;94-101.

33. Olkkola KT, Maunuksela EL. The pharmacokinetics of postoperative intravenous ketorolac tromethamine in children. Br J Clin Pharmacol 1991;31:182-4.

34. Lesko SM. Asthma morbidity after the short term use of ibuprofen in children. Pediatrics 2002;109: e20.

35. Maunuksela E-L, Olkkola K. Nonsteroidal anti-inflammatory drugs in pediatric pain management. In: Schechter N, Berde C, Yaster M, eds. Pain in Infants, Children, and Adolescents, 2nd edn. Lippincott: Williams & Wilkins, 2002.

36. Baer GA, Rorarius MG, Kolehmainen S, Selin S. The effect of paracetamol or diclofenac administered before operation

Série Ortopedia e Traumatologia – Fundamentos e Prática

on postoperative pain and behaviour after adenoidectomy in small children. Anaesthesia 1992;47:1078-80.

36. Morris JL, Rosen DA, Rosen K. Nonsteroidal anti-inflammatory agents in neonates. Pediatr Drugs 2003;5:385-405.

38. Wheeler, P ; Batt, M E. Do non-steroidal anti-inflammatory drugs adversely affect stress fracture healing? A short review. British Journal of Sports Medicine. 39(2):65-69, February 2005.

39. Lesko SM, Louik C, Vezina RM, et al. Asthma morbidity after the short-term use of ibuprofen in children. Pediatrics 2002 Feb; 109 (2):E20

40. Kokki, Hannu Nonsteroidal Anti-Inflammatory Drugs for Postoperative Pain: A Focus on Children. Pediatric Drugs. 5(2):103-123, 2003.

41. Cappello T, Nuelle JA, Katsantonis N, Nauer RK, Lauing KL, Jagodzinski JE, Callaci JJ. Ketorolac administration does not delay early fracture healing in a juvenile rat model: a pilot study. J Pediatr Orthop. 2013 Jun;33(4):415-21.

42. Bhat R, Chari G, Gulati A, Aldana O, Velamati R, Bhargava H. Pharmacokinetics of a single dose of morphine in preterm infants during the first week of life. J Pediatr 1990;117:477-81.

43. Kart T, Christrup LL, Rasmussen M. Recommended use of morphine in neonates, infants and children based on a literature review. 1. Pharmacokinetics. Paediatr Anaesth 1997;7:5-11.

44. Martin RJ, DiFiore JM, Jana L, et al. Persistence of the biphasic ventilatory response to hypoxia in preterm infants. J Pediatr 1998;132:960-4.

45. Gill AM, Cousins A, Nunn AJ, Choonara IA. Opiate-induced respiratory depression in pediatric patients. Ann Pharmacother 1996;30:125-9.

46. Lynn AM, Nespeca MK, Opheim KE, Slattery JT. Respiratory effects of intravenous morphine infusions in neonates, infants, and children after cardiac surgery. Anesth Analg 1993;77:695-701.

47. Nava-Ocampo AA, Bello-Ramírez AM. Lipophilicity affects the pharmacokinetics and toxicity of local anesthetic agents administered by caudal block. Clin Exp Pharmacol Physiol 2004;31:116-118.

48. Yaster M, Kost-Byerly S, Maxwell L. Opioid agonists and antagonists. In: Schechter N, Berde C, Yaster M, eds. Pain in Infants, Children, and Adolescents, 2nd edn. Lippincott: Williams & Wilkins, 2002.

49. Zamora CC, Peralta L A C, Ocampo A A N. Dose minimization study of single-dose epidural morphine in patients undergoing hip surgery under regional anesthesia with bupivacaine Pediatric Anesthesia 2005;15:29-36.

50. Lonnqvist PA, Morton NS. Postoperative analgesia in infants and children. Br J Anaesth. 2005 Jul;95(1):59-68.

51. Marcia L. Buck Is Meperidine the Drug That Just Won't Die? J Pediatr Pharmacol Ther. 2011 Jul-Sep; 16(3): 167-169.

52. Czarnecki ML, Jandrisevits MD, Theiler SC, Huth MM, Weisman SJ. Controlled-release oxycodone for the management of pediatric postoperative pain. J Pain Symptom Manage. 2004 Apr;27(4):379-86.

53. Ross AK, Davis PJ, Dear GL, et al. Pharmacokinetics of remifentanil in anesthetized pediatric patients undergoing elective surgery or diagnostic procedures. Anesth Analg 2001; 93:1393-401.

54. Prys-Roberts C, Lerman J, Murat I, et al. Comparison of remifentanil versus regional anaesthesia in children anaesthetized with isoflurane/nitrous oxide. Anaesthesia 2000;55: 870-6.

55. Cunliffe M. Codeine phosphate in children: time for re-evaluation? [editorial]. Br J Anaesth 2001; 86:329-31.

56. Codeine Phosphate in Paediatric Medicine. Survey of Anesthesiology. 46(2):89, April 2002.

57. Stubhaug A, Grimstad J, Breivik H. Lack of analgesic effect of 50 and 100 mg oral tramadol after orthopaedic surgery: a randomized, double-blind, placebo and standard active drug comparison. Pain 1995;62:111-8.

58. Spiller HA, Gorman SE, Villalobos D, Benson BE, Ruskosky DR, Stancavage MM, et al. Prospective multicenter evaluation of tramadol exposure. J Toxicol Clin Toxicol 1997;35:361-4.

59. Vale C, Oliveira F, Assunção J, Fontes-Ribeiro C, Pereira F.Pharmacology. Co-administration of ondansetron decreases the analgesic efficacy of tramadol in humans. 2011;88(3-4):182-7.

60. Rauers NI, Stüber F, Lee EH, Musshoff F, Fimmers R, Barann M, Stamer UM. Antagonistic effects of ondansetron and tramadol? A randomized placebo and active drug controlled study. J Pain. 2010 Dec;11(12):1274-81.

61. Mazoit JX, Denson DD, Samii K. Pharmacokinetics of bupivacaine following caudal anesthesia in infants. Anesthesiology 1988;68:387-91.

62. Aroson DD, Gemery JM, Abajian JC: spinal anesthesia for spine and lower extremity surgery in infants. J Pediatr Orthop 1996;16:259.

63. Humphreys N, Bays SMA, Pawade A, et al. Prospective randomized controlled trial of high dose opioid vs high spinal anaesthesia in infant heart surgery with cardiopulmonary bypass: effects on stress and inflammation. Paediatr Anaesth 2004;14:705.

64. Ivani G, Tonetti F. Postoperative analgesia in infants and children: new developments. Minerva Anestesiol 2004;70: 399-403.

65. Shenkman Z, Hoppenstein D, Litmanowitz I: Spinal anesthesia in 62 premature, former-premature or young infantsTechnical aspects and pitfalls. Can J anesth 2002;49:262.

66. Tobias JD: Applications of intratecal catheters in children. Paediatr. Anesthe 2000:10;413.

67. Kirchmair L, Enna B, Mitterschiffthaler G, et al. Lumbar plexus in children. A sonographic study and its relevance to pediatric regional anesthesia. Anesth 2004;101:445-50.

68. Dadure C, Acosta C, Capdevila X. Perioperative pain management of a complex orthopedic surgical procedure with double continuous nerve blocks in a burned child. Anesth Analg 2004; 98:1653-5.

69. Giaufre E, Dalens B, Gombert A. Epidemiology and morbidity of regional anesthesia in children: a one-year prospective survey of the French-Language Society of Pediatric Anesthesiologists. Anesth Analg 1996;83:904-12.

Analgesia Pós-Operatória em Cirurgia Ortopédica Pediátrica

70. Golianu B, Krane EJ, Galloway KS, Yaster M. Pediatric acute pain management. Pediatr Clin North Am. 2000 Jun;47(3): 559-87.

71. Nishina K, Mikawa K. Clonidine in paediatric anaesthesia. Curr Opin Anaesthesiol 2002;15:309-316.

72. Nishina K, Mikawa K, Uesugi T, Obara H. Oral clonidine does not change ventilatory response to carbon dioxide in sevoflurane-anesthetized children. Pediatric Anesthesia.2004;14(12):1001-1004.

73. Lin, Charles Md; Durieux, Marcel E. Md PhD Ketamine and kids: an update. Pediatric Anesthesia.2005; 15(2):91-97.

74. Schofield S, Schutz J, Babl FE; Paediatric Research in Emergency Departments International Collaborative (Predict). Procedural sedation and analgesia for reduction of distal forearm fractures in the paediatric emergency department: a clinical survey. Emerg Med Australas. 2013 Jun;25(3):241-7.

75. Amiri HR, Espandar R, Sanatkar M. Comparing caudal and intravenous ketamine for supplementation of analgesia after Salter innominate osteotomy. J Child Orthop. 2012 Dec;6(6):479-83.

76. Beer D, Thomas M. Caudal additives in children – solution or problems. Br J Anaesth 2003;90:487-498.

77. Okada, M., Teixeira, M.J., Miyagi, K.T. Tratamento da dor em pediatria. Rev. Med. (São Paulo) 2001; 80(ed. esp. pt.1):157-69.

78. Bourne MH. Analgesics for orthopedic postoperative pain. Am J Orthop. 2004 Mar;33(3):128-35.

79. Haldeman, S. Manipulation and massage for the relief of pain. In: Wall, P.D., Melzack, R., ed. Textbook of pain. 2.ed. Edinburgh, Churchill Livingstone, 1989. p.942-51.

80. Schechter NL, Berde CB, Yaster M, eds. Pain in Infants, Children and Adolescents. Baltimore: Williams & Wilkins, 1993:357-383.

81. McCann HL, Stanitski DF: Pediatric orthopedic surgery pain management. J Pediatr Orthop 2004;24:581-586.

82. Berman, BM; Bausell, RB. The use of non-pharmacological therapies by pain specialists. Pain 85:313-5, 2000.

83. Glenda E. Rudkin and Adam K. Rudkin. Ambulatory surgery acute pain management: A review of the evidence. Acute Pain 2005; 7:41-49.

84. Chalkiadis GA, Eyres RL, Cranswick N, et al. Pharmacokinetics of levobupivacaine 0.25% following caudal administration in children under 2 years of age. Br J Anaesth 2004; 92:218-22.

85. Bosenberg AT, Cronje L, Thomas J, et al. Ropivacaine plasma levels and postoperative analgesia in neonates and infants during 48–72 h continuous epidural infusion following major surgery. Paediatr Anaesth 2003; 13: 851-2.

86. Gunter, Joel B. Benefit and Risks of Local Anesthetics in Infants and Children. Pediatric Drugs. 2002; 4(10):649-672.

87. Nowicki PD, Vanderhave KL, Gibbons K, Haydar B, Seeley M, Kozlow K, Bhoopal K, Gauger VT.Perioperative pain control in pediatric patients undergoing orthopaedic surgery. J Am Acad Orthop Surg. 2012 Dec;20(12):755-65.

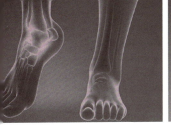
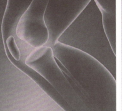

Lombalgia na Criança

Robert Meves
Osmar Avanzi

INTRODUÇÃO

Ao contrário do adulto, em que a lombalgia é frequente e de natureza mecanodegenerativa ou muscular – estudos demográficos revelam que até 80% dos adultos tiveram ou terão dor lombar –, na criança, a queixa de lombalgia é infrequente. Por isso, crianças portadoras de lombalgia devem ser vistas com alto índice de suspeita, especialmente quando a dor é noturna e que responde a analgésicos e antinflamatórios.[1-4]

A etiologia pode envolver lesões do arco vertebral posterior (como a espondilólise com ou sem espondilolistese), afecções congênitas, infecciosas e tumorais. Hoje, a prática de esporte excessiva ajuda a explicar a hérnia do disco intervertebral no adolescente. As causas secundárias devem ser suspeitadas, em especial nas crianças ou adolescentes com queixa de lombalgia de repetição ou crônica.[5,6] Em geral, verificamos um retardo no diagnóstico nesses pacientes.

O objetivo desta discussão é enfatizar a lombalgia na criança e no adolescente – até 19 anos, de acordo com a OMS. A espondilólise, a espondilolistese e os tumores respondem pela grande maioria dos casos. A deformidade, exceto na cifose juvenil toracolombar, geralmente não resulta em dor.[1-9]

Para exemplificar, uma situação clínica real é a de uma criança de um ano de idade com irritabilidade, limitação à movimentação do tronco e claudicação. A mãe procurou atendimento em três pronto-socorros, porém, sem diagnóstico definitivo.

CONCEITO

Lombalgia significa dor na região da coluna lombar, com ou sem disfunção da mobilidade na coluna lombossacra e neurológica. Isto pode resultar em deformidade secundária, como a escoliose e o desequilíbrio do tronco. A lombalgia na criança é uma queixa rara (Figura 7.1).[10,11]

Em 1854, Kilian define a espondilolistese. Vale repetir que a origem da palavra espondilolistese vem do grego *spondylo* (coluna), *listhesis* (escorregamento) e *lysis* (se

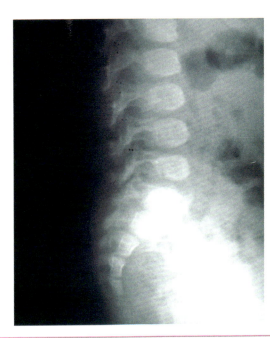

FIGURA 7.1 Observe radiografia sem alteração esquelética significativa na coluna lombar.

dissolver). Neugebauer, em 1888, descreve o defeito e o prolongamento da *pars interarticularis* onde ocorre a falha estrutural do arco vertebral posterior. Na espondilólise não ocorre o deslizamento entre vértebras que ocorre na espondilolistese. A disfunção sensitiva do nervo espinhal lombossacral pode ser encontrada na espondilolistese e na hérnia do disco intervertebral.[8,12-15]

Outra afecção que deve ser investigada é a espondilodiscite, doença pouco frequente e definida como um processo inflamatório inespecífico do disco intervertebral. Do ponto de vista clínico, é uma patologia de crianças portadoras de sinais e sintomas de lombalgia não específica, como dor no abdome, febre e dificuldade para a marcha. Emagrecimento, febre noturna e inapetência crônica associada à cifose localizada são achados do Mal de Pott. A anamnese detalhada auxilia no diagnóstico diferencial, como a presença de dor noturna nos tumores e antecedentes de alteração na dinâmica familiar das causas psicossomáticas.[2,5,9]

ETIOLOGIA

A espondilólise e espondilolistese na criança foram discutidas na parte sobre lombalgia, mas cabe frisar que a falha do arco vertebral com ou sem listese é uma das causas principais que devem ser pesquisadas. Nesta faixa etária, vale repetir, encontramos a espondilolistese ístmica e a displásica.[4,6,9,11] Nos adolescentes e praticantes de esporte com impacto de repetição na coluna lombossacra, devemos pensar na fratura por estresse das estruturas esqueléticas do arco vertebral posterior.[12] Ademais, a ruptura (hérnia) do disco intervertebral e o fragmento cartilaginoso da placa terminal pode acontecer neste contexto.[8,10]

O agente etiológico apontado na espondilodiscite é, em geral, o *Staphilococus aureus*, entretanto, outros agentes foram reportados como vírus inespecíficos. O agente específico mais frequente no nosso meio é o *Micobacterium tuberculosis*.

Quanto aos tumores, os primários, especificamente os benignos produtores de osso, são mais característicos dessa faixa etária. As causas da deformidade antálgica estão associadas com a doença de base, como os tumores.

A dor na região toracolombar da cifose juvenil pode estar associada ao desequilíbrio sagital e à contratura miofascial.

PATOGENIA

A etiopatogenia pode variar de infecção, tumores a causas mecanodegenerativas. Queixas conversivas psicológicas não devem ser esquecidas. A anamnese é de essencial importância na fase de investigação da etiopatogenia.[2,7]

A etiopatogenia da espondilólise e da espondilolistese foi discutida no trecho sobre lombalgia.[8]

No que se refere à espondilodiscite inespecífica, o disco intervertebral mais vascularizado na região da placa terminal nas crianças auxilia a explicar o porquê da maior frequência desta afecção na criança, em comparação com o adulto. Esse fato justifica a resposta satisfatória da discite ao tratamento clínico instituído com o uso de antibióticos. Neste cenário, a infecção inespecífica leva ao comprometimento do disco intervertebral.

A espondilodiscite específica, representada no nosso meio pela tuberculose, leva ao comprometimento do corpo vertebral. Apesar de o início do processo de comprometimento se iniciar na região da placa terminal da vértebra comprometida, como na espondilodiscite inespecífica, o *Micobacterium tuberculosis* leva à destruição do corpo vertebral. Os achados radiológicos típicos incluem a destruição óssea, os pontos de calcificação, o encunhamento vertebral, a cifose localizada com intensa reação paravertebral pelo abcesso frio da necrose caseosa. Este aspecto

pode ser descrito como imagem paravertebral pseudoaneurismática.[12]

O arco vertebral posterior é sede dos tumores benignos produtores de osso, como osteoma, osteoide e osteoblatoma. O exame anatomopatológico é similar, entretanto, o comportamento mais agressivo, com um nicho maior que dois centímetros e a possibilidade de disfunção neurológica, são características do osteoblastoma.

Dos tumores benignos, 8% podem ser encontrados na coluna vertebral e 60% ocorrem até a segunda década de vida. Os tumores primários ou secundários malignos são mais raros nos imaturos esqueleticamente e, no geral, se encontram no corpo vertebral. Os tipos histológicos descritos nas crianças e adolescentes são: cisto ósseo aneurismático, tumor de Ewing, osteocondroma e osteossarcoma. Na radiologia, o granuloma eosinofílico, com destruição do corpo vertebral, levando à vértebra plana, pode ser confundido com o tumor de Ewing.[2,7,15]

O encunhamento das vértebras toracolombares com irregularidade da placa terminal em nódulos (nódulos de Schmorl) produz uma deformidade dolorosa em alguns adolescentes. A etiopatogenia desta alteração estrutural ainda é desconhecida. Hipóteses incluem disfunções hormonais, vasculares e genéticas.[9] Quando atinge a transição toracolombar, é mais dolorosa do que a região torácica.

PROPEDÊUTICA

A propedêutica na espondilodiscite pode ser inespecífica como recusa para andar, claudicação, dor abdominal, irradiação da dor para as pernas, retificação da lordose lombar, escoliose antálgica com descompensação do tronco, dor à palpação na coluna ou febre isolada. Em crianças pequenas, a presença de febre não é obrigatória. A giba localizada, o emagrecimento, a febre noturna, com ou sem a presença de deficit neurológico, são sintomas descritos no Mal de Pott.[1,8]

Em até 80% dos pacientes, o espasmo paravertebral e de isquiotibiais pode ocorrer na espondilolistese. O tecido fibroso na região da falha da *pars interarticularis*, o estreitamento do forâmen vertebral, a presença de hipertrofia no ligamento amarelo, a osteofitose periarticular e o prolapso do disco intervertebral podem contribuir com a etiopatogenia da radiculopatia. Na espondiloptose (escorregamentos superiores a 75%), a atitude de Phalen-Dixon com a cifose lombossacra acentuada e o desequilíbrio sagital para frente é um achado propedêutico clássico.[11,16] Sinais clínicos de sofrimento do nervo espinhal como o Laseguè também podem ser reportados nas hérnias de disco intervertebral. O nível neurológico – dermátomo, miótomo e reflexo osteotendinoso profundo – da região correspondente ao nervo espinhal comprometido auxilia na determinação do local da afecção.[8]

A presença de cifose na região toracolombar com contratura de isquiotibiais é característica da cifose juvenil ou doença de Scheuermann. A ausência de outros comemorativos e o achado radiológico típico fecha o diagnóstico de certeza.

Na espondilolistese sintomática e nos tumores ocorre deformidade secundária ao espasmo muscular. O achado é a escoliose não estruturada, sem rotação dos pedículos do arco vertebral posterior, que se resolve após o tratamento da doença de base. A estruturação da deformidade apenas ocorre nos casos tardios e negligenciados. Os tumores primários mais agressivos, como o osteoblastoma, podem levar à disfunção neurológica do nervo espinhal lombossacral.[12,15,16]

Na criança em questão, o quadro inespecífico e a irritabilidade com a movimentação do tronco sugerem a possibilidade de espondilodiscite inespecífica.

QUADRO CLÍNICO

No que concerne à espondilolistese, a queixa mais frequente é a lombalgia com ou sem sinais de sofrimento do nervo espinhal, ocorrendo paresia, diminuição dos reflexos osteotendinosos profundos e hipoestesia correspondente ao nível neurológico acometido.[10,16-18]

O quadro clínico da espondilodiscite é variado. São descritas na literatura uma série de casos com dor abdominal a esclarecer em crianças pequenas, sem diagnóstico precoce. A destruição óssea da espondilodiscite associada à cifose em ângulo agudo facilita o diagnóstico inicial. Em geral, no Mal de Pott, é encontrada nestas crianças a cifose segmentar rígida.[19]

Adolescentes submetidos a exercícios de impacto extenuantes com espondilólise ou hérnia do disco intervertebral apresentam-se com dor e limitação da coluna lombossacra. A contratura dos isquiotibiais seguida pela ciatalgia aguda compõem o quadro clínico inicial.[5,9]

Histórico de dorso curvo postural, dorsalgia, contratura de isquiotibiais – ângulo políteo alterado – ocorrem na cifose toracolombar. Este é o quadro clínico clássico da cifose juvenil sintomática.[10]

Dor noturna, alívio com uso de aspirina e sem relação com atividade física são sugestivos de lombalgia por tumor benigno produtor de osso. Um exemplo clássico é o osteoma osteoide. Quando o quadro clínico se complica com disfunção neurológica, deve-se pensar nos tipos histológicos com comportamento local mais agressivo, como o oseoblastoma e o condrossarcoma.[14-19]

Na criança em questão, a presença de claudicação sem alteração na propedêutica neurológica, do quadril e do joelho, obriga o médico assistente a pensar em discite lombar.

DIAGNÓSTICO

A anamnese e os exames laboratoriais iniciais, como o hemograma e o VHS, auxiliam no diagnóstico diferencial. A presença de febre e a elevação do VHS, por exemplo, indicam a possibilidade de infecção. A anemia e o VHS elevado podem sugerir tumor de Ewing. A avaliação psicológica, por sua vez, ajuda a esclarecer se há alguma disfunção na dinâmica familiar por trás da queixa.[3,5-7]

Na espondilodiscite, o achado patognomônico é o estreitamento do espaço correspondente ao disco intervertebral nas radiografias simples da coluna vertebral, associado à febre, à leucocitose e ao aumento da velocidade de hemossedimentação. Este achado radiográfico, porém, ocorre após duas semanas do cenário clínico adulto, fato que justifica o retardo diagnóstico na grande maioria das crianças. A acurácia da cultura colhida por punção é inferior a 50%. A suspeita, assim, é necessária para a indicação de exames subsidiários que demonstrem precocemente a alteração estrutural do disco intervertebral. A cintilografia óssea e, atualmente, a ressonância magnética (RM), são os estudos diagnósticos com sensibilidade e especificidade para o diagnóstico precoce (Figura 7.2).

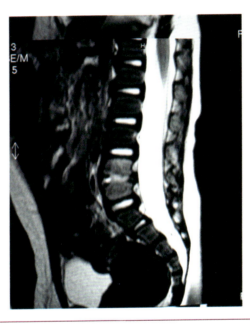

FIGURA 7.2 A ressonância revela com clareza a alteração do sinal na ressonância ponderada em T2.

Como descrito no capítulo de lombalgias, na espondilolistese lombar, as radiografias simples ântero-posterior e de perfil ortostáticas mostram o escorregamento entre as vértebras adjacentes. As oblíquas evidenciam em alguns pacientes a falha da *pars interarticularis*.[9,17,19]

A radiografia é ainda capaz de evidenciar o encunhamento das vértebras na região toracolombar, acima de 5 graus por vértebra, e a irregularidade da placa terminal com os nódulos de Schmorl, patognomônicos da cifose juvenil. O teste em estresse com coxim define se a cifose é rígida ou flexível. A flexibilidade, no caso, é quando o coxim consegue levar para um valor angular normal (cifose torácica entre 40° a 50°). Este teste pode ser realizado clinicamente.[17,19]

Como comentado, as radiografias na fase aguda da espondilodiscite são normais. Após duas semanas, elas evidenciam a diminuição do espaço discal. No Mal de Pott, os achados de encunhamento e cifose segmentar em conjunto com a anamnese sugerem o diagnóstico.[19]

A avaliação radiográfica pode revelar um nicho esclerótico, típico do osteoma osteoide, ou uma destruição óssea dos tumores benignos primários (Figura 7.3).[10]

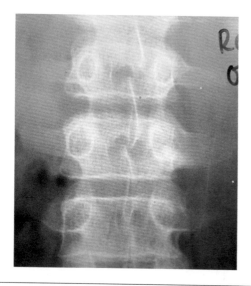

FIGURA 7.3 Observe a radiografia simples. É difícil ver a esclerose correspondente do nicho. Verifique ainda a escoliose antálgica.

A presença de ciatalgia aguda no adolescente atleta sugere a possibilidade de hérnia do disco intervertebral com ou sem soltura do fragmento cartilaginoso da placa terminal da vértebra lombar. A tomografia axial computadorizada e a ressonância magnética, hoje, são os exames padrão para este diagnóstico.[11,14]

Cabe enfatizar novamente que a cintilografia óssea é um exame inespecífico, porém, é sensível para averiguar a falha na *pars interarticularis* e a possibilidade de discite ou tumor na fase precoce. A existência da possibilidade do granuloma eosinofílico se apresentar frio neste exame, muitas vezes, é de auxílio no diagnóstico diferencial. Seu papel no *screening* da lombalgia, na faixa etária pediátrica, é importante para documentar o aumento de atividade óssea e, em consequência, colaborar no diagnóstico precoce.[11,12,15]

A tomografia axial computadorizada, com a ampola inclinada de forma invertida, evidencia a falha ou fratura do arco vertebral posterior.[1] A tomografia ilustra a destruição óssea característica do Mal de Pott e o nicho característico do osteoblastoma. Os tumores benignos, em geral, localizam-se nos elementos posteriores com lise óssea localizada.[1,7,10]

A ressonância magnética é exame padrão para análise do comprometimento vertebral na espondilolistese e na espondilodiscite.[1-5] Entretanto, não é o exame ideal para detectar o osteoma osteoide ou o osteoblastoma.[5,9,12] A ressonância, ademais, ilustra a reação paravertebral característica das reações infecciosas paravertebrais, específicas do Mal de Pott (Figura 7.4).[6,12,17]

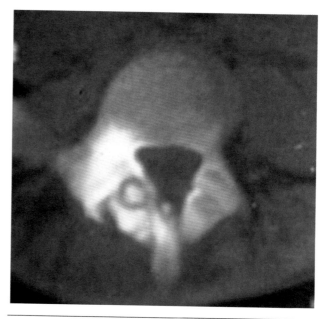

FIGURA 7.4 Típico nicho do osteoma osteoide.

PROGNÓSTICO

Como já comentado, há fatores de risco de piora da espondilolistese. Em síntese, estão relacionados com a maturidade esquelética e a displasia óssea na coluna lombossacra. A associação de fragmento da cartilagem da placa vertebral proximal ou distal da vértebra justifica o porquê alguns adolescentes não respondem ao tratamento conservador de forma similar aos adultos.[2,9,18]

A espondilodiscite inespecífica pelo *Staphylococcus aureus* reconhecidamente apresenta um prognóstico favorável, a despeito do tratamento. Esse fato leva alguns autores a advogarem a favor da causa viral, mesmo que as alterações de sequela ou anquilose entre as vértebras adjacentes permaneçam. Não se observa nenhuma queixa ou limitação funcional nestes pacientes. Por outro lado, o colapso vertebral da espondilodiscite do Mal de Pott evolui se não forem tratadas a deformidade cifótica, a dor e a função neurológica.[10,18]

Geralmente, a cifose juvenil não é sintomática. A criança com antecedente de dorso curvo se apresenta com os pais em razão da deformidade. Quando a deformidade é toracolombar, há em alguns casos queixa de dorsalgia. O prognóstico é favorável na grande maioria dos casos, na região dorsal (Figura 7.5).[10,11]

Em teoria, o osteoma osteoide é autolimitado, porém, a dor intratável e incoercível está associada à evolução para deformidades rígidas. Os demais tumores benignos evoluem e causam grande morbidade, se não ressecados com margem de segurança. Durante o tratamento, é interessante notar a evolução radiológica do granuloma eosinofílico para a vértebra plana, mas a remodelação óssea e bom prognóstico é a regra nestas crianças. A biópsia é necessária para afastar a possibilidade de tumor de Ewing no diagnóstico diferencial.[5-9]

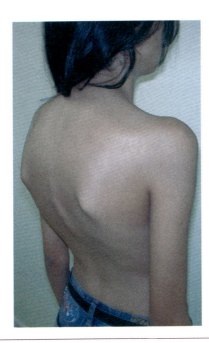

FIGURA 7.5 Observe a cifose juvenil toracolombar

TRATAMENTO

Na espondilolistese, a opção não operatória é a primeira escolha de tratamento para a grande maioria dos pacientes, mas a fusão é considerada quando o escorregamento é documentado ou nas crianças sintomáticas com fatores radiográficos de risco de progressão. Para maior detalhe, verifique o capítulo de lombalgias.[1]

Na espondilodiscite inespecífica, opta-se por uma internação para uso de antibioticoterapia com cobertura para gram-positivos, por 2 a 4 semanas, conforme a resposta clínica e laboratorial do paciente. Após este período, é mantida a antibioticoterapia via oral com alguma imobilização lombossacral (colete lombossacral ou gesso), até a resolução clínica e laboratorial da infecção. Nos raros casos não responsivos ou com abcesso epidural, há indicação de punção para culturas específicas. No Mal de Pott, é indicado um esquema tríplice por um ano, nos neurologicamente intactos, com base nos dados da radiologia, anamnese e laboratorial (PPD, VHS e hemograma completo). Nos portadores de disfunção neurológica, opta-se pela descompressão anterior ou anterolateral por costotransversectomia na transição toracolombar e enxertia autóloga de fíbula ou ilíaca, de acordo com a gravidade da cifose sequelar.[1,12,19]

A cifose juvenil é tratada de forma conservadora mediante fisioterapia para alongamento da musculatura peitoral e isquiotibiais, mais o fortalecimento da musculatura abdominal e extensora do tronco. O colete CTLSO de Milwaukee está indicado nas deformidades mais flexíveis e que não responderam à fisioterapia. Nas rígidas, o colete gessado em catraca (cunhas periódicas) antes do colete permite melhor correção da curva. Considera-se cirurgia na fase de fechamento da fise de crescimento (a partir do Risser IV) nos pacientes com dor intratável, deformidade e valor angular maior do que 75°. A toracotomia com liberação anterior do disco intervertebral e do ligamento longitudinal anterior é a primeira etapa do tratamento nas deformidades graves (Figura 7.5).

O tratamento de escolha para os tumores primários é a ressecção cirúrgica. O planejamento cuidadoso é necessário para evitar a recidiva. Indica-se a artrodese quando ocorre a instabilidade iatrogênica pela abordagem das articulações facetárias. Em geral, não é necessário abordar a deformidade secundária ou realizar a artrodese nas ressecções pequenas de tumores, como o do osteoma osteoide.[4,9,18,19] A exceção à regra é o granuloma eosinofílico, em que o tratamento de escolha é a observação, a corticoidoterapia e a imobilização.[8]

O tratamento específico das deformidades é essencialmente cirúrgico nos casos de progressão das deformidades por meio da artrodese e fusão óssea em razão da não resposta a órteses ortopédicas. A associação com malformação no interior do canal vertebral nestes pacientes pode ocorrer em até 25% dos casos (Figura 7.6: esporão ósseo intracanal vertebral na tomografia; e Figura 7.7: divisão da medula espinhal – diastomielia na ressonância magnética) que pode ser abordada por técnicas de correção neurocirúrgicas, em especial nos casos com disfunção neurológica progressiva durante o crescimento. Um

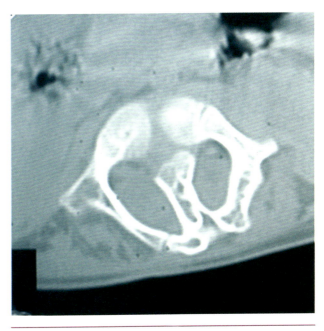

FIGURA 7.6 Observe o esporão ósseo intracanal vertebral em criança com escoliose congênita.

sinal de alerta nestes casos são a presença de estigmas cutâneos (Figura 7.8). Apesar de raro na faixa pediátrica, descrevem-se pacientes portadores de hérnia discal lombar (Figuras: 7.9 e 7.10) que requerem microdiscetomia cirúrgica na falha do tratamento conservador de 6 a 12 semanas ou no caso de disfunção neurológica progressiva de forma similar ao adultos.

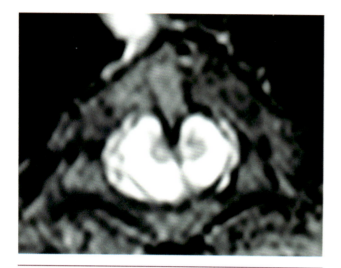

FIGURA 7.7 A divisão da medula óssea pode ser documentada por meio da ressonância magnética.

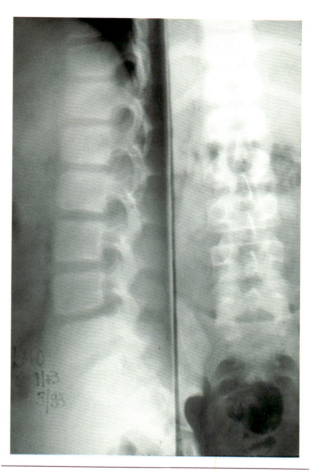

FIGURA 7.9 A radiografia não revela anormalidades evidentes no adolescente portador de hérnia de disco itervertebral lombar.

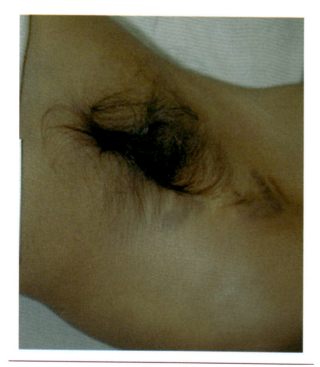

FIGURA 7.8 Tufo piloso é um estigma cutâneo indicativo de alta suspeita de má-formação congênita da coluna vertebral.

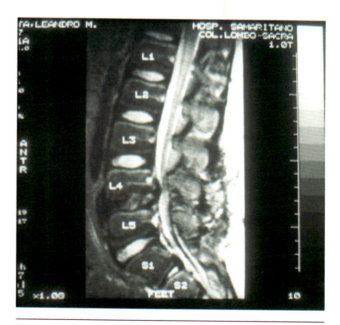

FIGURA 7.10 A ressonância é o estudo diagnóstico padrão-ouro para mostrar a hérnia de disco L4 L5.

REFERÊNCIAS BIBLIOGRÁFICAS

1. Feldman DS. Presentation of low back pain in children had a low diagnosis rate. J Bone Joint Surg Am. 2008 Nov;90(11):2554.

2. Sato T, Ito T, Hirano T, et al. Low back pain in childhood and adolescence: a cross-sectional study in Niigata City. Eur Spine J. 2008 Nov;17(11):1441-7. Epub 2008 Oct 1.

3. Ahlqwist A, Hagman M, Kjellby-Wendt G, et al. Physical therapy treatment of back complaints on children and adolescents. Spine (Phila Pa 1976). 2008 Sep 15;33(20):E721-7.

4. Jalanko T, Helenius I, Remes V, et al. Operative treatment of isthmic spondylolisthesis in children: a long-term, retrospective comparative study with matched cohorts. Eur Spine J. 2011;20(5):766-75.

5. Sitthipornvorakul E, Janwantanakul P, Purepong N, et al. The association between physical activity and neck and low back pain: a systematic review. Eur Spine J. 2011;20(5):677-89.

6. Hoskins W, Pollard H, Daff C, et al. Low back pain in junior Australian Rules football: a cross-sectional survey of elite juniors, non-elite juniors and non-football playing controls. BMC Musculoskelet Disord. 2010;11:241.

7. Trevelyan FC, Legg SJ. The prevalence and characteristics of back pain among school children in New Zealand. Ergonomics. 2010 Dec;53(12):1455-60.

8. Kaspiris A, Grivas TB, Zafiropoulou C, et al. Nonspecific low back pain during childhood: a retrospective epidemiological study of risk factors. J Clin Rheumatol. 2010 Mar;16(2):55-60.

9. Sairyo K, Sakai T, Amari R, et al. Causes of radiculopathy in young athletes with spondylolysis. Am J Sports Med. 2010 Feb;38(2):357-62.

10. Jones GT, Macfarlane GJ. Predicting persistent low back pain in schoolchildren: a prospective cohort study. Arthritis Rheum. 2009 Oct 15;61(10):1359-66. Erratum in: Arthritis Rheum. 2009 Dec 15;61(12):1761.

11. Burnei G, Gavriliu S, Vlad C, et al. Discal hernia in children and teenagers: medical, surgical and recovery treatment. Rom J Intern Med. 2006;44(4):477-81.

12. Takayama K, Nakamura H, Matsuda H. Low back pain in patients treated surgically for scoliosis: longer than sixteen-year follow-up. Spine (Phila Pa 1976). 2009 Sep 15;34(20):2198-204.

13. Houghton KM. Review for the generalist: evaluation of pediatric hip pain. Pediatr Rheumatol Online J. 2009 May 18;7:10.

14. Sembrano JN, Polly DW Jr. How often is low back pain not coming from the back? Spine (Phila Pa 1976). 2009 Jan 1;34(1):E27-32.

15. Denaro L, Longo UG, Papalia R, et al. Eosinophilic granuloma of the pediatric cervical spine. Spine (Phila Pa 1976). 2008 Nov 15;33(24):E936-41.

16. Auerbach JD, Ahn J, Zgonis MH, et al. Streamlining the evaluation of low back pain in children. Clin Orthop Relat Res. 2008 Aug;466(8):1971-7. Epub 2008 Jun 16.

17. Standaert CJ. Low back pain in the adolescent athlete. Phys Med Rehabil Clin N Am. 2008 May;19(2):287-304.

18. Bhatia NN, Chow G, Timon SJ, et al. Diagnostic modalities for the evaluation of pediatric back pain: a prospective study. J Pediatr Orthop. 2008 Mar;28(2):230-3.

19. Boćkowski L, Sobaniec W, Kułak W, et al. Low back pain in school-age children: risk factors, clinical features and diagnostic managment. Adv Med Sci. 2007;52 Suppl 1:221-3.

CAPÍTULO 7

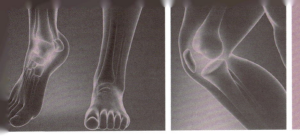

Claudicação na Criança

Ellen de Oliveira Goiano

INTRODUÇÃO

O diagnóstico das condições que acarretam claudicação na criança é um desafio,[1,2] mesmo para profissionais mais experientes e que estejam acostumados a lidar com pacientes que não conseguem dar maiores informações. Normalmente não é possível determinar a gravidade da situação no contato inicial, por isso é importante adotar uma abordagem sistemática.[3] Normalmente, os distúrbios que causam alteração da marcha podem ser divididos de acordo com o padrão da claudicação e a idade em que aparecem.[4] As 5 perguntas essenciais que devem ser feitas na investigação sistemática da claudicação, incluem:

1. A idade da criança;
2. Marcha antálgica ou não;
3. Se há história de trauma (agudo ou "*overuse*");
4. Sintomas sistêmicos ou não (exames laboratoriais);
5. Localiza a dor? (quadril, joelho ou restante da perna).

Para facilitar a abordagem inicial, três grupos etários devem ser considerados: Infantil, que inclui as crianças que estão aprendendo a caminhar (1 a 3 anos); Escolar com um padrão de marcha mais maduro (4 a 10 anos) e Adolescentes (11 a 15 anos).[5]

Assim, de acordo com a faixa etária, é possível obter uma avaliação mais precisa e orientada para as afecções próprias da idade, inclusive para se ter em mente quais os exames a serem solicitados em cada caso, otimizando a probabilidade de se obter o diagnóstico precoce.[6]

Com relação à criança é preciso observar que elas iniciam a deambulação com apoio em torno dos 12 meses e aos 18 meses, em geral, se tornam totalmente independentes para a *marcha*, porém, com movimentos ainda descoordenados, elas ainda mantêm um padrão imaturo até por volta dos 5 anos de idade e chegam ao padrão adulto aos 7 anos.

Muitas vezes, a claudicação está relacionada à dor e o padrão antálgico da marcha é caracterizado por passos rápidos e descarga mínima do peso corporal na extremidade dolorosa, encurtando a fase de apoio.[7,8] Nesses casos, é facilmente constatada a sua localização através do exame físico dinâmico, complementado com a inspeção de sinais locais flogísticos e/ou pós-traumáticos, muitas vezes presentes, e pela palpação cuidadosa das áreas envolvidas em que a criança acusa a dor. O tipo antálgico, secundário ao trauma, é de longe a causa mais comum de claudicação. A etiologia das causas não traumáticas varia muito, mas é, via de regra, inflamatória.[9]

Segundo Fisher e Beattie (1999), os locais mais comuns de acometimento na criança que claudica são o quadril (34%), seguido do joelho (19%), o restante do membro inferior (18%) e a coluna (2%). A Tabela 8.1 a seguir foi resumida a partir do seu trabalho:

Tabela 8.1 Diagnóstico diferencial de claudicação não traumática.

■ Inflamatória	
Sinovite transitória	39,5%
Artrite juvenil, doença viral	3,2%
■ Infecção	3,6%
■ Do desenvolvimento ou adquirida (LCP, epifisiólise etc.)	4,1%
■ Neoplasia	0,8%
■ Fadiga muscular, "*overuse*"	17,7%
■ Outros (torção testicular, orquite etc.)	1,2%
■ Sem diagnóstico definido	29,9%

PERÍODO INFANTIL – DE 1 AOS 3 ANOS DE IDADE

Estes pacientes são os que acarretam maior dificuldade diagnóstica no que diz respeito aos problemas da marcha.[2,10,11] Trata-se de um grupo que, pela pouca idade, é pouco colaborativo tanto em relação às informações colhidas na anamnese, obtida quase exclusivamente através das queixas dos pais, quanto na realização do exame físico.

Outro dado importante, e que não devemos esquecer, é que nessa idade as crianças apresentam um padrão de marcha imaturo,[12,13] caracterizado pela base alargada, aumento da flexão dos quadris e joelhos e braços ao lado do corpo com o cotovelo estendido, tudo isso para melhorar a fase

Série Ortopedia e Traumatologia – Fundamentos e Prática

de balanço, naturalmente desequilibrada. Como não conseguem aumentar o tamanho do passo, em virtude da falta de maturidade neuromuscular, aumentam sua cadência, objetivando ganhar velocidade. Toda essa variação no padrão do caminhar deve ser avaliada e, considerada, na hora de determinar se verdadeiramente existe claudicação.

Se, de fato for verificada alteração, os diagnósticos mais prováveis relacionados a esse grupo de crianças incluem: sinovite transitória, artrite séptica, desordens neurológicas (paralisia cerebral – PC – branda e distrofia muscular), displasia do desenvolvimento do quadril (DDQ), coxa vara, artrite reumatoide juvenil (ARJ) e neoplasias (osteoma osteoide, leucemia).[8,13,14]

DISTÚRBIOS INFLAMATÓRIOS/INFECCIOSOS

Sinovite transitória × artrite séptica

Essas duas condições levam a um quadro agudo de claudicação dolorosa que ainda causa muita dúvida em seu diagnóstico diferencial[15,16] e devem ser bem distinguidas uma da outra pela sua evolução que, em geral, é favorável no caso da sinovite e desastrosa no caso da pioartrite, se não forem tomadas as devidas providências. O local preferencial de acometimento é o quadril. A sinovite transitória apresenta um quadro de claudicação que varia de leve a moderado, mas a criança normalmente não deixa de fazer suas atividades habituais, porém, o quadro doloroso pode se arrastar por dias (cerca de 7 a dez dias) até a resolução, que ocorre gradual e espontaneamente na maioria dos casos. Crianças com artrite séptica tendem a ser muito mais irritadas e menos colaborativas, podendo inclusive se negar a caminhar, além de geralmente apresentarem comprometimento do estado geral. A mobilização da articulação durante o exame físico está normalmente mais limitada na artrite séptica, mas se ainda restar dúvida – o que frequentemente ocorre – exames laboratoriais devem ser solicitados.

A contagem de leucócitos ao hemograma, a velocidade de hemossedimentação (VHS) e a proteína C reativa (PCR), geralmente encontram-se dentro da faixa de normalidade ou discretamente elevados na sinovite, enquanto na artrite séptica estão frequentemente elevados. Febre alta (> 38,5°C) também é considerada um fator preditivo positivo importante de artrite séptica.[16]

Se estiverem discretamente elevados ou normais, porém limítrofes, e o quadro clínico for mais intenso, a punção articular se faz necessária para a elucidação.[7,17] A contagem de glóbulos brancos na análise do material puncionado revela-se entre 80.000 e 200.000 com mais de 75% de polimorfonucleares na artrite séptica, enquanto na sinovite transitória fica em torno de 5.000 a 15.000, com menos de 25% de polimorfos. Coloração de Gram também deve ser solicitada na análise do material para ajudar na seleção do antibacteriano a ser utilizado no caso da artrite ser confirmada. Mesmo sabendo-se que o *S. aureus* é o patógeno mais comum, até o isolamento em cultura, outros agentes como *Streptococcus*

do grupo B, *Pseudomonas aeruginosa* e *Haemophilus influenza* devem ser considerados.

Artrite Reumatoide Juvenil (ARJ)

A criança que, no início da marcha, se apresenta com uma claudicação dolorosa leve e insidiosa, em torno dos dois anos de idade, pode estar apresentando os primeiros sintomas da forma pauciarticular de ARJ. Essa forma, que também é a mais comum, tem uma incidência maior em meninas, numa proporção de 4:1. As articulações mais frequentemente acometidas são os joelhos e os tornozelos e são acompanhadas de edema, calor local e limitação da amplitude de movimentos articular.

Os exames laboratoriais como leucograma, VHS, fator reumatoide e o ANA (anticorpo antinuclear), podem estar normais durante o quadro inicial em até 50% dos casos, o que não deve descartar o diagnóstico.[18]

O quadro clínico em geral é intermitente, melhorando com repouso, analgésicos e restrição da atividade; porém, se o edema persistir, um reumatologista pediátrico deverá ser consultado.

DISTÚRBIOS NEUROLÓGICOS

Paralisia Cerebral (PC)

A maioria das crianças em torno dos 12 meses de vida começa a dar seus primeiros passos e evolui para marcha sem auxílio, dentro da faixa de normalidade, por volta dos 18 meses. Se a deambulação atrasar para além dessa idade ou se ela estiver desde o início anormal, o mais provável é que uma desordem neurológica esteja presente.

A disfunção neurológica mais comum, que pode passar despercebida antes dos primeiros passos da criança, e que leva à claudicação durante a deambulação, é a paralisia cerebral branda.[7]

Nesses pacientes o desbalanço muscular é menor, o que pode gerar dúvidas no diagnóstico, diferentemente do que ocorre na marcha espástica característica da PC. Porém, um bom exame clínico mostrará limitação da amplitude de movimento do joelho e do tornozelo, hiperreflexia e presença de clônus, que diferenciarão o problema. A partir daí, os pais devem ser orientados sobre a condição e a criança encaminhada para um centro pluriespecializado de tratamento com o ortopedista pediátrico, conduzindo os princípios terapêuticos.

Distrofia muscular

Nessa condição incomum, o atraso no início da marcha é acompanhado de um histórico de tropeços de repetição, quedas frequentes e dificuldade para subir escadas devido à fraqueza da musculatura proximal da raiz do membro (principalmente glúteo máximo, glúteo médio e quadríceps); a panturrilha, em consequência, aparenta uma falsa hipertrofia e o clássico sinal de Gowers, onde a criança colocada de bruços é solicitada a se levantar e o faz "escalando sobre si mesma" (Figura 8.1).

98 ORTOPEDIA E TRAUMATOLOGIA PEDIÁTRICAS VOLUME 2

Claudicação na Criança

Distúrbios do Desenvolvimento/Congênitos

Displasia do Desenvolvimento do Quadril (DDQ)

Quando passa despercebida ao nascimento e durante os primeiros meses de vida, persistindo além da idade da marcha sem diagnóstico, essa condição atrasa o início da deambulação e causa um tipo de claudicação indolor. Pode ser uni ou bilateral. Quando unilateral, o membro afetado encontra-se encurtado e a criança anda na ponta do pé, a abdução do quadril é limitada, com tensão dos adutores e pode haver leve contratura em flexão do quadril. Quando bilateral, a criança para deambular aumenta a lordose lombar e a marcha se assemelha à "marcha de pato" (marcha anserina), e observa-se o balanço do tronco pela limitação da abdução e insuficiência do glúteo médio bilateralmente (Sinal de Trendelenburg positivo). A radiografia em AP da bacia confirma facilmente o diagnóstico nessa idade, evidenciando a luxação ou subluxação dos quadris, não sendo necessários outros exames de imagem (Figuras 8.2 e 8.3).

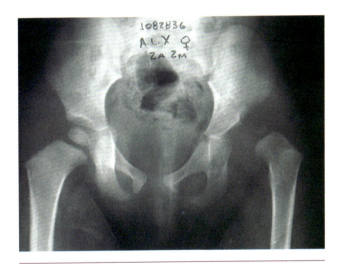

FIGURA 8.2 Radiografia em AP com luxação do quadril à esquerda.

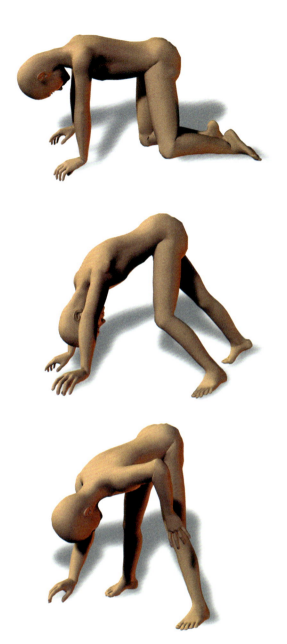

FIGURA 8.1 Sinal de Gowers.
Fonte: Adaptada de Gowers WR. *A manual of disease of the nervous system*. London: Churchill, 1886;1:391–4.

Como prova diagnóstica, a dosagem de creatina fosfoquinase sérica (CPK) pode ser solicitada nos primeiros estágios da distrofia, podendo estar alterada de 200 a 300 vezes o normal.[19]

Em geral, o paciente é levado ao consultório por volta dos 3 aos 6 anos, acomete quase exclusivamente meninos, já que é uma herança recessiva ligada ao cromossomo X.

Pode existir história familiar positiva, a doença é progressiva e evolui lentamente. Os pacientes geralmente morrem durante a segunda ou terceira década de vida por insuficiência respiratória ou cardíaca.

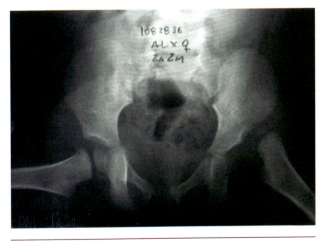

FIGURA 8.3 Radiografia na posição de rã.

CAPÍTULO 8

Coxa vara

O quadro clínico, aqui, independe da condição ser congênita ou do desenvolvimento, assemelha-se ao da DDQ, porém, é muito menos comum, numa proporção de 1:20. Ao exame clínico, o que a diferencia da luxação congênita do quadril é a proeminência na região do trocânter maior, secundária à fraqueza funcional do músculo e à rotação interna, que também está limitada nas fases mais avançadas. Entretanto, o diagnóstico conclusivo é feito mediante a radiografia da bacia em AP (Figura 8.4), onde não se observa a luxação, porém o colo se encontra numa posição quase perpendicular em relação à diáfise do fêmur, e a placa de crescimento está verticalizada.

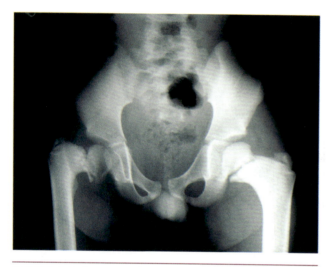

FIGURA 8.4 Coxa vara do desenvolvimento.

DISTÚRBIOS NEOPLÁSICOS

Osteoma osteoide

É incomum em crianças antes dos 5 anos de idade, porém quando presente, seu diagnóstico é um desafio, especialmente nas crianças no início da idade da marcha. Provoca claudicação dolorosa, predominantemente noturna, e pode passar despercebido nas radiografias. O exame clínico é inocente, dor à palpação não é usual, porém, como regra geral, há melhora importante com o uso de salicilatos (AAS), o que pode aumentar a suspeita. Nesses casos, a cintilografia pode ser um instrumento valioso e se mostrou altamente sensível para auxílio diagnóstico e localização da lesão.[20]

Granuloma eosinofílico
(Histiocitose-X ou das células de Langerhans)

É a forma localizada da doença, correspondendo à sua manifestação mais benigna e favorável.[21]

Corresponde a uma lesão pseudotumoral, lítica, agressiva, com reação periosteal que pode mimetizar outras doenças (sarcoma de Ewing, osteomielite subaguda). Nestes casos, somente a biópsia é capaz de dar o diagnóstico definitivo.

Ela pode acometer qualquer osso, porém existe predileção pelos ossos chatos. A região mais acometida é o crânio, sendo que a calvária, preferencialmente na região parietal, é mais afetada que a base do crânio. A mandíbula também é local de envolvimento frequente, assim como os arcos costais e a pelve.[22]

Aproximadamente 25% a 35% das lesões monostóticas acometem os ossos longos, principalmente o fêmur, o úmero e a tíbia, com maior frequência na região diafisária (58%), seguida pela região metafisária (28%), metadiafisária (12%) e raramente epifisária (2%).[22-24]

A maior parte dos pacientes é assintomática, podendo ocorrer dor no local da lesão, edema e raramente fratura patológica. Quando ocorre no membro inferior, a claudicação é um sintoma comum. Febre e leucocitose também podem estar presentes. A histiocitose de células de Langerhans pode acometer pacientes de qualquer idade, porém é mais comum abaixo dos 15 anos, com leve predileção pelo sexo masculino.[25]

O tratamento pode não ser necessário em casos selecionados, porém, na grande maioria consiste na curetagem da lesão com enxertia ou, nos casos mais graves, de comportamento mais agressivo, quimioterapia.

Leucemia

Pode também ser responsável por claudicação dolorosa em crianças,[26] ainda nos seus primeiros passos. Além disso, o seu pico de incidência ocorre entre os 2 e os 5 anos de idade, estando as queixas musculoesqueléticas presentes em cerca de 20% dos casos.[27]

O quadro clínico, pelo acometimento articular, dor óssea, febre e letargia é semelhante ao da artrite e da osteomielite, estando seu diagnóstico diferencial associado à presença de outras alterações sistêmicas como hepatoesplenomegalia, sufusões hemorrágicas e sangramento.[7]

As radiografias, assim como no osteoma osteoide, podem ser normais, a cintilografia pode não constatar alterações e os exames laboratoriais na fase inicial também podem causar dúvidas, com elevação inespecífica do VHS e da contagem periférica de leucócitos.[7,26,27] Se os outros diagnósticos forem descartados e a suspeita persistir, a criança deve ser encaminhada a um hematologista para avaliação da medula óssea.

PERÍODO ESCOLAR – DOS 4 AOS 10 ANOS DE IDADE

Nessa faixa etária as crianças tendem a ser mais cooperativas durante o exame e já apresentam padrões mais maduros de marcha, facilitando a identificação das desordens. Além disso, as queixas são consideradas importantes nessa fase em que a criança está mais interessada em brincar e não tem desejo de se afastar de suas atividades habituais.

Em virtude da atividade vigorosa durante o dia e da fadiga muscular que a segue, são comuns queixas de dores noturnas e ao repouso, que genericamente são chamadas de "dor do crescimento"; no entanto, outras causas devem ser descartadas antes de se chegar a essa conclusão. Seu diagnóstico é eminentemente clínico[28] e podem ser utilizados três critérios para ajudar a esclarecer se estamos diante de um caso de "dor do crescimento": a dor nas pernas é bilateral, ocorre somente à noite e não há queixas ou claudicação durante o dia, melhorando comumente com massagens e sem necessidade de medicação.[8]

As mesmas doenças já descritas anteriormente para crianças no início da idade da marcha devem ser lembradas, principalmente a sinovite transitória, mais frequente na idade entre três e oito anos, e que é a causa de claudicação dolorosa mais comum durante toda a infância. Além dessas condições, três outras podem ter seu diagnóstico durante esse período, são elas: a doença de Legg-Calvé-Perthes,[9,17] o menisco discoide e as discrepâncias de comprimento dos membros inferiores.

Doença de Legg-Calvé-Perthes

A doença de Perthes é caracterizada como a necrose avascular da cabeça do fêmur, sendo afecção de causa desconhecida e comportamento autolimitado que acomete crianças entre os quatro e oito anos de idade (80% dos casos). É mais comum em meninos numa proporção de 4:1. Em geral, a queixa é a claudicação, a dor não é frequente, mas quando presente manifesta-se na virilha, na coxa ou irradia-se para a face medial do joelho.

Ao exame pode ou não haver encurtamento, mas o principal sinal é a limitação da rotação interna do quadril.

Radiografias da bacia nas projeções em AP e Lauenstein (posição de "rã") devem ser solicitadas e o aspecto radiográfico nas fases iniciais, principalmente na projeção de "rã", aparece como uma linha translúcida subcondral (Figura 8.5), ou nas fases mais tardias pode ser observado o colapso e a fragmentação da epífise femoral proximal do fêmur, com zonas mais densas entremeadas por zonas radiolúcidas (Figura 8.6).

O tratamento para essa afecção é muito variável e a criança deve ser encaminhada ao ortopedista pediátrico para dar sequência ao tratamento, devendo ser orientada, de forma geral à interrupção da descarga de peso no membro afetado, com a ajuda de muletas ou cadeira de rodas.

Menisco discoide

É uma deformidade congênita do menisco, que se encontra alargado e espessado, cobrindo total ou amplamente o planalto tibial lateral ou medial, sendo muito mais comum o primeiro.[29]

O menisco discoide costuma ser uma causa rara de claudicação dolorosa que piora com a atividade, além disso, o paciente costuma apresentar déficit de extensão total e a sensação de "clic" no joelho.[30]

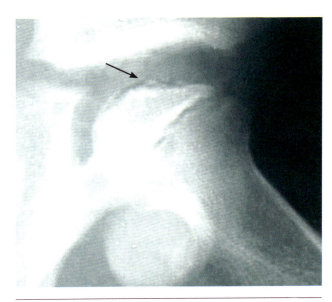

FIGURA 8.5 Radiografia na posição de rã, em que se evidencia a lise subcondral (sinal de Caffey) no quadril direito.

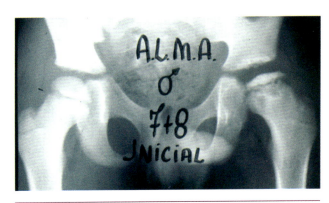

FIGURA 8.6 Radiografia da pelve em AP, em que se observa o comprometimento do quadril esquerdo, com diminuição da altura do núcleo ósseo e aumento da densidade, com zonas de rarefação.

A faixa etária em que a queixa clínica começa a se apresentar vai dos 3 aos 12 anos de idade, porém é mais comum entre os 8 e 12 anos.[31,32] No exame físico, há dor à palpação da interlinha articular lateral à pesquisa meniscal. As radiografias podem apresentar sinal indireto do problema pelo alargamento do espaço articular lateral acompanhado do achatamento do côndilo femoral, mas causa dúvidas até para os médicos mais experientes, enquanto a ressonância nuclear magnética (RNM) confirmará o diagnóstico, nos casos de forte suspeita diagnóstica.[32]

Discrepância dos membros inferiores

A discrepância de comprimento dos membros inferiores se instala de forma progressiva e lenta, mostrando-se evidente nesta faixa de idade. Quando o acometimento é de um único membro, observa-se o apoio na ponta do pé na extremidade encurtada, realizado com o intuito de nivelar a pelve e manter o padrão de equilíbrio para a marcha.

A distância entre a espinha ilíaca anterossuperior e o maléolo medial com os membros em extensão, medida com uma fita métrica, verifica se há ou não a diferença aparente de comprimento entre os membros inferiores.

Via de regra, a partir de 2,0 cm é considerada uma diferença clinicamente significativa e que precisa ao menos de acompanhamento ambulatorial. Para descobrir as causas da discrepância, uma radiografia panorâmica em ortostase dos membros inferiores (Figura 8.7) deve ser solicitada e esta pode fornecer informações tanto das prováveis causas (hemimelia fibular e fêmur curto congênito nas suas formas mais leves, fechamento precoce da placa de crescimento por trauma de impacção ou infecção frustra), quanto do segmento do membro que está acometido (fêmur proximal/distal ou tíbia proximal/distal).

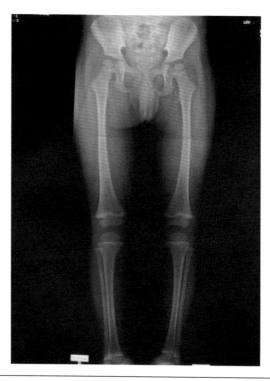

FIGURA 8.7 Radiografia panorâmica dos MMII em ortostase.

PERÍODO ADOLESCENTE – DE 11 AOS 15 ANOS DE IDADE

Pacientes nessa faixa etária comportam-se de forma diferente, com informações mais precisas, podendo ser colhida uma anamnese direta, com detalhes da sintomatologia, além de colaborarem para um exame físico mais completo.

Um cuidado que se deve ter ao avaliar esses pacientes é ter em mente sua excessiva e compulsiva vontade de retornar à atividade esportiva, quando então tendem a minimizar o problema, ou, de outra forma, afastarem-se da atividade física, quando então maximizam o problema.

Diagnósticos mais prováveis nessa faixa incluem: escorregamento epifisário femoral proximal (epifisiólise), DDQ, condrólise, síndromes de "*overuse*", osteocondrite dissecante e coalizão tarsal.

DISTÚRBIOS DO QUADRIL

Escorregamento Epifisário Femoral Proximal (EEFP)

É a doença que mais comumente acomete o quadril do adolescente, ocorre na fase do estirão do crescimento e dois biotipos estão mais propensos, os baixos com sobrepeso e os altos e magros.

Acredita-se que exista íntima relação com a alteração hormonal que ocorre nessa faixa etária, pois pode estar associado ao hipotireoidismo, hipogonadismo e ao uso de suplementação com hormônio do crescimento (GH).[33]

Pode ser bilateral em até 60% dos casos e é mais prevalente em meninos do que em meninas. A duração dos sintomas é geralmente de muitos meses e a queixa é a dor leve, mas constante, na virilha, coxa ou joelho, que leva à claudicação dolorosa. Ao exame, a abdução e a rotação interna estão limitadas e quando se tenta fletir a extremidade inferior, esta frequentemente assume uma posição de rotação externa para permitir a progressão da flexão do quadril (sinal de Drehman). A dor pode se apresentar de forma aguda e intensa nas formas instáveis de escorregamento e nesses casos o prognóstico é pior. Radiografias em AP/Lauenstein da bacia definem o diagnóstico, observando-se translação e mudança na relação do colo com a cabeça femoral (Figuras 8.8 e 8.9). O tratamento é eminentemente cirúrgico.

Displasia do Desenvolvimento do Quadril (DDQ)

Pode ocorrer da displasia de desenvolvimento do quadril e tornar-se clinicamente sintomática durante a adolescência, sobretudo nos casos de subluxação. A criança pode ter estado aparentemente livre de qualquer desordem até esta fase e apresentar somente desconforto doloroso após atividade prolongada que aumenta na adolescência e assim passa a apresentar claudicação dolorosa. O exame físico pode revelar pouco ou nada de anormal, sendo o diagnóstico novamente efetivado através de radiografias da bacia em AP e na posição de rã (Figura 8.10).

Condrólise

É a necrose da cartilagem articular do quadril. Embora não seja uma doença comum, sua ocorrência está relacionada mais frequentemente com o EEFP e com o trauma, porém, há casos, não tão raros, em que a causa é desconhecida. Sabe-se que as meninas são acometidas cinco vezes mais que os meninos e que a idade de aparecimento está entre os 12 e os 14 anos. O quadro clínico é semelhante ao de outras afecções que acometem o quadril, com dor na virilha, na coxa e/ou face medial do joelho, além de claudicação dolorosa que pode variar de leve a intensa; porém,

Claudicação na Criança

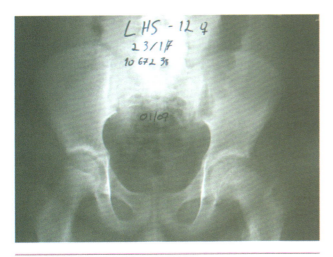

FIGURA 8.8 Radiografia em AP, onde se observa assimetria da altura epifisária.

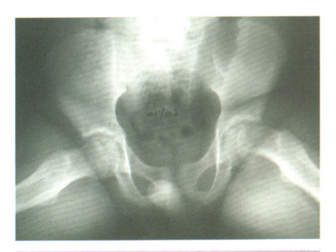

FIGURA 8.9 Radiografia na posição de rã ou Lauenstein, evidenciando o escorregamento do lado esquerdo.

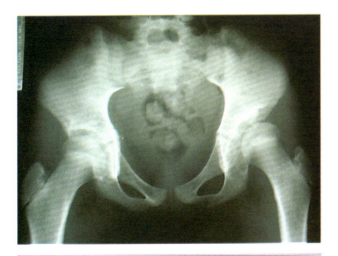

FIGURA 8.10 Subluxação do quadril esquerdo de paciente adolescente, portador de DDQ.

aqui a amplitude de movimentos está limitada em todas as direções. A radiografia da bacia em AP e na posição de rã é necessária para a confirmação diagnóstica com imagem de diminuição do espaço articular do quadril (mais de 2 mm de diferença entre um lado e outro), mais osteopenia de desuso e translucidez subcondral são os achados radiográficos.

O tratamento visa à melhora da sinovite irritativa, já que o processo de destruição articular é irreversível.

DISTÚRBIOS DO JOELHO

Síndrome de "overuse"

Embora teoricamente qualquer parte do corpo que seja solicitada em excesso durante os exercícios possa entrar nesse conceito, o joelho é o sítio mais comum de acometimento. Essa é uma condição que tem sua incidência aumentada proporcionalmente ao aumento da atividade esportiva nessa faixa etária. Embora a dor seja o sintoma mais prevalente, a claudicação também se mostra como sinal comum. Fraturas por estresse da porção proximal da tíbia e fíbula, tendinite da patela e apofisite da tuberosidade anterior da tíbia (Osgood-Schlatter), são exemplos. História de atividade esportiva que piora a dor, melhorando com o repouso e dor à palpação durante o exame, levantam as suspeitas. Radiografias podem ser de difícil interpretação, e na suspeita de fratura por estresse, a cintilografia pode ser útil. Na fase aguda, repouso, gelo e anti-inflamatórios constituem um bom tratamento inicial.

Osteocondrite dissecante

É uma condição que afeta a superfície articular com a separação de um fragmento localizado de cartilagem com osso subcondral adjacente. É a doença osteoarticular mais comum nos adolescentes e a dor é o sintoma típico, podendo ou não ser acompanhada de claudicação. Também está frequentemente relacionada aos esportes competitivos. O quadril e o tornozelo também podem ser afetados, mas o joelho é o sítio principal de acometimento, mais precisamente a porção lateral do côndilo femoral medial. O exame físico é inespecífico, sendo o diagnóstico realizado na maioria das vezes por radiografias (Figuras 8.11 e 8.12) que devem ser solicitadas nas incidências em AP/perfil e "túnel". Via de regra, o tratamento conservador resolve o problema, mas envolve muitas vezes a mudança radical na vida do paciente, com restrição da atividade física por período relativamente prolongado (6 a 8 semanas).

OUTROS DISTÚRBIOS

Coalizão tarsal

É caracterizada por fusão anormal entre dois ou mais ossos do tarso. Pode manifestar-se de forma precoce, nos primeiros anos de vida, mas o mais comum é tornar-se evidente clinicamente entre os 11 e 15 anos de idade, quando a coalizão inicialmente cartilaginosa começa a se calcificar, produzindo dor no seio do tarso, no dorso do pé ou no arco longitudinal e diminuição da mobilidade do pé, com claudicação. Pode ser bilateral em até 60% dos casos, manifestando-se em um único pé, principalmente durante a atividade física. Os músculos fibulares frequentemente encontram-se contraturados e espásticos, levando a um pé plano, rígido e evertido. Quando o paciente é observado de costas e lhe é solicitado que fique apoiado sobre as pontas dos dedos, o pé falha "em varizar", o que indica rigidez da articulação subtalar. As coalizões mais frequentes são a talocalcaneana e a calcâneo-navicular, podendo ser ósseas, fibrosas ou cartilagíneas. O diagnóstico, dependendo da localização e do tipo, pode ser feito mediante radiografias (Figura 8.13), ressonância magnética ou tomografia computadorizada (Figura 8.14). O tratamento é a ressecção da barra óssea.

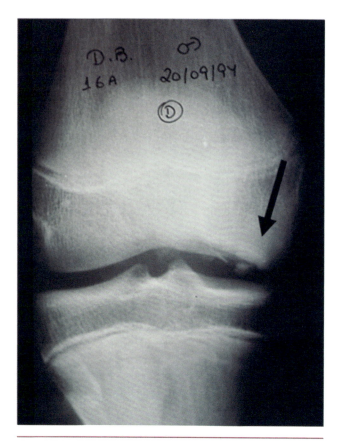

FIGURA 8.11 Fragmento subcondral destacado.

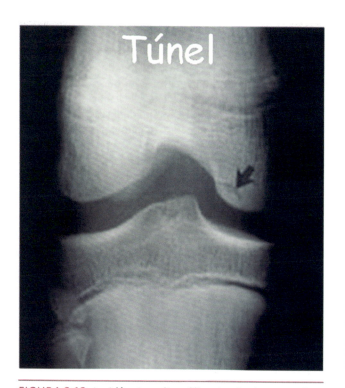

FIGURA 8.12 Incidência radiográfica do túnel, que evidencia a lesão na porção lateral do côndilo femoral medial.

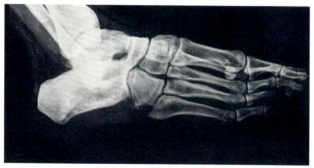

FIGURA 8.13 Barra óssea talocalcaneana, vista na incidência radiográfica oblíqua do pé.

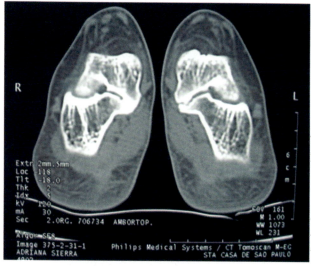

FIGURA 8.14 Tomografia computadorizada mostrando barra óssea subtalar no pé E e barra fibrosa no pé D.

CONSIDERAÇÕES FINAIS

A claudicação na criança é uma queixa comum e de difícil diagnóstico. É necessário ter em mente as principais doenças que causam este distúrbio, de acordo com o grupo etário e por frequência de aparecimento, para que se busquem detalhes da história referida pelo paciente e seus cuidadores e que se realize o exame físico dirigido para as afecções em questão, de forma sistematizada, conforme mostra a Figura 8.15 abaixo. Solicitar exames adicionais, conforme as principais suspeitas, para o auxílio no diagnóstico, muitas vezes torna-se imprescindível para o correto diagnóstico. É importante que este seja realizado de forma precoce, pois o tratamento e o prognóstico das doenças envolvidas tomam rumos bem distintos e até desastrosos, caso haja atraso na definição terapêutica do caso.

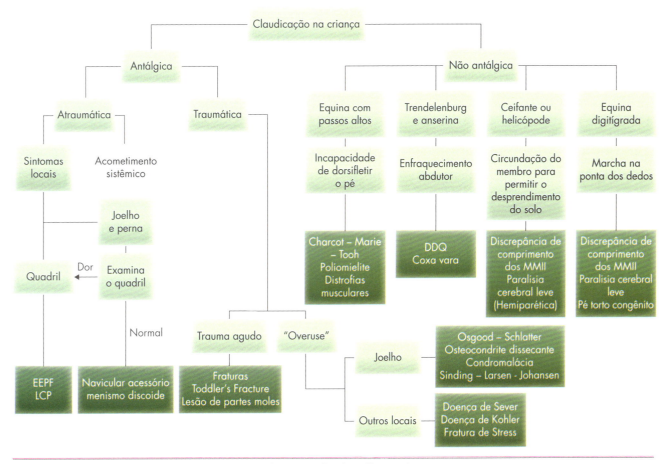

FIGURA 8.15 Fluxograma de investigação diagnóstica da claudicação na criança.

REFERÊNCIAS BIBLIOGRÁFICAS

1. Gibbons P. The limping child. Trauma. 2005; 7(4):184-94.
2. Abbassian A. The limping child: a clinical approach to diagnosis. Br J Hosp Med (Lond). 2007; 68(5):246-50.
3. Jacobsen FS, Hansson G. In: Children's Orthopaedics and Fractures, 3rd ed., Springer, London 2010, Chapter 25, 423-434.
4. Leung AKC, Lemay JF. The limping child. J Pediatr Health Care. 2004; 18(5):219-23.
5. Philips WA. The child with a limp. Orthop Clin North Am. 1987; 18(4):489-501.
6. Sawyer JR, Kapoor M. The limping child: a systematic approach to diagnosis. Am Fam Physician. 2009; 79(3):215-24.
7. Richards BS. Claudicação na criança. In: AAOS – Atualização em conhecimentos ortopédicos – pediatria. São Paulo: Atheneu; 2002. p.3-10.
8. Leet AI, Skaggs DL. Evaluation of the acutely limping child. Am Fam Physician. 2000; 61(4):1011-18.
9. Fischer SU, Beattie TF. The limping child: epidemiology, assessment and outcome. J Bone Joint Surg Br. 1999; 81(6):1029-34.
10. Aronson J, Garvin K, Seibert J, Glasier C, Tursky EA. Efficiency of the bone scan for occult limping toddlers. J Pediatr Orthop. 1992; 12(1):38-44.
11. Blatt SD, Rosenthal BM, Barnhart DC. Diagnostic utility of lower extremity radiographs of young children with gait disturbance. Pediatrics. 1991; 87(2):138-40.

12. Beck RJ, Andriacchi TP, Kuo KN, Fermier RW, Galante JO. Changes in the gait patterns of growing children. J Bone Joint Surg Am. 1981; 63(9):1452-6.

13. Boeck H, Vorlat P. Limping in childhood. Acta Orthop Belg. 2003; 69(4):301-10.

14. Choban S, Killian JT. Evaluation of acute gait abnormalities in preschool children. J Pediatr Orthop. 1990; 10(1):74-8.

15. Luhmann SJ, Jones A, Schootman M, Gordon JE, Schoenecker PL, Luhmann JD. Differentiation between septic arthritis and transient synovitis of the hip in children with clinical prediction algorithms. J Bone Joint Surg Am. 2004; 86(5):956-62.

16. Caird MS, Flynn JM, Leung YL, Millman JE, D'Italia JG, Dormans JP. Factors distinguishing septic arthritis from transient synovitis of the hip in children: a prospective study. J Bone Joint Surg Am. 2006; 88(6):1251-7.

17. Flynn JM, Widmann RF. The limping child: evaluation and diagnosis. J Am Acad Orthop Surg. 2001; 9(2):89-98.

18. MacEwen GD, Dehne R. The limping child. Pediatr Rev. 1991; 12(9):268-74.

19. Sussman M. Duchenne muscular dystrophy. J Am Acad Orthop Surg. 2002; 10:138-51.

20. Kaweblum M, Lehman WB, Bash J, Strongwater A, Grant AD. Osteoid osteoma under the age of five years: The difficulty of diagnosis. Clin Orthop Relat Res. 1993; (296):218-24.

21. Mickelson MR, Bonfiglio M. Eosinophilic granuloma and its variations. Orthop Clin North Am. 1977; 8:933-45.

22. Stull MA, Kransdorf MJ, Devaney KO. Langerhans cell histiocytosis of bone. RadioGraphics.1992; 12:801-23.

23. David R, Oria RA, Kumar R, et al. Radiologic features of eosinophilic granuloma of bone. AJR Am J Roentgenol. 1989; 153:1021-6.

24. Fowles JV, Bobechko WP. Solitary eosinophilic granuloma in bone. J Bone Joint Surg Br. 1970; 52:238-43.

25. Broadbent V, Egeler RM, Nesbit ME Jr. Langerhans cell histiocytosis – clinical and epidemiological aspects. Br J Cancer Suppl. 1994; 70:S11-6.

26. Tuten HR, Gabos PG, Kumar SJ, Harter GD. The limping child: a manifestation of acute leukemia. J Pediatr Orthop. 1998; 18(5):625-9.

27. Rogalsky RJ, Black GB, Reed MH. Orthopaedic manifestations of leukemia in children. J Bone Joint Surg Am. 1986; 68(4):494-501.

28. Asadi-Pooya AA, Bordbar MR. Are laboratory tests necessary in making the diagnosis of limb pains typical for growing pains in children? Pediatr Int. 2007; 49(6):833-5.

29. Kelly BT, Green DW. Discoid lateral meniscus in children. Curr Opin Pediatr. 2002; 14(1):54-61.

30. Kocher MS, Klingele K, Rassman SO. Meniscal disorders: normal, discoid and cysts. Orthop Clin North Am. 2003; 34(3):329-40.

31. Aichroth PM, Patel DV, Marx CL. Congenital discoid lateral meniscus in children: a follow-up study and evolution of management. J Bone Joint Surg. 1991; 73(6):932-6.

32. Connolly B, Babyn PS, Wright JG, Thorner PS. Discoid meniscus in children: magnetic resonance imaging characteristics. Can Assoc Radiol J. 1996; 47(5):347-54.

33. Waisberg G, Braga SR. Epifisiolise. In: Cohen M. Tratado de ortopedia. São Paulo: Roca; 2007. p. 326-32.

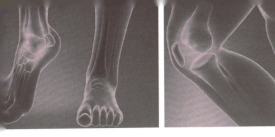

Maus-Tratos contra Crianças e Adolescentes

Edílson Forlin

INTRODUÇÃO

Apesar do relato pioneiro, em 1860, de Ambroise Tardieu, um professor de Medicina Legal, foi somente a partir dos anos 1940 que o tema de maus-tratos contra crianças e adolescentes (MTCA) começou a ter maior divulgação e reconhecimento. Caffey publicou um estudo em 1946, em que fazia associação entre hematomas subdurais e fraturas em seis crianças com menos de 2 anos de idade.[1] Silverman, em 1953, relata três crianças com fraturas "não reconhecidas" e as associa de maneira não contundente com maus-tratos.[2] No artigo de Altman e Smith, de 1961, é abordada a importância da prevenção aos maus-tratos.[3] Em 1962, Kempe e colaboradores cunharam a expressão Síndrome da Criança Espancada. Apesar do termo incorreto e enganoso, pois espancamento é apenas uma forma dos maus-tratos físicos, teve grande relevância ao chamar a atenção para o assunto.[4] A partir daí, diversos estudos e publicações de autores, órgãos governamentais e privados, mostram a gravidade e o impacto destas situações nos indivíduos e na sociedade e a importância do seu enfrentamento. Somente nos EUA foram registradas 1640 mortes no ano de 2012 causadas por MTCA.[5]

Em nosso país, maus-tratos é um tema de crescente interesse. Isto se deve a muitos fatores, como a implantação do ECA (Estatuto da Criança e do Adolescente); a organização de redes de proteção em municípios e estados; a participação de vários segmentos da sociedade em ações de enfrentamento; a percepção de que, além de grave, é frequente; e a repercussão de casos na mídia. No entanto, ainda temos muito a evoluir, pois esse tema ainda enfrenta resistência tanto para seu reconhecimento quanto para o devido enfrentamento. Os maus-tratos têm um alto custo humano, social, emocional e financeiro para os indivíduos, a comunidade e para o país.

Os MTCAs podem ser divididos em físicos, psicológicos, sexuais e negligência. A violência física é, geralmente, a agressão que mais leva as notificações, por ser mais aparente e de mais fácil diagnóstico. Ela é também a forma comumente vista pelo ortopedista, que desse modo deve estar preparado para o reconhecimento e adequado procedimento dos casos suspeitos. Para se ter uma ideia da importância da participação do ortopedista no assunto, basta dizer que até 36% dos pacientes vítimas de abuso físico apresentam fraturas.[6] Além da exigência legal do diagnóstico e da notificação, o ortopedista deve estar consciente da importância de sua participação no enfrentamento à violência. Pelo seu conhecimento, ele deve cooperar na elaboração de políticas e campanhas públicas e privadas de conscientização e prevenção.

O diagnóstico de maus-tratos dificilmente baseia-se em uma única lesão ou fator. É necessária a atenção a vários aspectos da história, do exame físico e de imagem para seu reconhecimento. Embora nosso maior interesse e conhecimento sejam para os maus-tratos físicos, o conhecimento básico das demais formas e de alguns aspectos estatísticos é necessário para a adequada condução dos casos suspeitos.

CONCEITO

Entende-se por maus-tratos, violência ou abuso infantil toda ação ou omissão por parte dos responsáveis pelo cuidado ao menor que resulte em dano ao desenvolvimento físico, emocional, intelectual ou social da criança ou do adolescente.

Para termos didáticos e de estudo, consideram-se quatro categorias de maus-tratos: físico, psicológico, sexual e negligência. Constitui situação de notificação obrigatória pelo ECA desde 1990.[7]

EPIDEMIOLOGIA

Os dados disponíveis sobre maus-tratos devem ser avaliados com cuidado, pela dificuldade de obtenção de números reais. Isto ocorre mesmo em países em que o tema é mais conhecido e há sistemas mais estruturados de registros. Ainda assim, os números disponíveis demonstram a gravidade do problema. Um levantamento do Ministério de Saúde dos EUA registrou que no ano de 2012 foram feitas mais de 3 milhões de notificações de maus-tratos. Desse grupo, cerca de 716 mil foram confirmados como vítimas de maus-tratos.[8] No entanto, alguns estados não têm seus dados computados por serem pouco confiáveis. Suspeita-se que mesmo a subnotificação é elevada: para cada caso confirmado, até dez podem não ser detectados. Um estudo inglês recente da NSPCC, órgão oficial de proteção a crianças e adolescentes, mostrou que 19% dos adolescentes e 25% dos adultos tinham sofrido violência grave na infância. Além disso, projeta que 55 mil crianças estão em situação atual de risco de maus-tratos.[9]

No Brasil, dados do PNAD/IBGE apontam que 10% das crianças e adolescentes sofrem violência, representando 15 milhões de vítimas. Em Curitiba, no programa Rede de Proteção às Crianças e Adolescentes em Situação de Risco para Violência, instituído desde o ano de 2000, os 97 equipamentos que compõem a rede (unidades de saúde, creches, escolas, hospitais e órgãos públicos e privados) notificaram 5 mil casos suspeitos no ano de 2010.[10] No Hospital Pequeno Príncipe foram identificados, no mesmo ano, 330 casos de maus-tratos. Quanto à faixa etária, 40% dos casos encontravam-se entre 5 e 9 anos de idade, 30% em crianças de 0 a 4 anos, com predomínio discreto do sexo masculino. Quanto ao agressor, 70% foram os pais, sendo que a mãe (45%) foi a agressora mais frequente, seguida do pai ou padrasto, com 37%, e outros familiares com 9%.

Como já referido, cerca de 30% dos casos de maus-tratos físicos apresentam-se com fraturas. Aproximadamente 70% das vítimas tem menos de 3 anos de idade e até 50% estão na faixa de 0 a 12 meses. Esse dado é tão importante que a legislação no Canadá determina que o serviço de proteção às crianças do Estado seja notificado em todos os atendimentos de crianças com idade até 1 ano que apresentarem diagnóstico de fratura.

Menos conhecidos são os índices de mortalidade e sequelas produzidos pelos maus-tratos. Dados norte-americanos recentes apresentam 1640 registros de óbitos no ano de 2012. No entanto, estudos de controle localizados demonstram que pelo menos 50% a 60% dos casos de óbitos por MTCA não são registrados como tal.[5]

QUADRO CLÍNICO

Na avaliação clínica, é fundamental a obtenção de uma história clínica clara, além de ser realizado um exame físico completo e atencioso. Notamos que, na maioria dos serviços, especialmente de emergência, a história é feita apressadamente e com poucos dados questionados e anotados. Frases como: "caiu da escada e bateu a perna", "o irmão menor caiu quando a segurava no colo" etc., podem ser a única anotação antes do exame físico. Devemos estar cientes de que a história é a grande chave para o diagnóstico, especialmente quando o assunto é maus-tratos.

O aspecto capital para o diagnóstico é a incompatibilidade entre a história relatada e a lesão existente. Esse fator, associado à baixa idade (menos de 3 anos), aumenta de maneira considerável a possibilidade de maus-tratos. Em geral, a história em casos de maus-tratos é apresentada de forma vaga, contraditória e inconsistente. Ao verificar a lesão existente, o profissional tem dificuldade em estabelecer o mecanismo com a história relatada.

Existe associação entre os maus-tratos e as situações familiares que afetam os vínculos, como crianças não desejadas, que não atendem às expectativas ou que contrastam com os pais; que são criadas por outras pessoas ou que ficam por um tempo mantidas longe dos pais; que vivem em ambiente familiar de discórdia ou onde há dependência de álcool e outras drogas; e crianças com comportamentos tidos como difíceis ou com alteração de conduta.

LESÕES FÍSICAS

ASPECTOS GERAIS

As lesões de pele são as manifestações mais comuns no abuso na infância e adolescência, por isso, a avaliação de qualquer criança deve incluir a inspeção completa, incluindo áreas cobertas do corpo (Figura 9.1 A e B). Deve ser avaliada e registrada a presença de hematomas, queimaduras, equimoses, cortes ou sequelas destes.

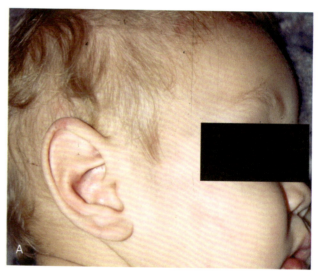

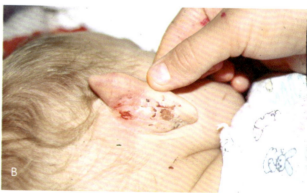

FIGURA 9.1 A e B Paciente de 11 meses atendida com história de queda do colo de adulto (A). Na inspeção verificou-se hematoma em face externa e escoriações em face cranial de orelha (B). Este é sinal típico produzido por unhas quando a criança é chacoalhada pela orelha. Neste caso há risco de lesão similar à Síndrome do Bebê Sacudido e lesões intracranianas e coluna cervical devem ser investigadas.

Outro aspecto importante é que as lesões acidentais ocorrem em áreas mais expostas e na parte frontal. As lesões em partes naturalmente protegidas anatomicamente e sobre as roupas, como áreas laterais do corpo, grandes extensões de dorso, pescoço, região interna de coxa e genitália devem alertar para a possibilidade de maus-tratos.

A não procura de tratamento imediato para lesões moderadas ou graves é sinal de alerta. Os agressores, em geral, temem a descoberta da agressão e podem atrasar a procura de atendimento. Sabemos que as fraturas apresentam dor imediata e o atraso na procura de atendimento é um indicativo importante da possibilidade de maus-tratos. No caso de hematomas, o aspecto pode indicar o tempo aproximado da lesão, sendo útil na pesquisa entre a incompatibilidade da história e a lesão (ver Quadro 9.1).

Frente à suspeita de maus-tratos no grupo etário de até 3 anos de idade, recomendamos a investigação radiológica completa de esqueleto, para investigação de fraturas antigas e associadas. Em pacientes acima desta faixa etária, devem ser solicitadas radiografias seletivas, de acordo com a avaliação clínica ou conforme informação, pela criança ou pelo adolescente, de traumas anteriores.[11]

Quadro 9.1 Tempo aproximado do tempo da lesão em relação à cor do hematoma.

Tempo	Coloração
0–3 dias	vermelho, azul
4–7 dias	verde, amarelo
8–26 dias	amarelo, marrom

FRATURAS

Deve-se sempre verificar se o mecanismo do trauma é compatível com a lesão apresentada. Geralmente a história relatada envolve queda do berço, cama, do colo etc, quando a ocorrência de fraturas, nestas ocasiões, é bastante infrequente[11]. Os ossos longos como fêmur, tíbia, antebraço e úmero requerem uma força bastante considerável para sofrerem fraturas, que dificilmente ocorrem em quedas de pequena altura.

As fraturas estão presentes em um terço dos pacientes vítimas de abuso físico. Suas características podem ser fundamentais para o diagnóstico, sendo algumas delas realmente patognomômicas de maus-tratos. O padrão mais comum de fratura (pelo menos 50% dos casos) é a fratura isolada dos ossos longos, diafisária e transversa, um quadro semelhante ao que ocorre nos traumas acidentais, o que reforça a importância de atenção a todos os fatores relacionados aos traumas e não somente a característica das fraturas.[12,13]

A seguir, alguns aspectos das fraturas que podem ocorrer em maus-tratos.

FRATURAS DE BAIXA IDADE (ATÉ 3 ANOS)

Como referimos, nesta faixa etária ocorrem dois terços dos casos de maus-tratos físicos. Ao atendê-las, o ortopedista deve pensar obrigatoriamente nesta possibilidade. A faixa etária até 1 ano é considerada de alto risco, concentrando 50% das ocorrências.[12] Por ser tão prevalente, alguns países orientam a notificação para qualquer fratura nessa faixa etária que não tenha um acidente claramente comprovado.

São fraturas não compatíveis com a idade, com o desenvolvimento psicomotor da criança ou que não se justificam pelo acidente relatado.

Reforçamos que seja feita uma associação entre a fratura, a idade e a característica do trauma relatado. Alguns dados estatísticos nos auxiliam a esclarecer as possibilidades para que determinada lesão seja resultante de agressão.

Em uma revisão sistemática recente, incluindo 32 estudos, Kemp e colaboradores estabeleceram uma relação entre a localização da fratura e os maus-tratos.[14] Excluindo os casos de comprovado acidente, as probabilidades foram as seguintes: costela 0,71 (0,42 a 0,91), crânio 0,30 (0,19 a 0,46), fêmur 0,43 (0,32 a 0,54), úmero 0,54 (0,20 a 0,88) e ossos da perna, com apenas dois estudos, apresentou índice de 0,13 e 0,96. Algumas das diferenças de índices podem ser explicadas pela não regularidade das idades dos pacientes incluídos. Alguns estudos com números relativamente baixos incluem muitas crianças com idades altas. Por exemplo, para as fraturas de fêmur, os estudos selecionados incluíam pacientes com até 15 anos de idade.

Quando se associa a idade ao padrão de fratura, fica mais clara a ligação entre determinadas fraturas e maus-tratos. Pandya e colaboradores compararam 500 crianças vítimas de maus-tratos físicos com 985 crianças com traumas acidentais com idades até 4 anos.[15] As relações significativas foram: fratura de costela (18% em maus-tratos e 1% em acidentes), ossos da perna (11,0% × 1,6%), antebraço (4,6% × 0,7%) e clavícula (4,0% × 0,9%). Avaliando-se somente as crianças com menos de 18 meses de idade, as diferenças ficam ainda mais acentuadas. Nessa faixa etária, o risco de fratura de costela é 24 vezes maior nas vítimas de maus-tratos que de acidentes. O mesmo risco para os ossos da perna é 13 vezes maior.

Um exemplo prático baseado nos dados deste estudo: Se uma criança de 8 meses de idade chega ao hospital com história de queda da cama e é demonstrada uma fratura nos ossos da perna, a possibilidade de maus-tratos é de 92%. Se uma criança da mesma faixa etária apresenta fratura de costela (sem comprovação de queda de acidente de trânsito ou outro trauma de alta energia) a probabilidade é de 96%. Para fratura de fêmur ou de úmero isolada, a probabilidade é próxima a 70%.

LESÕES EM ESTÁGIOS DIFERENTES DE CICATRIZAÇÃO OU CURA

Fraturas em diferentes fases de evolução são indicativas de traumas sucessivos e repetitivos, característicos de maus-tratos. Embora característicos e referidos em várias publicações como "marca de maus-tratos" são menos comuns do que o suposto. Loder e Bookout,[16] avaliando 154 fraturas, encontraram apenas 13% de pacientes com mais de uma fratura, com diferentes estádios de consolidação. Nossa experiência também indica que este padrão não é frequente nos pacientes com maus-tratos.

FRATURAS EM VÁRIAS PARTES DO CORPO, OU LESÕES BILATERAIS

Worlock e colaboradores encontraram uma relação importante entre maus-tratos e múltiplas fraturas: 74% (26/35) de crianças vítimas de maus-tratos tinham duas ou mais fraturas, comparado com 16% (19/116) de crianças com fraturas acidentais.[17] Outros fatores importantes relacionados no seu estudo foram a idade abaixo dos 5 anos e sinais de trauma na cabeça. Já na nossa prática, fraturas múltiplas não são tão frequentes quanto nesse estudo. Nas fraturas bilaterais, a clavícula é umas das mais frequentes (Figura 9.2 A e B).

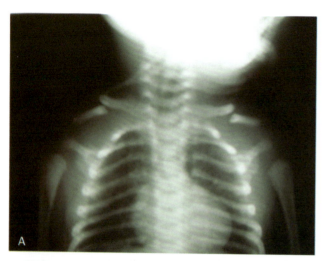

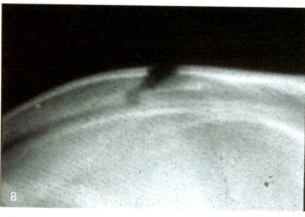

FIGURA 9.2 A e B Criança de seis meses atendida em serviço de emergência com história de queda do trocador. Na avaliação, dor à mobilização de membros superiores e à palpação de clavículas. Aparentemente sem outras lesões. Radiografias mostram fraturas bilaterais de clavícula **(A)**. Investigação para maus tratos mostrou fratura de crânio **(B)**.

HISTÓRIA OU EXAME FÍSICO DEMONSTRANDO SINAIS DE LESÕES FREQUENTES, DITAS "ACIDENTAIS"

Uma alta frequência de "acidentes" com necessidade de atendimento e tratamento a nível ambulatorial ou hospitalizações necessita ser esclarecida. Embora não tenhamos dados confiáveis, sabemos que pacientes vítimas de maus-tratos têm alta recorrência de lesões e atendimentos. O maior problema para detectar registros anteriores é que os responsáveis podem levar a criança ou adolescente a outros locais para atendimento, evitando repetir as mesmas instituições. Esta verificação não é possível, na falta de um sistema de registro único e acessível.

FRATURAS "ESPECIAIS" SUGESTIVAS DE MAUS-TRATOS

Algumas fraturas apresentam uma alta associação com maus-tratos e devem ser conhecidas por todos os que atendem crianças com trauma musculoesquelético.

FRATURAS PRÓXIMAS ÀS ARTICULAÇÕES

Fraturas da região da metáfise, descolamentos da placa de crescimento ou da epífise em crianças de baixa idade são sugestivas de maus-tratos. Pequenas irregularidades na metáfise junto à placa de crescimento pode ser a única alteração na radiografia. Nessas situações, as radiografias devem ser avaliadas com atenção, pois algumas dessas lesões podem passar despercebidas.

Uma lesão importante é o descolamento da epífise distal do úmero. Ela ocorre em crianças abaixo de 1 ano de idade e é confundida com luxação de cotovelo (Figura 9.3). Semelhante quadro ocorre no deslocamento da epífise proximal do fêmur, que apresenta aspecto de fratura do colo do fêmur. Ambas são praticamente patognômicas de maus-tratos e seu mecanismo são sacudidas violentas associadas à torção dos membros. Podem evoluir com deformidades progressivas por lesão da placa de crescimento.

FRATURAS DE COSTELA

Ocorrem em 5% a 27% das crianças vítimas de maus-tratos e são de alta especificidade. Conforme revisão de Kemp e colaboradores, excluindo casos de acidentes ou cirurgias, o índice de maus-tratos pode oscilar entre 42% e 91%.[14] A variação de frequência encontrada nos estudos pode ser explicada pela técnica de exame. Como são fraturas de mais difícil visualização, a inclusão de radiografias nas incidências oblíquas e a realização de cintilografia aumenta a sensibilidade para detecção dessas lesões. As fraturas na parte anterior da costela estão mais relacionadas a maus-tratos que as da parte lateral. O encontro de múltiplas costelas fraturadas aumenta a possibilidade de maus-tratos.

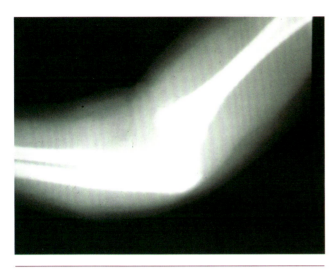

FIGURA 9.3 Radiografia de cotovelo de criança de 10 meses demonstrando o descolamento da epífise inferior do úmero. É uma lesão quase patognômica de maus tratos produzida por violentas sacudidas do membro superior. Frequentemente confundida com luxação de cotovelo.

FRATURAS DE ESCÁPULA E ESTERNO

São incomuns, mas altamente específicas de maus-tratos. Geralmente causadas por trauma direto ou compressão violenta.

FRATURAS DE COLUNA VERTEBRAL

São fraturas incomuns (cerca de 3%), mas extremamente graves e indicativas de grande violência. Em uma revisão englobando 19 estudos, foram encontradas 12 crianças com lesão cervical (idade média de 5 meses) e 12 com lesão toracolombar (idade média de 13,5 meses). Quando a coluna cervical é acometida, problemas de consciência ou respiratórios podem dificultar o diagnóstico. Nas lesões dorsais ou lombares, os sinais mais comuns são cifose ou edema local. Os autores recomendam que em qualquer suspeita clínica ou radiográfica de lesão de coluna seja realizado o exame de ressonância magnética.[18]

FRATURAS DE CRÂNIO

Devem ser sempre pesquisadas, pois podem causar hematoma intracraniano, que constitui a maior causa de óbitos e sequelas. Na revisão de Kemp e colaboradores,[7] estudos abrangiam 520 fraturas de crânio em crianças até 6,5 anos, sendo que 124 eram por maus-tratos.[14] A possibilidade média de maus-tratos nas fraturas de crânio foi de 30% (limites de 19% a 46%).

Fraturas com área de depressão (tipo bola de pingue-pongue), que cruzam a linha média, e fraturas bilaterais em pacientes que não foram vítimas de traumas acidentais de alta energia são típicas de maus-tratos. As fraturas na região temporal podem apresentar envolvimento do aparelho auditivo e são causadas por pancadas violentas na região, comuns em agressão de adulto contra criança maior ou adolescente, podendo ter como sequela a perda da audição.

Um fato importante é que uma criança com fratura de crânio causada por maus-tratos tem chance muito mais elevada de hematoma intracraniano que nas crianças com fratura devido a acidente como quedas (ver a seguir).

FRATURAS DE FACE E MANDÍBULA

É mais frequente nas agressões a crianças maiores ou adolescentes. Em um estudo de registro médico legal realizado em Campina Grande (PB), Cavalcanti relata 1.070 pacientes (entre 0 e 17 anos) com diagnóstico confirmado de maus-tratos físicos.[19] Lesões na cabeça e na face foram encontradas em 56% dos pacientes, sendo que o mais comum foram lacerações (95%), e a região da mandíbula foi afetada em 56% deles.

OUTRAS LESÕES

LESÕES INTRACRANIANAS

Podem ocorrer com ou sem a presença de fratura e representam a maior causa de óbitos e sequelas (Figura 9.4 A e B). As sequelas podem ser observadas em cerca de 80% dos que sofreram, quando crianças, agressões envolvendo região encefálica, sendo a deficiência mental e deficits motores descritos em muitos casos. Os traumas cranianos intencionais representam uma causa importante de deficit cognitivo.

Em um estudo de autópsias de 715 infantes de 0 a 12 meses de idade, Matschke e colaboradores encontraram 50 pacientes (7%) com hematomas subdural. Pelos achados no estudo, os autores sugerem uma forte correlação entre hematomas subdurais e trauma não acidental.[20]

Um dado que deve ser enfatizado é que a criança com trauma craniano por maus-tratos tem maior possibilidade de lesão intracranial grave que a vítima de trauma acidental. O estudo de Reece e Sege[21] com 287 crianças de 0 a 6,5 anos de idade, vítimas de traumas cranianos, mostrou as seguintes frequências na relação maus-tratos × acidentes: hematomas subdurais (46% × 10%), hematoma subaracnoide (31% × 8%) e hemorragia de retina (33% × 2%).

SÍNDROME DO BEBÊ SACUDIDO

É uma entidade classicamente associada a maus-tratos. Apesar disso, os relatos na literatura são constituídos por pequenas séries de pacientes. A criança de baixa idade apresenta cabeça relativamente grande em relação ao corpo e pouca musculatura cervical. As sacudidas violentas podem acarretar vários tipos de lesões: micro-hemorragias no sistema nervoso central, por ruptura de vasos sanguíneos; formação de hematomas e rompimento de fibras nervosas; lacerações de tecido cerebral; hemorragias maciças e morte.[22] A tríade

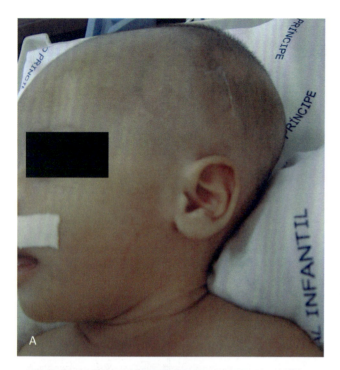

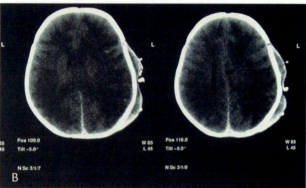

FIGURA 9.4 A e B Criança de seis meses de idade vítima de maus-tratos. Apresenta hematoma na cabeça sem fraturas nas radiografias **(A)**. Na investigação por tomografia computadorizada é visualizada lesão de parênquima cerebral mesmo sem fratura de crânio **(B)**.

diagnóstica consta de hemorragia subdural, hemorragia retiniana e encefalopatia. Além desses achados, podem ocorrer também hematomas na região medular cervical.

Um fato importante comprovado pelo estudo de Bonnier e colaboradores é que pode haver um período de meses a anos em que a criança não apresenta sintomas. A epilepsia pode aparecer até dois anos após o trauma e alterações de comportamento, até seis anos após.[23]

Lesões oculares

A presença de hematoma nos olhos sem lesão de nariz, hemorragia retiniana e estrabismo na forma agu-

da têm associação com maus-tratos. Apesar de ser um achado clássico, a causa da hemorragia retiniana ainda é controversa. Impacto, aumento da pressão intracraniana e hipóxia são apontados como possíveis etiologias. Presume-se que até 30% das crianças vítimas de trauma craniano apresentem hemorragia ocular, especialmente nas de faixa etária de 0 a 6 meses.[24] Nas crianças com trauma craniano e idade de até 6 anos, ela é cerca de 16 vezes mais frequente por maus-tratos que em vítimas de acidentes.[21]

Lesões abdominais

Embora diagnosticadas mais comumente em crianças maiores e adolescentes, lesões abdominais não são incomuns em vítimas de maus-tratos de baixa idade. Causadas por socos ou pontapés, podem resultar em graves rupturas de vísceras maciças, sangramentos internos e síndromes obstrutivas ou semiobstrutivas do intestino delgado. As lesões de fígado e intestino são as mais comuns. Apesar do padrão semelhante aos traumas acidentais, os pacientes vítimas de maus-tratos apresentam um quadro mais grave.

Pelo seu quadro de risco para óbitos e sequelas, é fundamental que o paciente seja avaliado atenciosamente, sendo indicada a realização de ecografia e até TAC nos casos suspeitos e naqueles mais graves.[25]

Maus-tratos e morte

Segundo o Departamento de Saúde dos EUA, foram registradas 1.640 mortes por maus-tratos no ano de 2012.[26] Estes números certamente estão abaixo da realidade, pois estudos de controle indicam que, por variados motivos, há significativo índice de subdiagnóstico. Uma investigação mais profunda de mortes inicialmente tidas como não intencionais revelou que pelo menos 50% foram secundárias a maus-tratos. Das fatalidades registradas, 76% ocorreram em crianças de até 4 anos de idade e 45%, em crianças de até um ano de idade. Maus-tratos físicos (isolados ou associados a outras formas de maus-tratos, como negligência) responderam por 44% das mortes.

No Brasil, não temos conhecimento de dados nacionais que sejam abrangentes, mas nossa vivência no tema e o fato de o Brasil apresentar alguns dos mais altos índices de violência e assassinatos do mundo indicam que muitos atestados de óbitos de vítimas de maus-tratos ainda são concedidos tendo acidentes como causa. O baixo índice de reconhecimento e de notificação de maus-tratos e a alta taxa de mortalidade em crianças de baixa idade são sinais de alerta para a necessidade de melhor avaliação dos dados, para obtermos real dimensão da mortalidade associada a maus-tratos.

O grupo de risco para óbitos são constituídos de crianças de baixa idade (até 4 anos), com registro anterior e portadoras de deficiência.

DIAGNÓSTICO DIFERENCIAL

- Fraturas acidentais. Neste item, merecem atenção as chamadas *toddler's fracture* ou "fratura do infante". Ocorrem geralmente na tíbia, mas na fíbula ou no osso do pé, na criança que está iniciando a marcha. As radiografias (Figura 9.5 A e B) podem ser de difícil visualização. A criança com fratura acidental claudica ou recusa a deambulação; clinicamente, apresenta dor à palpação da área em que a fratura ocorreu. A resolução é espontânea ou obtida com duas a três semanas de imobilização. Na evolução, aparece um calo ósseo.

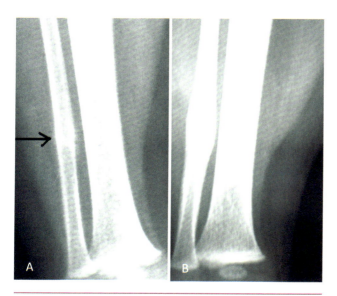

FIGURA 9.5 A e B Criança de 1 ano e 2 meses apresenta claudicação há uma semana. Na avaliação nota-se que tem dor em terço médio da lateral da perna direita. **(A)** Radiografia mostra discreta irregularidade em fíbula (seta). Diagnóstico provável de fratura do infante (*toddlers fracture*). **(B)** Após 3 semanas, criança sem claudicação ou dor a palpação de terço médio de fíbula. Radiografia demonstra presença de calo ósseo na fíbula.

- **Manchas mongólicas:** manchas geralmente azuladas no recém-nascido localizadas nas costas e/ou nádegas que desaparecem até os dois anos.
- **Osteogênese imperfeita:** doença congênita de origem genética, caracterizada por fraqueza óssea generalizada, levando a múltiplas fraturas. Os casos menos graves podem produzir fraturas frequentes ou com baixa energia.
- **Raquitismo:** causa fraturas, deformidade e irregularidades ósseas.
- **Sífilis congênita:** presença de múltiplas lesões ósseas no período neonatal.
- **Tumores e osteomielite:** em crianças de baixa idade, a osteomielite subaguda pode apresentar reação óssea semelhante à de uma fratura.

- **Leucemias e outras doenças hematológicas:** podem causar sangramentos e lesões ósseas.
- **Hiperostose Cortical Infantil ou doença de Caffey:** produz neoformação óssea extensa, podendo atingir vários ossos. A mandíbula é frequentemente comprometida.
- Doenças genéticas com alterações musculares ou ósseas.
- **Insensibilidade Congênita à Dor:** doença raríssima em que a falta de sensibilidade predispõe a múltiplas fraturas assintomáticas.

ESTIMATIVA DO TEMPO DE FRATURA

Com o propósito de verificar a compatibilidade da história com a lesão, o tempo aproximado de fratura pode ser estimado. O calo ósseo ou reação periosteal começa a ser visível radiograficamente somente após 7 a 10 dias. A seguinte escala pode ser utilizada:[27]

Quadro 9.2 Evolução de fratura óssea.	
Evolução de fratura óssea	
Edema e dor mais intensa	0-10 dias
Formação periosteal 7-14 dias	
Calo mole – dor residual	14-21 dias
Calo duro 21-42 dias	

CONDUTA MÉDICA

A lei brasileira estabelece que em todo caso de suspeita ou confirmação de maus-tratos é obrigatória a notificação ao órgão competente.

Segundo o artigo 13 do ECA, "Os casos de suspeita ou confirmação de maus-tratos contra criança ou adolescente serão obrigatoriamente comunicados ao Conselho Tutelar da respectiva localidade, sem prejuízo de outras providências legais".

Já o artigo 245 tipifica uma pena administrativa, caso a comunicação não seja realizada, deixando implícito que o médico tem a obrigação de reconhecer e notificar casos suspeitos de maus-tratos.

Deixar o médico, professor ou responsável por estabelecimento de atenção à saúde e de ensino fundamental, pré-escola ou creche, de comunicar à autoridade competente os casos de que tenha conhecimento, envolvendo suspeita ou confirmação de maus-tratos contra criança ou adolescente: Pena – multa de três a vinte salários de referência, aplicando-se o dobro em caso de reincidência.

Apesar da clareza do texto, ainda há médicos que justificam a não notificação por não terem certeza de que se trata de maus-tratos.

Deve ser esclarecido que a notificação não significa quebra do sigilo nem fere o código de ética médico. No entanto, o assunto deve ser tratado com discrição e profissionalismo. A notificação é feita ao órgão competente e não deve ser divulgada abertamente. Também não cabe ao médico "descobrir" quem e por que foi perpetrado. Isto leva a situações de atritos e dificulta a condução adequada do caso.[28,29] Mas o aspecto que torna fundamental o diagnóstico preciso pelo ortopedista é o risco de nova lesão, quando medidas protetivas não são tomadas. Cerca de 5% dos pacientes podem morrer em decorrência de nova agressão.[30] Dados do Departamento de Saúde dos Estados Unidos, referentes ao ano de 2012, indicam que 10,7% das mortes por maus-tratos eram de crianças que tinham registro de agressão ou foram reunidos à família cinco anos anteriores à morte.[31]

Para a adequada condução dos casos de maus-tratos, seguem algumas recomendações.

INTERNAMENTO

Independentemente da lesão apresentada, o internamento e consequente afastamento da vítima do ambiente de risco é medida importante de proteção e permite avaliação médica de possíveis lesões ocultas ou sequelas e das condições psicossociais da criança e de sua família.

DOCUMENTAÇÃO

Deve ser o mais completa possível, com o registro de imagens, especialmente daquelas que se modificam rapidamente, como hematomas e equimoses. Todos os dados da história e do exame físico, assim como a avaliação de outros especialistas e profissionais da Saúde, devem estar claramente descritos no prontuário.

PROTOCOLO DE ATENDIMENTO

Todos os serviços que atendem crianças e adolescentes, principalmente aqueles com centros de emergência ou ambulatórios com grande volume de pacientes, devem estabelecer um protocolo de atendimento. Uma equipe multidisciplinar com profissionais preparados das áreas de Pediatria, Enfermagem, Serviço Social e Psicologia, dentre outras especialidades, qualifica o atendimento. Orientações para diagnóstico, conduta e acompanhamento devem ser estabelecidos e divulgados para todos os profissionais envolvidos no atendimento desses pacientes. Cursos e palestras ajudam a divulgar o tema e a envolver o pessoal técnico, os funcionários e voluntários.

Em várias cidades foram implantadas redes de proteção para enfrentamento à violência contra crianças e adolescentes, por meio de parcerias entre o poder público e entidades e voluntários privados. Isto possibilita maior eficiência e disponibilização de recursos materiais, aperfeiçoamento e envolvimento de recursos humanos e de organização para diagnóstico, encaminhamento e medidas adequadas em situações de suspeita ou de confirmação de maus-tratos.

NOTIFICAÇÃO

Como já referido, a notificação é obrigação legal. Na maioria das cidades, o conselho tutelar está estabelecido. A esta entidade cabe avaliar e, caso necessário, encaminhar a promotoria para medidas legais. No caso de não presença do conselho, o Juizado da Infância e da Juventude, a Vara da Família, o Ministério Público ou qualquer outra autoridade judiciária existente na localidade onde reside a vítima pode ser notificada. Lembramos que existe um número de telefone em todo o país para denúncia de violência contra crianças e adolescentes, o Disque Denúncia Nacional, 100.[32, 33]

Cabe aos profissionais envolvidos no atendimento e à instituição de saúde fornecer os dados o mais completos possível a respeito das lesões, para melhor condução dos casos. A identificação do profissional não é obrigatória. Em Curitiba, na implantação da Rede de Proteção a Crianças e Adolescentes em Situação de Risco para Violência, foram adotadas fichas de notificação em que são descritas as lesões, sem identificação dos profissionais que as preenchem.[34] Somente as pessoas da rede podem, por meio desse código, e quando necessário, identificar a unidade de onde partiu a notificação. Informações atualizadas podem ser obtidas no endereço http://www.fas.curitiba.pr.gov.br/conteudo.aspx?idf=220.

Alguns temem fazer a notificação com receio de que a família tome alguma medida judicial contra o profissional, especialmente se os maus-tratos não forem confirmados. Isto não se verifica, pois a ação de notificação segue orientação da legislação, e a motivação do profissional ao fazer a notificação é a defesa do seu paciente. Salientamos a necessidade de que o médico atue com o paciente e a família de modo altamente profissional, realize a documentação o mais completa possível e evite excessos que não competem a sua função.

Como em qualquer caso de violência, o médico pode ser chamado para prestar esclarecimentos profissionais ante a autoridade judicial. Normalmente, isto é feito por meio de um relatório por escrito. Este deve ser também completo com dados técnicos, inclusive com referências de literatura, mas devem-se evitar divagações e opiniões que não possam ser sustentadas pelo quadro da criança e pela documentação do prontuário.

Como pode haver dificuldades nos conselhos tutelares ao abordar essas situações recomenda-se que a equipe da instituição de saúde acompanhe as medidas tomadas em relação ao caso, mantendo contato com o CT e, se não concordar com as medidas ou a interpretação destes, procure transmitir e embasar sua posição.

Com esses cuidados, o atendimento a esses pacientes transcorre de forma mais efetiva e qualificada, efetivando a proteção e parte importante do enfrentamento à violência que atinge graves proporções em nosso país.

REFERÊNCIAS BIBLIOGRÁFICAS

1. Kleinman PK. Multiple fractures in the long bones of infants suffering from chronic subdural hematoma. AJR Am J Roentgenol. 2006;187(6):1403-4.

2. Silverman FN. Unrecognized trauma in infants, the battered child syndrome, and the syndrome of Ambroise Tardieu. Rigler Lecture. Radiology. 1972;104:337-53.

3. Altman DH, Smith RL. Unrecognized trauma in infants and children. J Bone Joint Surg Am. 1960 Apr;42-A:407-13.

4. Kempe CH, Silverman FN, Steele BF, et al. The battered-child Syndrome. JAMA. 1962 Jul 7;181:17-24.

5. Child Maltreatment 2012. U.S. Department of Health & Human Services Administration for Children and Families, Administration on Children, Youth and Families Bureau. [Internet] [Acesso em 12 mar 2017]. Disponível em: https://www.childwelfare.gov/pubs/factsheets/fatality.pdf

6. Hennrikus WL, Shaw BA, Gerardi JA. Injuries when children reportedly fall from a bed or couch. Clin Orthop. 2003;(407):148-51.

7. Estatuto da Criança e do Adolescente. Curitiba: COMTIBA. p.76 (publicado em "Diário Oficial da União", de 16 de julho de 1990).

8. Children's bureau. U.S. Department of Health & Human Services Administration for Children and Families, Administration on Children, Youth and Families Bureau. [Internet] [Acesso em 14 mar 2017]. Disponível em: http://www.acf.hhs.gov/sites/default/files/cb/cm2012.pdf

9. Dados obtidos no site do NSPCC. [Internet] [Acesso em 13 mar 2017]. Disponível em: http://www.nspcc.org.uk/Inform/research/statistics/prevalence_and_incidence_of_child_abuse_and_neglect_wda48740.html

10. Programa Rede de Proteção às Crianças e Adolescentes em Situação de Risco para Maus Tratos. Manual de Atendimento. Prefeitura de Curitiba e Sociedade Paranaense de Pediatria, Curitiba, 2009.

11. Hennrikus WL, Shaw BA, Gerardi JA. Injuries when children reportedly fall from a bed or couch. Clin Orthop. 2003;(407):148-51.

12. King J, Diefendor FD, Apthrop J, et al. Analysis of 429 fractures in 189 battered children. J Pediatr Orthop. 1988;8:585.

13. Akbarnia BA, Silberstein MJ, Torg JS, et al. Manifestation of the battered-child syndrome. J Bone Joint Surg. 1974;56:1159.

14. Kemp AM, Dunstan F, Harrison S, et al. Patterns of skeletal fractures in child abuse: systematic review. BMJ. 2008 Oct 2;337:a1518. doi: 10.1136/bmj.a1518.

15. Pandya NK, Baldwin K, Wolfgruber H, et al. Child abuse and orthopaedic injury patterns: analysis at a level I pediatric trauma center. J Pediatr Orthop. 2009 Sep;29(6):618-25

16. Loder RT, Bookout C. Fracture patterns in battered children. J Orthop Trauma. 1991;5(4):428-33.

17. Worlock P, Stower M, Barbor P. Patterns of fractures in accidental and non-accidental injury in children: a comparative study. BMJ. 1986;293:100-2.

18. Kemp AM, Joshi AH, Mann M, et al. What are the clinical and radiological characteristics of spinal injuries from physical abuse: a systematic review. Arch Dis Child. 2010 May;95(5):355-60.

19. Cavalcanti AL. Prevalence and characteristics of injuries to the head and orofacial region in physically abused children and adolescents--a retrospective study in a city of the Northeast of Brazil. Dent Traumatol. 2010 Apr;26(2):149-53

20. Matschke J, Voss J, Obi N, et al. Nonaccidental head injury is the most common cause of subdural bleeding in infants <1 year of age. Pediatrics. 2009 Dec;124(6):1587-94.

21. Reece RM, Sege R. Childhood head injuries: accidental or inflicted? Arch Pediatr Adolesc Med. 2000 Jan;154(1):11-5.

22. Departamento Científica de Segurança da Criança e Adolescente/Sociedade Brasileira de Pediatria. Manual de Acidentes e Violência, Nestlé. SP-2004

23. Bonnier C, Nassogne MC, Evrard P. Outcome and prognosis of whiplash shaken infant syndrome; late consequences after a symptom-free interval. Dev Med Child Neurol. 1995 Nov;37(11):943-56.

24. Binenbaum G, Mirza-George N, Christian CW, et al. Odds of abuse associated with retinal hemorrhages in children suspected of child abuse. J AAPOS. 2009 Jun;13(3):268-72.

25. Hilmes MA, Hernanz-Schulman M, Greeley CS, et al. CT identification of abdominal injuries in abused pre-school-age children. Pediatr Radiol. 2011 May;41(5):643-51.

26. Child Welfare Information Gateway. [Internet] [Acesso em 13 mar 2017]. Disponível em: https://www.childwelfare.gov/pubs/factsheets/fatality.pdf#page=2&view=How many children die each year from child abuse and neglect?

27. O'Connor JF, Cohen J. Dating fractures. In: Kleinman PK. Diagnostic imaging of child abuse. Baltimore: Williams & Williams, 1987.

28. Pfeiffer LY. Perfil epidemiológico da violência contra crianças e adolescentes na cidade de Curitiba. As histórias que o mundo adulto não deveria produzir. Dissertação apresentada ao Programa de Pós Graduação em Saúde da Criança e do Adolescente, Setor de Ciências da Saúde, Universidade Federal do Paraná, 2006.

29. Ministério da Saúde. Violência contra a criança e o adolescente: proposta preliminar de prevenção e assistência a violência doméstica. Brasília: Ministério da Saúde, 1997. [Internet] [Acesso em 14 mar 2017]. Disponível em: http://bvsms.saude.gov.br/bvs/publicacoes/0220violencia.pdf

30. Akbarnia BA, Akbarnia NO. The role of orthopedist in child abuse and neglect. Orthop Clin North Am. 1976 Jul;7(3):733-42.

31. Child Maltreatment 2012. U.S. Department of Health & Human Services Administration for Children and Families, Administration on Children, Youth and Families. Children's BureauDisease Control and Prevention. [Internet] [Acesso em 13 mar 2017]. Disponível em: http://www.acf.hhs.gov/sites/default/files/cb/cm2012.pdf#page=64

32. Notificação de maus-tratos contra crianças e adolescentes pelos profissionais de saúde um passo a mais na cidadania em saúde. Ministério da saúde. Série A. N. 167, Brasilia, 2007. Manual instrutivo de preenchimento. [Internet] [Acesso em 13 mar 2017]. Disponível em: http://portal.pmf.sc.gov.br/arquivos/arquivos/doc/01_03_2010_9.48.45.b08c211d429981fb3856eaf7ec4807b1.doc.

33. Waksman RD, Rircheheimer MR. Manual de atendimento as crianças e adolescentes vitimas de violência. Sociedade Brasileira de Pediatria. Guia de atuação frente a maus-tratos na infância e adolescência. São Paulo – Brasilia. Sociedade de Pediatria de São Paulo, 2011. [Internet] [Acesso em 13 mar 2017]. Disponível em: http://www.spsp.org.br/downloads/ATENDIMENTODOLESCENTES.pdf

34. Protocolo da rede de proteção a criança e ao adolescente em situação de risco para a violência. Secretaria Municipal da Criança et al. Relatórios [mimeo]. Curitiba, 2008. [Internet] [Acesso em 13 mar 2017]. Disponivel em: http://www.fas.curitiba.pr.gov.br/conteudo.aspx?idf=220

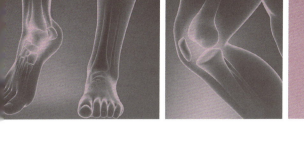

Metabolismo Ósseo e Doenças Metabólicas

Carlos Alberto Longui
Mauro Borghi Moreira
Claudia Dutra Constantin Faria

INTRODUÇÃO

O osso é um órgão dinâmico que está sendo constantemente formado e remodelado. É o principal reservatório corporal de cálcio, fósforo e magnésio. Os distúrbios que afetam os ossos e o seu processo de mineralização são denominados doenças osteometabólicas.

As doenças osteometabólicas incluem várias enfermidades que alteram o metabolismo ósseo, resultando em aumento ou redução generalizada da massa óssea, produção anormal de tecido osteoide, distúrbios de mineralização e do armazenamento de substâncias anormais na estrutura esquelética.

Na infância, podem ocorrer as seguintes doenças osteometabólicas: escorbuto, hiperparatireiodismo, mucopolissacaridoses, osteogênese imperfeita e raquitismo, sendo este o mais frequente.

RAQUITISMO

Didaticamente, o termo raquitismo define a alteração da mineralização do tecido osteoide na cartilagem de crescimento epifisário, podendo resultar em deformidade e prejuízo do crescimento linear dos ossos longos.

Entre as síndromes do raquitismo, destacam-se os distúrbios do sistema endócrino relativos à vitamina D, os distúrbios tubulares renais gerais, em geral, e os específicos do fosfato (Quadro 10.1).

Quadro 10.1 As síndromes do raquitismo.

I. Distúrbios do sistema endócrino relacionados à vitamina D

A. Carência da vitamina D

    1. Exposição inadequada à luz solar

    2. Baixa ingestão de vitamina D

B. Má absorção de vitamina D

    1. Distúrbios gastrintestinais

Quadro 10.1 As síndromes do raquitismo. *(Continuação)*

    a) Gastrectomia parcial ou total

    b) Doença do intestino delgado (p. ex., doença celíaca)

  2. Insuficiência pancreática

  3. Doença hepatobiliar

    a) Atresia biliar

    b) Cirrose

C. Metabolismo anormal da vitamina D

  1. Comprometimento da 25-hidroxilação hepática da vitamina D

    a) Hepatopatia

    b) Terapia com anticonvulsivante

  2. Comprometimento da 1α-hidroxilação renal da 25-hidróxi vitamina D

    a) Raquitismo dependente tipo 1 (pseudodeficiência da vitamina D)

    b) Insuficiência renal crônica

    c) Pseudo-hipoparatireoidismo

D. Resistência do órgão-alvo à vitamina D e seus metabólitos

  1. Raquitismo dependente tipo 2

II. Distúrbios do fosfato

A. Dietéticos

  1. Baixa ingestão de fosfato

  2. Ingestão de antiácidos quelantes do fosfato

B. Comprometimento da reabsorção tubular do fosfato

  1. Hereditário

    a) Raquitismo hipofosfatêmico ligado ao cromossomo X

  2. Adquiridos

    a) Induzido por tumor

(continua)

Quadro 10.1 As síndromes do raquitismo. *(Continuação)*

    (1) Tumores mesenquimatosos, epidérmicos e endodérmicos

    (2) Displasia fibrosa do osso

C. Distúrbios tubulares renais gerais

    1. Síndrome de Fanconi

        a) Hereditária

        b) Adquirida

        c) Intoxicação

        (1) Chumbo

III. Acidose metabólica

    a) Acidose tubular renal distal

IV. Distúrbios do cálcio

    a) Deficiência dietética do cálcio

V. Matriz óssea anormal

    a) Osteogênese imperfeita

VI. Defeitos primários da mineralização

    1. Hereditária

        a) Hipofosfatasia

VII. Inibidores da mineralização

    a) Etidronato, fluoreto e alumínio

METABOLISMO DA VITAMINA D

A vitamina D é sintetizada a partir do 7-deidrocolesterol (pró-vitamina D_3), que é um composto esteroide, precursor imediato do colesterol.

A exposição da pele à radiação ultravioleta transforma a pró-vitamina D_3 em pré-vitamina D_3, que sofre processo de isomerização induzido pelo calor, originando a vitamina D_3 (calciferol).

As principais fontes naturais de vitamina D_3 são peixes como salmão, sardinha e fígado de bacalhau.

O calciferol circula na corrente sanguínea ligado a uma glicoproteína denominada proteína ligante. Ele é, então, transportado ao fígado, onde sofre hidroxilação no carbono de número 25, por ação da enzima 25-hidroxilase, formando o calcidiol, que é a forma de vitamina D mais abundante na circulação. O calcidiol é transportado até os rins, onde, no túbulo proximal, sofre ação da enzima 1α-hidroxilase, formando o calcitriol, que representa a forma ativa da vitamina D. Sua metabolização é feita nos principais órgãos-alvo (intestino e osso), além do fígado e rim (Figura 10.1). A metabolização do calcitriol termina com a formação de um composto inerte e hidrossolúvel: o ácido calcitroico.

Além da vitamina D_3, a vitamina D_2 (ergocalciferol) é encontrada no organismo humano. O ergocalciferol é produzido na pele por meio da radiação ultravioleta do precursor do ergosterol. O ergosterol é encontrado nas plantas e leveduras. A vitamina D_2 sofre a mesma metabolização, descrita anteriormente para a vitamina D_3. Acredita-se que nos seres humanos a potência biológica da 1,25(OH)2-vitamina D_2 e do calcitriol sejam a mesma. Utilizaremos o termo vitamina D quando não for necessário distinguir as vitaminas D_2 e D_3.

O principal efeito biológico do calcitriol consiste na manutenção de níveis normais de cálcio e fósforo séricos, por meio da absorção do cálcio no duodeno e do fósforo no jejuno e íleo; da reabsorção óssea de cálcio e fósforo, que atuam juntamente com o hormônio da paratireoide; e da reabsorção de cálcio em túbulo distal e de fósforo em túbulo proximal.

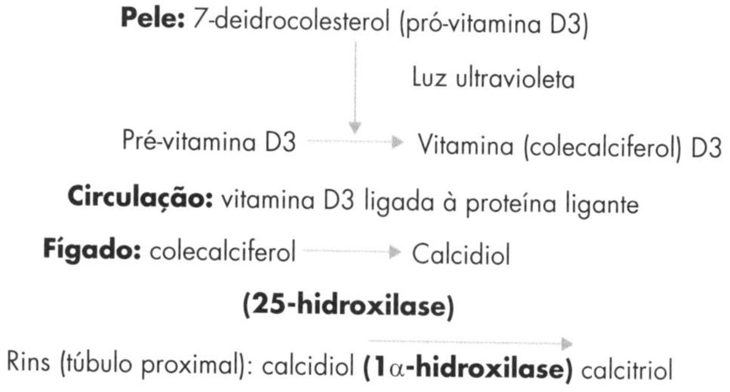

Pele: 7-deidrocolesterol (pró-vitamina D3)

Luz ultravioleta

Pré-vitamina D3 ⟶ Vitamina (colecalciferol) D3

Circulação: vitamina D3 ligada à proteína ligante

Fígado: colecalciferol ⟶ Calcidiol

(25-hidroxilase)

Rins (túbulo proximal): calcidiol **(1α-hidroxilase)** calcitriol

FIGURA 10.1 Síntese e metabolismo da vitamina D.

RAQUITISMO CARENCIAL

Resulta da síntese inadequada de 1,25(OH) vitamina D, decorrente da falta de exposição solar (raio ultravioleta), processo nutricional ou doenças gastrintestinais.

QUADRO CLÍNICO

Os lactentes e os prematuros são os mais atingidos. Um dos sinais mais precoces do raquitismo é o crânio tabes, que se deve a má calcificação da tábua interna da díploe. As deformidades esqueléticas mais comuns são: fronte olímpica, tórax em sino, rosário raquítico, alargamento metafisário e deformidades dos membros inferiores. O aumento da sudorese, irritabilidade e hipotonia também são comuns e, muitas vezes, precoces.

DIAGNÓSTICO LABORATORIAL E RADIOGRÁFICO

Os exames laboratoriais mais importantes são as dosagens séricas de cálcio, fósforo e fosfatase alcalina. O valor do fósforo estará baixo em decorrência da menor reabsorção renal, consequente ao hiperparatireoidismo secundário à redução do cálcio. É o melhor índice de confirmação diagnóstica e reconhecimento da gravidade do quadro. A calcemia se mantém normal nos casos leves, estando diminuída nos casos graves.

A fosfatase alcalina tem sido classicamente relacionada à formação do tecido osteoide. Geralmente, está elevada no raquitismo carencial, com exceção feita aos desnutridos graves, que podem apresentar valores normais. Esse fato reforça a importância do valor do fósforo como principal critério para o diagnóstico laboratorial. Radiograficamente, a região mais importante a ser avaliada é o punho. Exceto em fases muito precoces, o raio X normal praticamente exclui a presença do raquitismo. As epífises distais do rádio e da ulna apresentam-se alargadas, por vezes côncavas, lembrando uma "taça de champanhe". As imagens em pente correspondem a zonas de células calcificadas entremeadas com outras não mineralizadas. Há diminuição da densidade radiográfica e desmineralização das diáfises, podendo surgir duplo contorno, diagnóstico diferencial da periostite.

TRATAMENTO

Administrar vitamina D na dose de 600 mil UI unidades, fracionada em seis doses de 100.000UI por dia para facilitar a absorção. A cura do raquitismo carencial pode levar de seis a oito semanas.

Os sinais da intoxicação da vitamina D são: anorexia, polidipsia, poliúria, perda de peso e constipação intestinal. Nesta situação, há absorção e eliminação excessivas de cálcio, cursando com hipercalcemia e hipercalciúria (> 4 mg/kg/dia).

PREVENÇÃO

Em lactentes em aleitamento materno exclusivo, sem exposição solar adequada, recomenda-se administrar vitamina D na dose de 200 UI/dia do 1º mês de vida até 18 meses de idade; nos alimentados com fórmulas infantis e que façam ingesta de 500 mL ou mais, atualmente não é preconizada a suplementação vitamínica.

RAQUITISMO HIPOFOSFATÊMICO FAMILIAL

O raquitismo hipofosfatêmico familial (RHF) foi definido por deformidades esqueléticas, hipofosfatemia assintomática e alteração da estatura. A nomenclatura inicial foi baseada na ausência de resposta clínica à vitamina D, razão do termo "raquitismo resistente" para designar esta forma de doença.

Com a elucidação da Patofisiologia, passou a ser denominado raquitismo hipofosfatêmico ligado ao X ou raquitismo hipofosfatêmico familial, pois leva em consideração a perda de fosfato a nível renal. Na infância, essa doença é a causa mais comum da perda de fosfato por via renal.

HERANÇA GENÉTICA

Atualmente, quatro genes são relatados como os responsáveis pelo raquitismo hipofosfatêmico hereditário:

1. O XLH (raquitismo hipofosfatêmico familial), causado pela regulação anormal do gene PHEX, localizado no cromossomo X, na posição Xp 22.1-22.2, levando à redução da proteína inativadora da fosfatonina;
2. O ADHR (raquitismo hipofosfatêmico autossômico dominante), pela mutação genética do FGF 23 (fator de crescimento dos fibroblastos-23), capaz de atuar como hormônio e de regular tanto a excreção renal do fosfato, quanto a ativação da vitamina D;
3. Raquitismo hipofosfatêmico com hipercalciúria, pela alteração do gene SLC34AG;
4. Raquitismo hipofosfatêmico autossômico recessivo, pela mutação da DMP1 (dentin matrix protein 1) ou pelo ENPP1 (ectonucleotide pyrophosphatase/phosphodiesterase 1). A causa mais comum do raquitismo hipofosfatêmico hereditário é o gene XLH.

Existem, aproximadamente, 171 mutações no gene PHEX, identificadas e catalogadas nos pacientes com RHF. Normalmente, a reabsorção do fósforo, no túbulo renal proximal, é feita a partir de um cotransportador de sódio e fósforo conhecido como NPT2.

A fosfatonina é uma glicoproteína responsável pelas inibições das atividades do NPT2 e da enzima 1α-hidroxilase e pelo aumento da atividade da enzima 24 hidroxilase, reduzindo a formação do calcitriol e aumentando a sua metabolização.

No raquitismo hipofosfatêmico familial, a mutação do gene PHEX desreprime a expressão da fosfatonina, que, uma vez elevada, mantém a inativação do NPT2, com consequente inibição da reabsorção renal de fosfato e aumento da fosfatúria.

DIAGNÓSTICO CLÍNICO E LABORATORIAL

Na criança, o quadro clínico característico inicia-se entre 18 e 24 meses de idade, após o começo da deambulação, com o arqueamento progressivo dos membros inferiores, sendo o geno varo mais frequente do que o valgo.

A baixa estatura vem sendo descrita como uma das características clínicas do RHF e pode estar limitada aos membros inferiores pela diminuição da sua capacidade de crescimento. Os pacientes com RHF não apresentam fraqueza muscular e hipotonia, características do raquitismo carencial, relacionado à deficiência de vitamina D. As deformidades ósseas surgem em decorrência da sustentação do peso corpóreo sobre os ossos pouco mineralizados e mais flexíveis.

O sexo feminino é mais afetado, porém, o aspecto fenotípico é mais grave no sexo masculino.

Diante da suspeita clínica de raquitismo, poderá ser realizada uma investigação laboratorial, conforme Figura 10.2.

O valor muito baixo do fósforo sérico, com elevação da fosfatase alcalina sérica e do cálcio sérico normal, sugere o diagnóstico de raquitismo hipofosfatêmico. O metabolismo renal do fosfato deverá ser avaliado pela taxa de reabsorção renal do fosfato (TRP), que é calculada em amostras de urina e sangue, colhidas simultaneamente, por meio da seguinte fórmula:

$$\% \ TRP = 1 - \frac{P \ (\text{fósforo}) \ \text{urinário} \times \text{creatinina sérica}}{P \ (\text{fósforo}) \ \text{sérico} \times \text{creatinina urinária}} \times 100$$

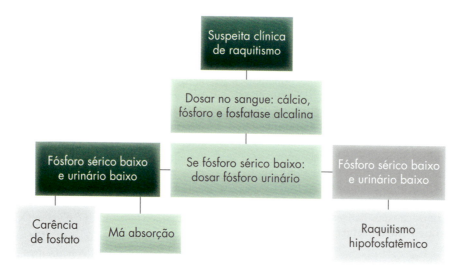

FIGURA 10.2 Fluxograma de investigação laboratorial na suspeita de raquitismo hipofosfatêmico.

Considera-se normal a taxa de reabsorção de fosfato entre 85% e 100%. Utiliza-se o nomograma de Walton e Bijouet (1974) para a determinação do limiar tubular renal de fosfato e, portanto, a taxa de reabsorção tubular de fosfato.

Quando as relações do limiar tubular máximo para o fosfato (TMP) e a taxa de filtração glomerular (GFR) estão diminuídas, com valor de fósforo sérico baixo, documenta-se a perda renal de fosfato. Um valor elevado do FGF 23, apesar da hipofosfatemia, é um dos marcadores para o diagnóstico do XLH.

A quantificação do paratormônio (PTH) e dos metabólitos circulantes da 25-hidróxi vitamina D (calcidiol) e da 1,25-dihidróxi vitamina D (calcitriol), antes do início do tratamento, é importante para um diagnóstico preciso. Em pacientes portadores de raquitismo hipofosfatêmico familial não tratado, a concentração sérica de 25 hidróxi vitamina D é normal e a concentração de 1,25 dihidróxi vitamina D está no limite inferior da normalidade.

ALTERAÇÕES RADIOGRÁFICAS

Os aspectos são mais evidentes nas extremidades dos ossos longos, manifestando-se radiograficamente como achatamento na região da epífise e da metáfise, com bordas irregulares e côncavas que resultam em configuração caliciforme. O fêmur poderá revelar defeito de arqueamento, que se caracteriza pelo aspecto assimétrico da cartilagem de crescimento e fica mais evidenciado quanto maior o encurvamento do osso.

As características radiográficas são usualmente graves nos membros inferiores, revelando cortical fina e aspecto trabecular grosseiro. A forma de taça com alargamento e rarefação óssea é, geralmente, menos marcante do que a observada na deficiência da vitamina D.

TRATAMENTO CLÍNICO

É realizado com calcitriol, em doses que variam de 0,25 µg até 1,5µg por dia (sendo raras as doses maiores), acrescido de fósforo elementar, em média de 1 a 2 gramas por dia, fracionado em 6 doses. Duas semanas após o início do tratamento, avalia-se a concentração sérica de cálcio, paratormônio e a excreção urinária de cálcio e de creatinina.

O princípio da terapêutica é conseguir um equilíbrio entre o uso do calcitriol e do fosfato que resulte na manutenção das concentrações sérica e urinária de cálcio dentro dos valores normais.

Dentre as complicações terapêuticas, o hiperparatireoidismo ocorre tanto em adultos quanto em crianças. É necessária a monitorização frequente do paratormônio, pois existem relatos de hiperparatireoidismo mesmo em pacientes tratados com pequenas doses de fosfato e vitamina D.

TRATAMENTO CIRÚRGICO DAS SEQUELAS ÓSSEAS

O objetivo das osteotomias é a correção completa da deformidade em um único procedimento cirúrgico, restaurando ambos os joelhos e tornozelos para o plano horizontal.

Realiza-se o procedimento cirúrgico somente após a estabilidade metabólica e acima dos 6 anos de idade, pois a maioria das crianças abaixo dessa idade poderá corrigir as suas deformidades ósseas apenas com o tratamento medicamentoso.[8]

Metabolismo Ósseo e Doenças Metabólicas

RAQUITISMOS POR VITAMINA D RESISTENTES

1. Raquitismo por pseudovitamina D deficiente (antigamente denominado Vitamina D dependente tipo 1).

    É uma doença rara, autossômica recessiva, descrita pela primeira vez por Prader e colaboradores, em 1961. Resulta de um defeito no gene da α-hidroxilase (alteração no cromossomo 12q13.1-q13.3), com diminuição da circulação da 1,25 vitamina D.

2. Raquitismo resistente (antigamente denominado Raquitismo vitamina D dependente tipo 2).

    É uma forma rara cujo defeito está localizado no gene receptor da vitamina D (cromossomo 12 q 13.11) e resulta no aumento da 1,25(OH) vitamina D.

QUADRO CLÍNICO

Os primeiros sinais e sintomas surgem geralmente no primeiro ano de vida e caracteriza-se por hipotonia muscular, retardo no desenvolvimento motor e deformidades ósseas que incluem crânio tabes, fontanela ampla no lactente, rosário raquítico e alargamento epifisário, frequentemente confundido com o raquitismo carencial. A alopécia sugere raquitismo resistente à vitamina D, evidente nos primeiros meses de vida.

As manifestações clínicas, radiográficas e bioquímicas são iguais nos dois tipos de raquitismo, com exceção do valor da 1,25 (OH) vitamina D, que estará diminuída na pseudodeficiente e aumentada no resistente.

TRATAMENTO

Administração de vitamina D_3 calcitriol na dose de 0,25 a 3 µg/dia.

OSTEOPOROSE

É definida como doença osteometabólica, caracterizada pela redução da massa óssea e deterioração da microarquitetura do tecido ósseo, com consequente aumento da fragilidade e possibilidade de fraturas. A diferença entre raquitismo e osteoporose é a de que no primeiro existe desproporção entre o osteoide e a matriz mineralizada, e, na osteoporose, o tecido formado está adequadamente mineralizado.

FATORES DE RISCO

- História familiar de osteoporose
- Raça branca
- Corticoides
- Fumo, álcool, refrigerantes, café
- Vida sedentária
- Dieta pobre em cálcio

OSTEOPOROSE JUVENIL IDIOPÁTICA

É uma doença rara, com etiologia não estabelecida e com quadro clínico grave, podendo acometer crianças e adolescentes, com alta morbidade e grande impacto sobre a qualidade de vida desses pacientes.

Foi descrita pela primeira vez por Dent e Friedman em 1951.

As hipóteses mais prováveis para o desenvolvimento dessa doença são: aumento da reabsorção óssea ou redução da formação.

QUADRO CLÍNICO

A osteoporose idiopática costuma acometer crianças previamente saudáveis, com idade média de início de 7 anos. Os principais sintomas são a dor insidiosa na região lombar, no quadril, nos pés e nas articulações como joelhos e tornozelos. As dores são de intensidade progressiva, podendo levar à incapacidade física.

No exame físico, poderemos encontrar aumento no diâmetro anteroposterior do tórax, perda estatural e desproporção da relação do seguimento superior e inferior.

MARCADORES ÓSSEOS

De reabsorção óssea: fosfatase ácida; CTx – fragmentos do colágeno I; NTx – fragmentos do fragmentos do teliopeptídeo-N e também na urina: hidroxiprolina; piridinolina e deoxipiridinolina; NTx – fragmentos do teliopeptídeo-N.

De formação óssea: osteocalcina *(Bone-GLA-protein)*; fosfatase alcalina: total e óssea; procolágeno tipo I; osteonectina.

DIAGNÓSTICO

Em crianças e adolescentes, os melhores sítios ósseos para avaliação são coluna lombar e corpo total.

A densitometria óssea (DXA) é o método de preferência. Segundo a International Society for Clinical Densitometry (ISCD), o diagnóstico em crianças e adolescentes menores de 20 anos deve ser comparado aos resultados obtidos com indivíduos da mesma idade do paciente (Z-escore). Deve ser evitado o termo osteoporose, que implica em perda óssea. Sabemos que, nessa faixa etária, o que ocorre mais frequentemente é um atraso na aquisição do pico de massa óssea.

É importante salientar que vários outros parâmetros, além da idade cronológica, influenciam a densidade mineral óssea (BMD) de crianças e adolescentes. Os fatores mais importantes na determinação da massa óssea antes dos 20 anos de idade são o peso, a altura, o estadiamento puberal ou a idade óssea, e a composição corporal, mas os valores de BMD corrigidos para esses parâmetros ainda não estão disponíveis.

CAPÍTULO 10

121

Tratamento

Apesar de ser uma doença quase sempre limitada, com melhora na puberdade, a precocidade no diagnóstico e as medidas de suporte para se evitar fraturas, bem como e dieta adequada, são importantes. Além disso, é necessária a administração de vitamina D de 400 a 800 UI de calciferol ou de 10 a 30 ng/kg/dia de calcitriol, mais a suplementação de cálcio na dieta.

Drogas antirreabsortivas, como os bifosfonatos e o pamidronato, têm sido utilizadas na terapêutica medicamentosa.

HIPOPARATIREOIDISMO

No hipoparatireoidismo, há diminuição da liberação de paratormônio (PTH) pelas paratireoides, resultando em hipocalcemia. A causa adquirida mais frequente dessa alteração é o trauma cirúrgico, consequência de cirurgias da tireoide, da paratireoide e de neoplasias da região da cabeça e pescoço.

O hipoparatireoidismo pode ser transitório ou definitivo. No período pós-operatório de cirurgias de tireoide, o hipoparatireoidismo transitório é cerca de 20 vezes mais frequente do que o definitivo. Doenças autoimunes das paratireoides são a segunda causa de hipoparatireoidismo, dentre elas a síndrome poliglandular autoimune tipo I. Nesta síndrome, além do hipoparatireoidismo, há associação com insuficiência adrenal primária e candidíase mucocutânea crônica. Outras causas menos frequentes são doenças genéticas, doenças infiltrativas, doenças de depósito, lesão por irradiação, além da etiologia idiopática.

O hipoparatireoidismo ainda pode ser funcional, decorrente de hipomagnesemia ou hipermagnesemia, sendo reversível com a correção das concentrações de magnésio. O pseudohipoparatireoidismo ou resistência tecidual à ação do PTH é uma doença hereditária rara, caracterizada por hipocalcemia e concentrações normais ou elevadas de PTH.

No hipoparatireoidismo, as manifestações clínicas são decorrentes da hipocalcemia, incluindo espasmos musculares, tetania, parestesias e convulsões. O eletrocardiograma pode mostrar alterações da repolarização ventricular e aumento do intervalo QT. Cronicamente, o hipoparatireoidismo pode cursar com catarata, calcificação dos núcleos da base, com consequentes sintomas extrapiramidais e retardo do desenvolvimento neuromotor.

Ao exame clínico, o aumento da excitabilidade neuromuscular pode ser avaliado pela presença dos sinais de Trousseau e Chvostek. O sinal de Trousseau consiste no espasmo carpal, isto é, na flexão do pulso e de articulações metacarpofalangianas; de extensão das articulações interfalangianas distais e proximais; e de adução do polegar e dedos, em resposta à compressão do braço por meio de esfigmomanômetro insuflado 20 mmHg acima da pressão sistólica, durante 3 minutos. O sinal de Chvostek consiste no desencadeamento de espasmos dos músculos faciais, em resposta à percussão do nervo facial na região zigomática.

História de cirurgia cervical é indicativa de hipoparatireoidismo pós-cirúrgico. Já a presença de insuficiência adrenal ou de candidíase mucocutânea crônica sugere o diagnóstico de síndrome poliglandular autoimune tipo I.

A avaliação laboratorial inicial deve ser feita com dosagem de cálcio total ou iônico. Para a correta interpretação do cálcio total, seu valor deve ser corrigido para a albumina no soro: para cada 1 g/dL de albumina abaixo de 4g/dL, deve-se adicionar 0,8 mg/dL à medida do cálcio total. Após a identificação de hipocalcemia, devem ser solicitadas dosagens de PTH, fósforo e magnésio no soro e de calciúria em 24 horas. Os achados laboratoriais típicos no paciente com hipoparatireoidismo são PTH baixo ou indetectável (< 15 pg/mL), cálcio baixo (< 8 mg/dL) e fósforo aumentado (> 5,0 mg/dL). Hipomagnesemia ou hipermagnesemia podem induzir o hipoparatireoidismo funcional, caracterizado por diminuição da secreção e por resistência tecidual à ação do PTH, que se resolve com a correção das concentrações de magnésio.

Em pacientes com resistência tecidual à ação do PTH, sugerem-se como critérios diagnósticos as dosagens de cálcio total, corrigido para albumina, < 8 mg/dL ou cálcio iônico < 4 mg/dL, com fósforo > 5 mg/dL, taxa de filtração glomerular estimada (TFGe) > 60 mL/min/1,73m^2 e PTH normal ou aumentado. A TFGe pode ser calculada pela fórmula MDRD (*Modification of Diet in Renal Disease*) ou da fórmula de Cockcroft-Gault (disponíveis em http://nephron.com).

O tratamento do hipoparatireoidismo tem por objetivo evitar complicações agudas e crônicas da hipocalcemia. Em casos de hipocalcemia grave, que cursa com tetania, convulsões ou prolongamento do intervalo QT, o paciente deve ser tratado em ambiente hospitalar, com administração intravenosa de gluconato ou cloreto de cálcio. O tratamento de manutenção consiste na administração de cálcio e de vitamina D sintética 1α-hidroxilada por via oral. A administração de formas ativas da vitamina D é necessária, uma vez que o PTH, responsável pela conversão renal de 25-hidróxi vitamina D em 1,25(OH)2 vitamina D$_3$ está ausente.

A vitamina D ativa tem um papel importante na absorção gastrintestinal do cálcio. As formas de vitamina D sintéticas 1α-hidroxiladas disponíveis no Brasil são o alfacalcidol (1 α-hidróxi vitamina D$_3$), que necessita ser hidroxilado no fígado antes de se tornar o metabólito ativo 1,25(OH)2 vitamina D3, e o calcitriol (1,25(OH)2 vitamina D$_3$), forma já ativa. A comparação de alfacalcidol com calcitriol mostrou que ambas as formas de vitamina D sintéticas 1α-hidroxiladas são efetivas e apresentam perfil de segurança comparável no tratamento do hipoparatireoidismo. O efeito inicia-se cerca de um a dois dias após ingestão dos medicamentos. Nos pacientes com hipoparatireoidismo tratados com cálcio e vitamina D sintética 1α-hidroxilada, um dos efeitos indesejados é o desenvolvimento de hipercalciúria, pois o PTH tem efeito anticalciúrico. Nesses casos, podem ser necessários a limitação da ingestão de sódio, o uso de diuréticos tiazídicos ou a redução nas doses de cálcio ou vitamina D sintética 1α-hidroxilada. Tais medidas também podem ser utilizadas no início do tratamento para prevenir hipercalciúria.

O tratamento de mulheres com hipoparatireoidismo durante a gestação e no período puerperal requer cuidados especiais. O principal risco para o feto de gestantes com hipoparatireoidismo ou pseudo-hipoparatireoidismo é o desenvolvimento de hiperparatireoidismo secundário e desmineralização óssea. A vitamina D sintética 1α-hidroxilada com maior experiência de uso durante a gestação é calcitriol. Ao longo da gestação, há necessidade de aumento da dose do medicamento para a manutenção da calcemia no limite inferior da normalidade.

As apresentações farmacológicas disponíveis de cálcio e de vitamina D são: carbonato de cálcio (comprimidos de 500 mg); carbonato de cálcio + vitamina D (comprimidos de 500 mg + 400 UI); alfacalcidol (cápsulas de 0,25 µg e 1 µg); calcitriol (cápsula de 0,25 µg).

Os esquemas de administração são: alfacalcidol, com dose inicial de 0,5 µg, por via oral, uma vez ao dia, com ajuste subsequente de acordo com a calcemia. A dose de manutenção é geralmente de 0,5 a 6 µg ao dia em uma ou duas administrações. A administração de calcitriol inicia-se com 0,25 µg, por via oral, uma vez ao dia, com ajuste subsequente de acordo com a calcemia. A dose de manutenção é geralmente de 0,25 a 3 µg ao dia, em uma ou duas administrações. O carbonato de cálcio tem dose usual de 2 a 6 g ao dia, por via oral, em 2 a 6 administrações, com pelo menos 3 administrações, juntamente com as refeições. O tempo de tratamento deve ser contínuo ao longo da vida, levando em consideração os dados clínicos e laboratoriais.

O tratamento do hipoparatireoidismo tem por objetivo melhorar os sintomas de hipocalcemia, evitar complicações agudas e crônicas e prevenir complicações oriundas do tratamento com cálcio e vitamina D. Deve-se manter o cálcio total no limite inferior da normalidade (entre 8 e 8,5 mg/dL). Tentativas de manter concentrações mais elevadas de cálcio geralmente não trazem benefício e podem ocasionar hipercalciúria, com consequente nefrocalcinose, nefrolitíase e insuficiência renal crônica. Pacientes com hipercalciúria persistente (calciúria > 300mg/24 h ou > 4mg/kg de peso/24 h) devem reduzir a ingestão de sódio, de cálcio e vitamina D sintética. Pode ser necessária a prescrição de diuréticos tiazídicos.

No acompanhamento dos pacientes, são necessárias dosagens regulares de cálcio total, fósforo, creatinúria e calciúria em 24 horas. No início do tratamento, sugere-se que os exames sejam feitos com periodicidade de 7 a 14 dias, sendo o intervalo das consultas espaçado progressivamente. Quando as doses dos medicamentos estiverem ajustadas, o acompanhamento pode ser feito a cada 3 a 6 meses.

HIPERPARATIREOIDISMO

O hiperparatireoidismo primário caracteriza-se pela regulação anormal da secreção do PTH, a qual é só parcialmente inibida pela elevação do Ca^{2+}. O hiperparatireoidismo pode acometer 27 pessoas em cada 100 mil/ano.

Cerca de 20% dos pacientes que tiveram algum episódio de irradiação da região cervical desenvolvem adenomas de paratireoide após 30 a 40 anos do episódio. Pacientes com neoplasias endócrinas múltiplas tipo I (tumores de paratireoide, hipófise e pâncreas) ou tipo IIA (carcinoma medular de tireoide, feocromocitoma e tumor de paratireoide) também podem evoluir para hiperparatireoidismo.

Aproximadamente 50% a 60% das hipercalcemias diagnosticadas ambulatorialmente relacionam-se a hiperparatireoidismo.

A principal causa são os adenomas de paratireoide. Eles podem ser únicos em 80% e múltiplos em 2% a 5% dos casos. Algumas alterações genéticas são conhecidas:

a) inversão pericêntrica no cromossomo 11, resultando em relocação do proto-oncogene paratireoide adenoma 1 (PRAD 1), presente em 10% a18% dos adenomas;

b) deleções no cromossomo 11, presentes em dois terços dos pacientes com NEM I e um quarto dos pacientes com hiperparatireoidismo primário;

c) deleções no cromossomo 1, com consequente alteração em genes supressores do aparecimento tumoral;

d) anormalidade no produto do gene retinoblastoma (gene Rb), com multiplicação de células da paratireoide.

Outras causas podem ser os carcinomas, em cerca de 2% dos casos. São geralmente indolentes e de crescimento lento. As metástases ocorrem por invasão local ou por contiguidade para os vasos linfáticos; as hematogênicas acometem mais frequentemente pulmão, fígado e osso e cursam com hipercalcemia grave (> 14 mg%). A hiperplasia de paratireoides pode ocorrer em 15% dos casos, sendo as quatro glândulas aumentadas. Podem ocorrer hiperplasias assimétricas, confundidas com adenomas.

O hiperparatireoidismo primário pode se apresentar clinicamente como:

a) assintomático (grande maioria);

b) sintomas de hipercalcemia;

c) sintomas de doença óssea (osteíte cística) ou nefrolitíase (20% dos casos);

d) crise paratireoidea (grave hipercalcemia [> 15 mg%] e, principalmente, disfunção do sistema nervoso central).

As mulheres são duas vezes mais afetadas que os homens, principalmente entre as quinta e sexta décadas. O diagnóstico geralmente é feito por meio do encontro de hipercalcemia, em exames de rotina, já que a maioria dos casos é assintomática (80%).

Na história clínica, deve-se pesquisar sobre a ocorrência de fraturas ósseas prévias, uso de tiazídicos, lítio ou história de irradiação da região cervical na infância. A presença de pancreatite, hipertensão arterial ou úlcera péptica deve alertar o médico, já que estas doenças parecem ser mais frequentes nos pacientes com hiperparatireoidismo. Sintomas neuromusculares (hiperreflexia, fasciculações na língua etc.), que antes eram mais frequentes, praticamente não são vistos. São mais presentes sintomas inespecíficos, como depressão, astenia, fraqueza muscular proximal, constipação e alterações da memória. Pode ocorrer condrocalcinose, associada ou não com ataques de pseudogota. A nefrolitíase é o achado mais frequente (20% dos casos), enquanto a osteíte fibrosa cística é vista em menos de 2%.

No exame físico, raramente encontram-se adenoma ou carcinoma palpáveis. O achado de um PTH intacto elevado na presença de hipercalcemia estabelece o diagnóstico. Como a hipercalcemia pode resultar de uma simples oclusão venosa, ela deve ser confirmada em uma segunda coleta sem oclusão. Pacientes com hipoalbuminemia podem se apresentar com calcemia normal, devendo-se, nestes casos, solicitar o cálcio ionizado ou corrigir a calcemia de acordo com as concentrações de albumina.

O aumento na filtração renal de cálcio devido à hipercalcemia pode sobrepujar a ação do PTH no túbulo distal (reabsorvendo o cálcio), levando a uma hipercalciúria em 35% a 40% dos pacientes. Desta forma, a calciúria pode ser alta, normal ou, nos casos associados com deficiência de vitamina D, baixa. Nefrocalcinose ou insuficiência renal podem se instalar, dependendo do grau e da duração da hipercalcemia.

A maioria dos pacientes apresenta valores elevados de PTH, entretanto, cerca de 7% a 10% têm valores pouco elevados ou normais. Nesses casos, os valores de PTH, na presença de hipercalcemia, são considerados inapropriadamente altos.

O fósforo encontra-se normal baixo ou baixo e a fosfatase alcalina, elevada. A reabsorção tubular renal de magnésio é estimulada pelo PTH, mas inibida pela hipercalcemia, podendo resultar em hipomagnesemia. A acidose metabólica hiperclorêmica é incomum, mas pode ocorrer quando os valores de PTH são muito elevados, pois há inibição da reabsorção proximal de bicarbonato. Dessa forma, a presença de hipercloremia e de diminuição do bicarbonato sérico reforçam a hipótese de hiperparatireoidismo como etiologia da hipercalcemia.

Devido ao fato de o PTH apresentar efeito catabólico no esqueleto apendicular (osso cortical, principalmente em terço distal do rádio) e anabólico no esqueleto axial (vértebras), a densitometria revela uma diminuição da densidade em ossos corticais. As radiografias simples das mãos podem revelar erosões ósseas subperiosteais.

O diagnóstico diferencial deve ser feito com:

a) hipercalcemia relacionada ao câncer. Nestes casos, o PTH geralmente é normal, porém, observam-se valores elevados do peptídeo relacionado ao PTH (PTH-rP);

b) hipercalcemia hipocalciúrica familiar, quando os valores de PTH são normais e, geralmente, há história familiar;

c) uso de medicações. Os tiazídicos reduzem a excreção urinária de cálcio; o lítio causa um aumento no PTH sérico no volume das paratireoides e reduz a excreção renal de cálcio.

O tratamento cirúrgico (paratireoidectomia) é o único definitivo, sendo indicado de acordo com o *Consensus Development Conference on the Management of Asymptomatic Primary Hyperthyroidism*. Segundo esse consenso, a cirurgia está recomendada quando houver:

a) cálcio sérico > 12 mg%;

b) hipercalciúria acentuada (> 400 mg/24h);

c) qualquer manifestação de hiperparatireoidismo primário (nefrolitíase, osteíte fibrosa cística, doença neuromuscular clássica);

d) redução acentuada na densidade do osso cortical (> 2 desvios-padrões);

e) redução no *clearance* de creatinina, na ausência de outra causa;

f) idade inferior a 50 anos.

Caso o paciente não tenha cirurgias prévias da região cervical, e sendo o cirurgião experiente, há chance de cura em 95% dos casos, não havendo necessidade de se realizar testes de localização pré-operatórios. Entretanto, não sendo essas as condições, os testes de imagem são realizados na seguinte sequência: *scan* com sestamibi; ultrassom; ressonância nuclear magnética e tomografia computadorizada. A confirmação por dois desses métodos é suficiente para se ter uma localização confiável. Nos casos difíceis, são necessárias a arteriografia e a coleta de amostras em vasos seletivos.

A extensão da cirurgia relaciona-se à causa do hiperparatireoidismo. Nos casos de adenoma, o tumor é removido e as outras três glândulas são analisadas. Na hiperplasia com acometimento das quatro glândulas, retiram-se três glândulas e metade da que apresentar uma aparência próxima ao normal (paratireoidectomia subtotal). Se o paciente tiver NEM (Neoplasia Endócrina Múltipla) tipo I, alguns centros realizam paratireoidectomia total com autotransplante no antebraço, devido à alta incidência de recorrência.

Existem outras técnicas cirúrgicas. Pode-se abordar apenas um lado, retirando-se o adenoma, sem explorar o lado contralateral. Nesses casos, os riscos de hipoparatireoidismo e de lesão de nervos são reduzidos. Porém, em 7% a 8% dos casos pode haver outro adenoma contralateral ou uma hiperplasia assimétrica. Outra abordagem ainda consiste em localizar o adenoma com *scan* (sestamibi), fazer a exploração unilateral e dosar o PTH ainda na sala de cirurgia, após a retirada do adenoma (já que o PTH intacto tem vida média de 3 a 4 minutos). Se o paciente não tem condições cirúrgicas, mas tem indicação de cirurgia, a ablação angiográfica ou ablação com injeção local de etanol guiado com ultrassonografia devem ser considerados.

Quando existe uma doença óssea importante, o paciente pode desenvolver "fome óssea" no pós-operatório, que se caracteriza por um episódio prolongado de hipocalcemia sintomática devido à rápida deposição de cálcio no esqueleto, necessitando de cálcio e vitamina D.

Os pacientes que não se submetem à paratireoidectomia devem ter a calcemia monitorizada a cada 6 meses e, calciúria, creatinúria e densitometria óssea, anualmente. Devem ser orientados a sempre permanecerem bem hidratados e evitarem o uso de tiazídicos. A ingestão de cálcio deve ser normal, pois uma restrição pode levar a aumentos maiores de PTH. A reposição de fosfato oral não é recomendada, pois pode induzir a calcificações metastáticas. Nas mulheres pós-menopausa, desde que não exista contraindicação, faz-se a reposição estrogênica, que pode diminuir a calcemia em até 0,5 mg%, apesar de não alterar o PTH nem o fosfato.

REFERÊNCIAS BIBLIOGÁFICAS

1. Asari R, Passler C, Kaczirek K, et al. Hypoparathyroidism after total thyroidectomy: a prospective study. Arch Surg. 2008;143(2):132-7; discussion 138.
2. Azam N, Zhang MYH, Wang X, et al. Disorder regulation of renal 25-hydroxyvitaminD-1 alpha hydroxylase gene expression by phosphorus in X-linked hypophosphatemic (hyp) mice. Endocrinology. 2003;144:3463-8.
3. Betterle C, Dal Pra C, Mantero F, et al. Autoimmune adrenal insufficiency and autoimmune polyendocrine syndromes: autoantibodies, autoantigens, and their applicability in diagnosis and disease prediction. Endocr Rev. 2002;23(3):327-64.
4. Borghi V, Coates V. Raquitismo. In: Monte O, Longui CA, Calliari LEP. Endocrinologia para o pediatra. São Paulo: Atheneu, 2006. p.505-11.
5. Carpenter TO, Carnes DL Jr, Anast CS. Hypoparathyroidism in Wilson's disease. N Engl J Med. 1983;309(15):873-7.
6. Cole DE, Quamme GA. Inherited disorders of renal magnesium handling. J Am Soc Nephrol. 2000;11(10):1937-47.
7. de Sèze S, Solnica J, Mitrovic D, et al. Joint and bone disorders and hypoparathyroidism in hemochromatosis. Semin Arthritis Rheum. 1972;2(1):71-94.
8. Drezner MK. Phex gene and hypophosphatemia. Kidney Int. 2000;57:9-18.
9. Fukumoto S, Namba N, Ozono K, et al. Causes and differential diagnosis of hypocalcemia: recommendation proposed by expert panel supported by ministry of health, labour and welfare, Japan. Endocr J. 2008;55(5):787-94.
10. Fuleihan GEH. Diagnosis and differential diagnosis of primary hyperparathyroidism. UpToDate Med. 1996;4:3.
11. Fuleihan GEH. Pathogenesis and etiology of primary hyperparathyroidism. UpToDate Med. 1996;4:3.
12. Goswami R, Goel S, Tomar N, et al. Prevalence of clinical remission in patients with sporadic idiopathic hypoparathyroidism. Clin Endocrinol (Oxf). 2010;72(3):328-33. Epub 2009 Jun 22.
13. Habener J, Arnold A, Potts Jr JT. Hyperparathyroidism. In: DeGroot LJ. Endocrinology. Philadelphia: WB Saunders Company, 1995. p.1044-60.
14. Haussler MR, Cordy PE. Metabolites and analogues of vitamin D. Which for what? JAMA. 1982;247(6):841-4.
15. Husebye ES, Perheentupa J, Rautemaa R, et al. Clinical manifestations and management of patients with autoimmune polyendocrine syndrome type I. J Intern Med. 2009;265(5):514-29.
16. Igaki JM, Yamada M, Yamazaki Y, et al. Hight iFGF23 level despite hypophosphatemia is one of clinical indicators to make diagnosis of XLH. Endocr J. 2011;58(8):647-55.
17. Koontz SL, Friedman SA, Schwartz ML. Symptomatic hypocalcemia after tocolytic therapy with magnesium sulfate and nifedipine. Am J Obstet Gynecol. 2004;190(6):1773-6.
18. Kurokawa K. Calcium-regulating hormones and the kidney. Kidney Int. 1987;32(5):760-71.
19. Marx SJ. Hyperparathyroid and hypoparathyroid disorders. N Engl J Med. 2000;343(25):1863-75.
20. Mortensen L, Hyldstrup L, Charles P. Effect of vitamin D treatment in hypoparathyroid patients: a study on calcium, phosphate and magnesium homeostasis. Eur J Endocrinol. 1997;136(1):52-60.
21. Mughal Z. Rickets in childhood. [Review] Semin Musculoskelet Radiol. 2002;6:183-90.
22. Okano K, Furukawa Y, Morii H, et al. Comparative efficacy of various vitamin D metabolites in the treatment of various types of hypoparathyroidism. J Clin Endocrinol Metab. 1982;55(2):238-43.
23. Pitkin RM. Calcium metabolism in pregnancy and the perinatal period: a review. Am J Obstet Gynecol. 1985;151(1):99-109.
24. Rubinovitch M, Said SE, Glorieux FH, et al. Principles and results of corrective lower limb osteotomies for patients with vitamin D resistant hypophosphatemic rickets. Clin Orthop. 1988;237:264-70.
25. Russell RG, Smith R, Walton RJ, et al. 1,25-dihydroxycholecalciferol and 1alpha-hydroxycholecalciferol in hypoparathyroidism. Lancet. 1974;2(7871):14-7.
26. Schiavi SC, Kumar R. The phosphatonin pathway: new insights in phosphate homeostasis. Kidney Int. 2004;65:1-14.
27. Shikama N, Nusspaumer G, Hollander GA. Clearing the AIRE: on the pathophysiological basis of the autoimmune polyendocrinopathy syndrome type-1. Endocrinol Metab Clin North Am. 2009;38(2):273-88, vii.
28. Shoback D. Clinical practice. Hypoparathyroidism. N Engl J Med. 2008;359(4):391-403.
29. Silverberg SJ, Bilezikian JP. Evaluation and management of primary hyperparathyroidism. J Clin Endocrinol Metab. 1996;81:2036.
30. Thakker RV. Genetics of endocrine and metabolic disorders: parathyroid. Rev Endocr Metab Disord. 2004;5(1):37-51.
31. Toumba M, Sergis A, Kanaris C, et al. Endocrine complications in patients with Thalassaemia Major. Pediatr Endocrinol Rev. 2007;5(2):642-8.
32. Zivienjak M, Schnabel D, Billing H, et al. Age related stature and linear body segments in children with X linked hypophosphatemic rickets. Pediatr Nephrol. 2011;26:223-31.

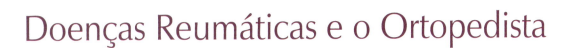

Doenças Reumáticas e o Ortopedista

Daniele Freitas Pereira
Marcelo de Medeiros Pinheiro

INTRODUÇÃO

A queixa de dor articular, muscular ou óssea é bastante frequente, especialmente no consultório daqueles que lidam com doenças do aparelho osteoarticular, como reumatologistas e ortopedistas. Dessa forma, muitas vezes o ortopedista se depara com queixas de dores que estão relacionadas com enfermidades sistêmicas, como doenças reumáticas autoimunes e algumas outras degenerativas ou metabólicas (Quadro 11.1).

Quadro 11.1 Principais enfermidades reumáticas de interesse para o ortopedista.

a) **Metabólicas:** osteoporose, artropatias por cristal (gota, doença por depósito de pirofosfato de cálcio e hidroxiapatita)

b) **Inflamatórias crônicas/autoimunes:** artrite reumatoide, espondilite anquilosante, artrite psoriásica, artrite reativa

c) **Degenerativas:** osteoartrite

d) **Miscelânea:** fibromialgia

Além disso, os quadros agudos de artrite também fazem parte do diagnóstico diferencial dessas duas especialidades, principalmente as doenças por depósito de cristais (artropatias microcristalinas), as infecciosas (artrite séptica) ou as relacionadas com agentes infecciosos à distância, como as artrites reativas, que também serão exploradas nesse capítulo.

Os principais achados clínicos nos quais o ortopedista pode guiar-se para encaminhar um paciente com dor osteomioarticular ao reumatologista estão enumerados no Quadro 11.2.

METABÓLICAS

OSTEOPOROSE

A osteoporose (OP) é uma doença sistêmica, caracterizada por baixa densidade óssea e deterioração da microarquitetura do tecido ósseo, ocasionando redução da resistência ou força óssea e aumento da fragilidade esquelética, com consequente maior risco de fraturas, mesmo após mínimos traumas.

Quadro 11.2 Principais achados clínicos relacionados mais com doenças reumáticas do que com causas ortopédicas de dor osteomioarticular.

- Sinais de artrite em mais de duas articulações, especialmente com o envolvimento das pequenas articulações dos pés ou das mãos
- Sintomas e sinais sistêmicos inespecíficos (febre, perda de peso, anemia, adinamia, fadiga, distúrbio do sono)
- Rigidez matinal prolongada (maior do que 30 minutos)
- Ritmo inflamatório da dor (melhora com exercício, piora em repouso, faz o paciente despertar à noite para se exercitar)
- Ausência de trauma local
- Quadros intermitentes ou aditivos
- Múltiplas entesites
- Acometimento extra-articular, tais como lesões de pele, queixas oculares, vasculares, intestinais, urinárias ou genitais
- Envolvimento sistêmico: coração, rins, fígado, pulmão, medula óssea, sistema nervoso central ou periférico
- Má resposta clínica ao primeiro tratamento

EPIDEMIOLOGIA

É a doença osteometabólica mais comum em todo o mundo, inclusive no Brasil. Um estudo nacional recente da BRAZOS: The Brazilian Osteoporosis Study mostrou que 15,1% das mulheres e 12,8% dos homens com idade acima de 40 anos já sofreram alguma fratura por baixo impacto. E a maioria daqueles (75% das mulheres e 85% dos homens) que apresentaram fratura de quadril por baixo impacto, após os 50 anos de idade, desconheciam o diagnóstico da doença que ocasionou a fragilidade óssea: a OP. Atualmente, estima-se que cerca de 30% das mulheres brasileiras sejam acometidas pela doença, especialmente após a menopausa, conforme demonstrado em grande estudo epidemiológico na área metropolitana de São Paulo (*São Paulo Osteoporosis Study*). A OP é, pois, uma doença com elevado impacto social e econômico e considerada um importante problema de saúde pública.

Os principais sítios esqueléticos de fraturas por OP são fêmur, vértebras, costelas, rádio distal e úmero. O risco de fratura é maior em mulheres e homens brancos acima de 50 anos (até 40% e 15%, respectivamente). A projeção de risco de fraturas por fragilidade óssea, nos próximos 30 anos, aponta para maior prevalência nos homens, uma vez que há menor ênfase para medidas de prevenção e diagnóstico precoce e até mesmo ensaios clínicos com novas medicações não têm sido direcionados a esse gênero.

A mortalidade no primeiro ano após esse tipo de fratura é de 20% a 28%, especialmente em homens, inclusive em estudos brasileiros. A taxa de pior qualidade de vida, incapacidade física e dependência também é maior após esse evento (20% de institucionalização e 50% podem não se recuperar totalmente);

A fratura vertebral prévia aumenta a chance de um segundo evento em 50% a 80% dos indivíduos. Cerca de dois terços dos casos são oligossintomáticos, mas quadros de dor torácica ou lombar aguda podem sem observados e tendem a melhorar em 6 a 12 semanas.

A fratura de punho aumenta nos primeiros 5 anos após a menopausa e tende a diminuir após os 70 anos. Mulheres com maior risco são aquelas com menor força muscular tricipital e relato de quedas recorrentes.

FISIOPATOLOGIA

O osso é formado, predominantemente, pelo colágeno tipo I, onde se deposita cálcio e fósforo na forma de cristais de hidroxiapatita, conferindo-lhe a resistência óssea. Cerca de 99% do cálcio corporal encontra-se nos ossos e dentes. O esqueleto adulto é composto de osso cortical (compacto) e trabecular (esponjoso) e é continuamente reabsorvido e formado por um processo denominado remodelação óssea. O osso cortical corresponde a 85% do tecido ósseo total e o trabecular, a 15%.

Durante a reabsorção óssea, os osteoclastos são ativados, criando pequenas cavidades (lacunas de Howship) sobre a superfície óssea. Essa fase é seguida pela formação óssea, na qual os osteoblastos preenchem essas lacunas com matriz osteoide que, em seguida, é mineralizada. Todo esse processo tem duração de 3 a 4 meses, sendo as 2 a 3 primeiras semanas dedicadas a maior osteoclastogênese.

O pico de aquisição de massa óssea é alcançado entre os 20 e 30 anos de idade. Após os 40 anos, a reabsorção pode ser maior do que a formação óssea. Na menopausa, as mulheres perdem massa óssea mais rapidamente, devido ao declínio da produção do estrogênio. Após os 65 anos de idade, ambos os sexos perdem densidade e qualidade óssea, relacionados em parte ao hipogonadismo, mas também a

outros aspectos como modificações da composição corporal, alterações de outros hormônios relacionados ao metabolismo mineral e ósseo, dieta e atividade física, assim como são inerentes ao próprio envelhecimento.

HISTÓRIA CLÍNICA

Na maioria dos casos, a OP é uma condição assintomática e pode tornar-se sintomática quando mais avançada, relacionada à presença de fraturas. Os achados mais comuns são diminuição de estatura, aumento da cifose dorsal, retificação da lordose lombar e protrusão abdominal, que, juntos, podem comprometer a função pulmonar.

Na anamnese, é de fundamental importância a identificação e caracterização de fatores clínicos de risco, como história familiar de fratura, tipo e frequência de exercícios físicos, exposição solar, fratura prévia, história ginecológica e reprodutiva, desordens endócrinas, fatores dietéticos (ingestão de leite e derivados), tabagismo, consumo de bebidas alcoólicas, insuficiência hepática ou renal e uso de medicações (Quadro 11.3). Esses aspectos serão importantes para a abordagem de diagnóstico e de tratamento.

DIAGNÓSTICO

Diversos estudos demonstram que a diminuição da densidade mineral óssea (DMO) se associa com maior risco de fratura, no qual, a cada redução de 1 desvio-padrão da coluna lombar, fêmur ou antebraço, ocorre incremento do risco em, pelo menos, duas vezes.

A OP é diagnosticada em definitivo no caso de fraturas por insuficiência (não traumática ou por fragilidade), independentemente da densidade mineral óssea (DMO). A fratura por baixo impacto é definida se tiver ocorrido após queda da própria altura ou menos. Quando não há histórico de fraturas, utiliza-se a DMO para o diagnóstico precoce, sendo a absorciometria por dupla emissão de raios X (DXA), o método validado e mais utilizado para a medida (padrão-ouro).

INDICAÇÕES PARA MEDIDA DE DMO

- Mulheres com idade acima de 65 anos, independentemente da presença de fatores clínicos de risco;
- Homens com idade superior a 70 anos, independentemente da presença de fatores clínicos de risco;
- Indivíduos com fratura prévia por baixo impacto;
- Indivíduos em uso crônico de medicações que sabidamente interfiram sobre o metabolismo ósseo e mineral, como glicocorticosteroides, anticonvulsivantes, inibidores da aromatase, agonistas GnRH, tioglitazonas, uso de medroxiprogesterona (MPA) como método contraceptivo, terapia antirretroviral (TARV);
- Relato de doença que se associa com baixa massa óssea e maior risco de fraturas por fragilidade, tais

Doenças Reumáticas e o Ortopedista

como hipertireoidismo; doença da paratireoide; litíase renal e hipercalciúria idiopática; diarreia crônica e outras doenças disabsortivas, como doença inflamatória intestinal e doença celíaca; gastrectomia BII e Y de Roux e cirurgia bariátrica; insuficiência renal e hepática; doenças reumáticas inflamatórias crônicas, especialmente a artrite reumatoide; doença pulmonar obstrutiva crônica e asma, entre outros;

- Indivíduos considerados clinicamente para tratamento;
- Mulheres que usam terapia hormonal da menopausa.
- T-score – número de desvios-padrão comparado com indivíduos jovens saudáveis de 20 a 29 anos (aquisição de massa óssea), pareados para o sexo e etnia. A recomendação atual é a de usar o banco de dados do estudo NHANES III.
- Z-score – número de desvios-padrão comparado com indivíduos da mesma idade e sexo.

Para crianças, adolescentes, mulheres na pré-menopausa e homens com menos de 50 anos de idade, recomenda-se usar o Z-score.

Para o diagnóstico de OP, sobretudo o precoce, a radiografia convencional tem menor sensibilidade, especificidade, acurácia e reprodutibilidade do que a densitometria óssea. No entanto, a radiografia simples da coluna dorsal e lombar é de extrema relevância para o acompanhamento e monitoração de fraturas vertebrais. Recomenda-se a realização dessa metodologia pelo menos uma vez ao ano, exceto em casos sintomáticos.

LABORATORIAL

Na primeira avaliação de um indivíduo com risco de OP ou fragilidade óssea, os seguintes exames devem ser solicitados:

- Medidas plasmáticas das concentrações de cálcio, creatinina, fósforo, fosfatase alcalina;
- Hemograma, VHS, eletroforese de proteínas plasmáticas;
- Medidas de cálcio e creatinina em urina de 24 horas, a fim de afastar casos de hipercalciúria idiopática e insuficiência renal, respectivamente;
- TSH, PTH intacto e a avaliação de hipogonadismo (FSH, LH, testosterona livre e total, SHBG), em homens;
- Medida plasmática da vitamina D (25OHD);
- Telopeptídeo carboxiterminal do colágeno tipo I (CTx sérico), se disponível, a fim de monitorar o tratamento específico. Associa-se ao maior risco de fratura e não deve ser usado para a escolha do tipo de tratamento a ser instituído;
- A avaliação de quadros de hipercortisolismo, probabilidade de doença celíaca ou distúrbios do equilíbrio ácido-básico, em casos especiais.

Nas avaliações subsequentes, são recomendados:

- Medidas séricas das concentrações de cálcio, creatinina, fósforo, fosfatase alcalina;
- Hemograma;
- Medidas de cálcio em urina de 24 horas somente para pacientes com hipercalciúria idiopática ou litíase renal, a fim de monitorar a perda renal crônica de cálcio e o efeito do tratamento com diuréticos tiazídicos;
- Medida plasmática da vitamina D (25OHD);
- Telopeptídeo carboxiterminal do colágeno tipo I (CTx sérico), se disponível, a fim de monitorar a adesão e o efeito do tratamento específico sobre a reabsorção óssea.

Quadro 11.3 Fatores de risco para osteoporose.	
Fatores de risco estabelecidos	**Associados com outras doenças**
Baixa densidade óssea	Artrite reumatoide
Idade avançada	Espondilite anquilosante
Sexo feminino	Doença pulmonar obstrutiva
Etnia (brancos e asiáticos)	crônica
História familiar	Acidente cerebrovascular
Quedas recorrentes	Doença celíaca
Fratura prévia por	Insuficiência renal
fragilidade óssea	Hipercalciúria idiopática/Litíase
Baixa ingestão de cálcio	renal
(< 400 mg/dia)	Alterações genéticas
Baixo peso corporal	Osteogênese imperfeita
Tabagismo	Síndrome de Marfan
OP associada com causas endócrinas	Outros fatores
Síndrome de Cushing	Alcoolismo (> 2 doses/dia)
Hipertireoidismo ou	Consumo excessivo de cafeína
reposição do hormônio	(> 4 xíc./dia)
Hipogonadismo	Gastrectomia
Anorexia nervosa	Dietas restritivas
Amenorreia induzida por	Imobilização prolongada
exercícios	(> 3 meses)
Hiperparatireoidismo	Medicações
Gravidez	(glicocorticosteroides,
Diabetes melito	agonistas/antagonistas GnRH;
	terapia antiestrogênica
	ou antiandrogênica para
	neoplasias; glitazonas;
	heparina e heparinoides;
	anticonvulsiovantes; TARV;
	MPA)
	Perda óssea pós-transplante

TRATAMENTO

O tratamento da OP visa à prevenção de fraturas.

a) Modificação do estilo de vida:
- Ingestão dietética adequada de cálcio;
- Suplementação em casos em que não se consegue promover adequação, tais como intolerância à lactose ou por questões de paladar.

Série Ortopedia e Traumatologia – Fundamentos e Prática

A suplementação deve ser realizada com o cálcio elemento, de acordo com a idade (< 50 anos: 1.000 mg/dia; > 50 anos: 1.000 a 1.200 mg/dia);

O carbonato de cálcio é melhor absorvido em meio ácido, em cerca de 40%. Por exemplo, em uma formulação de 1.250 mg de carbonato de cálcio, apenas 500 mg de cálcio elemento será absorvido.

O citrato de cálcio não precisa de meio ácido para absorção (indicado em gastrectomizados, pacientes em uso contínuo de inibidores de bomba de prótons, litíase renal ou hipercalciúria idiopática). A biodisponibilidade é menor do que a do carbonato, sendo 20% a 30%. Assim, de 950 mg de citrato de cálcio, 200 a 300 mg de cálcio elemento serão absorvidos.

- Vitamina D: exposição solar por 15 minutos diários, sem protetor solar ou outras barreiras, como o vidro.

A forma de escolha para a suplementação é o colecalciferol. A dose de manutenção do colecalciferol para aqueles com suficiência de vitamina D (concentração plasmática de 25OHD acima de 30 ng/ mL) é de 800 a 1.000 UI/dia ou 5.600 a 7.000 UI/semana. Para casos de insuficiência ou deficiência de vitamina D, as doses são maiores (25 a 50.000 UI/semana por 3 meses ou até se alcançar a suficiência).

- Exercícios aeróbios com impacto (por exemplo, caminhadas de 40 a 60 minutos, em torno de 4 a 5 vezes por semana), associados a exercícios resistidos (carga para ganho de massa e força muscular);

- Evitar tabagismo e ingestão excessiva de alimentos cafeinados e com álcool;
- Programa para prevenção e redução de quedas.

b) Agentes farmacológicos:

b.1) Bisfosfonatos: são análogos do pirofosfato e atuam inibindo a ação da farnesil difosfatossintase (DPP) e, assim, a prenilação de metabólitos da via do mevalonato, essenciais para o recrutamento e a ativação dos osteoclastos. Dessa forma, atuam diminuindo a osteoclastogênese pelo incremento da apoptose das células reabsortivas do tecido ósseo. Os principais agentes disponíveis no Brasil e aprovados para o tratamento da OP podem ser vistos na Tabela 11.1.

Os principais efeitos adversos dos bisfosfonatos são sintomas dispépticos e a síndrome gripal (*flu-like syndrome*). Não são indicados para pacientes com depuração renal inferior a 35 mL/min, estenose esofágica ou acalasia (oral) e hipocalcemia.

b.2) Estrogênios

Sejam simples ou conjugados, de administração oral ou transdérmica, estão aprovados para a prevenção de perda de massa óssea e não mais para o tratamento de OP. O estudo WHI (*Women's Health Initiative*) mostrou redução de fraturas vertebrais e não vertebrais, bem como minimização de neoplasia de cólon. Em contrapartida, os riscos de trombose venosa, neoplasia de mama e endométrio, acidente vascular cerebral e infarto agudo do miocárdio precisam ser ponderados e discutidos com

Tabela 11.1 Bisfosfonatos aprovados para o tratamento da osteoporose e disponíveis no Brasil.				
	Alendronato	**Risedronato**	**Ibandronato**	**Ácido zoledrônico**
Dose/intervalo, via de administração	10 mg/dia, VO 70 mg/semana, VO	5 mg/dia, VO 35 mg/semana, VO 150 mg/mês, VO	150 mg/mês, VO 3 mg/trimestre, IV	5 mg/ano, IV
Nome comercial (estudo pivotal, fase III)	Fosamax®	Actonel®	Bonviva®	Aclasta®
Aprovação FDA	1995	2000	2004	2007
Uso OP	Sim	Sim	Sim	Sim
Mulher pós-menopausa	Sim	Sim	Sim	Sim
Mulher pré-menopausa	Sim	Sim	Não	Sim
Homem	Sim	Sim	Não	Sim
OP GC	Sim	Sim	Não	Sim
Ganho de DMO (médio)				
Coluna	6-8%	6-8%	6-8%	6-8%
Fêmur	2-4%	5-6%	2-3%	4-6%
Prevenção de fraturas				
Vertebral	50%	60%	60-65%	70-75%
Não vertebral/quadril	20-40%	30-40%	NS	25%/40%

a paciente. A principal indicação é o alívio de sintomas da menopausa, especialmente nos primeiros 5 anos, e deve ser usado na menor dose e tempo possíveis. Atualmente, a grande discussão é definir se baixas doses de estrogênios conjugados (< 0,625 mg/ dia) são suficientes para reduzir a taxa de fraturas por OP.

b.3) Raloxifeno (Evista®)

É um modulador seletivo, não hormonal, do receptor de estrogênio. É aprovado pelo Food and Drugs Administration (FDA) para prevenção de perda de massa óssea pós-menopausa e tratamento de OP estabelecida. Estudos mostraram redução do risco de fratura vertebral em 30% a 50%, na dose de 60 mg/dia. No entanto, não houve resultados favoráveis para fraturas não vertebrais. É bem tolerado e pode ter efeitos benéficos, como redução do colesterol, mas pode causar câimbras nas pernas, fogachos e aumenta o risco de trombose venosa. Não é recomendado para mulheres com sintomas climatéricos, uma vez que pode acentuar as queixas relacionadas com o hipoestrogenismo. A combinação de SERMs com estrogênios conjugados vem sendo pesquisada, a fim de minimizar os eventos adversos de cada um deles isoladamente e otimizar os benefícios para a saúde global da mulher.

b.4) Teriparatida (Forteo®)

Representa a fração recombinante dos primeiros 34 aminoácidos do hormônio da paratireoide (PTH 1-34). Administrado na dose de 20 μg/dia, por via subcutânea, e com potente ação osteoanabólica. Pode ocasionar incremento de 10% a 15% da densidade óssea vertebral e ganhos menos modestos da densidade óssea do fêmur (2% a 3%). Além disso, reduz a taxa de fratura vertebral (60% a 65%) após 18 a 24 meses de tratamento. Não existe estudo comprovando sua segurança para o uso acima de 2 anos, exceto em pacientes usuários crônicos de glicocorticosteroides. Um estudo em murinos mostrou um aumento da incidência de osteossarcoma, mas não existe comprovação consistente desse evento em humanos. Os principais eventos adversos são náuseas, tontura, câimbras, reação local e, raramente, hipercalcemia. Atualmente, também tem sido indicado para pacientes com falência ao tratamento com bisfosfonatos e para aqueles com fratura atípica ou subtrocantérica, após o uso prolongado dos bisfosfonatos. Possui custo elevado.

b.5) Denosumabe (Prolia®)

O Denosumabe está associado com incremento de 15% a 21% da densidade óssea vertebral ao longo de 10 anos de seguimento.

É um anticorpo monoclonal direcionado contra o ligante do receptor ativador do fator nuclear kappa B (RANKL), citocina essencial para diferenciação, ativação e sobrevivência dos osteoclastos. Os estudos apontaram para incrementos significativos da densidade óssea da coluna e do fêmur, bem como redução relevante da taxa de fraturas vertebrais (70% a 75%) e de quadril (40%). Promove, ainda, menor porosidade cortical. É administrado por via subcutânea na dose de 60 mg a cada 6 meses. Possui poucos eventos adversos (flatulência, maior chance de erisipela e abscessos cutâneos) e pode ser usado por tempo prolongado, com estudos de segurança em até 10 anos, até o momento.

GOTA E HIPERURICEMIA

A gota é uma doença em que ocorre deposição de cristais de ácido úrico (urato de monossódio-UMS) na articulação e no tecido ao redor, devido à hiperuricemia, resultando em uma resposta inflamatória. Acomete mais comumente homens; sua relação entre os sexos é de 2 a 7:1. Em geral está associada com obesidade, consumo abusivo de álcool, hipertensão, diabete e síndrome metabólica, bem como doença renal crônica e uso de diuréticos, especialmente tiazídicos.

A concentração plasmática de ácido úrico depende da idade e do sexo do indivíduo, de forma que a hiperuricemia é rara em homens antes dos 30 anos e em mulheres antes da menopausa. A hiperuricemia é definida quando se observa uma concentração plasmática do ácido úrico acima de 6,8 mg/dL (nível que excede a solubilidade do UMS) e pode manifestar-se de quatro formas principais: crise aguda isolada ou intermitente de artrite, gota tofácea crônica ou hiperuricemia assintomática. Quadros de hiperuricemia não associados com crises de artrite, mesmo quando complicados por urolitíase, não devem ser chamados de gota.

FISIOPATOLOGIA

O ácido úrico é o produto final do metabolismo das purinas. A enzima uricase é responsável pela degradação do ácido úrico em alantoína, composto altamente solúvel. Portanto, a ausência desta enzima, associada com a reabsorção exacerbada do urato filtrado no rim, resulta em aumento do ácido úrico sérico. Dentre os pacientes com hiperuricemia, 90% deles são decorrentes da hipoexcreção e apenas 10% devido à superprodução de urato. Tanto a hiperprodução quanto a hipoexcreção de urato podem ser adquiridas e levar a um quadro de hiperuricemia secundária (Quadro 11.1).

QUADRO CLÍNICO

O fator desencadeador da crise em pessoas suscetíveis ainda não é conhecido. As crises iniciais costumam ser monoarticulares e, em 50% dos casos, esta articulação é a primeira metatarsofalângica (podagra). Outras articulações acometidas com frequência no estágio inicial da gota são pés (retro e médio), tornozelos e joelhos. A artrite costuma ser muito dolorosa (com pico máximo em 8 a 12 horas) e podem ocorrer sintomas sistêmicos como febre, calafrios e mal-estar. Pode-se observar um eritema cutâneo que se estende para além da articulação e assemelha-se à celulite. Pode ocorrer, ainda, descamação da pele com a regressão da crise, quando os pacientes iniciam o período intercrise e ficam assintomáticos, embora ainda possam ser encontrados cristais de UMS no líquido sinovial (inflamação subclínica).

Os tofos surgem, em geral, 10 anos ou mais após as crises articulares agudas. A transição para a gota crônica é completa quando os períodos intercrises deixam de ser indolores. As articulações envolvidas tornam-se persistentemente desconfortáveis e edemaciadas e são diretamente dependentes da duração e gravidade da hiperuricemia. Os tofos podem ser encontrados em qualquer lugar do corpo, mas ocorrem mais comumente em dedos, punhos, orelhas, joelhos, cotovelo, região ulnar do antebraço e tendão do calcâneo.

DIAGNÓSTICO

A principal utilidade da mensuração de urato sérico é na monitorização dos efeitos redutores da terapia medicamentosa. Durante a crise, sua medida tem valor limitado, uma vez que pode estar normal ou baixo, devido à precipitação dentro das articulações. O diagnóstico de certeza da gota é dado quando se encontra cristais intracelulares, em forma de agulha ou espiculados, com birrefringência negativa, no líquido sinovial ou no material tofáceo, sob luz polarizada.

Os achados do líquido sinovial são consistentes com inflamação moderada a grave, com elevada contagem de leucócitos e com predominância de neutrófilos.

A medida da uricosúria de 24 h é indicada para se caracterizar dois grupos principais de pacientes: hipoexcretores (< 800 mg em 24 h) ou hiperprodutores. Essa caracterização é fundamental para a tomada de decisão do agente terapêutico: uricosúrico ou inibidor de síntese, respectivamente.

TRATAMENTO

a) Crise aguda: administrar anti-inflamatório não hormonal (AINH), medicação bem tolerada e muito utilizada atualmente; colchicina via oral, na dose de 0,5 mg a cada 4 a 8 horas ou até produzir efeitos colaterais gastrintestinais; e glicocorticosteroides via oral, injetável, intramuscular ou intra-articular). A efetividade do tratamento dependerá do início precoce da medicação e não do medicamento escolhido em si.

b) Crises recorrentes e intermitentes: baixas doses de colchicina, de 0,5 mg 1 a 2 vez/dia, para o tratamento profilático.

c) Hiperuricemia assintomática: deve ser tratada apenas se grave, ou seja, com nível sérico > 12 mg/dL ou uricosúria de 24 h > 1.100 mg (prevalência 50% de nefrolitíase por ácido úrico).

d) Terapia em longo prazo:

d.1) Drogas anti-hiperuricêmicas:

d.1.1– Se houve mais de três crises em 2 anos, cálculos renais (urato ou cálcio), gota tofácea, quadros crônicos erosivos, pode-se administrar, como tratamento isolado ou em associação:

– Inibidores da xantina-oxidase: alopurinol, 100 a 300 mg/dia; doses maiores podem ser utilizadas, desde que monitorizadas a função renal e outras toxicidades.

– Agentes uricosúricos: benzobromarona, 100 mg/dia ou probenecide 500-2.000 mg/dia), para normo ou hipoexcretores.

É importante ressaltar que essas medicações podem desencadear uma crise aguda de gota no início do tratamento. Dessa forma, as doses devem ser gradualmente aumentadas e associados aos AINHs, em baixas doses, ou colchicina, como profilaxia para os primeiros 6 meses.

e) Considerações importantes sobre o tratamento:

– Modificação do estilo de vida: evitar o excesso de ingestão de alimentos com elevada carga proteica, bem como de bebidas alcoólicas ou adocicadas.

– Para hipertensos, preferir o uso da losartana, devido à ação uricosúrica, e evitar os diuréticos tiazídicos.

– Contraindicações a medicações habituais: doença renal crônica grave; sensibilidade ao alopurinol.

f) Para casos refratários:

– O febuxostat é um similar ao alopurinol e deve ser administrado aos pacientes com sensibilidade prévia ao alopurinol, na dose de 80 a 120 mg/dia. Pode ser utilizado com segurança em doença renal crônica.

– A rasburicase e uricase-peguilada são alternativas para pacientes com elevadas concentrações plasmáticas do ácido úrico e com tofos refratários ao tratamento habitual.

DOENÇA POR DEPÓSITO DE CRISTAIS DE PIROFOSFATO DE CÁLCIO E DE HIDROXIAPATITA

É caracterizada pelo depósito de cristais de pirofosfato de cálcio (DPFC) nas articulações, ligamentos, tendões ou tecidos periarticulares. Pode ser assintomática ou cursar com quadros de artrite ou quadros degenerativos articulares. Anteriormente, era denominada pseudogota, uma vez que os quadros iniciais podem simular a gota. Outro termo bastante usado era condrocalcinose, devido aos achados radiográficos de deposição de constituintes minerais na cartilagem articular.

Sabe-se que essa patologia possui uma relação direta com envelhecimento, história familiar e episódios prévios de trauma ou lesão das articulações envolvidas. Há, ainda, discreto predomínio em homens, mas sem associação com a etnia.

Algumas doenças metabólicas são reconhecidas como fatores predisponentes para a doença por DPFC, tais como hiperparatireoidismo, hemocromatose, hipotireoidismo, amiloidose, hipomagnesemia e hipofosfatasia.

Didaticamente, as formas de apresentação clínica da doença são descritas na Figura 11.1.

O diagnóstico de certeza é feito com o achado de PFC no líquido sinovial, por meio de microscopia sob luz polarizada. Os cristais são romboides e com birrefringência fracamente positiva ou negativa. No entanto, em algumas situações, não há líquido sinovial puncionável e alguns indícios radiográficos podem sugerir a presença de doença por DPFC, tais como a presença de calcificações lineares na cartilagem articular, principalmente nos joelhos (menisco), na sínfise púbica e no ligamento triangular do carpo. Pode haver associação ou concomitância da doença com a gota.

Os principais diagnósticos estão ilustrados no quadro acima, mas também é importante ressaltar a artrite séptica.

Em geral, o tratamento das doenças associadas não reduz a frequência de deposição dos cristais, nem tampouco aumenta sua reabsorção, entretanto, pode minimizar o número de crises.

Crises agudas, em grandes articulações, podem ser tratadas com artrocentese e retirada da maior quantidade de líquido sinovial possível, bem como infiltração intra-articular com corticosteroides (triancinolona hexacetonida). Anti-inflamatórios não hormonais são recomendados para a maioria dos pacientes, exceto se houver contraindicação ou toxicidade. A colchicina também pode ser usada tanto para o tratamento da crise aguda como para a prevenção de crises. O uso sistêmico de corticosteroides fica reservado para casos mais resistentes ou com eventos adversos aos AINHs e à colchicina. MTX e antimaláricos podem ser usados em casos selecionados e muito recidivantes, especialmente naqueles com cronificação e não recorrência.

Doença por depósito de hidroxiapatita

Cristais de hidroxiapatita ou cristais básicos de fosfato de cálcio (BFC) podem ser encontrados nos tendões, discos intervertebrais, cápsula articular, sinóvia e cartilagem, além de outros tecidos, pele e mama. Embora cristais BFC sejam comuns, principalmente associados à osteoartrite (OA), sua detecção no líquido sinovial é infrequente, pois são visíveis somente após coloração com vermelho de alizarina (Quadro 11.4).

OSTEOARTRITE

É a doença articular mais comum em todo o mundo e acomete 30% a 50% dos idosos, causando dor crônica e incapacidade física. Em países desenvolvidos e em desenvolvimento, representa, ainda, relevante impacto socioeconômico relacionado ao elevado número de artroplastias totais, especialmente de joelhos e quadris.

Caracteriza-se pelo envolvimento primário da cartilagem articular e acomete mais mulheres do que homens, particularmente quando envolve mãos e joelhos. O aspecto genético é um grande fator de risco para o surgimento da doença, mas fatores ambientais também estão envolvidos, tais como obesidade, atividades repetitivas, traumas, anormalidades anatômicas (displasia de acetábulo, por exemplo), sobrecarga mecânica, exercícios de alto impacto (corrida, por exemplo), cirurgias prévias (meniscectomia, por exemplo) e artrites inflamatórias crônicas (artrite reumatoide e espondiloartropatias, por exemplo).

Quadro clínico e diagnóstico

As manifestações clínicas são mais frequentes após os 50 anos de idade e aumentam a cada década de vida (Quadro 11.4). Casos mais graves podem surgir antes dos 40 anos de idade.

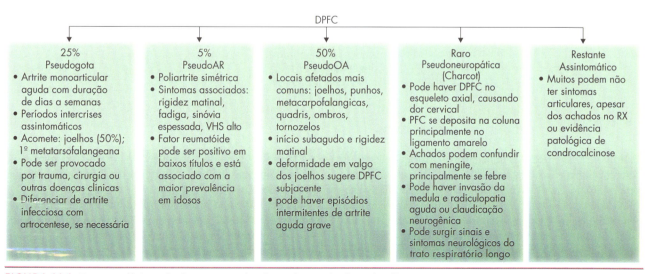

FIGURA 11.1 Formas clínicas da doença por depósito de pirofosfato de cálcio.

Série Ortopedia e Traumatologia – Fundamentos e Prática

Quadro 11.4 Manifestações clínicas e tratamento.

Osteoartrite	Artrite destrutiva de grandes articulações/ Síndrome do Ombro de Milwaukee	Periartrite calcificante	Artrite aguda	Calcinose tumoral idiopática
- 30%-60% dos pacientes com OA têm cristais BFC no líquido sinovial - Cristais BFC nos joelhos com OA está associado a grandes derrames - Não se sabe se cristais causam lesão ou existem em consequência da lesão articular - Não há tratamento preventivo ou que remova os cristais	- Tipo distinto de artropatia destrutiva de ombro - Acomete mais mulheres idosas - Manifesta-se com derrame sinovial grande e não inflamatório, lesões radiográficas graves, e lesão do manguito rotador - Pacientes queixam-se de dor ao movimento e noturna, há redução da amplitude de movimento passiva e ativa, instabilidade e crepitação - Cristais BFC são presentes no líquido sinovial, mas também podem haver cristais de PFC - RX: mostra tipicamente subluxação superior, deformidade da cabeça umeral e calcificação do manguito - Tratamento: analgesia e AINH + repetidas aspirações com ou sem CE intra-articular - Tratamento cirúrgico pode ter sucesso - Melhora espontânea pode ocorrer ao longo do tempo	- Calcificação periarticular nos ombros e quadris, mais frequentemente - O sítio mais comum de calcificações é o manguito - Muitas vezes permanece assintomático - O diagnóstico é confirmado se houver dor crônica e achados de calcificações radiográficas - Cristais podem desprender-se e se acumular no interior dos tecidos, causando ataques agudos e recidivantes de dor, com intensos sinais flogísticos - Diagnósticos diferenciais: sepse, trauma, fratura, gota e pseudogota - Aspecto do material aspirado pode ser de giz - Tratamento: AINH ou CE local - USG pode quebrar os depósitos calcificados - Pode ainda ocorrer pseudopodagra de hidroxiapatita e ataques inflamatórios nas articulações das mãos, principalmente em mulheres jovens	- Raramente cristais de BFC podem causar inflamação articular aguda - Articulações dos dedos podem mostrar inflamação e erosão - Cristais BFC podem ter um papel na OA inflamatória.	- Síndrome rara caracterizada por massas calcificadas, irregulares, em partes moles e periarticulares - Massas calcificadas podem ocorrer nos ombros, quadris e cotovelos - Podem ser uni ou multifocal - Podem complicar com: ulcerações de pele; infecção secundária, caquexia, infecção de seios da face e amiloidose - Muitas doenças estão associadas com calcificações distróficas, como: esclerodermia limitada, miosites, lúpus eritematoso sistêmico, lesões neurológicas graves e calcificação após infiltração com hexacetonide de triancinolona

Embora possa afetar qualquer articulação, a OA acomete preferencialmente joelhos, mãos (IFDs, IFPs e primeira carpometacarpal), quadris e coluna vertebral (disco intervertebral e facetas ou interapofisárias). Quando envolve apenas uma articulação, é definida como monoarticular; quando ocorre o envolvimento de três ou mais grupos articulares, pode ser chamada de generalizada.

Também pode ser classificada em primária, doença primária do condrócito e sem outro fator definido, ou secundá-ria, relacionada a diversas situações, tais como ocronose ou hemocromatose, traumas, cirurgias ou inflamação crônica prévia, entre outros.

A dor é do tipo mecânica, protocinética, acompanhada por rigidez matinal, de curta duração e limitação funcional. Não estão presentes manifestações sistêmicas. Ainda pode ser encontrado edema articular, que pode ser percebido pelo derrame sinovial ou pelo aumento ósseo decorrente da neoformação óssea marginal (osteófitos), tais como os nódulos

Doenças Reumáticas e o Ortopedista

de Heberden e Bouchard e o hálux valgo (joanete). É observada uma instabilidade articular no quadro mais grave, assim como deformidade em varo nos joelhos.

No exame físico, observa-se uma diminuição da amplitude de movimentos da articulação envolvida. A redução da rotação interna do quadril é sinal de OA precoce, podendo evoluir para o encurtamento do membro.

A artrocentese pode auxiliar o diagnóstico diferencial, especialmente com doenças por cristal. A radiografia ajuda a confirmar o diagnóstico, porém, em idosos com sinais e sintomas clínicos característicos da doença, não é sempre necessário. Os achados radiográficos característicos que caracterizam as alterações degenerativas são: redução do espaço ou fenda articular, esclerose subcondral e presença do sinal do vácuo, neoformação óssea com osteófitos que prolongam a articulação (Quadro 11.5).

Quadro 11.5 Quadro clínico da osteoartrite.

- Artralgia que aumenta com a atividade e no início do movimento
- Rigidez matinal relativamente breve e autolimitada
- Crepitação (sensação de ranger ao movimento)
- Aumento ósseo da margem articular
- Sensibilidade à palpação sobre a articulação

Diagnóstico diferencial

Está relacionado com a origem da dor e o grau de incapacidade, uma vez que os achados radiográficos da OA podem não ser a causa da dor, como observado em indivíduos assintomáticos, mesmo com a doença avançada. Como as alterações radiográficas são comuns com o avançar da idade, muitos pacientes podem apresentá-las e não estarem, necessariamente, relacionadas com a dor referida pelo paciente. Da mesma forma, crepitação de joelhos e nódulos de Heberden, achados clínicos característicos da OA, podem não ser a causa da dor. Assim, o dado clínico é fundamental para o diagnóstico.

Problemas periarticulares ou de partes moles podem ser a causa da dor em grande parte dos pacientes, tais como a bursite trocantérica e a anserina. Fatores psicológicos, como ansiedade e depressão, e problemas sociais também devem ser considerados, uma vez que são determinantes na perpetuação da dor (Quadro 11.6).

Quadro 11.6 Principais diagnósticos diferenciais da osteoartrite.

- **Artrite reumatoide:** acomete caracteristicamente punhos e MCFs simetricamente
- **Artrite psoriásica:** lesões de pele auxiliam no diagnóstico, além de distrofia ungueal e os achados radiográficos característicos
- **Gota e pseudogota:** a presença de cristais gotosos ou pseudogotosos à microscopia óptica no líquido sinovial são característicos

---

TERAPIA ADJUVANTE*

Analgésicos e Anti-inflamatórios não esteroidais orais e tópicos

1. Orientações gerais e readaptações;
2. Fortalecimento muscular e exercícios aeróbios;
3. Perda de peso.

Outras considerações sobre o tratamento:

- A infiltração intra-articular de ácido hialurônico pode ser útil em pacientes com OA de joelho ou quadril.
- O tratamento com glucosamina e/ou sulfato de condroitina pode promover alívio sintomático em OA inicial de joelho. Se não houver resposta clínica (dor) em 12 a 24 semanas, seu uso pode ser desconsiderado.
- Em pacientes com OA sintomática de joelhos, administrar sulfato de glucosamina e sulfato de condroitina pode ter efeito modificador estrutural, enquanto a diacereína pode ter efeito modificador estrutural em pacientes com OA sintomática de quadril.
- Os antimaláricos são uma opção em OA nodal sintomática.
- O metotrexato, em doses semelhantes às usadas para o tratamento da AR, pode ser considerado em casos com envolvimento erosivo ou com rápida evolução.
- A colchicina pode ser usada nos casos de depósitos de cristais ou naqueles com neoformação óssea exuberante e com corpos livres periarticulares, nos quais a hidroxiapatita está relacionada.

INFLAMATÓRIAS/AUTOIMUNES

Artrite Reumatoide (AR)

É uma doença inflamatória autoimune caracterizada por poliartrite periférica, que envolve pequenas e grandes articulações, de modo simétrico. Tem curso crônico, com deterioração da qualidade de vida, incapacidade funcional, ocasionando deformidades e destruição articular. Afeta duas a três vezes mais mulheres do que homens e sua prevalência aumenta com a idade. Tem etiologia desconhecida, entretanto, com participação multifatorial, incluindo fatores genéticos, ambientais e hormonais.

---

* A terapia adjuvante consiste em opções farmacológicas como: opioides, infiltração intra-articular com GCs; técnicas cirúrgicas como artroplastia; técnicas de autogestão, como uso de bengalas, joelheiras, calçados com absorção de impacto, palmilhas, alongamento, massagem, estimulação elétrica nervosa transcutânea; tratamento não medicamentoso com calor e frio e outras terapias auxiliares.

CAPÍTULO 11

A herança genética contribui para a maior suscetibilidade da doença. O risco em parentes de primeiro grau é aumentado em 1,5 vezes quando comparado com a população geral. A presença de epítopos compartilhados no alelo de HLA-DR1 e DR4 parece ser o principal responsável. A exposição a vários fatores ambientais também pode aumentar seu risco de acometimento. O tabagismo é o mais bem estudado, especialmente naqueles com a presença de epítopo compartilhado e de anticorpos contra os peptídeos citrulinados cíclicos (anti-CCP).

Fisiopatologia

A sinóvia reumatoide é caracterizada por denso infiltrado celular composto de macrófagos, células T e células B. As células T têm importante papel na manutenção do processo inflamatório, com predomínio de células Th1 no infiltrado sinovial. Monócitos e macrófagos ativados também participam, com a maior produção de IL-1, IL-6 e TNF-α. As atividades biológicas atribuídas ao TNF-α (fator de necrose tumoral-alfa) incluem o aumento de citocinas pró-inflamatórias, tais como IL-1 e IL-6; maior migração de leucócitos, decorrente do incremento da permeabilidade vascular e da expressão de moléculas de adesão por células endoteliais e indução da produção hepática de proteínas de fase aguda. Além disso, observa-se neoangiogênese, proliferação sinovial e invasão da cartilagem e do osso subcondral, com posterior formação de erosões marginais.

Quadro Clínico

Os pacientes reumatoides podem apresentar sintomas sistêmicos, como rigidez matinal prolongada, fadiga, mialgia, hipertermia, hipoxia e perda de peso. Manifestações extra-articulares são descritas em quase 50% dos pacientes, incluindo queixas secas (35%), nódulos subcutâneos (15% a 25%), envolvimento ocular (20% a 30%), vasculite (10% a 20%), comprometimento pulmonar, neurológico e cardíaco (10% a 30%). Na presença desses achados, a morbidade e gravidade da doença são maiores, podendo diminuir a expectativa de vida em 5 a 10 anos.

Com a progressão da doença, os pacientes desenvolvem incapacidade para realização de suas atividades, tanto da vida diária quanto profissional, com impacto econômico significativo. É importante ressaltar que esses pacientes apresentam maior incidência de eventos e maior taxa de mortalidade cardiovascular, decorrente da inflamação crônica e aterosclerose acelerada.

O início dos sintomas da AR pode ser agudo, subagudo ou insidioso. Mais comumente, o envolvimento articular é insidioso, ocorrendo em semanas e até meses, com artrite em punhos, metacarpofalângicas (MCF), interfalângicas proximais (IFP) e metatarsofalângicas (MTF).

Os critérios de classificação para o diagnóstico de doença estabelecida são baseados no Colégio Americano de Reumatologia (ACR, 1987) (Quadro 11.7). No entanto, novos critérios foram recentemente publicados, com o objetivo de melhorar a sensibilidade dessa ferramenta para o diagnóstico de quadros iniciais (ACR/ EULAR, 2010) (Quadro 11.8).

Quadro 11.7 Critérios de classificação para artrite reumatoide (ACR, 1987).

Rigidez matinal	Rigidez articular durante pelo menos uma hora
Artrite de três ou mais áreas	Pelo menos três áreas articulares com edema de partes moles ou derrame articular, observados pelo médico
Artrite de articulações das mãos	Punhos, IFP e MCF
Artrite simétrica	
Nódulo reumatoide	
Fator reumatoide	
Alterações radiográficas	Erosões ou cistos subcondrais ou osteopenia justa-articular em radiografias de mãos e punhos

Os quatro primeiros critérios devem estar presentes por pelo menos 6 semanas. Quatro dos sete critérios são necessários para classificar um paciente como tendo AR.

Quadro 11.8 Critérios de classificação para artrite reumatoide (ACR/ EULAR, 2010).

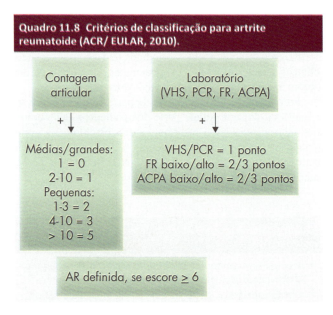

O diagnóstico precoce e o início imediato do tratamento são fundamentais para o controle da atividade da doença e para prevenir incapacidade funcional e lesão articular irreversível.

TRATAMENTO

Os objetivos principais do tratamento do paciente com AR são prevenir ou controlar a lesão articular, prevenir a perda de função e diminuir a dor, tentando maximizar a qualidade de vida. A remissão completa, apesar de ser o objetivo final do tratamento, dificilmente é alcançada nos casos de longa evolução. No entanto, nos casos de doença com menos tempo de evolução, os bons resultados do tratamento são mais robustos.

Para o controle da dor e do processo inflamatório articular, o uso de AINHs, associados ou não a baixas doses de glicocorticoides (GCs), são importantes adjuvantes à terapêutica de base.

Drogas modificadoras do curso da doença (DMCDs) são um grupo diverso de agentes terapêuticos que reduzem os sinais e sintomas da AR, bem como retardam a progressão radiográfica da doença. Estudos demonstraram que a hidroxicloroquina (HCQ), em comparação com placebo, foi eficaz, reduzindo os parâmetros clínicos e laboratoriais, embora, isoladamente, não tenha sido capaz de impedir a progressão radiográfica da doença. São contraindicadas em pacientes que apresentem alterações retinianas e de campo visual.

O metotrexato (MTX) é considerado a DMCD mais usada e melhor tolerada pelos pacientes. Sua capacidade em reduzir os sinais e sintomas de atividade da AR e melhorar o estado funcional tem sido demonstrada em vários trabalhos. É capaz de retardar e minimizar a progressão do dano estrutural. Atualmente, vem sendo considerado como fármaco-padrão e de primeira escolha para o tratamento inicial da doença, bem como combinado aos agentes biológicos. Está contraindicado em pacientes com insuficiência renal grave, hepatopatias, etilismo, supressão da medula óssea e em mulheres em idade fértil que não estejam fazendo anticoncepção. Deve ser usado com cautela em pacientes com pneumopatias.

A leflunomida (LEF) melhora a atividade de doença, a qualidade de vida e reduz a progressão radiográfica. Pode ser usada em monoterapia ou em combinação com o MTX ou outras medicações, em casos selecionados.

Embora as DMCDs tenham trazido um grande avanço na terapêutica da AR, uma parcela considerável de pacientes respondem parcialmente ou falham em responder a esses agentes em médio e longo prazo. Sendo assim, outras alternativas de tratamento são necessárias, como os imunobiológicos. Atualmente, os agentes disponíveis para o tratamento da AR, no Brasil, são a terapia anti-TNF (infliximabe, adalimumabe, etanercepte, certolizumabe pegol e golimumabe), anti-CD20 (rituximabe), moduladores da coestimulação (abatacepte) e os bloqueadores da IL-6 (tocilizumabe).

O infliximabe (IFX) é um anticorpo monoclonal quimérico, composto de uma região humana IgG1 constante e uma murina IgG1 variável, que se liga à forma solúvel e transmembrânica do TNF. O adalimumabe (ADA) e o golimumabe (GOL) são anticorpos monoclonais totalmente humanos, com região IgG1 constante e variável; possui propriedades semelhantes às do IFX.

O certolizumabe pegol (CZP) é um anticorpo monoclonal humanizado do fragmento Fab e peguilhado, proporcionando maior meia-vida tecidual, penetração tecidual e menor filtração glomerular. Como não possui a fração Fc, diferente dos demais, não é capaz de ativar o complemento nem de causar citotoxicidade celular ou dependência de anticorpos.

O etanercepte (ETN), por sua vez, é uma proteína de fusão recombinante que se liga à forma solúvel dessa citocina e à linfotoxina e bloqueia o receptor solúvel do TNF (TNFR). Consiste em dois domínios extracelulares do TNFR2 em fusão com o fragmento Fc da IgG1. Estudos clínicos demonstraram eficácia clínica e na inibição da progressão radiográfica, após o uso dos bloqueadores do TNF. Em todos eles, a combinação com MTX otimiza a melhor resposta clínica, laboratorial e radiográfica. Além disso, estão indicados em pacientes de pior prognóstico, especialmente naqueles iniciais, bem como na falha às DMCD, incluindo o MTX.

O rituximabe (RTX) é um anticorpo monoclonal quimérico, dirigido contra as células B (CD20) e está aprovado para o uso em casos com resposta inadequada à terapia anti-TNF. O abatacepte (ABT) é o modulador da coestimulação entre o CD80/86 das células apresentadoras de antígeno e o CD28 do linfócito T ativado. Está indicado na falha às DMCD, incluindo o MTX, e na resposta inadequada aos anti-TNFs. O tocilizumabe (TCZ) é um anticorpo monoclonal humanizado que se liga à IL-6 (solúvel e transmembrânica) e está indicado em pacientes com resposta inadequada ao MTX, outras DMCD, bem como aos anti-TNFs. Pode ser usado em monoterapia, sem comprometer seu desempenho clínico, diferentemente dos outros agentes.

ESPONDILOARTRITES (EPA)

Englobam algumas doenças distintas, mas que compartilham alguns aspectos relevantes, como o acometimento da êntese, a associação com sacroiliíte e o HLA-B27. Além disso, podem apresentar envolvimento:

- **Axial:** dor em qualquer ponto da coluna vertebral, da cervical às sacroilíacas. Tradicionalmente, o ritmo da dor pode ser inflamatório, caracterizado por dor em repouso, rigidez matinal e alívio com as atividades. No entanto, mais recentemente, as EpA devem entrar no diferencial de dor axial com mais de 3 meses de duração, independentemente do ritmo da dor, mecânico, inflamatório ou mal definido.
- **Periférico:** artrite, entesite ou dactilite. Em geral, com acometimento assimétrico, especialmente de grandes articulações dos membros inferiores.
- **Extra-articulares:** uveíte anterior aguda recorrente; colite; lesões de pele, especialmente psoriasiforme; envolvimento do trato genitourinário, incluindo uretrite e balanite.

Fazem parte do grupo das EpA: Espondilite Anquilosante (EA), Artrite Psoriásica (AP), Artropatias Enteropáticas (AE), Artrite Reativa (ARe) e Indiferenciadas (EI). Cada uma delas possui seus próprios critérios de classificação, com elevada sensibilidade e especificidade. O primeiro critério de classificação da EA foi publicado em 1984 (critérios de Nova York modificados). No entanto, ele é baseado em doença estabelecida, na qual já ocorreu a alteração radiográfica (sacroiliíte) – achado tardio (em média, 5 a 7 anos após o início dos sintomas). E, dessa forma, é pouco sensível para o diagnóstico precoce da EA. Assim, novos critérios para as formas axiais e periféricas das EpA foram criados, especialmente com a utilização da ressonância magnética para o diagnóstico precoce do processo inflamatório agudo nas articulações sacroilíacas, bem como na coluna vertebral. Até o momento, não existe validação para o uso de tomografia computadorizada ou cintilografia óssea e esses exames não deveriam ser solicitados para a investigação de dor axial em pacientes com menos de 45 anos de idade.

ESPONDILITE ANQUILOSANTE

É uma doença inflamatória crônica que afeta principalmente o esqueleto axial (coluna vertebral e sacroilíacas), mas também as articulações periféricas. Além disso, pode ter envolvimento extra-articular, como olhos (uveíte anterior em 30% dos pacientes), intestino e coração (insuficiência aórtica e distúrbios de condução, em quadros de longa evolução).

Tem prevalência de 0,3% a 0,5% e acomete predominantemente os homens, na proporção de 2 a 3 para cada mulher, com maior incidência no adulto jovem (20 aos 45 anos de idade). A história natural é a progressão para anquilose das ênteses, em especial da coluna vertebral, sacroilíacas e quadris, com consequente rigidez e limitação funcional das articulações envolvidas, com o maior tempo de doença.

Existe forte associação com herança poligênica, entretanto o HLA-B27 é o mais frequente em todas as populações, em especial as de origem caucasiana não miscigenada, chegando a 90% de positividade. Na etnia negra, a prevalência do B27 é baixa.

Quadro clínico

As principais manifestações clínicas são:

- **Axial:** dor nas costas, principalmente lombalgia baixa, de ritmo inflamatório, com início insidioso e curso persistente por mais de 3 meses. A dor é, geralmente, ascendente com a progressão dos anos; um dos primeiros sinais clínicos é a retificação da lordose lombar. Ocorre formação de sindesmófitos e ossificação gradual das camadas superficiais do ânulo fibroso, formando pontes ósseas intervertebrais. São geralmente finos, delgados, simétricos, com base estreita e ângulo de crescimento vertical inferior a 45°.
- **Sacroiliíte:** dor em nádegas ou glúteos, alternante, podendo irradiar para a coxa até o joelho, geralmen-

te bilateralmente, piorando com o repouso. Afeta principalmente a porção inferior e anterior (sinovial) da articulação sacroilíaca.

- **Entesite:** pode ocorrer nos ligamentos e nas cápsulas, bem como nos ligamentos interespinais e paravertebrais. Causa dor e rigidez, com restrição da mobilidade das articulações e, com a progressão e ossificação, ocasiona a "coluna em bambu". Pode ocorrer, ainda, na fáscia plantar e tendão de calcâneo.
- **Artrite:** o envolvimento periférico pode ocorrer em 30% a 50% dos casos, atingindo mais o quadril, os joelhos, tornozelos, ombros e MTFs. É menos comum em mãos, punhos, pés e ATM. Geralmente é oligoarticular, assimétrica, episódica, podendo ocorrer erosões.

O diagnóstico diferencial deve ser feito com as outras doenças englobadas nas EpA, bem como qualquer outra condição que ocasione dor nas costas ou na coluna vertebral, como doença degenerativa, causas mecânicas, posturais ou inespecíficas, infecção, fibromialgia, artrite crônica juvenil, hiperostose idiopática esquelética difusa ou osteíte condensante de ílio.

Tratamento

Baseia-se no alívio da dor, rigidez e fadiga, bem como na manutenção da postura, mobilidade, flexibilidade e funcionalidade. Além disso, procura-se evitar a progressão do dano estrutural e melhorar a qualidade de vida.

a) Modalidades não farmacológicas:
- **Atividade física/exercícios/educação:** grupos de exercícios, balneoterapia, exercícios para manutenção de função e postura, travesseiro baixo e dormir reto, exercícios respiratórios, aeróbios e resistidos e, principalmente, alongamentos.

b) Modalidades farmacológicas:
- **AINHs:** diminuem os sintomas axial e periférico. O uso contínuo é indicado para pacientes com pior prognóstico e maior risco de progressão do dano estrutural. Os principais fatores de pior prognóstico são doença de difícil controle, presença de sindesmófitos no início do tratamento, tabagismo e provas de atividade inflamatória persistentemente elevadas.
- **Sulfasalazina (SSZ) (30 a 50 mg/kg/dia):** usada em casos de artrite periférica e prevenção de surtos recorrentes de uveíte, bem como em casos com envolvimento colônico documentado (colite). As evidências apontam para eficácia limitada para o controle da doença axial. Dessa forma, não é mais administrada quando existem queixas axiais exclusivas. Nesses casos, os AINHs são os mais utilizados e, em casos de resposta inadequada ou eventos adversos sérios, a terapia anti-TNF é a preferida.

- **Metotrexato (MTX):** não há melhora no esqueleto axial, porém, há tendência a melhorar o quadro periférico, com evidências para o controle da uveíte.
- Terapia anti-TNF.

Recomendações para tratamento com agentes anti-TNF:

- **Doença em atividade:** BASDAI $\geq$ 4 – terapia adicional.
- **Doença periférica:** tentar pelo menos 2 AINHs por 12 semanas + SSZ ou MTX 12 semanas.
- Entesite refratária com $\geq$ 2 aplicações locais de GCs.
- Doença axial.

ARTRITE PSORIÁSICA

A psoríase (Ps) é uma doença inflamatória cutânea que apresenta lesões eritematosas e descamativas, geralmente em superfícies extensoras, mas pode acometer couro cabeludo, áreas flexoras, palmas e plantas e áreas escondidas (nádegas, mamas, genitais). Afeta comumente as unhas, com *pittings* e/ou onicólise. Cerca de um terço dos pacientes com psoríase desenvolvem artrite crônica, especialmente aqueles com doença ungueal. A prevalência de psoríase é de 1% a 3% da população, e, de AP, de 0,3% a 1%.

Quadro clínico

A AP acomete tanto articulações periféricas quanto o esqueleto axial. Podem ser divididas didaticamente em cinco grupos:

1. Predominantemente articulações interfalângicas distais (IFDs) de mãos e pés: embora pouco frequente (10% a 15%), é considerada uma forma clássica da doença e está associada ao comprometimento de unhas (80% a 90%).
2. Oligoartrite periférica assimétrica ($\leq$ 4 articulações). Em geral, acometem grandes articulações dos membros inferiores, como joelhos, associadas ao comprometimento de IFPs ou MTFs. Também pode estar presente a tenossinovite dos flexores dos dedos ("dedos em salsicha"), ou a dactilite.
3. Poliartrite (ou reumatoide-símile, por ser indistinguível da artrite reumatoide): forma mais frequente do envolvimento articular da AP. Caracteriza-se por poliartrite simétrica de pequenas e grandes articulações.
4. Axial (5% a 15%): forma clínica mais rara, embora possa haver comprometimento radiográfico da coluna e das sacroilíacas em 20% a 25% dos pacientes com Ps. Ocorre sacroiliíte e/ ou espondilite, com envolvimento assimétrico, como observado nas artrites reativas. Apresenta maior tendência do surgimento de sindesmófitos em uma das margens laterais dos discos e em qualquer nível, grandes, grosseiros e não marginais (tipo "alça de jarro").
5. Artrite mutilante (5%): é caracterizada por poliartrite destrutiva grave e deformante, com anquilose de articulações, osteólise das falanges e metacarpos, bem como deformidade em telescópio. A imagem radiográfica de "*pencil in cup*" ou lápis na taça é muito característica da AP.

É importante ressaltar que essas formas clínicas se associam entre si e, comumente, temos pacientes mistos, tais como axiais com envolvimento de IFD ou poliarticular com entesite ou dactilite, entre outros.

As principais manifestações extraesqueléticas são as alterações ungueais (80%) e a doença ocular (20%).

O diagnóstico é feito pela presença de artrite em pacientes com lesões cutâneas ativas ou ungueais, típicas de psoríase, ou pode ser feito em pacientes com diagnóstico prévio ou, até mesmo, naqueles com história familiar, mas sem evidências pessoais de lesões, de acordo com os critérios classificatórios de CASPAR (2006). A ausência de fator reumatoide e nódulos subcutâneos ajudam a fazer o diagnóstico diferencial, quando ocorrer a forma de poliartrite simétrica reumatoide-símile.

Tratamento

- **AINHs:** a maioria dos pacientes pode ser tratada apenas com AINHs. No entanto, alguns AINHs podem exacerbar as lesões de pele, como AAS, indometacina e oxicans.
- **GCs:** injeções intra-articulares também são úteis em articulações resistentes aos AINHs. O uso sistêmico deve ser evitado, uma vez que pode exacerbar o quadro cutâneo após a descontinuação dos GCs ("efeito rebote da retirada") e precipitação de formas eritrodérmicas.
- DMCD, como MTX e leflunomida, mostraram bons efeitos para a artrite periférica e pele, porém, não houve melhora do quadro axial. A ciclosporina de 3 a 5 mg/kg/dia também é eficaz para o controle da doença cutânea, sobretudo na forma eritrodérmica, e articular.
- Bloqueadores do TNF: têm papel importante para melhora do quadro cutâneo e do esqueleto axial.

ARTRITE REATIVA (ARE)

É definida como sinovite estéril secundária a uma infecção extra-articular ou à distância. Na maioria dos casos, a infecção ocorre no trato gastrintestinal ou geniturinário, com relação temporal ao quadro articular (tempo inferior a 4 semanas). A síndrome de Reiter, descrita em 1916, é uma das formas de artrite reativa, caracterizada pela presença da tríade uretrite não gonocócica, conjuntivite e artrite. Atualmente, essa nomenclatura não é mais usada.

Afeta geralmente adultos jovens e com vida sexual ativa. Cerca de metade das ARe ou oligoartrites indiferenciadas podem ser atribuídas a patógenos específicos, com combinação de cultura e sorologia. Os organismos predominantes são: *Chlamydia, Salmonella, Shiguella, Yersinia e Campylobacter.* Há associação com o HLA-B27 em metade dos casos, especialmente naqueles que cronificam.

Quadro clínico

Pode iniciar-se após 1 a 4 semanas do relato de infecção (diarreia ou uretrite, por exemplo), podendo apresentar sintomas constitucionais como fadiga, febre e perda ponderal. Os sintomas musculoesqueléticos são de caráter agudo, desenvolvendo-se em poucos dias.

- **Oligoartrite assimétrica de membros inferiores:** pode ter padrão aditivo. O quadro articular inflamatório é semelhante ao da artrite séptica e a artrocentese diagnóstica é obrigatória para o diagnóstico diferencial. Podem ocorrer erosões.
- **Entesite:** tendão de calcâneo e fáscia plantar são os locais mais comuns. Pode ocorrer ainda nos ílios, na púbis e na tuberosidade isquiática.
- **Sacroiliíte e/ou espondilite:** ocorre em 50% dos casos, porém, a progressão para anquilose é rara. Geralmente é assimétrica e associada ao HLA-B27.

Extra-articular

- Ceratoderma blenorrágico (*rash* papuloescamoso em palmas e plantas). Pode apresentar associação com o HIV;
- Distrofia ungueal (superposição com psoríase);
- Balanite circinada (úlcera glande);
- Úlceras orais (palato duro e língua), em geral, indolores. O diagnóstico diferencial da ARe deve ser feito em pacientes com suspeita clínica da doença de Behçet;
- Uveíte anterior aguda em 20% e conjuntivite estéril em 60%.

Diagnóstico

Não há diagnóstico definitivo para a ARe. O quadro de oligoartrite inflamatória estéril, associada com história positiva de infecção e relação temporal entre os eventos, é suficiente para estabelecer o diagnóstico, na maioria dos casos. É importante ressaltar que, em alguns casos, a infecção pode estar latente e ser difícil sua identificação, como a cervicite ou prostatite oligo ou assintomática. Nesses casos, a pesquisa ativa de clamídia deve ser solicitada (sorologia IgM e IgG e, sobretudo, a pesquisa por reação em cadeia de polimerase da cérvice vaginal e uretra, ou a pesquisa no primeiro jato da urina).

As alterações laboratoriais refletem o processo inflamatório sistêmico com aumento de VHS, PCR e outros marcadores de atividade inflamatória. Na doença ativa, pode haver anemia, leucocitose e trombocitose, bem como elevação da ferritina.

A análise do líquido mostra hipercelularidade, variando de 5 a 50 mil células/mm^3, com predomínio de neutrófilos, podendo confundir-se com a artrite séptica. Bacterioscopia e cultura negativas são fundamentais para diferenciar os processos.

O principal diagnóstico diferencial é com a atrite gonocócica (oligoatrite e tenossinovite em jovens com vida sexual ativa, com ou sem presença de lesões de pele). As principais informações que podem ser usadas para o diferencial são: envolvimento de membros superiores (+ artrite gonocócica); lesão de pele (*rash* eritemato-pustuloso palmoplantar) (+ artrite gonocócica). A hemocultura e a cultura de lesões cutâneas e líquido articular podem confirmar o diagnóstico de infecção gonocócica.

Tratamento

Baseia-se no uso de AINHs para o controle da sinovite e entesite ou uso intra-articular de GCs para caso de mono ou oligoartrite. SSZ e MTX para doença articular crônica e antibióticos são usados quando identificado o agente infeccioso envolvido, especialmente a clamídia.

O curso clínico da ARe é imprevisível. O primeiro episódio, em média, dura de 2 a 3 meses e pode evoluir em um curso intermitente ou crônico. A forma crônica está mais associada com o envolvimento periférico refratário e o quadro axial.

MISCELÂNEA

Fibromialgia

É uma síndrome caracterizada por dor crônica, de etiologia não conhecida, causada por múltiplos mecanismos centrais de sensibilização dolorosa. Clinicamente, manifesta-se por dor musculoesquelética generalizada, de ritmo não inflamatório, e pela presença de pontos dolorosos pré-definidos à palpação, os *tender points* (TP), embora estes não sejam mais essenciais para o diagnóstico.

Afeta cerca de 4% da população geral, sobretudo as mulheres, na proporção de 7 a 9 para cada homem. Qualquer faixa etária pode ser acometida, mas indivíduos de 40 a 60 anos são mais afetados.

Os primeiros critérios de classificação da doença foram publicados em 1990 pelo Colégio Americano de Reumatologia (ACR) e priorizavam a presença de 11 dos 18 TP. Recentemente, esses critérios foram revisitados e substituídos por argumentos com maior valorização da medida quantitativa da amplitude de dor ou WPI (*wide spread pain index*), bem como de uma escala que mede a gravidade dos sintomas e a amplitude da dor ou SS (*severity scales*), incorporando, assim, os sintomas-chave da doença, tais como distúrbio do sono (sono não reparador), fadiga e alterações cognitivas. Além disso, agregam o conceito de graduação das diferentes gravidades da doença e caracterizam o paciente em estado de fibromialgia e não mais a um diagnóstico permanente (Figura 11.2).

Doenças Reumáticas e o Ortopedista

Critérios:

Quando as três condições seguintes são encontradas:

- Índice de dor generalizada (WPI) ≥ 7 e sintomas de gravidade (SS) ≥ 5 ou WPI entre 3-6 e SS ≥ 9
- Os sintomas devem estar presentes em um mesmo nível por pelo menos 3 meses
- O paciente não pode ter outra doença que possa explicar a dor

Considerações:

1. WPI: anote o numero de áreas que o paciente tem tido dor na última semana. Em quantas áreas o paciente tem tido dor? Escala irá entre 0 a 19

- cintura escapular esquerda
- cintura escapular direita
- braço esquerdo
- braço direito
- antebraço esquerdo
- antebraço direito
- quadril (nádega/trocânter) esquerdo
- quadril (nádega/trocânter) direito
- coxa esquerda
- perna esquerda
- perna direita
- mandíbula esquerda
- mandíbula direita
- peito
- coxa direita
- parte superior das costas
- parte inferior das costas
- pescoço
- abdome

2) SS escala de pontuação:

- Fadiga
- Acordar cansado
- Sintomas cognitivos

Para cada um dos 3 sintomas acima, indique a gravidade na última semana usando a seguinte escala:

0 = sem problema
1 = problema ligeiro ou leve, geralmente leve ou intermitente
2 = problema moderado, considerável, frequentemente presente em nível moderado
3 = grave, contínuo, perturbador da vida

Considerando sintomas somáticos em geral, indicar quando o paciente tem:

0 = sem sintomas
1 = poucos sintomas
2 = moderado número de sintomas
3 = um grande número de sintomas

A escala de pontuação SS é a soma da gravidade dos 3 sintomas (fadiga, sono não reparador, sintomas cognitivos) com a extensão (gravidade) dos sintomas somáticos globais. A pontuação final é entre 0 e 12.

FIGURA 11.2 Critérios de classificação – Fibromialgia.

Inúmeros diagnósticos diferenciais devem ser levados em consideração e devem ser afastados antes do diagnóstico final de fibromialgia, como por exemplo:

1. Síndrome miofascial;
2. Reumatismo extra-articular, com envolvimento de diversas áreas;
3. Vasculites sistêmicas, em especial polimialgia reumática e arterite de células gigantes;
4. Miopatias inflamatórias (polimiosites e dermatopolimiosite), endócrinas (hipo e hipertireoidismo, hiperparatireoidismo, síndrome de Cushing, insuficiência adrenal), metabólicas ou induzidas por medicações, tais como álcool, glicocorticosteroides, estatinas, cimetidina, fibratos, cocaína, entre outras;
5. Neoplasias de qualquer órgão sólido ou hematológicas;
6. Doenças neurológicas, como doença de Parkinson e neuropatias periféricas;
7. Artropatias inflamatórias crônicas, tais como artrite reumatoide, artrite idiopática juvenil, lúpus eritematoso sistêmico, espondilite anquilosante.
8. Artropatias metabólicas e degenerativas, como OA e microcristalinas.

ETIOLOGIA E PATOGÊNESE

Diversos autores enfatizam a predisposição genética da fibromialgia, uma vez que parentes de primeiro grau têm risco aumentado em oito vezes para desenvolver a doença, quando comparados com a população geral. Acredita-se que polimorfismos de enzimas relacionadas ao transporte e metabolismo de monoaminas estejam envolvidos com o desenvolvimento da síndrome, principalmente por alteração sensorial e resposta ao estresse.

CAPÍTULO 11

Fatores externos são reconhecidos como fatores precipitantes dos sintomas, tais como traumas físicos (principalmente no esqueleto axial e tronco), infecção (vírus da hepatite C, Epstein-Barr) e, sobretudo, estresse emocional. Fatores psicossociais influenciam a experiência de dor tanto na fibromialgia quanto em outras doenças reumáticas.

Estudos experimentais demonstram que os estímulos elétricos, pressóricos ou térmicos são de menor intensidade para produzir dor ou desconforto em pacientes com fibromialgia. O fator central para percepção de dor exagerada é central ou nociceptivo. Além disso, eles apresentam desequilíbrio da relação das concentrações de substâncias pró e antinociceptivas, especialmente serotoninérgicas, noradrenérgicas ou ambas.

TRATAMENTO

A orientação ao paciente é fator crítico para o controle ideal da doença (grau de recomendação B). Inicialmente, deve-se fornecer informações básicas sobre a fibromialgia e suas opções de tratamento, com orientações sobre controle da dor e programas de autocontrole (grau de recomendação A). A estratégia ideal de tratamento requer abordagem multidisciplinar, com a combinação de tratamentos não farmacológico e farmacológico, salientando o controle da dor, mas não sua completa eliminação.

TRATAMENTO MEDICAMENTOSO

As principais opções de tratamento farmacológico estão apresentadas na Tabela 11.2.

Tabela 11.2 Opções de tratamento farmacológico para pacientes com fibromialgia.

Medicações	Dose	Resultados	Eventos adversos	Grau de recomendação/ Nível de evidência
Compostos tricíclicos antidepressivos		Reduzem a dor e a incapacidade funcional. Podem melhorar o padrão de sono (mais reparador)	Sonolência diurna Acentuação das queixas secas Maior risco de quedas	
▪ Amitriptilina	15-50 mg/dia			A/Ib
▪ Nortriptilina	10-50 mg/dia			D
Relaxantes musculares				
▪ Ciclobenzaprina	5-15 mg/dia			A/Ib
Inibidores seletivos da recaptação da serotonina Fluoxetina	20-80 mg/dia	Reduzem a dor, ansiedade, angústia, compulsão (comida e cigarro), depressão e melhoram a capacidade funcional	Piora das queixas secas Alteração da libido A combinação com tricíclicos pode piorar os eventos adversos	A/Ib
Inibidores da recaptação da serotonina e noradrenalina (Não seletivos ou Duais)		Reduzem a dor, ansiedade, angústia, compulsão (comida e cigarro), depressão e melhoram o padrão de sono e a capacidade funcional		
▪ Duloxetina	30-120 mg/dia			A/Ib
▪ Minalciprano	50-200 mg/dia			A/Ib
Inibidor da MAO Moclobemida	300-600 mg/dia			A, Ib
Anti-parkinsoniano Pramipexol	0,375-4,5 mg/dia	Especialmente indicados na presença de distúrbios do sono, como na síndrome das pernas inquietas		A
Neuromoduladores Gabapentina Pregabalina	300-1.200 mg/dia 75-600 mg/dia			A, Ib
Tropisetrina	5 mg/dia			A/Ib
Analgésicos simples		Controle sintomático da dor		
▪ Paracetamol	500 a 2.000 mg/dia			
▪ Dipirona	500 a 3.000 mg/dia			B
Opiáceos				
▪ Tramadol	50 a 3.000 mg/dia			A/Ib

Doenças Reumáticas e o Ortopedista

TRATAMENTO NÃO MEDICAMENTOSO

1. Exercícios musculoesqueléticos
   - **Frequência:** 3 a 4 vezes por semana.
   - **Tipo:** aeróbios, resistidos e de flexibilidade/relaxamento.
   - **Intensidade:** moderada, sendo 60% a 75% da frequência cardíaca máxima, ajustada para a idade (210 menos a idade do paciente).
   - **Ponto de resistência:** leve, não o ponto de dor, evitando, dessa forma, a dor induzida pelo exercício.
   - Programa:
     - **Início:** em um nível logo abaixo da capacidade aeróbica.
     - **Progressão:** em frequência, duração e intensidade, de acordo com o condicionamento, ganho de amplitude de movimento, flexibilidade e força muscular.
2. Reabilitação e fisioterapia, relaxamento, alongamento ou fortalecimento muscular.
3. Papel benéfico, especialmente nos estágios iniciais.
4. Terapia cognitivo-comportamental.
5. Suporte emocional e psicoterápico.

REFERÊNCIAS CONSULTADAS

1. Clauw DJ. Fibromyalgia: a clinical review. JAMA. 2014;311(15):1547-55.
2. Fitzcharles MA, Shir Y, Ablin JN, et al. Classification and clinical diagnosis of fibromyalgia syndrome: recommendations of recent evidence-based interdisciplinary guidelines. Evid Based Complement Alternat Med. 2013:528952.
3. Heymann RE, Paiva Edos S, Helfenstein M Jr, et al. Consenso brasileiro do tratamento da fibromialgia. Rev Bras Reumatol. 2010;50(1):56-66.
4. Klippel JH, Stone JH, Crofford LJ, et al. Primer on the Rheumatic Diseases. 13.ed. Lomdon: Springer, 2008.
5. Pinheiro MM, Ciconelli RM, Martini LA, Ferraz MB. Clinical risk factors for osteoporotic fractures in Brazilian women and men: the Brazilian Osteoporosis Study (BRAZOS). Osteoporos Int. 2009 Mar;20(3):399-408.
6. Provenza JR, Pollak DF, Martinez JE, et al. Fibromialgia. Projeto Diretrizes, Associação Médica Brasileira e Conselho Federal de Medicina. 2004. p.1-13.
7. Wolfe F et al. The American College of Rheumatology Preliminary Diagnostic Criteria for Fibromyalgia and Measurement of Sympton Severity. Arthritis Care Res. 2010;62(5):600-10.

CAPÍTULO 11

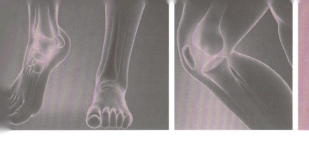

Distúrbios Vasculares

Henrique Jorge Guedes Neto
Luis Gustavo Guedes
Luis Carlos Uta Nakano
Jorge Eduardo de Amorim
Ronald Luiz Gomes Flumignan

INTRODUÇÃO

Afecções ortopédicas e vasculares frequentemente se misturam, o que exige uma abordagem multidisciplinar com o intuito de buscar um melhor tratamento para estas doenças, as quais, justamente por apresentar acometimento em mais de um sistema, são, na maioria, complexas em sua fisiopatologia e tratamento.

A interação entre a Ortopedia e a Cirurgia Vascular acontece em todas as grandes áreas da Patologia. Isso ocorre com mais frequência nas lesões traumáticas, mesmo na população infantil. Como esta é a faixa etária de escopo deste capítulo, a importância das más-formações suplanta a das doenças degenerativas, especialmente para as síndromes com más-formações ósseas e vasculares simultâneas. Neoplasias ósseas de origem celular vascular são infrequentes, mas não tão raras quanto se acreditava. As doenças inflamatórias vasculares que acometem o sistema osteomuscular são muito raras.

As seções deste capítulo abordam algumas dessas áreas, em que um distúrbio vascular causa alterações ósseas, com atenção para as doenças mais frequentes. O objetivo deste capítulo é estimular a interação entre as especialidades, fomentando uma abordagem multidisciplinar.

12.1 MÁS-FORMAÇÕES E TUMORES VASCULARES

As más-formações e os tumores vasculares são muito semelhantes em sua apresentação clínica, o que acarretou muitos equívocos em sua identificação e classificação. O termo hemangioma é o exemplo mais notório, pois tem sido aplicado genericamente a lesões vasculares de etiologias e comportamentos clínicos diferentes.[1] Foi apenas em 1996 que a Sociedade Internacional de Anomalias Vasculares adotou um sistema classificatório com base no comportamento celular, dividindo as anomalias vasculares em más-formações, que são as lesões geradas por falhas na vasculogênese e que têm atividade celular normal, e em tumores, os quais apresentam uma atividade celular aumentada.[2]

As anomalias vasculares adquirem importância para o ortopedista quando causam deformidades ou dor nos membros ou na coluna, razões que levam os pacientes ao consultório deste especialista. Essas lesões podem aparecer isoladamente ou associadas a outras alterações, caracterizando uma síndrome.

O diagnóstico de uma anomalia vascular é clínico e os exames complementares são úteis para a programação terapêutica. Identificar e quantificar as comunicações arteriovenosas, e principalmente avaliar a repercussão hemodinâmica destas comunicações, é importante para determinar o prognóstico e, desta forma, indicar intervenções terapêuticas. A avaliação diagnóstica, portanto, deve ser reservada para quando existe indicação de intervenções, podendo ser adiada até uma idade que permita a colaboração do paciente nos exames não invasivos, evitando uma anestesia desnecessária.

Os exames não invasivos, na maioria das vezes, são suficientes para avaliação hemodinâmica e acompanhamento. Estes exames são simples e rotineiros na clínica vascular. Desta forma, a plestismografia, a medida da pressão segmentar e o ultrassom com Doppler podem ser suficientes. Outro exame não invasivo que pode trazer informações importantes é o duplex scan, que pode identificar fístulas arteriovenosas macroscópicas e avaliar suas repercussões hemodinâmicas. Ele é um guia para indicar intervenções terapêuticas.

Um exame minimamente invasivo que pode quantificar o grau de comunicações arteriovenosas menores é a utilização de microesferas de albumina marcada com radionuclídio. Por ser um exame quantitativo, traz informações únicas sobre o prognóstico e acompanhamento após as intervenções terapêuticas.[3]

Outros exames que podem ser úteis são a tomografia computadorizada e a ressonância magnética (Figura 12.1). Eles informam sobre a dimensão, o efeito de massa e as relações anatômicas sobre as lesões. A ressonância magnética apresenta maior vantagem nos detalhes e pode dispensar o uso de contraste, porém, a tomografia computadorizada é um exame mais acessível. Ambos os exames podem ser solicitados com reconstruções angiográficas, caracterizando a angiorressonância e a angiotomografia, somando informações úteis, mas, no caso da ressonância, será necessário o contraste.[3,4]

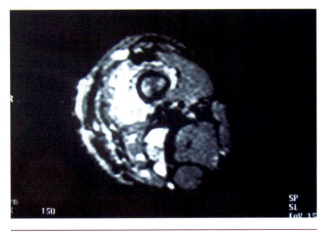

FIGURA 12.1 Má-formação vascular acometendo o periósteo do fêmur.

A angiografia arterial ou venosa só deve ser solicitada nos casos selecionados, em que a intervenção terapêutica já está recomendada para a programação cirúrgica. Nos pacientes em que estão indicados procedimentos endovasculares, a angiografia é desnecessária, já que é, obrigatoriamente, o primeiro passo do procedimento.[5]

MÁS-FORMAÇÕES VASCULARES

As más-formações vasculares são divididas segundo a predominância do tipo de canais vasculares mais acometidos: capilar, venosa, arteriovenosa e linfática, o que confere características individuais a cada grupo, alterando o comportamento clínico e a orientação terapêutica.

MÁ-FORMAÇÃO CAPILAR

São as comumente chamadas de "mancha em vinho do porto". Essas lesões, localizadas na derme, são vasos capilares ou venulares dilatados. Podem acometer qualquer parte do corpo, mas as faciais são mais evidentes. Na criança, tem aspecto avermelhado ou violáceo, adquirindo coloração mais escura no adulto. Pode formar nódulos fibrovasculares, hipertrofia de lábio, gengiva, maxilar ou mandibular.

A má-formação capilar óssea atinge o periósteo e pode causar lesão lítica, porém, raramente é sintomática e muito dificilmente necessita de tratamento cirúrgico. Quando forma nódulos, é muito semelhante à má-formação venosa.

O diagnóstico diferencial é o *naevus flammeus nenatorum*, que são manchas rosadas evanescentes, presentes em 50% dos recém-nascidos, mas que regridem rapidamente. O aspecto mais importante de uma má-formação capilar é que ela pode indicar outras anomalias adjacentes. Quando localizadas na linha média na região occipital ou sobre a coluna, pode indicar encefalocele, ectopia das meninges ou disrafia espinhal. Na face, se acomete a distribuição do nervo oftálmico (V1) ou maxilar (V2), pode ser um sinal da síndrome de Sturge-Weber, que provoca também más-formações capilares nas meninges e na coroide, levando a convulsões, descolamento de retina, glaucoma e, se não tratada precocemente, à cegueira. Nos membros, pode fazer parte da síndrome de Klippel-Trenaunay-Weber, principalmente se for associada à hipertrofia do membro acometido (Figura 12.2).

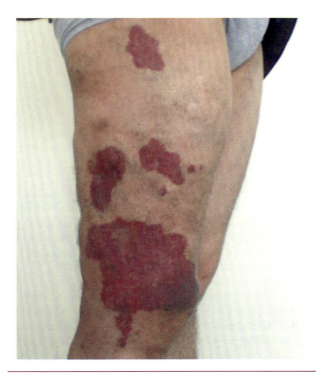

FIGURA 12.2 Más-formações venosas e capilares associadas.

MÁ-FORMAÇÃO VENOSA

Acomete canais venosos mais calibrosos que a má-formação capilar. Decorre de uma alteração na musculatura lisa desses vasos, que não apresenta a arquitetura habitual em espiral, mas, sim, um aspecto em grumos.

As más-formações venosas, antigamente chamadas de hemangiomas cavernosos, são as más-formações vasculares mais frequentes. Apresentam tendência ao crescimento, que é lento e acompanha o desenvolvimento da criança. Acometem mais comumente a pele e subcutâneo, mas podem atingir os planos musculares, vísceras e ossos. A microscopia apresenta flebólitos, os quais aparecem após o segundo ano de vida e são patognomônicos.

Quando acometem a cabeça e o pescoço, podem gerar assimetria facial, compressão de vias aéreas superiores e afetar a mastigação. Nos membros, podem atingir as articulações, levando-as ao desuso, e hipotrofia do membro, devido à dor. A lesão intra-articular causa dor e episódios de hemartrose de repetição, o que leva ao depósito de hemossiderina. A artropatia secundária à hemossiderina causa artrite degenerativa. As lesões intraósseas levam ao enfraquecimento da diáfise e consequentes fraturas patológicas.

As lesões são violáceas ou azuladas, macias e compressíveis. Podem ser pequenas ou extensas. As crianças apresentam dor e rigidez pela manhã. Deixar o membro pendente ou realizar a manobra de Valsalva leva ao aumento da lesão, assim como o repouso e a compressão levam ao seu esvaziamento.

A maioria das más-formações venosas é solitária, mas podem ser múltiplas, e, neste caso, frequentemente fazem parte de um subgrupo de patologias que apresentam transmissão hereditária, como as que veremos a seguir.

- Síndrome *blue rubber bleb nevu*: é caracterizada por lesões cutâneas nodulares, associadas a lesões no aparelho gastrintestinal, que frequentemente levam a um sangramento crônico.
- Má-formação glomovenosa: é caracterizada por lesões cutâneas azuladas e dolorosas, dispersas ou formando grupos de nódulos, geralmente nos membros.
- Más-formações cerebrais "cavernosas" múltiplas: também são hereditárias.
- Hemangioma ósseo: má-formação venosa com comprometimento ósseo; é referida por muitos autores como uma neoplasia benigna. Corresponde a menos de 1% das lesões líticas ósseas. Esses hemangiomas são, na maioria das vezes, assintomáticos. Foi descrita uma incidência de até 10% em necropsias. Pode acometer a diáfise de ossos longos, porém, mais de 70% dos casos acometem a calota craniana ou a coluna (Figura 12.3).

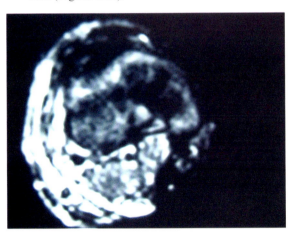

FIGURA 12.3 Hemangioma ósseo.

Nos casos sintomáticos, cursam com dor e fraturas; na coluna pode ocorrer achatamento vertebral com compressão medular.

Na radiografia simples, esses hemangiomas aparecem como lesões líticas, mal delimitadas. Na tomografia computadorizada, apresentam aspecto em favo de mel no corpo vertebral. A ressonância magnética mostra intensificação em T1 e T2. Na cintilografia óssea, apresenta hipercaptação do radionuclídeo nas fases óssea e vascular.[6,7]

MÁ-FORMAÇÃO ARTERIOVENOSA

As más-formações arteriovenosas mais frequentes são as intracranianas; as cutâneas são frequentemente confundidas, na infância, com os hemangiomas, mas o alto fluxo dessas lesões leva a diferenças evidentes. No primeiro ano, as lesões são avermelhadas durante o crescimento, devido aos traumas locais e à ação hormonal; depois, elas aumentam, escurecem e surgem, então, o frêmito e o sopro. Tardiamente, podem evoluir com alterações isquêmicas, úlceras, sangramento e dor de difícil controle.

A teleangectasia hemorrágica hereditária ou doença de Rendu-Osler-Weber é uma má-formação arteriovenosa que forma comunicações entre arteríolas e vênulas na pele, mucosas, pulmões e cérebro.

MÁ-FORMAÇÃO LINFÁTICA

As más-formações linfáticas estão presentes ao nascimento, no maior número de casos. Algumas lesões surgem nos primeiros 2 anos de vida e, raras vezes, na adolescência.

São divididas em microcísticas e macrocísticas, estas chamadas de higroma cístico. Podem também ser mistas, quando apresentam as duas formas em uma mesma lesão. Em geral, a má formação linfática preserva a pele, que apresenta coloração azulada. Quando acometem a derme, esta apresenta enrugamento ou depressões; já no subcutâneo ou submucosa, há a presença de vesículas preenchidas por material hemático. São encontradas mais frequentemente na região cervical, onde podem causar deformidades e acometer as vias aéreas. Outras regiões acometidas são axilas, mediastino, retroperitônio, períneo e nádegas, mas podem acometer qualquer região do corpo.

Quando há acometimento difuso dos tecidos moles e ossos, podem cursar com osteólise progressiva, conhecida como a "doença do desaparecimento ósseo" ou síndrome de Gorham-Stout. Os locais mais acometidos são as diáfises da tíbia e do úmero.

Radiologicamente são muito semelhantes aos hemangiomas ósseos. A diferença está no comportamento mais agressivo com destruição óssea e deformidades precoces, até mesmo na infância.

O tratamento é conservador e consiste na prevenção de fraturas e correção das deformidades. Na grande maioria dos casos, as lesões apresentam estabilização após o término da fase de crescimento da criança.[7]

TRATAMENTO DAS MÁS-FORMAÇÕES VASCULARES

O tratamento das lesões planas ou discretamente elevadas, quando isoladas e sem componente profundo, tem alcançado melhores resultados com *laser* de corante pulsado. As lesões fibróticas podem ser ressecadas e pode haver necessidade de recobrir a área com enxerto de pele. Já as hipertrofias faciais podem requerer ressecção e reconstrução plástica ou correção ortognática.

Série Ortopedia e Traumatologia – Fundamentos e Prática

A mais promissora forma de tratamento das más-formações arteriovenosas e venosas é a embolização dessas lesões por cateter, via endovascular. Essa opção terapêutica pode ser usada em lesões de alto e baixo fluxo, quando é possível acessar o nidus da lesão e os vasos nutridores.

O tratamento esclerosante é uma antiga forma de reduzir as lesões de baixo fluxo ou as lesões de alto fluxo, após embolização por cateter. A esclerose com álcool absoluto é uma alternativa que apresenta resultados satisfatórios, em comparação ao tratamento em longo prazo, e é também limitada, devido ao volume do produto utilizado. Outras opções são a injeção intralesional de bleomicina ou OK-432 nas más-formações linfáticas, que podem induzir a uma redução das lesões. O uso do *laser* endoluminal pode substituir o tratamento esclerosante em lesões selecionadas.

Há, ainda, a cirurgia reconstrutiva que envolve a ressecção da lesão e a realização de retalhos ou enxertos. Outra técnica de ressecção é a criocirurgia com nitrogênio líquido, reservada para lesões circunscritas e superficiais, além de produzir cicatrizes extensas.

O tratamento dos hemangiomas ósseos consiste na embolização e só é justificado em pacientes sintomáticos. Quando ele não é possível ou é insuficiente para melhorar os sintomas, as opções mais interessantes são a curetagem com enxertia ou a ressecção marginal com reconstrução biológica. Já o tratamento dos linfangiomas ósseos é conservador, com prevenção das fraturas e correção das deformidades, já que as lesões tendem à estabilização após cessar a fase de crescimento.

TUMORES VASCULARES

HEMANGIOMA INFANTIL

Os hemangiomas são os tumores vasculares mais frequentes, principalmente na infância. Têm uma prevalência de 1% a 3% nos primeiros dias de vida e chegam a 10% no primeiro ano. Acometem mais mulheres que homens, na proporção de 3:1.

Podem ocorrer em qualquer parte do corpo, mas 60% acometem a cabeça e o pescoço e, não raramente, as mucosas nessa região. Em 80% dos pacientes, apresenta-se como uma lesão única.

Na maioria dos casos, os hemangiomas têm comportamento benigno, apresentando uma fase de crescimento rápido entre 3 e 10 meses de vida, seguida de uma fase de involução dos 2 aos 10 anos. A partir desta idade, podem regredir lentamente ou se estabilizarem.[8]

Apenas 20% dos hemangiomas estão presentes ao nascimento e, nesses casos, recebem o nome de hemangioma congênito. Em 95% dos casos, regridem espontaneamente, sendo 30% até os 3 anos, 50% até os 5 anos e 75% até os 7 anos. O restante regride até a puberdade. Apenas 5% das lesões não regridem totalmente.[8]

Cerca de 10% de todos os hemangiomas necessitam de tratamento, o qual, na maioria das vezes, deve ser clínico. As lesões que devem ser tratadas são: as faciais, com deformidade ou com comprometimento funcional; no períneo ou nas genitálias; nos locais de pressão, como as nádegas e a região plantar ou palmar; e as dolorosas ou que apresentem alguma complicação, como o consumo de fatores de coagulação, úlceras ou sangramento, independentemente da localização.

Dentre as opções terapêuticas existem as sistêmicas e as locais. As sistêmicas incluem corticoides, interferon e vincristina. Deve-se iniciar o tratamento sistêmico com corticoides, porém, apenas 30% dos hemangiomas respondem a esta terapia. O interferon é usado nos casos onde o corticoide não atingiu o efeito desejado e nas lesões que, apesar do corticoide e do interferon, ainda apresentam riscos ao paciente. Ainda há a opção da vincristina, um quimioterápico que apresenta bons resultados, mas com efeitos colaterais mais graves. As opções locais são as mesmas das más-formações vasculares descritas anteriormente.

GRANULOMA PIOGÊNICO

O granuloma piogênico, na realidade, é uma proliferação vascular exacerbada, secundária a um estímulo inflamatório. Frequentemente está associado a traumas e pode surgir em qualquer idade. Apresenta algumas semelhanças com o hemangioma infantil, fato que leva alguns autores a denominar esta doença de hemangioma capilar lobular, o que, aos olhos deste autor, é mais correto.

Inicialmente, surgem pápulas eritematosas que evoluem rapidamente para o aspecto lobular característico; raramente excedem 1 cm de diâmetro, mas frequentemente ulceram.

O tratamento consiste na remoção cirúrgica da lesão, não sendo necessárias margens oncológicas. A recidiva é muito rara.

TUMOR GLÔMICO

É um tumor perivascular benigno que acomete uma estrutura chamada glomus, que consiste em um *shunt* arteriovenoso, sensível às variações da pressão arterial, com a função de regular o fluxo sanguíneo periférico. O glomus possui uma arteríola aferente, comunicações arteriovenosas e vênulas eferentes.

Este tumor é localizado mais comumente no leito subungueal, mas pode acometer outros locais como pulmão, estômago, nariz e ossos. De modo geral, são bem circunscritos nos adultos, nas crianças são maiores e não delimitados. A característica mais marcante é o fato de serem extremamente dolorosos, mesmo em lesões pequenas, com 2 mm de diâmetro. Alguns tumores glômicos apresentam comportamento maligno.

O tratamento é realizado com a ressecção da lesão. Isso é feito com o rebatimento da unha e uma incisão em cunha até o periósteo da falange distal, com posterior recolocação da unha em seu leito.

SARCOMA DE KAPOSI

Caracteriza-se por uma neoplasia de origem vascular, classificada por alguns autores como um subtipo de angiossarcoma. Acomete mais frequentemente a pele dos membros inferiores, mas pode acometer ossos, linfonodos ou vísceras. A forma mais comum é o aparecimento de um ou múltiplos nódulos azuis-avermelhados.

Quando a pele é delimitada, o prognóstico é bom, mas, após a disseminação para os ossos ou as vísceras, leva invariavelmente ao óbito. Apresenta uma relação com infecções virais, e muitos autores propõem que a etiologia seja viral, devido à presença de genoma viral em células neoplásicas. Existem quatro formas de apresentação desta neoplasia: a clássica, que acomete homens idosos; a endêmica, muito frequente na África; a iatrogênica, relacionada à imunossupressão; e a forma relacionada à síndrome da imunodeficiência adquirida. No Brasil, existe uma forma relacionada ao herpesvírus humano tipo 8.

As formas localizadas são tratadas preferencialmente com ressecção. Já as formas disseminadas são de difícil tratamento, pois envolvem terapia antiviral e recuperação do sistema imunológico. Podem apresentar comportamento extremamente maligno em raros casos, que parece estar associado ao estado imunológico do paciente.

HEMANGIOENDOTELIOMA

É uma neoplasia vascular maligna de baixo grau. Em metade dos casos, é originada de grandes ou médios vasos. Pode ocorrer em qualquer região do organismo. Em mulheres, acomete preferencialmente pulmão e fígado, já a lesão em tecidos moles acomete membros e não tem predileção por sexo. É uma lesão solitária, de comportamento imprevisível.

Segue a mesma distribuição anatômica dos hemangiomas e apresenta um comportamento intermediário entre estes e os angiossarcomas. É mal delimitada e infiltrativa. Apresenta quatro subtipos histológicos: hemangioendotelioma epiteliode, hemangioendotelioma fusiforme, hemangioendotelioma kaposiforme e angiotelioma papilífero endovascular.

Quando acomete ossos isoladamente, o único sintoma é a tumefação local, acompanhada ou não de dor. Acomete a diáfise de ossos longos, igualmente em homens e mulheres entre 20 e 40 anos.

Quando acomete partes moles, é radiologicamente idêntico a outros sarcomas; já quando é primário do osso, apresenta uma lesão lítica agressiva e com margens nítidas ou não, o que está relacionado ao grau de diferenciação histológica do tumor. Na ressonância magnética, apresenta pouca intensidade em T1 e alta intensidade em T2. A cintilografia óssea mostra intensa hipercaptação nas fases vascular inicial e tardia.

São tratados preferencialmente pela excisão cirúrgica completa, com recidiva alta de até 40%. As lesões de partes ósseas devem ser ressecadas em bloco, associadas ou não à radioterapia. As lesões inoperáveis são tratadas precariamente com radioterapia.

Angiossarcoma

Tumor originado de células endoteliais, com citoplasma atípico, que forma estruturas vasculares indiferenciadas que se infiltram nos tecidos adjacentes. Apresenta comportamento altamente maligno, local e metastaticamente.

Os locais mais acometidos são ossos, músculos, tecido subcutâneo, retroperitônio e vísceras sólidas. É altamente hemorrágico, com invasão profunda das estruturas acometidas e sem plano de clivagem com os tecidos vizinhos. O sítio de metástase mais frequente são os pulmões. Caracteristicamente, é menos maligno em crianças.

A radiografia simples mostra uma lesão lítica com margens imprecisas e aspecto em favo de mel. Na ressonância magnética, apresenta pouca intensidade em T1 e alta intensidade em T2. A cintilografia óssea mostra intensa hipercaptação nas fases vascular inicial e tardia. Os achados na tomografia computadorizada são iguais a outros sarcomas.

O tratamento é a ressecção, com boas margens de segurança. Quando isso não é possível, o prognóstico é extremante ruim e a radioterapia é uma opção.[9]

LINFANGIOSSARCOMA

Histologicamente, o linfangiossarcoma é semelhante ao angiossarcoma, com a única diferença de que seus canais vasculares são preenchidos por linfa. De incidência muito baixa, é muito raro na infância e é mais frequente em mulheres com linfedema pós-mastectomia, realizada para tratamento de carcinoma de mama, principalmente quando é realizada radioterapia.

Pode acometer membros com linfedema crônico de longa data. Nestes, surgem nódulos que confluem em grandes massas neoplásicas. Em geral, são descritos após mais de 10 anos de linfedema, tanto nos membros inferiores quanto nos superiores. Nos membros inferiores, recebem o nome de síndrome de Stewart-Treves.

Quando acometem ossos e tecidos profundos, os linfangiossarcomas são indistinguíveis dos angiossarcomas. O diagnóstico diferencial é realizado no estudo anatomopatológico. São de difícil tratamento, com prognóstico ruim. Invariavelmente levam à amputação do membro acometido.

SÍNDROMES VASCULARES

As síndromes vasculares que envolvem alterações ósseas podem ter importância por destruição óssea, como as síndromes de Maffucci e Gorham, ou por crescimento ósseo desordenado, como as síndromes de Proteus ou Klippel-Trenaunay-Weber.

SÍNDROME DE MAFFUCCI

Está síndrome é um distúrbio mesodérmico congênito não hereditário. É caracterizada pela presença de más-formações vasculares associadas a deformidades ósseas. Foi descrita pela primeira vez em 1881, por Jonh Maffucci, mas sua etiologia ainda permanece desconhecida.

Cerca de 200 casos foram descritos na literatura até o momento. Geralmente, os pacientes são assintomáticos ao nascimento. As lesões ósseas aparecem primeiro e 25% dos casos surgem na infância. As lesões vasculares surgem mais tarde, mas em 78% dos pacientes os sintomas se desenvolvem apenas na puberdade.

A distribuição é assimétrica e as manifestações clínicas podem variar desde edema indolor até fraturas patológicas. O risco de transformação maligna é de cerca de 25%. Os sarcomas podem ser identificados nos ossos e nos tecidos moles, sendo frequentemente encontrado nos encondromas, com incidência entre 15% e 57%.

A degeneração maligna das lesões vasculares, embora mais rara, também pode ocorrer, o hemangioendotelioma são lesões sucundárias da proliferação celular reativa dentro de uma má-formação prévia e pode apresentar comportamento maligno.[10]

O comprometimento vascular é caracterizado por más-formações venosas múltiplas, com flebólitos. Macroscopicamente, apresentam nódulos azulados. Estas lesões são encontradas principalmente nos membros, acometendo o tecido subcutâneo, os tecidos moles e ossos, mas também podem ser encontradas em órgãos internos e mucosas, particularmente no cérebro, nos olhos e no trato gastrintestinal.

Nos ossos, cursa com deformidades e exostose nas extremidades; na metáfise há o desenvolvimento de massas cartilaginosas ossificadas. Os encondromas são tumores benignos cartilaginosos que podem se desenvolver em qualquer sítio. São mais frequentes nas falanges, mas também podem afetar a tíbia, a fíbula, o úmero, as costelas e o crânio. Os tumores de partes moles geralmente se desenvolvem com as lesões ósseas. As fraturas patológicas são encontradas em 26% dos casos.

Como o diagnóstico é clínico, os exames complementares são solicitados quando há indicação de intervenção terapêutica, tanto para as deformidades ósseas quanto para as más-formações vasculares. As lesões apresentam crescimento muito acelerado e, quando apresentam dor, devem ser biopsiadas.

Deve ser estabelecido o diagnóstico diferencial com a doença de Ollier, porque, embora a condrodisplasia seja encontrada em ambos, a síndrome de Maffucci é associada com o risco de malignidade.

O tratamento, na maioria dos casos, é conservador e deve visar ao alívio dos sintomas e a detecção precoce de tumores malignos. Para as lesões vasculares, devem ser seguidos os mesmos princípios das más-formações venosas descritas neste mesmo capítulo. Os procedimentos cirúrgicos ortopédicos consistem de osteotomia e curetagem das lesões ósseas, acompanhadas ou não de embolização. A ressecção em bloco é o procedimento de escolha para os sarcomas ósseos e de partes moles. Outra opção terapêutica nos casos de sarcoma é a radioterapia, associada à ressecção ou quando esta é impossível.

SÍNDROME DE KLIPPEL-TRENAUNAY-WEBER

A síndrome de Klippel-Trenaunay-Weber (SKTW) é o nome pelo qual é conhecido um conjunto de sinais que consiste em má-formação capilar cutânea, ou mancha em vinho do porto, anomalias venosas e hipertrofia de ossos e tecidos moles, ou, pelo menos, dois desses sinais clínicos (Figura 12.4).

Foi descrita inicialmente em 1900 por Maurice Klippel e Paul Trénaunay, que relataram dois casos que apresentavam mancha em vinho do porto, varizes e hipertrofia óssea e de tecidos moles. Foi chamada originalmente de *naevus vasculosus osteohypertrophicus*. Sete anos depois, Frederick Parkes Weber descreveu alguns casos com sinais semelhantes aos descritos por Klippel e Trénaunay. Em 1918, Parkes Weber descreveu um caso em que a presença de fístula arteriovenosa estava associada à tríade de sinais referida.

Inicialmente, as duas síndromes eram estudadas separadamente, e a presença da fístula arteriovenosa era considerada uma característica exclusiva da síndrome de Parkes-Weber. Após a observação de casos nos quais se constatou o surgimento de fístulas arteriovenosas não diagnosticadas anteriormente, presença de fístulas capilares em ambas as patologias e semelhanças no quadro clínico e na

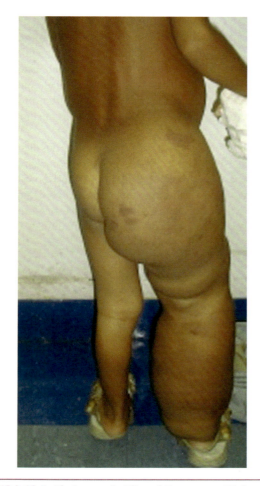

FIGURA 12.4 Síndrome de Klippel-Trenaunay-Weber com acometimento de membro inferior direito.

Distúrbios Vasculares

evolução das doenças, alguns autores começaram a considerá-las como uma única doença, sugerindo, então, para elas, um único nome: síndrome de Klippel-Trénaunay-Weber.

A SKTW é um distúrbio mesodérmico congênito raro, de etiologia desconhecida e expressão variável. Pode decorrer de uma mutação para dominante autossômica, quando surgida na embriogênese, ou para autossômica dominante com penetrância incompleta. Isso explica a ocorrência familiar. Esta não apresenta um padrão de periodicidade geracional regular, podendo a síndrome ser transmitida por muitas gerações por indivíduos fenotipicamente normais.

Essa síndrome produz lesões em diferentes níveis e apresenta más-formações vasculares diversas. A tríade de sinais descrita anteriormente compreende má-formação capilar cutânea, presente em 98% a 100% dos pacientes; alterações venosas, como más-formações tronculares ou extratronculares, presentes em 72% dos casos; e hipertrofia óssea e de tecidos moles, verificada em 67% das ocorrências da doença. A soma dos três sinais se dá em 63% dos pacientes, restando uma porcentagem de 37% com apenas duas características. A síndrome acomete, em 80% a 85%, um único membro inferior, mas pode ser bilateral ou acometer os quatro membros (Figura 12.5).

A má-formação capilar é o primeiro sinal da SKTW, notado já ao nascimento. Acometem principalmente o membro com hipertrofia, mas também podem afetar outras regiões do corpo. As más-formações venosas tronculares compreendem desde hipoplasia venosa ou ausência de válvulas até aplasia do sistema venoso profundo, mais comuns em membros inferiores. Devido às alterações nos sistemas venosos, pode ocorrer flebite, sangramento, trombose venosa profunda, embolia pulmonar e insuficiência venosa crônica.

As malformações vasculares não tronculares podem ser venosas ou arteriovenosas e podem acometer qualquer região do corpo, desde a pele até as vísceras. Por isso, existe a possibilidade de ocorrer sangramento nesses locais, causando hemoperitônio, hemotórax, hematúria ou enterorragia.

A hipertrofia de ossos e de tecidos moles torna-se evidente nos primeiros anos de vida e progride em diferentes ritmos até os 12 anos. A diferença de comprimento nos membros inferiores varia desde menos de 1 cm até 12 cm, acarretando alterações na marcha e escoliose. A hipertrofia de tecidos moles parece ser primária e não secundária à má-formação vascular, como se acreditava. A relação do crescimento ósseo com as alterações vasculares também não é bem estabelecida, mas acredita-se que o fluxo aumentado de sangue arterial na epífise, devido às fístulas arteriovenosas ou capilares, pode ser a causa da hipertrofia.

A dor é o sintoma mais frequente e pode ser deflagrada pela doença venosa, pela escoliose gerada pela diferença de membros ou, ainda, por hemangiomas que acometem as mais diversas regiões da superfície corporal, planos profundos ou vísceras.

O diagnóstico é clínico e os exames complementares são reservados a pacientes com indicação de intervenção e para acompanhamento, e neste caso pode ser adiada para uma idade em que haja colaboração do paciente, evitando o desconforto desnecessário.

O *duplex scan* deve ser o primeiro exame a ser realizado, porque, além de avaliar adequadamente o sistema venoso profundo e superficial, é útil na identificação de más-formações vasculares. A tomografia computadorizada e a ressonância magnética são complementares ao *duplex scan* e são usadas com o intuito de avaliar as más-formações vasculares e determinar suas características para definir o tratamento.

A angiografia é exame de exceção e na maioria dos casos realizada imediatamente antes de intervenção endovascular. A angiorressonância vem mostrando resultados promissores em relação à substituição da angiografia, especialmente para programação cirúrgica.

Aos 2 anos de idade deve ser realizado o primeiro escanograma para quantificar a diferença de comprimento dos membros inferiores. Se a diferença for maior que 1,5 cm, está indicado o uso de órteses. Se esta diferença aumentar, uma opção é realizar a epifisiodese endoscópica da placa de crescimento aos 11 anos. Outras opções terapêuticas são a redução da metáfise e amputações. O tratamento das anomalias vasculares é conservador e consiste no uso de compressão e medicação venotônica e linfocinética, além de anti-inflamatórios para o controle da dor. O tratamento cirúrgico ou endovascular das fístulas arteriovenosas é

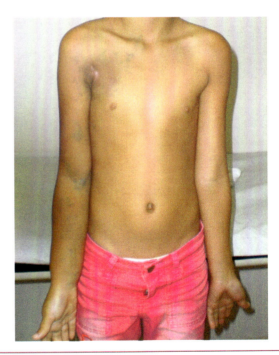

FIGURA 12.5 Síndrome de Klippel-Trenaunay-Weber com acometimento de membro superior direito.

atualmente controverso, devido aos maus resultados obtidos e à reincidência dos sintomas.

A intervenção sobre o sistema venoso superficial é contraindiciada na grande maioria dos casos e deve ser reservada a pacientes muito sintomáticos e com sistema venoso profundo patente. Contudo, alguns autores apresentaram resultados satisfatórios com intervenções sobre o sistema venoso profundo e novas técnicas cirúrgicas para tratamento do sistema venoso superficial, como ablação por radiofrequência, endolaser e escleroterapia com polidocanol.[5]

SÍNDROME DE PROTEUS

A síndrome de Proteus é um conjunto de más-formações de caráter progressivo que acomete vasos, ossos e tecidos moles. A única manifestação presente em todos os casos é a assimetria e a expressão variável. Foi descrita por Wiedermann, em 1983, inicialmente com as seguintes características: hemi-hipertrofia, gigantismo de mãos e pés, macrocrânio, outras deformidades esqueléticas, nevo verrucoso pigmentado, hamartoma de partes moles, anomalias viscerais e crescimento acelerado no primeiro ano de vida.

Desde então, foram descritas diversas anomalias relacionadas à síndrome. As mais frequentes são: hemi-hipertrofia, macrodactilia, assimetrias e exostoses, macrocefalia, lipomas, nevo verrucoso, má-formação capilar, venosa ou linfática.

O que distingue a síndrome de Proteus das outras é a anormalidade mesodérmica assimétrica. As lesões são discretas, mas já presentes ao nascimento. As deformidades progridem e são graves (Figuras 12.6 e 12.7).

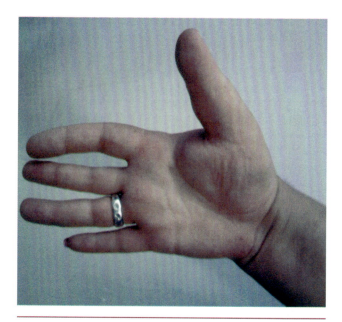

FIGURA 12.7 Síndrome de Proteus com acometimento da mão direita.

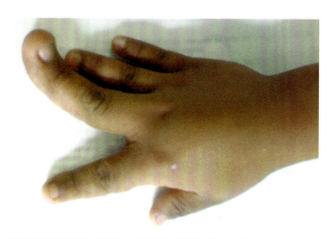

FIGURA 12.6 Síndrome de Proteus com acometimento da mão direita.

O tratamento ortopédico visa à correção da diferença de comprimento dos membros inferiores, das deformidades dos pés, da escoliose e do genu valgo, com o objetivo de melhorar a marcha. A correção do comprimento do membro inferior pode ser feita com epifisiodese ou redução da metáfise. As deformidades dos pés normalmente requerem amputação em raio ou desarticulação dos metatarsos (Figuras 12.8 e 12.9). A escoliose não responde bem a órteses, e a instrumentação e a artrodese são necessárias. A deformidade pode progredir mesmo após a correção cirúrgica. O tratamento do genu valgo com osteotomia em pacientes pediátricos frequentemente leva à recorrência. Pode ser necessária a ressecção de tecidos moles, mas apresenta alta taxa de recorrência.[11]

TRATAMENTO DA DIFERENÇA DE COMPRIMENTO NOS MEMBROS INFERIORES

Nas síndromes vasculares com acometimento ósseo citadas, um dos principais problemas é a diferença de comprimento nos membros inferiores, pois causa dificuldade na deambulação, muitas vezes alterando significativamente a qualidade de vida desses pacientes. A marcha, nesses casos, é claudicante e eleva o gasto energético, devido à elevação e queda da pelve, além de causar dor na coluna por causa da escoliose compensatória.

Existem diversas doenças em que há diferença de comprimento dos membros inferiores. Cada uma apresenta características singulares no crescimento e cada paciente suporta uma diferença de comprimento diferente. Portanto, os casos devem ser avaliados individualmente, em um estudo cuidadoso da idade cronológica e esquelética. É importante quantificar a atual diferença e realizar uma previsão, mesmo que aproximada, da diferença do comprimento final, na idade adulta, além da qualidade funcional das articulações e da marcha, para decidir junto à família e ao paciente sobre as possíveis terapêuticas.

Distúrbios Vasculares

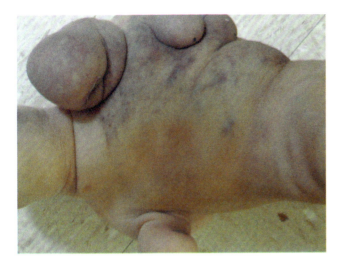

FIGURA 12.8 Síndrome de Proteus com acometimento de membro inferior direito.

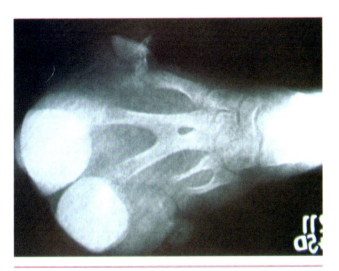

FIGURA 12.9 Síndrome de Proteus com acometimento de membro inferior direito.

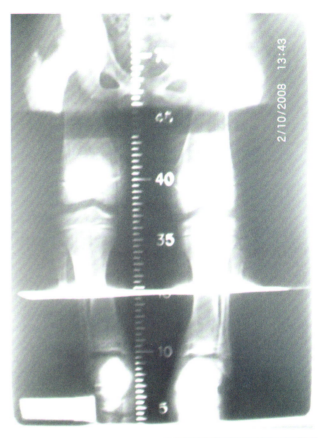

FIGURA 12.10 Escanometria de membros inferiores.

O objetivo do tratamento, nesses casos, é obter uma marcha equilibrada, com o máximo possível de alinhamento da pelve e coluna e um eixo correto de sustentação do corpo. Uma diferença entre 1,5 e 2 cm é compensada com o uso de órteses, e essa mesma diferença é considerada aceitável após os procedimentos cirúrgicos. Diferenças maiores que 2 cm são passíveis de correção cirúrgica.

A forma mais rudimentar de quantificar a diferença dos membros inferiores é colocar blocos de madeira de um centímetro cada sob o membro curto, até que haja alinhamento da pelve. As avaliações radiológicas são mais precisas. A mais utilizada é a escanometria, que consiste em radiografias da pelve, joelhos e tornozelos com uma régua radiopaca sob o paciente (Figura 12.10). Outra forma semelhante é a ortorradiografia, com a diferença de ser realizada em um chassi longo, o que permite uma única exposição. A escanometria por tomografia computadorizada é uma evolução do método, que permite medições precisas, menor irradiação, mas, devido ao custo elevado, ainda é reservada a pacientes com deformidades ósseas associadas, pois neste grupo apresentou benefícios superiores com relação aos exames mais simples.

A avaliação do crescimento dos membros e a previsão para a vida adulta é realizada com o intuito de auxiliar o médico a determinar o melhor momento para a intervenção. A mais utilizada é o gráfico de linhas retas de Moseley, que permite uma previsão do comprimento final de cada membro e o resultado de uma epifisiodese. Porém, esse gráfico apresenta falhas e permite apenas uma aproximação da realidade, mas é útil dentro de um conjunto de outras informações. Um método mais simples, descrito por Menelaus, admite que, em crianças com mais de 9 anos, o fêmur distal cresce 9,5 mm por ano e a tíbia proximal, 6 mm por ano; além disso, considera que o crescimento cessa aos 14 anos nas mulheres e aos 16 anos nos homens. Uma terceira forma, chamada de "método do multiplicador", é utilizada para prever a diferença dos membros inferiores na idade adulta.

Todos os métodos são válidos e apresentam resultados muito semelhantes, porém, nenhum deles leva em conta a doença que levou à diferença de comprimento e, por isso, ainda são imprecisos. O ideal seria desenvolver um método de cálculo para cada doença.

Série Ortopedia e Traumatologia – Fundamentos e Prática

O tratamento cirúrgico para reduzir a diferença de comprimento dos membros inferiores pode ser realizado de três formas: epifisiodese ou encurtamento do membro acometido, alongamento do membro contralateral ou, ainda, uma combinação destes.

A epifisiodese apresenta bons resultados para controlar o crescimento excessivo do membro acometido, com redução da diferença final no comprimento dos membros inferiores. Há diferentes técnicas, tanto aberta quanto percutânea, e, mais recentemente, endoscópica, mas todas com resultados semelhantes.

Na presença de más-formações vasculares na região do joelho, é preferível a abordagem endoscópica ou mesmo a percutânea, devido à possibilidade de sangramento volumoso. Existem autores que recomendam a epifisiodese para a diferença prevista de 2 a 5 cm, e há autores mais conservadores que a indicam para diferenças previstas de 8 a 10 cm, para evitar que o membro acometido fique mais curto que o contralateral. Nas síndromes vasculares, a indicação para 2 a 5 cm parece alcançar melhores resultados, mas em séries pequenas.

O encurtamento do membro acometido ou o alongamento do membro contralateral é realizado após o término do desenvolvimento, sendo necessário mesmo em pacientes previamente submetidos à epifisiodese. Ambos têm vantagens e desvantagens, e podem também ser realizados no mesmo paciente, no intuito de alcançar resultados mais simétricos.

O encurtamento é o tratamento preferido pela maioria dos autores, pois exige menos dos pacientes e familiares. Além disso, o resultado é mais rápido, apresenta menos rigidez articular e o membro operado é o membro doente. Porém, nos pacientes com síndromes vasculares, há um risco maior de sangramento volumoso, devido às más-formações vasculares. O encurtamento pode ser realizado no fêmur ou na tíbia. O máximo que pode ser removido são 5 a 6 cm no fêmur e 2 a 3 cm na tíbia. A fíbula só é abordada se houver deformidade ou para alcançar redução maior que 6 cm.

O alongamento do membro contralateral raramente é realizado isoladamente em síndromes vasculares. As principais vantagens são uma estatura final maior e uma abordagem em um membro normal, sem risco aumentado de sangramento, porém, exige muito do paciente e da família, levando alguns autores a propor que a cirurgia só deve ser feita após contato com outro paciente já em tratamento. O resultado depende de cuidados com o fixador externo e empenho na fisioterapia, vários procedimentos cirúrgicos e, devido ao tempo total de tratamento, 1 mm por dia, é mais sujeito a complicações.[5]

12.2 TRAUMA VASCULAR EM CRIANÇAS

O trauma pediátrico apresenta características em comum com o trauma em outras faixas etárias, porém, existem algumas peculiaridades que não podem ser negligenciadas. Talvez em nenhuma área a afirmação de que uma criança não é um adulto pequeno seja tão verdadeira quanto no trauma. Embora os princípios de atendimento ao trauma sejam os mesmos para crianças e adultos, as diferenças nos cuidados necessários para otimizar ferimentos nas crianças exigem conhecimentos especiais e atenção para a fisiologia e psicologia da criança ou adolescente. Ter isso em mente é importante para entender o trauma pediátrico como uma entidade semelhante, mas diferente do trauma adulto.[12]

O trauma é a principal causa de óbito na população pediátrica, diferentemente dos adultos. Nos EUA, as lesões decorrentes de traumas constituem a quarta causa de morte sobre todas as idades (representando 6% do total de óbitos) e a principal causa de morte entre crianças, adolescentes e adultos jovens. Somente em 2003, 164.002 residentes dos EUA morreram em consequência de um trauma, traduzindo uma taxa global de 55,9 mortes por 100 mil lesões na população. Em termos mais imediatos, mais de 400 pessoas morrem de acidentes nos Estados Unidos a cada dia e cerca de 50 dessas mortes são crianças e adolescentes. Quase oito em cada dez mortes de jovens entre 15 e 24 anos são relacionadas a traumas. Ou seja, mais vidas de pessoas com idade entre 1 e 34 anos são perdidas por uma lesão traumática do que todas as outras causas de óbito combinadas.[13,14,15]

A causa mais frequente de lesão traumática na infância são os acidentes automobilísticos, correspondendo a 46,5% das mortes entre 1 e 14 anos; os afogamentos, seguidos de perto pelas queimaduras, são a segunda causa de óbito.

Lesões secundárias a traumas fechados, relacionadas à aceleração, desaceleração ou uma combinação de ambos, ocorrem mais facilmente na infância. O corpo de uma criança é muito elástico, e a energia pode ser transferida, levando a ferimentos internos sem grandes sinais externos. Devido à maior proximidade de órgãos vitais, as crianças podem ter lesões múltiplas de uma única troca de energia, mais do que em pacientes mais velhos. O trauma penetrante é uma forma muito menos comum de lesões em crianças pequenas, sendo responsável por 1% a 10% das admissões em centros de trauma pediátrico.[16]

Por sua vez, o grande causador de lesões vasculares é o ferimento penetrante, que corresponde a cerca de 90% dessas lesões. Nas regiões Norte e Nordeste ainda predominam os ferimentos por arma branca, já no Sudeste e Sul, assim como nos centros urbanos de todo o mundo, predominam as lesões por arma de fogo. No caso da população pediátrica, os ferimentos não intencionais são mais frequentes que os intencionais, por isso, as lesões acidentais por vidro e faca são as mais comuns dentre as penetrantes. Os ferimentos contusos, responsáveis por 10% das lesões vasculares, ocorrem geralmente nos locais de íntimo contato com estruturas ósseas. Dentre as causas dessas lesões, em primeiro lugar aparecem os acidentes automobilísticos, seguido de quedas e esmagamentos.[12,17]

Não importa o tipo de lesão, o profissional de saúde que avaliar a criança traumatizada deve ter em mente essas diferenças significativas.

Um fato importante consiste em 50% das mortes por traumas ocorrem dentro de minutos após a lesão, seja no local ou a caminho do hospital. Essas mortes imediatas são decorrentes de hemorragia maciça ou lesão neurológica grave. Um adicional de 20% a 30% morrem principalmente de disfunção neurológica dentro de algumas horas. Os 10% a 20% restantes morrem de infecção ou falência de múltiplos órgãos dias ou semanas após o trauma. Mesmo nas cidades com rápido atendimento pré-hospitalar e nos centros especializados no atendimento ao paciente traumatizado, cerca de metade de todos esses pacientes vão a óbito. Por isso, apenas esforços para impedir a ocorrência do evento prejudicial ou reduzir a gravidade da lesão serão eficazes na redução do grande número de mortes relacionadas ao trauma.[18]

E as mortes são apenas a "ponta do *iceberg*". Muitos dos ferimentos não fatais têm consequências de longo alcance, em termos de redução da qualidade de vida, além dos elevados custos acrescidos para o sistema de saúde, os empregadores e a sociedade em geral. Os custos para os ferimentos não fatais incluem gastos diretos de cuidados de saúde, benefícios adquiridos e o valor da perda de produtividade, devido a deficiências temporárias e permanentes.[19,20]

O atendimento inicial ao paciente pediátrico traumatizado deve seguir as recomendações do Colégio Americano de Cirurgiões, difundidas por meio do curso *Advanced Trauma Life Support* (ATLS), e deve ser realizado, de preferência, por um cirurgião pediátrico.[21,22]

Na intersecção entre a ortopedia e a cirurgia vascular encontram-se os traumas nos membros e os pélvicos. O exame físico deve enfocar não somente as lesões ósseas e os ligamentos que podem ser avaliados por meio da inspeção, palpação e amplitude de movimento passivo, mas também sobre os principais componentes dos tecidos moles, os nervos e as artérias. A integridade vascular distal deve ser sempre uma das primeiras coisas estabelecidas.

A circulação pode inicialmente ser avaliada pela observação da cor da pele e do leito ungueal, pela temperatura da pele e o tempo de enchimento capilar, que deve ser de 1 segundo após a compressão da pele. É extremamente válida a comparação com um membro contralateral, principalmente se este está ileso.

A insuficiência arterial produz um membro pálido e frio, com tempo de enchimento capilar prolongado ou ausente e perda de turgor. Já a insuficiência venosa irá resultar em uma extremidade congesta, com coloração arroxeada e com tempo de enchimento capilar mais rápido que o normal.

Os sinais altamente sugestivos de lesão vascular são isquemia franca, ausência de pulsos periféricos, presença de sangramento ativo e hematoma em expansão ou pulsátil. Outros sinais sugestivos são hematoma volumoso e bem localizado, pulso periférico diminuído e presença de frêmito e sopro. Porém, os sinais podem ser muito pouco evidentes ou até ausentes, por isso, as vítimas de trauma sem sinais sugestivos de trauma, mas com lesões em trajeto vascular, lesão de nervo adjacente ao feixe vascular ou fraturas e luxações de risco devem ser investigadas com exames complementares.

Felizmente, as lesões vasculares em crianças são incomuns, e as crianças podem tolerar uma oclusão vascular completa para as extremidades, em maior medida que os adultos. É importante resaltar que, devido à maleabilidade óssea e à frouxidão ligamentar aumentadas em crianças, a probabilidade de lesão vascular na ausência de fraturas é maior que nos adultos. Por esse motivo, lesões de grandes vasos são infrequentes. Quando é realizada uma abordagem de equipe com ortopedistas e cirurgiões vasculares, a taxa de salvamento de membros é superior a 95%, mesmo em traumas graves.[17]

Lesões vasculares periféricas em crianças que necessitem de enxerto são, sempre que possível, reparadas com tecido autólogo, mas em crianças pequenas pode-se utilizar a veia safena magna de um dos pais.

Uma lesão isolada na aorta abdominal pode ser causada por cinto de segurança e acidente de bicicleta. Este tipo de ferimento deve ser reparado imediatamente e, se não diagnosticado, pode resultar em óbito tardio. Lesões da aorta torácica em crianças são raras e têm sido tratadas como nos adultos com bons resultados. O uso de endopróteses em crianças apresentam resultados muito bons em curto prazo, mas não há dados referentes a estas no longo prazo, portanto, desconhecemos o comportamento desses enxertos, especialmente na criança em crescimento.[23,24,25]

Lesões ortopédicas são a maior causa de intervenção cirúrgica na criança vítima de trauma. Essas fraturas são extremamente dolorosas, o que frequentemente evita que a criança se queixe de outros sintomas, fato que, associado à maior resistência à isquemia desses pacientes, pode levar ao não diagnóstico de lesões vasculares. Por isso, é muito importante um exame terciário minucioso para todas as crianças admitidas na sala de trauma.[26]

Perda de sangue associada com fraturas de ossos longos e pelve é proporcionalmente menor do que em adultos e, geralmente, não é suficiente para causar choque. Se existe instabilidade hemodinâmica com uma fratura isolada do fêmur ou da bacia, uma avaliação para outras fontes de perda de sangue deve ser realizada a partir do abdome.

Além disso, é importante obter um bom exame vascular em todos os pacientes com fratura de ossos longos. O restabelecimento do fluxo arterial exige um diagnóstico precoce, realinhamento da fratura e, muitas vezes, um procedimento de revascularização imediato para prevenir a disfunção permanente ou perda excessiva de tecido.

Além de identificar as lesões vasculares, é essencial o reconhecimento de uma possível síndrome compartimental, pois esta deve ser tratada dentro de 6 horas a fim de evitar lesões neurológicas permanentes.[27]

O sintoma mais precoce é a parestesia. Na vítima consciente e cooperativa, a ausência desse sintoma é quase excludente de síndrome compartimental. Outros sinais sugestivos são dor muscular acentuada pela movimentação passiva e pela palpação, ou, ainda, dor contínua e desproporcional à lesão aparente. A diminuição de pulso na síndrome compartimental é um sinal tardio e indica gravidade, assim como o deficit motor sugere lesão neurológia e muscular irreversível.

CAPÍTULO 12

Em pacientes inconscientes ou sedados, o que é comum no paciente pediátrico devido à agitação com que chegam ao serviço de emergência, pode ser necessária a monitorização da pressão no interior do compartimento. A pressão normal é de 9 ± 4 mmHg em repouso e a pressão superior a 30 mmHg é indicativo de fasciotomia imediata.

As alterações metabólicas que acompanham a síndrome compartimental devem ser diagnosticadas e tratadas precocemente. Estas incluem mioglobulinemia, que leva à insuficiência renal, acidose metabólica e hiperpotassemia, que, por sua vez, causam depressão do miocárdio e favorecem o surgimento de arritmias e a liberação dos radicais peróxidos e das proteínas inflamatórias. Por isso, o tratamento da síndrome compartimental consiste na fasciotomia imediata, seguida de hidratação vigorosa, controle do pH sanguíneo, da hiperpotassemia e da alcalinização da urina com infusão de bicarbonato de sódio e manitol, para manter a diurese.

REFERÊNCIAS BIBLIOGRÁFICAS

1. Campos HGA, Curado JH. Angiodisplasias. In: Maffei FHA, Lastória S, Yoshida WB, et al. Doenças vasculares periféricas. 4.ed. Rio de Janeiro: Guanabara Koogan, 2008.
2. Enjolras O, Mulliken JB. Vascular tumors and vascular malformations (new issues). Adv Dermatol. 1997;13:375-423.
3. Lobo-Mueller E, Amaral JG, Babyn PS, et al. Complex combined vascular malformations and vascular malformation syndromes affecting the extremities in children. Semin Musculoskelet Rodiol. 2009;13(3):255-76.
4. Utumi ER, Dib LL, Chojniak R, et al. Tomografia computadorizada na avaliação de hemangiomas intra-ósseos. Rev Pos Grad. 2003;10(1):37-46.
5. Villela ALC, Guedes LGS, Paschoa VVA, et al. Perfil epidemiológico de 58 portadores da síndrome de Klippel-Trenaunay-Weber acompanhados no ambulatório da Santa Casa de São Paulo. J Vasc Bras. 2009;8(3):219-24.
6. Adam A, Betancourt S, Morales N. Hemangioma óseo costal: presentación de dos casos. Rev Colomb Radiol. 1999;10(1):503-6.
7. Gómez VMV, Mc Glone EAC. Tumores óseos. Estadística en relación a sexo, edad y sitio. Informe de 1351 casos/ Bone tumors. Statistic in relationship to sex, age and location. Report of 1351 cases. Rev Mex Ortop Traumatol. 1990;4(3):68-72.
8. Benavides AM, Toro VO. Tumores vasculares e inmunohistoquímica/ Immunohistochemistry and vascular tumor. Rev Chil Dermatol. 2009;25(2):167-70.
9. Oliveira CRGCM, Camargo OP, Barros Filho TEP, et al. Angiossarcoma epitelióide ósseo: relato de um caso, com estudo imuno-histoquímico/ Epithelioid angiosarcoma of bone: report of a case with immunohistochemical study. Acta Ortop Bras. 2001;9(1):29-35.
10. Mendonça IRSM, Bergel A, Gasparini ABS, et al. Síndrome de Maffucci: apresentação de um caso. An Acad Nac Med. 1993;153(2):100-6.
11. Cruz R, Nunes ALS, Fortuna CMM, et al. Síndrome de Proteus: relato de dois casos e revisão de literatura. Rev Bras Ortop. 1999;34(4):299-303.
12. Kissoon N, Dreyer J, Walia M. Pediatric trauma. Differences in pathophysiology, injury patterns and treatment compared with adult trauma. Can Med Assoc J. 1990;142:27.
13. Fingerhut LA, Warner M. Injury chartbook. Health, United States, 1996-97. Hyattsville: National Center for Health Statistics, 1997.
14. WISQARS fatal injuries: mortality reports. [Internet] [Acesso em 14 mar 2017]. Disponível em: http://webappa.cdc.gov/sasweb/ncipc/mortrate.html
15. Sauaia A, Moore FA, Moore EE, et al. Epidemiology of trauma deaths: A reassessment. J Trauma. 1995;38:185.
16. Killingsworth JB, Tilford JM, Parker JG, et al. National hospitalization impact of pediatric all-terrain vehicle injuries. Pediatrics. 2005;115:e316.
17. Milas ZL, Dodson TF, Ricketts RR. Pediatric blunt trauma resulting in major arterial injuries. Am Surg. 2004;70:443.
18. Demetriades D, Kimbrell B, Salim A, et al. Trauma deaths in the mature urban trauma system: is "trimodal" distribution a valid concept? J Am Coll Surg. 2005;201:343.
19. Finkelstein EA, Corso PS, Miller TR. The incidence and economic burden of injuries in the Untied States. New York: Oxford University Press, 2006.
20. Miller TR, Pindus NM, Douglass JB, et al. Databook on nonfatal injury: incidence, costs and consequences. Washington: The Urban Institute Press, 1995.
21. Haller A. Toward a comprehensive emergency medical system for children. Pediatrics. 2002;86:120.
22. Resources for optimal care of the injured patient 2006. American College of Surgeons Committee on Trauma, 2006. Chapter 10. p.59.
23. Lin PH, Barr V, Bush RL, et al. Isolated abdominal aortic rupture in a child due to all-terrain vehicle accident-a case report. Vasc Endovascular Surg. 2003;37:289.
24. Tracy TF Jr, Silen ML, Graham MA. Delayed rupture of the abdominal aorta in a child after a suspected handlebar injury. J Trauma. 1996;40:119.
25. Karmy-Jones R, Hoffer E, Meissner M, et al. Management of traumatic rupture of the thoracic aorta in pediatric patients. Ann Thorac Surg. 2003;75:1513.
26. Soundappan SV, Holland AJ, Cass DT. Role of an extended tertiary survey in detecting missed injuries in children. J Trauma. 2004;57:114.
27. Avellino AM, Mann FA, Grady MS, et al. The misdiagnosis of acute cervical spine injuries and fractures in infants and children: the 12-year experience of a level I pediatric and adult trauma center. Childs Nerv Syst. 2005;21:122.

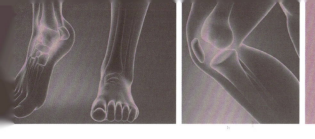

Infecções Osteoarticulares

Luiz Antonio Munhoz da Cunha
Ana Laura Loyola Munhoz da Cunha

CONCEITO

As infecções bacterianas do tecido ósseo (osteomielites) apresentam-se de diferentes formas, entre elas estão a osteomielite aguda hematogênica; a osteomielite subaguda; a osteomielite crônica e a osteomielite crônica multifocal recorrente. Cada uma deve ser considerada de acordo com aspectos individuais como tempo de evolução, apresentação clínica e resposta ao tratamento.

As infecções bacterianas da articulação são conhecidas como artrite séptica. Características anatômicas e teciduais da articulação sinovial afetam diretamente a fisiopatologia da infecção articular. A articulação sinovial é um tecido único sem membrana basal e que secreta um líquido, um transudato do sangue. O interior articular é coberto por uma cartilagem avascular (cartilagem hialina) e torna o ambiente articular único para a proliferação de bactérias.

Tanto na osteomielite como na artrite séptica, por vezes, não é possível a identificação do agente etiológico. Segundo Morrey e Peterson (1975),[1] a identificação do agente causal não é essencial para o diagnóstico. As infecções ósseas podem ser classificadas em definidas, presumidas e prováveis. Definidas são aquelas em que o agente etiológico é identificado no tecido adjacente (osso), inclusive no exame anatomopatológico; presumidas, quando há uma hemocultura positiva, mas o agente não é identificado no local da infecção; e prováveis, quando existem sintomas compatíveis, mas sem positividade na pesquisa do agente etiológico. Vários autores usam classificação semelhante para a artrite séptica.[2]

ETIOLOGIA/EPIDEMIOLOGIA

Entre as infecções osteoarticulares, as formas mais comuns são a Osteomielite Hematogênica Aguda (OHA) e a Artrite Séptica (AS), infecções bacterianas que ocorrem após a disseminação hematogênica de bactérias.

A bacteremia é um evento comum na infância. Segundo Everett e Hirschmann (1977), 25% das crianças que escovam os dentes fazem bacteremia transitória.

Nos Estados Unidos, ocorrem aproximadamente 200.000 casos de sepse por ano. Nesses casos, a artrite séptica incide em duas a cada 5.000 crianças, e a infecção óssea ou osteomielite hematogênica aguda em 1 a cada 5.000 crianças.[4] A faixa etária mais acometida é a de crianças abaixo dos 13 anos de idade, porém, mais da metade dos casos ocorre em crianças menores de 5 anos, segundo Karwowska e colaboradores (1998).[5] O desenvolvimento tecnológico foi responsável por mudanças dramáticas no perfil epidemiológico das infecções osteoarticulares.

O acesso a imunizações, como as vacinas conjugadas para *Haemophilus influenzae* tipo b (Hib) em 1987 e, posteriormente, em 1990, a consequente aprovação para uso em crianças de 2 meses de idade nos Estados Unidos, diminuíram de uma forma dramática a incidência de infecções por este tipo de microrganismo.[6] Essas decisões foram posteriormente estendidas para outras partes do mundo. Antes de 1985, aproximadamente 1 criança a cada 200 desenvolvia infecções importantes por Hib como meningite e epiglotite, pneumonia; além disso, aproximadamente 34% das artrites sépticas e 13% das osteomielites estavam ligadas a infecções por esse microrganismo.[7] Ademais, outras imunizações, como a vacina heptavalente conjugada para pneumococo, chegaram a reduzir a média de infecções invasivas em crianças de 50 a 100 por 100.000 para 9 por 100.000 crianças menores que 2 anos.[8]

As infecções osteoarticulares fulminantes têm sido cada vez menos frequentes, e outras formas de osteomielite, como a osteomielite subaguda, estão cada vez mais incidentes.[9]

Apesar disso, o *Staphylococcus aureus* permanece como o agente etiológico mais frequente, ocorrendo em 40% a 90% das infecções osteoarticulares. Outros germes comuns na OHA e AS são: *Staphylococcus* coagulase negativa, *Streptococcus* beta-hemolítico do grupo A, *Streptococcus* do grupo B e *Salmonella*. Wang e colaboradores (2003) observam que 90% das AS ocorrem nos membros inferiores e que o comprometimento do quadril acontece em 54% dos casos.[10] Atualmente, a *Kingella kingae*, bacilo gramnegativo, tem se mostrado responsável por muitos casos de infecção osteoarticular. É um germe oportunista que habita a

Série Ortopedia e Traumatologia – Fundamentos e Prática

orofaringe e atinge a corrente sanguínea no curso de infecções do trato respiratório.[11]

Não se pode esquecer que a melhor evolução dos casos estabelecidos de infecção osteoarticular está ligada à melhoria dos sistemas de saúde, dos meios diagnósticos e do desenvolvimento de antimicrobianos potentes.

Como já referido anteriormente, as infecções osteoarticulares de origem hematogênica incidem preferencialmente na primeira década de vida e afetam de maneira mais frequente os membros inferiores. A osteomielite e a artrite séptica podem ocorrer simultaneamente, especialmente em crianças abaixo dos 18 meses, em que a vascularização condroepifisária predispõe à disseminação metáfiso-epifisária da infecção. A coexistência da infecção óssea e articular na articulação do quadril pode também ocorrer em crianças mais velhas, já que a metáfise proximal do fêmur é intra-articular. Também são intra-articulares as metáfises do úmero proximal, do rádio proximal e da tíbia distal.[12]

Frequentemente, há fatores predisponentes que levam a bactéria que se encontra circulando na corrente sanguínea a se localizar no tecido ósseo ou articular. São considerados fatores predisponentes o traumatismo local, a diminuição da resistência do hospedeiro e também as infecções por cepas bacterianas mais virulentas.

A história de trauma ocorre em 30% a 50% dos casos de osteomielite aguda. Morrissy e Haynes, em um estudo experimental em coelhos, comprovam a importância do traumatismo local na gênese da OHA que, mesmo tendo sido demonstrado em modelos animais, não teve esclarecida a forma (mecanismo) pela qual o trauma local reduz as defesas do hospedeiro, favorecendo a infecção local.[13]

PATOGENIA/PATOFISIOLOGIA

Este tópico será individualizado de acordo com o tipo de infecção, caso ela ocorra no osso ou na articulação.

OSTEOMIELITE HEMATOGÊNICA AGUDA (OHA)

O conhecimento da fisiologia do osso pediátrico facilita o entendimento do acometimento ósseo pelas infecções bacterianas.

Os ossos longos possuem cortical espessa, pouco celular e um conteúdo medular rico em tecido do sistema reticuloendotelial. Já a metáfise desses ossos apresenta uma cortical extremamente fina, e na medular desta região a presença de células do sistema reticuloendotelial é escassa. O osso longo é revestido por um periósteo espesso que recebe circulação externa. Mesmo quando elevado e descolado do osso, como ocorre após a infecção, ele pode manter a capacidade de produzir matriz osteoide e osso. Estudos experimentais demonstram que, após a bacteremia, a presença de bactérias é maior na região diafisária, porém, nesta região, elas são fagocitadas pela presença maciça de células de defesa no local. Por outro lado, a presença de poucas células

de defesa permite o desenvolvimento da infecção na região metafisária, a despeito da menor quantidade de bactérias presentes.

Segundo Hobo,[14] a metáfise é o segmento mais acometido devido à anatomia vascular local, em que se observa a presença de um padrão arqueado da circulação, o qual cria áreas de turbulência, e a baixa tensão de oxigênio e a inibição da fagocitose favorecem o crescimento bacteriano. A OHA ocorre principalmente nas metáfises com maior potencial de crescimento, e esta predileção pode ser explicada pela maior distância entre a diáfise (rica em células do sistema reticuloendotelial) e a metáfise (pouco celular). Nestes casos, a resposta inflamatória levaria mais tempo para chegar ao foco infeccioso, devido à distância maior entre as duas áreas anatômicas dos ossos com maior potencial de crescimento.

A reprodução de bactérias na região metafisária determina um processo de reabsorção óssea e a ação ordenada de osteoblastos (morrem) e osteoclastos (absorvem). Os macrófagos e leucócitos polimorfonucleares produzem interleucina-1 em resposta às toxinas e aos antígenos bacterianos. Também é produzida prostaglandina E2, que estimula a absorção óssea.[15]

O acúmulo de bactérias e células inflamatórias produz um exsudato que vaza pelos poros da cortical óssea e vai para o espaço subperiosteal, onde forma um abscesso. Como o osso cortical é nutrido pelo periósteo, o seu descolamento, nas formas negligenciadas de infecção óssea, pode provocar a formação de pedaços de osso sem circulação, que são chamados de "sequestros". Na maior parte dos casos, o periósteo mantém a capacidade de formação óssea e a distribuição deste osso novo sobre o sequestro, chamado de invólucro. O tratamento adequado modifica a história natural de absorção e a destruição óssea, evitando que a infecção determine todas as fases referidas anteriormente. Os ossos longos mais frequentemente atingidos pela OHA são fêmur e tíbia, nos membros inferiores, e úmero e rádio, nos membros superiores.

ARTRITE SÉPTICA

A articulação sinovial apresenta características específicas. O tecido sinovial não tem membrana basal e secreta um líquido que é essencialmente um filtrado do sangue e, por esta e outras características, se constitui em um ambiente único para o desenvolvimento de bactérias. Mesmo que a articulação sinovial tenha um mecanismo de defesa eficiente e elimine quantidades razoáveis de bactéria que possam advir com o sangue, algumas vezes esses mecanismos são menos eficazes em caso específico de cepas virulentas de *Staphylococcus aureus* e bacteremias maciças. Os fatores predisponentes são menos claros que na OHA e o trauma, mesmo sendo considerado, às vezes, um fator predisponente, não se sabe bem ao certo seu possível mecanismo.

Uma vez na articulação, as bactérias começam irritando o tecido sinovial e formam um exsudato fibrinoso e uma ne-

Infecções Osteoarticulares

crose sinovial. Em algumas horas, o processo inflamatório produzido pela infecção, representado pelas enzimas produzidas por leucócitos, células sinoviais e cartilagem articular, determina uma lesão articular. A perda de glicosaminoglicanos é a primeira alteração mensurável da lesão articular produzida pela infecção, observada em aproximadamente 8 horas após a introdução da bactéria na articulação.[16]

PROPEDÊUTICA /QUADRO CLÍNICO

ANAMNESE

A anamnese é essencial para o diagnóstico das infecções osteoarticulares. Nela se pode determinar parâmetros importantes como antecedentes de trauma local e o tempo de duração dos sintomas. Entretanto, a presença de dor local é o sintoma mais relevante na infecção osteoarticular.[17] Na maioria das vezes, o paciente apresenta-se referindo dor no local acometido, iniciada há aproximadamente 12 horas. Não raramente, relatam antecedente de trauma local principalmente quando se está à frente de um caso de osteomielite. Crianças menores, muitas vezes, não conseguem verbalizar o quadro doloroso local e apenas não apoiam o membro, claudicam ou impedem o movimento do segmento afetado.

A obtenção da história clínica, mesmo indiretamente, com os pais ou cuidadores, pode ajudar na investigação do local comprometido. Lembrar sempre que, em recém-nascidos, as infecções causadas por *Streptococcus* do grupo B são frequentes e, em pacientes com anemia falciforme, existe a predisposição de infecção por *Salmonella*. Infecções recentes de outros órgãos ou sistemas e/ou uso prévio de antibióticos são fatores que tanto podem colaborar como dificultar o diagnóstico final de infecção osteoarticular. Em toda infecção existe uma variabilidade muito grande com relação à intensidade e repercussão dos sintomas, tanto do ponto de vista geral como local. Infecções virais como a varicela, além de diminuírem a resistência do hospedeiro, podem, pela lesão cutânea, criar uma porta de entrada para desenvolvimento de infecções osteoarticulares, em particular pelo *Streptococcus* do grupo A.

Pode-se dividir os sintomas das infecções osteoarticulares em dois grupos: a) sintomas gerais e b) sintomas locais. As infecções osteoarticulares em crianças, em sua maioria, são secundárias à circulação de bactérias na corrente sanguínea e, desta forma, estão relacionadas a sintomas gerais como letargia, anorexia, febre e irritabilidade. Eles ocorrem em graus variados de intensidade, como já comentado anteriormente. A febre (temperatura acima dos 38 graus que é sempre esperada em infecções graves), nas infecções osteoarticulares, ocorrem em 36% a 74% dos pacientes. Com relação às alterações locais, como referido anteriormente, pode-se dizer que a dor local é o sintoma mais comum, tanto na OHA quanto na AS. Nas infecções musculoesqueléticas, a anamnese e o exame físico devem ser detalhados, principalmente para descartar possíveis diagnósticos diferenciais. Infecções do sistema musculoesquelético podem simular doenças de diferentes gravidades, desde uma simples contusão local até doenças mais graves, como as neoplasias. Sinais como mal-estar, anorexia, presença de *rush* cutâneo e/ou linfonodomegalia podem estar presentes tanto na infecção osteoarticular como em doenças como leucemia e artrite reumatoide. Além disso, existem também doenças infecciosas não tão comuns em nosso meio, como a doença de Lyme, que devem ser lembradas na presença de quadro infeccioso atípico.

EXAME FÍSICO

Como comentado anteriormente, a análise cuidadosa da marcha faz parte do exame físico e deve ser iniciada com a observação do caminhar do paciente ao entrar no consultório. Obviamente, esta análise fica prejudicada se a marcha não é possível por qualquer motivo. Porém, se ela é possível e o médico assistente fizer uma observação cuidadosa, este método semiológico pode determinar, muitas vezes, o sítio doloroso e, a partir disso, orientar as outras fases do exame clínico. Nem sempre isto é uma tarefa fácil, e mesmo observadores experientes ficam em dúvida quanto ao local comprometido.

Na OHA, o principal sinal clínico é a dor na região metafisária do osso longo acometido, devendo o médico assistente examinar estes locais com muita atenção. Outros sinais inflamatórios, como calor local, edema (Figura 13.1) e rubor, devem ser valorizados quando presentes. Infecções de ossos do esqueleto axial apresentam sinais menos específicos e características de inflamação local menos frequentes e definidas do que a osteomielite dos ossos longos.

Na articulação séptica, o principal comprometimento local é a presença do derrame articular. O aumento da quantidade de fluido intra-articular leva ao aumento da pressão hidrostática intra-articular e, muitas vezes, determina atitudes viciosas da articulação comprometida. A avaliação cuidadosa das atitudes que o membro adota, como a presença de líquido intracapsular e a limitação do arco de movimento, é importante para o diagnóstico do comprometimento articular. Outros sinais inflamatórios típicos como edema local, rubor e calor também podem estar presentes no local (Figura 13.2).

Os neonatos manipulados em unidades de terapia intensiva são um grupo muito vulnerável às infecções osteoarticulares. Neles o diagnóstico geralmente é mais difícil, devido à forma insidiosa da apresentação e a concomitância com outras infecções. Em unidades de terapia intensiva, as infecções se sobrepõem e aquelas mais comuns e, algumas vezes, mais dramáticas monopolizam a atenção do intensivista. Geralmente estão presentes, nesta faixa etária, sinais e sintomas muito peculiares como dificuldade de ganhar peso, irritabilidade durante a troca de fraldas e pseudoparalisia. Os pediatras e intensivistas devem ser sempre orientados a ter um índice de suspeição elevado para infecções do sistema osteoarticular, uma vez que o diagnóstico tardio pode ocasionar sequelas catastróficas.

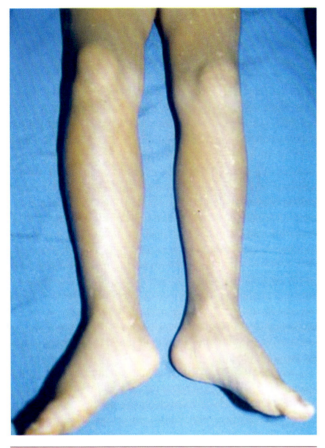

FIGURA 13.1 Paciente com osteomielite de tíbia proximal direita com edema local.

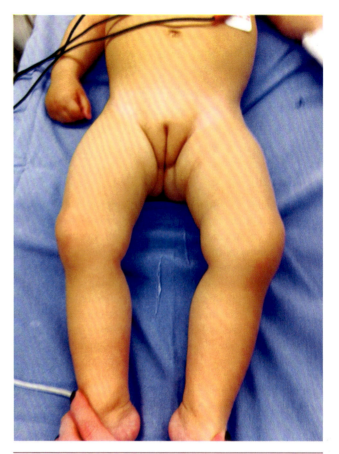

FIGURA 13.2 Atitude em flexão e sinais de flogose em joelho esquerdo.

EXAMES COMPLEMENTARES

Pacientes com história e quadro clínico compatíveis com infecção osteoarticular devem ser investigados com o intuito de se determinar principalmente o agente etiológico da infecção. Na avaliação desses pacientes, são necessárias condutas com exames laboratoriais que orientem o médico assistente com relação à atividade inflamatória e ao agente etiológico, e também exames de imagem, que darão informações sobre o comprometimento ósseo e articular.

EXAMES LABORATORIAIS

Na vigência de infecção osteoarticular, é muito importante a avaliação laboratorial com a contagem do número de leucócitos, a contagem diferencial dos leucócitos e também a solicitação dos testes que avaliem a fase aguda. Estes exames não são específicos, mas auxiliam na determinação da intensidade e da qualidade do processo inflamatório.

A contagem do número de leucócitos é um exame inespecífico, pois geralmente eles se elevam em diferentes infecções; já na infecção hematogênica do osso, a leucocitose ocorre em 25% a 73% dos casos. Existem resultados semelhantes nas artrites sépticas e em infecções de outros órgãos e sistemas. Deve-se lembrar que, em recém-nascidos, a contagem do número de leucócitos não é um exame auxiliar importante. Além disso, a espera por alterações significativas do número de leucócitos pode confundir o examinador e atrasar o diagnóstico.

A contagem diferencial dos leucócitos ajuda a avaliar infecções osteoarticulares em 40% a 65% dos casos em que o aumento do número de neutrófilos jovens é observado, o que orienta o médico assistente para o diagnóstico. Estes achados também são inespecíficos e se encontram elevados com valores semelhantes a outras doenças infecciosas.

Os testes que avaliam a fase aguda, como a velocidade de hemossedimentação (VHS) e a avaliação da proteína C reativa, ajudam na determinação da intensidade do processo inflamatório. O VHS e o PCR são indicadores que medem a resposta inflamatória da fase aguda.

O VHS mede a velocidade e a taxa em que os eritrócitos caem no plasma, sendo dependente da concentração de fibrinogênio. O resultado do VHS pode ser influenciado pelo tamanho, pela forma e pelo número das hemácias, assim como outras proteínas presentes no plasma. Este não é um teste confiável quando realizado em neonatos, em pacientes com diferentes formas de anemia e/ou mesmo em pacientes que fazem uso de esteroides. O resultado eleva-se nas primeiras 48 a 72 horas da infecção e normaliza no período de 2 a 4 semanas. O VHS está elevado em 85% a 95% dos casos de artrite séptica e em 90% a 95% dos pacientes com osteomielite. Este indicador apresenta valores discretamente mais elevados na artrite séptica em comparação à osteomielite. Porém, o VHS não é um bom indicador para avaliar a resposta ao tratamento, pois este continua a elevar-se durante os primeiros 3 a 5 dias após a instituição de terapia adequada. A produção de citosinas, devido à inflamação aguda/crônica, promove a elevação e/ou diminuição de proteínas no plasma e são também responsáveis pelo aparecimento de sintomas sistêmicos.[18]

A PCR está presente no sangue após trauma e em resposta a quadro inflamatório. Ela é bastante adequada para avaliar a fase inflamatória, pois começa a se elevar dentro das primeiras 6 horas, atingindo seu pico entre 36 e 56 horas após o início do quadro. Com a instituição do tratamento adequado, seus valores caem rapidamente, ao contrário do que acontece com o VHS. A PCR é o teste laboratorial mais útil na vigência de infecção musculoesquelética, e seu valor está elevado em 98% dos pacientes com osteomielite.[19] Seus valores normalizam geralmente após 1 semana de tratamento. Segundo Khachatourians e colaboradores, a VHS tem um pico ao redor do 5º dia e, após a instituição de um tratamento adequado, normaliza ao redor do 24º dia. Eles também referem que a PCR tem um pico ao redor do primeiro dia e a normalização acontece após a instituição de um tratamento adequado ao redor do 11º dia.[20] Observam também que os valores se mantêm elevados, por mais tempo, na vigência de infecção concomitante (OHA e AS) e nos casos de pacientes submetidos a tratamento cirúrgico.

Entretanto, o diagnóstico definitivo das infecções só se faz por meio do isolamento do agente etiológico. A procura pela bactéria agressora nas infecções osteoarticulares deve ser realizada pela hemocultura, pelo aspirado ósseo no caso da osteomielite hematogênica e pela punção articular no caso das artrites.

A hemocultura é indispensável e frequentemente determina o agente etiológico em 30% a 50%. A cultura do sangue deve sempre ser solicitada antes do início do tratamento com antibióticos.

O aspirado ósseo metafisário na OHA identifica a bactéria em cerca de 58% a 70% dos casos s e não altera exames como a cintilografia.[21]

Nos casos de artrite séptica, a punção articular é um exame útil e mais acessível que a punção óssea, que encontra mais resistência por parte dos médicos em executar este tipo de procedimento na sala de emergência. A punção articular (Figura 13.3) permite a semiologia do líquido pela observação do seu aspecto, em que é possível avaliar a cor, a transparência, a presença de grumos e outras características físicas do conteúdo sinovial. Permite a análise bioquímica, celularidade, proteína e glicose, além da procura direta pela bactéria por meio da cultura e da bacterioscopia. Na análise do líquido sinovial, o aspecto purulento é um indicativo forte de infecção bacteriana e uma indicação para o tratamento cirúrgico. São também fortes indicativos de infecção a contagem de células acima de 50.000/mm³. Já a bacterioscopia permite indicativos de bactérias em 30% a 50% e a cultura do aspirado é positiva em 50% a 80% dos casos.

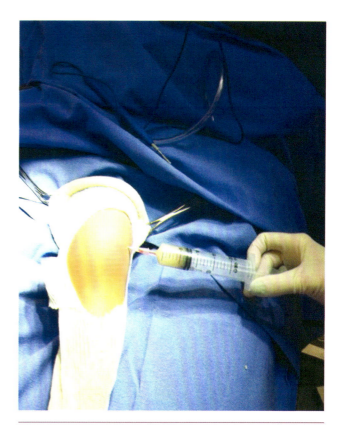

FIGURA 13.3. Punção articular de joelho esquerdo demonstrando saída de líquido articular de aspecto purulento.

Outras possibilidades de se identificar a bactéria são: detectar o antígeno por meio de imunoeletroforese e de testes de aglutinação e também o diagnóstico molecular avaliando o DNA e o RNA pela PCR (*polymerase chain reaction*) em tempo real, o que pode dar o resultado em horas.

EXAMES DE IMAGEM

Na infecção osteoarticular, o diagnóstico por imagem pode ser realizado de diversas formas. Porém, sempre deve ser lembrado que, quando o médico assistente retardar as ações terapêuticas, principalmente na vigência de infecção articular, para ter acesso a exames mais sofisticados, seguramente isto pode levar a riscos, e eles não devem ser considerados. Os métodos de imagem mais indicados para o diagnóstico das infecções osteoarticulares são: radiografias convencionais, cintilografia, ultrassonografia e exames de imagem multiplanar, como a tomografia computadorizada e a ressonância magnética.

Radiografia

A investigação sempre deve iniciar com radiografias convencionais. O sinal mais precoce na OHA é o edema de partes moles. A lesão óssea na OHA é tardia e ocorre aproximadamente após 5 a 7 dias do início dos sintomas.

Nos primeiros 3 dias do quadro infeccioso, a radiografia poderá se apresentar apenas com edema de partes moles, já que as alterações ósseas serão visíveis mais tardiamente.

A radiografia inicial de um quadro de infecção articular pode demonstrar aumento de partes moles, edema capsular e algumas vezes subluxação pela quantidade de líquido intra-articular. Na artrite séptica negligenciada, pode-se observar, muitas vezes, destruição óssea e diminuição do espaço articular e alteração da superfície articular em ambos os ossos da articulação. Isto caracteriza uma grande possibilidade de desenvolver sequela. Na osteomielite, a lesão óssea, quando presente, caracteriza-se por ser lítica, excêntrica, metafisária, associada a elevação periosteal e nova formação óssea, muitas vezes parecendo agressiva, necessitando-se diferenciá-la da neoplasia.

Cintilografia

A cintilografia com Tecnécio 99 é um exame com uma sensibilidade expressiva na localização de infecções musculoesqueléticas. Ela tem três fases, e depende da vascularidade e da deposição de fosfato de cálcio. É um exame pouco específico, sendo positivo em qualquer situação em que ocorra aumento da vascularização e deposição de fosfato de cálcio. Exemplos disso são traumatismo, tumor e reabsorção óssea por desuso.

Os exames de imagem multiplanar como a tomografia computadorizada e a ressonância magnética não são rotineiros, mas, na vigência de casos atípicos, principalmente do esqueleto axial (coluna, cintura escapular e pelve), auxiliam de forma significativa na determinação da localização e da extensão da lesão, na maioria das vezes, como complemento da cintilografia.

Tomografia

Exame útil para verificar a extensão da destruição óssea e a detecção de presença de gás em partes moles. Pode ser utilizada na realização de biópsia por agulha, aspiração direta de osso ou partes moles e no posicionamento de drenos.

Ressonância magnética

Em alguns casos, a ressonância magnética pode ser solicitada para auxílio no diagnóstico, a fim de esclarecer o local acometido e para guiar o tratamento, em especial quando o local acometido for pelve, coluna ou pé.

Ultrassonografia

É um exame de baixo custo, não invasivo, não utiliza radiação e não necessita de sedação. É bastante utilizado em casos de artrite séptica, especialmente de quadril; porém, é um exame pouco específico e operador-dependente.

Punção articular e óssea

Deve ser realizada, sempre que possível, na suspeita de infecção osteoarticular, uma vez que tem dois propósitos: a aspiração que, quando positiva, pode confirmar o diagnóstico de pus intra-articular ou abscesso subperiosteal e o isolamento da bactéria responsável pela infecção. O material puncionado deve ser enviado para análises laboratoriais: cultura, gram, contagem de leucócitos e porcentagem de polimorfonucleares. A cultura consegue isolar o germe em 50% a 85% das osteomielites, e em cerca de 30% dos casos de artrite séptica.

DIAGNÓSTICO DIFERENCIAL

OSTEOMIELITE

Lesões traumáticas como contusões, entorses e "fraturas" são comuns e frequentemente confundidas com osteomielite. Sintomas como dor, edema e aumento de partes moles nos exames radiográficos, semelhantes a todas, muitas vezes, estão presentes. Porém, no caso de trauma leves, a melhora do quadro clínico ocorre rapidamente, ao contrário da infecção, em que existe uma progressão e piora dos sintomas quando o diagnóstico e tratamento não são instituídos rapidamente. Além disso, quando se leva em conta exames complementares como o VHS e a PCR, observa-se que nas lesões traumáticas pode haver aumento da PCR, e na infecção ostearticular ocorre geralmente o aumento tanto da PCR quanto do VHS.

Neoplasias devem ser diferenciadas de infecções, principalmente da osteomielite e da leucemia, sendo que esta última se apresenta em 30% dos casos com dor óssea. Os pacientes com leucemia também apresentam sintomas gerais semelhantes como letargia, febre, aumento dos leucócitos e do VHS. Porém, eles apresentam alterações específicas como anemia, plaquetopenia e leucopenia, que se associam em aproximadamente 35% dos casos. As radiografias em casos de leucemia mostram lesões líticas, escleróticas e reação periosteal.

Outras neoplasias, como neuroblastoma e granuloma eosinofílico, também podem mimetizar osteomielite. Eles ocorrem mais frequentemente em crianças mais novas, e o sarcoma de Ewing e o osteossarcoma incidem mais em crianças mais velhas. A doença de Gaucher e a anemia falciforme também devem ser lembradas no diagnóstico diferencial.

ARTRITE SÉPTICA

O tratamento da artrite séptica é uma urgência. Se não for tratada corretamente, pode progredir rapidamente para a destruição articular. O diagnóstico diferencial mais difícil e desafiador a ser feito, no atendimento inicial, é com relação à sinovite transitória do quadril (STQ). A STQ, diferentemente da AS, tem uma evolução transitória e benigna. A AS, como já foi exaustivamente comentado neste capítulo, por ser uma infecção com grande capacidade para destruir a cartilagem articular, deve ser diagnosticada e tratada em horas. Ambas se apresentam de forma semelhante na urgência – dor no quadril, limitação na mobilidade e claudicação e/ou impossibilidade de apoiar o membro inferior.

Kocher e colaboradores desenvolveram um algoritmo para auxiliar na diferenciação entre artrite séptica e sinovite transitória. Quatro variáveis foram identificadas e, quando analisadas conjuntamente, aumentam a acurácia do diagnóstico; são duas clínicas: 1) história de febre e 2) impossibilidade de apoiar o membro e duas laboratoriais: 3) VHS acima de 40 e 4) leucocitose acima de 12.000. A presença de apenas um dos parâmetros significa baixa probabilidade de infecção. A possibilidade aumenta quanto mais critérios se apresentam e, quando os quatro critérios estão presentes, segundo Kocher, a chance de infecção é maior que 90%. Artrite Reumatoide Juvenil, Febre Reumática, Púrpura de Henoch-Schönlein, doença de Kawasaki são outras formas de artrite que devem ser lembradas no diagnóstico diferencial.

TRATAMENTO

OSTEOMIELITE

A osteomielite hematogênica aguda pode ser tratada conservadoramente com antibioticoterapia ou com cirurgia, que é indicada quando já existe abscesso subperiosteal ou ósseo. Sempre que possível, o tratamento conservador deve ser instituído após a realização dos exames laboratoriais, procedimentos de coleta da hemocultura e punção óssea. Após a conclusão desses procedimentos iniciais, a antibioticoterapia empírica endovenosa deve ser iniciada. Ela deve estar baseada na epidemiologia da bactéria para a idade e, algumas vezes, levando-se em consideração as condições clínicas dos pacientes. O organismo causador mais comum é o *Staphylococcus aureus*. Em recém-nascidos, o *Streptococcus* do grupo B e as bactérias gram-negativas devem ser consideradas como possíveis agentes etiológicos.

Após algumas horas, naqueles casos em que a cultura estiver positiva, o antibiótico poderá ser trocado visando o agente isolado. O tempo e a via de administração no tratamento da osteomielite ainda é controverso. O tratamento com antibioticoterapia endovenosa por 6 semanas foi recomendado por algum tempo, porém, nas últimas duas décadas, o tratamento com antibióticos pela via oral se inicia assim que se obtém uma boa resposta clínica ao tratamento e pode prolongar-se por longos períodos. Uma adequada resposta clínica ao tratamento pode ser definida como a ausência de febre, associada à melhora dos sintomas clínicos.

Para a maior parte das crianças, os antibióticos mais apropriados para o início do tratamento são penicilina semissintética ou cefalosporinas de primeira geração, que são eficazes contra o *Staphylococcus aureus*. Se o paciente for alérgico a esses medicamentos, a clindamicina é uma ótima opção para o tratamento. Em caso de infecção em neonatos, devem ser utilizados aminoglicosídeos ou cefalosporina de terceira geração para cobrir gram-negativos. Obviamente, após o isolamento da bactéria causadora, o antibiótico sensível a ela é o que deve ser utilizado.

A indicação primária para o tratamento cirúrgico é a presença de abscesso, em que deve ser realizada a remoção de todo o material purulento e dos tecidos desvascularizados. Quando existe evidência de abscesso local, o antibiótico deve ser iniciado após a obtenção da secreção local para permitir uma maior chance de isolamento do agente causal. Outra indicação de tratamento cirúrgico é a falha na resposta ao tratamento com antibiótico endovenoso.

ARTRITE SÉPTICA

O tratamento empírico com antibiótico é similar ao utilizado para a osteomielite, porém deve ser iniciado somente após punção e/ou drenagem cirúrgica a fim de melhorar a possibilidade de se isolar a bactéria. O melhor tratamento para a articulação séptica é o cirúrgico, pois bloqueia a destruição articular, prevenindo assim o surgimento de uma lesão cartilaginosa permanente.

A drenagem cirúrgica é feita por artrotomia aberta, porém, atualmente, estudos comprovam a eficácia da drenagem artroscópica de algumas articulações. Como na osteomielite, o tratamento com antibioticoterapia endovenosa deve ser instituído. O conhecimento da epidemiologia das infecções osteoarticulares permite o emprego do antibiótico correto. Da mesma forma, a mudança de tratamento da antibioticoterapia de endovenosa para oral é desejável, mas o tempo para isso ainda é controverso.

COMPLICAÇÕES

Devido à proximidade da região metafisária com a fise, algumas vezes a osteomielite pode secundariamente ocasionar lesão fisária, que pode levar a distúrbio do crescimento e resultar em deformidades angulares, rotacionais e/ou dismetria de comprimento entre os membros. Em casos negligenciados, pode ocorrer grande destruição óssea e evoluir inclusive para fratura patológica (Figura 13.4).

As consequências da lesão articular causada pela infecção bacteriana da articulação são muito variadas. O comprometimento da articulação do quadril pode evoluir com sequelas em 40% dos casos. Desta forma, a artrite séptica de qualquer articulação, mesmo em proporções menores que a infecção do quadril, pode resultar em destruição articular permanente, levando a claudicação, contraturas articulares e crescimento anormal dos ossos. A necrose avascular ou óssea é uma complicação bastante conhecida da artrite séptica do quadril, geralmente resultando em colapso, fragmentação e alteração no crescimento da cabeça femoral. Em grande parte das vezes, o acetábulo também está comprometido, podendo ocorrer displasia, subluxação ou luxação do quadril afetado.

Complicações relacionadas ao uso do antibiótico e de cunho vascular, como trombose, também podem ocorrer.

CAPÍTULO 13

163

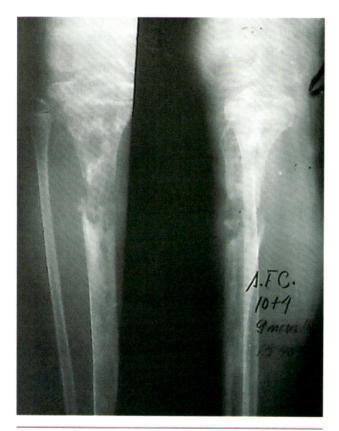

FIGURA 13.4 Osteomielite negligenciada de tíbia associada a quadro de fratura patológica.

CONDIÇÕES ESPECIAIS

OSTEOMIELITE SUBAGUDA

Descrita por Brodie em 1836, é uma entidade completamente diferente da OHA, geralmente tem diagnóstico tardio devido à falta de sinais e sintomas característicos. O quadro clínico é geralmente insidioso, com sintomas leves que duram geralmente duas ou mais semanas. Os exames laboratoriais estão normais ou discretamente alterados, e os exames de imagem sugerem neoplasia benigna ou maligna. A localização é variável; além da metáfise, a epífise e a diáfise são comumente acometidas. A capacidade de isolar o microrganismo responsável é menor que na OHA.

Com relação à fisiopatologia dessa doença, a maioria dos autores apoia a teoria de que a osteomielite subaguda é consequência de uma relação alterada entre o hospedeiro e o patógeno, em que há um patógeno de baixa virulência e um hospedeiro com maior resistência.

A classificação proposta por Gledhill e modificada por Roberts (Tabela 13.1) baseia-se na localização, na morfologia e na similaridade da lesão com diversas neoplasias.

Normalmente, são solicitados exames radiográficos associados a exames laboratoriais (hemograma, VHS, PCR), e muitas vezes são requeridas ressonância magnética, cintilografia e tomografia para auxiliar o diagnóstico. Os exames

Tabela 13.1 Classificação de Roberts e colaboradores para osteomielite subaguda.

Tipo	Classificação de Roberts e colaboradores	Diagnóstico diferencial
I	Metafisária (sem erosão cortical)	granuloma eosinofílico osteoma osteoide
II	Metafisária (com erosão cortical)	osteossarcoma
III	Diafisária (cortical)	osteoma osteoide
IV	Diafisária (periosteal)	sarcoma de Ewing
V	Epifisária	condroblastoma
VI	Vertebral	osteossarcoma tuberculose

são avaliados pelo ortopedista e muitas vezes discutidos com o oncologista para estabelecer a necessidade de biópsia, o que muitas vezes é controverso. Alguns autores defendem o início de antibioticoterapia via oral por 6 semanas, enquanto outros são favoráveis ao procedimento cirúrgico após a biópsia. A maior parte das crianças melhora totalmente com o tratamento adequado, porém, alguns permanecem com sintomas crônicos e recorrentes, podendo ser relacionados à osteomielite crônica multifocal.

OSTEOMIELITE CRÔNICA MULTIFOCAL

A patologia é caracterizada pela inflamação recorrente e multifocal, a qual acomete geralmente crianças e adolescentes, com um pico de incidência aos 10 anos. Os ossos mais comumente afetados são tíbia, fêmur, clavícula, ossos do pé e, mais raramente, a pelve e as costelas. O quadro clínico, geralmente recorrente, apresenta-se insidioso e progressivo com hiperemia localizada, dor e edema, mas normalmente a função não está prejudicada. A patofisiologia ainda não está bem definida – algumas teorias sugerem fator autoimune associado e outras defendem causa infecciosa.

O diagnóstico é geralmente de exclusão, e normalmente realizado por meio dos mesmos exames radiográficos e laboratoriais utilizados no diagnóstico das outras infecções osteoarticulares. Normalmente, a cultura é negativa, e nas radiografias podem ser observadas áreas líticas, reação periosteal, esclerose, podendo mimetizar algumas neoplasias malignas.

Na maioria das vezes, o quadro é autolimitado e com resolução total, após o tratamento sintomático em que geralmente anti-inflamatórios, corticoides e interferon são utilizados.

OSTEOMIELITE DE CALCÂNEO

O calcâneo é um osso que possui uma anatomia única. Apresenta uma carapaça cortical fina, envolvendo um padrão de osso esponjoso que muda de acordo com as forças aplicadas a ele. É o maior osso do tarso e está relacionado a outros ossos, compondo diversas articulações do pé. A vascularização do calcâneo é deficiente e, na vigência de infecção, pode se alastrar pelo tecido esponjoso, levando à perda tecidual e ao comprometimento funcional definitivo.

As osteomielites de calcâneo podem ocorrer por via hematogênica ou serem secundárias à inoculação direta. A via direta pode acontecer devido a úlceras crônicas de pressão, fraturas expostas, lesões extensas em face plantar e por ferimentos puntiformes. Esta última está relacionada a múltiplos agentes etiológicos, entre eles o *Pseudomonas aeruginosa*, principalmente quando o indivíduo está usando calçados de borracha.

Pela anatomia do calcâneo e pela agressividade de microrganismos como a *Pseudomonas aeruginosa*, é muito importante que o diagnóstico e o tratamento das infecções profundas relacionadas a ferimentos puntiformes no pé sejam feitos de forma precoce e adequada.

Os pacientes procuram atendimento médico geralmente vários dias após o acidente (de 2 a 3 semanas) e frequentemente fazem uso de antibiótico não específico antes do atendimento médico especializado.

Os sintomas mais relacionados à infecção profunda são dor e edema persistentes (Figuras 13.5 e 13.6); as radiografias, em 60% dos pacientes, não apresentam lesão óssea. Outros exames de imagem são raramente necessários.

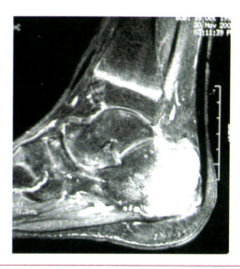

FIGURA 13.6 Ressonância magnética demonstrando edema ósseo em câlcaneo, sugerindo osteomielite.

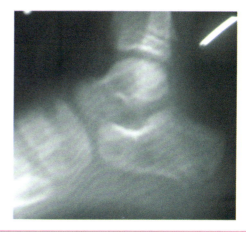

FIGURA 13.7 Demonstra lesão lítica em face plantar posterior de calcâneo.

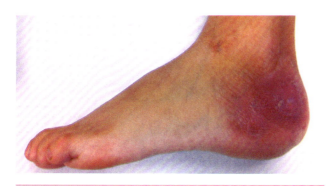

FIGURA 13.5 Edema, calor local e rubor em calcâneo após ferimento puntiforme.

Os exames laboratoriais são inespecíficos e estão frequentemente normais. Os mais alterados (em aproximadamente 70% dos casos) são aqueles que avaliam a atividade inflamatória, VHS e PCR.

A evolução clínica é favorável e está relacionada ao desbridamento cirúrgico e à antibioticoterapia específica (Figuras 13.7 e 13.8).

Devido à grande incidência de infecção por *Pseudomonas aeruginosa*, o protocolo terapêutico sugerido, em nossa instituição, é a administração de ceftazidima endovenosa por 14 dias, mesmo antes do resultado da cultura da secreção ser obtido.

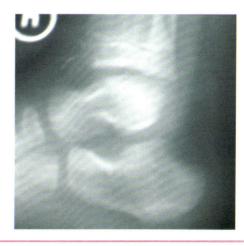

FIGURA 13.8 Mesmo paciente da figura anterior com melhora radiológica da lesão após tratamento, demonstrando evolução favorável da patologia.

REFERÊNCIAS BIBLIOGRÁFICAS

1. Morrey BF, Peterson HA. Hematogenous pyogenic osteomyelitis in children. Orthop Clin North Am. 1975;6:935-51.
2. Kocher MS, Zurakowski D, Kasser JR. Differentiating between septic arthritis and transient synovitis of the hip in children: an evidence-based clinical prediction algorithm. J Bone Joint Surg Am. 1999;81(12):1662-70.
3. Everett ED, Hirschmann JV. Transient bacteremia and endocarditis prophylaxis. A review. Medicine (Baltimore). 1977;56:61-77.
4. Karwoswska A, Davies HD, Jadavji T. Epidemiology and outcome of osteomyelitis in the era of sequential intra-venous oral therapy. Ped Infect Dis J. 1998;17:1021.
5. Bowerman SG, Green NE, Mencio GA. Decline of bone and joint infection attributable to Haemophilus influenza tipo b (Hib). Clin Orthp Relat Res. 1997(341):128-33.
6. Howard AW, Viskontas D, Sabbagh C. Reduction in osteomyelitis and septic arthritis related to Haemophilus influenza tipo b (Hib). J Pediatric Orthop. 1999;19:705.
7. Bradley JS, Kaplan SL, Tan TQ. The Pediatric Multicenter Pnemoccocal Surveillance Study Group (PMPSSG). Pediatrics. 1998;102:1376.
8. Dormans J, Drummond DS. Pediatric hematogenous osteomyelits: new trends in presentation, diagnosis and treatment. J Am Acad Orthop Surg. 1994;2(6):333-41.
9. Wang CL, Wang SM, Yang IJ, et al. Septic arthritis in children: relaionshipof causative pathogens, complication and outcomes. J Microbiol Immunol Infect. 2003;36:41-6.
10. DodmanT, Robson J, Pincus D. Kingella kingae infection in children. J Paediatr Child Health. 2000;36:87-90.
11. Perlman MH, Patzakis MJ, Kumar PJ, et al. The incidence of joint involvement with adjacent osteomyelitis in pediatric patients. J Pediatric Orthop. 2000;20:40-3.
12. Morrissy RT, Haynes DW. Acute hematogenous osteomyelitis: a model with trauma as etiology. J Pediatr Orthop. 1989;9:447-56.
13. Hobo T. Zur phatogenese de akuten haematogenen osteomyelitis,mit berucksichtingungder vitalfarbungs leher. Acta Scolar Med Kioto. 1921:4:1-29.
14. Tiku K, Tiku ML, Skosey JL. Interleukin-1 production by human polimorphonuclear neutrophils. J Immunol. 1986;136:3677-85.
15. Smith L, Schurmann DJ, KajiyamaG, et al. The effect of antibiotics on the destruction of cartilage in experimental infection arthritis. J Bone Joint Surg Am. 1987;69A(7):1063-8.
16. Scott RJ, Christofersen MR, Robertson VW, et al Acute osteomyelitis in children: a review of 116 cases. J Pediatr Orthop. 1990;10(5):649-52.
17. Jaye DL, Waites KB. Clinical applications of C-reactive protein in pediatrics. Pediatric Infect Dis. 1997;16(8):735-46.
18. Nkila-Kalio L, Kallio MJ, Eskola J, et al. Serum C-reactive protein, erythrocyte sedimentation rate and blood cell count in acute hematogenous osteomyelitis of children. Pediatrics. 1994;Jan;93(1):59-62.
19. Khachatourians AG, Patzakis MJ, Roidis N, et al. Laboratory Monitoring in Pediatric Acute Osteomyelitis and Séptic Arthritis. Clin Orthop Relat Res. 2003;(409):186-94.
20. Herring JA. Tachdjian's Pediatric Orthopaedics from the Texas ScottishRite Hospital for Children. 4.ed. Philadephia: Saunders, 2013.
21. Kocher MS, Zurakowski D, Kasser JR. Differentiating between Septic Artritis and Transient Synovitis of the hip in Children: An evidence-based clinical prediction algorithm. J Bone Joint Surg Am. 1999 Dec 01;81(12):1662-70.

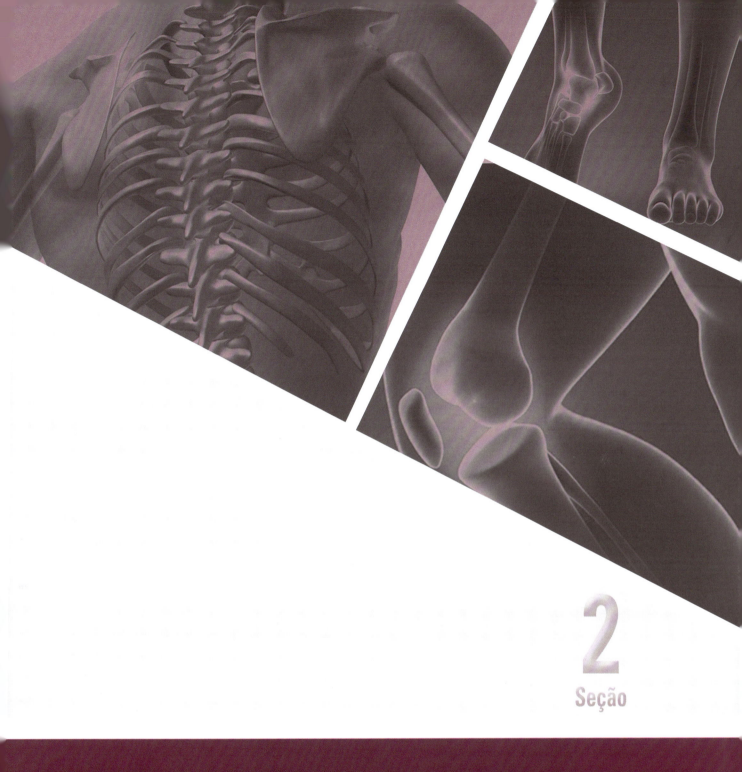

Distúrbios Neuromusculares

Seção 2

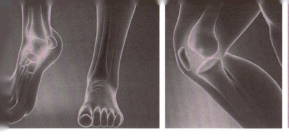

Paralisia Cerebral

Patricia M. de Moraes Barros Fucs
Helder Henzo Yamada

CONCEITO

Paralisia Cerebral é uma lesão motora não progressiva que acontece em um cérebro imaturo, levando a alterações clínicas que se tornam manifestas com o crescimento corporal. Pode estar associada a outras comorbidades como retardo mental e convulsões.

ETIOLOGIA

A etiologia muitas vezes pode não ser identificada, mas são conhecidos alguns fatores relacionados que podem ocorrer no pré-natal, natal ou pós-natal.

- No pré-natal, pode ser causada por infecção materna e defeito na formação cerebral;
- No peri-natal, pode ser desencadeada por baixo peso, hipóxia e tocotraumatismo;
- No pós-natal, são fatores desencadeantes as infecções e os traumatismos.

PREVALÊNCIA

A prevalência da Paralisia Cerebral é de 1-7:1.000 nascidos vivos, segundo Renshaw, em 2001.

DIAGNÓSTICO

O diagnóstico deve ser feito mediante a história clínica do paciente, desde a gestação, passando pelo parto e o período pós-natal, a partir de exame físico. Deve-se atentar a possíveis fatos que podem levar a episódios de hipóxia e ao desenvolvimento normal da criança.

Deve-se pesquisar na criança a maturação neurológica, por meio dos parâmetros do desenvolvimento normal, como:

- controle cervical aos 3 meses;
- sentar sozinha aos 6 meses;
- ortostatismo aos 10 meses;
- deambulação aos 12 meses.

CLASSIFICAÇÕES

PHELPS

Uma das primeiras classificações é a de Phelps, de 1960, em que foram levadas em consideração as manifestações clínicas decorrentes do local da lesão no cérebro.

Ele classifica as manifestações clínicas nos seguintes grupos:

1. **Espásticas**: maior grupo, referem-se à lesão no córtex cerebral, onde há um aumento do tônus muscular causado geralmente por prematuridade, hipóxia perinatal e traumatismos;
2. **Discinéticas**: referem-se à lesão nos núcleos da base, apresenta-se com movimentos involuntários;
3. **Atáxicas**: referem-se à lesão no sistema cerebelar; clinicamente, apresenta alterações na marcha, mas sem deformidades.

TOPOGRÁFICA

Pode ser classificada também pela topografia corpórea, e os pacientes podem ser divididos nos seguintes grupos:

- **Diparéticos:** a causa, geralmente, é a prematuridade. São andadores e têm bom prognóstico.
- **Hemiparéticos:** quando o lado direito é o mais afetado. São andadores, podem apresentar convulsões e têm bom prognóstico funcional.
- **Tetraparéticos:** as causas, geralmente, são pré-natais. Podem apresentar lesões nos nervos cranianos e, em sua maioria, não são andadores.

GMFCS – E & R

Palisano e colaboradores, em 1997, propuseram uma nova e mais abrangente classificação, o Sistema de Classificação da Função Motora Grossa (GMFCS – *Gross Motor Function Classification System*). Baseia-se no movimento iniciado voluntariamente, com ênfase no sentar, na transferência e na locomoção.

Esta classificação foi definida em cinco níveis, e o critério primário para a distinção entre níveis deveria ser significativo na vida diária. As distinções eram baseadas nas limitações funcionais, necessidade de auxílio nas mãos para locomoção (andador ou muletas) ou cadeira de rodas e, em menor grau, a qualidade de movimento.

Os níveis são divididos por faixa etária, dos 6 aos 12 anos e dos 12 aos 18 anos, conforme a *World Health Organization's International Classification of Functioning, Disability and Health* (ICF), e reflete o potencial impacto dos fatores do meio e pessoais no método de mobilidade.

Os princípios de cada nível são:

I. anda sem limitação;
II. anda com limitação;
III. anda usando auxílio nas mãos para locomoção;
IV. locomoção independente com limitação; pode usar locomoção motorizada;
V. é transportado em cadeira de rodas manual.

PROGNÓSTICO DA MARCHA

Segundo Bleck, em 1975, o prognóstico da marcha pode ser medido por meio da persistência dos reflexos primitivos acima dos 12 meses, que são:

- Reflexo tônico cervical assimétrico, com a criança em posição supina, virando a cabeça para um lado e depois para o outro. A resposta é positiva quando ocorre a flexão dos membros do lado craniano e extensão do lado facial ("posição do espadachim"). Este reflexo deve desaparecer em torno dos 6 meses.
- Reflexo de endireitamento cervical, quando a cintura escapular e o ombro se voltam simultaneamente para o lado da rotação da cabeça. Desaparece em torno dos 10 meses.
- Reflexo de Moro, que corresponde à súbita abdução e extensão dos membros superiores com extensão dos dedos, seguida de um abraço. Desaparece aos 6 meses.
- Reflexo tônico-cervical simétrico, em que a criança é colocada apoiada nos quatro membros. Ao flexionar a coluna cervical, empurrando a cabeça para baixo, deve ocorrer a flexão dos cotovelos e a extensão dos membros inferiores. A extensão cervical provoca a extensão dos cotovelos e flexão dos membros inferiores. Desaparece após os 6 meses.
- Reação do paraquedista, em que a criança se encontra na posição prona, com a cabeça para cima, e é rapidamente virada com a cabeça para baixo. O reflexo corresponde à extensão dos membros superiores em direção ao solo, como uma atitude de proteção. É normal após os 11 meses.
- Reação do pé, em que, quando o dorso do pé é estimulado, a criança flexiona o quadril, o joelho e faz dorsiflexão do pé, simulando uma reação de passo. Geralmente desaparece aos 3 anos.

Para estes dois últimos reflexos, é dado um ponto, se ausente, e para o restante um ponto, se presente. Se o resultado for maior que 2 pontos, o prognóstico é ruim; se for 1 ponto, é reservado; e se for zero, há bom prognóstico.

TRATAMENTO

O grupo de pacientes mais frequente nos ambulatórios ortopédicos é o grupo portador de espasticidade, que é o aumento da tensão do músculo, quando passivamente alongado, devido a um exagero do reflexo de estiramento. A espasticidade leva a um desequilíbrio muscular, entre os agonistas e antagonistas, com encurtamentos musculares, levando a deformidades ósseas, que se acentuam à medida que a criança cresce.

O tratamento deve ser iniciado o mais precocemente possível, de uma forma multidisciplinar. Este deve envolver o paciente como um todo, e também oferecer suporte aos familiares para que possam entender melhor o paciente e auxiliar no tratamento.

As prioridades no tratamento do paciente, segundo Bleck, são, nesta ordem:

a) Comunicação;
b) Atividades da vida diária;
c) Mobilidade;
d) Deambulação.

O tratamento clínico deve iniciar com a reabilitação e o posicionamento adequado dos pacientes, promovendo alongamentos musculares para ganho de amplitude de movimento e fortalecimento muscular. Pode fazer uso de medicamentos para diminuir os espasmos, como os benzodiazepínicos e os bloqueios com toxina botulínica, além da bomba com lioresal (Baclofeno) intratecal, com melhora significativa da qualidade de vida do paciente.

O tratamento cirúrgico deve ser otimizado e ser realizado, se possível, no mesmo ato cirúrgico, evitando-se várias internações.

Deve-se iniciar pelos alongamentos de partes moles ou transferências tendinosas e depois se optar pelas osteotomias, sempre lembrando que as deformidades tendem a piorar com o crescimento. Deve ser iniciado de proximal para distal nos membros inferiores, quando necessário.

QUADRIL

Em se tratando de membros inferiores, o quadril é o primeiro local a ser examinado para a procura de possíveis deformidades e, se necessário, iniciar a correção. As possíveis deformidades do quadril são:

- adução/flexão;
- subluxação/luxação;
- quadris em vendaval;
- abdução/extensão;
- rotação interna.

A etiologia das deformidades deve-se a três fatores principais:

1. Desequilíbrio muscular.

Os flexores estão mais encurtados em relação aos extensores, assim como os adutores, em relação aos abdutores.

2. Persistência do valgo e anteversão femorais com padrão fetal.

Normalmente, toda criança nasce com anteversão femoral que, com o passar do tempo, diminui, mas, em crianças com Paralisia Cerebral, a deformidade persiste, levando-as a ter uma rotação interna do fêmur.

3. Grau de comprometimento neurológico.

Nos comprometimentos neurológicos mais graves, o paciente mantém a posição dos membros em adução; com o espasmo constante, surge a deformidade.

O tratamento com fisioterapia deve ser iniciado precocemente para assegurar uma boa amplitude de movimento e proporcionar bom posicionamento, evitando, com isso, a progressão das deformidades, além de prevenir e aliviar a dor, preservar e melhorar a função e prevenir a obliquidade pélvica.

As principais cirurgias do quadril são:

Prevenção

Quando a criança apresenta um encurtamento tendinoso, o paciente fica em uma posição de adução e flexão que pode levar a limitações de higiene e até a luxações do quadril. Deve-se tomar cuidado para diferenciar amplitude de movimento da espasticidade. A liberação das partes moles pode prevenir a luxação do quadril, em crianças:

- menores de 8 anos com índice de Reimers maior de 25% e menor que 60%, e quando a limitação da abdução for maior que 30 graus;
- menores de 4 anos e com índice de Reimers próximo de 100%;
- com subluxação progressiva e abdução entre 30 e 60 graus.

Deve ser liberado o adutor longo e grácil e, se a abdução for menor que 45 graus sob anestesia, deve liberar o adutor curto também. No músculo psoas, deve ser realizado o alongamento para os pacientes andadores e tenotomia para os não andadores.

Reconstrução

Quando o paciente apresenta um quadril com porcentagem de migração de Reimers com subluxação grave e valor acima de 60% ou luxação, há indicação de redução cruenta, com limpeza do fundo acetabular e da osteotomia femoral de encurtamento, varizante e de rotação externa para correção da deformidade femoral e redução da cabeça femoral no acetábulo. Pode ser associado à osteotomia pélvica para melhor cobertura femoral.

O tipo de osteotomia pélvica pode ser Dega, Pemberton ou Chiari, dependendo do grau, localização da displasia acetabular, idade do paciente e experiência do cirurgião.

Nas deformidades rotacionais do fêmur, pode ser realizada osteotomia de rotação femoral, na região subtroncantérica ou supracondiliana. Deve ser realizado nos pacientes acima dos 8 anos com rotação interna de 70-90 graus e rotação externa maior de 30 graus. Sempre ter o cuidado de calcular a rotação necessária, comparar com o lado contralateral e deixar simétricas as rotações interna e externa. Cuidado com a hipercorreção.

Paliativa

Nos pacientes com quadril luxado por muito tempo, com destruição da cartilagem que recobre a cabeça femoral e até destruição óssea, acompanhado ou não de sintomas dolorosos à mobilização dos quadris, limitando o paciente no posicionamento e até para a higiene. Podem ser realizadas:

- **Ressecção da cabeça e do colo femorais:** cirurgia de Girdlestone, relatada na literatura com maus resultados.
- **Artroplastia de interposição:** cirurgia de Castle com ressecção da parte proximal do fêmur e interposição de musculatura. Apresenta bons resultados em pacientes não andadores, mas pode evoluir com persistência da dor e ossificação heterotópica.
- **Ressecção da cabeça femoral e osteotomia femoral valgizante subtrocantérica:** cirurgia de McHale, evita a migração proximal do fragmento distal.
- **Artrodese do quadril:** quando o paciente adulto apresenta uma luxação do quadril unilateral com dor e instabilidade, sem comprometimento do quadril contralateral ou deformidade grave na coluna vertebral, pode ser realizada a artrodese do quadril. A intenção é retirar mobilidade do quadril, mas promove a estabilidade e melhora da dor.
- **Artroplastia de substituição:** uma alternativa para os pacientes adultos com luxação crônica do fêmur e lesão da cartilagem que podem, em casos selecionados, ser submetidos à artroplastia total do quadril. Esta técnica exige cuidados, devido à possibilidade de luxação ou necessidade de revisões por desgaste excessivo.

JOELHO

Deformidade em flexão

O paciente pode desenvolver uma deformidade em flexão dos joelhos pelo desequilíbrio muscular, com encurtamento dos isquiotibiais.

Deve-se examinar o ângulo poplíteo. Com o paciente em decúbito dorsal, flexiona-se o quadril e o joelho em 90 graus e promove-se a extensão do joelho. Se o ângulo for maior que 30 graus, está indicado o alongamento dos isquiotibiais proximal ou distal. Se, com o joelho e quadril em extensão, ainda houver algum grau de flexão do joelho, este geralmente está relacionado à contratura da cápsula articular posterior, devendo ser realizada a capsuloplastia, juntamente com o alongamento dos isquiotibiais.

Transferência do reto femoral para os isquiotibiais

Nos pacientes com joelho com mobilidade livre, mas que na marcha apresentam um deficit de flexão do joelho devido à coespasticidade do músculo reto femoral, realizar a transferência do reto para sartório com o objetivo de aliviar a tensão muscular durante a fase de balanço e permitir a flexão do joelho.

Osteotomia de extensão

Nas contraturas acentuadas e estruturadas, pode ser realizada a osteotomia supracondiliana do fêmur para correção da deformidade, promovendo a extensão do fêmur distal e com isso a melhora do arco de movimento do joelho.

Fixador externo

Nas contraturas mais acentuadas, pode ser utilizado o aparelho de Ilizarov para ganho de extensão do joelho sem necessidade de grandes encurtamentos, como na osteotomia de extensão para evitar comprometimento dos vasos e nervos.

TÍBIA

Osteotomia de rotação interna

Na tíbia, pode ocorrer deformidade em rotação externa compensatória à rotação interna do fêmur. Isso leva a diminuição do braço de alavanca do pé, diminuição da força de flexão plantar e extensão do joelho e diminuição da força na fase final de apoio. Pode ser verificada por meio da verificação do ângulo coxa-pé com paciente em posição prona.

Após a correção da deformidade rotacional do fêmur, pode ser necessária a correção da rotação externa da tíbia, podendo-se realizar a osteotomia da tíbia abaixo da tuberosidade anterior da tíbia ou supramaleolar associada ou não à osteotomia da fíbula em outro nível.

PÉ

Equino

A deformidade em equino é a mais frequente e que pode ser evitada com uso de órteses e fisioterapia. Nos casos de equino dinâmico, que ocorre devido apenas à espasticidade, pode ser tratado com a fisioterapia, uso de órteses, gessos e bloqueios e, com isso, conseguir deixar o pé plantígrado e mantê-lo na posição com fisioterapia.

No caso dos equinos fixos e sem melhora com fisioterapia, que ocorrem devido ao encurtamento muscular, e nos pacientes deambuladores, deve ser realizada uma das várias técnicas de alongamento, tanto na região do tendão calcâneo como na região muscular. Deve-se aguardar até a idade de 6 anos para evitar a recidiva mais frequente, que ocorre nas crianças menores.

Varo ou equinovaro

Os pacientes apresentam dor na face lateral do pé, com calosidade sob o 5º osso metatarsal e marcha em rotação interna. Deve-se ter o cuidado para que a correção ocorra antes dos 8 anos de idade, para não inverter a deformidade.

O tratamento inicia-se com o uso de órtese antiequino nas deformidades leves e em crianças pequenas. Em crianças maiores ou com deformidades moderadas, pode ser realizado o alongamento supramaleolar do músculo tibial posterior ou a transferência do hemitendão do tibial posterior para a borda lateral do pé.

Nos pacientes acima dos 10 anos com varo fixo do calcâneo e deformidade no antepé, pode ser realizada a tríplice artrodese do pé com melhora da posição, evitando-se assim os vários procedimentos em outros tipos de correções.

Equino-valgo

A deformidade leva a uma base de apoio instável na fase de apoio, com pré-posicionamento inadequado para o contato inicial e braço de alavanca inadequado para os músculos flexores plantares.

O tratamento inicia-se com o uso de órtese do tipo antiequino e fisioterapia. Nas crianças de 5 a 10 anos e com deformidades graves, mas flexíveis, pode ser realizado:

- **Artrorrise de Grice:** que consiste na introdução de um bloco ósseo no seio do tarso após a correção do pé.
- **Artrorrise de Pisani:** procedimento similar ao do Grice, mas com utilização de um parafuso especial.
- **Osteotomia de Evans:** em deformidade flexível moderada a grave, com alongamento da coluna lateral por meio da colocação de enxerto ósseo em uma osteotomia do calcâneo, com melhora da deformidade sem fusão articular.

REFERÊNCIAS CONSULTADAS

1. Bleck E. Orthopedic management in cerebral palsy. Oxford: Mac Keith Press, 1987. p.497.
2. de Moraes Barros Fucs PM, Svartman C, de Assumpção RM, et al. Treatment of the painful chronically dislocated and subluxated hip in cerebral palsy with hip arthrodesis. J Pediatr Orthop. 2003;23(4):529-34.
3. Miller F. Cerebral palsy. New York: Springer Science-Bussiness Media Inc, 2005. p.1055.
4. Palisano R, Rosenbaum P, Walter S, et al. Development and reliability of a system to classify gross motor function in children with cerebral palsy. Dev Med Child Neurol. 1997;39:214-23.
5. Phelps WM. Long-term results of orthopaedic surgery in cerebral palsy. J Bone Joint Surg [Am]. 1957;39:53-9.
6. The definition and classification of cerebral palsy. Dev Med Child Neurol. 2007;49(Issue Suppl s109):1-44.

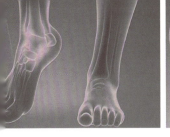
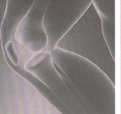

Mielomeningocele

Fabio Peluzo Abreu
Antonio Carlos Fernandes
Wilson Dratcu
Francisco Helio Violante Jr.
Flavio Abrahão

CONCEITO

O manejo da criança com mielomeningocele é um desafio ao ortopedista pediátrico. Normalmente, as crianças com mielomeningocele são definidas como tendo espinha bífida, mas a mielomeningocele é uma forma severa do defeito de fechamento do tubo neural, o qual também incluem meningocele, lipomeningocele, mielocele, anencefalias e encefalocele.

O defeito de fechamento do tubo neural (DFTN) determina um grupo de malformações complexas do tubo neural, em que ocorre uma falha na fusão dos elementos posteriores da coluna vertebral, causando a falta de fechamento do canal vertebral e a displasia da medula espinhal. O defeito acontece entre a terceira e quinta semanas de vida intrauterina e nem sempre é diagnosticado durante a gravidez.

Ao nascimento, a criança apresenta comprometimento funcional de vários órgãos e sistemas. A displasia medular promove paralisia e perda de sensibilidade em graus variados, que atinge os membros inferiores, a bexiga e o intestino. Malformações associadas, como a hidrocefalia, podem comprometer ainda mais as funções desta criança.[1]

Mielomeningocele é a alteração mais frequente, correspondendo a 85% dos casos de DFTN e, por ser a mais frequente, é a que discutiremos nesse capítulo. Na região da lesão, visualiza-se externamente uma bolsa, de tamanho variável. Esta se dá com maior frequência na transição toracolombar, ocorrendo raramente na região cervical.[2]

A bolsa é revestida por uma fina camada de epiderme contendo no seu interior a medula espinhal e as raízes, ambas displásicas e envoltas em liquor. A pele pode estar circundada por tecido hemangiomatoso.

No local da lesão, observa-se o canal vertebral alargado e a ausência dos elementos posteriores, como processos espinhosos, lâminas e ligamentos (Figura 15.1A).

- **Meningocele**: observa-se a bolsa, com bom revestimento cutâneo. Seu interior é composto apenas por liquor. O defeito ósseo é mínimo, podendo existir a displasia medular. Desse modo, pode ou não haver paralisia abaixo do nível da lesão (Figura 15.1B).
- **Espinha bífida cística**: alguns autores utilizam este termo para denominarem DFTN que cursam clinicamente com a bolsa presente no local da lesão. Assim, mielomeningocele e meningocele podem ser enquadradas neste termo.
- **Mielocele**: a criança não apresenta a bolsa, mas se visualiza uma falha cutânea, associada ao defeito ósseo e geralmente com o tecido nervoso displásico e exposto (Figura 15.1C).
- **Espinha bífida oculta**: essa condição pode ser um simples achado radiográfico de uma formação incompleta do arco posterior da coluna espinhal observando-se um pequeno defeito ósseo, em geral uma pequena falha entre as lâminas de um arco vertebral. Pode haver algum estigma cutâneo de malformação, como tufo piloso, hemangioma ou *dimple*. As vértebras mais acometidas são L_5 ou S_1. Pode ou não haver displasia medular, o que pode determinar paralisia ou não.
- **Lipomeningocele**: nota-se uma tumoração de tamanho variável, com consistência sólida. Esta tumoração é formada por um tecido lipomatoso (gorduroso), emaranhado ao tecido nervoso e sem plano nítido de clivagem entre ambos. Existe o defeito ósseo, com a ausência dos elementos posteriores. A paralisia ocorre em graus variáveis e geralmente é assimétrica (Figura 15.1D).

FATORES EPIDEMIOLÓGICOS E INCIDÊNCIA

A causa da mielomeningocele é desconhecida. Alguns fatores, quando associados, podem promover o surgimento

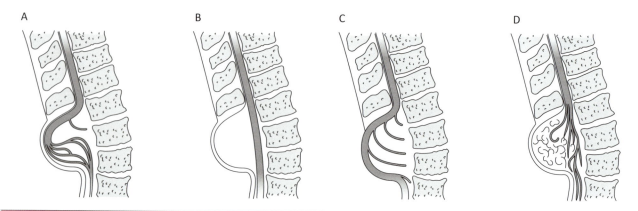

FIGURA 15.1 Tipos principais de defeitos de fechamento do tubo neural (DFTN). **(A)** Mielomeningocele; **(B)** Meningocele; **(C)** Mielocele; **(D)** Lipomeningocele.

da doença. Deste modo, pode-se afirmar que este grupo de doenças tem características multifatoriais.[3]

- **Fatores raciais**: a doença é mais frequente na raça branca e menos frequente em negros.
- **Fatores ambientais e nutricionais**: a incidência é maior em países anglo-saxônicos, sugerindo também a associação de fatores ambientais com fatores raciais. Em um trabalho pioneiro, Naggan e MacMahon (1967) observaram que a incidência da doença, num grupo de imigrantes irlandeses residentes em Boston foi menor que a incidência relatada na população da Irlanda.

Mulheres com dieta pobre em ácido fólico têm maior chance de ter filhos acometidos pela doença. O ácido fólico parece prevenir DFTN e outras malformações, como defeitos cardiovasculares, defeitos do trato urinário e fenda lábio-palatina.

Como medida preventiva, recomenda-se a ingestão diária de ácido fólico à mulher em idade fértil, pelo menos três meses antes da concepção. Exceção é feita àquelas que fazem uso de anticonvulsivantes, já que neste caso o ácido fólico parece não ter ação protetora contra DFTN.

Hernández-Diaz e colaboradores (2001)[4] relataram que substâncias antagonistas do ácido fólico, quando ingeridas pela mulher, aumentam o risco de ocorrência do DFTN durante a gestação. As drogas identificadas foram: carbamazepina, fenobarbital, fenitoína, primidona, sulfassalazina, triantereno, metotrexato, trimetoprima e aminopterina.

No Brasil, a AACD protagonizou uma campanha pioneira para a fortificação das farinhas de milho e de trigo com o ácido fólico, que culminou com a publicação da Resolução 344/2002 da ANVISA.[5] Por este motivo, as farinhas comercializadas no território nacional devem conter 150 mcg da vitamina para cada 100 g da farinha. Espera-se uma diminuição de crianças nascidas vivas portadoras desta doença, como ocorre nos Estados Unidos, na Inglaterra, no México e no Chile.

FATORES HEREDITÁRIOS

Quando um casal já possui um filho portador da doença, a chance de um segundo filho ser acometido é de 5%. A chance de o terceiro filho ser acometido é de 10% e do quarto, de 25%.

Estudos recentes levam a dois importantes princípios no entendimento da etiologia dos DFTN: primeiramente, deve-se salientar a interação de fatores nutricionais interferindo com a penetrância da malformação e, em segundo lugar, a possibilidade de múltiplas etiologias genéticas interagindo e produzindo formas complexas de herança.

A incidência da doença na população mundial é de aproximadamente 1:1.000 nascidos vivos. Nos Estados Unidos, entre 1983 e 1990, o número de pacientes com mielomeningocele foi de 4,6 para 10.000 nascidos vivos. Em algumas áreas do mundo, a incidência é maior, podendo atingir até quatro vezes essa proporção em certas áreas do Reino Unido.

Por motivos desconhecidos, a doença é um pouco mais frequente no sexo feminino, com 58% dos casos em relação ao sexo masculino.

DIAGNÓSTICO PRÉ-NATAL

Em nosso país, o diagnóstico pré-natal do DFTN tem sido realizado com maior frequência, devido à melhoria das condições de saúde aplicadas à gestante. O diagnóstico pré-natal pode ser feito por meio de alguns exames subsidiários.[6]

O exame ultrassonográfico poderá mostrar um alargamento do canal vertebral, por meio de medidas comparativas das distâncias interpediculares das vértebras no local da lesão. Dificilmente será possível a visualização da bolsa, principalmente durante os primeiros meses de gestação, pois a parede é muito delgada e a quantidade de liquor em seu interior é muito pequena. Quando, por meio deste exame, existir a suspeita de hidrocefalia, o ultrassonografista deverá procurar exaustivamente pelo DFTN, devido à associação entre ambos. Assim, a ultrassonografia faz o diagnóstico tardio, quando a criança já está formada e o sistema nervoso central desenvolvido. Nos países em que é permitido o aborto, o ultrassom é pouco utilizado no diagnóstico precoce.

A dosagem de alfa-fetoproteína tem sido um exame valioso no diagnóstico precoce, sendo um exame de escolha nos países em que é permitido o aborto para fazer o diagnóstico precoce. Ele é detectado em todas as gestações da 6ª até a 14ª semana de gestação. Após o fechamento do tubo neural posteriormente e a parede abdominal anteriormente, a alfa-fetoproteína fica indetectável no líquido amniótico e no soro materno. Nas crianças com mielomeningocele, esse fechamento não ocorre, e a alfa-fetoproteína continua a ser detectada e a ter valores elevados, mesmo após a 14ª semana de gestação, sendo indicativo de defeito de fechamento do tubo neural. Esse valor elevado e mantido pode ser detectado colhendo-se o líquido amniótico ou encontrado no próprio soro materno. Como pode haver resultados falso-positivos e falso-negativos, torna-se necessária a repetição do exame para a confirmação diagnóstica, principalmente nas mulheres que já possuem um filho acometido pela doença.

A eletroforese de acetilcolinesterase[7] no líquido amniótico, exame pouco utilizado em nosso meio, tem sido apontado como o exame mais eficaz no diagnóstico pré-natal da doença, pois possui um alto índice de acertos, porém ainda é menos utilizado que a alfa-fetoproteína na detecção da mielomeningocele.

É muito importante que o diagnóstico pré-natal seja feito, pois permitirá que o parto seja conduzido em um hospital de grande porte, que possua todos os recursos necessários para receber e tratar o recém-nascido portador do DFTN.

A incidência de mielomeningocele no mundo diminuiu muito, pois o aborto permitido em países como EUA, França, Austrália, entre outros, fez com que a interrupção da gestação seja uma prática comum quando diagnosticada a mielomeningocele em fetos durante a gestação.

No Brasil, a legislação vigente não permite que esta conduta seja tomada. Este assunto é polêmico e envolve aspectos éticos, legais, pessoais, religiosos e familiares e, sendo assim, em nosso país, ainda recebemos crianças com mielomeningocele em nossos consultórios.

PROBLEMAS ASSOCIADOS

A descrição da patologia foi feita, em 1886, por Von Reck Linghausen, que dissecou a medula e as meninges de pacientes com mielomeningocele e reconheceu as diversas formas de defeito de fechamento do tubo neural. A lesão pode ocorrer em qualquer nível da coluna, mas predomina na região lombossacra. O mais comum é que a lesão ocorra posterior na coluna, sendo rara a lateral ou anterior.

Neurológicos

Bolsa

Recomenda-se o fechamento da bolsa logo após o nascimento. Quando possível, a cirurgia de fechamento deverá ser executada antes da primeira mamada, para não permitir a colonização intestinal pelas bactérias do leite, diminuindo-se assim a chance de infecção local pela proximidade da bolsa com o ânus (Figuras 15.2 e 15.3).

Não se aceita demora na indicação cirúrgica, pois existem casos comprovados de acentuação da lesão neurológica pelo retardo no fechamento da bolsa, devido ao efeito compressivo do liquor contra o tecido nervoso, no interior da bolsa.

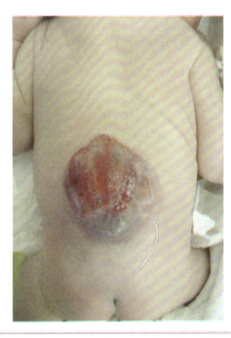

FIGURA 15.2 Recém-nascido portador de mielomeningocele não operada. Bolsa de grandes dimensões, situada na região toracolombar, circundada por tecido hemangiomatoso.

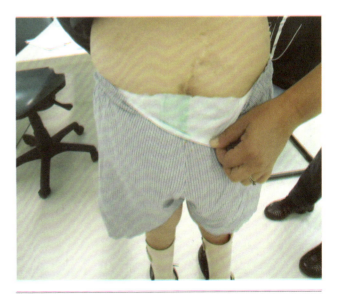

FIGURA 15.3 Paciente com mielomeningocele mostrando a cicatriz do fechamento da bolsa na coluna dorsal.

Atualmente, no Brasil, esse procedimento já é feito de forma rotineira. Quando a criança nasce em um centro no qual não há estrutura de neurocirurgia, ela é transferida rapidamente para um centro terciário de atendimento para realizar o fechamento da bolsa o mais breve possível.

Hidrocefalia

É a patologia mais frequente associada à mielomeningocele, presente em cerca de 90% dos pacientes portadores do DFTN. Esta associação é muito frequente porque o encéfalo e a medula espinhal têm a mesma origem no neuroectoderma, durante a terceira semana de vida intrauterina.

A hidrocefalia é do tipo obstrutivo, cuja causa é o tamponamento do forame magno pelas amígdalas cerebelares, que tendem a migrar em sentido caudal. Esta anomalia é conhecida como malformação de Chiari II ou Arnold-Chiari. Constitui-se de uma gama de malformações das estruturas originadas pelo neuroectoderma e do mesoderma circundante. As alterações mais evidentes estão na fossa posterior, com deslocamento caudal das tonsilas cerebelares e vérmis, assim como o tronco, que se insinua em um alargado forame magno e canal medular cervical. Em casos extremos, essa síndrome pode levar à compressão do tronco, podendo causar desde disfagia até dificuldades respiratórias e a morte.

A maioria dos pacientes com hidrocefalia necessita de tratamento cirúrgico, por meio da derivação ventrículo-peritoneal. Antes do aparecimento da derivação, os pacientes com mielomeningocele sobreviviam por 6 meses de vida e isso mudou radicalmente com a introdução da derivação e o fechamento precoce da bolsa.

Hidrocefalia grave ou tratada de modo inadequado pode promover graves sequelas, como alterações cognitivas, retardo neuromotor, deficit na coordenação dos membros superiores, alterações da fala, deglutição, visão e audição, entre outras. Essas complicações podem comprometer sobremaneira o prognóstico global de reabilitação do paciente (Figura 15.4).

A hidrocefalia também é responsável pela maioria dos casos de morte nos pacientes portadores de DFTN, principalmente durante o primeiro ano de vida. Dentre as causas, incluem-se as infecções do sistema de derivação, que causam meningites e ventriculites.

Recomenda-se a observação constante do perímetro cefálico, assim como do exame neurológico do bebê. A presença da derivação ventrículo-peritoneal requer constante atenção do paciente, da família e dos médicos, visto que mais da metade desses pacientes derivados necessitam de pelo menos uma revisão de derivação até os 6 anos de idade, e 20% necessitam de múltiplas revisões.

O comprometimento intelectual dos pacientes tem ligação com a derivação. Existe uma relação de rebaixamento intelectual com a necessidade de derivações subsequentes relacionadas a suas complicações (ventriculite, anóxia, hidrocefalia descompensada e outras alterações do sistema nervoso central).

Hidromielia

Esta anomalia consiste na presença de uma cavidade liquórica no interior da medula espinhal. O local mais frequentemente acometido é a medula cervicotorácica ou torácica (Figura 15.5).

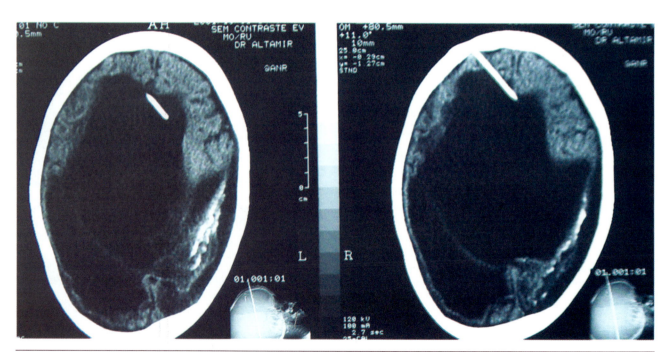

FIGURA 15.4 Exame tomográfico de paciente portador de hidrocefalia grave, com drenagem ventricular. Severa dilatação ventricular. Este paciente apresentava acentuado retardo neuromotor.

Mielomeningocele

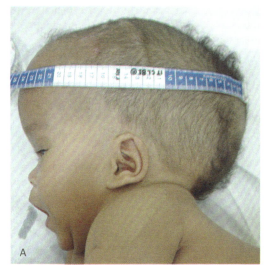
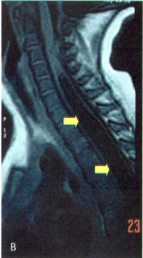

FIGURA 15.5 Ressonância magnética da coluna torácica (A); e cervicotorácica (B). Imagem em T1, mostrando hidromielia (setas).

Pode ter efeitos compressivos e levar a sintomas danosos, como deficit da força e da coordenação dos membros superiores, fraqueza muscular no tronco e escoliose progressiva. Neste caso, indica-se o tratamento cirúrgico, por meio da derivação da cavidade medular para a pleura.

Diplomielia

A duplicação medular pode ocorrer, com maior frequência, na medula torácica. Geralmente está associada à diastematomielia, que é um septo fibroso, cartilaginoso ou ósseo presente no interior do canal vertebral (Figura 15.6).

O tratamento cirúrgico é polêmico. Miller, Guille e Bowen (1993) indicam a retirada do septo apenas se houver sintomas. Estes incluem escoliose progressiva, diminuição da força muscular nos membros inferiores ou alteração da função vesical.

Medula presa (tethered cord)

Ao nascimento, o filo terminal situa-se no nível de L_5. Logo nos primeiros meses de vida, passa a situar-se no nível L_1 em consequência do crescimento ósseo. Devido às malformações presentes na região lombar, associadas à cicatriz

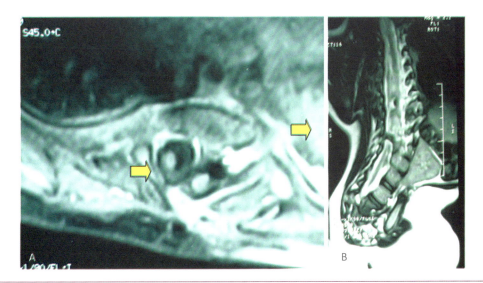

FIGURA 15.6 Ressonância nuclear magnética da coluna lombar, evidenciando diplomielia e diastematomielia. (A) Diplomielia e ausência dos elementos posteriores nesse nível. Presença de um septo ósseo (diastematomielia) no interior do canal vertebral. Em (B), imagem sagital que consegue mostrar o septo transfixando o canal. Esta paciente apresentava escoliose progressiva e paralisia assimétrica dos membros inferiores.

CAPÍTULO 15

do tratamento cirúrgico, o filo terminal pode permanecer fixado no nível L_5 ou S_1. Desse modo, a medula pode progressivamente sofrer um processo de tração e estiramento, durante a fase de crescimento da criança (Figura 15.7).

Quando isso acontece, sintomas indesejáveis podem ocorrer, como a perda progressiva da força muscular dos membros inferiores, início ou progressão de deformidades, espasticidade dos membros inferiores, escoliose progressiva, piora da função vesical ou intestinal. Isso é muito ruim para o paciente, pois aquele que estiver em processo de reabilitação fica prejudicado. Cirurgias ortopédicas devem ser adiadas até a resolução da medula presa sintomática, pois a deformidade corrigida pode reincidir devido à medula presa.

Impõe-se o tratamento neurocirúrgico, que consiste na secção do filo terminal com eventual rizotomia seletiva.

O diagnóstico é sempre clínico. É fundamental o exame neuro-ortopédico constante, que deve incluir sempre o teste muscular, além do exame dos reflexos e da sensibilidade.

Com a popularização da ressonância magnética, o diagnóstico por imagem tem se tornado cada vez mais frequente. Entretanto, somente é indicado o tratamento cirúrgico se houver sintomas clínicos que o justifiquem.

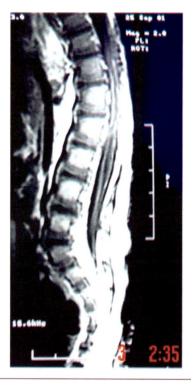

FIGURA 15.7 Ressonância magnética da coluna lombossacra, evidenciando medula presa. Observar o filo terminal situado no nível S_1 e aderido à pele. Também apresentava hidromielia.

UROLÓGICOS

Os pacientes com mielomeningocele apresentam, em sua maioria, bexiga neurogênica, e devem ser encaminhados para o urologista o mais precocemente possível para orientações e acompanhamento.

INCONTINÊNCIA URINÁRIA

Este é o sintoma mais frequente. Devido à paralisia, todo o mecanismo da micção se encontra alterado. As crianças são chamadas de *molhadas*, pois perdem urina a todo instante e são dependentes de fraldas.

Por meio do exame clínico urológico e de exames subsidiários, como a urodinâmica, o urologista deverá indicar um método apropriado para o esvaziamento vesical. Este método pode incluir manobras periódicas, como Credé ou Valsalva. Entretanto, o uso de drogas e do cateterismo intermitente tem sido cada vez mais indicado e aceito pelos pais e pacientes.

O tratamento cirúrgico pode ser indicado, assim como técnicas de ampliação vesical e, em alguns casos, implantação do esfíncter artificial.

INFECÇÃO URINÁRIA

Esta complicação é muito frequente, devido à presença constante de um resíduo urinário vesical. As infecções urinárias são, na maioria dos casos, assintomáticas. Por esse motivo, recomendam-se exames de urina periódicos, a cada 2 meses. Quando diagnosticadas, devem ser tratadas com antibioticoterapia e ingestão de líquidos. Esses pacientes, devido à falta de sensibilidade, não sofrem com dores relacionadas à infecção do trato urinário.

O dissinergismo esfincteriano e o refluxo vesicoureteral podem ser associados às infecções urinárias, causando graves complicações, como a uretero-hidronefrose (Figura 15.8).

Pacientes com essas complicações podem apresentar lentamente perda da função renal, com hipertensão arterial, uremia e coma, o que pode levá-lo até à morte.

MALFORMAÇÕES RENAIS

Estes pacientes podem ser portadores de outras malformações associadas, como agenesia renal, rim em ferradura, duplicação pielo-calicial, ptose renal etc.

SEXUALIDADE

As meninas portadoras dessa patologia apresentam anestesia parcial ou total dos genitais externos. Entretanto, os órgãos da reprodução têm função preservada e as mulheres podem ter filhos.

Algumas meninas podem apresentar puberdade precoce. Dentre as causas prováveis, a hidrocefalia deve ser considerada, pois pode promover alterações funcionais do eixo hipotálamo-hipofisário.

Os garotos geralmente não possuem sensibilidade preservada nos genitais externos e não apresentam ereção peniana. Associadamente, podem apresentar ejaculação re-

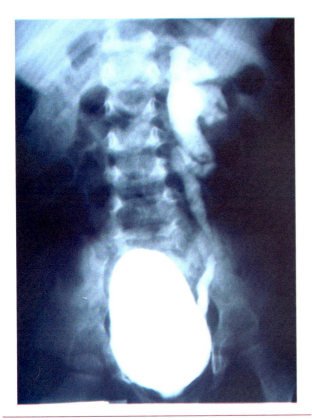

FIGURA 15.8 Urografia excretora de paciente portador de mielomeningocele, mostrando uretero-hidronefrose esquerda.

trógrada. Deste modo, a função reprodutora torna-se muito comprometida.

OBESIDADE

Muitos pacientes portadores de DFTN sofrem de obesidade. A obesidade, quando presente, dificulta globalmente o processo de reabilitação, acentuando o grau de deficiência do paciente. A realização de terapias, o uso de órteses, a correção de deformidades, o esvaziamento vesical e a mobilidade podem ser muito prejudicados. A causa da obesidade é multifatorial. Alguns fatores podem contribuir para este grave problema.

A hidrocefalia pode levar a uma disfunção do centro da fome, causando um apetite insaciável. Algumas crianças alimentam-se de modo compulsivo, e se tornam resistentes a orientações nutricionais.

A diminuição da mobilidade, causada pela paralisia motora, também dificulta a queima de calorias, contribuindo para a obesidade.

Problemas emocionais, causados pela deficiência física, também podem conduzir a uma ingestão excessiva de alimentos.

Por motivos culturais, no nosso país, as crianças deficientes geralmente são tratadas com oferta excessiva de guloseimas. Este hábito peculiar geralmente é familiar e contribui negativamente para o controle da obesidade.

ALERGIA AO LÁTEX

Os primeiros relatos de alergia ao látex (AL) surgiram após 1979. Com a utilização cada vez maior deste produto, casos de alergia têm sido cada vez mais evidenciados. Atualmente, cerca de 40.000 produtos industriais contêm o látex na sua composição. A produção mundial estimada é de seis milhões de toneladas de látex ao ano.

Na vida da criança portadora de DFTN, o látex está presente em inúmeros objetos: chupetas, mamadeiras, brinquedos, balões de festa, luvas cirúrgicas, sondas vesicais, drenos, equipamentos de anestesia, órteses etc.

A incidência de AL na população geral é menor que 1%. Em pacientes portadores de DFTN, a incidência na literatura varia de 4,8% a 80% dos casos.

Em nosso meio, na AACD, de 187 pacientes portadores de DFTN escolhidos aleatoriamente e submetidos ao exame, 55 (29,41%) apresentaram o teste de IgE específico (CAP) positivo.[8]

Crianças portadoras de DFTN são mais propensas à AL. A causa provável é a imaturidade dos mecanismos de defesa das mucosas, no início da exposição ao alérgeno. Fatores predisponentes descritos são: a idade precoce do paciente no início à exposição, procedimentos cirúrgicos repetitivos durante os primeiros anos de vida e exames invasivos aos quais o paciente é submetido. A exposição constante ao alérgeno desencadeia o quadro alérgico.

O quadro clínico é variável: urticária, asma, rinite, conjuntivite, vômitos, diarreia, anafilaxia. Embora casos de choque anafilático sejam raros, são dramáticos e podem levar à morte.

A associação entre AL e alergia alimentar tem sido cada vez mais frequente: banana (18,3%), abacate (16,3%), marisco (12,2%), kiwi (12,2%), peixe (8%) e tomate (6%). Os familiares devem ser informados sobre essa associação.

O tratamento consiste em evitar o contato do paciente com o alérgeno. Cremer e colaboradores[9] (1998) relataram que a incidência de AL caiu de 38% para 0% após a eliminação de materiais e equipamentos que continham látex no ambiente do centro cirúrgico.

Deste modo, deve-se evitar o contato destes pacientes com o látex, para prevenção da hipersensibilidade.

Pacientes portadores de mielomeningocele alérgicos ao látex devem ser operados em centros cirúrgicos especializados em látex *free*, ou seja, com ausência completa de látex na sala cirúrgica. Recomenda-se que esses pacientes sejam operados na primeira cirurgia do dia.

ALTERAÇÕES DA SENSIBILIDADE

A pele possui a sensibilidade diminuída ou ausente, de acordo com o nível neurológico de lesão. Pacientes com paralisia do nível torácico apresentam parte do tronco, a pelve e os membros inferiores com a pele insensível. Pacientes do nível sacral apresentam alterações da sensibilidade ao redor dos genitais, ânus e face plantar dos pés. Estes pacientes podem sofrer complicações inerentes à pele insensível. Cabe ao médico orientar os pais sobre os possíveis problemas advindos da pele insensível.

ÚLCERAS DE PRESSÃO (ESCARAS)

As úlceras de pressão surgem quando a pele é comprimida por uma saliência óssea contra uma superfície rígida, durante um período prolongado. Por esse motivo, gessos corretivos e órteses são incompatíveis com deformidades articulares estruturadas.

Em crianças que conseguem sentar, portadoras de deformidade vertebral e obliquidade pélvica, as úlceras de pressão podem ocorrer sob os ísquios. Devido à proximidade com resíduo urinário e fezes, podem evoluir para osteomielite. Esta grave complicação compromete sobremaneira a condição clínica do paciente e todo o tratamento de reabilitação.

Do mesmo modo, crianças portadoras de cifose congênita não podem sentar-se com apoio posterior em cadeiras comuns, devido ao risco de desenvolverem úlcera de pressão sobre a gibosidade. A pele nesse local costuma ser fina e delicada, com as estruturas ósseas desprovidas de revestimento subcutâneo adequado. Essas úlceras podem evoluir para meningite.

Pacientes deambuladores com nível baixo de lesão neurológica, que possuem deformidades nos pés, podem desenvolver mal perfurante plantar. Esta complicação, caso não tratada adequadamente, pode evoluir lentamente para osteomielite dos ossos do tarso, comprometendo a função e a viabilidade de parte do membro (Figura 15.9). Estão contraindicadas as artrodeses em pacientes com mielomeningocele, pois a falta de sensibilidade proporciona úlceras de pressão.

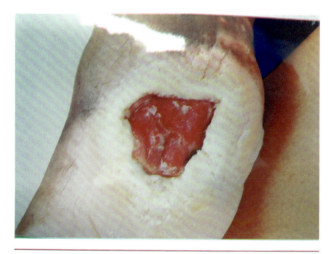

FIGURA 15.9 Paciente portador de mielomeningocele com deformidade do pé esquerdo em calcâneo e mal perfurante plantar, sem tratamento.

QUEIMADURAS

Crianças expostas à fonte de calor excessivo podem desenvolver queimaduras. A dor, fator de proteção contra o calor, geralmente não existe, devido à pele insensível.

Um paciente apresentou queimadura de terceiro grau nos membros inferiores enquanto brincava sentado, no quintal de sua casa. Outro garoto apresentou queimadura de segundo grau na região glútea, durante banho de assento.

ABORDAGEM MULTIDISCIPLINAR

A Associação de Assistência à Criança Deficiente – AACD, fundada em São Paulo no ano de 1950, dedica-se ao tratamento dessas crianças, mesclando os conhecimentos obtidos por meio da literatura específica com a experiência adquirida por seus profissionais.

Em 1978, foi criada oficialmente a Clínica de Mielomeningocele, em que um grupo de profissionais passou a dedicar-se com afinco ao estudo da doença. Este nome foi adotado por ser a mielomeningocele a patologia mais frequente do grupo DFTN. Nesta clínica, todas as patologias do grupo são tratadas.

Devido à carência de Centros de Reabilitação de médio e grande porte em nosso país, a Clínica de Mielomeningocele da AACD, aos poucos, tornou-se referência para o tratamento desses pacientes. Esta equipe multidisciplinar atualmente atende cerca de 80 novos pacientes a cada mês, somente na Unidade Central (AACD-Ibirapuera). É fundamental a presença de uma equipe coesa, que possa oferecer tratamento altamente especializado, objetivo e uniforme.

Os membros desta Clínica são: médico coordenador, ortopedista, fisiatra, neurocirurgião, neuropediatra, pediatra, urologista, fisioterapeuta, terapeuta ocupacional, psicólogo, pedagogo, professora, enfermeira, assistente social, técnico em órteses. Outros profissionais, que atuam no Centro de Reabilitação, podem também participar indiretamente dessa equipe: geneticista, oftalmologista, cirurgião plástico, psiquiatra, nutricionista, fonoaudiólogo, arte-reabilitador, músico-terapeuta, ortoptista etc. Essa equipe multidisciplinar é essencial para tratar os pacientes portadores de mielomeningocele.

NASCIMENTO

Após a avaliação com o neonatologista, o neurocirurgião deverá proceder ao fechamento da bolsa. A cirurgia deverá ser realizada nas primeiras 24 horas, se possível antes da primeira mamada, conforme já mencionado. A hidrocefalia deverá ser avaliada e, quando indicado, a derivação ventrículo-peritonial deverá ser realizada.[10,11]

O ortopedista deverá avaliar as deformidades, a força muscular e orientar o posicionamento adequado das articulações. Tratamentos com gesso deverão ser evitados, devido à pele insensível e à possibilidade de úlceras de pressão.

O urologista deverá avaliar o bebê e solicitar exames subsidiários, para afastar malformações associadas e orientar adequadamente o esvaziamento vesical e o intestinal.

Os profissionais deverão explicar detalhadamente aos pais as características da doença e a necessidade de tratamento por uma equipe multidisciplinar. O bebê deverá ser encaminhado para tratamento em um Centro de Reabilitação, se possível onde haja uma Clínica de Mielomeningocele.

Primeiros meses ao primeiro ano. Na consulta inicial na Clínica de Mielomeningocele, o médico fisiatra e o ortopedista deverão realizar o exame físico completo e documentá-lo, em ficha padronizada.

Exames complementares deverão ser solicitados. Os exames mais frequentemente necessários são: RX da coluna vertebral, bacia e articulações que tenham deformidade; urina tipo I, urocultura e antibiograma; ultrassom de rins e vias urinárias. Outros exames poderão ser solicitados pelos respectivos especialistas.

Deverá ser traçado o prognóstico global de reabilitação, incluindo o prognóstico de deambulação. A necessidade ou não de cirurgias corretivas poderá ser programada. Órteses de posicionamento deverão ser prescritas.

Informações adicionais, como alergia ao látex, controle da obesidade, importância da mobilidade, prevenção de fraturas, escaras e queimaduras deverão ser fornecidas aos pais.

O bebê passa por uma Avaliação Global, é avaliado por médico fisiatra, fisioterapeuta e terapeuta ocupacional. Deverá iniciar as terapias, objetivando estimular o desenvolvimento neuromotor, o combate às deformidades, o fortalecimento muscular e o uso adequado das órteses. Os objetivos das terapias deverão ser bem definidos, assim como o tempo estimado para o tratamento.

Os pais deverão passar por uma entrevista reservada com o psicólogo. Dúvidas residuais sobre a doença poderão ser esclarecidas. Os pais deverão ser orientados sobre como lidar com a situação de ter um bebê deficiente e como conduzir a sua educação. Grupos de Acolhimento aos Pais e cursos sobre a doença são coordenados pelo setor de Psicologia Infantil. Essas atividades têm grande repercussão e são de grande utilidade.

O geneticista deverá realizar o aconselhamento genético e orientar a prevenção do DFTN, por meio da ingestão de ácido fólico pela mãe.

O seguimento com o neurocirurgião, o neuropediatra, o urologista e o pediatra deverá ser mantido.

Quando o prognóstico de deambulação é favorável, o ortopedista promoverá a correção das deformidades, se possível antes dos 12 meses de vida. Deste modo, quando a criança apresentar condições neurológicas para o ortostatismo, as articulações deverão estar alinhadas e compatíveis com o uso de órteses.

Do segundo ao quinto ano. Consultas rotineiras à Clínica de Mielomeningocele deverão ocorrer a cada quatro meses. Verificam-se as condições gerais de saúde, o exame neuro-ortopédico, a indicação e as condições das órteses.

Crianças com prognóstico favorável adquirem a deambulação até o quinto ano de vida. Após a aquisição desta etapa e atingido o objetivo da reabilitação, são desligadas do Setor de Fisioterapia e passam para o regime de orientações periódicas.

No setor de Terapia Ocupacional, a criança treina as atividades da vida diária. A coordenação para a escrita é enfatizada.

O psicólogo executa testes para mensuração do coeficiente intelectual (QI). Estima-se que 65% dessas crianças tenham QI na faixa da normalidade. As crianças passam a frequentar atividades em grupo, objetivando socialização e aceitação de sua deficiência. Sessões de preparação para cirurgias são realizadas, quando necessário.

O pedagogo inicia o seu trabalho com atividades lúdicas, preparando a criança para a escola. Assim que possível, a criança passa a frequentar a escola comum ou especial, de acordo com a sua condição intelectual.

Crianças não deambuladoras deverão passar por avaliação no Grupo de Adequação Postural, para que possam sentar-se da melhor maneira, prevenindo úlceras de pressão.

A orientação nutricional é oferecida, para combate à obesidade.

ADOLESCÊNCIA

Consultas periódicas à Clínica de Mielomeningocele são recomendadas a cada 4 ou 6 meses.

O paciente já deverá ter condições para o autoesvaziamento vesical e intestinal, além de independência nas atividades da vida diária.

Pacientes deambuladores com nível alto de lesão (torácicos ou lombares altos) poderão optar pela cadeira de rodas, para ter mobilidade. A obesidade e a vontade própria do paciente poderão determinar esta conduta. Essa é uma fase em que a consciência da deficiência é maior. O paciente se dá conta das diferenças impostas pela sua deficiência. A tendência desses jovens é manter-se mais isolados e ter maior dificuldades em sociabilizar. A importância da sexualidade nessa fase faz com que esses pacientes se sintam menos aceitos.

O Setor de Psicologia oferece integração a um Grupo de Adolescentes, para estimular o convívio desses pacientes. Estes recebem orientações sobre diversos aspectos, incluindo o sexual.

As atenções do ortopedista e do neurocirurgião deverão estar redobradas, pois alguns pacientes desenvolvem a síndrome da medula presa durante a adolescência, por isso a consulta com exame clínico periódico é essencial.

VIDA ADULTA

A expectativa da equipe de reabilitação é de que o paciente ingresse numa universidade ou então inicie atividade profissional remunerada. Este fato independe se o paciente é deambulador ou faz uso de cadeira de rodas.

Pacientes que não tiveram acesso à educação têm muita dificuldade para conseguir trabalho. A ausência de atividade produtiva deve ser combatida, porque pode deteriorar a saúde física e mental do paciente.

Os cuidados com o trato urinário permanecem prioritários, pois a longevidade depende da boa função renal.

Poucos pacientes se casam. Destes, são raros os que conseguem procriar.

Hoje em dia, o Brasil possui um programa para que as empresas contratem deficientes físicos em troca de benefícios fiscais. Isso possibilita que o paciente com mielomeningocele que teve acesso à educação possa exercer uma atividade profissional de forma mais digna.

PROGNÓSTICO DE DEAMBULAÇÃO

Hoffer e colaboradores (1973)[12] definiram quatro padrões de deambulação, que têm sido amplamente utilizados na literatura. Assim, o paciente pode ser deambulador comunitário, deambulador domiciliar, deambulador não funcional (deambula apenas em terapias) e não deambulador.

Além do padrão de deambulação, os níveis neurológicos no portador de mielomeningocele são de suma importância no tratamento desses pacientes e na condução dos casos.

Essa classificação, utilizada para os pacientes com mielomeningocele, nos define o prognóstico de marcha dos pacientes.

Ela é feita por meio do exame físico e não pela anatomia da lesão. Um paciente pode ter tido uma lesão na coluna torácica ao nascimento e ser um lombar alto funcionalmente. Os níveis neurológicos dependerão da musculatura ativa nos membros inferiores e, quanto maior o grupo muscular funcionante, maior será sua possibilidade de deambulação, pois menos músculos estarão paralisados. O exame muscular e o grau de força muscular é que determinarão o nível funcional do paciente.

NÍVEL TORÁCICO

Pacientes do nível torácico não apresentam movimentação ativa nos membros inferiores. O prognóstico de deambulação é ruim. Na vida adulta, são raros os deambuladores comunitários.

Ao exame físico, nota-se posição de abandono dos membros inferiores como rotação externa, abdução e flexão dos quadris (Figura 15.10).

Quando bebês, as deformidades por abandono devem ser evitadas, por meio do uso de órteses de posicionamento e tratamento fisioterápico. Após a aquisição do controle de tronco, iniciam o ortostatismo, com órteses apropriadas. O ortostatismo é importante, pois, além de ser uma etapa natural do desenvolvimento neuromotor, permite que o esvaziamento vesical e o intestinal sejam facilitados; também combate a osteoporose e a possibilidade de fraturas (Figura 15.11).

Caso a criança tenha grande motivação para a deambulação, esta deverá ser estimulada. São fatores desfavoráveis a presença de múltiplas deformidades como cifose congênitas obesidade e condições sociais que impossibilitem a manutenção do tratamento.

Pacientes candidatos à deambulação necessitam de órtese longa, se possível uma órtese de reciprocação (Figura 15.12). Entretanto, a maioria prefere a cadeira de rodas para locomoção (Figura 15.13) e abandona a órtese longa, antes ou durante a adolescência, pois o gasto energético na deambulação é muito grande. Apenas 1% desses pacientes deambularão com órteses.

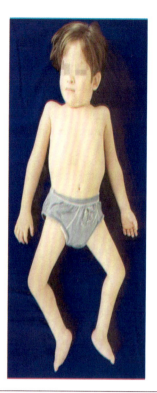

FIGURA 15.10 Paciente com mielomeningocele torácico. Note a posição de abandono do membro inferior (flexo, abdução e rotação externa do MMII).

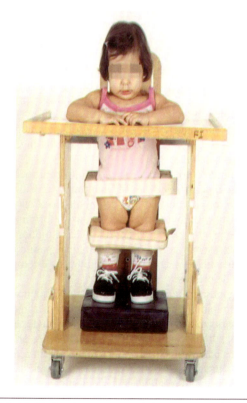

FIGURA 15.11 Paciente com mielomeningocele torácica em uso de Parapodium para ortostatismo.

Mielomeningocele

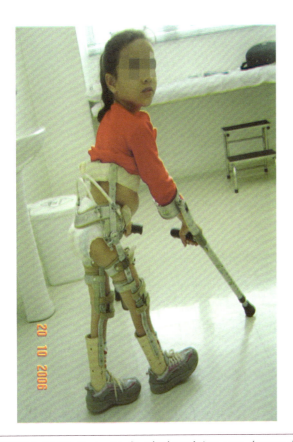

FIGURA 15.12 Paciente do nível torácico com órtese de reciprocação.

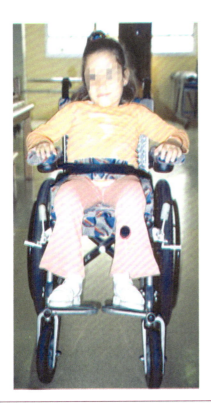

FIGURA 15.13 Paciente do nível torácico não deambulador.

NÍVEL LOMBAR ALTO

Pacientes deste nível neurológico apresentam funcionantes o psoas, os adutores e, eventualmente, o quadríceps.

O prognóstico de deambulação é regular. Aproximadamente 50% desses pacientes conseguem deambulação útil, comunitária ou domiciliar.

Os fatores limitantes para a deambulação nesses pacientes são a obesidade e as deformidades, que deverão ser tratadas previamente.

Para a deambulação, a maioria necessita de órtese longa com cinto pélvico (Figura 15.14). Poucos conseguem deambular apenas com órteses suropodálicas e muletas.

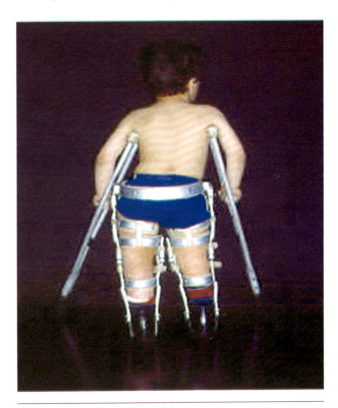

FIGURA 15.14 Paciente lombar alto com órtese longa e cinto pélvico.

NÍVEL LOMBAR BAIXO

Pacientes deste nível possuem os seguintes músculos funcionantes: psoas, adutores, quadríceps, flexores mediais do joelho, eventualmente o tibial anterior e/ou glúteo médio.

O prognóstico de deambulação é muito bom. A maioria dos pacientes (cerca de 85%) atinge a deambulação comunitária, com a utilização de uma órtese suropodálica em polipropileno e bengalas (Figura 15.15).

O uso de bengalas é necessário para diminuir o Trendelemburg e os movimentos de lateralidade dos joelhos, durante a deambulação.

As deformidades devem ser corrigidas para a manutenção da deambulação e a prevenção de úlceras de pressão.

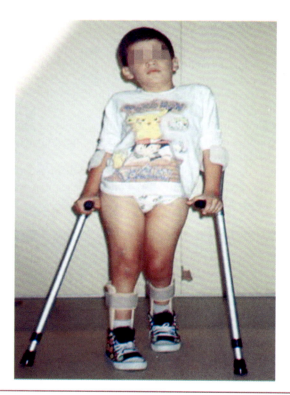

FIGURA 15.15 Paciente com mielomeningocele lombar baixo deambula com uso de goteiras e muletas.

Nível sacral

Além dos músculos referidos nos níveis anteriores, o paciente também possui função flexora plantar e/ou extensora dos quadris.

O prognóstico de deambulação é o melhor possível (99% dos casos). Alguns pacientes não necessitam de órteses para deambular.

Infelizmente, algumas crianças iniciam a deambulação sem tratamento adequado. Na vigência de deformidades nos pés, acabam evoluindo com mal perfurante plantar.

TRATAMENTO ORTOPÉDICO[13]

Deformidades do tronco

As deformidades do tronco nos pacientes com mielomeningocele ocorrem com frequência e incluem a escoliose, a cifose congênita e a hiperlordose lombar.

O uso de colete corretivo está contraindicado nesses pacientes, devido à possibilidade de úlceras de pressão.

A cifose congênita (Figura 15.16), em geral, está presente nos pacientes do nível torácico, sendo rígidas, de grau acentuado e com descompensação do tronco. Normalmente, esses pacientes serão operados quando atingirem 20 kg com vertebrectomias e artrodeses por via posterior com instrumentação. Problemas de pele e infecção pós-cirúrgica são um problema ao cirurgião ortopédico, pois são comuns nesse tipo de cirurgia.

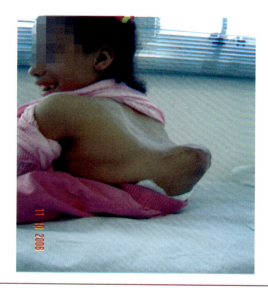

FIGURA 15.16 Paciente com mielomeningocele torácica com cifose congênita.

A escoliose, como a cifose congênita, acomete, em geral, níveis funcionais mais altos (torácicos) e também é frequente nos pacientes com mielomeningocele. A escoliose pode ser congênita ou idiopática, ou associada à medula presa, disrafismo espinhal, diastematomielia ou hidromielia. As curvas são progressivas e não respondem ao uso de colete. O tratamento cirúrgico normalmente é necessário e também um desafio ao cirurgião. Problemas com pele e infecção também são comuns no pós-cirúrgico. Nos pacientes deambuladores, a fusão da coluna com a pelve, muitas vezes necessária para correção dessa deformidade, prejudica a deambulação, e isso deve ser levado em consideração no pré-operatório. A combinação da via anterior com a posterior e artrodese com instrumentação muitas vezes é necessária para atingir a correção adequada.

A hiperlordose é a menos comum das deformidades, associada ou não à escoliose. Pode acarretar problemas de higiene na região da lordose e dificuldade no sentar. Também é mais prevalente no nível torácico e em geral está associado a graus maiores de flexão fixa do quadril. Nos casos severos, pode necessitar de cirurgia (artrodese com instrumentação por via posterior ou combinada com a via anterior).

Deformidades do quadril

Flexão-abdução-rotação externa

Esta deformidade está relacionada à atitude viciosa em abandono dos membros inferiores. É praticamente restrita aos pacientes do nível torácico. Geralmente está associada à contratura em flexão dos joelhos e pés equinos.

A prevenção é feita com a utilização de órteses de posicionamento e tratamento fisioterápico, em idade precoce.

O tratamento cirúrgico é realizado quando existe indicação para o ortostatismo e/ou treino de deambulação e quando as deformidades impedem o uso da órtese.

A cirurgia consiste na tenotomia dos flexores dos quadris, por meio da via de Smith-Peterson. Os tendões dos músculos iliopsoas, sartório, reto e tensor do fáscia lata são ressecados, para diminuir a chance de recidiva. Em deformidades graves, pode ser necessário associarmos a capsulotomia anterolateral do quadril.

No pós-operatório, a imobilização gessada não é necessária. O posicionamento adequado imediato é seguido pelo uso de órtese previamente confeccionada, após a primeira semana da cirurgia.

Deformidades associadas deverão ser corrigidas no mesmo ato cirúrgico, facilitando o processo de reabilitação.

Pacientes que não possuem prognóstico favorável de deambulação, mas que são portadores de deformidades extremamente graves, podem necessitar do tratamento cirúrgico. Nesses casos, o objetivo é permitir o posicionamento sentado de modo adequado e simétrico na cadeira de rodas, prevenindo-se as úlceras de pressão.

Flexão-adução

Esta deformidade é peculiar aos pacientes que apresentam ação isolada dos flexores e adutores dos quadris, com a musculatura glútea paralisada. Por esse motivo, pacientes do nível lombar alto são mais frequentemente portadores dessa deformidade.

Surge de maneira lenta e progressiva, devido ao desequilíbrio muscular. Pode estar associada ou não à luxação do quadril.

Deformidades de pequena monta podem ser contemporizadas, com o uso de órteses e exercícios de estiramento.

A flexão maior de 30° à manobra de Thomas promove significativa anteriorização do tronco durante a deambulação, requerendo tratamento cirúrgico.

O tratamento sugerido é o alongamento do iliopsoas na margem da pélvis, associado à tenotomia dos adutores. Deveremos, sempre que possível, preservar o sartório e o reto como flexores.

Gesso pós-operatório não é necessário, e o uso de órtese poderá ser reiniciado uma semana após a cirurgia.

Luxação

A luxação do quadril no DFTN é paralítica. Pode ser teratológica ou adquirida, por desequilíbrio muscular ou complicações, como a medula presa. É mais frequente nos níveis torácico e lombar alto.

Pelas características próprias da luxação paralítica, o tratamento não deve sofrer analogia com a displasia do desenvolvimento do quadril, pois esta é uma outra entidade nosológica.

O uso de órteses como Pavlic é contraindicado, devido ao desequilíbrio muscular, à pele insensível e à ausência de propriocepção. O risco real de necrose asséptica da cabeça femoral e de úlceras de pressão com o uso dessas órteses tem sido observado, devido ao tratamento inadequado (Figura 15.17).

A presença ou não de luxação do quadril não impede a aquisição da deambulação. Os pacientes com mielomeningocele deambulam com luxação de quadril de maneira indolor. A eventual dor referida na vida adulta não ocorre, devido à ausência de propriocepção. Na literatura, existe controvérsia entre o tratamento conservador *versus* o cirúrgico.

O tratamento conservador aceitando a luxação promove bom resultado. Não há impedimento para a deambulação. Não ocorrem as complicações inerentes à cirurgia. Quando unilateral, não tem relação com o surgimento de escoliose. A maioria dos pacientes necessita do uso de órtese longa. A dismetria é tratada com uma compensação no solado do tênis ou na órtese.

O tratamento cirúrgico, embora polêmico, pode ser indicado em casos seletos de luxação unilateral em pacientes de níveis baixos de lesão (sacral) e que possuem musculatura ativa e não paralítica ao redor do quadril. Neste caso, o ortopedista deverá reparar, em um único tempo cirúrgico, todos os problemas presentes.

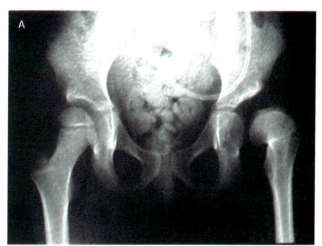

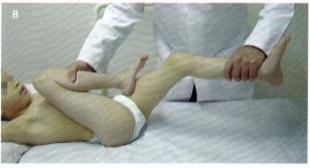

FIGURA 15.17 Paciente portadora de mielomeningocele nível lombar alto, luxação do quadril esquerdo e contratura em flexão. Tratada prévia e inadvertidamente com suspensório de Pavlic. **(A)** Exame radiográfico mostrando necrose asséptica da epífise proximal e alargamento do colo do fêmur esquerdo. **(B)** Manobra de Thomas positiva, mostrando acentuação da deformidade em flexão dos quadris e joelhos.

Assim, o tratamento conservador é o método mais adequado na condução da luxação do quadril. Aceitamos a luxação nos pacientes com mielomeningocele e não a tratamos. Exceção deve ser feita nos raros pacientes do nível sacral, portadores de luxação do quadril, em que não ocorre o desequilíbrio muscular e a propriocepção está presente.

Deformidades do joelho

Flexão

Nos pacientes do nível torácico, a deformidade em flexão do joelho é decorrente de atitude viciosa em abandono. Pacientes de níveis mais baixos de lesão podem desenvolver esta deformidade secundariamente à síndrome da medula presa, por hipertonia dos flexores dos joelhos e/ou perda da força do quadríceps. Em raros casos, pode ocorrer secundariamente à deformidade em calcâneo-valgo dos pés, naqueles pacientes que deambulam sem o uso de órteses.

Deformidades até 20° podem ser tratadas conservadoramente, por serem compatíveis com o uso de órteses. Quando a deformidade é maior de 30°, o uso de órtese torna-se difícil. Nos pacientes deambuladores, a marcha em agachamento promove um alto consumo energético.

Iacovone (1981)[14] propôs a osteotomia extensora supracondiliana percutânea do fêmur para a correção dessa deformidade. Por meio de uma pequena incisão lateral, três centímetros acima da fise distal do fêmur, realizam-se perfurações ósseas com broca manual, exceção feita à cortical posterior. Com o auxílio de um formão pequeno, completa-se a secção das corticais medial, anterior e lateral. Promove-se com suavidade uma fratura, impactando-se os dois fragmentos ósseos com o joelho estendido. A osteotomia é estável e não necessita de fixação. O membro é imobilizado com gesso cruro-podálico até a consolidação, que dura em média 4 semanas. O procedimento é simples e com baixo risco de complicações (Figura 15.18).

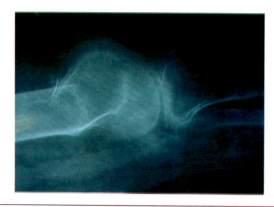

FIGURA 15.18 Exame radiográfico de uma paciente portadora de mielomeningocele, com deformidade em flexão do joelho direito, submetida à osteotomia supracondiliana do fêmur distal percutânea. Observar preservação da cortical posterior.

Outra opção de tratamento é a liberação posterior do joelho. Por meio de uma incisão na face posterior, os tendões flexores são identificados e seccionados. Em casos graves, torna-se necessária a capsulotomia posterior do joelho.

Em pacientes com deformidades muito graves, usualmente acima de 60°, torna-se necessário associar a liberação posterior com a osteotomia extensora femoral. Neste caso, a osteotomia deve ser aberta, acompanhada de cunha de ressecção para encurtamento femoral, com o objetivo de se evitar danos às estruturas vasculonervosas.

Nesses pacientes com mielomeningocele, deve-se ter cuidado ao indicar alongamentos musculares, pois enfraquecemos ainda mais o músculo que não apresenta paralisia. Deve-se optar por cirurgias ósseas nos pacientes de nível funcional mais baixo e deambuladores.

Recurvo

O recurvo não é uma deformidade frequente.[15] Pode ocorrer nos pacientes do nível lombar alto, que apresentam quadríceps forte, flexores paralisados e frouxidão capsular.

O tratamento conservador está indicado, com o uso de uma órtese longa. As braçadeiras posteriores da órtese deverão ser mais largas, para promover a contenção do recurvo.

Deformidade do tornozelo

Tornozelo valgo

Nos pacientes portadores do DFTN, a incidência de tornozelo valgo é alta. Estima-se que 85% dos pacientes apresentem esta deformidade. A deformidade pode ser confundida com o pé valgo, pois, durante o apoio, o retropé permanece em valgo em ambas as deformidades (Figura 15.19A).

Dias[16] relata que a deformidade é lentamente progressiva e ocorre devido à paralisia do músculo solear, na qual a fíbula não é tracionada e fica encurtada, proporcionando o valgo do tornozelo. O encurtamento fibular distal promove uma inclinação lateral do tálus. Se o paciente é deambulador, esta inclinação promoverá uma hiperpressão na fise da tíbia. A fise tibial será comprimida no seu terço lateral, fazendo com que a epífise distal tibial se torne deformada, assumindo um formato triangular. Deste modo, o valgismo do tornozelo se tornará mais acentuado (Figura 15.19B).

O encurtamento fibular também promove o geno valgo e a torção tibial externa. Ambas colaboram para o agravamento do tornozelo valgo no paciente deambulador.

O tornozelo valgo pode estar associado à deformidade em calcâneo-valgo do pé e passar desapercebido.

Para a maior parte dos pacientes, é indicado o tratamento conservador. Quando o uso de órtese promove áreas de hiperpressão maleolar e a deambulação encontra-se prejudicada pela acentuação do ângulo perna-pé, indica-se o tratamento cirúrgico.

Tenodese calcâneo-fibular

Este procedimento é indicado para o paciente que possui potencial de crescimento. Entretanto, não está indicado

Mielomeningocele

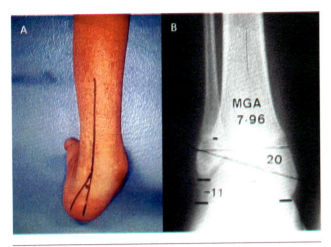

FIGURA 15.19 Paciente portador de tornozelo valgo esquerdo. **(A)** Apoio em valgo, protrusão e hiperpressão maleolar medial, devido à compressão pelo uso da órtese. **(B)** Aspecto radiográfico, mostrando encurtamento fibular, com o maléolo lateral 11 mm mais alto que o medial. A epífise distal da tíbia tem a forma triangular. O tálus encontra-se situado em valgo na pinça bimaleolar.

quando existe deformidade óssea associada, como a torção tibial externa.

A técnica cirúrgica foi inicialmente citada por Westin e DeFiori.[17]

O tendão calcâneo é seccionado na junção miotendínea, passado através de um orifício 2 cm acima da fise da fíbula e suturado sobre si próprio, com o pé em equino de 10°. A criança é imobilizada por 6 semanas (Figura 15.20).

Fernandes[18] relatou bons resultados clínicos com esta técnica para o tratamento do tornozelo valgo e do pé calcâneo-valgo. Reafirmou o efeito de tração da tenodese, que promove o estímulo para o crescimento longitudinal da fíbula, corrigindo assim o tornozelo valgo.

A tenodese também auxilia na estabilidade do pé calcâneo, pois impede o deslocamento excessivo em dorsiflexão.

A osteotomia varizante derrotativa interna é um procedimento indicado aos pacientes que também apresentam torção tibial externa e se aproximam do final do crescimento. Foi descrito inicialmente por Sharrard e Webb.[19]

Por meio de uma pequena incisão lateral no terço médio da perna, é realizada a osteotomia fibular. Em seguida, realiza-se uma incisão longitudinal anteromedial do tornozelo. Após cuidadosa exposição do tecido ósseo, identifica-se a fise e a articulação tibiotalar, que não deve ser aberta. O local da osteotomia é demarcado e retira-se uma cunha óssea de base medial, até que a interlinha da tibiotalar permaneça horizontal e perpendicular ao eixo longo da tíbia. Alinha-se o segundo artelho com a patela e fixa-se a osteotomia com dois ou três grampos de Blount (Figura 15.21).

A osteotomia também pode ser fixada com placa em "T".

O paciente é imobilizado com gesso cruropodálico. A imobilização pode ser retirada após o início da consolidação e o paciente deverá reiniciar o uso de órtese.

A epifisiodese do maléolo medial (hemiepifisiodese) pode ser realizada nos pacientes que apresentam o tornozelo valgo, sem alteração na rotação dos maléolos (Figura 15.22). Foi inicialmente descrita por Burkus, em 1983,[20] que fixava a porção medial distal da fise tibial com agrafes. Stevens, em 1997,[21] propôs o procedimento em crianças acima de 6 anos, a partir do 8° até o 20° de valgo do tornozelo. A fixação é realizada com um único parafuso canulado de 4,5 mm, colocado no ápice do maléolo medial paralelo à cortical medial da metáfise, cruzando a fise de crescimento. O parafuso é retirado durante o acompanhamento radiográfico, o tornozelo varia de 0° a 5° em varo e a criança apresenta potencial de crescimento.

Em 2001, Lubicky[22] propôs a Osteotomia Transfisária na tíbia distal, com cunha varizante e fixação com parafuso, agrafe ou associação. Também associa liberação anterolateral e imobilização por período de 6 semanas.

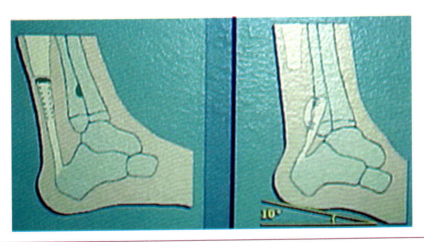

FIGURA 15.20 Tenodese calcâneo-fibular, técnica cirúrgica. Tenotomia e perfuração da fíbula e desbastamento do tendão, se necessário. Introdução do tendão através do orifício fibular e sutura, com o pé em equino de 10°.

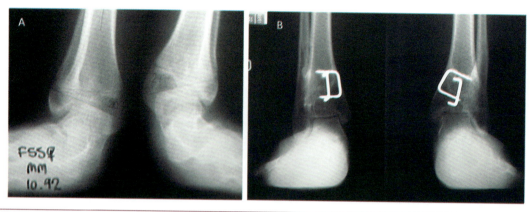

FIGURA 15.21 Exame radiográfico de paciente portadora de tornozelo valgo direito e torção tibial externa acentuada. Submetida à osteotomia supramaleolar varizante e derrotativa interna. **(A)** Aspecto pré-operatório, mostrando o tálus em valgo na pinça bimaleolar. **(B)** Pós-operatório mostrando o tálus alinhado na pinça.

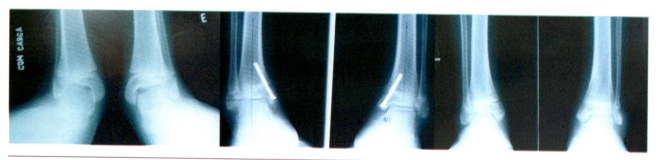

FIGURA 15.22 Paciente com tornozelo valgo submetido à epifisiodese do maléolo medial. Radiografia pré-operatória, pós-operatória e resultado final.

DEFORMIDADES DO PÉ

O pé mielodisplásico apresenta características próprias: pele insensível, paralisia muscular, ausência de propriocepção e rigidez. A deformidade geralmente é muito rígida, assemelhando-se à artrogripose.

A deambulação, na vigência da deformidade, pode promover complicações como úlceras de pressão, mal perfurante plantar e infecções.

Os objetivos do tratamento são a obtenção de um pé plantígrado, com mobilidade, livre de áreas de hiperpressão e compatível com o uso de órtese. Para isso, dois princípios devem ser observados: o equilíbrio muscular, que é obtido de forma mais segura removendo-se a ação muscular deformante com tenotomias, além da transferência muscular. Sempre que possível, deve-se evitar artrodeses, buscando-se corrigir com osteotomias e preservar as articulações.

O tratamento conservador com gessos corretivos pode ser empregado. Ele tem seu espaço como tratamento inicial, para preparar e facilitar a abordagem cirúrgica. Seu uso deve ser muito cuidadoso, com adequada proteção dos pontos de pressão do gesso e acompanhamento criterioso.

Na vida adulta, uma articulação insensível pode evoluir para uma articulação de Charcot. Esta artropatia neuropática é ocasionada pela ausência de propriocepção, associada à rigidez e sobrecarga articular. Por esse motivo, Sharrard e Webb[23] e Dias[24] não indicam cirurgias que acentuem a rigidez articular, como as artrodeses, que devem ser evitadas. A sobrecarga transferida para outra articulação poderá promover o surgimento da articulação de Charcot.

Na Clínica de Mielomeningocele da AACD, após avaliação aleatória de 480 pés durante a primeira consulta, as deformidades mais encontradas foram: equino-cavo-varo (31%), calcâneo-valgo (20%), equino (13%), calcâneo (8%). Apenas 9% dos pés não apresentaram deformidades.

Pé equino-cavo-varo (Figura 15.23)

É a deformidade mais frequente e normalmente evidenciada no nascimento. Não deve ser confundida com o pé torto congênito, por serem patologias distintas e com aspectos diferenciados. No pé equino-varo mielodisplásico, a pele é insensível, os músculos são paralisados e a propriocepção é ausente. A rigidez articular é importante e também um fator de recidiva. Essas características exigem um tratamento diferenciado.

A maioria dos pacientes com pés equino-cavo-varos não apresenta movimentação ativa. Alguns pés possuem essa deformidade adquirida devido ao desequilíbrio muscular, por ação isolada do tibial posterior e do tríceps ou por espasticidade progressiva. Portanto, recomenda-se que o exame muscular seja realizado com exatidão, para uma correta identificação da causa da deformidade.

Quando o prognóstico de deambulação é favorável, está indicado o tratamento cirúrgico. A cirurgia deverá ser realizada antes do primeiro ano de vida, para permitir que a criança inicie o ortostatismo e o treino de deambulação na época apropriada.

Sharrard e Grosfield[25] descreveram o tratamento diferenciado em relação ao pé torto congênito, realizando tenotomias em vez de alongamentos tendinosos.

Dias[24] propôs a liberação póstero-médio-lateral. Reafirmou a importância de que todos esses compartimentos sejam abordados, para que a correção desejada seja possível. A incisão de Cincinnati foi utilizada. Todos os tendões paralíticos foram ressecados, para diminuir a chance de recidiva. Os ligamentos laterais foram excisados, para permitir o posicionamento adequado do calcâneo e do tálus. As articulações mediais, posteriores e laterais foram abertas, reduzidas e fixadas com um fio rosqueado. Um fio liso foi utilizado para auxiliar na rotação do tálus para o local adequado, sendo retirado após a fixação da coluna medial.

Carvalho, Dias e Gabrieli[26] publicaram os resultados obtidos por meio da liberação póstero-médio-lateral, obtendo bons resultados em 77% dos casos.

Quando a incisão de Cincinnati é utilizada, o paciente é posicionado em decúbito ventral. Deve-se tomar um cuidado redobrado para não haver compressão do cateter da derivação ventrículo-peritonial pelo coxim sob a clavícula. Esta complicação poderá ser fatal, se houver descompensação brusca da hidrocefalia durante o ato cirúrgico.

Nos casos em que o equino for maior que 35°, haverá dificuldade para a sutura da região posterior, se a incisão transversa for utilizada. Existe grande chance de possível sofrimento cutâneo e necrose. Nesses casos, recomenda-se a utilização de dupla via, uma medial do tipo Codivilla e outra lateral. Deste modo, a pele posterior não é incisada, diminuindo-se a chance de necrose.

Outro aspecto importante é a correção da adução do antepé. Ao final do procedimento, a coluna lateral deverá ter o mesmo comprimento da coluna medial, para permitir o alinhamento do antepé. Caso isso não ocorra, a adução residual será um fator determinante para a recidiva.

Para permitir o alinhamento das colunas, poderá ser necessário o encurtamento da coluna lateral. Recomenda-se o encurtamento do cuboide, mantendo-se somente as superfícies articulares junto ao calcâneo e ao quinto metatarsiano. Caso essa medida não seja suficiente, poderá ser associado o procedimento de Lichtblau, promovendo-se também o encurtamento do calcâneo. Se isso for necessário, sugere-se fixar inicialmente a coluna lateral com um fio rosqueado. Em seguida, fixa-se a coluna medial, procurando-se manter os espaços articulares abertos com o auxílio de uma pinça Kelly para a passagem do fio. Após isso, a subtalar deve ser fixada com um fio retrógrado. Deste modo, o ângulo talo-calcâneo no AP e perfil poderá ser reconstruído.

É importante salientar que todas as deformidades deverão ser corrigidas durante o ato cirúrgico. A aceitação de deformidade residual é o caminho para a recidiva.

Recomenda-se a manutenção de um dreno aspirativo, para evitar o surgimento de hematomas. O paciente deve ser imobilizado com gesso bem acolchoado, que poderá ser trocado oportunamente. Os fios rosqueados deverão permanecer por 6 semanas, podendo ser removidos ambulatorialmente, sem anestesia. Gessos de manutenção por 3 meses são recomendados, para prevenir a recidiva. Após isso, o paciente inicia o uso de uma órtese suropodálica diurna, de manutenção (Figura 15.24).

Atualmente, iniciamos na AACD a correção do pé mielodisplásico por meio do método de Ponseti. Nossa maior preocupação é com as úlceras de pressão; assim, devemos

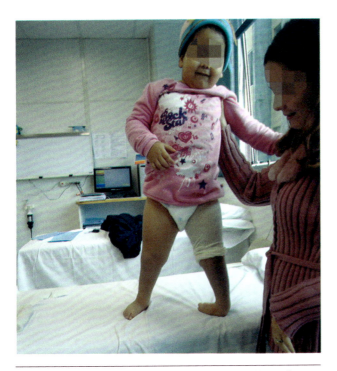

FIGURA 15.23 Paciente com mielomeningocele e pé equino-cavo-varo-aduto supinado.

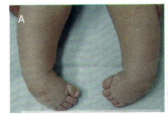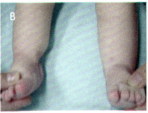

FIGURA 15.24 Paciente portador de pés equino-cavo-varo-adutos mielodisplásicos. Submetido à liberação póstero-médio-lateral bilateral. **(A)** Foto pré-operatória, mostrando a tentativa frustrada de correção e a prega cutânea medial transversa. **(B)** Pós-operatório mostrando correção que possibilita ortetização e apoio plantígrado.

colocar mais algodão do que normalmente é utilizado no pé torto congênito idiopático. Temos obtido bons resultados e, quando indicamos a cirurgia, essa geralmente é menos complexa, em que apenas serão corrigidas as deformidades residuais não reparadas por este método. Ainda necessitamos de um trabalho prospectivo desse tipo de pés para adotarmos esse método como inicial dos pés mielodisplásicos.

A talectomia é um procedimento de exceção e deverá ser realizado quando não for possível a correção da deformidade em equino-cavo-varo por meio da técnica previamente descrita. Em geral, a utilizamos para casos de pacientes em idade mais avançada e que não foram tratados.

Menelaus[27] indicou esta técnica para a correção de pés rígidos em pacientes com mielomeningocele e artrogripose. Em nosso meio, Svartman e colaboradores[28] relataram bons resultados com a talectomia, associada à liberação medial e posterior.

A talectomia é um procedimento de salvação, e se apresenta mais eficaz quando utilizado associadamente à liberação póstero-médio-lateral. Se for utilizado de maneira isolada, não permite a correção do cavismo e da adução. A permanência dos tendões, que são os fatores deformantes, não possibilitará a manutenção da correção e, portanto, recomenda-se que estes sejam ressecados. Caso isso não aconteça, a probabilidade de recidiva será maior.

Durante a cirurgia, recomenda-se a fixação do calcâneo sob a pinça do tornozelo com um ou dois fios rosqueados. O calcâneo deverá ser fixado em neutro. A coluna lateral deverá ser corrigida, conforme já descrito anteriormente (Figura 15.25). O pós-operatório é conduzido de modo semelhante ao anterior.

Pé calcâneo-valgo

Esta deformidade ocorre por desequilíbrio muscular. Nota-se a ação isolada dos dorsiflexores: tibial anterior, extensor longo do hálux, extensor longo dos artelhos e fibulares. Deste modo, esta deformidade é muito frequente nos pacientes do nível lombar baixo e também em pacientes que apresentaram a síndrome da medula presa.

Existe grande associação com o tornozelo valgo. Quando isso ocorre, ambas deverão ser tratadas, num tempo cirúrgico único.

Liberação anterior. Duas incisões longitudinais dorsais são realizadas. A primeira é feita sobre o tendão tibial anterior. Este é removido, conjuntamente ao extensor longo do hálux. Após a identificação do feixe vasculonervoso, realiza-se a capsulotomia anterior da tibiotalar. A segunda incisão é feita sobre o extensor longo dos artelhos. Estes tendões são excisados e é completada a capsulotomia anterior. Se necessário, os tendões fibulares são removidos, por meio de uma incisão lateral. Após a instalação do dreno aspirativo e da sutura, o pé é imobilizado em equino de 20°, durante 3 semanas. Em seguida, o paciente retoma o uso de uma órtese suropodálica. Rodrigues e Dias[29] relataram bons resultados (81,5% dos casos) com essa técnica.

Alguns autores sugerem a transferência do tibial anterior para o calcâneo, por meio da membrana interóssea. Este procedimento não é recomendado, pois aumenta o tempo ci-

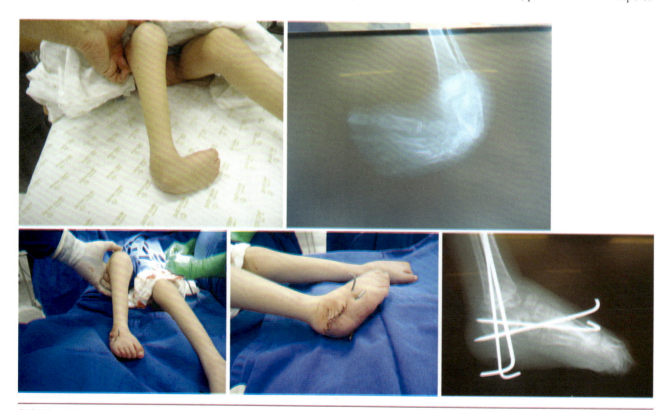

FIGURA 15.25 Pé equino-cavo-varo esquerdo sem tratamento prévio. Submetida à liberação póstero-médio-lateral bilateral, com talectomia e encurtamento da coluna lateral no pé esquerdo. Foto e radiografia pré-operatórias e pós-operatórias.

rúrgico e não traz benefício real ao paciente. Stott e colaboradores[30] utilizaram a análise da marcha para avaliar o resultado dessa transferência. Os autores concluíram que essa transferência não é eficaz para possibilitar flexão plantar eficiente e não permite que o paciente possa deambular sem a órtese.

Equino

Esta deformidade ocorre geralmente pelo posicionamento inadequado do pé, em atitude de abandono. Entretanto, também pode ser devida à espasticidade do tríceps sural, nos casos de medula presa. Pode estar associada a outras deformidades, que deverão ser tratadas no mesmo ato cirúrgico.

A tenotomia do tendão calcâneo, isoladamente, pode ser realizada no ambulatório, sem a necessidade de internação ou anestesia, já que esses pés são insensíveis. O tendão é seccionado por meio de uma pequena incisão e o paciente recebe uma órtese suropodálica em polipropileno, confeccionada com antecedência. Esta técnica tem se mostrado eficiente nas deformidades de até 30°.

Quando a deformidade é maior que 30°, torna-se necessário associar-se à técnica citada a capsulotomia posterior tibiotalar e subtalar. Neste caso, a intervenção deve ser executada em sala cirúrgica. O paciente poderá fazer uso pós-operatório de uma órtese previamente confeccionada.

- **Pé calcâneo**. O pé calcâneo ocorre por ação isolada do músculo tibial anterior, nos pacientes com nível lombar baixo. O tratamento segue os princípios do pé calcâneo-valgo, já descritos.

- **Pé talo-vertical**. Esta deformidade é rara, rígida, e a maioria dos pacientes não apresenta movimentação voluntária nos pés. O tratamento cirúrgico é indicado aos pacientes com potencial de marcha, sendo preferencialmente realizado antes dos 12 meses de vida. A cirurgia consiste na liberação póstero-médio-lateral. A incisão de Cincinnati pode ser utilizada. Embora sejam deformidades diferentes, os princípios cirúrgicos já descritos para o pé equino-cavo-varo são válidos para o pé talo-vertical (Figura 15.15).

REFERÊNCIAS BIBLIOGRÁFICAS

1. Bowman RM, McLone DG, Grant JA, et al. Spina bifida outcome: a 25year prospective. Pediatr Neurosurg. 2001;34(3):114-20.
2. Fernandes AC. Defeitos de fechamento do tubo neural. In: Hebert S, Xavier R, Pardini Jr A, et al. Ortopedia e traumatologia – Princípios e prática. Porto Alegre: Artmed Editora, 2003. p.839-57.
3. Fernandes AC, Saito ET, Faria JCC, et al. Mielomeningocele – Aspectos clínicos. In: Moura EW, Silva PAC. Fisioterapia – aspectos clínicos e práticos da reabilitação. São Paulo: Artes Médicas, 2005. p.87-98.
4. Hernández-Diaz S, Werler MM, Walker AM, et al. Neural tube defects in relation to use of folic acid antagonists during pregnancy. Am J Epidemiol. 2001;153(10):961-8.

5. Brasil. Agencia Nacional de Vigilância Sanitária. Resolução RDC n. 344 (13/12/2002). Regulamento técnico para a Fortificação das Farinhas de Trigo e das Farinhas de Milho com Ferro e Ácido Fólico. Brasília: Diário Oficial da República Federativa do Brasil, 18/12/2002.
6. Tachdjian MO. Pediatric orthopedics. Philadelphia: W.B. Saunders Company, 1990. p.1773-871.
7. Dulard E, Boue C, Muller F, et al. Lélectrophorese des cholinesterases du liquide amniotique dans le diagnostic prenatal des defauts de fermeture du tube neural. J Gynecol Obstet Biol Reprod. 1988;17:45-50.
8. Fernandes AC, Bitu SOB, Violante Jr FH. Alergia ao látex em pacientes portadores de mielomeningocele. Rev Bras Ortop. 2006;41(6):217-20.
9. Cremer R, Kleine-Diepenbruck U, Hoppe A, et al. Latex allergy in spina bifida patients – prevention by primary prophylaxis. Allergy. 1998;53(7):709-11.
10. Dias LS. Caring for the child with spina bifida. Illinois: American Academy of Orthopaedic Surgeons, 2001. p.161-9.
11. McLone DG, Dias MS. Caring for the child with spina bifida. Illinois: American Academy of Orthopaedic Surgeons, 2000. p.29-39.
12. Hoffer MM, Feiwell E, Perry J, et al. Functional ambulation in patients with myelomeningocele. J. Bone Joint Surg. 1973;55-A:137-48.
13. Tachdjian MO. Pediatric Orthopedics. Philadelphia: W.B. Saunders Company, 1990. p.1773-871.
14. Iacovone M. Osteoclasias com perfurações ósseas. Método para correção de deformidades dos membros inferiores. Estudo baseado em 44 operações. Tese (Mestrado). São Paulo. Faculdade de Medicina da Universidade de São Paulo. Depto de Ortopedia e Traumatologia, 1981. p.88.
15. Menelaus MB. The orthopaedic management of spina bifida cystica. Edinburgh: Churchill Livingstone, 1980. p.92, 217.
16. Dias LS. Ankle valgus in children with myelomeningocele. Dev Med Child Neurol. 1978;20:627-33.
17. Westin GW, DeFiori RJ. Tenodesis of the tendo-Achillis to the fibula for a paralitic calcaneus deformity. J Bone Joint Surg. 1975;56-A:1541.
18. Fernandes AC. Tratamento do tornozelo valgo e do pé calcâneo-valgo mielodisplásicos pela tenodese Aquiles-fibular. Tese (Mestrado). São Paulo: Universidade Federal de São Paulo. Depto de Ortopedia e Traumatologia, 1991. p.69.
19. Sharrard WJ, Webb J. Supramaleolar wedge osteotomy of the tibia in children with myelomeningocele. J Bone Joint Surg. 1974;56-B:458-61.
20. Burkus JK, Moore DW, Raycrofte JF. Valgus deformity of the ankle in myelodisplastic patients: correction by stapling of the medial part of the distal tibial physis. J Bone Joint Surg Am. 1983;65:1157-62.
21. Stevens PM, Belle RM. Screw epiphysiodesis for ankle valgus. J Pediatr Orthop. 1997;19:9-12.
22. Lubicky JP, Altiok H. Transphyseal osteotomy of the distal tibia for correction pf valgus /varus deformities of the ankle joint. J Pediatr Orthop. 1997;17:9-12.
23. Sharrard WJ, Grosfield I. The management of deformity and paralysis of the foot in myelomeningocele. J Bone Joint Surg. 1968;50-B:456-65

24. Dias LS. Ankle and Foot. In: Schafer MF, Dias LS. Myelomeningocele Orthopaedic Treatment. Baltimore: Williams & Wilkins, 1983. p.160-213.

25. Sharrard WJ, Grosfield I. The management of deformity and paralysis of the foot in myelomeningocele. J Bone Joint Surg. 1968;50-B:456-65.

26. Carvalho Neto J, Dias LS, Gabrieli AP. Congenital talipes equinovarus in spina bifida: treatment and results. J Pediatr Orthop. 1996;16(6):782-5.

27. Menelaus MB. Talectomy for equinovarus deformity in arthrogryposis and spina bifida. J Bone Joint Surg. 1971;53-B(3):468-73.

28. Svartman C, Fucs PMMB, Kertzman PF, et al. Talectomia no tratamento das deformidades rígidas dos pés na artrogripose e sequela de mielomeningocele. R Bras Ortop. 1993;28(7):453-7.

29. Rodrigues RC, Dias LS. Calcaneus deformity in spina bifida: results of anterolateral release. J Pediatr Orthop. 1992;12:461-4.

30. Stott NS, Zionts LE, Gronley JK, et al. Tibialis anterior transfer for calcaneal deformity: a postoperative gait analysis. J Pediatr Orthop. 1996;16:792-8.

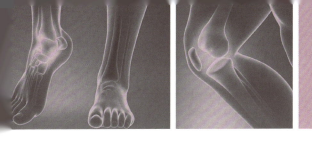

Poliomielite

Fernando Farcetta Junior

INTRODUÇÃO

As doenças neuromusculares representam um grupo de afecções que comprometem a unidade motora, ou seja, o corpo celular do neurônio motor inferior, o seu prolongamento, a junção neuromuscular ou o tecido muscular. Dentre as doenças neuromusculares, encontram-se as lesões neuronais motoras, que são condições nas quais há alterações morfológicas ou bioquímicas que ocorrem no corpo do neurônio.

A lesão neuronal motora caracteriza-se por envolvimento do corpo celular do neurônio motor inferior (NMI). As principais doenças são: poliomielite anterior aguda (Pólio), atrofia muscular espinhal progressiva (AMEP) e doença do neurônio motor (DNM).

POLIOMIELITE ANTERIOR AGUDA

ASPECTOS HISTÓRICOS

É conhecida a ocorrência esporádica da poliomielite desde a antiguidade. Segundo Maynard (2000) e Shepherd (1976), a poliomielite é uma doença que, provavelmente, remonta a data de 1600 a.C. De acordo com o achado arqueológico, Estela Egípcia de Ruma, considerado pelos estudiosos o documento mais antigo da poliomielite, que apresenta a figura de um homem (Ruma) com atrofia e acentuado encurtamento do membro inferior direito (Figura 16.1).

A primeira tentativa de uma descrição clínica aparece na segunda edição do livro de Michael Underwood, em 1789, referente às doenças das crianças, em que a poliomielite foi atribuída à dentição e ao mau funcionamento intestinal.

Uma das primeiras descrições clínicas da doença foi feita por Heine, em 1840. Charcot e Joffroy descreveram as alterações patológicas nos neurônios motores do corno anterior da medula na poliomielite. No entanto, coube ao professor sueco Medin a descrição das diversas formas clínicas da poliomielite ao relatar uma grande epidemia ocorrida no país nórdico, em 1887.

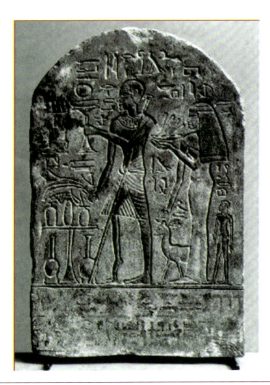

FIGURA 16.1 Lápide de RUMA (Estela), museu de Kopenhagen.

As primeiras epidemias da poliomielite ocorreram na Europa, na metade dos anos 1800, na Inglaterra, e na América do Norte na década de 1890, nos Estados Unidos.

Charcot e Joffroy descreveram a paralisia flácida causada pelo dano das células do corno anterior. Em 1905, Wickman reconheceu que a infecção assintomática e a transmissão ocorrem por via do trato intestinal, dando importância aos casos abortivos não paralíticos na disseminação da doença. Em 1908, Karl Landsteiner e Erwin Popper descobriram que o agente infeccioso era um vírus, que foi identificado em 1930. Em 1909, Landsteiner e Popper já haviam demonstrado a etiologia viral. Inocularam uma sus-

Série Ortopedia e Traumatologia – Fundamentos e Prática

pensão de medula espinhal obtida de necropsia de um caso fatal de poliomielite em um grupo de primatas; os macacos apresentaram um quadro típico de paralisia flácida. Em 1948, John Enders, Weller e Robbins conseguiram cultivar o poliovírus em tecido não nervoso e, em 1950, descobriram a ação citopatogênica do vírus sobre as células cultivadas *in vitro*; a partir de então, os três sorotipos foram reconhecidos. Esses achados permitiram o desenvolvimento para a elaboração das vacinas com vírus inativado de Salk e com o vírus atenuado de Sabin.

O presidente dos Estados Unidos, Franklin D. Roosevelt, que contraiu a poliomielite tardia, aos 39 anos de idade, em 1921, patrocinou a pesquisa da pólio e criou o Centro de Hidroterapia para os indivíduos com história de poliomielite em Warm Springs no estado americano da Geórgia, que mais tarde foi nomeado como Fundação Nacional para a Paralisia Infantil, e que apresentava duas propostas de trabalho: tratamento da poliomielite e desenvolvimento da vacina. Essa instituição proveu suporte financeiro para as pesquisas sobre a poliomielite. E. Salk foi o primeiro a tirar vantagens das descobertas de Enders e seus colaboradores. A vacina parenteral de Salk – o poliovírus inativado pela formalina – foi declarada segura e eficaz em 12 de abril de 1955.

Albert B. Sabin desenvolveu a vacina oral com o poliovírus atenuado, que foi testada com bastante sucesso, na União Soviética e no Leste Europeu, no final dos anos de 1950. As vacinas produziram um grande declínio na poliomielite, a partir da metade da década de 50. A incidência da poliomielite paralítica decresceu nos Estados Unidos, de 20.000 casos, para menos de 10 casos por ano. Com as campanhas de vacinação em massa, a erradicação do poliovírus foi alcançada na maior parte do globo terrestre.

No Brasil, no ano de 1980, foi adotada como medida de controle da poliomielite a ampliação das coberturas vacinais por meio de campanhas de vacinação em massa, em todo o território nacional, utilizando-se a vacina oral Sabin, em duas etapas anuais, de um só dia cada, na faixa etária de 0-5 anos. A diminuição de casos foi assim observada: para o Brasil de 1.280 casos em 1980, para 122 em 1981; no estado de São Paulo, de 101 casos em 1980, para 7 em 1981. O último caso de pólio no estado de São Paulo foi registrado em 1988, e no Brasil, em 1989.

Em 1994, o país recebeu da OMS o Certificado de Erradicação da Transmissão Autóctone do Poliovírus Selvagem nas Américas, reafirmando seu compromisso em manter altas coberturas vacinais e uma vigilância ativa de todo o quadro de paralisia flácida aguda (PFA), com a finalidade de identificar imediata e precocemente a reintrodução do poliovírus selvagem, e de adoção de medidas de controle oportunas para impedir sua disseminação.

A poliomielite foi, durante muitos anos, uma doença que deixou não somente em nosso país, mas em todos os países do mundo, um grande número de pessoas com sequelas. A Tabela 16.1 traz o nome de entidades e serviços de atendimento para os sobreviventes da poliomielite e o ano de sua criação.

Tabela 16.1 Ano de criação das entidades e serviços de atendimento para os sobreviventes da poliomielite.

1926	Pav. Fernandinho Simonsen/Ortopedia da Sta. Casa de São Paulo
1943	Lar Escola São Francisco
1949	Associação Cruz Verde
1949	Casas André Luiz
1950	AACD
1955	Casa da Esperança de Sto. André

ETIOLOGIA

O vírus pertence ao gênero enterovírus (sorotipos I, II e III), que resiste à exposição a luz, calor e congelamento por longo tempo. É transmitido por meio de secreções da orofaringe dos portadores da doença, água e alimentos contaminados, podendo ser encontrado nas fezes até 6 semanas depois do ataque agudo. Portadores sadios, insetos e animais domésticos também têm sido responsabilizados pelo contágio; possui alta infectividade, entretanto, apresenta baixa patogenicidade, pois apenas 0,1% a 2% dos indivíduos infectados desenvolvem a forma paralítica.

PATOLOGIA

Trata-se de uma infecção generalizada com comprometimento maior do Sistema Nervoso Central (SNC), no qual dois processos são reconhecidos como importantes: primeiro a hemorragia e o edema e posteriormente a destruição das células do corno anterior da medula.

Inicialmente ocorre uma meningite intersticial aguda pela infiltração de pequenas células mononucleares na vizinhança dos vasos sanguíneos das leptomeninges, proporcional à vascularização da área, sendo mais pronunciada no assoalho do quarto ventrículo, na região cervical e na região lombar, principalmente na fissura anterior onde os vasos penetram na medula.

A substância cinzenta do corno anterior da medula que é altamente vascularizada mostra lesões acentuadas, sendo a substância cinzenta posterior quase sempre poupada.

A característica mais notável na patologia da poliomielite é a seletividade da paralisia e o predomínio da paralisia muscular parcial sobre a total.

No início da fase crônica da poliomielite, verifica-se que, após a necrose das células afetadas e a fagocitose dos restos dessas, ocorre uma proliferação da neuroglia, substituindo as estruturas nervosas destruídas. Como resultado da destruição das células do corno anterior da medula, o nervo periférico degenera e os músculos supridos entram em atrofia. A extensão da degeneração muscular depende de quanto do nervo foi envolvido.

Segue-se atrofia de desuso, sendo os ossos também envolvidos no processo patológico, tornando-se mais delgados e com grau considerável de rarefação. A medula óssea é reduzida, e pode ocorrer encurtamento por desuso e envolvimento dos centros nervosos. As cápsulas e ligamentos articulares tornam-se afrouxados e estirados, causando hipermobilidade articular e ocasionalmente luxação.

QUADRO CLÍNICO

Na fase aguda, os sinais clínicos gerais de febre, taquicardia, cefaleia, dor de garganta e perturbações gastrointestinais dominam o quadro nas primeiras 24 a 48h, e não diferem de qualquer outra doença infecciosa da infância.

Segue-se um curto período afebril de 1 a 4 dias com melhora dos sintomas gerais, seguindo-se uma segunda hipertermia associada a sintomas relacionados ao SNC: cefaleia, sonolência e sinais de irritação meníngea como rigidez de nuca, sinais de Kernig e Brudzinski.

Em um número variável de casos aparece a paralisia, usualmente no terceiro e quarto dias após o acesso febril, havendo casos em que as paralisias se estabelecem mesmo durante o surto febril. A paralisia pode ser limitada ou mais extensa, sendo particularmente grave nos casos de forma bulbar com paralisia respiratória, podendo culminar em morte. Na lesão da medula cervical o centro do nervo frênico, situado no terceiro e quarto segmentos cervicais, fica comprometido e o diafragma paralisado, comprometendo a inspiração.

A paralisia do diafragma associada à dos músculos intercostais constitui um obstáculo respiratório grave. Alguns músculos ficam totalmente paralisados enquanto outros, em grande número, enfraquecidos, tornando-se dolorosos e sensíveis ao toque e à manipulação durante semanas.

Os primeiros reflexos a desaparecerem na fase paralítica são os abdominais e os cremastéricos. Os reflexos profundos normalmente são exagerados no início da doença e desaparecem com o progresso da paralisia. Pode haver retenção urinária temporária, por 2 a 3 dias.

Um sintoma comum nessa fase é a baixa da temperatura das extremidades, podendo tornar-se cianosadas se não forem protegidas.

A distribuição das paralisias varia grandemente, sendo caracteristicamente assimétricas.

Os músculos mais acometidos do membro inferior são quadríceps, tibial anterior e glúteos.

A predominância de um grupo muscular sobre outro produz grande variedade de deformidades. No membro inferior, devido à carga suportada, uma deformidade em qualquer uma das principais articulações causa repercussão nas articulações vizinhas ou mesmo distantes, o que não acontece no membro superior.

Considerando-se a dinâmica da marcha, existem algumas deformidades dentro do quadro de paralisias que ajudam a estabilizar o membro inferior e que, portanto, não devem ser corrigidas, como por exemplo o pé equino de compensação e o *genu recurvatum* na paralisia do quadríceps.

TIPOS CLÍNICOS

Os tipos clínicos são caracterizados pela predominância de alguns sinais e sintomas. Um grande número de casos apresentam-se como uma infecção geral, com hipertermia, cefaleia, dores musculares difusas, dor de garganta, náuseas e vômitos, sem quadro de paralisia associado, podendo simular várias doenças, ficando assim difícil pressupor que se trata de poliomielite anterior aguda.

Em outros casos os sintomas predominantes são de dor, parestesias, anestesias, caracterizando o tipo neurítico, em que não se observa o aparecimento de paralisias.

No tipo meningítico, são proeminentes os sinais de irritação meníngea e também não evolui para o aparecimento de paralisias.

Pelo fato de não surgirem paralisias nos tipos anteriormente referidos, eles foram chamados de abortivos pela maioria dos autores.

Nos tipos clínicos nos quais a paralisia surge de modo mais ou menos comprometido, temos os descritos como o tipo espinhal, que representa cerca de 75% dos casos com paralisias de grau variável, que se seguem aos sintomas gerais e com índice de mortalidade de 3%.

No tipo bulbar ficam comprometidos o 9º, 10º e 11º nervos cranianos, com alteração na fonação, deglutição e paralisia respiratória, correspondendo de 10% a 20% dos casos e com uma mortalidade acima de 75%.

O tipo cortical combina sinais pré-paralíticos gerais, como os da encefalite, com lesões do neurônio motor superior.

DIAGNÓSTICO

A forma espinhal é a mais comum da poliomielite anterior aguda, com período de incubação de 2 a 30 dias, apresentando-se inicialmente com sinais de infecção geral que culminam com quadro de paralisia flácida assimétrica. Em uma criança que apresente esses sinais e sintomas em regiões com a prevalência da doença, é importante o exame do liquor por punção lombar, principalmente para diagnóstico diferencial.

O principal exame a ser solicitado é a coleta das fezes, que deve ser feito precocemente, preferencialmente nas duas primeiras semanas do início da paralisia, coletando-se duas amostras com intervalo mínimo de 24h. As fezes devem ser conservadas entre + 2 °C e + 8 °C por até 3 dias e, após esse período, em –20 °C ou –70 °C. O diagnóstico sorológico pode ser feito se for observado um aumento 4 vezes ou mais do título de anticorpos neutralizantes ou fixadores de complemento.

Qualquer caso de paralisia flácida aguda em menores de 15 anos ou pessoas de qualquer idade com suspeita diagnóstica de poliomielite deve ser imediatamente notificado ao Serviço de Vigilância Epidemiológica da região ou à Central de Vigilância Epidemiológica.

Outro exame importante a ser considerado é a eletroneuromiografia que, apesar de não fornecer um diagnóstico definitivo da doença, auxilia no diagnóstico diferencial.

Diagnóstico diferencial

- Amiotrofia nevrálgica;
- Compressão de raízes nervosas;
- Encefalite aguda disseminada;
- Encefalite, mielites e encefalomielites;
- Meningoencefalite;
- Miastenia grave;
- Mielite transversa;
- Monoparesias de membros superiores;
- Monoparesias de membros inferiores;
- Paraplegia flácida;
- Polineuropatia inflamatória;
- Síndrome da cauda equina;
- Síndrome de Guillain-Barré;
- Tetraplegia flácida.

O diagnóstico diferencial com essas diferentes patologias deve ser considerado em qualquer caso de poliomielite anterior aguda. Cita-se que, no centro de poliomielite anterior aguda do Hospital dês Enfants Malades (Paris), entre 1947 e 1950, dos 509 pacientes diagnosticados como poliomielite na fase aguda, 71 (14%) não se tratava de poliomielite.

TRATAMENTO

FISIOTERAPIA

A reeducação muscular dentro da fisioterapia é aparentemente a técnica mais importante. O objetivo principal é exercitar o músculo debilitado pela paralisia, que irá responder ao método reeducativo, e não o completamente paralisado.

O programa de reeducação muscular tem de ser elaborado por etapas sucessivas, cada uma das quais representando uma ação motora mais completa que a anterior.

Ensina-se primeiro o paciente a sentar e equilibrar-se, passando-se em seguida a deambular e terminando com movimentos mais complexos das extremidades, requerendo-se para isso qualificação do profissional em terapia física e reabilitação.

A reeducação muscular por exercícios metódicos é considerada excelente porque dissocia movimentos substitutivos em massa por treinamento muscular individual e exercícios seletivos.

APARELHOS ORTOPÉDICOS

Os aparelhos ortopédicos (Figura 16.2) têm no tratamento das sequelas da poliomielite, como principais indicações:

- Evitar deformidades;
- Suprir uma função deficiente ou perdida;
- Estabilizar tronco e membros, possibilitando a locomoção.

No membro inferior, podem estabilizar:

1. Tornozelo e pé;
2. Joelho, tornozelo e pé;
3. Pelve, joelho, tornozelo e pé;
4. Tronco, pelve, joelho, tornozelo e pé.

Para prevenir deformidades, empregam-se vários tipos de goteiras noturnas e aparelhos com hastes metálicas articuladas para serem usadas durante o dia. As palmilhas e botas ortopédicas também se enquadram nesse grupo.

A função mais importante dos aparelhos ortopédicos e mais complexa é permitir a marcha, devendo-se, antes da prescrição, fazer uma análise minuciosa das alterações estáticas e dinâmicas produzidas pelas paralisias.

É preciso sempre considerar a cadeia cinética constituída pelo tronco e pelos membros inferiores e a estreita interdependência entre as diversas articulações, sendo a boa relação mecânica entre elas essencial para a locomoção.

A correção das deformidades e o posicionamento correto das articulações deve sempre preceder o planejamento do aparelho de marcha.

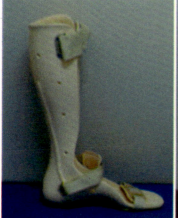 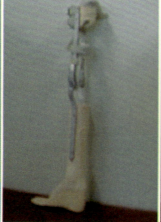 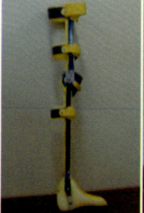 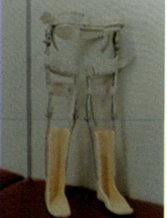

FIGURA 16.2 Tipos de órteses (curtas, longas e acopladas).

CORREÇÕES DAS DEFORMIDADES E CONTRATURAS

Muitas vezes nos deparamos com contraturas e deformidades muito acentuadas cuja profilaxia foi subestimada ou ignorada, impossíveis de serem corrigidas por métodos incruentos. Nessas eventualidades, muitas vezes somos obrigados a fazer uma tenotomia ou alongamento de tendão para possibilitar a aplicação de uma órtese para marcha. Isto, no entanto, deveria ser excepcional, devendo as intervenções cirúrgicas ser realizadas somente a partir do 2º ano da doença. A correção de uma deformidade, nesta fase, deve ser seguida da aplicação de uma órtese que impeça a recidiva.

Consideramos que grande número dos chamados "métodos incruentos" utilizados no passado se tornaram obsoletos, como as osteoclasias, epifisiólises, correções forçadas, trações e manipulações, por serem traumatizantes e com alto risco de complicações, maiores que os dos métodos "cruentos" atuais.

Corrigidas as deformidades de uma maneira ou de outra, geralmente se prescreve um aparelho ortopédico para permitir a marcha e evitar a recidiva.

São numerosos os processos cirúrgicos idealizados e empregados no tratamento das sequelas tardias da poliomielite. As intervenções cirúrgicas podem ser feitas praticamente sobre todas as estruturas do aparelho locomotor. Elas podem ser classificadas nos seguintes grupos, segundo o seu objetivo:

- Operações corretivas;
- Operações restauradoras;
- Operações estabilizadoras;
- Operações associadas.

OPERAÇÕES CORRETIVAS

Tenotomias

Percutâneas ou abertas, destinam-se a corrigir as contraturas musculares nas deformidades da poliomielite, principalmente no joelho e no quadril (flexores). As tenotomias por via aberta têm preferência porque permitem uma inspeção direta do músculo e eventualmente fazer um alongamento plástico do tendão, sem o risco de hipercorreção e ocorrência de uma deformidade oposta.

Alongamentos e encurtamentos tendinosos

Podem ser feitos por técnicas diversas, sendo o tendão alongado no plano frontal, sagital em "Z" ou "V". O alongamento do tendão de Aquiles (tendão calcâneo), por exemplo, é frequentemente usado nos casos em que os meios incruentos não conseguiram alongá-lo, assim também como em todos os outros tendões com ação deformante.

Quanto ao encurtamento tendinoso, de indicação mais rara, é de resultado transitório, devendo-se prevenir a recidiva pela hiperdistensão do tendão. Consegue-se o encurtamento pelo pregueamento com fio inabsorvível, ou diretamente por ressecção apropriada.

Miotomias, fasciotomias e secções ligamentares

Às vezes, para corrigir uma contratura, é preferível incisar ou desinserir o corpo muscular ou o músculo na transição miotendínea para se evitar aderências e hipercorreção. No tríceps sural, às vezes, seccionam-se somente os gêmeos, conservando-se o solear para um melhor equilíbrio de forças (Op. *Vulpius – Strayer*). As fasciotomias são praticadas sempre que as aponeuroses se opõem à correção de uma atitude viciosa, sendo mais comuns as do tensor da fáscia lata e da aponeurose plantar.

Capsulotomias

Muitas vezes, a cápsula articular constitui uma resistência intransponível à correção das contraturas.

Encurtamentos e alongamentos ósseos

Em consequência das alterações tróficas que ocorrem nos membros paralisados, poderão ocorrer diferenças de comprimento, leves ou mais graves, de acordo com o grau de extensão das paralisias. Enquanto houver potencial de crescimento longitudinal dos ossos, essas diferenças tendem a aumentar.

Encurtamentos de 2 cm até 4 cm podem ser compensados com leve equinismo no calçado. Encurtamentos maiores podem ser tratados de duas maneiras: alongando o membro mais curto ou encurtando o membro mais longo, sendo a primeira solução mais lógica e racional.

Com o surgimento de técnicas aperfeiçoadas, menos traumáticas de alongamento lento e progressivo, estas intervenções podem ser realizadas antes da maturação completa do esqueleto, desde que se faça um estudo da previsão do crescimento ósseo utilizando-se as tabelas apropriadas (Green Andersen – Moseley – Menelaus – Paley).

A epifisiodese definitiva ou temporária para bloquear o crescimento do membro mais longo constitui outra possibilidade que pode ser usada em crianças menores, sempre com estudo antecipado dos métodos ou tabelas de previsão do crescimento ósseo de cada uma das epífises do joelho.

Nas diferenças de comprimento maiores que 10 cm, outras alternativas a serem analisadas podem ser úteis, tais como: alongar o fêmur e a tíbia, associar epifisiodese do lado maior com alongamento do lado menor ou associação de alongamento do lado menor com encurtamento do lado maior. Em qualquer uma das possibilidades, deve-se sempre evitar um exagerado desnivelamento dos joelhos e pensar na compensação adicional com o uso de órtese.

Em toda indicação e planejamento de igualamento dos membros inferiores devem ser avaliados os riscos de complicações, principalmente nos grandes encurtamentos, dando sempre preferência ao que mais convenha ao paciente, com menor morbidade e tempo de tratamento.

Deve-se considerar que alongamentos exagerados podem comprometer a função de músculos já enfraquecidos pela poliomielite, e que o mesmo pode ocorrer na eventualidade do encurtamento do lado são ou menos comprometido.

Osteotomias

Quando não se consegue uma correção completa de contratura ou retração por métodos incruentos de distensão progressiva e mesmo por intervenção cruenta em partes moles, ou quando ela se torna de risco em vista de complicações vasculonervosas, o que acontece com relativa frequência, pode-se complementar a correção recorrendo-se a operações sobre o esqueleto.

Com o tipo de osteotomia corretiva frequentemente empregada para corrigir contraturas em flexão leves e mesmo até 25° a 30°, objetivando discreto recurvato do joelho, adotamos a técnica das perfurações ósseas com osteoclasia na região supracondiliana do fêmur, também denominada osteotomia percutânea por ser associada muitas vezes ao uso de um osteotomo. Com isso, consegue-se uma modificação com grande melhora da estabilização do joelho em pacientes com paralisia do quadríceps, anulando-se a necessidade da estabilização do joelho em flexo com o apoio do membro superior sobre ele.

Operações restauradoras

Estas intervenções têm por finalidade principal restaurar a função dos músculos paralisados ou paréticos.

Translocação musculotendinosa

Tem valor histórico relativo e consiste em mudar a função de um músculo normal sem secioná-lo, deslocando-o do seu trajeto normal, de modo que venha a ter nova direção, resultando em um movimento diverso. Na deformidade em equino por paralisia do tibial anterior, pode-se translocar o extensor longo do hálux, fazendo-o passar por um sulco ósseo, fixando-o para dentro do navicular. Sua aplicação limita-se apenas a alguns músculos cuja topografia permite alterações no trajeto de seu tendão.

Transferência musculotendinosa

Consiste em substituir a função de um músculo paralisado por um músculo são, transferindo-se cirurgicamente a inserção do músculo normal para a do paralisado, insuficiente ou parético, com o objetivo de restabelecer-se o equilíbrio articular.

A restauração da função motora comprometida pelas paralisias é um dos problemas mais difíceis e, ao mesmo tempo, mais interessantes da cirurgia ortopédica.

Existem várias condições de sucesso para uma transferência. A indicação e a técnica devem ser consideradas separadamente se quisermos obter bons resultados de uma transferência, pois, embora a técnica seja perfeita, sem uma indicação precisa a transferência pode falhar.

O músculo a ser transferido deve ser usado como um todo, evitando-se transferências parciais de feixes musculotendinosos, procurando também evitar toda dissecção que prejudique sua circulação e inervação.

Quanto ao aparelho de deslizamento do tendão, é importante conservá-lo, para se evitar aderências pós-operatórias. A transferência deve ser a mais fisiológica possível, fazendo-se o tendão deslizar dentro da bainha do músculo paralisado quando isso é possível.

Princípios gerais de uma transferência muscular

1. Correção das deformidades fixas antes da operação. No caso de atitude viciosa não fixa, poderá haver vantagens em corrigi-la durante a cirurgia, ajustando o transplante à correção desejada.
2. Considerar sempre o conjunto funcional do membro.
3. Considerar a falta que o músculo transferido vai fazer.
4. Considerar a possibilidade de uma recuperação parcial do músculo que a transferência vai substituir.
5. Considerar a eventualidade de uma inversão da deformidade.
6. Evitar as aderências utilizando a técnica mais fisiológica.
7. Usar, sempre que possível, a fixação transóssea do tendão.
8. Usar de preferência a transferência de músculos sinérgicos.
9. Não usar o espaço interósseo como trajeto de tendões.
10. De preferência, não dividir o tendão, esperando obter diversas ações em um mesmo músculo.
11. Mudar o menos possível o trajeto do músculo transferido, evitando angulações.
12. Preferir sempre músculos de índice de retração aproximado ao do músculo a ser substituído.
13. O músculo substituto deve ter uma potência que se aproxime à do músculo substituído (área de secção).

Contudo, surgem quase sempre concomitantemente diversos fatores desfavoráveis que podem comprometer o resultado pela impossibilidade prática de obedecermos a todas as normas descritas. Em algumas delas, porém, devemos transigir, como, por exemplo, em caso de não contarmos com um músculo do mesmo índice de retração ou aproximado, devemos lançar mão dos elementos disponíveis.

Na prática, deveremos nos esforçar para atingir o máximo, representado pelas normas especificadas anteriormente.

A reabilitação dos músculos transferidos deve ser iniciada após 4, 6 ou 8 semanas de imobilização em gesso, conforme o músculo e o processo de fixação usado, com prudência, por meio de massagens e mobilização passiva.

OPERAÇÕES ESTABILIZADORAS

As operações restauradoras que visam recuperar ou substituir a ação dos músculos paralisados são as mais fisiológicas e constituem em princípio o tratamento ideal. Entretanto, as paralisias, muitas vezes, são de tal gravidade e extensão que não sobram músculos ativos para restabelecermos o equilíbrio articular, com grande comprometimento da marcha, mesmo sem deformidades. Assim, no caso de uma paralisia do gastrocnêmio, os flexores curtos do pé repuxam o calcâneo, que assume uma posição verticalizada imprópria para a marcha, aumentando ainda mais a instabilidade em flexão do joelho numa eventual paralisia ou paresia do quadríceps.

Os movimentos anormais podem ser eliminados ou evitados por algumas intervenções que suprimam parcial ou

Poliomielite

totalmente os movimentos articulares prejudiciais, como consequência dos músculos paralisados ou fracos.

Essas operações, chamadas estabilizadoras, são:

- Tenodeses;
- Operações de arrimo ou suporte ósseo;
- Ressecções ósseas;
- Artrodeses;
- Artrorrises.

Tenodeses

Consistem no aproveitamento da extremidade distal dos tendões dos músculos paralisados, portanto, inúteis para a função motora, seccionando-os ao nível da junção miotendinosa e fazendo-os passar por canais ósseos para fixação em alça, com o objetivo de limitação do movimento articular na posição adequada.

Assim, por exemplo, quando o gastrocnêmio está ativo e os flexores dorsais do pé estão paralisados, o pé equino resultante deve ser corrigido suficientemente e depois pode-se fazer uma tenodese do tibial anterior, extensor dos dedos e dos fibulares, fazendo com que os dois primeiros passem de dentro para fora e os dois últimos de fora para dentro, num canal feito na tíbia, suturando-os sobre si mesmos e no grau de tensão desejado, procurando-se assim evitar a recidiva do equinismo.

Com o tempo, porém, os tendões se distendem, perdendo sua função. Atualmente são cirurgias abandonadas, com indicações excepcionais em pequenas articulações, submetidas a pequenos esforços.

Operações de arrimo ou suporte ósseo

São operações relacionadas com a articulação coxofemoral em casos de luxação ou subluxação devido ao desequilíbrio muscular. Consistem em cirurgias ósseas de reconstrução por neoteto acetabular ou acetabuloplastias, osteotomias justa-acetabulares com objetivo específico e indicação própria.

Ressecções ósseas

São operações realizadas principalmente no pé com deformidades graves que não permitam correção ou o fazem parcialmente pelas cirurgias de partes moles, como os alongamentos e capsulotomias.

Atualmente estão sendo substituídas por aparelhos de fixação externa com correção por meio de artrodiastase pela técnica de Ilizarov, realizando correção lenta e progressiva, com a grande vantagem de conservar e mesmo alongar o comprimento do pé.

O objetivo é a correção da deformidade e a obtenção de um apoio plantígrado.

Em deformidades menores, contudo, ainda estão indicadas as ressecções ósseas parciais. Cumpre-nos lembrar que as operações de correção das grandes deformidades, muitas vezes, necessitam de complementação funcional dessas correções, que são as operações de transferência muscular.

Outra indicação de ressecção óssea muito útil em algumas situações é a operação de Whitman, que consiste em extirpar o tálus, permitindo deslocar a pinça maleolar para a frente, dando apoio melhor sobre o pé e aumentando o momento de força do tendão de Aquiles, muitas vezes parético.

Artrodeses

As operações estabilizadoras por excelência e que atualmente reúnem a preferência da maioria dos especialistas são as artrodeses.

Em consequência das paralisias da poliomielite, em geral o equilíbrio muscular se rompe e a estabilidade articular fica comprometida.

Quando os aparelhos ortopédicos não são mais recomendáveis, quando estivermos certos de que as paralisias são definitivas e em idade apropriada (acima de 10-12 anos), deve-se recorrer à simplificação do mecanismo articular, eliminando certos movimentos para ganhar em estabilidade e, por outro lado, libertar músculos ativos que podem substituir outros de função mais importante.

Em princípio, a artrodese está contra o objetivo fundamental da especialidade, que é de conservar a função, portanto, esta deve ser feita após madura reflexão a respeito da repercussão que ela terá sobre um membro considerado como uma unidade estática e dinâmica. A posição a ser dada à articulação é muito importante para a futura função e deve ser preestabelecida cuidadosamente, levando-se em conta todas as vantagens e desvantagens sobre a condição social do paciente em sua atividade diária, sendo sua profissão de máxima importância. Um joelho móvel, mesmo que instável, será preferível em um intelectual de vida mais sedentária.

Para melhor julgamento da indicação de uma artrodese é sempre conveniente imobilizar a articulação na posição adequada, fazendo-se um teste de prova com um aparelho gessado, para que o paciente possa julgar como o membro funcionará após a cirurgia.

No pé, as artrodeses diminuem muito a capacidade de adaptação às desigualdades do terreno, ao passo que em terreno plano a estabilidade compensa a perda de certos movimentos.

Em resumo, na poliomielite, a artrodese tem por finalidade ou objetivos:

1. Abolir um movimento anormal ou movimento normal que se tornou prejudicial por falta de sua limitação pelos músculos paralisados.
2. Suprimir movimentos secundários, aproveitando seus músculos para um movimento de maior importância.
3. Fixar uma articulação em uma posição mais favorável para a cinética e estática do membro, ou seja, ganha-se em estabilidade em outras articulações à distância o que se perde em mobilidade na articulação operada.
4. Permite ressecções ósseas adicionais como vantagem para corrigir deformidades fixas na interlinha articular.

A artrodese é muito pouco indicada no joelho e ainda menos no quadril nas sequelas de poliomielite, sendo, contudo, de aplicação frequente no pé, onde o objetivo é aumentar a estabilidade, aproveitar os músculos liberados pela destruição articular e transferi-los para uma articulação de função mais importante.

CAPÍTULO 16

199

Quando combinada com uma transferência muscular, ela deve ser feita em primeiro lugar.

A artrodese, principalmente em relação ao pé, não é uma operação corretiva essencialmente. Deve-se tratar de obter o máximo possível de correção das deformidades por cirurgias sobre as partes moles ou fixadores externos antes de se fazer a artrodese.

Deve-se considerar uma artrodese bem-sucedida quando ela permite dispensar o uso do aparelho ortopédico, tornando possível a marcha prolongada e indolor.

Quando bem indicada e realizada, pode alcançar uma média de 70% de sucesso.

As artrodeses podem transformar o pé num todo rígido, suprimindo os movimentos prejudiciais, porém, anula completamente os movimentos úteis.

As artrorrises são operações destinadas a limitar os movimentos prejudiciais, conservando ao mesmo tempo os movimentos úteis, sendo, portanto, mais fisiológica que as artrodeses. As artrorrises são aplicadas, na prática, quase sempre na articulação tibiotársica.

Por meio da artrorrise, o movimento de flexão dorsal do pé, por exemplo, poderá ser realizado até um grau predeterminado, e daí por diante será bloqueado.

Putti, em 1922, foi o primeiro a realizar uma artrorrise anterior da tibiotársica com o objetivo de influir sobre a mecânica de todo o membro inferior, principalmente sobre a estabilização do joelho, limitando a flexão dorsal da articulação em cerca de 110° por meio de um bloqueio ósseo.

Sendo o bloqueio da flexão do pé de máxima importância e condição indispensável para a locomoção, ele pode ser realizado de três maneiras (quando não se dispõe de músculos para transferência):

1. Por meio de uma órtese.
2. Por meio de uma artrodese em leve equinismo.
3. Por meio de uma artrorrise anterior.

PRINCÍPIOS GERAIS DO TRATAMENTO CIRÚRGICO DAS SEQUELAS TARDIAS DA POLIOMIELITE NO MEMBRO INFERIOR

Em geral, as deformidades encontram-se associadas. É muito comum o encontro de deformidades complexas, como pode ocorrer, por exemplo, no quadril, determinada pela retração do trato iliotibial conhecida como síndrome da fáscia lata, consistindo em uma atitude em flexoabdução e rotação externa, associada à rotação tibial externa com flexão do joelho e com pé equino ou balante. Outra associação frequente é a do pé equino com joelho recurvado.

Consequentemente, os processos cirúrgicos, muitas vezes, são realizados em vários níveis. O plano cirúrgico deve ser cuidadosamente elaborado e, se necessário, em diversos tempos, na ordem mais adequada.

Quando for preciso intervir em diversas articulações do mesmo lado, é de regra começar sempre pela articulação proximal para se obter posição correta em relação ao tronco.

Se tivermos que corrigir um pé equino associado a um flexo de joelho, devemos iniciar a correção pelo joelho, pois só então poderemos avaliar exatamente o encurtamento real e verificar a posição correta que deveremos dar ao pé, conservando o grau de equinismo necessário à compensação. Ao fazer um alongamento do tendão de Aquiles combinado com uma artrodese subtalar, será prudente começar pela artrodese, pois a ressecção que se faz das superfícies dessa articulação já corrige parcialmente o equinismo (Tabela 16.2).

Tabela 16.2 Quadro de resumo sobre as deformidades na pólio.

Etiologia	
▪ Abandono	
▪ Desequilíbrio muscular	

Deformidades	
▪ Tróficas	▪ Encurtamento dos ossos
▪ Estáticas	▪ Deformidade de carga
▪ Paralíticas	▪ Contraturas
▪ Funcionais	▪ Exemplo: recurvo do joelho para compensar a falta de quadríceps
▪ Complexas	

POLIOMIELITE NO MEMBRO SUPERIOR E TRONCO

É de grande importância assinalar que existe uma diferença fundamental entre a função motora no membro superior e no inferior, no que se relaciona com a adaptação da transferência muscular e seus resultados. No membro superior, os movimentos automáticos ou associados são mínimos, tendo cada músculo uma função mais individualizada, podendo-se transferi-lo para exercer uma função diversa da anterior com fácil adaptação. No membro inferior, a função da marcha se faz mais automaticamente, graças a uma série de reflexos condicionados pela sensibilidade proprioceptiva e exteroceptiva.

Por isso é que no membro superior os músculos apresentam função mais independente, podendo-se adaptar mais facilmente a novas situações, ao passo que no membro inferior o deslocamento de um músculo altera significativamente um conjunto de movimentos interdependentes ou associados, de modo que não mais um só músculo, mas todo um grupo muscular sinérgico deve se readaptar às novas condições criadas pela cirurgia.

O membro superior é afetado com uma frequência muito menor que o inferior; 12% contra 47% na epidemia de 1946 e 16% contra 34% na epidemia de 1948, verificadas em Iowa segundo Cantral. Os músculos abdominais são comprometidos com muita frequência. Nos casos mais graves, desenvolve-se uma lordose lombar na paralisia simétrica e uma escoliose na paralisia assimétrica. Desde que esse tipo de deformidade tende a se desenvolver na fase de sequela,

Poliomielite

todas as tentativas devem ser feitas para reduzir a curvatura por meio de coletes, mesmo considerando que o tratamento seja bastante demorado, cansativo e de resultados duvidosos. Desde que se consiga uma correção, deve-se proceder a uma cirurgia de estabilização e fusão vertebral em idade apropriada com as técnicas de instrumentação atualmente utilizadas e que permitem correção adicional no ato cirúrgico.

Assim como para o membro inferior e como princípio fundamental no tratamento desta doença, todas as deformidades devem ser prevenidas ou corrigidas, cruentamente ou não, antes que se possa selecionar cuidadosamente a cirurgia mais apropriada ou mesmo uma ortetização, o que dependerá do local acometido, grau da paralisia e idade do paciente. De início, também aqui as tentativas devem ser dirigidas em primeiro lugar para a reabilitação funcional. Seria de pouco proveito, por exemplo, estabilizar cirurgicamente o ombro na melhor posição de abdução se o resto do membro está totalmente paralisado. Esta operação poderia ser de utilidade somente se os dedos tivessem alguma atividade funcional.

Além das operações corretivas, podem ser indicadas também operações restauradoras do reequilíbrio muscular e operações estabilizadoras seguindo o mesmo raciocínio usado para os membros inferiores, não devendo ser praticadas antes de 2 anos do início da doença, pela possibilidade da melhora da força muscular pelos tratamentos conservadores. Estas operações também estão mais indicadas aos 10-12 anos de idade, possibilitando que os exercícios de reeducação sejam mais rapidamente absorvidos e facilmente realizados pelo paciente.

A transferência muscular pode ser indicada para restabelecer o equilíbrio muscular, prevenir ou corrigir deformidade e também para melhorar a estabilidade quando associada com a artrodese. Apesar de ser geralmente mais útil e mais satisfatória para melhorar uma função, os resultados geralmente não correspondem à expectativa.

Contudo, algumas transferências dão bons resultados de maneira uniforme como, por exemplo, a transferência da origem dos epicondilianos mediais quando intactos para um nível mais alto na paralisia dos flexores primários do cotovelo (bíceps, braquial e braquiorradial), conhecida como operação de Steindler.

Bons resultados das transferências musculares também são referidos nas paralisias de punho e dedos, principalmente na paralisia dos extensores do punho, sendo poucas as indicações de artrodese desta articulação.

De modo geral, as transferências musculares, consideradas sempre as cirurgias mais fisiológicas para reabilitação dos movimentos e por não exigirem grande força muscular, dão melhores resultados nos membros superiores, devendo ser de primeira escolha no tratamento das sequelas de poliomielite.

Na paralisia do deltoide, de início, pode-se fazer a transferência do trapézio para o úmero ou a transferência do bíceps e tríceps para o acrômio. Contudo, na maioria dos casos de paralisia do deltoide, a operação de escolha é a artrodese na idade apropriada.

Quanto à artrodese do cotovelo, ela raramente é indicada, mesmo na falha das transferências musculares, pois o cotovelo pode ser controlado de modo suficiente com um aparelho ortopédico.

Na transferência musculotendinosa do cotovelo, o objetivo principal deve ser dirigido para a obtenção da flexão, sendo a extensão comandada pela ação da gravidade. Se houver extensores ativos no cotovelo, pode ser indicada a transferência para os flexores, na falha da operação pela técnica de Steindler ou paralisia dos epicondilianos.

RESUMO E TRATAMENTO CIRÚRGICO DOS MEMBROS INFERIORES

A paralisia infantil (PI), bastante rara nos dias de hoje, já foi um verdadeiro flagelo, atingindo inclusive os países desenvolvidos. Foram registrados mais de 10.000 casos em Nova York, em 1916, e mais de 30.000 inválidos na Alemanha em 1926, além de inúmeros incapacitados parcialmente. Em 1946, ocorreram mais de 25.000 casos de PI nos Estados Unidos. Em nosso meio, não temos estatísticas que possam revelar com exatidão a gravidade da PI no Brasil, mas seguramente mais de uma geração de ortopedistas teve sua formação ligada ao tratamento de suas sequelas. No período de 1964 a 1971, quando a incidência da PI já manifestava decréscimo, foram coletados registros de 2.348 pacientes com a fase aguda da doença que foram internados na Unidade de Paralisia Infantil do Instituto de Ortopedia do Hospital das Clínicas da Faculdade de Medicina da Universidade de São Paulo.

As sequelas da PI têm como característica uma paralisia de tipo flácida causada por vírus neurotrópicos. Esses vírus da pólio têm afinidade pelas células nervosas do corno anterior da medula. Essas paralisias são geralmente assimétricas, acometendo principalmente um ou os dois membros inferiores (70% dos casos). Formas tetraplégicas são raras (menos de 10%). As crianças em idade menor foram as principais vítimas no Brasil e 90% dos casos ocorreram antes dos 3 anos de idade (41% no 1º ano, 37,4% entre 1 e 2 anos e 13,7% entre 2 e 3 anos). Além da gravidade de suas sequelas, a PI causa alta taxa de mortalidade (acima de 10%), especialmente nos casos que apresentam paralisia respiratória e nas crianças menores.

A evolução da enfermidade pode ser dividida em: fase aguda, que dura de 5 a 10 dias, quando as paralisias ocorrem – fase esta que pode ser subdividida em pré-paralítica e paralítica; a fase subaguda ou de convalescença, que segue a anterior, varia de 3 a 18 meses, conforme diferentes autautores (neste período é que ocorrem, em diferentes graus, a regressão das paralisias); e a fase residual ou de sequela, onde já não são esperadas regressões das paralisias e o quadro paralítico é considerado definitivo.

TRATAMENTO

Deformidades do quadril

As deformidades do quadril produzem repercussões não só no posicionamento do joelho e do pé como também no tronco. Por outro lado, as deformidades do tronco ou dos membros inferiores repercutem no posicionamento do qua-

CAPÍTULO 16

201

Série Ortopedia e Traumatologia – Fundamentos e Prática

dril. A deformidade mais comum é a flexoabdução e rotação externa. Os pacientes com essa deformidade, ao colocarem seus membros inferiores em paralelo (deitado, em pé ou andando), fazem-no à custa de uma ascensão da pelve contralateral. Esta inclinação pélvica atua na coluna, produzindo uma escoliose lombossacral, como também altera o quadril contralateral, que entra em adução.

Essas deformidades, que surgem secundariamente à flexoabdução, tendem com o tempo a se estruturar. Uma escoliose lombossacral pode levar à inclinação pélvica e ao consequente desalinhamento do quadril. Da mesma forma, deformidades do joelho ou do pé ou desigualdades dos membros inferiores também podem levar a deformidades no quadril secundariamente. A observação do paciente em pé e sentado pode fornecer informações importantes. A escoliose que desaparece quando o paciente senta sugere que a deformidade no tronco é secundária a problemas no quadril ou de alinhamento e/ou desigualdade dos membros inferiores.

Reconhecidas e resolvidas as anormalidades proximais, a meta seguinte deverá ser a correção das deformidades do quadril. A flexoabdução do quadril, quando leve, pode ser tratada com exercícios. Nos casos de deformidades moderada ou grave, são instituídos os procedimentos cirúrgicos. A liberação das retrações pela secção da aponeurose dos músculos sartório, reto anterior, glúteo médio e tensor da fáscia lata ou, ainda, desinserção dos músculos espinais, é indicada. Deve-se evitar a lesão de tecidos musculares normais, bem como a abertura da cápsula articular, quando possível. Nos casos mais graves, além do abaixamento dos espinais, a abertura da cápsula articular, a tração esquelética e mesmo osteotomias podem ser necessárias. A luxação paralítica é uma deformidade que ocorre geralmente quando existem paralisias extensas e é de difícil tratamento. As transferências tendíneas no quadril habitualmente não estão indicadas, embora alguns autores relatem resultados satisfatórios com a transferência do iliopsoas para o grande trocânter. As osteotomias de centração da articulação coxofemoral e as acetabuloplastias também não têm dado resultados animadores.

A operação de "neoteto pediculado" tem sido empregada tanto em acetábulos rasos como nos casos de luxação, com resultados satisfatórios. A indicação de artrodese do quadril é bastante polêmica. Está contraindicada nos casos em que há instabilidade do joelho e quando existe escoliose lombossacral progressiva. A frequente fraqueza do aparelho extensor do joelho também é outro obstáculo ao emprego da artrodese. Além disso, os pacientes "artrodesados" passam a ter dificuldade em sentar e sobrecarregam a coluna lombar e o joelho. Há ainda outras complicações com esta cirurgia. Sharp e colaboradores relatam oito fraturas de fêmur e uma de tíbia, necessidade de reposicionamento da artrodese em três pacientes e ocorrência de três casos de pseudartrose em uma série de 16 pacientes operados. Preferimos tentar a operação de neoteto pediculado, que permite estabilização do quadril, evita a "pistonagem" do quadril luxado e mantém a mobilidade articular.

Deformidades do joelho

A mais frequente é a flexão do joelho devido à paralisia do quadríceps, que é muito comum nestes pacientes. O desequilíbrio entre os extensores e flexores produz a deformidade, que se vai agravando com o encurtamento dos flexores, retrações capsulares e mesmo alterações ósseas, como a subluxação posterior da tíbia. Outras causas podem levar a esta deformidade ou agravá-la. A deformidade do quadril em flexoabdução é a associação mais frequente. Desigualdade dos membros inferiores real ou aparente, que aumenta o comprimento do membro considerado, também é causa de flexão do joelho. A deformidade em equino do pé pode levar ou agravar o flexo de joelho, quando promove alongamento do membro inferior, como também provocar ou agravar uma hiperextensão do joelho. O tratamento dessa deformidade depende da avaliação correta da causa da deformidade e de seus fatores agravantes.

A idade do paciente, a gravidade da deformidade e a extensão das paralisias são fatores decisivos na escolha do método de tratamento. Os casos leves podem ser tratados com aparelhos gessados corretivos, porém, quando a deformidade se agrava, podem ser necessários outros procedimentos, como as tenotomias (fáscia lata distal), alongamento dos flexores do joelho (quando não se pretende transferi-los), tração dupla da tíbia, osteotomias e transferências musculares para reforço do quadríceps. Nas flexões leves do joelho (abaixo de 20°), em crianças menores, tenta-se corrigir com aparelhos gessados corretivos. Quando necessário, são utilizadas operações sobre partes moles, como tenotomia distal da fáscia lata e alongamento dos flexores do joelho. Obtido o alinhamento do joelho, o paciente é aparelhado.

A oportunidade de transferência para reforçar o aparelho extensor é avaliada posteriormente; caso contrário, este aparelho é mantido até o final do crescimento. Nessa ocasião, analisa-se a necessidade de realizar a osteotomia supracondiliana do fêmur deixando o joelho em leve hiperextensão, o que pode, em alguns casos, permitir a retirada ou a diminuição do aparelho ortopédico. Quando não é possível descartar o aparelho ortopédico devido à gravidade das paralisias, estas operações não estão indicadas e o aparelho é mantido; nas deformidades leves em flexão (até 25°), em pacientes em final de crescimento, é indicada osteotomia supracondiliana do fêmur; nas deformidades graves em flexão do joelho, geralmente existe associação com flexoabdução do quadril. Nesse caso, é recomendável a liberação muscular dos flexores e abdutores do quadril e do tensor da fáscia lata distal e instalação de tração esquelética dupla na tíbia.

O paciente é colocado sobre dois ou três colchões e o membro inferior fica fora do colchão. O peso maior é instalado inicialmente na tração proximal, visando a anteriorizar a tíbia, sendo transferido progressivamente para a tração distal. Obtida a correção das deformidades, coloca-se gesso pelvipodálico por 4 semanas. A osteotomia supracondiliana do fêmur é indicada para correção final de deformidade residual em flexão do joelho e deverá ser realizada preferencialmente próxima ao final do crescimento. Quando a deformidade é bem leve (menor do que 10°) e há torção externa da tíbia, pode ser feita osteotomia proximal da tíbia, com o objetivo de corrigir as duas deformidades concomitantemente. O recurvo do joelho é outra deformidade muito frequente. Diversas situações levam à hiperextensão do joelho ou a agravam. Os casos leves (menor do que 10°) em pacientes maiores podem ser úteis e nem sempre exigem tratamento. Nesse caso, o aconselhável é realizar um acompanhamento e só atuar quando houver agravamento.

Nas crianças menores, é recomendável apenas o uso de aparelho ortopédico que evite a hiperextensão do joelho. A correção do equinismo do pé está indicada quando esta deformidade agrava o recurvo do joelho. Nos pacientes maiores que já apresentam alterações ósseas, as osteotomias de tíbia propostas por Brett apresentam resultados satisfatórios. Esses casos são muito difíceis de tratar, e o objetivo do ortopedista deve ser o de impedir o agravamento do *recurvatum* com o uso de aparelho ortopédico. A artrodese do joelho é indicada em casos graves e o paciente deve ser alertado sobre a incapacidade resultante. O valgismo do joelho é mais frequente do que o varismo decorrente da contratura da aponeurose do fáscia lata, associado à flexão do joelho. O tratamento é a osteotomia supracondiliana concomitante à tenotomia distal do fáscia lata.

Deformidades do pé

Como as demais deformidades, o pé sofre influência das articulações proximais (quadril e joelho), além das desigualdades (reais ou aparentes) dos membros inferiores. Normalmente, as deformidades do pé são tratadas após a correção das deformidades proximais. O equinismo do pé geralmente ocorre pela paralisia dos músculos dorsiflexores; outras vezes, é secundário a uma desigualdade dos membros inferiores. Quando a deformidade é redutível, deve-se tentar o reequilíbrio por meio de transferências tendíneas: transferências do extensor longo do hálux, transferências do tendão do músculo tibial posterior ou transferência da fibular curta para o dorso do pé. Ao se indicar essas transferências, deve-se levar em consideração a necessidade, em alguns casos, de estabilizar previamente o pé (artrodese prévia).

Enquanto se aguarda a época oportuna de transferência ou artrodese, o pé deve ser aparelhado para evitar estruturação ou agravamento da deformidade (goteira antiequino, aparelho tutor curto com bloqueio da flexão plantar etc.). Na maioria dos casos, o equinismo já está estruturado e é irredutível. Nos pacientes jovens e que não apresentam grandes alterações ósseas, o alongamento do tendão de Aquiles, na medida necessária, acompanhado de capsulotomia posterior ampla, corrige a deformidade. O reequilíbrio muscular é feito de forma semelhante à descrita ou então um aparelho ortopédico é receitado. Quando a deformidade está estruturada, as alterações ósseas são evidentes (pacientes maiores). Os alongamentos tendíneos e as capsulotomias são usados para diminuir a deformidade e permitir a artrodese mais econômica.

O alongamento do tríceps sural deve ser econômico, visando a preservar sua força, pois ele é, em muitos casos, o "único antigravitário eficiente", atuando como extensor do joelho e alinhando o membro inferior. A transferência do fibular longo para o dorso do pé deve ser evitada pela possibilidade de levar a um "joanete dorsal". A deformidade em calcâneo do pé é muito incapacitante e de difícil solução. A transferência dos dorsiflexores para substituir o tríceps sural pode ser indicada em associação a uma osteotomia do calcâneo, com deslizamento posterior e proximal. Esta tentativa de aumentar o braço de alavanca horizontaliza o calcâneo e favorece a ação de flexão plantar do tendão do calcâneo (Aquiles). A artrodese dupla com retropulsão do pé pode representar muitas vezes a única possibilidade de se tratar esta deformidade e de se conseguir a estabilização do pé. Pé cavo, geralmente associado ao equino (equino cavo) ou ao pé calcâneo cavo, é tratado com a operação de Steindler (nos casos em que não há estruturação óssea), com tarsectomia (quando o retropé está alinhado e estável) ou com artrodese modelante nos casos em que a deformidade já apresenta alterações ósseas. A estabilidade da articulação subtalar frequentemente é obtida pela artrodese.

Nas crianças em crescimento, a artrodese subtalar (operação de Grice) é a indicação de escolha. Preferimos associar a operação de Grice com fixação da subtalar com síntese metálica para manter o posicionamento correto do tálus sobre o calcâneo, enquanto ocorre a consolidação. Quando o paciente está próximo do final do crescimento, é preferível a artrodese dupla modelante. Na deformidade em vara do pé, que é redutível e apresenta boa atividade do tibial anterior, pode ser feita a transferência da metade do tendão ou a lateralização da inserção distal. A transferência do tibial posterior através da membrana interóssea tem dado resultados inconstantes. A osteotomia valgizante do calcâneo, quando a deformidade do calcâneo predomina, é uma tentativa de evitar a artrodese dupla que deve ser considerada.

Deformidades dos artelhos

Das deformidades, a queda do 1º metatarsiano (verticalização) associada à hiperextensão da falange proximal causada pela ação do extensor longo do hálux, na ausência de outros dorsiflexores, é uma deformidade frequente na paralisia infantil. A transferência do extensor do hálux para o metatarsiano, associada à artrodese interfalângica (operação de Jones), apresenta resultados satisfatórios. Outra deformidade que pode ser lembrada é o "joanete dorsal", em que a falta do fibular longo permite a elevação do 1º metatarsiano (horizontalização do 1º metatarsiano) e a articulação metacarpofalângica entra em flexão plantar. Os melhores resultados com relação a esta deformidade são conseguidos com a osteotomia da base do primeiro metatarsiano, com retirada de cunha ventral associada à artrodese metatarsofalângica (em leve flexão dorsal).

Desigualdades dos membros inferiores

O tratamento das desigualdades dos membros (reais) pode ser realizado de diversas maneiras. Alongamento do membro mais curto e encurtamento do membro mais longo são os métodos utilizados dependendo de cada situação; entretanto, com o desenvolvimento dos métodos de alongamento e conhecimento de métodos novos, a tendência é a de se preferir o alongamento ósseo, deixando o membro lesado levemente mais curto (1 cm).

COMENTÁRIOS FINAIS

Graças ao tratamento preventivo proporcionado pelo advento das vacinas Salk e Sabin, a humanidade pode se considerar livre dos grandes problemas médicos, sociais e econômicos causados pelas epidemias desta doença muitas vezes fatal e altamente incapacitante.

As campanhas de vacinação em todo o mundo são essenciais para diminuir e eventualmente erradicar a poliomielite.

Para os que conviveram com essa doença no passado, e que ainda guardam na memória os casos agudos de crianças com a forma bulbar da doença, respirando com auxílio de câmaras de vácuo denominados "pulmão de aço", é uma grande felicidade e satisfação verificar cada vez mais a ausência de suas vítimas nos nossos consultórios e ambulatórios, os quais, por capricho de nossas vidas, grande experiência, aprendizado profissional e humano nos permitiram.

SÍNDROME PÓS-PÓLIO

Após cerca de 30 anos de acometimento da poliomielite, alguns doentes começam a apresentar um conjunto de sinais e sintomas chamados síndrome pós-pólio (SPP), composto de dor, nova fraqueza muscular, fadiga, fasciculações, câimbras, intolerância ao frio, distúrbios do sono, problemas psicológicos e, principalmente, nova perda funcional.

Esses doentes ganham novamente espaço nos centros de reabilitação, apresentando diminuição da qualidade de vida e queda no desempenho profissional. A causa da SPP ainda não está definitivamente esclarecida, sendo que alguns autores contestam a sua existência, ou melhor, que o novo quadro teria realmente uma relação específica com a poliomielite anterior, pois a sintomatologia poderia ser justificada por outros fatores, como o envelhecimento normal.

A teoria mais aceita por médicos, terapeutas e pelos próprios doentes é a de que ocorre um novo processo de desnervação. Na fase aguda, fibras musculares sofrem uma desnervação (perda do controle de fibras musculares por seu respectivo neurônio motor) e, em seguida, sofrem um processo de reinervação ocasionando uma unidade motora maior que a original, chamada "unidade motora gigante". As fibras inervadas podem ser hipertrofiadas com exercícios e atividades intensas, sendo este processo denominado de hipertrofia por desnervação. Com o tempo, o excesso de esforços pode resultar em deterioração precoce das terminações dos motoneurônios gigantes, incapazes de suportar tamanha exigência metabólica ao longo dos anos.

O diagnóstico é clínico, com ausência de melhora da fadiga após abordagem multidisciplinar. Dependemos mais do quadro clínico do que de exames subsidiários para o diagnóstico, pois dificilmente encontramos achados de desnervação aguda na ENMG por não ser um exame feito de rotina em nossos doentes que relatam a fraqueza tardiamente.

Como diagnóstico diferencial temos tendinites, bursites, osteoartrose, síndrome dolorosa miofascial, roturas musculares, lesões ligamentares, sequelas de fraturas, fibromialgia, hipotireoidismo e outros problemas metabólicos.

Em nossa experiência, vimos a necessidade do trabalho em equipe, visto que as desordens podem estar relacionadas com inúmeros sistemas do organismo, aumentando a importância de que todos da equipe conheçam melhor a síndrome. Mesmo que polêmico, no que se refere à causa, é imprescindível que a equipe multidisciplinar não apresente controvérsias quanto a conduta e objetivos de tratamento (Farcetta & Ferreira, 2011).

REFERÊNCIAS CONSULTADAS

1. Campbell's Operative Orthopedies – The c.v. Sait Louis: Mosky Company, 1949. Anterior Poliomyelitis - cap. XXII.
2. Centro de prevenção e controle de doenças – CDD/Prefeitura da cidade de São Paulo/Vigilância das PFA (Paralisias Flácidas Agudas).
3. Farcetta FJ, Ferreira PH. Aspectos clínicos da poliomielite. In: Silva JB, Branco FR. Fisioterapia aquática funcional. São Paulo: Artes Médicas, 2011. Cap. 12. p.239-46.
4. Godoy Moreira FE. Princípios fundamentais do tratamento da paralisia infantil (membro inferior). São Paulo: Revista dos Tribunaes, 1939.
5. Iacovone M, Farcetta FJ. Poliomielite. In: Fernandes AC. AACD medicina e reabilitação, princípios e prática. 1.ed. São Paulo: Artes Médicas, 2007. p.231-44.
6. Mercer W. Orthopaedic surgery – Edward Arnold & Co. 4.ed. London: Paralysis –Poliomyelitis, 1950.
7. Oliveira ASB, Quadros AAJ. Síndrome pós-poliomielite. 2.ed. São Paulo: SESP/SP, 2009.
8. Relatório da Coordenação de vigilância em saúde/SP. Coordenaria de Controle de Doenças de transmissão hídrica e alimentar, 2006.
9. Silver JK, Gawne AC. Post pólio syndrome. 1.ed. Philadelphia: Hanley & Delfus, 1995 (Texto extraído de ACTA ORTOP BRÁS 3(1) - JAN/MAR, 1995 Paralisia infantil).
10. Steindler A. Post-gratuated lectures on orthopedic diagnosis and Indications: Charles C. Thomas. Illinois: Paralysis – Poliomyelitis, 1954. Cap. 1.

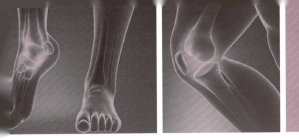

Síndromes Artrogripóticas

Simone de Oliveira Bittencourt
Francisco Hélio Violante Júnior
Daniella Lins Neves

Antônio Carlos Fernandes
Solange Aoki
Mauro César de Morais Filho

ASPECTOS GERAIS

O termo artrogripose era utilizado como diagnóstico para qualquer criança que nascesse com múltiplas contraturas articulares. É de origem grega e significa articulação (*arthro*) curvada (*gryp*).

Otto, em 1841, foi o primeiro a descrever um paciente com múltiplas contraturas articulares congênitas. O termo artrogripose múltipla congênita (AMC) foi empregado pela primeira vez por Stern, em 1923.[1]

Atualmente, as condições que vêm sendo chamadas de artrogripose variam de síndromes bem conhecidas a combinações não específicas de contraturas articulares.[2] A artrogripose não é uma entidade nosológica isolada, mas sim um grupo de doenças que possuem em comum as contraturas articulares, já presentes ao nascimento. Cerca de 150 entidades nosológicas podem ser incluídas neste grupo de doenças. Quando mais de duas articulações são acometidas, o termo artrogripose pode ser utilizado. Com relação à incidência, trata-se de uma patologia relativamente rara, pois ocorre em apenas um em cada 3.000 nascidos vivos.

ETIOLOGIA

A etiologia é multifatorial, mas se sabe que está relacionada a diminuição ou ausência de movimentos fetais. Existem diversos fatores envolvidos como doenças maternas, diminuição de espaço intrauterino, anormalidades do tecido conjuntivo, alterações da fibra muscular, entre outros. A formação dos membros e articulações, que ocorre nas primeiras oito semanas da embriogênese, é normal. Após a décima semana, múltiplos fatores podem causar a diminuição progressiva dos movimentos do feto no útero. Moessinger,[3] em 1982, denominou esse conjunto de anomalias de "sequência de acinesia-hipocinesia fetal". Em geral, existem seis principais problemas que causam limitação na movimentação fetal.

- **Anormalidades da estrutura ou da função muscular (miopáticas)**: Ocorre uma falha no desenvolvimento ou déficit da função muscular. Os exemplos mais característicos são a distrofia muscular congênita e as miopatias mitocondriais.
- **Alterações da inervação muscular (neuropáticas)**: Existe uma falha na formação ou função nervosa, que pode ser central ou periférica. Como exemplo, citamos os defeitos de fechamento do tubo neural.
- **Alterações do tecido conjuntivo**: Ocorre uma má-formação dos ossos, tendões e/ou cápsulas articulares. São exemplos deste grupo o nanismo diastrófico e a artrogripose distal.
- **Restrições do espaço intrauterino**: A restrição do espaço intrauterino limita a movimentação normal do feto. São exemplos: gestações gemelares e miomas uterinos.
- **Comprometimento vascular da placenta**: Esta condição leva a uma diminuição do aporte sanguíneo adequado ao feto, o que implica numa diminuição da função dos nervos periféricos. Como exemplo, citamos o tabagismo.
- **Doenças sistêmicas maternas, que promovem a diminuição dos movimentos fetais**: São exemplos: diabetes mellitus, miastenia grave, esclerose múltipla e *hipertermia*.

DIAGNÓSTICO

O diagnóstico é clínico e deve ser realizado ao nascimento, com a presença de contraturas articulares em três ou mais articulações. Porém, deve-se suspeitar de uma síndrome artrogripótica sempre que houver diminuição de movimentos fetais, podendo o diagnóstico ser realizado no período pré-natal por meio da ultrassonografia. A associação de condições maternas anormais aumenta a ocorrência de artrogripose.

É importante estabelecer o diagnóstico preciso, pois ele nos fornecerá informações sobre a história natural, o prognóstico, o risco de recorrência e a melhor forma de tratamento.

CLASSIFICAÇÃO

Utilizamos a classificação de Hall,[2] que divide as contraturas articulares em três grupos:

Tipo I

Contraturas articulares congênitas envolvendo primariamente os membros. Este grupo subdivide-se em duas entidades específicas:

Amioplasia

É conhecida como a artrogripose múltipla congênita clássica (AMC). É o tipo mais comum e tem ocorrência esporádica. Sua incidência varia na literatura, de 38% a 47% dos casos. Embora embriologicamente os músculos sejam formados de maneira normal, durante o período fetal são substituídos por tecido fibroso ou fibroadiposo. Desta forma, há uma visível diminuição da substância muscular.

Há diminuição da mobilidade ativa e passiva das articulações, as quais podem ser fixas tanto em flexão como em extensão. A rigidez articular é característica. As pregas normais da pele geralmente estão ausentes. A pele é tensa e brilhante. Pequenas covinhas podem estar presentes nas articulações, geralmente em cotovelos e joelhos. Não há déficit sensitivo, mas os reflexos tendinosos profundos podem estar diminuídos ou ausentes.

A inteligência geralmente é normal. Geralmente, os quatro membros estão envolvidos, e algumas vezes também o tronco. A postura característica dos membros superiores é adução e rotação interna de ombros, extensão de cotovelos e flexão de punhos e dedos, com polegares aduzidos. Com menor frequência, os cotovelos podem também estar fletidos.

A coluna pode apresentar escoliose ao nascimento ou durante qualquer fase do desenvolvimento. A assimetria e a obliquidade pélvica podem levar ao surgimento da escoliose.

Nos membros inferiores, a postura caraterística é flexão-abdução de quadris, flexão de joelhos e pés equino-varo-cavo-adutos (Figura 17.1). Mas tanto os quadris como os joelhos podem estar em extensão. Pode haver hiperextensão de joelhos e luxação. Os quadris também podem estar luxados. A segunda deformidade mais comum que ocorre nos pés é o pé talo-vertical. O prognóstico de reabilitação varia de acordo com o acometimento maior ou menor dos membros.

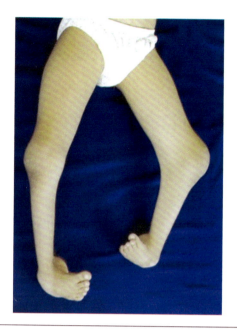

FIGURA 17.1 Paciente com AMC com flexão – abdução – rotação externa dos quadris, flexão de joelhos e pés equino-varo-cavo-adutos.

Artrogripose distal

Apenas as mãos e os pés estão acometidos. As deformidades mais comuns são flexão de punhos e dedos, polegar na palma e pés equino-aduto-varos. Essa doença é de transmissão genética causada por um traço autossômico dominante (Figura 17.2).

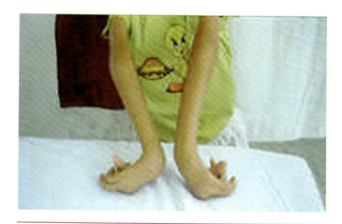

FIGURA 17.2 Artrogripose distal. Deformidade em flexão dos punhos e dedos.

Tipo II

Contraturas articulares congênitas com envolvimento em outras áreas do corpo. Este grupo envolve uma grande variedade de condições e síndromes específicas que apresentam anomalias em outras áreas do corpo, como a

Associação VATER, Sequência de Moebius, Síndrome do Pterígio Poplíteo, Síndrome de Freeman-Sheldon, displasia diastrófica e outras osteocondrodisplasias.

TIPO III

Contraturas articulares congênitas com disfunção do Sistema Nervoso Central. Este grupo também compreende uma grande variedade de entidades e síndromes, com envolvimento do SNC e algumas delas com anomalias cromossômicas, como por exemplo a síndrome do alcoolismo fetal e as trissomias.

PROGNÓSTICO PARA MARCHA

A habilidade para marcha funcional depende de vários fatores como:

- Força muscular e presença de musculatura antigravitacional.
- Bom equilíbrio de tronco.
- Boa função de membros superiores.
- Motivação do paciente e dedicação dos cuidadores.
- Deformidades nos membros inferiores passíveis de correção cirúrgica.
- Ausência de contratura acentuada em flexão dos joelhos. Deformidades em flexão dos joelhos maiores que 20° limitam o ortostatismo e a marcha.

Quanto maior o envolvimento e a gravidade das deformidades, e menor a força, pior é o prognóstico para marcha[4]. A presença de força muscular adequada da nos membros inferiores não é essencial, devido à possibilidade de utilização de órteses para estabilidade e treino de marcha.

A previsão do prognóstico de marcha deve ser discutida em conjunto pela equipe multidiciplinar e apresentada aos pais. Quando o prognóstico de marcha é desfavorável, deveremos priorizar o posicionamento adequado, através da prescrição de cadeira de rodas com adequações personalizadas, assim como o treino de independência nas atividades da vida diária.

TRATAMENTO

PRINCÍPIOS GERAIS

Ao iniciar o tratamento das crianças portadoras de síndrome artrogripótica, é importante levar em consideração que os pacientes apresentam grande capacidade de adaptação. Aprendem a conviver com as paralisias e deformidades e adquirem maneira própria para a realização de atividades de vida diária, diminuindo sua dependência.

O tratamento deve ter início precoce e ser realizado por equipe multidisciplinar. Tem como objetivo ajudar a criança a se tornar o mais independente possível, desenvolvendo um meio eficiente e prático de mobilidade. A família deve ser estimulada a participar de forma ativa, auxiliando nos

exercícios, de forma a aumentar a amplitude de movimento articular.

Nos primeiros meses de vida, muitos pacientes apresentam melhora do grau de mobilidade articular, e este ganho deve ser mantido com o uso de órteses. Além disso, podem ser utilizados gessos seriados para a melhora de algumas deformidades. Mesmo não havendo a correção completa da deformidade com a utilização dos gessos periódicos, a correção parcial prévia permite a realização de cirurgias de menor porte para a correção das deformidades.

As terapias são fundamentais para melhora da amplitude articular, ganho de força e equilíbrio, trocas posturais e atividades de vida diária. Quanto mais cedo são iniciadas, melhores os resultados.[5]

O uso de órteses muitas vezes está indicado para o posicionamento de punhos e dedos, assim como goteiras suropodálicas para posicionamento dos pés. As talas de lona são utilizadas nos joelhos para evitar a contratura em flexão, que é bastante prejudicial à marcha. Muitas vezes, é necessário o uso de órteses longas, com ou sem cinto pélvico, para aquisição da marcha, que pode necessitar de auxiliares como andador ou muletas. Em alguns casos, o uso de uma cadeira de rodas pode promover uma locomoção mais eficiente do que uma marcha não funcional.

O objetivo principal do tratamento ortopédico é melhorar a função por meio da correção das deformidades. Objetivos secundários incluem melhora do posicionamento e higiene, facilitando cuidados e prevenindo maiores deformidades e dor na vida adulta. A correção cirúrgica das deformidades é realizada visando manter ou aumentar a mobilidade articular presente em determinada articulação. Devido à forte tendência para recidiva ou piora dessas deformidades, as articulações devem ser submetidas ao tratamento fisioterapêutico e à utilização de órteses para evitar a recidiva. O objetivo é manter a correção dos resultados cirúrgicos obtidos para que se tente evitar a perda progressiva de função, assim como a ocorrência de dores articulares na fase adulta.

MEMBROS SUPERIORES

O objetivo do tratamento é tornar o paciente independe para as atividades da vida diária, como alimentação, higiene pessoal, vestuário e escrita. Os pacientes devem iniciar o tratamento precoce, logo após o nascimento, com exercícios e o uso de órteses. A prioridade é a obtenção da função de preensão e pinça dos dedos. Secundariamente, a movimentação dos cotovelos, ombros e punhos deve ser trabalhada para permitir a amplitude de alcance das mãos. A maioria dos pacientes não requer tratamento cirúrgico. As cirurgias mais realizadas ocorrem nos cotovelos, punhos e mãos.

O prognóstico para marcha deve estar estabelecido antes de se indicar qualquer procedimento. Além disso, deve ser realizada uma avaliação funcional pela terapeuta ocupacional antes de se decidir por uma cirurgia.

Série Ortopedia e Traumatologia – Fundamentos e Prática

Nos membros superiores, as deformidades mais comuns são a rotação interna e adução dos ombros, cotovelos em extensão, punhos e dedos fletidos, e polegares aduzidos.

Nos ombros, não há indicação de cirurgia em crianças pequenas. Em alguns casos, pode ser indicada a osteotomia de rotação externa do úmero para melhora da posição do membro superior.

Nos cotovelos, as cirurgias mais indicadas são a capsulotomia e as transferências tendinosas. A transferência do tríceps para bíceps tem indicação para ganho de flexão ativa do cotovelo, enquanto a capsulotomia posterior do cotovelo é considerada para permitir aos pacientes levarem a mão à boca.

Nos punhos, a carpectomia, realizada antes da ossificação do carpo, corrige a deformidade em flexão pelo relaxamento das partes moles, além de permitir maior amplitude de movimento. Nos dedos, o objetivo principal é a melhora da função de preensão e pinça. As deformidades interfalângicas proximais em flexão raramente respondem ao tratamento cirúrgico, diferentemente do polegar que costuma responder bem ao tratamento, como, por exemplo, a comissuroplastia.

Coluna

Cerca de 1/3 dos pacientes desenvolve escoliose, sendo esta a deformidade mais frequente. As causas podem ser devidas às más-formações vertebrais e/ou desequilíbrio muscular. O padrão mais comumente observado é a curva longa em "C", que em geral não responde ao uso de órteses, em virtude da rigidez e rápida progressão. A cirurgia está indicada para curvas progressivas, que interferem no equilíbrio e na função, e que normalmente são maiores que 50 graus. O objetivo do tratamento é impedir a progressão das curvas graves que possam levar a comprometimento de órgãos vitais e insuficiência respiratória, além de perda do equilíbrio de tronco que dificulte a marcha e o posicionamento sentado. Em crianças pequenas, na primeira década de vida, com curvas graves e progressivas, existe a possibilidade de controle temporário por meio do emprego do dispositivo de VEPTER, até que existam condições para o tratamento definitivo. Para pacientes maiores que 10 anos, é recomendação é o tratamento definitivo por meio da artrodese abrangendo toda a curva e instrumentação via posterior. Deformidades acentuadas e com importante rigidez poderão necessitar de tratamento com dupla via (anterior e posterior), combinada ou não com tração esquelética entre as abordagens, com a finalidade de melhora da flexibilidade.

MEMBROS INFERIORES

Quadris

As deformidades dos quadris estão presentes em cerca de 80% dos pacientes, e a mais frequente é a contratura em flexão. O tratamento cirúrgico é indicado geralmente para deformidades maiores que 30 graus, pois estas interferem no ortostatismo, na marcha e no uso de órteses, além de gerarem aumento da lordose lombar. Nos casos mais leves, pode ser realizada a liberação dos flexores do quadril (sartório, retofemoral, fáscia lata e glúteo) e capsulotomia anterior da articulação do quadril, preservando-se o psoas. Nos casos mais graves, pode ser realizada a osteotomia extensora do fêmur proximal. Outras contraturas podem estar presentes, como a abdução e a rotação externa, que devem ser tratadas de acordo com cada caso.

A abdução isolada, não é comum, em geral está associada à flexão, sendo tratada, do mesmo modo, com o abaixamento dos espinhais. A contratura em extensão é menos frequente, mas em geral ocorre em pacientes não deambuladores, impossibilitando-os de sentar, sendo indicada uma liberação posterior extensa do quadril e, em casos mais graves, a ressecção da cabeça femoral. A rotação externa deve ser avaliada caso a caso, e se esta interferir no uso de órteses ou for unilateral, causando assimetria, a correção cirúrgica deve ser por meio da osteotomia de rotação interna do fêmur proximal. A coxa vara também deve ser corrigida com osteotomia valgizante do fêmur.

A luxação dos quadris é comum na artrogripose e o tratamento ainda é controverso na literatura.[6,7,8] Nos casos bilaterais, não indicamos tratamento cirúrgico. Nos casos unilaterais, em quadris móveis, a redução cirúrgica está indicada até 5 anos de idade, com osteotomia derrotatória e varizante do fêmur ou de encurtamento femoral, e osteotomia pélvica (Figura 17.3). Alguns autores preconizam a redução aberta por via medial,[8] mas não temos experiência com esse procedimento. Deve ser feita uma análise tomográfica pré-operatória do quadril para avaliar a displasia acetabular e que tipo de osteotomia pélvica será realizada.

Joelhos

A deformidade mais frequente é a flexão dos joelhos, presente em cerca de 50% dos casos, que deve ser corrigida quando há indicação de ortostatismo e treino de marcha. As deformidades em flexão acima de 20 graus devem ser tratadas cirurgicamente, com liberação dos flexores do joelho e capsulotomia posterior ou osteotomia extensora do fêmur distal percutânea.[9] Em deformidades mais graves (acima de 40 graus), empregam-se, após a liberação posterior, gessos seriados para reduzir a deformidade e, no segundo tempo cirúrgico, quando é atingida uma deformidade menor que 40 graus, é efetuada a osteotomia extensora supracondiliana do fêmur distal, com ressecção de cunha trapezoidal. Nos casos graves, que não respondem a esse tratamento, a correção com fixador externo Ilizarov é uma opção a ser considerada (Figura 17.4).

Após a retirada do gesso pós-operatório, o paciente deverá utilizar tala de lona noturna ou órteses longas para evitar a recidiva da deformidade (Figura 17.5).

Síndromes Artrogripóticas

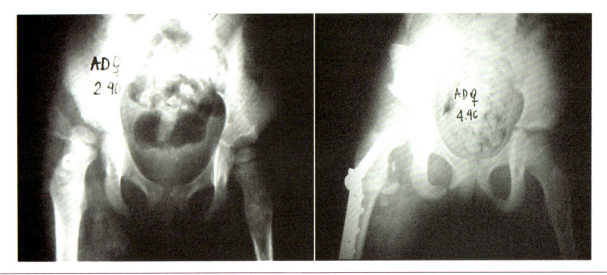

FIGURA 17.3 Subluxação unilateral do quadril direito na AMC tratada por meio da osteotomia de encurtamento e rotação externa do fêmur, e acetabuloplastia tipo Salter. Radiografias pré-operatória e com 2 anos de pós-operatório.

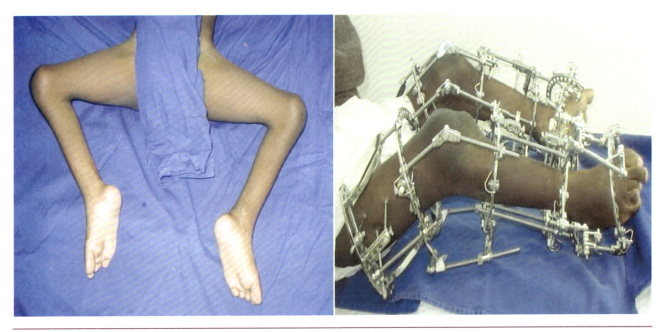

FIGURA 17.4 Deformidade acentuada em flexão dos joelhos na AMC resistente ao tratamento convencional. Correção com uso de fixador externo circular de Ilizarov.

As deformidades em extensão, hiperextensão e a luxação dos joelhos devem ser inicialmente tratadas com gessos seriados. A hiperextensão, quando não responde ao tratamento conservador, deve ser tratada com quadricepsplastia. A luxação deve ser reduzida por meio da liberação anterior ampla (Figura 17.6).

Pés

A deformidade mais frequente é o pé equino-cavo-varo. Também podem ser observadas outras deformidades, como o pé talo-vertical, metatarso aduto e o calcâneo-valgo. O objetivo do tratamento é a obtenção de um pé plantígrado e compatível com o uso de órtese. Em geral, esses pés são muito rígidos, com contraturas graves e paralisia muscular. Embora mais difíceis de tratar de forma conservadora do que os pés tortos congênitos idiopáticos, acreditamos que o tratamento inicial em bebês deve ser realizado com manipulações e gessos seriados, e preconizamos o método de Ponseti (Figura 17.7). Alguns autores, como Morcuende,[10] referem bons resultados com este método.

Série Ortopedia e Traumatologia – Fundamentos e Prática

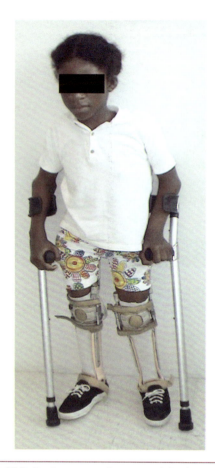

FIGURA 17.5 Paciente no pós-operatório da correção da contratura em flexão dos joelhos com uso do fixador externo circular de Ilizarov (Figura 19.4). Observe a correção da deformidade e o uso de órteses longas com o objetivo de evitar a recidiva da deformidade em flexão.

A cirurgia para correção do pé equino-cavo-varo consiste na liberação póstero-médio-lateral. A possibilidade de recidiva da deformidade é frequente e deverá ser considerada. Se necessário, outros procedimentos são utilizados, como o encurtamento da coluna lateral e a talectomia.[11] Após a retirada do gesso o paciente deverá utilizar órteses, para a manutenção da correção obtida. Nos casos graves, a correção com o fixador externo poderá ser utilizada (Figuras 17.8 a 17.10).[12, 13]

Os pés talo-verticais, em geral, não melhoram com gessos seriados e têm indicação cirúrgica. Em crianças pequenas, indicamos a liberação peritalar. Em crianças acima de 5 anos, acrescentamos a naviculectomia. Artrodeses e osteotomias do tarso podem ser indicadas para correção de deformidades dos pés, preferencialmente após os 11 anos de idade.

A reabilitação pós-operatória, com fisioterapia e fisioterapia aquática, é de igual importância para o tratamento cirúrgico, assim como o uso de órteses para evitar recidivas precoces das deformidades.

CONSIDERAÇÕES FINAIS

O termo artrogripose refere-se a um grupo de condições clínicas que tem em comum a presença de contraturas em mais de duas articulações. O tratamento ortopédico visa maximizar a função e reduzir as complicações em longo prazo. A abordagem multiprofissional é fundamental para o sucesso do tratamento, e o paciente deve ser considerado como um todo. As correções das deformidades geralmente não são de fácil execução e as recidivas são frequentes, o que torna o uso de órteses durante o tratamento de extrema importância. Quando bem indicado e executado, o tratamento gera melhora na qualidade de vida dos pacientes.

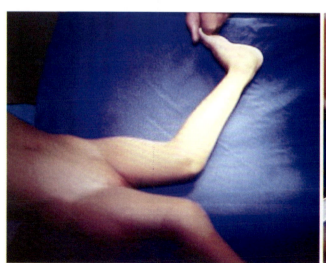
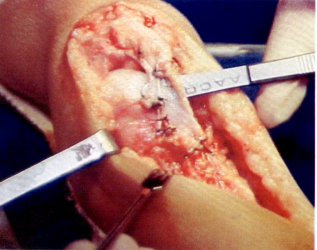

FIGURA 17.6 Deformidade em hiperextensão e luxação anterior do joelho esquerdo na AMC tratada com redução cruenta e quadricepsplastia.

Síndromes Artrogripóticas

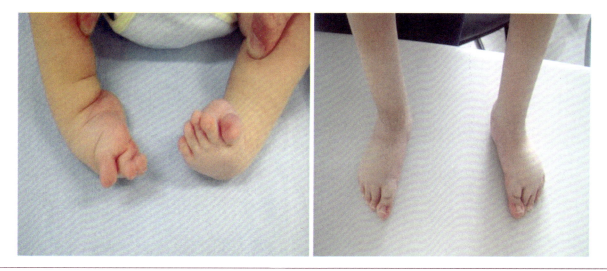

FIGURA 17.7 Deformidade em equino-cavo-aduto-supinado em um paciente com AMC. Note a acentuada supinação do antepé. Tratamento realizado pela técnica de Ponseti, com bom resultado.

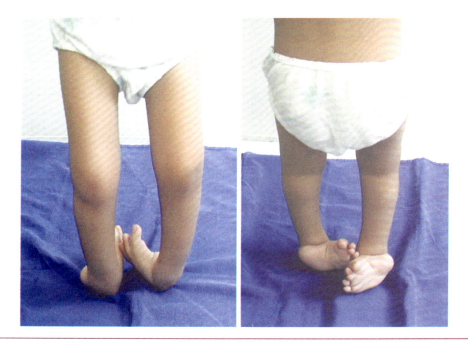

FIGURA 17.8 Aspecto clínico de deformidade acentuada dos pés (equino-varo-aduto-supinado) em um paciente com AMC, com indicação para correção com fixador externo de Ilizarov em virtude da rigidez e magnitude da alteração.

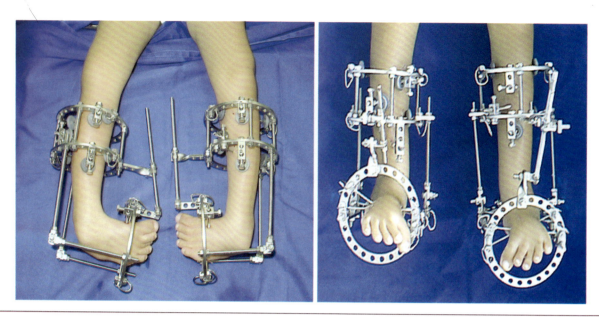

FIGURA 17.9 Paciente mencionado na Figura 17.8, submetido ao tratamento com fixador externo circular de Ilizarov. Aspecto do início do tratamento no lado esquerdo e ao final do tratamento à direita.

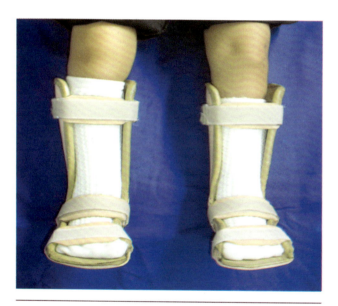

FIGURA 17.10 Aspecto clínico final com órteses suro-podálicas rígidas.

REFERÊNCIAS BIBLIOGRÁFICAS

1. Stern WG. Arthrogryposis multiplex congenital. JAMA. 1923;81(18):1507-10.
2. Hall JG. Genetic aspects of arthrogryposis. Clin Orthop. 1985;194:44.
3. Moessinger AC. Fetal akinesia deformation sequence: an animal model. Pediatrics. 1983;72:857-63.
4. Hoffer MM, Swank S, Eastman R, et al. Ambulation in severe arthrogryposis. J Pediatr Orthop. 1983;3:293-6.
5. Hupfeld AJ, Martins MSB. Fisioterapia em más-formações congênitas. In: Moura EW, Lima E, Borges D, et al, Silva PAC. Fisioterapia – Aspectos clínicos e práticos da reabilitação. 2.ed. São Paulo: Editora Artes Médicas, 2010. p.133-54.
6. Hirofumi A, Ko O, Shigeru M, et al. Surgical management of hip dislocation in children with arthrogryposis multiplex congentia. J Bone Joint Surg [Br]. 1998;80-B:636-40.
7. Huurman WH, Jacobsen ST. The hip in arthrogryposis multiplex congenital. Clin Orthop. 1985;194:81-6.
8. Szoke G, Staheli LT, Kenneth J, et al. Medial approach open reduction of hip dislocation in amioplasia-type arthrogryposis. J Pediatr Orthop. 1996;16:127-30.
9. Iacovone M. Método para a correção das deformidades dos membros inferiores. Estudo baseado em 44 cirurgias. Dissertação de Mestrado. Instituto de Ortopedia e Traumatologia, Hospital das Clínicas, Universidade de São Paulo, 1981. p. 28-32.
10. Morcuende JA, Dobbs MB, Frick SL. Results of the Ponseti method in patients with clubfoot associated with arthrogryposis. Iowa Orthop J. 2008;28:22-6.
11. Green AD, Fixsen JA, Lloyd-Roberts GC. Talectomy for arthrogryposis multiplex congenital. J Bone Joint Surg [Br]. 1984;66-B:697-9.
12. Brunner R, Hefti F, Tgetgel JD. Arthrogryptotic joint contracture at the knee and foot: Correction with a circular frame. J Pediatr Orthop B. 1997;6(3):192-7.
13. Choi IH, Yang MS, Chung CY, et al. The treatment of recurrent arthrogryptotic club foot in children by Ilizarov method. J Bone Joint Surg [Br]. 2001;83(5):731-7.

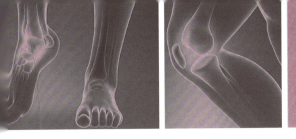

Doenças dos Nervos Periféricos na Criança e no Adolescente

Fernando Norio Arita

INTRODUÇÃO

O comprometimento dos nervos periféricos na criança e no adolescente engloba uma extensa e heterogênea lista de diferentes afecções, representantes de um grupo importante e relativamente frequente que, na maioria dos casos, se expressa tipicamente por alterações agudas ou crônicas da força muscular. O encontro de uma fraqueza muscular flácida, de predomínio distal, com atrofia e hipo ou arreflexia profunda, geralmente simétrica, sugere a existência de comprometimento de nervos periféricos. Menos frequentes, mas não menos importantes, são as manifestações sensitivas e autonômicas do comprometimento dos nervos periféricos, nem sempre fáceis de detectar em crianças pequenas, que podem ocorrer isoladas ou associadas às manifestações motoras.

A lista de causas das neuropatias periféricas é extensa e extremamente variada. Pelo modo de instalação, podem ser agudas, subagudas, crônicas ou intermitentes. De acordo com a etiologia, podem ser primárias, isoladas ou acompanhadas de outras manifestações neurológicas ou secundárias, associadas a doenças hereditárias ou sistêmicas. Essa diversidade torna muito árida a abordagem do tema e constitui um grande desafio para o clínico.[1,2]

Diante de uma paralisia flácida e/ou alterações sensitivas-disautonômicas, que sugerem um comprometimento de nervos periféricos, o clínico deve se orientar tentando definir alguns perfis sintomáticos que podem ser úteis para estreitar o diagnóstico diferencial:

a) Aparecimento e evolução dos sinais e sintomas: agudo, subagudo, crônico, intermitente.

Este questionamento simples é fundamental para separar causas agudas e subagudas, como a polineuropatia inflamatória desmielinizante aguda (síndrome de Guillain-Barré) e vasculites, daquelas subagudas ou agudas intermitentes (polineuropatia inflamatória desmielinizante crônica, neuropatias sensíveis à pressão) e das crônicas hereditárias, geralmente progressivas.

b) Tipo de manifestações apresentadas: motoras, sensitivo-autonômicas, mistas.
c) Distribuição dos achados: distal/proximal, focal/generalizada, simétrica/assimétrica.
d) Tipo de sensibilidade envolvida: superficial e/ou profunda.
e) Isolada ou parte de um contexto clínico mais amplo.
f) Envolvimento de neurônio motor superior.
g) Evidências de contexto genético, consanguinidade, histórico familiar.

As principais causas de neuropatias periféricas na criança e no adolescente podem ser vistas na Tabela 18.1. Neste capítulo, não serão comentadas as neuropatias traumáticas, uma vez que a sua identificação quase invariavelmente é facilitada pela anamnese.

NEUROPATIAS PERIFÉRICAS AGUDAS, SUBAGUDAS, INTERMITENTES

Síndrome de Guillain-Barré

(Polirradiculopatia inflamatória desmielinizante aguda)

Síndrome de Miller-Fisher

A síndrome de Guillain-Barré (SGB), após a erradicação da poliomielite, é a causa mais frequente e importante de paralisia flácida adquirida na criança e no adolescente, constituindo uma emergência médica, segundo Yuki e colaboradores (2012).[3] Trata-se de uma doença desmielinizante autoimune aguda, geralmente de etiologia viral, caracterizada classicamente por uma paralisia flácida progressiva, simétrica, ascendente, com arreflexia profunda, que pode se estender para as musculaturas intercostal e bulbar, colocando em risco real a vida dos pacientes que, diante da suspeita, devem ser imediatamente hospitalizados. Os nervos cranianos mais frequentemente envolvidos são IX, X e VII. Além da fraqueza que pode ficar generalizada, distúrbios disautonômicos como taquicardia e hipertensão arterial são os mais frequentes, principalmente nos primeiros dias de evolução, e exigem monitorização contínua rigorosa, conforme Dimario e Edwards (2012).[4] Geralmente, o quadro se instala agudamente em poucas horas ou dias, atingindo o nível máximo de incapacidade dentro de 3 a 4 semanas. A progressividade do quadro motor geralmente dura de 2 a 3 semanas, período em que toda a atenção clínica é fundamental. São comuns as dores musculares em membros inferiores, geralmente precedendo o início da instalação da fraqueza, que podem levar a um atraso no diagnóstico. Sinais meningorradiculares como Kernig e Brudzinski frequentemente estão presentes e são úteis para identificar o quadro. Distúrbios de sensibilidade raramente são perceptíveis na criança pequena.[5-8] Edema de papila pode ser ocasionalmente encontrado, conforme Rosemberg (2010).[9]

A SGB engloba um espectro fenotípico amplo, com vários perfis de deficiência motora, desde formas frustras com apenas um distúrbio parcial da marcha, fraqueza discreta ou ataxia, até paralisia total, com paralisia de nervos cranianos e sinais de instabilidade disautonômica.[3-5,10-12]

É causada por uma reação autoimune dirigida contra elementos dos nervos periféricos, entre eles a bainha de mielina e o axônio. Comumente, a SGB é precedida por uma infecção bacteriana ou viral uma a quatro semanas antes do início do quadro.[13,14]

Vários subtipos clínicos de apresentação da SGB têm sido descritos. Segundo Lin e colaboradores (2012),[6] além da forma mais comum descrita anteriormente que corresponde a uma polineuropatia desmielinizante, temos ainda a neuropatia axonal aguda, a síndrome de Miller-Fischer, a encefalite de tronco de Bickerstaff, a variante faringo-cervico-braquial e a polineurite craniana.[5,6,12]

Na síndrome de Miller-Fisher, o aparecimento de uma ataxia com arreflexia acompanhada de oftalmoplegia são requisitos essenciais para o diagnóstico, mas, nas formas incompletas, somente oftalmoplegia ou ataxia podem ser vistas. Acredita-se que anticorpos séricos anti-GQ1b sejam o elemento fundamental na patogênese da síndrome de Miller-Fisher.[8]

Diante da suspeita de SGB, a coleta do liquor é essencial. Geralmente, o exame do liquor revela uma dissociação proteinocitológica característica, com níveis de proteínas entre 100 e 200 mg. Em alguns casos, uma discreta pleocitose linfomonocitária de até 20 elementos/mm^3 pode ser encontrada. Em poucos casos, o liquor pode ser normal dentro dos primeiros 15 dias de evolução, daí a necessidade de repetir a coleta diante de um quadro clínico fortemente sugestivo. Em casos duvidosos ou quando há necessidade de um diagnóstico diferencial mais preciso, uma ressonância magnética de coluna lombossacra com gadolíneo pode mostrar realce nas raízes da cauda equina, e uma eletroneuromiografia podem ser úteis.

Os tratamentos de escolha efetivos para a SGB na criança com quadros mais graves são o uso inicial de imunoglobulina humana endovenosa, 400 g/kg/dia, por 3 a 5 dias, e também a plasmaférese, segundo van Doorn e colaboradores (2012).[11] O benefício desses tratamentos em pacientes com comprometimentos mais discretos e parciais ou na síndrome de Miller-Fisher é questionável.[12]

Na criança, o prognóstico de uma recuperação funcional completa é praticamente a regra, mesmo nos casos mais graves, geralmente no prazo de 2 a 6 meses. Uma arreflexia profunda permanente pode restar. Sequelas motoras atróficas distais com retrações podem ocorrer em alguns casos.

POLINEUROPATIA DIFTÉRICA

A difteria, atualmente excepcional após imunização em massa, pode provocar paralisias flácidas em 10% a 20% dos casos. Geralmente compromete nervos cranianos bulbares, causando paralisias velopalatinas. Segundo Rosemberg (2010),[9] em alguns casos, pode levar a um quadro generalizado de paralisia flácida indistinguível de uma síndrome de Guillain-Barré, com distúrbios de sensibilidade mais evidentes. O prognóstico é geralmente bom, regredindo sem sequelas.

POLINEUROPATIA BOTULÍNICA

O botulismo é uma doença neuroparalítica rara em nosso meio causada pela neurotoxina produzida, na maioria dos casos, pelo microrganismo *Clostridium botulinum*. A neurotoxina bloqueia a liberação de acetilcolina nas terminações motoras de todas as sinapses colinérgicas periféricas, determinando uma profunda, mas transitória, paralisia muscular flácida. Na verdade, não se trata de uma verdadeira polineuropatia, uma vez que os nervos estão íntegros, mas há um bloqueio de inúmeros nervos motores da musculatura estriada esquelética e lisa autonômica.[15]

São reconhecidas quatro formas de botulismo:

1. Botulismo alimentar: resultante da intoxicação por ingestão de alimentos contendo toxinas.
2. Botulismo por ferimentos: pela produção local *in vivo* da toxina pela infecção no ferimento, particularmente em usuários de drogas injetáveis.
3. Botulismo infantil: em lactentes com menos de 12 meses por neurotoxinas produzidas por bactérias do gênero *Clostridium*, que colonizam temporariamente o trato intestinal nessa faixa etária.
4. Botulismo por colonização intestinal de adultos.

Em todas as formas de botulismo ocorre uma paralisia motora pura, porque apenas sinapses colinérgicas periféricas são comprometidas e as manifestações clínicas são decorrentes de um bloqueio neuromuscular progressivo.

As manifestações clínicas clássicas do botulismo consistem em:

- Em casos de intoxicação, de 12 a 48 horas após a ocorrência desta, há o aparecimento de náuseas e vômitos.
- Manifestações iniciais geralmente referidas: constipação intestinal, hipomimia facial, choro fraco, enfraquecimento da voz, engasgos, dificuldades para se alimentar.

- Paralisia flácida simétrica descendente, envolvendo inicialmente musculatura bulbar de nervos velopalatinos e oculomotores, levando a estrabismo, ptose, midríase, comprometimento da acomodação e distúrbios de deglutição.
- Fraqueza da musculatura cervical, hipotonia, dificuldades respiratórias, fraqueza de membros, que exigem intervenção imediata pelo risco de morte. Fadiga com movimentos repetitivos básicos como alimentação, respiração, constrição pupilar são sinais marcantes do botulismo.
- Distúrbios disautonômicos como diminuição da salivação e do lacrimejamento, atonia vesical, intestinal, oscilações da pressão arterial e do ritmo cardíaco.

Tipicamente, após a fase inicial de obstipação, que dura aproximadamente 3 dias, aparece a fraqueza progressiva generalizada, atingindo o pico em 1 a 2 semanas. Segue-se um período de estabilização de 2 a 3 semanas, antes do início da recuperação. O botulismo é caracteristicamente uma doença monofásica e, nesse curso clássico, o paciente se recupera totalmente. Entretanto, o tratamento de suporte adequado, principalmente respiratório durante toda a evolução, é fundamental e decisivo para um bom desfecho. Medidas enérgicas no início do quadro como lavagem gástrica, enema e sobretudo administração de antitoxina botulínica humana são essenciais para a redução da intensidade e duração do quadro, conforme Fenícia e Anniballi (2009)[15] e Rosemberg (2010).[9]

NEUROPATIA HEREDITÁRIA SENSÍVEL À PRESSÃO

A neuropatia hereditária sensível à pressão, também chamada neuropatia tomacular hipermielinizante, é uma entidade autossômica dominante, tipicamente caracterizada por episódios agudos recorrentes de paralisias focais, transitórias, indolores, geralmente precedidos por um pequeno trauma ou por compressões prolongadas como as que podem ocorrer durante o sono, ao se manter uma mesma postura ou carregar pesos apoiados nos ombros e braços. Ocasionalmente, pode ocorrer paralisia de cordas vocais. Histologicamente, as fibras nervosas individuais mostram uma desmielinização segmentar irregular com uma superprodução redundante de mielina ao redor do eixo axonal, conferindo um aspecto em salsicha ou em colar de contas. A velocidade de condução nervosa está diminuída tanto em nervos clinicamente afetados como naqueles não afetados. O quadro deve-se a mutações ou deleções no gene *PMP22*, localizado no cromossomo 17p11.2, o mesmo da doença de CMT tipo 1A. A biópsia de nervo sural é diagnóstica, mas requer preparações especiais de fibra única para demonstrar as alterações da mielina. Estudos de microscopia eletrônica de biópsias de pele ou conjuntiva também podem ser diagnósticas. O estudo molecular é definitivo. O tratamento é conservador na maioria dos casos, evitando traumas e compressões posturais prolongadas ao sentar e deitar. Intervenções cirúrgicas podem ser eventualmente necessárias em situações tipo túnel do carpo.[16-18]

NEUROPATIAS ASSOCIADAS A DOENÇAS SISTÊMICAS

O aparecimento de sinais e sintomas de mononeuropatia, mononeuropatia múltipla ou polineuropatia aguda, subaguda ou crônica intermitente pode permanecer isolado por um certo tempo, dando a impressão de um processo primário, mas pode também ser a manifestação inicial de um quadro sistêmico e gradativamente agregar elementos indicativos de envolvimento de sistemas, tornando o diagnóstico etiológico um grande desafio para o clínico. Muitas são as doenças sistêmicas que, na progressão de seu espectro sintomático, podem envolver o Sistema Nervoso Periférico e, pela riqueza de seus elementos clínicos, podem conduzir para uma definição diagnóstica, com investigações específicas e contribuição parcial do componente periférico.

Entre essas doenças, podemos citar as do tecido conjuntivo, como lúpus eritematoso sistêmico, artrite reumatoide, síndrome de Sjögren, neoplasias como as leucemias, linfoma não-Hodgkin, sarcoidose, amiloidose, infecções como hepatite C, Aids, doença de Lyme, hanseníase, hipotireoidismo, reações a drogas, entre outras.

As manifestações neurológicas sugestivas da presença de uma neuropatia periférica incluem dor, disestesias, diminuição de força no território de um ou mais nervos, geralmente de instalação aguda ou subaguda. Geralmente, são decorrentes de vasculites, infiltrações inflamatórias/neoplásicas dos nervos periféricos ou efeitos tóxicos. São pouco frequentes na criança pequena, ocorrem mais em crianças maiores e adolescentes, mas mesmo assim são mais raras, se for comparada a ocorrência destas doenças em crianças e adultos.

As manifestações sistêmicas incluem sintomas constitucionais gerais como perda de peso, febre, mal-estar associados a sintomas específicos dos vários órgãos ou tecidos que possa estar envolvidos, como alterações cutâneas (erupções cutâneas, púrpura, úlceras, nódulos), respiratórias (rinite, rinorreia, asma, hemoptise), gastrintestinais, (dor abdominal, hemorragias), hepáticas, renais (hematúria, proteinúria, hipertensão) e musculoesqueléticas (artralgias, artrites, mialgias), entre outras, segundo Grantz e Huan (2010);[19] Azhary e colaboradores (2010);[1] Sampaio e colaboradores (2011).[20]

NEUROPATIAS PERIFÉRICAS CRÔNICAS

POLIRRADICULOPATIA DESMIELINIZANTE INFLAMATÓRIA CRÔNICA

A chamada polirradiculopatia desmielinizante inflamatória crônica (PDIC) pode ocorrer em todas as idades, mas é relativamente rara na criança quando comparada com a ocorrência em adultos. A PDIC é uma neuropatia sensório-motora imunomediada adquirida que agride componentes do Sistema Nervoso Periférico, causando desmielinização e também degeneração axonal.[21-23]

A manifestação inicial geralmente é uma fraqueza insidiosamente progressiva em membros inferiores ao longo de pelo menos 4 semanas, com distúrbio da marcha, quedas frequentes, dificuldades para subir e descer escadas. Pode ocorrer fraqueza também nos membros superiores e raramente começa isoladamente com essa manifestação. Geralmente, o comprometimento é simétrico, mas não obrigatório. Na criança, predominam os distúrbios motores, mas a detecção de distúrbios sensitivos é mais difícil em baixas idades. Porém, podem manifestar queixas sensitivas como parestesias, sensação de dormência, dores em extremidades, algumas vezes mesmo antes do aparecimento da fraqueza. Os reflexos osteotendinosos estão diminuídos ou abolidos, mas raramente podem até estar presentes. O trofismo muscular geralmente está secundariamente comprometido.

Os nervos cranianos podem também estar envolvidos, e o paciente irá apresentar fraqueza facial, diplopia, ptose, estrabismo, dilatação pupilar assimétrica, disfagia, distúrbios mastigatórios, fasciculações linguais e alterações da voz. Apesar dessa extensão do comprometimento periférico, geralmente não há envolvimento respiratório, mas quando ocorre é discreto.

A PICD pode ter um comportamento evolutivo monofásico, com um único episódio de progressão rápida da fraqueza até um pico máximo de deficiência e uma melhora contínua dos sintomas e sinais, na maioria das vezes até resolução completa, ou uma evolução recorrente, recidivante, definida como pelo menos dois episódios de piora sustentada, separados por um período de melhora. As recorrências frequentemente estão associadas a processos infecciosos ou com redução de medicamentos, mas algumas recorrências não têm fatores precipitantes evidentes. Geralmente ocorrem nos primeiros 2 anos do diagnóstico, mas o intervalo pode ser bem maior do que 10 anos.

A busca da confirmação diagnóstica de PIDC requer a realização de exames complementares, como exame do líquido cefalorraquidiano, eletroneuromiografia e ressonância magnética de crânio e coluna.

O exame do líquido cefalorraquidiano mostra uma dissociação proteinocitológica, com hiperproteinorraquia significativa na maioria dos casos, de valores muito variáveis, que podem chegar a 2.150 mg, com celularidade inferior a 10 leucócitos/mm³.

A eletroneuromiografia mostra uma redução de velocidade de condução nervosa motora, que varia em diferentes partes de um mesmo nervo e em partes equivalentes de nervos diferentes de um mesmo membro. Mostra bloqueios de condução e dispersões temporais, úteis na configuração de uma desmielinização segmentar multifocal, típica da PIDC. Embora fundamental no processo diagnóstico para detectar um processo desmielinizante assimétrico, a eletroneuromiografia isoladamente não pode provar ou excluir a existência de uma PIDC. Deve ser executada por profissional experiente e da melhor e mais extensa maneira possível, para aumentar a probabilidade de encontrar as alterações características da PIDC.

A biópsia de nervo geralmente não é necessária, mas pode constituir um suporte quando o diagnóstico é duvidoso.

A ressonância magnética de crânio e a de medula espinhal auxiliam no diagnóstico. Podem mostrar realce e espessamento das raízes intratecais, das raízes nervosas intra e extraforaminais da medula espinhal e também dos nervos cranianos. Essas alterações são reversíveis e involuem após o tratamento.

Quando o quadro clínico e os exames laboratoriais preenchem todos os critérios para PIDC, quase não há diagnóstico diferencial a ser feito. Entretanto, nos casos atípicos e incompletos, alguns diagnósticos diferenciais com outras polineuropatias devem ser considerados. Quando uma neuropatia de natureza hereditária é questionada, a história familiar e o exame cuidadoso dos pais são fundamentais. Nos casos intermitentes, segundo Ryan e colaboradores (2000);[23] Jha e colaboradores (2011);[24] Riekhoff e colaboradores (2012),[22] a polineuropatia hereditária apresenta sensibilidade à pressão.

NEUROPATIAS PERIFÉRICAS HEREDITÁRIAS PRIMÁRIAS

Compreendem aquelas afecções em que há comprometimento praticamente exclusivo dos nervos periféricos, polineuropatia pura, em que a sintomatologia apresentada pelos pacientes é quase exclusivamente decorrente do tipo de neuropatia envolvida.

O panorama das neuropatias periféricas hereditárias na criança e no adolescente tem se modificado substancialmente no decorrer da última década, em consequência dos avanços de biologia molecular. A classificação das neuropatias hereditárias sempre foi muito complexa em função da grande variabilidade fenotípica, e as classificações baseadas em critérios clínicos ou neuropatológicos eram difíceis nos casos atípicos.

Os avanços diagnósticos na área de biologia molecular expandiram significativamente o espectro tanto genotípico como fenotípico das neuropatias periféricas. Uma mesma mutação pode dar origem a diferentes tipos de neuropatias periféricas. Neste grupo de neuropatias hereditárias primárias estão incluídas as neuropatias hereditárias sensitivo-motoras, as neuropatias hereditárias motoras e as neuropatias hereditárias sensitivo-autonômicas.[25,26]

NEUROPATIASHEREDITÁRIASSENSITIVO-MOTORAS (NHSM)

Doença de Charcot-Marie-Tooth

O clássico grupo das neuropatias hereditárias sensitivo-motoras (NHSM), até há pouco tempo classificadas por epônimos clássicos como doença de Charcot-Marie-Tooth, formas desmielinizante e forma axonal, e doença de Dejerine-Sottas foi e continua sendo bastante ampliado com a

Doenças dos Nervos Periféricos na Criança e no Adolescente

identificação crescente de novas mutações que podem originar o mesmo fenótipo. Em função da grande variabilidade genotípica, as clássicas NHSM foram todas agrupadas sob a denominação de doença de Charcot-Marie-Tooth (CMT), agora dividida em subtipos numerados de 1 a 4.

A doença de Charcot-Marie-Tooth (CMT) é a condição neurológica hereditária mais comum, com uma prevalência estimada de aproximadamente 1:2500 indivíduos. Nesse grupo de neuropatias periféricas, há comprometimento progressivo da bainha de mielina, por comprometimento das células de Schwann com desmielinização–remielinização e formação de "bulbos de cebola" e hipertrofia dos nervos periféricos, degeneração primária dos axônios ou de ambos. Dados recentes e crescentes de Biologia Molecular demonstram que a CMT é geneticamente heterogênea, é até o momento são conhecidos pelo menos 50 genes que, ao sofrerem uma mutação, podem expressar a doença. A maioria dos pacientes apresenta uma forma de herança autossômica dominante da doença, seguida de formas autossômicas recessivas e mais raramente ligadas ao sexo. Dos pontos de vista neurofisiológico e histopatológico, as NHSM podem ser subdivididas em formas desmielinizantes (que incluem subtipos de herança dominante CMT1 e formas recessivas CMT4), neuropatias axonais (CMT2), que podem ser herdadas de modo dominante e recessivo) e intermediárias ligadas ao sexo (CMTX).[27]

A classificação das NHSM de acordo com a neurofisiologia, histopatologia, modos de herança, Biologia Molecular e particularidades fenotípicas, pode ser encontrada nos excelentes trabalhos de revisão de Houlden e colaboradores (2005);[28] Ryan & Ouvrier (2005);[25] Wilmshurst e Ouvrier (2011);[18] Azzedine e colaboradores (2012);[29] Stojkovic (2011);[26] Saporta e Shy (2013);[30] Sarnat (2014).[31]

Do ponto de vista clínico, as NHSM têm uma enorme amplitude etária para o início de suas manifestações, que pode variar desde os primeiros meses de vida até a quinta década da idade adulta, com ritmos de evolução e de gravidade variáveis, sendo impossível classificá-las por este critério. Caracteristicamente, iniciam por distúrbios da marcha, com quedas fáceis e frequentes, sem motivos aparentes. O comprometimento motor distal inicia nos membros inferiores, geralmente pelos nervos tibial e peroneal. Há prejuízo da dorsiflexão dos pés, pés caídos, levando à marcha de padrão escarvante. O quadro é geralmente simétrico, mas pode ser discretamente assimétrico. Os reflexos profundos são abolidos nos membros inferiores. O comprometimento de membros superiores, com atrofia dos músculos dos antebraços e intrínsecos das mãos, geralmente é mais discreto, mas pode tardiamente levar a retrações de punhos e mãos. Alterações sensitivas superficiais e profundas podem ser detectadas em crianças maiores. As velocidades de condução nervosa são geralmente reduzidas a < 38 m/s.

CMT1

A CMT1 é a neuropatia periférica hereditária desmielinizante mais comum. Representa 70% dos casos em adultos e 50% dos casos em crianças. É uma doença de transmissão dominante com 83% de expressividade. O A CMT1 atualmente está subdividida em subtipos de 1A até 1F. Os genes envolvidos são essenciais para a função das células de Schwann e formação das bainhas de mielina ao redor dos axônios, que interagem de maneiras diferentes, conferindo fenótipos heterogêneos.

CMT1A

A CMT1A é o tipo mais comum e expressa o fenótipo clássico da doença de CMT.

A doença geralmente começa entre 2 e 6 anos, após a aquisição da marcha, mas pode começar antes de 1 ano de idade ou na adolescência. Os primeiros sinais indicativos podem ser o aparecimento progressivo de dificuldades na marcha com atrofia e fraqueza muscular distal de membros inferiores, principalmente dos rotatores externos e dorsiflexores dos pés, conferindo um padrão escarvante, com quedas frequentes. A atrofia compromete principalmente o compartimento peroneal, com hipo ou arreflexia profunda patelar e aquiliana, retração dos tendões de Aquiles, não conseguindo andar nos calcanhares. O comprometimento progressivo dos músculos intrínsecos dos pés causa invariavelmente deformidade do tipo pés cavos, hálux em martelo, simulando até um sinal de Babinski. O comprometimento é simétrico, predomina nos membros inferiores, que, com o aparecimento da amiotrofia do terço distal, confere um aspecto típico de garrafa invertida ou perna de ave. Nos membros superiores, nota-se uma amiotrofia das eminências tenar e hipotenar, dos interósseos e dos antebraços. Alterações esqueléticas também são frequentes, principalmente pés cavos, artelhos em martelo, escoliose, mãos em garra. A presença de hálux em martelo, causada pelo desequilíbrio muscular, pode dar a impressão de um sinal de Babinski. As alterações sensitivas superficiais, tátil, térmica e dolorosa, e profunda, artrestésica e palestésica podem ser detectadas, mas frequentemente são discretas e difíceis de evidenciar. A hipertrofia dos nervos pode ser encontrada em crianças maiores na goteira cubital, no plexo cervical superficial e no dorso dos pés.

A evolução do quadro degenerativo é muito lenta e muitos pacientes podem levar uma vida praticamente normal por muitos anos, com limitação motora muito discreta. Do mesmo modo, alguns pacientes apresentam formas tão frustras que são até ignoradas por eles, já que podem se resumir à presença de pés cavos, discreta alteração da marcha ou abolição de reflexos.[32] Essas alterações devem ser ativa e cuidadosamente procuradas nos pais do paciente antes de realizar o aconselhamento familiar e considerar o caso como esporádico. Porém, algumas formas são fenotipicamente mais graves, com escoliose, comprometimento de membros superiores, cegueira, comprometimento respiratório, surdez, sinais piramidais e retardo mental. O liquor mostra uma hiperproteinorraquia em 50% dos casos, e as velocidades de condução motora e sensitiva são reduzidas, abaixo de 38 m/s. A biópsia de nervo mostra desmielinização e remielinização segmentar, com formação de figuras em "bulbo de cebola" e perda axonal. A CMT1A decorre de comprometimento do gene PMP22 por duplicação, deleção ou mutação de ponto do lócus 17p11.

O rastreamento genético inclui testes para duplicação e deleções no cromossomo17p, assim como de análises de mutações de ponto para os genes MPZ, conexina 32, mitofuscina 2 e IGHMBP2. Em razão da elevada prevalência da CMT1A, a pesquisa de duplicações do cromossomo 17p deve ser a investigação genética inicial.

CMT1B

Geralmente inicia-se entre a primeira e a segunda década, e representa cerca de 5% do grupo CMT1, fenótipo variável, mas clinicamente é mais grave que a CMT1A. A velocidade de condução nervosa também está muito reduzida, abaixo de 38 m/s. É decorrente de mutação do gene MPZ, que codifica a proteína mielínica zero, importante componente da bainha de mielina e está mapeado no *locus* 1q22.

O subtipo CMT1C tem início na infância com distúrbios da marcha, raramente pode apresentar surdez precoce e a hipertrofia de nervo é ocasional. O fenótipo é superponível ao da CMT1. Deve-se à mutação no gene *SIMPLE*, mapeado no *locus* 16p13.1.1-p12.3. O CMT1D tem início entre a primeira e a segunda década, pode ter comprometimento de nervos cranianos e o gene envolvido é o EGR2, localizado no 10q21.1-22.1. O CMT1E tem início na infância e está associado com surdez em 29-45% dos casos, e o gene envolvido é o PMP22, o mesmo do subtipo 1A. O subtipo CMT1F tem início entre 1 e 13 anos de idade, pode ter raros casos de herança autossômica recessiva, surdez ocasional e NEFL é o gene envolvido, segundo Wilmshurst e Ouvrier (2011).[18]

CMT2

É a neuropatia periférica axonal da doença de CMT. Até 2013, era dividida em subtipos de A a N. As velocidades de condução nervosa motora estão acima de 38 m/s.

A CMT2A é decorrente de mutações no gene MFN2 e é a forma mais comum da forma axonal da doença de CMT, representando 21% dos casos. O fenótipo é variável , pode aparecer em todas as idades e é clinicamente similar à CMT1, mas de aparecimento mais tardio, evolução mais lenta, fraqueza menos proeminente e sem hipertrofia de nervos. As velocidades de condução nervosa são mais elevadas, acima de 38 m/s, e o eletromiograma mostra denervação do músculo. A biópsia de nervo mostra degeneração axonal no lugar de desmielinização. A doença pode ser muito grave quando o início é precoce nos primeiros anos de vida e pode ocorrer perda da marcha até os 20 anos (neuropatia axonal de início precoce grave). Fraqueza proximal, proeminente e grave comprometimento distal, dificultando até a determinação da velocidade de condução motora, envolvimento sensorial e atrofia óptica, são relatadas nos subtipos 2A. Há muitos polimorfismos do gene *MFN2*, de modo que é preciso cautela para afirmar que mutações encontradas sejam causadoras da doença, conforme Wilmshurst e Ouvrier (2011),[18] Saporta e Shy (2013).[30] O gene está mapeado no *locus* 1p35-p36.

As características clínicas e genéticas dos vários subtipos de CMT2 podem ser vistas na Tabela 18.2.

A herança é dominante na maioria dos subtipos, e recessiva nos subtipos 2B1, 2B2, 2K

CMT3

É uma neuropatia periférica hereditária desmielinizante e corresponde à doença de Dejerine-Sottas. É uma doença autossômica recessiva, tem início precoce antes dos dois anos de idade com hipotonia, atraso motor, ataxia, fraqueza distal, incapacidade motora importante, baixa estatura. Com a evolução surgem deformidades de mãos e pés, escoliose, hipertrofia de nervos, perda sensitiva de moderada a grave, nistagmo, surdez, fraqueza da musculatura facial. Apresenta hiperproteinorraquia, intensa redução da velocidade de condução nervosa motora abaixo de 10 m/s e denervação na eletromiografia. A biópsia de nervo mostra exuberantes formações em bulbo de cebola, proliferação de colágeno e de células de Schwann. Os genes conhecidos até 2011 envolvidos nos casos de neuropatia de Dejerine-Sottas por mutações *de novo* são PMP22, MPZ, PRXEGR2, FIG4.

CMT4

Representa um grupo de neuropatias periféricas hereditárias desmielinizantes, dividido em subtipos de A-J, de início precoce , desde o nascimento ou na primeira década na maioria dos casos, similar ou mais grave que a CMT1, com ataxia, arreflexia e escoliose, raramente com hipertrofia de nervo. A velocidade de condução motora está de moderada a intensamente reduzida, e uma hiperproteinorraquia.pode ser encontrada. Pode vir acompanhada de oftalmoplegia, paralisia de corda vocal, paralisias de nervos cranianos, surdez, cifoescoliose, fasciculações de língua, distúrbios respiratórios, distúrbios sensoriais, artrogripose múltipla congênita, catarata congênita. Diversos genes têm sido identificados relacionados com essas formas de neuropatias periféricas: GDAP1, MTM2, SBF2, MTM13, SH3TC2, NDRG1, ERG2, KROX 20, MPZ, PRX, HK1, FDG4, FIG4, CTDP1.

CMTX

Constitui cerca de 10% dos casos de CMT e representa a segunda forma mais comum. A maioria representa a forma CMTX1, de herança dominante ligada ao sexo, é mais grave e mais precoce no sexo masculino que nas mulheres e geralmente inicia-se na primeira ou na segunda década de vida. Representam neuropatias periféricas mistas axonais e desmielinizantes. É causada por mutações no gene GJB1, que codifica a proteína conexina 32, mapeado no *locus* Xq13.1. Outras quatro formas de CMTX, de 2 a 5, são recessivas ligadas ao sexo. O gene responsável pela forma CMTX5 é o PRPS1.[18,27,29,30]

NEUROPATIAS MOTORAS HEREDITÁRIAS DISTAIS (DNHM)

As neuropatias motoras hereditárias distais constituem um grupo heterogêneo de doenças caracterizado por

Doenças dos Nervos Periféricos na Criança e no Adolescente

evidências clínicas e neurofisiológicas de uma neuropatia motora pura, com lento e progressivo comprometimento motor distal de membros inferiores. Estas neuropatias estão associadas à degeneração axonal e são classificadas de acordo com a idade de início, modo de herança e evolução clínica. A idade de início é variável desde a primeira até a terceira década. Pode apresentar envolvimento do neurônio motor superior, com sinais piramidais, espasticidade variável, inclusive com sinal de Babinski, pés cavos e outras deformidades dos pés.[32] Entretanto, algumas formas de neuropatias hereditárias distais apresentam discretas anormalidades sensitivas, ocorrendo uma superposição com formas axonais de CMT. O diagnóstico diferencial às vezes é difícil com síndrome de Silver-Russell, CMT2 e paraplegia espástica. Diversas subformas já foram descritas, mas ainda a classificação é complexa e confusa. As subformas relevantes para a criança mais claramente descritas são dHMN1, dHMN2A, dHMN2B, dHMN5, ALS4 e Congênita Distal (SMA), que são autossômicas dominantes, a dHMN6, que é autossômica recessiva, e a dHMN recessiva ligada ao sexo. Os genes e os *loci* já estão mapeados.[18,25,33]

NEUROPATIA GIGANTOAXONAL

É uma doença neurodegenerativa de início precoce grave, de herança autossômica recessiva, que se inicia por volta dos 2 a 3 anos de idade com um quadro de neuropatia periférica sensitivo-motora grave, associado com envolvimento difuso do Sistema Nervoso Central, levando à incapacitação intelectual, crises epilépticas, sinais cerebelares e piramidais. Chama a atenção a presença quase constante de cabelos intensamente crespos, que geralmente diferem nitidamente das características fenotípicas dos pais. Vistos ao microscópio, mostram uma variação de calibre (*monilethrix*) e são torcidos sobre seu eixo (*pili torti*), alterações similares àquelas vistas na doença de Menkes.[18,31,34]

Na eletroneuromiografia, as velocidades de condução estão normais ou discretamente reduzidas, mas os potenciais de ação sensitivos e motores estão reduzidos. O EEG mostra um aumento inespecífico da atividade de ondas lentas. A ressonância magnética de crânio geralmente mostra anormalidades de sinal na substância branca hemisférica: hipersinal em T2 nas regiões periventriculares anteriores e posteriores, assim como na substância branca cerebelar, conforme Demir e colaboradores (2005).[35] A biópsia de nervo periférico mostra a presença característica de axônios gigantes, que inicialmente pareciam específicos da neuropatia gigantoaxonal, mas que podem também ser vistos em duas formas da doença de Charcot-Marie-Tooth subtipos CMT2E e CMT4C, e, portanto, não é mais suficiente para definir o diagnóstico da doença. A neuropatia gigantoaxonal é causada por mutações no gene GAN1, localizado no cromossomo 16q24.1 e que codifica a proteína gigaxonina.

A evolução da doença é grave. Já na segunda década não deambulam mais, são cadeirantes ou estão restritos ao leito.

O óbito ocorre geralmente na terceira década por complicações secundárias, geralmente falência respiratória. Formas mais leves têm sido descritas, com início mais tardio, deterioração mais lenta e sobrevida mais prolongada.

Não há tratamento específico, os cuidados ficam voltados para o tratamento multidisciplinar sintomático das manifestações.

NEUROPATIA CONGÊNITA HIPOMIELINIZANTE

Trata-se de uma neuropatia em que ocorre a falta de mielinização normal dos nervos periféricos motores e sensitivos, sem alterações na substância branca central, sem degeneração ou perda de mielina previamente formada. As células de Schwann estão preservadas, assim como os axônios. Casos familiares sugerem uma transmissão autossômica recessiva. Mutações nos genes MTMR2,PMO22, EGR2 E MPZ foram descritas, sugerindo que não se trata de uma doença única, conforme Sarnat (2014).[31]

NEUROPATIAS HEREDITÁRIAS SENSITIVAS E AUTONÔMICAS (HNSA)

As neuropatias hereditárias sensitivas e autonômicas, mesmo consideradas conjuntamente, são raras. Englobam um grupo bastante heterogêneo tanto clínica como geneticamente que compromete o neurônio sensitivo periférico. Caracteristicamente estão associadas a nítida disfunção sensitiva, reflexos diminuídos, sensibilidades térmica e dolorosa alteradas predominando na parte distal dos membros inferiores, úlceras cutâneas e artropatias. Graus variáveis de disfunção autonômica como refluxo gastroesofágico, hipotensão postural, anidrose ou sudorese excessiva podem estar presentes.

Atualmente, as HSAN são divididas em cinco subtipos (HSAN I a V), mas os progressos da Biologia Molecular e a descrição de novas entidades adicionais tornam a identificação e a classificação dessas afecções ainda bastante transitórias e em frequente alteração, como ocorreu desde a clássica e histórica divisão em quatro subtipos de Dick e Ohta de 1975, identificados por clássicos epônimos.

Cada uma das HSAN é consequência de defeitos genéticos, alguns já bem conhecidos, outros ainda incompletamente identificados, que comprometem aspectos específicos do neurodesenvolvimento de pequenas fibras dos nervos periféricos e resultam nos diferentes fenótipos. Comprometem ambos os sexos, seja por mecanismo de herança recessivo ou dominante. Com exceção da HSAN III, para a qual existe teste genético comercialmente disponível, a limitação deste tipo de recurso diagnóstico enfatiza a importância da utilização de outros meios de diferenciação para o diagnóstico dessas afecções, baseando-se em características clínicas peculiares, graus de disfunção autonômica e da sensibilidade, alterações neurofisiológicas e neuropatológicas.[10,18,25,26,30,36]

CAPÍTULO 18

NHSA TIPO I

A neuropatia hereditária sensitivas e autonômicas tipo I, conhecida classicamente como acropatia úlcero-mutilante de Thévenard, é a neuropatia sensitiva mais frequente. O padrão de herança da doença é dominante e é resultado de mutações no gene SPTLC1, já mapeado no cromossomo 9p22.1-22.3.[28] O gene codifica a enzima serina palmitoiltransferase, que tem uma estrutura de subunidades diméricas de SPTLC1 com SP.TLC2 ou SPTLC3, importante na fase inicial e na regulação do ritmo da biossíntese de esfingolipídeos ceramida e esfingolipina. Os esfingolipídeos são componentes essenciais de todas as células eucarióticas, com funções estruturais e de sinalização. Mutações envolvendo as inúmeras etapas do metabolismo dos esfingolipídeos estão associadas com um amplo espectro de doenças neurológicas heredodegenerativas, mostrando sua importância para o funcionamento adequado do Sistema Nervoso. Mais recentemente, foi demonstrada a associação com mutações no gene SPTLC2 da subunidade 2, conforme Rotthier e colaboradores (2010).[37]

Clinicamente, apresenta-se na adolescência, a partir da segunda até a quinta década de vida, com um marcante e intenso comprometimento da sensibilidade dolorosa e térmica, com preservação da sensibilidade vibratória. Surgem dores lancinantes em membros, com graus variáveis de disfunção motora, reflexos profundos abolidos e mínimo envolvimento autonômico. Pacientes podem apresentar sensações de diminuição da sensibilidade distal principalmente dos membros inferiores, sensação de queimação ou pés frios, úlceras perfurantes nos pés, ferimentos que não cicatrizam, ferimentos indolores, infecções graves, osteomielites, artropatia de Charcot e amputações. Nos estudos neurofisiológicos, os potenciais de ação nervosos e sensitivos estão típica e intensamente reduzidos ou ausentes, com relativa preservação das velocidades de condução, classificando-a como uma neuropatia axonal. Há uma redução significativa de fibras amielínicas na biópsia de nervo.

Os tratamentos são de suporte para os sintomas álgicos, proteção contra ferimentos, tratamentos das lesões cutâneas e das infecções.

NHSA II

A HSAN II, chamada de neuropatia sensitiva congênita ou historicamente conhecida como doença de Morvan, é uma afecção genética autossômica recessiva caracterizada pela perda sensitiva progressiva, ulcerações cutâneas e artropatia, de início muito precoce desde os primeiros meses até as primeiras duas décadas de vida. Tem lugar uma acropatia mutilante, com fraturas frequentemente não percebidas e perda sensitiva intensa e universal, comprometendo todas as modalidades superficiais, mais acentuadas distalmente nos quatro membros. Disfunções autonômicas são menos proeminentes. Não há predominância étnica ou entre os sexos. É consequência de mutações no gene *WNK1* situado no cromossomo 12q13.33.[38]

Apesar da profunda perda sensitiva, as primeiras manifestações são causadas por disfunção autonômica. A evolução neonatal é caracterizada por graves problemas de alimentação e apneias frequentes. Refluxo gastroesofágico sintomático está frequentemente presente. Hiperidrose episódica ou áreas de anidrose podem ocorrer no mesmo paciente. Anestesia corneana e uma diminuição da produção lacrimal podem ocorrer.

As sensibilidades superficiais de dor e térmica, assim como a sensibilidade profunda artrestésica, estão afetadas. Lesões tróficas estão presentes tanto em membros inferiores como superiores. Esta neuropatia está frequentemente associada com a ocorrência de traumas e fraturas de mãos e pés indolores e negligenciados, com pseudartroses e artropatia de Charcot. Automutilação pode começar desde a primeira erupção dentária. A sensação gustativa está reduzida e as papilas fungiformes são hipotróficas. Os reflexos osteotendinosos podem estar hipoativos, sem atrofia ou fraqueza, mas a hipotonia pode estar presente, interferir nas aquisições motoras e contribuir para o aparecimento da escoliose. Outros aspectos da avaliação neurológica como função mental, nervos cranianos, funções motoras e cerebelares geralmente estão normais.

A biópsia de nervo sural mostra uma acentuada redução do tamanho do nervo e depleção de fibras mielinizadas pequenas e grandes, mas apenas uma discreta redução de fibras não mielinizadas.

Do ponto de vista neurofisiológico, os achados mais típicos são um intenso comprometimento das velocidades de condução sensitiva e ausência de potenciais de ação nervosos sensitivos, mas com velocidades de condução nervosa motora minimamente reduzidas.

Não há tratamento específico para HSAN II. As medidas terapêuticas resumem-se ao alívio de sintomas e à prevenção das complicações. Se nos primeiros meses as dificuldades de alimentação ou o refluxo gastroesofágico interferem no estado nutricional do paciente, uma gastrostomia com fundoplicatura gástrica é recomendável. A detecção e a caracterização de apneias exigem as medidas de suporte respiratório. Educação dos pais e dos cuidadores na prevenção de traumas e reconhecimento de lesões oligossintomáticas traumáticas ou infecciosas também é fundamental.

NHSA TIPO III (SÍNDROME DE RILEY-DAY)

A HSAN III, também conhecida como Disautonomia Familiar ou ainda síndrome de Riley-Day, é a neuropatia sensitiva e autonômica mais frequente. É herdada por mecanismo autossômico recessivo, está presente desde o nascimento e é progressiva. Tem uma preponderância étnica marcante envolvendo judeus asquenazes, em que sua incidência é estimada em 1 para 3.600 nascidos vivos e o estado de portador em 1 para cada 30 indivíduos. Afeta o desenvolvimento e a sobrevivência de neurônios sensitivos, simpáticos e parassimpáticos. É uma doença debilitante e progressiva que está presente desde o nascimento, e a degeneração neuronal

Doenças dos Nervos Periféricos na Criança e no Adolescente

segue por toda a vida. O gene mutante para a Disautonomia Familiar está localizado no cromossomo 9q31. Uma única mutação de ponto foi identificada no gene IKBKAP , que codifica a proteína IKAP, inibidora de células kappa B. Mais de 99% dos indivíduos afetados pela Disautonomia Familiar são homozigotos para esta mutação.

As manifestações autonômicas são proeminentes e precoces, interferem globalmente no organismo, causando disfunções variadas, que resultam em grande multiplicidade de sinais e sintomas de comprometimento multissistêmico. O quadro clínico varia muito de um indivíduo para outro e entre membros de uma mesma família.

As manifestações clínicas da Disautonomia Familiar podem ser agrupadas em ósseas, disautonômicas, sensitivas e comportamentais.

No nascimento, a criança com síndrome de Riley-Day não apresenta dismorfias, mas, com o passar do tempo, pode desenvolver uma expressão facial característica, em que há um achatamento do lábio superior que fica bem mais evidente durante o sorriso, provavelmente pelos efeitos do tônus facial e do desenvolvimento ósseo. Outras manifestações ósseas que se apresentam de modo significativo são a cifoescoliose grave e a baixa estatura.

As manifestações autonômicas são muito proeminentes e causam acentuados prejuízos funcionais. Os sinais mais precoces de disautonomia estão relacionados com dificuldades na alimentação da criança. Uma incoordenação da motricidade oral dificulta a sucção e a deglutição, com riscos de aspiração do bolo alimentar e um refluxo gastroesofágico leva a pneumopatias de repetição que podem gerar uma doença pulmonar crônica. Do ponto de vista respiratório, além das pneumonias de repetição e a condição de um comprometimento pulmonar crônico, associa-se uma relativa insensibilidade à hipoxemia, que limita a permanência em locais com baixa concentração de oxigênio e pode levar a hipotensão, bradiarritmia e mesmo a síncopes. Podem apresentar crises disautonômicas com náuseas e vômitos, dismotilidade intestinal, assim como alterações cardiovasculares como hipertensão e taquicardia. Há um aumento generalizado de secreções, resultando em excessiva diaforese, gastrorreia, broncorreia, hipersalivação e intensa sialorreia. Hipotensão ortostática ocorre comumente sem taquicardia compensatória devido à diminuição da inervação simpática da vasculatura e inabilidade de elevar a noradrenalina plasmática em resposta ao ortostatismo ou exercício. As manifestações clínicas incluem escurecimento visual, borramento visual, tonturas, fraqueza nas pernas, que podem ser seguidas de síncope. Os sintomas tendem a ser mais frequentes pela manhã, em tempo quente ou úmido, quando a bexiga está cheia, após viagem prolongada, saindo do cinema, com fadiga. Infecções ou desidratação podem complementar o quadro. Pode apresentar picos de hipertensão em resposta a estresse emocional ou dor visceral. A função renal tende a deteriorar com o avançar da idade provavelmente por hipoperfusão de desidratação recorrente, hipotensão postural e vasoconstricção por hipersensibilidade simpática nas crises autonômicas.

A Disautonomia Familiar tem sido reconhecida como uma doença potencialmente de risco, com taxa de mortalidade elevada e está associada a casos de morte súbita. As causas de morte podem ser pulmonares, septicemia e inexplicável em um terço dos casos

Ausência de lágrimas durante o choro é uma das manifestações mais características da Disautonomia Familiar, mas esta pode não ser reconhecida imediatamente, uma vez que a falta de fluxo lacrimal mais abundante é normal até aproximadamente 7 meses.

As anormalidades sensitivas não são tão proeminentes como nas outras formas e a automutilação é rara. As sensibilidades dolorosa e térmica estão diminuídas, mas não ausentes. Os reflexos profundos e o reflexo corneano estão diminuídos. A sensibilidade gustativa está diminuída por ausência das papilas fungiformes. Alterações da sensibilidade profunda aparecem tardiamente.

Pode apresentar atraso leve a moderado do desenvolvimento motor nos primeiros anos de vida em decorrência de hipotonia e incoordenação motora, adquirindo marcha independente com base alargada. A inteligência é normal, mostra habilidades verbais melhores que motoras.

Não há tratamento específico. As medidas terapêuticas envolvem alívio sintomático, suporte e prevenção. Para manutenção de um desenvolvimento físico adequado, garantir nutrição adequada, tratar refluxo gastroesofágico e as crises de vômitos são fundamentais. Para evitar complicações pulmonares e aspirações, deve-se realizar fisioterapia respiratória.

NHSA TIPO IV
(NEUROPATIA SENSITIVA COM ANIDROSE)

A neuropatia sensitiva tipo IV, também conhecida como insensibilidade congênita à dor com anidrose ou síndrome de Nishida, é a segunda HSAN mais frequente, mas mesmo assim é uma doença hereditária muito rara, de transmissão autossômica recessiva. O que distingue essa neuropatia é o extenso comprometimento de estruturas de origem ectodérmica, incluindo pele, osso e sistema nervoso com anidrose.

A anidrose, característica típica da doença, é responsável pelo aparecimento das primeiras manifestações da doença por meio de febres episódicas, hipertermia prolongada e crises convulsivas febris por elevação da temperatura ambiente. A anidrose é mais evidente no tronco e nas extremidades, enquanto em outras partes do corpo o comprometimento é variável. A ausência ou a redução acentuada da sudorese modifica a pele, que se torna espessa, ressecada, com calosidades nas mãos, unhas distróficas e áreas de hipotricose no couro cabeludo. A evidência de insensibilidade à dor, outra característica típica da doença, começa a tomar corpo com o aparecimento de automutilações de língua, lábios e dedos, a partir da primeira erupção dentária.

No início, a HSAN IV pode ser confundida com a Disautonomia Familiar, mas, com o passar dos meses, as diferenças entre as duas vão ficando mais claras. Na HSAN IV, a insensibilidade à dor é muito mais acentuada, resultan-

CAPÍTULO 18

221

do em automutilações, autoamputações e cicatrizes corneanas. Pacientes com NHSA IV sofrem frequentemente ferimentos sem manifestações de desconforto, fraturas ósseas que demoram para consolidar, osteomielite, que podem culminar em osteotomias e amputações. Traumas repetidos em grandes articulações que suportam grande carga podem desenvolver artropatia de Charcot. A insensibilidade térmica não permite a distinção entre quente e frio. Os reflexos profundos estão hipoativos ou ausentes. Frequentemente, associam-se hipotonia e atraso do desenvolvimento motor nos primeiros anos de vida, que melhoram com a idade. Apresentam retardo intelectual de níveis variados, labilidade emocional, hiperatividade e importantes distúrbios de aprendizagem. Com exceção da anidrose, outras manifestações disautonômicas como hipotensão postural, dismotilidade gastrintestinal, crises cíclicas de vômitos são leves ou inexistentes. Não há transpiração com o calor ou injeção de pilocarpina e, no teste com histamina, surge uma pápula, mas não uma inflamação.[10,39]

Histologicamente, os nervos mostram uma ausência de fibras não mielinizadas e perdas de pequenas fibras mielinizadas, segundo Rosemberg e colaboradores (1996).[39] A biópsia de pele mostra inexistência de inervação epidérmica, perda da maior parte da inervação dérmica, assim como perda de fibras não mielinizadas e finamente mielinizadas do nervo sural e ausência de inervação das glândulas sudoríparas, conforme Nolano e colaboradores (2000).[40] A NHSA tipo IV é causada por mutações e polimorfismos no gene NTRK1 localizado no cromossomo 1q21-q22 e que codifica a proteína Trk-A de alta afinidade do receptor da tirosinaquinase para ligação com a neurotrofina (NGF).[41]

O tratamento envolve medidas de suporte visando a controle da hipertermia com antitérmicos, meios físicos de resfriamento como banhos ou compressas frias, cobertores térmicos, resfriamento do ambiente e até medicamentos tipo clorpromazina. Inspeção física constante para detecção de pequenos sinais de automutilação e traumas menores, visando à prevenção da progressão da automutilação e tratamento adequado dos problemas ortopédicos, que podem levar a deformidades graves e incapacitantes. Os distúrbios de comportamento e os distúrbios de aprendizagem devem ser assistidos com medidas psicológicas, psicopedagógicas e medicamentosas, dependendo da maior ou menor intensidade dos sintomas.

HSAN V (INSENSIBILIDADE CONGÊNITA À DOR)

É uma doença rara, autossômica recessiva, de início precoce na primeira infância, caracterizada por uma inexistência de sensibilidade à dor e à temperatura, mas com preservação da sensibilidade tátil e da sensibilidade profunda. Evolui com ferimentos indolores de extremidades, fraturas ósseas e articulares, anidrose distal. A inteligência é normal, não há fraqueza muscular, os reflexos profundos estão preservados. As velocidades de condução nervosa tanto sensitivas como motoras estão normais. Há perda seletiva de fibras mielinizadas pequenas. É causada por mutações no gene NGFβ, localizado no cromossomo 1p13.2-p11.2.[42,43]

NEUROPATIAS PERIFÉRICAS ASSOCIADAS A DOENÇAS NEUROLÓGICAS METABÓLICAS E DEGENERATIVAS HEREDITÁRIAS DO SNC

As neuropatias periféricas podem fazer parte de um quadro clínico neurológico mais amplo envolvendo o Sistema Nervoso Central, com manifestações clínicas de comprometimento encefálico e medular, algumas delas inclusive com sinais e sintomas extraneurológicos. Pela exuberância de sinais e sintomas característicos dessas entidades, geralmente o diagnóstico clínico diferencial depende mais da análise geral dessas manifestações e da investigação pertinente para o diagnóstico definitivo. Habitualmente, o encontro de uma neuropatia periférica e a análise de suas características associadas a um padrão de quadro central evolutivo auxilia sobremaneira o raciocínio clínico. Como exemplos, podemos citar entre as doenças neurológicas metabólicas evolutivas hereditárias o importante grupo das leucodistrofias, em que algumas neuropatias como a doença de Krabbe (leucodistrofia de células globoides) e a leucodistrofia metacromática (Sulfatidose), caracteristicamente, tem um comprometimento do Sistema Nervoso Periférico associado ao típico envolvimento da substância branca central. As neuropatias periféricas também são encontradas nas entidades metabólicas hereditárias, como as doenças de Refsum, de Fabry, de Tangier, abetalipoproteinemia, xantomatose cerebrotendínea, porfiria aguda intermitente, mitocondriopatias, entre outras. Também estão associadas com quadros genéticos neurológicos degenerativos como as ataxias espinocerebelares, as distonias progressivas e as paraplegias espásticas. Uma discussão de cada uma dessas doenças foge dos objetivos do capítulo, mas devem fazer parte da lista de diagnósticos diferenciais sobretudo quando, ao lado das manifestações clínicas inerentes ao comprometimento periférico, temos manifestações neurológicas motoras centrais, epilepsia, demência e achados extraneurológicos como visceromegalias, alterações cutâneas, esqueléticas e oculares associadas.[1,10,19,20,44]

POLINEUROPATIAS TÓXICAS

As polineuropatias crônicas são raras na criança e no adolescente. Diante de um quadro crônico progressivo de etiologia indefinida, a pesquisa de uma causa tóxica deve ser sempre considerada, mesmo que uma causa evidente não esteja presente. Entre as muitas causas já descritas, intoxicações crônicas por chumbo, arsênico ou drogas como isoniazida, amiodarona, drogas antirretrovirais, nitrofurantoína, vincristina devem ser lembradas.[1,19,31]

REFERÊNCIAS BIBLIOGRÁFICAS

1. Azhary H, Farooq MU, Bhanushali M, et al. Peripheral neuropathy: Differencial diagnosis and management. Am Fam Physician. 2010;81(7):887-92.

2. Overell JR. Peripheral neuropathy: Pattern recognition for the pragmatist. Postgrad Med. 2012;88:88-96.

3. Yuki N, Hartung HP. Guillain-Barré syndrome. N Engl J Med. 2012;366:2294-304.

4. Dimario Jr FJ, Edwards C. Autonomic dysfunction in chilhood Guillain-Barré syndrome. J Child Neurol. 2012;27(5):581-6.

5. Arcila-Londono X, Lewis RA. Guillain-Barré syndrome. Semin Neurol. 2012;32:179-86.

6. Lin JJ, Hsia SH, Wang HS, et al. Clinical variants of Guillain-Barré syndrome in children. Pediatr Neurol. 2012;47(2):91-6.

7. Pérez-Lledó E, Diaz-Vico A, Gómez-Gosálvez FA. Síndrome de Guillain-Barré: presentación clinica y evolución em menores de 6 años de edad. An Pediatr (Barc) 2012, 76(2):69-76.

8. Whitesell J. Inflammatory neuropathies. Semin Neurol. 2010;30(4):356-64.

9. Rosemberg S. Neuropediatria. São Paulo: Editora Sarvier, 2010.

10. Nelson Tratado de Pediatria. 19.ed. Philadelphia: Editora Saunders Elsevier, 2014. p.2141-4.

11. Van Doorn PA, Ruts L, Jacobs BC. Clinical features, pathogenesis, and treatment of Guillain-Barré syndrome. Lancet Neurol. 2008;7(10):939-50.

12. Vucic S, Kiernan MC, Cornblath DR. Guillain-Barré syndrome: an update. J Clin Neurosci. 2009;16(6):733-41.

13. Hardy TA, Blum S, McCombe PA. Guillain-Barré syndrome: Modern theories of etiology. Curr Allergy Asthma Rep. 2011;11:197-204.

14. Lu JL, Sheikh KA, Wu HS, et al. Physiologic-pathologic correlation in Guillain-Barré syndrome in children. Neurology. 2000;54:33-9.

15. Fenicia L, Anniballi F. Infant botulism. Ann Ist Super Sanitá. 2009;45(2):134-46.

16. Chance PF. Inherited focal, episodic neuropathies: hereditary neuropathy with liability to pressure palsies and hereditary neuralgic amyotrophy. Neuromolecular Med. 2006;8(1-2):159-74.

17. Pou Serradell A, Monells J, Téllez MJ, et al. Hereditary neuropathy with liability to pressure palsies: study of six Spanish families. Rev Neurol (Paris) 2002, 158(5 Pt 1):579-88.

18. Wilmshurst JOM, Ouvrier R. Hereditary peripheral neuropathies of childhood: An overview for clinicians. Neuromusc Dis. 2011;21:763-75.

19. Grantz M, Huan MC. Unusual peripheral neuropathies. Part I: Extrinsic causes. Semin Neurol. 2010;30(4):387-95.

20. Sampaio L, Silva L, Terroso G, et al. Vasculitic neuropathy. Acta Reumatol Port. 2011;36:102-9.

21. Markowitz JA, Jeste SS, Kang PB. Child neurology: chronic inflammatory demielinating polyradiculoneuropathy in children. Neurology. 2008;71(23):e74-8.

22. Riekhoff AG, Jadoul C, Mercellis R, et al. Chiildhood chronic inflammatory demyelinating polyneuroradiculopathy-three cases and a review of the literature. Eur J Paediatr Neurol 2012, 16(4):315-31.

23. Ryan MM, Grattan-Smith PJ, Procopis PG, et al. Childhood chronic inflammatory demyelinating polyneuropathy: clinical course and long-term outcome. Neuromusc Disord. 2000;10(6):398-406.

24. Jha S, Ansari MK, Sonkar KK, et al. Unusual features in chronic inflammatory demyelinating polyneuropathy: Good outcome after prolonged ventilatory support. J Neurosci Rural Pract. 2011;2(2):171-3.

25. Ryan MM, Ouvrier R. Hereditary peripheral neuropathies of childhood. Curr Opin Neurol. 2005;18:105-10.

26. Stojkovic T. Nouveautés dans les maladies de Charcot-Marie-Tooth et lês neuropathies sensitives et dysautonomiques héréditaires. Rev Neurol (Paris). 2011;167:948-50.

27. Lee MJ, Nelson I, Houlden H, et al. Six novel connexin 32 (GJB1) mutations in X-linked Charcot-Marie-Tooth disease. J Neurol Neurosurg Psychiatry. 2002;73:304-6.

28. Houlden H, King R, Blake J, et al. Clinical, pathological and genetic characterization of hereditary sensory and autonomic neuropathy type 1 (HSAN I). Brain. 2006;129:411-25.

29. Azzedine H, Senderek J, Rivolta C, et al. Molecular genetics of Charcot-Marie-Tooth disease; From genes to genomas. Mol Syndromol. 2012;3:204-12.

30. Saporta MA, Shy ME. Inherited peripheral neuropathies. Neurol Clin. 2013;31(2):597-619.

31. Sarnat HB. Neuropatias hereditárias sensitivomotoras. Nelson Tratado de Pediatria. 19.ed. Philadelphia: Editora Saunders Elsevier.

32. Piazza S, Ricci G, Caldarazzo Ienco E., et al. Pes cavus and hereditary neuropathies: when a relationship should be suspect. J Orthopaed Traumatol 2010, 11:195-201.

33. Rossor AM, Kalmar B, Greensmith L, et al. The distal hereditary motor neuropathies. J Neurol Neurosurg Psychiatry. 2012;83:6-14.

34. Kuhlenbäumer G, Timmerman V, Bormont P. Giant Axonal Neuropathy. Gene Rev. 2012 PMID 20301315.

35. Demir E, Bomont P, Erdem S, et al. Giant axonal neuropathy:clinical and genetic study in six cases. J Neurol Neurosurg Psychiatry. 2005;76:825-32.

36. Axelrod FB, Gold-Von Simson G. Hereditary sensory and autonomic neuropathies: types II, III, and IV. Orph J Rare Dis. 2007;2:39-51.

37. Rotthier A, Auer-Grumbach M, Janssens K, et al. Mutations in the SPTLC2 subunit of serine palmytoiltransferase cause hereditary sensory and autonomic neuropathy type I. Am J Med Genet. 2010;87:513-22.

38. Rivière JB, Ramalingam S, Lavastre V, et. al. KIF1A, an axonal transporter of synaptic vesicles, is mutated in hereditary sensory and autonomic neuropathy type 2. Am J Med Genet. 2011;89:219-30.

39. Rosemberg S, Marie SK, Kliemann S. Congenital insensitivity to pain with anhidrosis (hereditary sensory and autonomic neuropathy type IV). Pediatr Neurol. 1994;11(1):50-6.

40. Nolano M, Crisci C, Santoro L, et al. Absent innervation of skin and sweat glands in congenital insensitivity to pain with anhidrosis. Clin Neurophysiol. 2000;111(9):1596-601.

41. Indo Y, Tsuruta M, Hayashida Y, et al.. Mutations in the TRKA/NGF receptor gene in patients with congenital insensitivity to pain with anhidrosis. Nat Genet. 1996;13(4):485-8.

Série Ortopedia e Traumatologia – Fundamentos e Prática

42. Capsoni S, Covaceuszach S, Marinelli S., et al. Taking pain out of NGF:A "Painless" NGF mutant, linked do hereditary sensory autonomic neuropathy type V, with full neurotrophic activity. PLoS ONE. 2011;6(2):1-12.

43. Carvalho OP, Thornton GK, Hertecant J, et al. A novel NGF mutation clarifies the molecular mechanism and extends the phenotypic spectrum of the HSAN5 neuropathy. J Med Genet. 2011;48:131-5.

44. Menezes MJP, Ouvrier R. Peripheral neuropathy associated with mitochondrial disease in children. Dev Med Child Neurol. 2012;54:407-14.

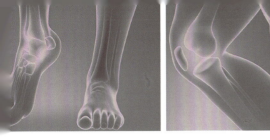

Doenças Musculares

Hélio van der Linden Júnior
João Alírio Teixeira da Silva Júnior

INTRODUÇÃO

Neste capítulo, abordaremos as doenças que acometem o tecido muscular primariamente. Entre elas, destacaremos as doenças musculares de caráter hereditário, muitas delas de curso progressivo, mas que podem ter no tratamento ortopédico uma das maneiras de prolongar o tempo de funcionalidade, sobretudo da marcha, além de proporcionar melhor qualidade de vida. É fundamental ao ortopedista ter conhecimento dessas patologias e de suas particularidades, como risco anestésico, quadro clínico, prognóstico e morbidades associadas, para poder tratar adequadamente cada situação clínica.

ANOMALIAS CONGÊNITAS DOS MÚSCULOS

Ausência congênita de músculos

As anomalias do desenvolvimento fetal podem levar à hipoplasia ou aplasia de vários músculos esqueléticos. Qualquer músculo esquelético pode estar ausente total ou parcialmente. Os peitorais, particularmente a parte esternocostal do peitoral maior, são os mais comumente envolvidos.[1] Em ordem de frequência, podem estar acometidos trapézio, quadrado femoral, serrátil anterior, semimembranoso, braquiorradial, abdominal, deltoide, grande dorsal, esternocleidomastóideo, supraespinal, bíceps e quadríceps.[2]

Geralmente, a alteração é diagnosticada ao nascimento, tende a ser unilateral e pode envolver um músculo ou grupos musculares. A ausência congênita do músculo pode estar associada a anomalidades congênitas de outros órgãos. Exemplos mais comuns são a agenesia de músculos peitorais associada a sindactilia e malformações do trato urinário.[3]

Músculos acessórios

Os músculos supranumerários são raros. Frequentemente, simulam tumores de tecidos moles e, pela possibilidade de malignidade, geralmente está indicada a exploração cirúrgica. Existem relatos de músculos soleares e isquiotibiais acessórios que simulam tumores de tecidos moles.[4]

Na mão, pode ocorrer duplicação do músculo hipotenar e anomalias do músculo extensor do indicador. Um músculo palmar acessório pode apresentar-se como uma massa que produz sintomas por compressão dos nervos e tendões subjacentes.[5]

FIBROSE IDIOPÁTICA DOS MÚSCULOS

Fibrose progressiva do músculo quadríceps

Esta é uma doença rara da infância precoce caracterizada pelo desenvolvimento insidioso de contratura em extensão do joelho devida à fibrose progressiva do músculo quadríceps. Acomete preferencialmente meninas e a causa exata é desconhecida. A região distal do músculo quadríceps é a mais envolvida, sendo o vasto intermédio o mais frequentemente afetado. Ocorre fibrose no interior entre as fibras musculares, e o tecido adiposo subcutâneo pode estar diminuído sobre a área afetada. O principal sinal é a limitação indolor e progressiva da flexão do joelho.[6]

A contratura geralmente não responde a exercícios de estiramento passivos ou outras medidas conservadoras. O tratamento indicado é o alongamento da porção fibrótica do músculo quadríceps e, no pós-operatório, o joelho deverá ser imobilizado em noventa graus de flexão durante três semanas. Após a retirada da imobilização, exercícios ativos e passivos são realizados para se obter um grau completo de mobilidade do joelho.

Uma condição similar pode ocorrer com o músculo deltoide, levando à deformidade em abdução ou flexão do ombro, caso ocorra comprometimento da porção intermediária ou anterior do deltoide, respectivamente.[7]

DISTROFIAS MUSCULARES

As distrofias musculares compreendem um grupo de patologias primárias do tecido muscular, com apresentação clínica variada e uma base genética bem determinada. Dependendo do tipo de proteína muscular envolvida ou da alteração molecular do gene envolvido, pode se manifestar já no nascimento, como no grupo das distrofias musculares congênitas ou, mais tardiamente, como na distrofia muscular de Duchenne e, mais especificamente, na forma tipo Becker.

Distrofia muscular de Duchenne/Becker

Determinada pela ausência ou deficiência da proteína distrofina no tecido muscular, esta grave doença muscular ligada ao cromossomo X incide em aproximadamente 1:1000 nascimentos do sexo masculino. O *locus* gênico encontra-se situado na região Xp21, em um grande gene com mais de 2 milhões de pares de bases e 79 éxons. Cerca de 2/3 dos casos são causados por uma deleção ou duplicação do segmento gênico, enquanto em 1/3 dos casos se deve a uma provável mutação de ponto. Apesar de ser uma enfermidade ligada ao X, 1/3 dos casos são esporádicos, provavelmente decorrentes de mutações espontâneas na criança afetada.

O gene codifica uma proteína chamada distrofina, fundamental ao esqueleto funcional do músculo, e sua ausência ou deficiência determina um grave prejuízo da integridade da membrana do sarcolema. O que vai determinar se o paciente evoluirá para a forma mais grave, tipo Duchenne, ou a forma mais branda da doença, tipo Becker, é o tipo de alteração do gene, ou seja, se a deleção englobar um múltiplo de 3 pares de bases, ela será "em fase", permitindo ainda uma "leitura" do gene e a produção de uma distrofina modificada, mas que pode ser funcional. Estes pacientes evoluirão com sintomatologia mais branda, a variante Becker. Caso a deleção seja "fora de fase", não haverá produção de distrofina, culminando com o fenótipo Duchenne.[8]

Características clínicas

A forma de Duchenne caracteriza-se pelo início dos sintomas entre 2 e 3 anos. Muitas vezes, já há referência prévia de que a criança demorou para andar ou que caía com frequência. Marcha na ponta dos pés é um dos primeiros sinais da doença. Progressivamente, vai ocorrendo dificuldade para subir escadas, correr, levantar-se do chão, postura em lordose e um aumento do volume e consistência de certos grupos musculares, sobretudo panturrilhas, chamada de pseudo-hipertrofia muscular (Figura 19.1).

Durante esta fase, a criança apresenta um levantar do solo com o auxílio dos membros superiores, como se estivesse se "escalando". Esta manobra é denominada manobra de Gowers (Figura 19.2) e representa um movimento altamente sugestivo de doenças musculares, podendo ser facilmente analisado durante o exame clínico. O quadro segue curso progressivo e, caso não seja instituída nenhuma forma de tratamento, a perda da marcha ocorre por volta dos 9 anos. Em crianças submetidas ao tratamento de reabilitação motora, a perda da marcha pode ocorrer aos 12 anos ou mais. Com o tempo, uma série de complicações ortopédicas pode comprometer a qualidade de vida do paciente, como escoliose, retrações tendíneas e deformidades. O acometimento cardíaco pode determinar graus variados de miocardiopatia e deve sempre ser meticulosamente investigado, bem como as alterações decorrentes da fraqueza muscular durante o sono, que pode culminar em apneias centrais, sobretudo durante o sono REM, período de atonia fisiológica que, em pacientes com doença neuromuscular, pode ser uma fase de maior incidência de apneia e hipoventilação. A polissonografia é obrigatória para todo paciente portador de doença neuromuscular.

Na forma Becker, os sintomas são mais leves e tardios, podendo iniciar-se no fim da primeira ou na segunda década de vida. A apresentação clínica é similar, mas a perda da marcha ocorre após os 20 anos ou até mais tardiamente. A cardiomiopatia pode ser mais desabilitante do que a fraqueza muscular.

Em ambas as formas, as enzimas musculares encontram-se acentuadamente elevadas, sobretudo a CPK. A eletroneuromiografia demonstra alterações compatíveis com comprometimento miopático. Atualmente, em centros em que o teste molecular se encontra disponível, a eletroneuromiografia pode até ser dispensada em casos que apresentam clínica e enzimas musculares compatíveis com um quadro distrófico. Nos casos em que não forem encontradas deleções ou duplicações, é necessária a biópsia muscular com imunoistoquímica para confirmar a ausência ou a deficiência da distrofina.

Tratamento

Apesar de ainda não haver cura definitiva para a doença, o tratamento conservador de reabilitação e ortopédico é fundamental para prevenir complicações e assegurar uma qualidade de vida digna ao paciente. O uso de órteses, a prevenção da

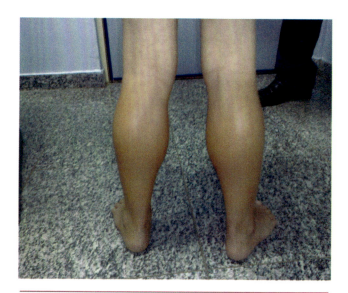

FIGURA 19.1 Membros inferiores de paciente com distrofia de Duchenne, demonstrando aumento de volume da musculatura das panturrilhas.

Doenças Musculares

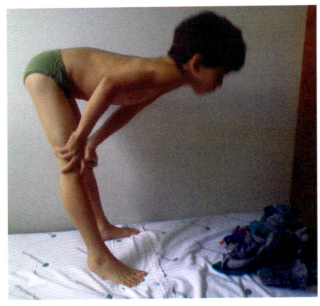
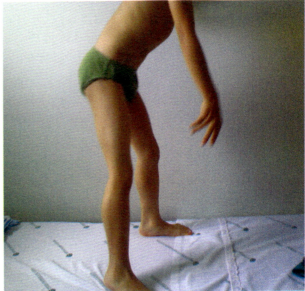

FIGURA 19.2 Manobra de Gowers: clássica sequência de movimentos que o paciente com distrofia muscular realiza para se levantar do chão ("autoescalada").

escoliose e outras deformidades esqueléticas, além do suporte ventilatório adequado, podem assegurar uma boa condição física para o paciente ser submetido ao tratamento farmacológico paliativo ou às futuras perspectivas terapêuticas.

O tratamento farmacológico consiste no uso do corticosteroide, que tem auxiliado na desaceleração e na estabilização da progressão da doença, mas com efeito geralmente temporário e não isento de efeitos colaterais que, muitas vezes, são especialmente indesejados em pacientes com doenças neuromusculares, como ganho de peso, desmineralização óssea e catarata. Vários estudos demonstram sua eficácia em retardar a perda da marcha em alguns anos nos pacientes com Duchenne. Esta é a única modalidade terapêutica aprovada para uso clínico. As opções utilizadas são a prednisona e o deflazacorte, em doses e protocolos clínicos que variam em dose, regime terapêutico e duração do tratamento.[9]

Perspectivas terapêuticas

Várias estratégias terapêuticas têm sido estudadas e testadas, algumas delas com resultados promissores.

Uma das possibilidades é a transferência do gene da distrofina através de um vetor, geralmente um vírus, para as células musculares. Apesar de alguns estudos se mostrarem satisfatórios em animais, ensaios clínicos não demonstraram resposta eficaz em pacientes.

O transplante de mioblastos normais para o músculo afetado de pacientes com Duchenne também tem sido utilizado em vários estudos. Porém, embora a distrofina tenha sido expressa em algumas fibras musculares, a quantidade foi insuficiente para produzir melhora clínica significativa.

Outro alvo terapêutico tem sido aumentar a expressão de outra proteína envolvida no esqueleto das fibras musculares, a utrofina. Estudos em animais demonstraram que o aumento da quantidade da utrofina no músculo deficiente em distrofina determinou melhora funcional e da biópsia muscular após o tratamento.

A terapia mais promissora e com estudos já avançados visa atuar no mecanismo de alteração gênica, transformando deleções "fora de fase" para deleções "em fase", por meio dos chamados oligonucleotídeos,[10] ou seja, a estratégia é transformar um fenótipo Duchenne em um fenótipo Becker. Vários estudos estão em andamento, mas apenas uma parcela dos pacientes pode ser candidata ao tratamento, pois ele é individualizado para o tipo de deleção que o paciente apresenta. Já foram desenvolvidos oligonucleotídeos para diferentes tipos de deleção, mas não para todas.

Tratamento ortopédico

As alterações ortopédicas em crianças com Distrofia Muscular de Duchenne incluem diminuição da qualidade da marcha, contraturas de tecidos moles e deformidades vertebrais.[11]

Os objetivos do tratamento são manter ou melhorar a capacidade funcional da criança ou do adolescente acometido. As modalidades de tratamento consistem de fisioterapia, testes funcionais, órteses, cirurgias, cadeira de rodas, suporte cardiopulmonar e aconselhamento genético e psicológico.[12] O tratamento fisioterápico deve ser realizado visando prolongar a força muscular funcional, prevenir ou corrigir contraturas usando as técnicas de alongamentos passivos, treino de marcha com órteses, técnicas de transferências e adequações de cadeiras de rodas. Após o diagnóstico da Distrofia Muscular de Duchenne e antes de ocorrer contraturas de tecidos moles, o programa fisioterápico deve ser instituído visando adiar a perda da força muscular e evitar o desenvolvimento de contraturas, que ocorrem à medida que evolui a progressão da fraqueza muscular. Um programa de fisioterapia deverá ser realizado, visando evitar as deformidades em quadris, joelhos e pés e realizando-se alongamentos dos músculos tensores do fáscia lata, isquiotibiais e flexores plantares. Ocasionalmente, trocas de gessos seriados podem ser utilizadas para a correção de deformidades antes do tratamento fisioterápico.[12] Os testes de função motora devem ser realizados periodicamente visando mensurar e detectar o grau de força muscular, além de avaliar o grau de movimentação ativa das articulações de membros inferiores. As órteses suropodálicas ou órteses longas acima dos joelhos moldadas em material plástico devem ser utilizadas visando evitar a progressão das contraturas e as deformidades dos pés ou joelhos. As órteses também devem ser utilizadas após correção cirúrgica das deformidades. O uso de órteses poderá ser associado ao uso de andadores, visando diminuir o risco de quedas. O padrão de deambulação poderá ser estendido em pelo menos dois anos quando se combina o tratamento cirúrgico com a utilização de órteses. A manutenção do ortostatismo, mantendo-se os membros alinhados, poderá facilitar também nas transferências, mesmo em pacientes não deambuladores.[13]

As deformidades do tronco são muito frequentes nestes pacientes. A principal é a escoliose de curva longa, com ou sem obliquidade pélvica. As escolioses geralmente são progressivas e causam graves deformidades de tronco. Frequentemente, estão associadas à obliquidade pélvica progressiva e às dificuldades em manter-se na postura sentada, com o equilíbrio de tronco instável. A progressão da curva ocorre rapidamente e ocorre perda progressiva da função pulmonar.

As opções de tratamento disponíveis são o não cirúrgico e o cirúrgico. Observamos as curvas que tenham potencial de piora ou aquelas cuja graduação ainda permita acompanhamento clínico. O tratamento não cirúrgico é recomendado para aqueles pacientes cujo posicionamento adequado por meio de assentos ou suportes na cadeira ainda seja viável. Em pacientes não deambuladores, o objetivo é a melhora na postura sentada, podendo-se utilizar para tal cadeiras adaptadas, com assentos especiais feitos sob medida. Cadeiras e assentos adaptados são benéficos para manter o equilíbrio sentado, controlar a cabeça e melhorar a distribuição da pressão na posição sentada. A escolha depende do grau de comprometimento ou perda funcional do paciente. As órteses (coletes bivalvados, órteses toracolombossacras, colete tipo Milwaukee etc.) não impedem a progressão das deformidades, além de serem às vezes maléficas, pois podem provocar áreas de hiperpressão em algum ponto no tronco ou na região pélvica. Quando toleradas pelo paciente portador de curvas flexíveis, podem ser utilizadas na tentativa de desacelerar a progressão da curva e melhorar a postura sentada.

As fraturas de membros inferiores ocorrem frequentemente nas crianças com Distrofia Muscular de Duchenne. Ocorrem predominantemente quando as crianças perderam a deambulação e estão utilizando cadeira de rodas. As fraturas são tratadas com redução fechada e imobilização gessada. Ocasionalmente, pode ser necessária a redução aberta e a fixação interna. Em crianças deambuladoras, é muito importante a mobilização precoce com descarga de peso precoce, evitando-se, assim, o aparecimento de deformidades.

As contraturas de membros inferiores e a fraqueza progressiva impedem a deambulação. A correção cirúrgica está indicada quando a deambulação independente se torna precária e quando as contraturas estão associadas a dores ou interferem nas atividades de vida diária. As principais contraturas passíveis de correção cirúrgica são as deformidades em equino, equinovaro, flexão dos joelhos e flexoabdução dos quadris. Muitas dessas contraturas podem ser corrigidas por técnicas percutâneas. A adaptação de órteses deve ser realizada logo após o procedimento cirúrgico para retorno rápido da deambulação. O tratamento cirúrgico e a adaptação de órteses podem prorrogar o tempo de deambulação de um a três anos. Geralmente, não é possível restaurar a deambulação funcional quando a criança parou de deambular durante 3 a 6 meses.[14] As contraindicações mais comuns para a correção das deformidades são obesidade, fraqueza muscular rapidamente progressiva e baixa motivação do paciente, que muitas vezes prefere o uso da cadeira de rodas.

As contraturas mais comuns são equino e equinovaro. Essas deformidades podem ser corrigidas pela técnica de Vulpius, pelo alongamento do tendão tibial posterior ou pela transferência deste, através da membrana interóssea, para o dorso do pé. A transferência do tibial posterior previne a recidiva da deformidade e mantém a dorsiflexão ativa do pé. A tenotomia percutânea do tendão calcâneo está reservada para pacientes não deambuladores visando manter o uso de calçados. Os casos de deformidades graves podem requerer inclusive a talectomia para a correção.

As deformidades em flexão dos joelhos e quadris geralmente estão associadas e aparecem quando o paciente é usuário de cadeira de rodas. Os alongamentos de isquiotibiais, além da cirurgia de Yount (liberação distal da fáscia lata), estão indicados, e a utilização de órteses longas devem ser reservadas para manter a correção obtida.

As contraturas em flexão e abdução dos quadris são associadas a aumento da lordose lombar, interferem na postura ortostática e podem evoluir para lombalgia. A correção deverá ser realizada pela liberação dos músculos anteriores tensos, incluindo sartório, retofemoral e tensor do fáscia lata.

As contraturas de membros superiores são frequentes nestes pacientes, mas geralmente não necessitam de tratamento. Elas incluem adução dos ombros, flexão de cotovelos, pronação dos antebraços, flexão dos punhos, flexão de metacarpofalangeanas e interfalangeanas. Os dedos podem evoluir com deformidade tipo pescoço de cisne. O tratamento

Doenças Musculares

dessas deformidades geralmente é fisioterápico com cinesioterapia passiva e utilização de órteses noturnas para posicionamento. O tratamento cirúrgico para essas contraturas é raramente indicado.

As deformidades vertebrais podem estar presentes em cerca de 95% dos pacientes e tipicamente se iniciam quando eles param de deambular, sendo rapidamente progressivas. As curvas são geralmente toracolombares, associadas a cifose e obliquidade pélvica. Com a progressão das curvas, ocorre perda progressiva do equilíbrio sentado. O tratamento cirúrgico das deformidades vertebrais está indicado, geralmente, em curvas acima de 40 graus, visando melhorar o equilíbrio sentado e a obliquidade pélvica.[15] A cuidadosa avaliação pré-operatória é de fundamental importância. O estado geral, nutricional e respiratório deve ser avaliado. A avaliação pré-operatória da função pulmonar é essencial, pois esta é frequentemente diminuída e a assistência ventilatória pós-operatória pode ser necessária. Quando a função pulmonar está comprometida com capacidade vital pulmonar inferior a 30%, existe um risco aumentado de complicação pós-operatória, como a pneumonia. A cirurgia é de grande porte e o sangramento por vezes é abundante, podendo ultrapassar o volume total circulante do paciente, e a transfusão é quase sempre necessária.

A técnica cirúrgica poderá ser a artrodese vertebral por via posterior, utilizando-se material de Luque e a técnica de Galveston.[16] A utilização de material de terceira geração, com parafusos pediculares e ganchos, também tem sido utilizada, levando a bons resultados em relação à correção das curvas e da obliquidade pélvica. As cirurgias vertebrais são de grande porte e geralmente associadas a altas taxas de complicações.[17]

O enxerto ósseo autólogo pode ser deficiente e a disponibilidade de osso para aloenxerto em um banco de ossos é muito importante. A imobilização pós-operatória é, em geral, desnecessária.

O tratamento das deformidades musculoesqueléticas na forma de Becker é essencialmente o mesmo dos pacientes com Distrofia tipo Duchenne. As deformidades em equino ou equinovaro são frequentes e podem ser corrigidas pela técnica de alongamento do tendão calcâneo ou pela técnica de Vulpius. A transferência do tendão tibial posterior pode ser realizada, se necessário. A utilização de órteses é benéfica porque diminui a velocidade de progressão das deformidades. A incidência de escoliose é alta, principalmente naqueles que pararam de deambular. A avaliação clínica e as radiografias periódicas da coluna vertebral são necessárias. O tratamento cirúrgico pode estar indicado quando a progressão da curva ocorre.

Distrofia muscular de cinturas

O termo distrofia muscular de cinturas abrange, atualmente, um grupo heterogêneo de doenças musculares primárias que têm em comum o comprometimento predominante da musculatura da cintura escapular e pélvica, apresentação clínica mais tardia, podendo se manifestar inclusive na terceira ou quarta década de vida, geralmente com preservação da musculatura facial. Após a descoberta de várias proteínas envolvidas, bem como diferentes *locus* gênicos, a classificação das distrofias de cinturas tornou-se difícil e extensa. De maneira geral, dividem-se em autossômicas dominantes (tipo 1) e recessivas (tipo 2). As distrofias tipo 2 são mais comuns e apresentam um fenótipo relativamente mais grave. Grande parte das distrofias de cinturas são causadas pela deficiência de proteínas estruturais da membrana muscular, as sarcoglicanas (alfa, beta, gama, delta e sigma). Outra parte é consequente à deficiência da proteína disferlina e da calpaína-3, que é uma enzima, cujo fenótipo costuma ter grande variabilidade clínica, mas é geralmente progressiva, levando invariavelmente à perda da marcha, com o passar dos anos. Outras proteínas envolvidas incluem miotilina, caveolina, filamina, fukutina e outras, todas com particularidades no que diz respeito à idade de início e à apresentação clínica.[18]

As enzimas musculares encontram-se sempre elevadas e a biópsia muscular demonstra um padrão distrófico, podendo ser diagnosticada para a deficiência da proteína envolvida por meio da imunoistoquímica. Estudo molecular também está disponível para algumas formas de distrofia muscular de cinturas. Não há, até o momento, tratamento medicamentoso, seja ele paliativo ou curativo para a distrofia de cinturas, devendo-se investir na reabilitação física e no tratamento ortopédico.

Tratamento ortopédico

O tratamento desse tipo de distrofia é similar ao empregado em pacientes com distrofia muscular de Duchenne ou Becker. Escoliose grave raramente ocorre devido ao início tardio da doença. Quando presente, geralmente é leve e não necessita de tratamento.

Distrofia fáscio-escápulo-umeral (DFEU)

Miopatia autossômica dominante, com prevalência estimada de 1-2:100.000 pessoas, é considerada a terceira forma mais comum de doença muscular hereditária. Caracteriza-se clinicamente por grande variabilidade clínica, podendo haver fenótipos de gravidade leve a grave na mesma família. Geralmente inicia-se na segunda década de vida, com comprometimento da musculatura facial e escapular. O paciente tem dificuldade de assobiar, sugar, além da fraqueza da musculatura orbicular dos olhos. A fraqueza da musculatura escapular leva à escápula alada bilateral. A assimetria da fraqueza muscular pode acontecer e chamar atenção ao diagnóstico e, em alguns casos, ocorre associação com surdez e Doença de Coats (degeneração vascular da retina). As enzimas musculares podem estar normais ou um pouco elevadas, não há envolvimento cardíaco e o diagnóstico pode ser confirmado por meio da análise molecular (deleção do 4q35).

CAPÍTULO 19

229

Não há tratamento medicamentoso, mas a corticoterapia demonstrou algum efeito benéfico em grupo reduzido de pacientes.

TRATAMENTO ORTOPÉDICO

A escápula alada, com fraqueza na flexão e abdução do ombro, é o principal problema na DFEU. Os músculos deltoide, supra e espinal estão geralmente normais ou minimamente envolvidos. A fusão escapulocostal posterior pode ser benéfica na estabilização da escápula e em melhorar a abdução e a flexão ativa do ombro.

DISTROFIA MUSCULAR DE EMERY-DREIFUSS

A maioria dos casos de distrofia de Emery-Dreifuss é causada pela deficiência da proteína emerina, cujo gene encontra-se no *locus* Xq28 (recessiva ligada ao X). Outras formas semelhantes também foram descritas com padrão autossômico dominante. Caracteriza-se por fraqueza proximal dos membros superiores, ombros e da musculatura anterior das pernas. Contraturas precoces são características da doença, sobretudo em cotovelos, pescoço e tornozelos. O comprometimento cardíaco é marcante, sobretudo os distúrbios de condução, podendo causar morte súbita. O diagnóstico pode ser confirmado por meio da biópsia, inclusive de pele, pois a proteína emerina também é expressa em outros órgãos do corpo. Todo paciente com este tipo de distrofia requer uma avaliação cardiológica completa, e muitos deles necessitam até de implante de marca-passo ou desfibrilador cardíaco.

TRATAMENTO ORTOPÉDICO

O tratamento da Distrofia Muscular tipo Emery-Dreifuss é similar aos outros tipos de distrofias. Os objetivos são impedir ou corrigir deformidades e maximizar a função. As modalidades de tratamento incluem fisioterapia, correção das contraturas de tecidos moles, estabilização da coluna vertebral e intervenção cardiológica.

A fisioterapia é útil no manuseio das contraturas em extensão do pescoço, contratura em flexão do cotovelo e tensão dos músculos paravertebrais.

As contraturas de partes moles e deformidades do tronco, membros superiores e membros inferiores são semelhantes às existentes na distrofia tipo Duchenne ou Becker, e devem ser tratadas pelas mesmas técnicas já citadas.

DISTROFIA MUSCULAR OCULOFARÍNGEA (DOF)

Esta forma rara de distrofia muscular inicia-se entre a terceira e quarta década de vida, com disfagia, ptose palpebral com comprometimento da musculatura ocular extrínseca. Com o progredir da doença, o paciente torna-se incapaz de ingerir alimento e líquidos. Discreta fraqueza muscular pode ser encontrada, bem como fraqueza da musculatura proximal dos membros em fases avançadas da doença. O diagnóstico diferencial com miastenia grave é importante. O tratamento baseia-se no suporte fonoaudiológico e nutricional. Alguns pacientes necessitam de correção cirúrgica da ptose palpebral.

DISTROFIA MUSCULAR DISTAL

Algumas miopatias apresentam sintomatologia que diferem do comprometimento muscular proximal classicamente descrito nas afecções musculares. Embora haja vários relatos de casos de miopatias distais, duas merecem maior destaque:

- **Miopatia de Miyoshi:** autossômica recessiva (*locus* 2p12-14), geralmente inicia-se na adolescência, com comprometimento da musculatura distal dos membros inferiores, determinando atrofia das panturrilhas e dificuldade em ficar na ponta dos pés. Progressão lenta é a regra, tornando a deambulação difícil. A CPK (creatinofosfoquinase) encontra-se extremamente elevada e a biópsia exibe alterações distróficas.
- **Miopatia Welander:** autossômica dominante, com início dos sintomas por volta dos 40-50 anos, com comprometimento das mãos e, posteriormente, dos pés, o que inicialmente leva à investigação diagnóstica para uma neuropatia periférica. A CPK é normal ou discretamente elevada, e a biópsia muscular demonstra, além de alterações distróficas, a presença de vacúolos marginais.

O tratamento é puramente sintomático, com uso de órteses, sobretudo em membros inferiores, tipo tornozelo-pé, para evitar o chamado "pé caído".

DISTROFIA MUSCULAR CONGÊNITA

As distrofias musculares congênitas formam um grupo heterogêneo de doenças degenerativas, primárias e progressivas do músculo esquelético, com início dos sintomas intraútero ou no primeiro ano de vida, caracterizadas por marcante hipotonia, fraqueza muscular generalizada, retardo do desenvolvimento motor, retrações tendíneas precoces, distúrbios respiratórios e dificuldade alimentar. Do ponto de vista histopatológico, encontram-se alterações distróficas dos músculos e ausência de anormalidades estruturais específicas.[19]

São afecções de herança autossômica recessiva, de ocorrência esporádica, com prevalência de 1:100.000 na população geral. Raros casos de herança dominante já foram descritos. A proteína envolvida é a laminina alfa 2 (merosina), que é uma subunidade proteica da laminina, principal componente da matriz extracelular muscular. A merosina, além do seu papel na arquitetura do mecanismo contrátil da célula muscular, apresenta ainda funções envolvidas na

Doenças Musculares

manutenção da integridade celular, na reparação tecidual e no amadurecimento muscular. A expressão da merosina em outros órgãos do corpo, sobretudo no endotélio dos vasos cerebrais, explica a ocorrência de alteração dos exames de neuroimagem em pacientes com distrofia muscular congênita, sobretudo naqueles com merosina ausente no músculo.[20]

A classificação atualmente aceita das distrofias musculares congênitas engloba a forma pura ou clássica, com inteligência normal e sem alterações estruturais do Sistema Nervoso Central. Ela pode ser dividida em merosina positiva ou negativa (nesta condição, pode haver alteração da substância branca cerebral aos exames de imagem). A distrofia muscular tipo Fukuyama apresenta retardo mental e alterações estruturais do córtex cerebral, e as síndromes músculo-óculo-cerebral e Walker-Warburg estão associadas a fenótipos mais graves, com retardo mental e variados defeitos estruturais cerebrais e oculares.

Nos pacientes com a forma merosina positiva, o quadro clínico é moderado, permitindo a deambulação na maioria dos casos. Apresentam fraqueza muscular e atrofias moderadas, predomínio proximal e retrações distais. A cifoescoliose pode ocorrer em alguns pacientes, bem como nos casos de artrogripose.

Já os pacientes com a forma merosina negativa não chegam a deambular, apresentam fraqueza e atrofia muscular difusa, com comprometimento facial importante, retrações tendíneas graves e precoces, cifoescoliose, CPK moderada ou acentuadamente elevada, além de comprometimento intelectual e alteração nos exames de neuroimagem, sobretudo na substância branca cerebral.[21]

Os pacientes com fenótipo Fukuyama, músculo-óculo-cerebral e Walker-Warburg são geralmente bastante comprometidos devido à ocorrência de graves malformações cerebrais, sobretudo os distúrbios do desenvolvimento cortical.

Tratamento ortopédico

Problemas ortopédicos comuns incluem subluxação e luxação congênita dos quadris, contratura do tendão calcâneo e pé equinovaro. O tratamento deverá ser realizado com fisioterapia, uso de órteses e cirurgias corretivas. As escolioses progressivas podem ser tratadas por órteses inicialmente, mas a maioria necessita de estabilização cirúrgica, conforme condutas em outras formas de distrofia muscular.[22]

DISTROFIAS MIOTÔNICAS

As distrofias miotônicas são um grupo de doenças sistêmicas, autossômicas dominantes, que apresentam em comum sinais e sintomas, como miotonia, fraqueza muscular, cardiopatia, sobretudo distúrbios da condução, catarata e problemas endocrinológicos.[23]

A forma clássica da doença, ou tipo 1, é causada pela expansão do trinucleotídeo CTG no gene DMPK localizado no cromossomo 19q, ao passo que a forma tardia, ou tipo 2, de apresentação clínica mais tardia, tem seu *locus* no 3q21,

com expansão do tetranucleotídeo CCTG no gene ZNF9. A tipo 1 determina o fenômeno de antecipação, ou seja, gerações sucessivas vão dando origem a fenótipos cada vez mais graves, podendo dar origem à forma congênita da doença, chamada distrofia miotônica de Steinert. O fenômeno de antecipação acompanha o número de expansões dos trinucleotídeos, ou seja, quanto maior a quantidade de expansões, mais grave será o quadro clínico.

DISTROFIA MIOTÔNICA TIPO 1

Fraqueza da musculatura facial, com ptose, déficit de força distal e miotonia são os achados clínicos principais. O fenômeno miotônico pode ser facilmente observado após o ato de fechar as mãos e não conseguir abri-las com facilidade, ou por meio da percussão de grupamentos musculares, como língua e músculos do braço. A miotonia pode afetar ainda os músculos bulbares, determinando grave disfagia e dificuldade na fala. O comprometimento cardíaco inclui graus variados de miocardiopatia ou, mais frequentemente, distúrbios de condução, muitas vezes graves, com risco de morte súbita. Elevação moderada da CPK é frequentemente encontrada. Retardo mental e distúrbios psiquiátricos também podem ser encontrados, além de catarata e vários problemas endocrinológicos, como diabetes tipo 2, atrofia testicular e níveis baixos de testosterona.[24]

DISTROFIA MIOTÔNICA TIPO 2

Mialgia, intolerância aos exercícios físicos, com fadiga, miotonia das mãos ou da musculatura proximal das pernas, fraqueza precoce dos músculos flexores do pescoço são os achados principais desta doença, que se destaca também pela ocorrência mais tardia, aproximadamente entre a quarta e a sexta década de vida. Elevação discreta a moderada da CPK é outro achado comum. As anormalidades cardiológicas e endocrinológicas são similares às encontradas no tipo 1. Nem sempre é fácil distinguir clinicamente o tipo 2 das apresentações tardias do tipo 1, apesar de algumas particularidades clínicas serem utilizadas, como a atrofia muscular do antebraço, mais pronunciada no tipo 1, ou a atrofia distal dos membros inferiores, mais característica do tipo 2. O diagnóstico, invariavelmente, é feito por meio da análise molecular para cada doença.

DISTROFIA MIOTÔNICA CONGÊNITA (DOENÇA DE STEINERT)

A forma congênita da distrofia miotônica, ou doença de Steinert, é causada por um defeito em um fragmento do *locus* 19q, com consequente expansão progressiva deste fragmento afetado. Em indivíduos normais, a sequência se repete até 27 vezes, e nos pacientes o número de repetições pode atingir 2.000 ou mais. O início dos sintomas ocorre ainda intraútero, com desenvolvimento de contraturas e deformidades. Nesta forma de apresentação, geralmente é a mãe

CAPÍTULO 19

231

Série Ortopedia e Traumatologia – Fundamentos e Prática

a afetada, muitas vezes de forma oligossintomática, mas um exame cuidadoso pode, muitas vezes, demonstrar fenômenos miotônicos, o que é de grande valia para o estabelecimento do diagnóstico e a realização dos exames confirmatórios. Nestas crianças, é comum encontrarmos hipotonia muscular com predomínio proximal, comprometimento facial, da língua e do diafragma, com consequente dificuldade alimentar e complicações respiratórias. A miotomia, nesta faixa etária, não é característica. Evolutivamente, é associada a retardo mental, podendo permanecer estável por vários anos. As alterações sistêmicas, frequentemente encontradas nas formas do adulto, como associação com diabetes, surdez, não são vistas na forma congênita, exceto pelo comprometimento cardíaco, que pode ocorrer ocasionalmente.[25]

O tratamento restringe-se aos cuidados alimentares, sobretudo durante os primeiros anos de vida, devido à grave disfagia. A fala pode ser bastante comprometida pelo envolvimento da musculatura da face, faringe e língua, com necessidade de intervenção fonoaudiológica precoce. Suporte ventilatório nos pacientes com complicações respiratórias e correção das deformidades ortopédicas, sobretudo do pé torto congênito, são as principais ações terapêuticas.

MIOPATIAS CONGÊNITAS

As miopatias congênitas compreendem um grupo de afecções congênitas do tecido muscular, geralmente hereditárias, de curso clínico de início precoce, geralmente benigno, não progressivo ou lentamente progressivo, além de anormalidades histopatológicas estruturais à biópsia muscular. Apesar desse conceito benigno, algumas enfermidades podem se manifestar com quadro clínico grave e debilitante, como algumas formas de miopatia nemalínica, centronuclear e, mais raramente, a *central-core*, com fraqueza muscular intensa, comprometimento respiratório e deformidades esqueléticas progressivas.

A classificação das miopatias congênitas é difícil e controversa, mas ainda relacionada aos achados histopatológicos referentes à biópsia muscular. Com a descoberta de vários genes relacionados à etiologia dessas afecções musculares, bem como a pesquisa de novas proteínas musculares, a classificação deverá ser modificada e voltada aos aspectos moleculares.

São várias as formas de miopatias congênitas. Descreveremos as principais, que apresentam quadro clínico e histopatológico bem definidos e são mais frequentes na prática clínica.

- **Miopatia *central-core/multi-core*:** o que dá nome à miopatia *central-core* é a distribuição de miofibrilas anômalas em focos geralmente únicos e centralizados dentro da fibra muscular. Caracteriza-se clinicamente por curso geralmente benigno, com fraqueza da cintura escapular e, mais raramente, da musculatura facial. A luxação de quadril pode ser encontrada frequente. Também são descritos casos raros de início mais tardio com curso lentamente progressivo e até casos graves de início precoce. De particular interes-

se na miopatia *central-core* é a sua associação possível com o fenômeno da hipertermia maligna, comumente desencadeada durante a indução anestésica. Esta associação deve-se porque tanto a miopatia *central-core* quanto a predisposição à hipertermia maligna encontram-se ligadas ao *locus* 19q, que codifica uma proteína receptora de rianodina, importante para regular o metabolismo do cálcio intracelular. Na miopatia *multi-core* ou *mini-core*, os achados histopatológicos são semelhantes à *central-core*, porém com focos múltiplos e pequenos. O quadro clínico também é semelhante, mas pode haver maior associação com comprometimento cardíaco e cifoescoliose.

- **Miopatia nemalínica:** o que caracteriza esta forma de miopatia congênita é a presença de estruturas chamadas "bastonetes", derivadas da banda Z, distribuídas difusamente na fibra muscular. A apresentação clínica é variável, compreendendo formas tardias, geralmente benignas, até formas gravíssimas durante o período neonatal, com comprometimento da musculatura respiratória, bem como formas intermediárias, de início durante a infância.[26] Nas formas típicas, a herança é autossômica recessiva (*locus* 2q22), embora casos de herança autossômica dominante (*locus* 1q22), mais raros, tenham sido descritos. Outros genes já foram relacionados ao fenótipo da miopatia nemalínica.[27] Além da fraqueza muscular proximal, chama a atenção o envolvimento da musculatura facial, com fácies alongada e boca entreaberta. A cognição geralmente é preservada.

- **Miopatia centronuclear:** o aspecto característico dessa miopatia é o encontro dos chamados miotúbulos fetais distribuídos centralmente perto dos núcleos da fibra muscular. Existem diferentes formas clínicas. A forma recessiva ligada ao X costuma ser extremamente grave, com comprometimento respiratório precoce. O *locus* gênico identificado no Xq28 codifica a proteína tubularina. Várias mutações já foram descritas.[28] As formas recessivas e dominantes podem cursar ora com fenótipo grave, com destaque ao comprometimento do Sistema Nervoso Central, particularmente epilepsia e retardo mental, ora com apresentação clínica benigna de início tardio. Achado comum na miopatia centronuclear é a ocorrência de semiptose palpebral, que, associada ao comprometimento central, são pistas para a investigação diagnóstica.

- **Desproporção congênita de fibras musculares:** geralmente associada à atrofia de fibras tipo 1, ainda não está claro se configura uma doença ou um achado histopatológico inespecífico das doenças musculares. Porém, existe uma forma bem documentada de atrofia e predomínio de fibras tipo 1, autossômica dominante ou recessiva, que se caracteriza por hipotonia intensa, retrações tendíneas, dismorfismo ósseo, fraqueza da musculatura facial e níveis elevados de CPK.[29]

ABORDAGEM TERAPÊUTICA DAS MIOPATIAS CONGÊNITAS

O tratamento das miopatias congênitas, de maneira geral, vai depender da apresentação clínica. O tratamento de reabilitação multiprofissional é fundamental, já que a maior parte delas cursa com quadro clínico benigno, não progressivo ou lentamente progressivo, permitindo boa qualidade de vida aos pacientes. Nos fenótipos mais graves, com hipotonia marcante e comprometimento respiratório, o suporte ventilatório e a prevenção de deformidades esqueléticas, com uso de órteses e reabilitação multiprofissional, são as condutas principais. Em casos que necessitam de intervenção cirúrgica, é fundamental o cuidado com o fenômeno da hipertermia maligna, mais associada à miopatia *central-core*. Portanto, em todo paciente com doença neuromuscular, é de extrema importância que o cirurgião e o anestesista estejam cientes do diagnóstico correto, no intuito de se evitar os agentes classicamente relacionados à hipertermia maligna nestes pacientes, como o halotano. Neste contexto, fica clara a importância da biópsia muscular para definição diagnóstica de todo paciente com patologia neuromuscular, caso outros meios diagnósticos não tenham possibilitado o esclarecimento etiológico. Além do diagnóstico das patologias estruturais, como a *central-core* e outras miopatias congênitas, com a recomendação de cuidados referentes à ocorrência de hipertermia maligna, a biópsia e o correto diagnóstico permitem o estabelecimento de estratégias terapêuticas e do prognóstico, além do aconselhamento genético.

REFERÊNCIAS BIBLIOGRÁFICAS

1. Christopher F. Congenital absence of the pectoral muscles. J Bone Joint Surg. 1928;10:350.
2. Morrissy L, Stuart L. Lovell and Winter's: Pediatric Orthopaedics. 4.ed. [Edited by Raymond T]. New York: Weinstein, 1996.
3. Beals RK, Crawford S. Congenital absence of the pectoral muscles. A review of twenty-five patients. Clin Orthop. 1976;119:166.
4. Dunn AW. Anomalous muscles simulating soft tissue tumors in the lower extremities. Report of three cases. J Bone Joint Surg. 1965;47-A:1397.
5. Tountas CP, Halikman LA. An anomalous flexor digitorum sublimis muscles. A case report. Clin Orthop. 1976;121:230.
6. Hagen R. Contracture of the quadríceps muscle in children. Acta Orthop Scand. 1968;39:565.
7. Bhattacharyya D. Abduction contracture of the shoulder from contracture of the intermediate part of the deltoid. J Bone Joint Surg. 1966;48-B:127.
8. Brooke MH. A selective review of muscular dystrophies. Annual Educational Program of the American Academy of Neurology. Canada: Update on Neuromuscular disease, 1999.
9. Kinali M, Mercuri E, Main M, et al. An efective, low-dosage, intermitent Schedule of prednisolone in the long-term treatment of early cases of Duchenne dystrophy. Neuromuscul Disord. 2002;12:S169-S174.
10. Krieger CC, Bhashin N, Tewari M, et al. Exon-skipping dystrophins for treatment of Duchenne muscular Dystrophy: mass spectrometry mapping domain designs based on single molecule mechanics. Cytoskeleton. 2010;67(12):796-807.
11. Shapiro F, Specht L. Current concepts review. Orthopaedic management of childhood neuromuscular disease. Part III: diseases of muscle. J Bone Joint Surg [Am]. 1982;64:1102.
12. Drennan JC. Neuromuscular disorders. In: Morrissy RT. Lovell and Winter's pediatric Orthopaedics. Philadelphia: JB Lippincott, 1990. p.381.
13. Forst R, Forst J. Importance of lower limb surgery in Duchenne muscular dystrophy. Arch Orthop Trauma Surg. 1995;114(2):106-11.
14. Bonnet I, Burgot D, Bonnard C, et al. Surgery of the lower limbs in Duchenne muscular Dystrophy. Fr J Orthop Surg. 1991;5:160.
15. Galasko CSB, Delaney C, Morris P. Spinal stabilisation in Duchenne muscular dystrophy. J Bone Joint Surg [Br]. 1992;74:210.
16. Allen BL Jr, Ferguson AL. The Galveston technique for L-rod instrumentation of the scoliotic spine. Spine. 1982;7:119.
17. Modi HN, Suh SW, Hong JY, et al. Treatment and complications in flaccid neuromuscular scoliosis (Duchenne muscular dystrophy and spinal muscular atrophy) with posterior-only pedicle screw instrumentation. Eur Spine J. 2010;19(3):384-93.
18. Rando TA. The dystrophin-glycoprotein complex, cellular signaling, and the regulation of cell survival in the muscular dystrophies. Muscle Nerve. 2001;24:1575-94.
19. Fukuyama Y. Congenital muscular dystrophies: an update. J Child Neurol. 1999;14:28-30.
20. Dubowitz V. Workshop report: 68th ENMC International Workshop on Congenital muscular Dystrophy. Neuromusc Disord. 1999;9:446-54.
21. Reed UC. Distrofia muscular congênita: estudo da variabilidade fenotípica e análise da correlação clinico-imunoistoquímica. Tese. São Paulo: Faculdade de Medicina da Universidade de São Paulo, 2000.
22. Jones R, Kahn R, Hughes S, et al. Congenital Muscular Dystropy. The importance of early diagnosis and orthopaedic management in the long term prognosis. J Bone Joint Surg [Br]. 1979;61:13.
23. Schoser B, Timchenko L. Myotonic dystrophies 1 and 2: complex diseases with complex mechanisms. Curr Genomics. 2010;11:77-9.
24. Schara U, Schoser B. Myotonic dystrophies type 1 and 2 – a summary of current aspects. Semmi Pediatr Neurol. 2006;13:71-9.
25. Harper PS. Major problems in neurology. Vol. 37. Myotonic Dystrophy 3.ed. Philadelphia: W.B. Saunders, 2001.
26. Wallgren-Pettersson C, Pelin K, Hilpela P, et al. Clinical and genetic heterogeneity in autossomal recessive nemaline myopathy. Neuromusc Disord. 1999;9:564-72.
27. Olivé M, Goldfarb LG, Lee HS, et al. Nemaline myopathy type 6: Clinical and myopathological features. Muscle Nerve. 2010;42(6):901-7.
28. Wilmshurst JM, Lillis S, Zhou H, et al. RYR1 mutations are a commmon cause of congenital myopathies with central nuclei. Ann Neurol. 2010;68(5):717-26.
29. Munot P, Lashley D, Feng L, et al. Congenital fibre type disproportion associated with mutations in the tropomyosin 3 gene mimicking congenital myasthenia. Neuromusc Disord. 2010;20(12):796-800.

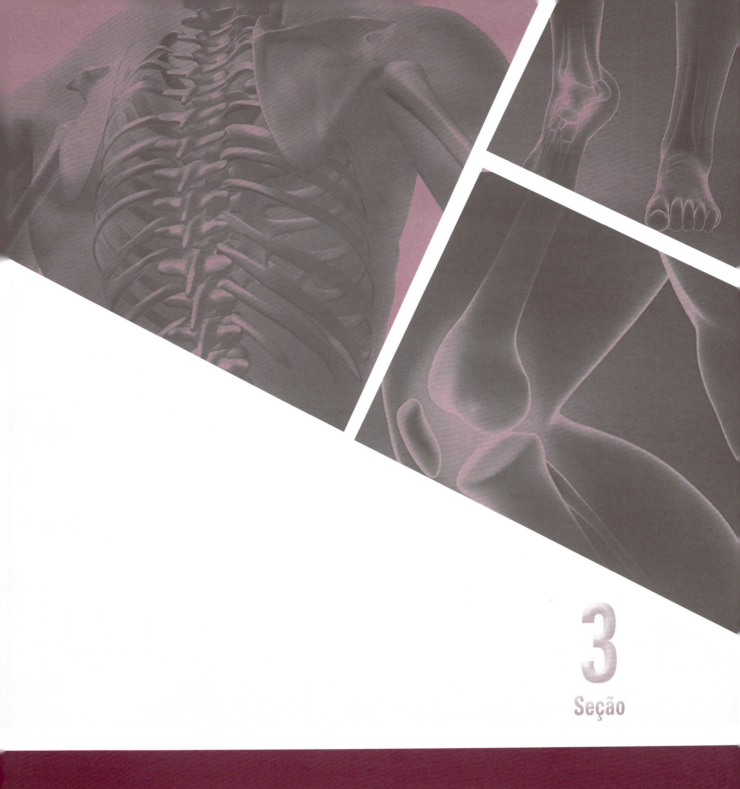

Seção 3

Distúrbios Esqueléticos

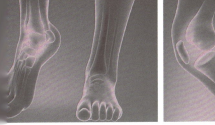
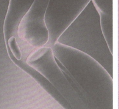

Displasias Esqueléticas

José Antonio Pinto
Osvaldo Clinco Jr.

DISPLASIAS ESQUELÉTICAS

DEFINIÇÃO

As displasias esqueléticas são um grupo heterogêneo de mais de 200 doenças caracterizadas por alterações da cartilagem e/ou do crescimento ósseo, resultando em tamanho e forma anormal do esqueleto com desproporção dos ossos longos, coluna e cabeça, sendo caracterizado pela baixa estatura, definida como a altura de 3 ou mais desvios-padrão abaixo da média para a idade.[1]

CLASSIFICAÇÃO

As displasias diferem na história natural, no prognóstico, nos padrões de herança e nos mecanismos etiopatogênicos. De 1950 a 1970, muitas displasias ósseas foram identificadas com base em manifestações clínicas, achados radiológicos, padrões de herança e morfologia da placa de crescimento. Na década de 1980, a investigação era centrada em definir a história natural e a variabilidade dos distúrbios. Já nos anos de 1990, o foco mudou para a elucidação das mutações responsáveis por caracterizar os mecanismos patogênicos pelos quais o crescimento ósseo é interrompido.

Em 1997, o Grupo de Trabalho Internacional sobre Displasias Ósseas propôs a nova "Nomenclatura e Classificação Internacional das Osteocondrodisplasias",[2] na qual as famílias dos distúrbios foram organizadas com base nas informações etiopatogênicas sobre gene e/ou deficiência de proteína envolvida. Doenças que apresentavam o defeito básico eram bem documentadas e foram agrupadas em famílias distintas que resultam em distúrbios de mutações do gene idêntico, porém, em muitos tipos de displasia, o defeito básico permanece desconhecido. No entanto, nas últimas décadas, avanços significativos foram feitos na compreensão das anomalias genéticas subjacentes responsáveis pela maior parte do esqueleto displásico.[3]

Com base na causa molecular genética subjacente, as displasias podem ser agrupadas em função do produto da proteína do gene causador. Este tipo de classificação é clinicamente útil, pois muitas das doenças causadas por genes cujos produtos proteicos têm funções semelhantes também compartilham das características clínicas.[4] Até a maturidade esquelética, a cartilagem persiste nas extremidades do osso e na placa de crescimento, que é responsável pelo crescimento longitudinal do osso. O modelo cartilaginoso, eventualmente, é substituído por osso. Muitos dos genes que sofreram mutação em displasias esqueléticas codificam proteínas que desempenham um papel crítico na placa de crescimento. Uma compreensão do papel em função da placa de crescimento fornece informações importantes sobre a patologia molecular da displasia esquelética e torna mais fácil a compreensão como uma certa mutação leva a um fenótipo particular.[5]

A tendência mais recente na classificação é agrupar as displasias de acordo com o defeito do gene causador, nos casos em que o defeito é conhecido. Devemos considerar também quais as doenças são livres de envolvimento da epífise e, portanto, do risco de doença articular degenerativa na evolução.

INCIDÊNCIA

A incidência global de displasias esqueléticas é de aproximadamente 1 caso por 4.000-5.000 nascidos vivos. A incidência real pode ser o dobro, pois muitas displasias esqueléticas não se manifestam até que a baixa estatura, os sintomas articulares ou outras complicações apareçam durante a infância.

Displasias esqueléticas letais são estimadas para ocorrer em 0,95 por 10.000 nascimentos.

Os tipos de displasias esqueléticas de maior incidência são: displasia tanatofórica, acondroplasia, osteogênese imperfeita e acondrogênese. Displasia tanatofórica e acondrogênese contam com 62% de todas as displasias esqueléticas letais. A acondroplasia é a mais comum das displasias esqueléticas não letais.

MORBIMORTALIDADE

Entre as crianças com displasias esqueléticas detectadas ao nascimento, aproximadamente 13% são natimortos e 44% morrem no período perinatal.

A frequência total de displasias esqueléticas em recém-nascidos que morrem no período perinatal é de 9,1 por 1.000.

RAÇA

Não existem predileções raciais descritas.

SEXO

O sexo masculino e feminino são geralmente igualmente afetados pelas displasias esqueléticas. O sexo masculino é principalmente afetado por doenças recessivas. Casos de doenças dominantes no sexo masculino podem ser letais.

FAIXA ETÁRIA

Displasias Esqueléticas são detectadas no período neonatal ou durante a infância. Alguns distúrbios podem não se manifestar na infância, levando a um diagnóstico tardio.

ANAMNESE

Uma história familiar completa e precisa é essencial para a avaliação do padrão de natureza e de herança da displasia esquelética.

Histórias (incluindo os abortos espontâneos ou natimortos), prontuários, fotografias e radiografias de indivíduos afetados devem ser cuidadosamente estudados para que os indícios da natureza da displasia esquelética sejam observados.

Pais, irmãos e outros familiares devem ser cuidadosamente examinados para manifestações leves da doença, devido à penetrância e expressividade clínica variável. Vários irmãos afetados, com pais aparentemente normais e/ou consanguinidade, podem favorecer um modo de herança autossômica recessiva.

Um pai afetado (ou a idade paterna avançada) sugere herança autossômica dominante. Vários abortos espontâneos ou morte fetal em uma família com apenas membros do sexo feminino afetados sugerem um modo de herança dominante.

Irmãos afetados do sexo masculino ou tios maternos afetados sugerem uma desordem X-recessivo.

Hidrâmnio durante a gestação é provavelmente o evento mais importante associado com displasia esquelética fetal. Hidropisia fetal é frequentemente observada. A atividade fetal pode ser diminuída nos tipos de displasias esqueléticas letais.

Uso de varfarina ou fenitoína na gravidez pode induzir a epífises pontilhadas, assemelhando-se a displasia esquelética e condrodisplasia punctata.

Quando há natimorto ou óbito logo após o nascimento, condrodisplasia letal deve ser considerada.

São tipos de displasias esqueléticas congênitas letais: acondrogênese, acondroplasia homozigótica, condrodisplasia *punctata* (forma recessiva), displasia camptomélica, hipofosfatasia letal congênita, osteogênese imperfeita do tipo letal perinatal, displasia tanatofórica, polidactilia.

OUTROS PROBLEMAS A SEREM CONSIDERADOS QUE PODEM SIMULAR OSTEOCONDRODISPLASIAS

- Doenças cardiopulmonares, como disgamaglobulinemia, disautonomia familiar severa, pneumonias de repetição com bronquiectasia ou asma intratável e defeitos cardíacos congênitos, especialmente formas cianóticas.
- Cromossomopatias.
- Doenças endócrinas, tais como displasia esquelética hipófisária, deficiência de hormônio de crescimento, síndrome de Mauriac (Diabetis *Mellitus* tipo I e Déficit de Crescimento) e síndrome de Shwachman (Insuficiência pancreática e displasia óssea tipo condrometafisária).
- Erros inatos do metabolismo, como doenças de depósito lisossômico.
- Retardo de crescimento intrauterino, como insuficiência materna devido a drogas, álcool, infecções, incluindo a rubéola, doença de inclusão citomegálica, sífilis e toxoplasmose, insuficiência fetal devido a distúrbios cromossômicos e insuficiência placentária.
- Nutricional, devido à ingestão inadequada de energia, como a fissura palatina, a anorexia, a privação, problemas de alimentação e desnutrição grave, como *kwashiorkor* ou marasmo.
- Perturbações primárias do crescimento, tais como displasia esquelética primordial, síndrome de Seckel e síndrome de Weill-Marchesani.

LABORATÓRIO

Em geral, exames de laboratório clínico em displasia esquelética são mais úteis em pacientes com crescimento proporcional do que em pacientes com crescimento desproporcional. Função imune, fosfatase alcalina, phosphorylethanolamine urinária, mucopolissacarídeos urinários, enzimas lisossomais e outros ensaios podem ser indicados.

Estudos de função imune
- Disfunção das células T com suscetibilidade relacionada à varicela grave pode ser vista na cartilagem hipoplasia do cabelo (displasia metafisária tipo McKusick).
- Neutropenia é uma característica da síndrome de Shwachman (displasia metafisária e insuficiência pancreática).
- Deficiência da adenosina deaminase e deficiência imune combinada severa pode estar presente.

Estudos bioquímicos:

- Diminuição da fosfatase alcalina sérica e aumento dos níveis de fosforiletanolamina urinária podem indicar hipofosfatasia congênita grave.
- Deficiência de uma enzima específica lisossômica pode detectar a doença de depósito lisossômico.
- Padrão anormal de excreção de glicosaminoglicanos urinários pode indicar displasia de Kniest (sulfato de queratano), pseudoacondroplasia e displasia tanatofórica.

EXAMES DE IMAGEM

Exame radiográfico convencional continua a ser o meio mais útil de se estudar o esqueleto displásico. O exame do esqueleto deve ser realizado o mais precocemente possível e deve incluir o crânio anteroposterior, lateral e vista de Towne, tórax anteroposterior, coluna anteroposterior e lateral, pelve anteroposterior, ossos tubulares anteroposteriores e/ou mãos e pés anteriores.

Algumas particularidades radiográficas podem nos auxiliar na busca das hipóteses diagnósticas, como:

- Área oval translúcida em fêmur proximal e úmero: acondroplasia.
- Curvatura acentuada dos membros ao nascimento (camptomelia): displasia camptomélica, síndromes de osteogênese imperfeita e displasia tanatofórica.
- Projeções calcificadas (osteófitos) na metáfise lateral femoral: tipos de displasia tanatofórica e acondrogênese I e II.
- Alargamento das extremidades das costelas e região metafisária dos ossos longos: acondroplasia, displasia metafisária, displasia torácica asfixiante e displasia condroectodérmica.
- Fraturas de ossos longos: síndromes como osteogênese imperfeita, osteopetrose, hipofosfatasia e acondrogênese tipo I (síndrome Parenti-Fraccaro).
- Ausência de centros de ossificação epifisários: SED congênita, displasia epifisária múltipla.
- Epífises cônicas: acrodisostose, displasia cleidocranial e displasia tricorrinofalangiana.
- Encurtamento de costelas: síndromes de polidactilia, displasia torácica asfixiante, displasia condroectodermal, displasia metafisária (associada a defeito imunitário) e displasia metatrófica.
- Ausência de calcificação dos corpos vertebrais: acondrogênese tipos I e II.
- Grave platispondilia: displasia metatrófica, osteogênese imperfeita letal perinatal, displasia tanatofórica, síndromes de polidactilia, SED congênita, outros tipos de SED e displasia Kniest.
- Configuração pélvica anormal (pequenos entalhes sacrosciáticos): acondroplasia. Síndrome de Ellis-van Creveld, displasia metatrófica, displasia tanatofórica e síndrome de Jeune.

- Grave hipoplasia da escápula: displasia camptomélica e síndrome de Antley-Bixler.

A tomografia computadorizada e a ressonância magnética do crânio e do cérebro podem revelar anomalias cerebrais simultâneas. As imagens tridimensionais podem ser utilizadas para avaliar anomalias craniofaciais, calota craniana secundária à craniossinostose e outras displasias esqueléticas. A tomografia com reconstrução 3D permite melhor planejamento cirúrgico para a realização das osteotomias no tratamento das displasias complexas da pelve e do quadril. Estes dados 3D de arquitetura também são essenciais para a cirurgia plástica reconstrutora.

Ressonância nuclear magnética da coluna vertebral é importante para avaliar a instabilidade atlantoaxial vista na displasia esquelética metatrófica, displasia Kniest, certas mucopolissacaridoses, displasia epifisária múltipla, SED e acondroplasia. Imagens de ressonância magnética podem revelar edema e gliose da medula cervical secundárias à compressão óssea, mielopatias e outras compressões resultantes das deformidades progressivas da coluna vertebral.

Achados de radiografia, tomografia computadorizada e ressonância magnética podem revelar a estenose do forame magno e o estreitamento do canal espinhal cervical superior, que podem produzir hipotonia grave e sintomas de compressão da medula espinhal.

ULTRASSONOGRAFIA PRÉ-NATAL

Recentemente, a ultrassonografia morfológica ganhou aceitação no diagnóstico da displasia esquelética fetal e deve ser realizada no segundo trimestre de gestação. A ultrassonografia é altamente específica para prever o resultado letal, mas de valor limitado para fornecer um diagnóstico preciso da doença óssea.

Este exame é feito geralmente em mulheres que já tiveram uma criança com displasia esquelética ou em ultrassons prévios que mostram desproporção da cabeça e/ou de extremidades anômalas. Para as grávidas que apresentam idade gestacional exata, escanometrias estão disponíveis para avaliação de membros superiores e inferiores do feto. Para as que apresentam idade gestacional incerta, as comparações entre as dimensões do membro e do perímetro da cabeça do feto podem ser usadas. Ultrassonografias seriadas são normalmente exigidas.

O diagnóstico pré-natal da displasia esquelética é muitas vezes difícil, especialmente na ausência de história familiar. Atualmente, a técnica utilizada para a detecção pré-natal dessas anomalias é a ultrassonografia bidimensional (2D),[6] que apresenta sensibilidade de cerca de 60%.[7]

A ultrassonografia tridimensional apresenta sensibilidade um pouco melhor em comparação com a ultrassonografia 2D e é particularmente útil para a avaliação do dismorfismo facial e de anomalias envolvendo as mãos e os pés.[8]

Após 30 semanas de gestação, radiografias ortogonais padrão do abdome materno podem ajudar a visualizar o esqueleto fetal e a identificar possíveis anormalidades na forma

Série Ortopedia e Traumatologia – Fundamentos e Prática

e no tamanho do osso. No entanto, a superposição entre os ossos fetal e materno, muitas vezes, torna difícil visualizar com precisão o esqueleto fetal.[9] Alguns tipos de avaliação são recomendados a partir dessa fase e serão descritos a seguir.

A avaliação dos ossos longos pode ser útil. Medições de todas as extremidades podem ajudar a detectar predominantemente segmentos hipoplásicos, encurtados ou a ausência de determinados ossos, defeitos de mineralização, curvaturas, angulações, fraturas ou espessamento secundário do periósteo devido à formação de calos ósseos.

A avaliação da displasia com membros curtos pode revelar: displasia esquelética rizomélica (acondroplasia heterozigótica, condrodisplasia punctata), displasia micromélica leve (síndrome de Jeune, síndrome de Ellis-van Creveld, displasia diastrófica), displasia com leve encurvamento dos ossos (displasia camptomélica, osteogênese imperfecta tipo III), micromélica ou displasia grave (acondroplasia homozigoto, displasia tanatofórica, osteogênese imperfeita tipo II, acondrogênese, forma letal da hipofosfatasia congênita, polidactilia).

Na avaliação das dimensões torácicas, um tórax hipoplásico pode revelar associação a graves ou letais displasias esqueléticas. Isto pode levar à hipoplasia pulmonar e é uma causa frequente de morte em pacientes com essas condições.

A avaliação das costelas fetais pode revelar número anormal, que pode ser acidental ou muitas vezes é associado com pequenas anomalias congênitas, e apenas ocasionalmente com uma malformação grave (síndrome de Poland, associação de Vater, displasia cleidocranial e displasia camptomélica, escoliose e anomalias de segmentação das vértebras).

A avaliação da espinha fetal inclui a avaliação do grau de ossificação, hemivértebra, escoliose vertebral com desorganização grosseira e platispondilia.

A avaliação das mãos e dos pés pode revelar polidactilia, falta de dígitos e deformidades posturais, incluindo pé torto e polegares hipoplásicos.

A avaliação fetal de estruturas craniofaciais pode revelar defeitos de ossificação membranosa, como das órbitas (avaliar e excluir a possibilidade de hipertelorismo ocular) e das mandíbulas (micrognatia, retrognatia/fissuras faciais ou lábios, direção frontal e deformidade do crânio em trevo).

A avaliação das anomalias associadas inclui hidrâmnios, hidropsia fetal, aumento da translucência nucal e outras anomalias fetais, como as cardiopatias congênitas e as malformações renais císticas.

ASSISTÊNCIA AO PARTO

O parto de um acondroplásico, por exemplo, deve ser realizado por cesariana para minimizar os riscos de possíveis complicações relacionadas ao Sistema Nervoso Central, devido à desproporção cefalopélvica e à instabilidade da coluna cervical do feto em nível C1-C2.

A maioria das crianças com displasias esqueléticas letais é natimorta ou morre poucas horas após o parto. Alguns

recém-nascidos displásicos que apresentam desconforto respiratório, ao receberem suporte respiratório, podem sobreviver.

TRATAMENTO

O tratamento de indivíduos displásicos deve ser focado na prevenção de complicações neurológicas e ortopédicas, devido à compressão da medula espinhal, instabilidade articular e deformidades dos ossos longos.

Mensuração seriada da altura, peso e perímetro cefálico de criança com displasia esquelética é importante. Para isso, gráficos de crescimento específicos estão disponíveis para condições específicas, como a acondroplasia. A obesidade deve ser evitada.

Tratamento com hormônio do crescimento humano tem sido realizado em alguns pacientes com displasia esquelética, porém o hormônio do crescimento não é um tratamento lógico para a baixa estatura associada à displasia esquelética porque o defeito é causado pelo crescimento anormal do osso em resposta ao estímulo do hormônio do crescimento secretado em níveis normais. Um tratamento de curta duração em pacientes com acondroplasia e hipocondroplasia demonstrou aumento na velocidade de crescimento. Mais estudos são necessários para confirmar os efeitos benéficos em longo prazo.

ATIVIDADES FÍSICAS

Em displasias esqueléticas, a atividade física pode ser limitada devido à existência de problemas ortopédicos.

DISPLASIAS ESQUELÉTICAS MAIS COMUNS

ACONDROPLASIA

Descrita por Parrot, em 1878, sua incidência na população aproxima-se de 1:26.000. As manifestações mais frequentes são o nanismo, com predominância da rizomelia. O crânio e a face apresentam como característica a macrocefalia, acompanhada de hidrocefalia geralmente não hipertensiva, além do encurtamento da porção média da face, com nariz em sela. Uma das complicações mais frequentes na idade adulta é a estenose de canal nas porções lombares média e inferior, requerendo muitas vezes de tratamento cirúrgico. Este tipo de complicação atinge cerca de 50% dos portadores dessa síndrome.

O comprimento reduzido das trompas de Eustáquio resulta em otites de repetição, exigindo muitas vezes a drenagem cirúrgica dos tímpanos.

As osteotomias para correção das deformidades angulares dos membros inferiores devem ser realizadas de forma cuidadosa, porque muitas vezes elas se remodelam espontaneamente. Desaconselha-se a aceleração da fase de marcha, porque a cabeça volumosa e a hipotonia podem acentuar as deformidades da coluna. Alguns autores recomendam a estabilização da coluna em coletes, na tentativa de diminuir a hiperlordose na idade adulta e suas sequelas neurológicas. O crescimento mais acentuado da parte proximal da fíbula requer osteotomias, desacelerando a deformidade dos joelhos.

Na idade escolar, devemos evitar a obesidade, que frequentemente se instala nas crianças portadoras dessa displasia.

Em relação ao fator genético, mais de 80% dos casos são causados por mutação, transmitindo tanto na forma dominante como recessiva. A idade avançada do pai pode ser um fator de maior probabilidade do aparecimento dessa síndrome.

Atualmente, existem programas de alongamento ósseo para que estes pacientes atinjam alturas funcionais acima de 140 cm, o que possibilita melhor adaptação ao mundo social.

DISPLASIAS MESOMÉLICAS E ACROMESOMÉLICAS

Entre as displasias mesomélicas, a forma de discondrosteose de Leri-Weil encontra-se com maior frequência na população, manifestando-se com baixa expressividade na deformidade de Madelung.

O déficit de estatura varia entre 135 cm até a estatura normal. Os antebraços mostram-se encurtados, com rádios arqueados e aumento da distância da membrana interóssea. Pode ocorrer luxação distal da ulna com diminuição do movimento articular, o que algumas vezes requer correção cirúrgica.

As mãos e os pés são curtos, com encurtamento dos metacarpianos e metatarsianos. A luxação tíbio-fibular proximal pode vir acompanhada de exostoses.[10]

Outras anomalias associadas são: coxa vara, coxa valga e anomalias da tuberosidade do úmero.

DISPLASIA ESPÔNDILO-EPIFISÁRIA

Achatamento das vértebras na idade escolar, asas de ilíaco pequenas e colo femoral curto, com a cabeça femoral mostrando sinais de necrose, caracteriza a tríade básica desse tipo de osteocondrodisplasia. A forma tardia está ligada ao sexo, mostrando um padrão hereditário na linhagem do sexo masculino. Inicia-se em torno dos 5 anos de idade, mostrando um déficit estatural com localização no tronco.[11] Na idade adulta, o paciente atinge 150 cm e, apesar de o comprimento do tronco diminuir progressivamente, são as dores coxofemorais que o levam a procurar tratamento. A osteoartrose precoce, por volta dos 40 anos, evolui, exigindo artroplastias na maioria dos casos.

DISPLASIA EPIFISÁRIA MÚLTIPLA

Descrita por Fairbank, em 1947, a sua forma poliostótica tem abrigado uma grande variedade de outras anomalias em sua definição. A baixa estatura, com epífises pequenas, fragmentadas e de contornos irregulares, geralmente vem associada à rigidez articular progressiva, que, após os 30 anos, pode adquirir caráter incapacitante.

Esta anomalia manifesta-se dos 2 aos 10 anos de idade, e o que chama a atenção é o atraso de desenvolvimento

pôndero-estatural. Na idade adulta, geralmente os pacientes são submetidos a artroplastias em joelho e quadril. Muitas vezes, as sequelas articulares atingem graus intensos, exigindo diagnóstico diferencial com artrite reumatoide juvenil.

SÍNDROME DE LARSEN

Em 1950, Larsen e colaboradores descreveram uma síndrome caracterizada por luxações articulares múltiplas, fácies achatada e unhas encurtadas. Seguiram-se vários trabalhos mostrando a alta associação com pé torto congênito e atraso na fusão dos dois núcleos de ossificação do calcâneo.

Apesar das luxações múltiplas, essas articulações são rígidas, semelhantes à artrogripose, exigindo tratamentos cirúrgicos precoces, muitas vezes agressivos, na mesma intensidade da deformidade.[12] As mãos apresentam polegares alargados, unhas curvas, metacarpianos curtos com grandes alterações nos núcleos de ossificação. As fendas palatina e labial, as fusões das vértebras cervicais e a escoliose podem acompanhar esta forma de fibrodisplasia.

O tratamento inicial geralmente se constitui de órtese ou gesso para reduzir as luxações. Caso não se obtenha o reposicionamento articular nos primeiros meses, é indicado o tratamento cirúrgico.

EXOSTOSE MÚLTIPLA FAMILIAR

A aclasia diafisária ou condromatose é caracterizada por tumores osteocondrais das regiões metafisárias, resultando em deformidades do membros, associadas ou não a dos ossos metacarpianos e metatarsianos curtos.

Consiste em uma das osteocondrodisplasias mais frequentes, com mais de 2.000 relatos de literatura. Essas exostoses estão muitas vezes presentes desde o nascimento; entretanto, o diagnóstico é confirmado apenas na idade pré-escolar. Os osteocondromas acompanham o crescimento como brotos. Os ossos afetados estão comprometidos em seu crescimento longitudinal, resultando em assimetrias corporais e básculas na bacia.

Durante a adolescência surgem novas exostoses, aumentando o volume das preexistentes. As cirurgias visam a ressecar as saliências que causam compressão em estruturas nobres. Na idade adulta, existe o risco de transformação maligna tipo sarcomatosa, na incidência de 2% a 10%.[13] Devemos estar atentos para as exostoses que aumentam de volume após a maturidade esquelética. A transmissão é autossômica dominante.

ENCONDROMATOSE

Conhecida como doença de Ollier, apresenta como quadro radiográfico múltiplos encondromas de distribuição assimétrica, resultando em discrepância dos membros. As áreas transparentes de massas arredondadas nas regiões metafisárias que gradativamente vão invadindo as epífises e as diáfises definem a agressividade da patologia. As lesões atingem os ossos pélvicos e os da cintura escapular. Nas mãos, o aspecto bolhoso das tumorações ósseas praticamente confirma o diagnóstico. Esses pacientes apresentam tendência a fraturas de difícil tratamento, além do risco de malignização. Apesar de citada na literatura, existe muita controvérsia sobre a transformação sarcomatosa das lesões.[14]

DISPLASIA FIBROSA

Com características patológicas diferentes do fibroma não ossificante, esta displasia apresenta-se como uma verdadeira lesão patológica. A forma monostótica é facilmente confundida com lesões ósseas radiotransparentes, principalmente quando acometem seus sítios mais comuns como costela, fêmur proximal, tíbia, calota craniana e úmero.[15]

A forma poliostótica atinge de 20% a 30% dos pacientes afetados. Em 2% a 3% dos casos, esta forma vem associada a lesões cutâneas, manchas café com leite e disfunção endócrina, recebendo o nome de síndrome de Mac-Cune Albright.

A progressão é lenta até a puberdade. A pelve e a porção superior do fêmur podem sofrer deformidade, deslocando a cabeça em varo. A lesão vertebral pode ser complicada por escoliose de difícil tratamento cirúrgico, pela dificuldade de fixação em osso amolecido. As fraturas patológicas são comuns, porém, as transformações sarcomatosas são raras.

OSTEOGÊNESE IMPERFEITA

A primeira descrição científica dessa patologia foi feita por Ekman (1988), seguindo-se inúmeras denominações para ela, como síndrome de Lobstein, síndrome de Vrolik, síndrome de Porak-Durante, osteopsatirose idiopática, osteomalácia congênita etc.

É resultado de um distúrbio do tecido conjuntivo causado pelos defeitos moleculares herdados por transmissão autossômica recessiva ou dominante. As manifestações podem ser tanto esqueléticas (osteoporose, fragilidade óssea, adelgaçamento cortical) como extraesqueléticas (escleróticas azuis, otoesclerose e frouxidão ligamentar).

Devido à enorme variedade de quadros clínicos, a classificação da osteogênese imperfeita (OI) sofreu várias modificações.

Inicialmente, Looser (1906) dividiu a OI em duas formas: (a) congênita ou síndrome de Vrolik, de início intrauterino, caracterizada por várias fraturas e de prognóstico sombrio devido à fragilidade óssea exuberante que pode originar hemorragias internas decorrentes das contrações uterinas ao nascimento; (b) tardia ou síndrome de Lobstein, que incluía os casos de sobreviventes ou que se manifestavam na infância, com prognóstico variável dependendo da expressividade da síndrome.

Posteriormente, em 1949, Seedorf subdividiu a forma tardia em dois tipos (leve e grave), salientando a variedade dos quadros clínicos e radiográficos e propondo uma nova classificação.

Em 1978, Sillence e colaboradores, após um estudo genético e epidemiológico em 180 pacientes, constatou que a forma tardia grave mostrava uma transmissão hereditária variável entre autossômica dominante e recessiva e que também podia apresentar escleróticas normais, independentemente da gravidade do quadro radiográfico. Baseando-se nessas características, este autor acrescentou a Classificação de Seedorf a este novo tipo.

Em 1979, Sillence e colaboradores classificaram a OI em quatro tipos (I, II, III, IV) e, em 1981, quando houve a revisão dos pacientes, houve a subdivisão dos tipos I, III e IV em subtipos A e B, dependendo da ausência ou presença de dentinogênese imperfeita.[16-18]

Atualmente, com a evolução no estudo da ultraestrutura do colágeno, foram definidos mais de 20 genes, originando no mínimo 30 variedades de alterações moleculares causadoras da fragilidade óssea. Existem mais de 200 variedades de mutações, provocando quadros com características da osteogênese imperfeita.[19]

A incidência na população varia de 1/25.000 a 1/40.000, segundo Wynne-Davies.[20]

Quanto aos diagnósticos diferenciais mais comuns, devemos considerar raquitismo hipofosfatêmico, hipofosfasia congênita e nanismo camptomélico. Outro diagnóstico diferencial é a osteoporose juvenil idiopática, com etiologia desconhecida, que se manifesta no período pré-pubere, com evolução autolimitada e remissão em cerca de cinco anos. Nesta última patologia, o cálcio sérico mantém-se baixo.

Apesar da agressividade da patologia, podemos obter resultados gratificantes quando melhoramos a qualidade da musculatura com exercícios, principalmente com natação, diminuindo-se sensivelmente a frequência de fraturas.

OSTEOPETROSE

A osteopetrose, descrita em 1904 por Albers-Shonberg, varia consideravelmente na gravidade de suas manifestações clínicas. Há pelo menos duas formas distintas, a congênita e a tardia, que diferem no seu modo de transmissão genética.

A forma mais grave é a congênita, com transmissão autossômica recessiva, com prognóstico reservado, na maioria dos casos. A outra forma, tardia, é herdada de modo autossômico dominante, e seu quadro clínico varia na idade de apresentação.

Na forma congênita, o canal medular obstrui gradativamente, causando uma disfunção na hematopoiese medular. Este processo leva a uma anemia acentuada, com hepatoesplenomegalia compensatória. A paralisia dos pares cranianos, principalmente óptico, facial ou oculomotor, pode ocorrer pelo estreitamento dos canais, com consequentes alterações neurológicas por compressão nervosa. Fraturas patológicas e osteomielite são comuns. Geralmente ocorre o óbito durante a primeira década de vida, resultado de infecções generalizadas.

Na forma tardia, a expectativa de vida não sofre alteração. A anemia não é tão intensa, e as alterações neurológicas são mais raras. A consolidação das fraturas é lenta, porém satisfatória.

Muitas vezes, a doença permanece silenciosa e assintomática, podendo ser descoberta como um achado radiológico que demonstra o aumento da densidade óssea. Existem descrições na literatura de formas intermediárias, que geralmente se manifestam com características recessivas.

A etiologia da osteopetrose é desconhecida. O defeito básico parece estar nos osteoclastos que, sendo anormais, são incapazes de reabsorver osso e cartilagem. Com frequência, observa-se um aumento do número de osteoclastos que não estão funcionando adequadamente. Como a atividade dos osteoblastos continua normal, grandes quantidades de cartilagem ossificada e ossos primitivos se acumulam, inicialmente na metáfise e posteriormente em toda a diáfise.

Radiologicamente, esta patologia caracteriza-se por uma acentuada opacidade dos ossos.[21] Ocorre obliteração do canal medular, não havendo distinção entre osso esponjoso e cortical. A imagem mais marcante é de "osso dentro do osso". Na coluna, o aumento da densidade óssea registra um contorno mais denso, semelhante à moldura de um quadro ou sanduíche.

O tratamento, na forma congênita, é dirigido principalmente para o controle da grave anemia, e provavelmente é a patologia que tem obtido melhores resultados com o transplante de medula.

PICNODISOSTOSE

Foi descrita em 1962 como uma variante de osteopetrose por Maroteuax-Lamy. A herança é dada por um gene autossômico recessivo, e estima-se uma incidência menor que 1:1.000.000.

As principais características encontradas na picnodisostose são: baixa estatura com membros curtos, osteoesclerose generalizada, hipoplasia ou ausência da porção lateral da clavícula, aplasia total ou parcial das falanges distais das mãos, suturas cranianas alargadas e fontanelas persistentemente abertas, micrognatia e maxila pequena.[22]

As fraturas patológicas dos ossos longos, densos e frágeis, são os principais problemas enfrentados. O traço de fratura é transverso e a consolidação é lenta.

O canal medular é imperfeito e pequeno, estando sempre presente com sinais de produção hematopoiética. No diagnóstico diferencial, devemos considerar principalmente a osteopetrose e a disostose cleidocraniana.

A sobrevida é normal, mesmo em pacientes que atingem altura maior que 150 cm.

REFERÊNCIAS BIBLIOGRÁFICAS

1. International Working Group on Constitutional Diseases of Bone. International nomenclature and classification of the osteochondrodysplasias (1997). Am J Med Genet. 1998;79(5): 376-82.
2. Ikegawa S. Genetic analysis of skeletal dysplasia: recent advances and perspectives in the post-genome-sequence era. J Hum Genet. 2006;51(7):581-6.
3. Alman BA. Skeletal dysplasias and the growth plate. Clin Genet. 2008;73(1):24-30.
4. Kronenberg HM. Developmental regulation of the growth plate. Nature. 2003;423(6937):332-6.
5. Doray B, Favre R, Viville B, et al. Prenatal sonographic diagnosis of skeletal dysplasias. A report of 47 cases. Ann Genet. 2000;43(3-4):163-9.
6. Parilla BV, Leeth EA, Kambich MP, et al. Antenatal detection of skeletal dysplasias. J Ultrasound Med. 2003;22(3):255-8; quiz 259-61.
7. Krakow D, Williams J 3rd, Poehl M, et al. Use of three-dimensional ultrasound imaging in the diagnosis of prenatal-onset skeletal dysplasias. Ultrasound Obstet Gynecol. 2003;21(5):467-72.
8. Cassart M, Massez A, Cos T, et al. Contribution of three-dimensional computed tomography in the assessment of fetal skeletal dysplasia. Ultrasound Obstet Gynecol. 2007;29(5): 537-43.
9. Sillence DO. Osteogenesis imperfecta. An expanding panorama of variants. Clin Ortop. 1981;159:11-25.
10. Pinto, JA, et al. Displasia Acromesomélica. Rev Bras Ortop. 1996; 31(6): 521-24.
11. Wynne-Davies R, Hall C. Two clinical variants of spondylo-epiphysial dysplasia congenita. J Bone Joint Surg Br. 1982;64(4):435-41.
12. Laredo Filho J, Lazzareschi M, Lazzareschi JC, et al. Sindrome de Larsen. Rev Bras Ortop. 1985;20(4):143-8.
13. Stieber JR, Dormans JP. Manifestations of hereditary multiple exostoses. J Am Acad Orthop Surg. 2005;13(2):110-20.
14. Flemming DJ, Murphey MD. Enchondroma and chondrosarcoma. Semin Musculoskelet Radiol. 2000;4(1):59-71.
15. Harris WH, Dudley HR, Barry RJ. The natural history of fibrous dysplasia. An orthopaedic, pathological, and roentgenographic study. J Bone Joint Surg Am. 1962;44-A:207-33.
16. Aldegheri R. Distraction osteogenesis for lengthening of the tibia in patients who have limb-length discrepancy or short stature. J Bone Joint Surg Am. 1999;81(5):624-34.
17. Azouz EM, Teebi AS, Eydoux P, et al. Bone dysplasias: an introduction. Can Assoc Radiol J. 1998;49(2):105-9.
18. Sillence DO, Senn As, Danks DM. Genetic heterogeneity in osteo-genesis imperfecta. J Med Genet. 1979;16:101.
19. Santili C, Akkari M, Waisberg G, et al. Avaliação Clínica, Radiográfica e Laboratorial de Pacientes com Osteogênese Imperfeita. Rev Assoc Med Bras. 2005;51(4):214-20.
20. Wynne-Davies R, Gormley J. Clinical and genetic patterns in osteogenesis imperfecta. Clin Orthop Rel Res. 1981; Sep;159:26-35.
21. Fernandes CH, Matheus RP, Faloppa F, et al. Alterações esqueléticas da mão na picnodisostose. Rev Bras Ortop. 1996;31(5).
22. Tolar J, Teitelbaum S, Orchard PJ. Osteopetrosis. N Engl J Med. 2004;351(27):2839-49.

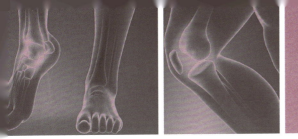

Osteogênese Imperfeita

Ellen de Oliveira Goiano
Tábata de Alcântara
Claudio Santili

INTRODUÇÃO

A osteogênese imperfeita (OI) é uma doença determinada geneticamente, na qual estão afetadas a estrutura e a função do colágeno do tipo I, que representa mais de 90% do colágeno tecidual total, e é responsável por 70% a 80% do peso seco dos tecidos fibrosos densos que formam o sistema musculoesquelético.[1] O colágeno do tipo I é um heteropolímero constituído por duas cadeias alfa um e uma cadeia alfa dois, que assumem estruturalmente a forma de tripla hélice. O padrão de herança mais comum é o autossômico dominante, mas outras mutações recessivas vêm sendo descobertas.[2] Cerca de 90% das mutações ocorrem nos cromossomos sete e 17, mais especificamente nos *Loci* COL1A1 e COL1A2, onde acontece com maior frequência a substituição da glicina por um outro aminoácido (Figura 21.1).[3-5] Mutações novas localizadas nestes *Loci* determinam principalmente a OI, mas podem também causar a síndrome de Ehlers-Danlos dos tipos VIIA ou VIIB e a síndrome de Marfan.[3] Um grande número de mutações tem sido descrito, porém, a correlação entre o defeito genético específico e o fenótipo produzido, ainda é pouco estabelecida.[4]

A OI é uma doença rara, ocorrendo um caso em cada 15.000 a 20.000 nascimentos, e sua prevalência é de um para cada 200.000 indivíduos.[6] Não há citações na literatura sobre o predomínio em relação à raça ou quanto ao gênero.

O diagnóstico normalmente é baseado na história clínica, no exame físico e nos achados radiográficos, não existindo, na prática, um exame complementar específico para a confirmação do diagnóstico. Apesar de estudos de biologia molecular serem capazes de identificar algumas alterações sugestivas, a correlação clínico-laboratorial para cada tipo de apresentação é também difícil de estabelecer. No diagnóstico diferencial deve-se considerar a hipofosfatasia, a acondrogênese, a acondroplasia, a picnodisostose, o raquitismo, a leucemia, a osteoporose idiopática juvenil, e muito importante: o abuso físico infantil.

A doença é de espectro clínico heterogêneo, sendo marcantes a fragilidade óssea, a frouxidão cápsulo-ligamentar (Figura 21.2), a cor azulada da esclerótica (Figura 21.3) e a surdez.[4,6] A fosfatase alcalina sérica acha-se aumentada, não sendo observadas alterações sistêmicas do Ca^{+2}, P, PTH ou mesmo da 1,25 vitamina D.[4,7-9] Estudos mais recentes mostram o aumento na excreção urinária de cálcio, fósforo,

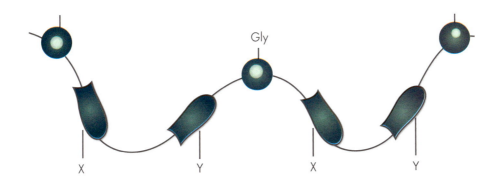

FIGURA 21.1 Estrutura da cadeia alfa, onde ocorrem mutações nos cromossomos 7 e 17.

magnésio, hidroxiprolina e dos glicosaminoglicanos.[10,11] A presença de aminoacidúria, com consequente diminuição dos aminoácidos séricos, pode ser encontrada[4,8] e mais raramente, alterações metabólicas que elevam o risco de sangramentos.[6,7]

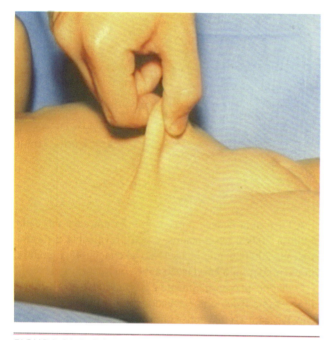

FIGURA 21.2 Criança portadora de OI com frouxidão ligamentar.

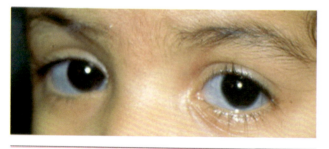

FIGURA 21.3 Criança portadora de OI com escleras azuladas.

CLASSIFICAÇÃO

Várias classificações têm sido descritas para melhor identificação das diversas formas de apresentação da *osteogenesis imperfecta*. A mais utilizada ao longo dos anos tem sido a classificação de Sillence *et al.*,[1,3,5,7,13] originalmente com quatro tipos e, após uma revisão atual, foi incluída na classificação o tipo V. Os critérios da classificação revisada de Sillence, Senn e Danks (2014),[13,14] são os seguintes:

- **Tipo I:** herança autossômica dominante, fragilidade óssea leve a moderada (1 ou mais fraturas ao ano), velocidade de crescimento e estatura normais ou próximas do normal, escleras azuladas, dentinogênese imperfeita (subtipo B) ou normal (subtipo A), perda prematura da audição em 30% dos casos, fraturas por compressão vertebral mínimas e deformidades discretas nos membros. Prognóstico bom, permitindo a deambulação normal. É a forma mais comum e amena da doença.
- **Tipo II:** herança autossômica dominante ou recessiva, com fraturas e deformidades desde o período intrauterino, ossos alargados e disformes, frouxidão cápsulo-ligamentar acentuada, escleras azuis ou acinzentadas. Prognóstico ruim, com elevado índice de óbito intrauterino (10%) ou nos primeiros dias de vida (recém-nascido, geralmente, prematuro). Forma mais rara e extremamente grave. (Figura 21.4)

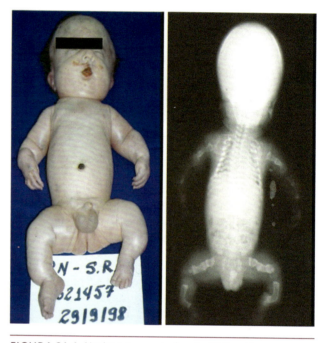

FIGURA 21.4 Natimorto portador de OI tipo II.

- **Tipo III:** herança autossômica recessiva, fraturas múltiplas (> 3/ano antes da adolescência), cifoescoliose progressiva (não relacionada a fraturas), comprometimento importante do crescimento linear, dentinogênese imperfeita (Figura 21.5) e escleras inicialmente azuladas que tendem a opacificar com o passar do tempo. Prognóstico compatível com a vida, porém com alta incidência de mortalidade na terceira e quarta décadas de vida, devido a infecções e insuficiência respiratórias. Forma rara e progressivamente deformante.
- **Tipo IV:** herança autossômica dominante, com fraturas congênitas raras, mas que se iniciam logo após o nascimento (média de 3 fraturas ao ano), diminuição da velocidade de crescimento e altura moderados, deformidades ósseas frequentes com *antecurvatum* de pernas e coxas (relacionadas às fraturas), escleras azu-

ladas que tendem a opacificar com a idade, a perda auditiva é infrequente e a dentinogênese pode ser imperfeita (subtipo B) ou normal (subtipo A), além de fraturas vertebrais por compressão frequentes. O prognóstico é compatível com a vida, e a deambulação é possível com auxílio de órteses, tratamento clínico e cirurgias corretivas em muitos casos. (Figura 21.6).[15]

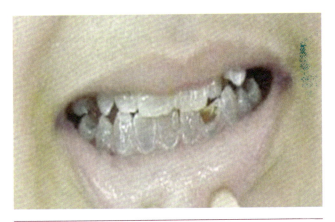

FIGURA 21.5 Dentinogênese imperfeita: dentes opacos e quebradiços.

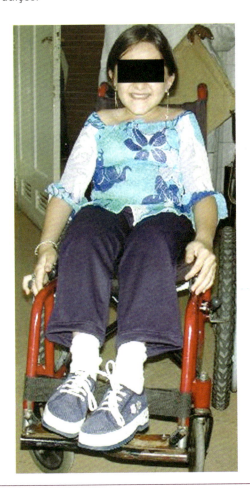

FIGURA 21.6 Paciente com OI e limitação da deambulação.

- **Tipo V:** a fragilidade óssea aqui é de moderada a grave, como no tipo IV, mas neste caso ela é definida por apresentar calcificação progressiva das membranas interósseas nos antebraços e pernas. Além disso, há maior propensão a desenvolver calos hiperplásicos. A síndrome foi delineada com algum detalhe por Bauze *et al.* (1975),[16] que observaram que 10% dos pacientes com OI moderada a grave e esclera normal tinham OI tipo 5. A calcificação da membrana interóssea nos antebraços é observada desde o início da vida, o que leva à restrição da pronação e supinação, e eventual deslocamento das cabeças radiais. Os afetados tendem a ter valores mais altos de fosfatase alcalina sérica e têm um risco aumentado de desenvolvimento de calos hiperplásicos após uma fratura ou cirurgia ortopédica.

Com a evolução do estudo dos genes, foram identificadas cerca de 1.832 mutações individuais e, levando-se em conta o gene acometido, já foram identificados pelo menos 17 subtipos da doença.[14] Entretanto, em 2009, a Sociedade Internacional de Displasias Esqueléticas manteve a classificação de Sillence *et al.* como de referência, devido a grande complexidade da classificação genética.[17]

QUADRO CLÍNICO

Uma vez que a OI é causada por um defeito quantitativo e/ou qualitativo no colágeno do tipo I, a fragilidade óssea é um sintoma cardinal.[9] As fraturas, muitas vezes, podem ser reconhecidas antes do nascimento,[13-16] sendo detectadas por meio de ultrassonografia fetal no primeiro trimestre da gestação nos casos graves e no último trimestre nos casos moderados.[14,19,20]

As fraturas ocorrem frequentemente nos primórdios da infância, atingem preferencialmente os membros inferiores e tornam-se menos comuns após a puberdade. Sua frequência e prematuridade de início estão diretamente relacionadas com a gravidade da doença.[7,9,14]

Na prática clínica encontra-se uma diferença importante ao compararmos pacientes dos tipos III e IV com os portadores do tipo I quanto ao número de fraturas, sendo estes últimos aqueles que apresentam a forma mais branda da doença, com um número bem menor de fraturas. Observa-se também que, na média, o primeiro episódio de fratura ocorre mais precocemente no tipo III, seguindo-se dos tipos IV e I, respectivamente.

As escleróticas azuladas e a dentinogênese imperfeita são também características marcantes dos pacientes portadores de OI. A maior parte deles apresenta escleróticas azuis, e mais caracteristicamente, todos os pacientes do tipo I são portadores deste fenótipo.[3] A dentinogênese imperfeita, caracterizada por falha na formação da dentina, torna os dentes de coloração amarronzada, maior propensão às cáries e está presente em todos portadores de OI do tipo III.[3,16]

A diminuição da acuidade auditiva, decorrente da otoesclerose é do tipo condutivo, inicia-se na 2ª ou 3ª década de vida e tem caráter gradual e progressivo. Ocorre em até

Série Ortopedia e Traumatologia – Fundamentos e Prática

40% ou 50% dos pacientes portadores do tipo I da doença e é pouco frequente nos demais grupos.[6,22]

Deformidades esqueléticas estão frequentemente presentes, predominam nos membros inferiores e, em sua maioria, são decorrentes de fraturas consolidadas viciosamente. Estão diretamente relacionadas com a gravidade do acometimento e interferem no prognóstico de marcha.[7,9,11,15] Na avaliação do estado deambulatório dos pacientes constata-se que, caracteristicamente, todos os pacientes do tipo I são deambuladores, enquanto os portadores do tipo III raramente deambulam. Os portadores do tipo IV apresentam características deambulatórias variáveis, mas diferentemente daqueles do tipo III, mesmo os que não deambulam, fizeram-no em algum momento de suas vidas.

A baixa estatura é um achado comum nos pacientes portadores de OI. Foi observada em 68,2% dos nossos pacientes com estatura abaixo do percentil 2,5.[1]

Nos casos mais graves da doença, podem ocorrer deformidades da coluna vertebral, sendo mais comum a escoliose, que ocorre em 20% a 40% dos pacientes. A escoliose, além de contribuir para a baixa estatura, é responsável pela diminuição da capacidade cardiopulmonar, limitando assim a expectativa de vida destes doentes. Pode ocorrer também cifose, impressão basilar ou espondilolistese.[1,3,4] Como parte do quadro clínico, coexiste frequentemente o aumento da frouxidão cápsulo-ligamentar, tendência aumentada ao sangramento, fáceis triangular, alterações da pele, e mais raramente pode existir hérnia inguinal, defeitos congênitos tardios e retardo mental.[4,14] Nesses fenótipos mais graves pode ocorrer insuficiência respiratória e hipertensão pulmonar, levando à diminuição da sobrevida. Cerca de 20% sobrevivem mais de 40 anos.

DIAGNÓSTICO

Radiograficamente são encontradas alterações que variam na dependência da qualidade e da quantidade óssea, segundo a gravidade da OI. Há, em geral, uma diminuição do trabeculado ósseo normal, uma diminuição da espessura da cortical, e podem existir, ou não, deformidades angulares.[7,9,14,16] Estas deformidades são mais comuns nos membros inferiores, podendo coexistir fraturas em várias fases de consolidação num mesmo paciente, nas convexidades dos ossos longos. Nas formas mais graves existem as chamadas calcificações em "pipoca" na região metafisária dos ossos longos. Mais raramente, encontram-se casos com protrusão acetabular.[6]

A densidade óssea está diminuída e o metabolismo ósseo aumentado nos doentes com OI, e isto pode ser investigado por métodos radiográficos, pela densitometria óssea (DMO) ou por meio de exames laboratoriais.

A DMO é um método mais eficaz que a radiografia, pois consegue quantificar objetivamente a diminuição de massa óssea. Também se presta para o seguimento dos pacientes que são tratados clinicamente com bisfosfonados ou outras drogas, mas apresenta limitações em crianças de baixa idade e estatura, que muitas vezes necessitam de anestesia geral para sua realização, além do fato de não haver ainda um padrão confiável de normalidade para as diferentes idades e alturas.

Dentre os exames laboratoriais a avaliação sanguínea do N-telopeptídeo X (NT-x) apresenta-se, no momento, como o exame mais fidedigno do metabolismo ósseo, devendo ser utilizado, quando disponível, para avaliação e acompanhamento da depleção óssea nestes pacientes e para avaliar a efetividade dos tratamentos implantados. A fosfatase alcalina também pode se encontrar aumentada. Em relação à dosagem do cálcio sérico, a literatura não relata alterações nos seus resultados.

Existe uma grande variabilidade de manifestações na OI e observamos que a "confirmação do diagnóstico" da doença se faz, principalmente, pela investigação clínica e pelo exame físico. Deve-se investigar a história familiar, o antecedente de fraturas com mecanismo de trauma que não se justificariam em pessoas com estrutura musculoesquelética normal e buscar a presença de alterações físicas características, como: escleróticas azuladas, dentinogênese imperfeita, escoliose, baixa estatura e deformidades angulares, principalmente nos membros inferiores. A radiografia também auxilia no diagnóstico, ao detectarmos a diminuição do trabeculado ósseo e da cortical no fêmur proximal, além da avaliação das deformidades constatadas no exame clínico.

Hoje, já se encontra disponível em grandes centros os testes genéticos para fechar o diagnóstico nos casos mais duvidosos, através de um painel multigene. Este deve ser solicitado principalmente em pacientes de menor idade, quando estivermos diante da possibilidade de outras afecções como displasias esqueléticas, tipos graves de raquitismo e doenças do metabolismo com fragilidade óssea. Os genes já disponíveis para teste são COL1A1, COL1A2, CR-TAP, LEPRE1, P3H1, PPIB e IFITM5 (tipo V).

TRATAMENTO

O tratamento ainda hoje é um desafio, exigindo o acompanhamento por uma equipe multidisciplinar que objetiva maximizar as funções e proporcionar maior independência nas atividades da vida diária.

Nas tentativas clínicas, inúmeras drogas já foram utilizadas, todas com o objetivo de diminuir o número de fraturas e a dor, e assim melhorar a qualidade óssea, propiciando a possibilidade de deambulação autônoma e independente. Com este fim, foram testados sem sucesso significativo os fluoretos, a calcitonina, o fósforo, o cálcio, o hormônio de crescimento, os hormônios sexuais e o óxido de magnésio.[3] Os bisfosfonados baseiam-se na diminuição da reabsorção óssea e no consequente aumento da massa óssea. O pamidronato pertence à segunda geração de bisfosfonados e possui uma estrutura química análoga ao pirofosfato, que é um inibidor natural da reabsorção óssea. Atua estimulando a apoptose dos osteoclastos e, atrasando a dos·osteoblastos através da ação na cadeia de produção do mevalonato, tem se mostrado uma opção eficaz na redução do número de fraturas e melhora da qualidade óssea. No Brasil, o pamidronato é o medicamento padronizado pelo Ministério da Saúde para o tratamento clínico da doença.

Osteogênese Imperfeita

O ácido zolendrônico é um dos bifosfonados mais potentes e já está sendo utilizado em crianças com OI fora do Brasil, inicialmente com bons resultados e maior comodidade posológica.[17,23] Alendronato oral e opandronato têm sido relacionados com o aumento da densidade mineral óssea da coluna vertebral e baixa incidência de fraturas de ossos longos, sem diferenças funcionais (mobilidade, força muscular).[15,24,26] Assim, existem poucos estudos randomizados que nos indiquem qual o melhor tipo de bisfosfonado, porém o que se depreende da literatura é que o pamidronato é aquele que tem maior efeito na diminuição da dor, diminuição de fraturas e aumento da densidade mineral óssea (Figura 21.7). Medicações orais são mais facilmente ministradas, porém possuem efeitos colaterais gastrointestinais indesejáveis. Estudos mostram que o alendronato aumenta a densidade mineral óssea, mas tem pouco efeito na dor, na mobilidade, e na incidência de fraturas em portadores de OI moderadas e graves. Mais recentemente, estudos multicêntricos, de pacientes recebendo risendronato, mostraram resultados comparáveis aos do pamidronato, com diminuição do número de fraturas e aumento da densidade mineral óssea em crianças, mas sem eficácia em adultos.[27,28]

Segundo Chines *et al.*, a hipercalciúria pode ser considerada um fator indicativo de maior gravidade da doença, e os pacientes tendem a apresentar maior número de fraturas em comparação aos normocalciúricos; sendo assim, a diminuição dos níveis da calciúria está associada à diminuição do número de fraturas nos pacientes tratados com pamidronato, fato esse também observado em nossos pacientes.[12]

Glorieux *et al.* (1998), verificaram, através da densitometria, aumento de 41,9% na massa óssea, além da diminuição na taxa de fraturas de 2,2 ao ano para 0,6, o que demonstra uma queda de cerca de 70% no número de fraturas. Este resultado é pouco inferior ao que encontramos no nosso meio, quando observamos uma diminuição de cerca de 80% no número de fraturas após a administração de pamidronato em ciclos regulares.[1,25,26]

O tratamento ortopédico, por sua vez, se faz mediante a assistência às fraturas, com correção e prevenção das deformidades, principalmente nos membros inferiores, com vistas ao melhor prognóstico para a marcha.[1,7,17]

O princípio básico que deve ser respeitado na abordagem cirúrgica destes pacientes é que as corticais ósseas são extremamente frágeis e não dão suporte mecânico ao material de osteossíntese superficial, nas estabilizações após as osteotomias corretivas das deformidades ou mesmo nas reconstruções após fraturas. Assim, quando houver fratura ou deformidade acentuada que limite a função ou mesmo impossibilite a marcha, por acometimento dos membros inferiores, o planejamento operatório deve ser feito utilizando-se os princípios do encavilhamento ósseo intramedular.[30,31]

Numa boa parte das vezes, a correção da deformidade ou estabilização da fratura é conseguida com o simples encavilhamento ósseo, após osteotomia única ou a redução da fratura, buscando melhor estabilização mecânica para o sistema. Noutras situações, os encurvamentos são de raio longo e não se prestam à correção num único ponto, havendo a necessidade de se proceder à osteotomia em dois ou mais sítios no mesmo osso; na reconstrução, a montagem se faz com a inversão dos fragmentos no sentido "côncavo para o convexo" alternadamente, produzindo uma reta na montagem final, como é conseguido com a operação de Sofield-Millar.[30]

No entanto, o emprego de hastes rígidas para o encavilhamento faz com que, após certo período de crescimento longitudinal, o fio de Steimann torne-se relativamente curto e assim tende a romper a cortical anterior da metáfise distal do fêmur, provocando nova fratura. Com o objetivo de vencer esta dificuldade, que é a inadequação do material endomedular quando colocado na criança, Bailey e Dubow (Figura 21.8) desenvolveram uma haste telescopada que se distende acompanhando o crescimento ósseo.[31] Com a evolução do método, outras hastes telescopadas foram surgindo. A haste de Fassier-Duval (Figura 21.9) é a mais utilizada no mundo, mas em nosso meio também foi desenvolvida uma haste telescopada (Figura 21.10).[32] Ambas têm demonstrado taxas de complicação menores que as demais e maior tempo de permanência.[33,34]

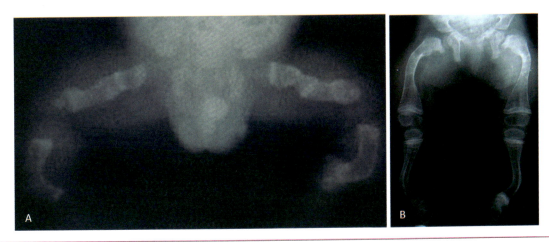

FIGURA 21.7 Radiografia de membros inferiores de criança portadora de OI Tipo II aos 4 meses de idade **(A)** e após 2 anos em uso de pamidronato endovenoso a cada 3 meses **(B)**.

Série Ortopedia e Traumatologia – Fundamentos e Prática

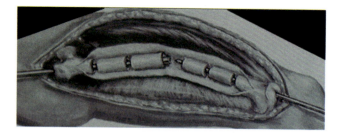

FIGURA 21.8 Técnica cirúrgica com haste extensível de Bailey e Dubow, 1981.

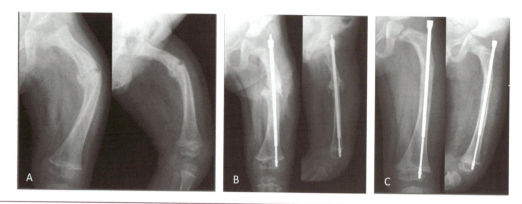

FIGURA 21.9 **(A)** paciente 2 anos de idade com fratura do fêmur (pré-operatório); **(B)** submetido à cirurgia para correção de deformidade do fêmur esquerdo com haste Fassier-Duval; **(C)** evidência do "crescimento guiado" pela haste após 2 anos de seguimento.

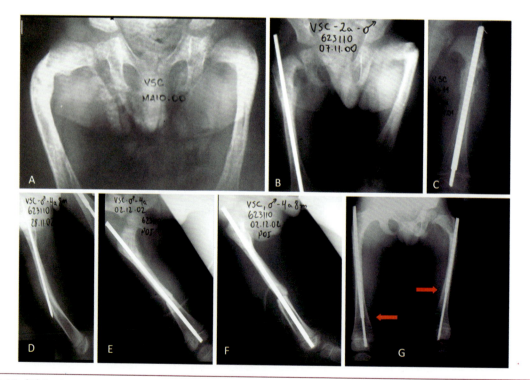

FIGURA 21.10 **(A)** Paciente portador de OI tipo III. **(B)** Submetido à cirurgia para correção de deformidade do fêmur direito e fixação com haste rígida. **(C)** Osteotomias corretivas do fêmur esquerdo e encavilhamento com haste extensível. **(D)** Extrusão da haste na cortical anterior. **(E)** e **(F)** Encavilhamento intramedular com haste extensível após osteotomia corretiva à direita. **(G)** Evidência do "crescimento telescopado" pela haste após período de seguimento.

REFERÊNCIAS BIBLIOGRÁFICAS

1. Santili C, et al. Avaliação clínica, radiológica e laboratorial de pacientes com osteogênese imperfeita. AMB Rev Assoc Med Bras. 2005; 51(4): 214-20.
2. Forlino A, Cabral WA, Barnes AM, Marini JC. New perspectives on osteogenesis imperfecta. Nat Rev Endocrinol. 2011;7:540-557.
3. Cole WG. The Molecular Pathology of Osteogenesis Imperfecta. Clin Orthop Relat Res. 1997; 343: 235-48.
4. Dalgleis HR. The human type I collagen mutation database. Nucleic Acids Research, 1997; 25(1):181-187.
5. Van Dijk FS, Byers PH, Dalgleish R, Malfait F, Maugeri A, Rohrbach M, Symoens S, Sistermans EA, Pals G. EMQN Best practice guidelines for the laboratory diagnosis of osteogenesis imperfecta. Eur J Hum Genet. 2012; 20:11–19.
6. Minch CM, Kruse RW. Osteogenesis imperfecta: A review of basic science and diagnosis. Orthopaedics. 1998; 21(5): 558-67.
7. Engelbert RHH, et al. Osteogenesis inperfecta in childhood: treatment strategies. Arch Phys Med Rhehabil. 1998; 79(12):1590-1594.
8. Albright JA. Studies of pacients with osteogenesis imperfecta. J Bone Joint Surg Am. 1971; 53(7):1415-25.
9. Moriwake T, Seino Y. Recent progress in diagnosis and treatment of osteogenesis imperfecta. Acta Paediatr Jpn. 1997; 39:521-7.
10. Trelstad RL, et al. Osteogenesis Imperfecta Congenita. Evidence for a Generalized Molecular Disorder of Collagen. Laboratory Investigation Copyriht 1997. Int Acad Pathol. 1977; 36(5):501.1977.
11. Solomons CC, Millar E. Osteogenesis Imperfecta – New perspectives. Clin Orthop Relat Res. 1973; 96:229-303.
12. Chines A, et al. Hypercalciuria in Osteogenesis Imperfecta: A Follow-Up Study to Assess Renal Effects. Bone. 1995; 16 (3): 333-339.
13. Sillence DO, Senn A, Danks DM. Genetic heterogeneity in Osteogenesis Imperfecta. J Med Genet. 1979; 16:101-16.
14. Van Dijk FS, Sillence DO. Osteogenesis imperfecta: Clinical diagnosis, nomenclature and severity assessment. Am J Med Genet Part A. 2014; 164A:1470–1481.
15. Astrom E, Soderhall S. Beneficial effect of bisphosphonate during five years of severe osteogenesis imperfecta. Acta Paediatr. 1998; 87: 64-8.
16. Bauze RV, Smith R, Francis MJO. 1975. A new look at osteogenesis imperfecta. A clinical, radiological and biochemical study of forty-two patients. J Bone Joint Surg 57B:2.
17. Valadares ER, et al. What is new in genetics and osteogenesis imperfecta classification? Jornal de Pediatria. Nov. 2014; 90(6):536-541. Elsevier BV. DOI:10.1016/j.jped.2014.05.003.
18. Steiner RD, et al. Studies of collagen synthesis and structure in the differentiation of child abuse from osteogenesis imperfecta. J Pediatr. 1996; 128(4):524-527.
19. Omati AW, Chaves FR. Osteogênese Imperfeita intraútero. Rev Imagem. 1985; (7)1:29-30.
20. Berge LN, et al. Prenatal Diagnosis of Osteogenesis Imperfecta. Acta Obstet Gynecol Scand. 1995; 74(4):321-323.
21. Ring D, et al. Treatment of Deformity of the Lower Limb in Adults Who Have Osteogenesis Imperfecta. J Bone Joint Surg Am. 1996; 78 (2):220-225.
22. Bishop NJ, Walsh JS. Osteogenesis imperfecta in adults. Journal Of Clinical Investigation. 27 jan. 2014; 124(2):476-477. American Society for Clinical Investigation. DOI: 10.1172/jci74230.
23. Vuorimies I, et al. Zoledronic Acid Treatment in Children with Osteogenesis Imperfecta. Horm Res Paediatr. 2011; (75)5:346-353. S. Karger AG. DOI: 10.1159/000323368.
24. Glorieux FH. Treatment of Osteogenesis Imperfecta: Who, Why, What? Horm Res. 2007; 68 (suppl 5): 8–11.
25. Glorieux FH, et al. Cyclic administration of pamidronate in children with severe Osteogenesis Imperfecta. N Engl J Med 1998; 339(14): 947-52.
26. Plotkin H, Glorieux FH. Medical treatment of osteogenesis imperfecta. Drug Dev Res. 2000; 49(3): 141-145.
27. Bishop N, et al. Risedronate in children with osteogenesis imperfecta: a randomised, double-blind, placebo-controlled trial. The Lancet. Out. 2013; (382)9902:1424-1432. Elsevier BV. DOI: 10.1016/s0140-6736(13)61091-0.
28. Bradbury LA, et al. Risendronate in adults with osteogenesis imperfecta type I: increased bone mineral density and decrease bone turn over, buth hight fractures rate persists. Osteoporos Int, Oxford. Jul. 2012; 23:285-294.
29. Assis MC, et al. Osteogênese imperfeita: Novos conceitos. Rev Bras Ortop. 2002; 37(8): 323-327.
30. Santili C, et al. A operação de Sofield e Millar no tratamento da osteogênese imperfeita. Acta Ortop Bras. 2004; 12(4):226-231.
31. Bailey RW, Dubow HI. Evolution of the concept of an extensible nail accommodating to normal longitudinal bone growth: clinical considerations and implications. Clin Orthop Relat Res. 1981 Sep; 159:157-70.
32. Rosenberg DL, Goiano EO, Akkari M, Santili C. Effects of a telescopic intramedullary rod for treating patients with osteogenesis imperfecta of the femur. J Child Orthop. 2018; 12:97-103.
33. Sterian A, Balanescu R, Barbilian A, Ulici A. Osteosynthesis in Osteogenesis Imperfecta, telescopic versus non-telescopic nailing. Journal of Medicine and Life. 2015; 8(4):563-5.
34. Ruck J, Dahan-Oliel N, Montpetit K, Rauch F, Fassier F. Fassier–Duval femoral rodding in children with osteogenesis imperfecta receiving bisphosphonates: functional outcomes at one year. Journal of Children's Orthopaedics. 2011 Jun 8; 5(3):217-24.

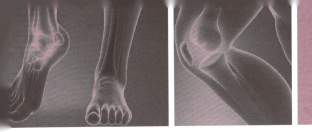

Anomalias dos Membros Superiores

Giana Silveira Giostri

INTRODUÇÃO

Os termos malformação, anomalia, defeito ou deformidade congênita são utilizados na literatura de forma intercambiável e contribuem para aumentar a dificuldade no registro dessas alterações ao nascimento e favorecer a imprecisão dos dados epidemiológicos.

Segundo Netscher e Baumholtz,[1] um a cada 600 nascidos vivos portam uma alteração congênita nos membros superiores. Kozin[2] cita que as anomalias congênitas acometem cerca de 1% a 2% dos recém-nascidos e, dessas, 10% ocorrem nos membros superiores. Larsen[3] refere que pequenos defeitos podem não ser noticiados, e recomenda que a sua frequência ao nascimento seja expressa pela prevalência e não pela incidência. De sorte que a forma como os dados são coletados e outros fatores como a nomenclatura adotada e a associação com síndromes contribuem para aumentar a dificuldade na determinação da frequência das alterações congênitas.

Alterações comumente encontradas como a sindactilia têm prevalência em aproximadamente 2 a 3 casos em 10 mil nascidos vivos. A também frequente polidactilia tem prevalência de 5 a 7 casos em 10 mil nascidos vivos.[4] Em contrapartida, alterações raras, como a mão em fenda atípica, ocorrem em aproximadamente 1 entre 200 mil nascimentos.[3]

NOMENCLATURA

Na maior parte das vezes, os pais acreditam ser responsáveis pela ocorrência da alteração congênita, e a maneira como nos referimos a essa condição pode aumentar o estigma para a criança e sua família. O profissional assistente deve ter maturidade e equilíbrio emocional para fornecer informações claras sobre a evolução dos transtornos congênitos, evitando a utilização de alguns nomes que aumentam ainda mais a dificuldade na aceitação dessas ocorrências.[9] As conhecidas "mão em lagosta" e "mão torta radial" são mais bem caracterizadas por deficiência central da mão e deficiência do rádio, respectivamente, contribuindo para uma nomenclatura mais clara e com menos estigma.

O significado de alguns termos auxilia na identificação da alteração, como sin (*syn*), que traduz a união lateral. Já sim (*sym*) significa fusão longitudinal. O termo braqui (*brachy*) refere-se a curto, e oligo, a pouco. Campto significa encurvado no sentido da flexão, e clino, no sentido lateral, ulnar ou radial. O Quadro 22.1 expõe alguns termos que traduzem a alteração congênita e auxiliam na difusão entre os profissionais.

CONSIDERAÇÕES SOBRE ETIOLOGIA E ASSOCIAÇÕES CONGÊNITAS

A causa das alterações congênitas dos membros superiores é desconhecida em 60% dos casos. O restante apresenta um fator genético ou um fator ambiental em associação.[1] Algumas, como a Doença de Poland, são explicadas como

Quadro 22.1 Termos utilizados em alterações congênitas.

Termo	Significado
Polidactilia	Excesso de dedos
Polisindactilia	Dedos em excesso e unidos lateralmente
Simfalangismo	União óssea longitudinal entre as falanges
Sinostose	União óssea no sentido lateral Exemplo: entre ossos do carpo, entre radio e ulna etc.
Sindactilia	União lateral entre os dedos
Acrosindactilia	União dos dedos distalmente
Amelia	Ausência total da mão
Focomelia	Ausência de parte segmentar do membro superior, a mão parece estar diretamente ligada ao ombro
Oligodactilia	Ausência de um ou mais dedos
Braquidactilia	Dedos curtos
Peromelia	Ausência total ou parcial de um membro malformado inespecificamente

uma sequência de fatos que começa por uma falha localizada, em geral, no sistema vascular. Nesse caso, inicia-se na parede do tórax e se desdobra para todo o membro superior, resultando na hipoplasia da mão e dos dedos, associada à ausência de parte do músculo peitoral maior, conhecida como Síndrome de Poland (Figura 22.1). Outras ocorrem esporadicamente e não somente por um evento, como na Associação VACTERL (Quadro 22.2), em que há deficiência do rádio. O padrão de herança autossômica dominante é mais comum que o recessivo e pode estar associado ou não ao comprometimento de outros sistemas, como nas síndromes de Apert e de Pfeiffer. Citam-se como exemplo de herança autossômica recessiva as síndromes de Holt-Oram e de Fanconi. (Quadro 22.2)

EMBRIOGÊNESE

Durante a 4ª semana após a concepção, ocorre uma atividade mitótica na parede lateral do eixo craniocaudal do embrião, denominada Crista de Wolff.[5] Dos 28 aos 30 dias, os vasos desenvolvem-se no broto do membro superior (MS) e consolidam sua expansão. No 34º dia, o broto em crescimento expande-se distalmente e forma uma placa correspondente à mão. Aos 36 dias, os nervos periféricos ocupam espaço e os raios digitais são formados. O crescimento do broto ocorre por uma sequência de proliferação e de inibição dos tecidos do mesoderma e do ectoderma regidos por sinalizadores, grande parte compostos por fatores de crescimento, genes e proteínas celulares.

Entre 44 e 47 dias após a concepção, inicia-se a condrogênese, de proximal para distal, e a formação dos músculos ao redor. A separação dos dedos ocorre por morte celular denominada apoptose digital, entre 38 e 47 dias. Aos 50 dias, há formação cartilaginosa das falanges. Os músculos superficiais iniciam sua diferenciação seguida pelos profundos e somente os intrínsecos das mãos serão diferenciados na próxima fase.

Aos 56 dias é finalizado o estágio embrionário e inicia-se a vida fetal (Quadro 22.3). É nesse tempo, entre a quarta e oitava semana após a concepção, que fatores ainda não bem compreendidos codificam mutações que interferem no desenvolvimento do membro superior, determinando alterações na forma, diferenciação, duplicação e tamanho das partes dos membros.[6]

O conhecimento da dinâmica desse desenvolvimento regido por proteínas sinalizadoras, receptores moleculares e fatores de transcrição nos auxilia no entendimento das anomalias dos membros superiores e certamente levará à sua prevenção em um futuro próximo.

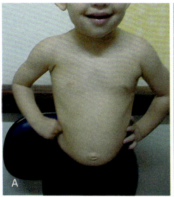 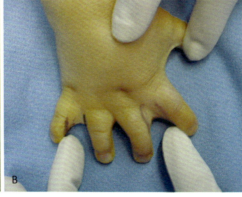

FIGURA 22.1 Figuras demonstrativas da síndrome de Poland. **(A)** Note-se a ausência parcial do músculo peitoral no lado direito. **(B)** Hipoplasia dos dedos com sindactilia parcial.

Quadro 22.2 Exemplos de síndromes associadas a anomalias nos membros superiores.	
Síndrome	**Alterações**
VACTERL	Anomalia vertebral, atresia anal, defeitos cardíacos, fístula traqueoesofágica, atresia do esôfago, anomalia renal, displasia do rádio e defeitos em membros inferiores
Apert	Acrocefalosindactilia com craniosinostose e sindactilia complexa
Pfeiffer	Braquicefalia, polegares e hálux curtos e engrossados, sindactilia simples
Windblown Hand	Desvio ulnar e em flexão dos dedos, fronte alargada, microstomia e boca do assobiador
Holt-Oram	Defeito cardíaco congênito, hipoplasia ou aplasia do rádio e polegar trifalângico
Anemia de Fanconi	Anemia, problemas geniturinários, microcefalia, retardo mental e hipoplasia do polegar
TAR	Trombocitopenia, anemia, deficiência do rádio, em geral com polegares desenvolvidos

Quadro 22.3 Resumo dos tempos no desenvolvimento do membro superior no período embrionário.	
Tempo após concepção	Ocorrência no broto
27-28 dias (4ª semana)	Início – Crista de Wolff
28-30 dias	Expansão do broto
34-38 dias	Formação da placa da mão
44-47 dias	Condrogênese
38-47 dias	Apoptose digital
50 dias	Formação cartilaginosa digital
56 dias (8ª semana)	Final do estágio embrionário

CENTROS DE SINALIZAÇÃO E DESENVOLVIMENTO DO MEMBRO SUPERIOR

Durante o desenvolvimento do broto do membro superior, ressaltamos três áreas importantes que controlam o crescimento do membro. No sentido proximodistal, a Crista Ectodérmica Apical (AER, *apical ectodermical ridge*); no sentido rádio-ulnar, a Zona de Progressão e, no sentido dorsoventral, a Zona de Polarização Ativa (ZPA, *Zone Polarizing Activity*)[2,7] (Figura 22.2).

A Crista Apical é o ápice da extremidade do broto e determina o crescimento no sentido proximal distal do membro. É regida por fatores de crescimento dos fibroblastos (FGF) que são secretados pelas células ectodérmicas da crista, estimuladas por sinalizadores, especialmente genes da família HOX.

A Zona de Progressão é composta por células do mesênquima que estão dispostas logo abaixo do ectoderma apical. Essas células deixam a zona de progressão para sofrer a condrogênese e são regidas por sinalizadores produzidos na Crista e na ZPA. A ZPA é formada pelas células que ficam na parte posterior do broto e determina o crescimento no sentido rádio-ulnar. Isto é, estabelecem o polegar de um lado e o dedo mínimo no lado oposto. A ZPA secreta o SHH (*Sonic Hedgehog Gene*), que modula a ação do FGF e interfere também na função da Crista Apical.[5]

O crescimento no sentido dorsal e palmar, aquele que estabelece as unhas em um lado e a polpa no oposto, é mediado por um centro no ectoderma dorsal conhecido como centro sinalizador Wnt (Wingless-type), que secreta fatores de transcrição como o Lmx-1. Esses fatores induzem parte do mesoderma a formar o padrão de dorsalização do membro, interferem também na Zona de Progressão e orientam o crescimento do eixo dorsopalmar do broto.[8]

Todos esses fatores e essas substâncias que codificam o crescimento do broto, como genes, proteínas morfogenéticas e transcritores, têm relação entre si. As alterações congênitas advêm da quebra da inter-relação dos centros sinalizadores e da perda de sintonia entre a secreção e a inibição que modula os elementos sinalizadores do desenvolvimento do broto do membro superior.

DESENVOLVIMENTO EMBRIOLÓGICO E ETIOLOGIA DAS ALTERAÇÕES CONGÊNITAS

O desenvolvimento da genética e os estudos experimentais com embriões de outras espécies trouxeram luz ao entendimento do crescimento embriológico dos membros superiores. Algumas alterações congênitas podem ser criadas em modelos animais, como nos trabalhos de Riddle, Tickle e Ogino.[5,6,10] Esses estudos identificam, nos brotos em desenvolvimento de embriões de galinhas e de camundongos, os locais que provocam o aparecimento de anomalias por restrições de partes, enxertos de segmentos e utilização de substâncias teratogênicas.[4,6]

Dessa maneira, observou-se que a remoção precoce do ectoderma apical, ou a interrupção da ação sinalizadora dos fatores de crescimento dos fibroblastos, ocasionou amputações transversas em modelos animais.[5]

A deficiência radial está ligada não à remoção, mas à redução progressiva da ação da Crista Apical e da secreção dos fatores de crescimento dos fibroblastos, porém com expressão normal do Shh, ocasionando a alteração do volume do antebraço e da placa da mão durante o seu desenvolvimento.

O momento do desenvolvimento do broto em que as células deixam a zona de progressão (células do mesênquima que estão próximas à Crista Apical) define a formação das estruturas do braço, do antebraço e da mão. As que saem antes formam o braço, e as que deixam a zona de progressão mais tarde formam a mão.[6]

Esses dados levam a crer que as deficiências transversas, intercalares (focomelia) ou terminais são expressões mais graves de deficiências longitudinais. A descrição clínica dos tipos de focomelia proximal (ausência do úmero), distal (au-

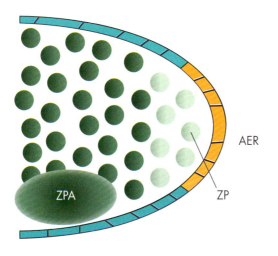

FIGURA 22.2 Desenho esquemático do broto do membro superior e os centros sinalizadores do crescimento.

sência do antebraço) e completa (a mão é ligada diretamente ao tronco) torna-se muito simplista, como se os elementos fossem apenas ausentes de forma intercalar no membro (Figura 22.3). Porém, o que ocorre é a malformação de todo o segmento, corroborando para a inclusão dessas alterações nas displasias do rádio ou da ulna.[5]

A deficiência longitudinal ulnar pode ser reproduzida se não houver produção de Shh pela ZPA[8] (Figura 22.4). O transplante da ZPA ou da proteína sinalizadora Shh, de seu local para a parte anterior do broto em desenvolvimento de galinhas resultou em duplicação do eixo rádio-ulnar das asas, semelhante à duplicação da parte ulnar da mão (duplicação da ulna ou mão em espelho). A inativação do centro de sinalização Wnt ou falta de secreção do Lmx1b manteve o broto com dois lados palmares, não existindo dorsalização do eixo.[6]

A ação moduladora entre o fator de crescimento dos fibroblastos (FGFs) da Crista Apical e o Shh da ZPA (Zona de Polarização Ativa) ocasiona a necrose interdigital que proporciona os espaços interdigitais.[8] As proteínas morfogenéticas também interferem no FGFs. Em patos e em morcegos, há inibição das proteínas morfogenéticas e persistência do fator de crescimento dos fibroblastos, com a consequente falha da apoptose interdigital, determinando sindactilia.[5] (Figura 22.5)

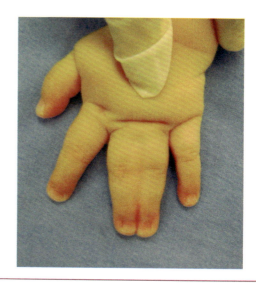

FIGURA 22.5 Sindactilia simples e completa entre dedo médio e anular.

As duplicações digitais, mão em espelho e ulnarização do rádio (dimelia ulnar) estão ligadas à estimulação do SHH, porém não de forma isolada, e mecanismos ainda pouco conhecidos também interferem nessa alteração.

A possibilidade de dividir partículas do DNA e estudar as possíveis intervenções nas mutações dos genes levará futuramente à prevenção das malformações congênitas ou à sua correção precoce.

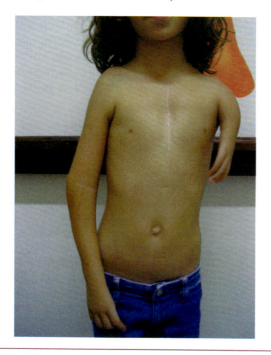

FIGURA 22.3 Figura demonstrativa de focomelia proximal (ausência do braço e da metade proximal do antebraço com a mão sem polegar) no lado esquerdo e ausência do polegar no lado direito.

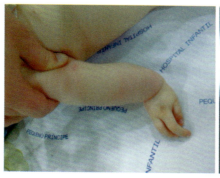 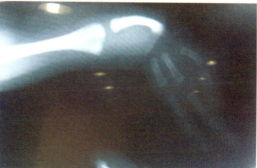

FIGURA 22.4 Figuras demonstrativas de deficiência longitudinal ulnar, com ausência completa da ulna observada na radiografia.

CLASSIFICAÇÕES

Grande parte das alterações congênitas dos membros superiores pode ser enquadrada na classificação recomendada pela Sociedade Americana de Cirurgia da Mão e pela Federação Internacional das Sociedades de Cirurgia da Mão (IFSSH), que foi difundida por Swanson a partir de 1976.[5] Ela agrupa as patologias em sete tipos, de acordo com a parte do membro que foi acometida durante o desenvolvimento embrionário. São eles: I – Falha na Formação de Partes; II – Falha na Diferenciação de Partes; III – Duplicação; IV – Sobrecrescimento; V – Subcrescimento; VI – Bandas de Constrição e VII – Alterações Esqueléticas Generalizadas.

Ao longo do tempo, alguns autores referiram dificuldade para classificar determinadas alterações congênitas, principalmente as que incluíam mais de um dos grupos da classificação, como as mãos em fenda complexas, as simbraquidactilias e as focomelias.[5]

Em seu trabalho, Toshihiko Ogino[4] refere dificuldade na classificação de casos citados como ectrodactilia, que inclui os defeitos na formação dos dedos em associação com as deficiências longitudinais, radial, ulnar e central (Figura 22.6). O autor conclui que a mão em fenda típica (Quadro 22.4) tem a mesma origem da sindactilia e da polidactilia central, que ocorrem por problemas durante a indução da formação dos raios digitais (Figura 22.7). E considera a mão em fenda atípica um tipo de simbraquidactilia que, assim como as alterações observadas nas bandas de constrição congênita, ocorrem por distúrbios no momento em que os raios digitais já estão formados[4] (Quadros 22.4 e 22.5) (Figuras 22.8 e 22.9).

Sobre essas questões, Kozin[8] ressalta que a mão em fenda típica é regida pela fusão de raios e não pela ausência destes, explicando a associação com as deficiências da primeira comissura (Quadro 22.6) (Figura 22.10). E, ainda, que a mão em fenda atípica está relacionada à necrose de tecidos do mesênquima, como as simbraquidactilias.

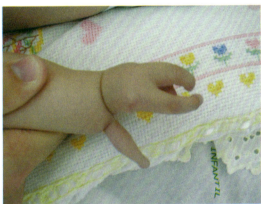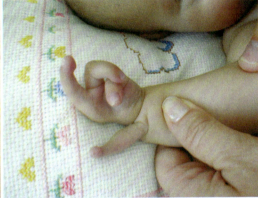

FIGURA 22.6 Figuras exemplificando anomalia congênita de difícil classificação.

Quadro 22.4 Descrição das características dos tipos de deficiência central das mãos (mão em fenda típica e atípica).[8]

Mão em fenda típica: em geral, bilateral, relação com lábio e fenda palatina, pés em fenda e sindactilias entre os dedos radiais e ulnares, formato em V evidente devido à ausência do metacarpo central; pode apresentar herança autossômica dominante, considerada atualmente como falha na formação e diferenciação da placa da mão, com o nome de Deficiência Central da Mão. Existe associação com sindactilias, polidactilias e alterações da 1ª comissura.

Mão em fenda atípica: falha nos dedos centrais, incluído os metacarpos, pode ter resquícios de dedos, unilateral, eventual; pode ser relacionada com alterações da parede do tórax, considerada um tipo de simbraquidactilia, forma da mão assemelha-se ao U.

Quadro 22.5 Tipos de simbraquidactilia segundo a Classificação de Blauth.[4]

Simbraquidactilia: Inclui a conhecida mão em fenda atípica:

- **Tipo I:** Dedos curtos. As falanges são curtas, subdesenvolvidas ou ausentes.
- **Tipo II:** Oligodactilia. Os três dedos centrais estão ausentes, parcial ou completamente, permanecendo os dedos laterais, polegar e mínimo (Mão em Fenda Atípica) (Figura 22.9).
- **Tipo III:** Monodactilia. Os dedos estão ausentes, assim como parte dos metacarpos. O polegar mantém-se com variações no tamanho.
- **Tipo IV:** Peromelia: Ausência de todos os raios com apenas resquícios de dedos e unhas remanescentes.

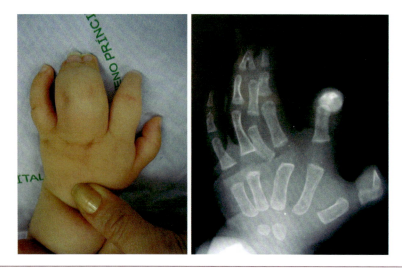

FIGURA 22.7 Polisindactilia central, demonstrando a origem comum da sindactilia e da polidactilia e sua relação com a deficiência central.

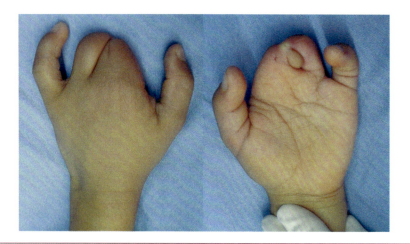

FIGURA 22.8 Exemplo de alteração congênita com origem provável após a formação dos raios digitais. Notem-se as amputações digitais com sindactilia distal devido a bandas de constrição congênita.

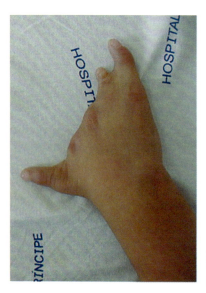

FIGURA 22.9 Simbraquidactilia. Mão em fenda atípica (Quadro 22.5).

Anomalias dos Membros Superiores

Quadro 22.6 Classificação de Manske e Halikis para deficiência central da mão e sua relação com a capacidade funcional da comissura do polegar.[8]

Deficiência central da mão:

Tipo I	Separação dos raios centrais com primeira comissura normal.
Tipo II	Separação dos raios centrais com primeira comissura estreita.
Tipo III	Separação dos raios centrais com sindactilia entre polegar e indicador.
Tipo IV	Há supressão da comissura, união de elementos ósseos radiais. Instabilidade ulnar na MF polegar e diretamente ligado à fenda.
Tipo V	Não há elementos radiais, tampouco comissura do polegar. Somente existem os raios ulnares (Figura 22.10).

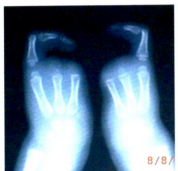
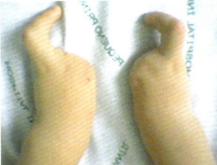
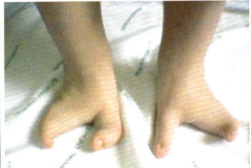

FIGURA 22.10 Mãos e pés em fenda. Mão em fenda tipo V da Classificação de Manske e Halikis (Quadro 22.6).

Manske e Oberg[5] referem em seu artigo a classificação modificada por Ogino e sugerida pela Sociedade Japonesa de Cirurgia da Mão, que inclui dois novos grupos de alterações congênitas, o de Indução Anormal de Raios e o de Anomalias não classificáveis, aumentando para nove o número de grupos na classificação da IFSSH. Os autores recomendam que uma classificação deva considerar o desenvolvimento embrionário do membro superior e orientar o tratamento das condições congênitas e não somente agrupar tipos e facilitar a comunicação entre os profissionais. Propõem, portanto, modificações na classificação da IFSSH, agrupando as alterações congênitas de acordo com o desenvolvimento da Biologia Molecular e considerando a ação dos elementos sinalizadores que orquestram o desenvolvimento do broto do membro superior. As modificações propostas concernem principalmente aos grupos I e II.

Os autores sugerem para o grupo I a denominação Falhas na Formação e Diferenciação do Eixo de Formação, que passa a incluir as deficiências longitudinais, radial e ulnar, a deficiência transversa, as deficiências dorsopalmar (ausências de músculos e tendões) e a sinostose rádio-ulnar. As simbraquidactilias, entre elas a citada mão em fenda atípica, passam a ser consideradas como um tipo de deficiência transversa.

Os autores referem-se ao grupo II como Falhas na Formação e Diferenciação da Placa da Mão, que passa a englobar sindactilias, síndrome de Apert, deficiência central da mão (conhecida mão em fenda típica), camptodactilia, clinodactilia, polegar em flexão e as sinostoses restritas à placa da mão (metacarpos e ossos do carpo).

Os autores mantêm os grupos III de Duplication, IV de Sobrecrescimento, V das Bandas Amnióticas, VI de Alterações Esqueléticas Generalizadas e excluem o grupo de Subcrescimento. No grupo da Duplicação, incluem o polegar trifalângico como um tipo de polidactilia radial e consideram a polidactilia central como parte das deficiências centrais da mão (Quadro 22.7).

DESENVOLVIMENTO DA MÃO APÓS O NASCIMENTO

A relação inicial do recém-nascido com o mundo é estabelecida pelo toque das mãos ao corpo da mãe, ao próprio corpo e aos objetos. Construímos nosso esquema corporal por meio de informações trazidas pelas mãos.[9]

Observando o desenvolvimento normal da mão, percebemos que nos seis primeiros meses a tendência dos dedos é permanecer em flexão com o polegar na palma. As primeiras atividades são realizadas utilizando as duas mãos em conjunto para a preensão. A aproximação dos objetos é feita da região hipotenar (ulnar) para a tenar (radial) das mãos. O uso do polegar em movimentos de pinça mais refinados ocorrerá próximo do primeiro ano de vida. A extensão completa dos dedos e do polegar e também a dominância da mão será observada entre 18 e 24 meses de idade.[10]

CAPÍTULO 22

Série Ortopedia e Traumatologia – Fundamentos e Prática

Quadro 22.7 Classificação da IFFSH modificada por Manske e Oberg.[5]

I. Falhas na formação e diferenciação do eixo de formação

Deficiências longitudinais	Radial (ver quadros 22.8 e 22.9) Ulnar (ver quadro 22.10)

Deficiência transversa (inclui simbraquidactilia – mão em fenda atípica)

Deficiência dorso-plantar

Sinostose rádio-ulnar

II. Falhas na formação e na diferenciação da placa da mão

Sindactilas (ver quadro 22.11)

Síndrome de Apert (ver quadro 22.12)

Deficiência Central na Mão (inclui mão em fenda típica)

Camptodactilia (ver quadro 22.13)

Clinodactilia (ver quadro 22.14)

Polegar em flexão

Sinostose restritas à placa da mão	Sinostose dos Metacarpos Sinostose dos Ossos do Carpo

III. Duplicação

Polidactlia	Radial (inclui polegar trifalângico) (ver quadro 22.15) Ulnar

Dimelia Ulnar

IV. Sobrecrescimento – Gigantismo (ver quadro 22.16)

V. Bandas Amnióticas (ver quadro 22.17)

VI. Anomalias Esqueléticas Generalizadas

Quadro 22.8 Deficiência longitudinal do rádio:[5] (ver Figura 22.11).

Tipo N: A deficiência é limitada ao polegar. Os ossos do carpo e o rádio são normais (ver classificação para polegar hipoplásico)

Tipo 0: O rádio tem comprimento normal e o polegar é hipoplásico. Em alguns casos, a mão tende para o desvio radial devido à hipoplasia do escafoide e dos ossos mais radiais do carpo e à retração de partes moles radiais.

Tipo I: O rádio está encurtado na porção distal em mais de 2 mm em relação à ulna. Pode haver sinostose proximal ou luxação da cabeça do rádio.

Tipo II: Há grande hipoplasia do rádio com alteração de crescimento tanto na porção distal como na proximal. É frequente a associação com encurvamento grave da ulna.

Tipo III: Toda parte distal do rádio é ausente.

Tipo IV: Todo rádio é ausente.

Tipo V: Há deficiência proximal do rádio considerada uma forma de defeito intercalar – Focomelia. Além da alteração no rádio, há hipoplasia da glenoide e do úmero, a ulna está fusionada ao úmero e há anormalidade na parte radial da mão.

Obs: A Classificação de Bayne e Klug, descrita em 1987, é baseada somente em critérios radiográficos e corresponde aos tipos I ao IV descritos anteriormente. Os Tipo N, 0 e V foram acrescentados por James e Goldfarb.

Anomalias dos Membros Superiores

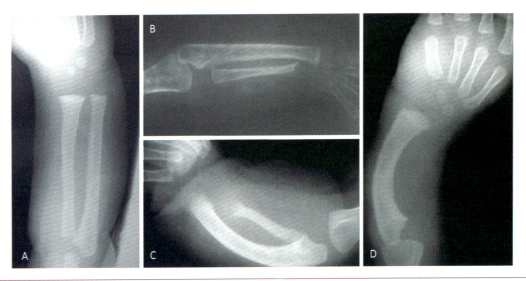

FIGURA 22.11 Exemplos da Classificação de Bayne e Klug. **(A)** Tipo I. **(B)** Tipo II. **(C)** Tipo III. **(D)** Tipo IV. (Quadro 22.8)

Quadro 22.9 Classificação de Blauth-James-Manske para hipoplasia do polegar.[5] (ver Figura 22.12)

Tipo I: Hipoplasia do polegar com mínimo encurtamento e diminuição na espessura. Há aplasia ou hipoplasia do abdutor curto e do oponente do polegar (musculatura tenar).

Tipo II: Além das alterações no tipo I, há diminuição da primeira comissura e instabilidade na articulação metacarpofalângica (MF) do polegar por insuficiência do ligamento ulnar.

Tipo III: A hipoplasia é mais significativa do que no tipo II, com menor tamanho do polegar e maior comprometimento da musculatura tenar, incluindo alteração nos extensores do polegar. Há diminuição mais acentuada da primeira comissura e maior instabilidade da articulação, em geral, com comprometimento também do ligamento radial da MF.

Tipo IIIA: A base do primeiro metacarpo é hipoplásica, porém, estável.

Tipo IIIB: Não existe base do primeiro metacarpo. Há instabilidade do polegar hipoplásico.

Tipo IV: O polegar é balante, flutuante (*pouce flottant*), sem estruturas ósseas de ligação entre o polegar e os ossos do carpo, somente elementos musculotendinosos e neurovasculares.

Tipo V: Ausência completa do polegar.

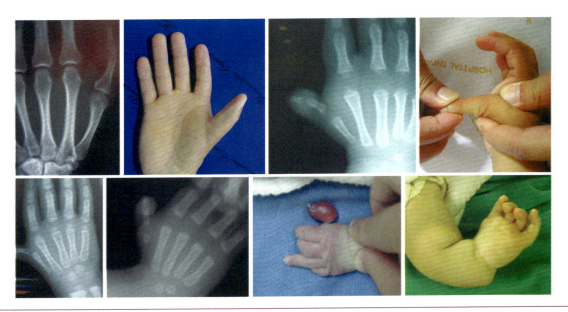

FIGURA 22.12 Exemplos da Classificação de Blauth-James-Manske (Quadro 22.9).

CAPÍTULO 22

Série Ortopedia e Traumatologia – Fundamentos e Prática

Quadro 22.10 Classificação de Bayne e Klug modificada por Goldfarb para deficiência longitudinal da ulna.[5]

Tipo 0: Ulna no mesmo nível do rádio com deficiências no lado ulnar da mão.

Tipo I: Hipoplasia da ulna com epífises proximal e distal presentes.

Tipo II: Ulna malformada na extremidade distal.

Tipo III: Ulna malformada tanto na extremidade distal como proximal.

Tipo IV: Ulna malformada e com sinostose radioumeral.

Tipo V: Deficiência longitudinal da ulna com ausência do cotovelo, formando um osso somente entre o braço e antebraço. Há hipoplasia da glenoide e deficiências na mão.

Na Deficiência Longitudinal Ulnar há grande prevalência de anomalias nas mãos, principalmente alterações nos polegares, além das alterações no cotovelo e no antebraço. Manske e Oberg citam alterações desde a leve diminuição da primeira comissura até a ausência completa do polegar em mais de 60% dos casos.

Quadro 22.11 Classificação das sindactilias.[8]

Simples: Acomete somente pele e partes moles.

Complexa: Envolvimento da parte óssea.

Completa: a união se estende até a extremidade dos dedos.

Incompleta: a união é parcial.

Quadro 22.12 Classificação para acrosindactilia da Síndrome de Apert.[5]

	Classificação de Upton	Classificação Van Heest *et al.*
Tipo I: *(spade hand)*	Dedos unidos formando uma massa digital plana com graus de sinfalangismo, MFs com boa mobilidade, sindactilia incompleta da 1ª comissura.	Alinhamento entre as falanges e metacarpos (MF) • **objetivo cirúrgico:** mão com 4 dedos.
Tipo II: *(spoon hand)*	Massa digital com concavidade com intensa fusão distal e com sinoníquia (fusão das unhas) dos dedos centrais, sindactilia completa da 1ª comissura.	**II A:** Moderada angulação nas MFs com intensa união distal. • **objetivo cirúrgico:** mão com 3 dedos com ressecção do 3º raio. **II B:** Grave angulação nas MFs 2º e 5º raios, com 2º raio pronado, intensa união distal. • **objetivo cirúrgico:** mão com 3 dedos com ressecção do 2º raio. **II C:** Grave angulação nas MFs 2º e 5º raios, com 4º raio supinado na linha do 5º raio, intensa união distal. • **objetivo cirúrgico:** mão com 3 dedos com ressecção do 4º raio.
Tipo III: *(hoof hand)*	Polegar incorporado à massa digital com sindactilia complexa, sinoníquia e alterações esqueléticas.	

Quadro 22.13 Classificação de Benson para camptodactilia.[5]

Tipo I	Ocorrência isolada na infância, meninos e meninas igualmente, limitada ao 5º dedo
Tipo II	Limitada ao 5º dedo. Inicia-se entre 7 e 11 anos, e a ocorrência é maior em meninas do que em meninos.
Tipo III	Associada a síndromes, vários dedos, bilateral, assimétrica, difícil correção.

Anomalias dos Membros Superiores

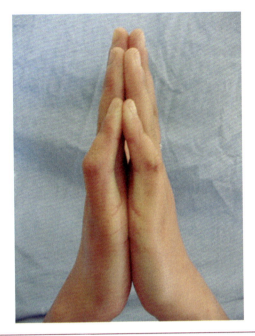

FIGURA 22.13 Note-se o encurvamento em flexão na articulação interfalângica proximal dos dedos mínimos das mãos.

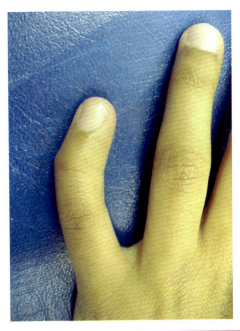

FIGURA 22.14 Note-se o encurvamento lateral na falange média e na articulação interfalângica distal do dedo mínimo da mão.

Quadro 22.14 Classificação de Cooney para clinodactilia.[5]

Simples	Deformidade lateral < 45°
Simples complicada	Deformidade lateral > 45°
Complexa	Deformidade lateral < 45° associada a deformidade de partes moles (sindactilia, polidactilia e macrodactilia).
Complexa complicada	Deformidade lateral > 45° associada a deformidade de partes moles.

Quadro 22.15 Classificação de Wassel modificada Wood e Miura para polidactilia radial.[5]

Tipo I	Bifurcação na falange distal.	
Tipo II	Bifurcação na interfalângica distal.	
Tipo III	Bifurcação na falange proximal.	
Tipo IV	Bifurcação na metacarpofalângica (Figura 22.15).	IV-A – dois polegares trifalângicos na MF
		IV-B – polegar radial trifalângico na MF
		IV-C – polegar radial trifalângico na MF
Tipo V	Bifurcação no metacarpo.	
Tipo VI	Bifurcação na carpometacárpica (CM).	
Tipo VII	Bifurcação ou trifurcação com polegar trifalângico.	VII-A – polegar radial trifalângico e ulnar com duas falanges na CM
		VII-B – dois polegares trifalângicos na CM
		VII-C – polegar ulnar trifalângico e radial com duas falanges na CM
		VII-D – polegar central trifalângico e os outros (radial e ulnar) com duas falanges na CM

CAPÍTULO 22

Série Ortopedia e Traumatologia – Fundamentos e Prática

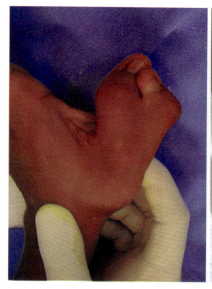
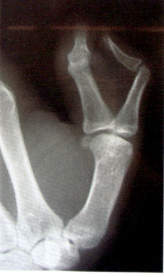

FIGURA 22.15 Exemplo de polidactilia do polegar do tipo IV da Classificação de Wassel (Quadro 22.15).

Quadro 22.16 Classificação para gigantismo no membro superior.[8]

Tipo I	Gigantismo e Lipofibromatose. Tecidos moles alargados e infiltrados por gordura, incluindo os nervos digitais até o túnel do carpo. Tipo mais comum (Figura 22.16).
Tipo II	Gigantismo e Neurofibromatose. Associado a neurofibromatose plexiforme. Bilateral com frequência. Pode existir alargamento ósseo com massas osteocondrais.
Tipo III	Gigantismo e Hiperostose digital. Massas osteocondrais periarticulares desenvolvidas durante a infância. Não há significante alargamento nervoso. Nódulos nos dedos e edema. Raro.
Tipo IV	Gigantismo e Hemi-hipertrofia. A macrodactlia é componente da hipergtrofia de todo o membro superior. Há anomalia de músculos intrínsecos e hipertrofia dos dedos, incluindo o polegar.

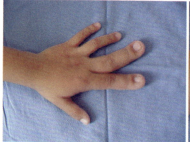
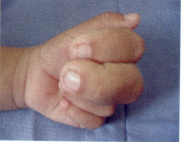

FIGURA 22.16 Exemplo de macrodactilia do tipo I.

Quadro 22.17 Classificação de Patterson para bandas amnióticas.[11]

Tipo I	Constrição (anel) simples na pele.	
Tipo II	Constrição (anel) com deformidade distal, incluindo atrofia e linfedema.	
Tipo III	Sindactilia distal com alteração óssea – acrossindactilia.	Com comissuras bem formadas
		Com comissuras malformadas
		Apenas com comunicação por pertuito = *sinus tractus*
Tipo IV	Amputação terminal acrossindactilia.	

O conhecimento dessas etapas leva ao estabelecimento de uma linha no tratamento das malformações dos membros superiores. Quanto mais precoce a correção de possíveis alterações no alinhamento, no formato e na diferenciação, mais próximo do normal será o desenvolvimento dos membros superiores.[1] Nesse sentido, possibilita a impregnação cerebral adequada e auxilia no desenvolvimento global da criança. Portanto, procedimentos que venham a propiciar o correto posicionamento da mão e dos dedos, como a Centralização do Carpo na Deficiência do Rádio, a retirada do polegar da palma, ou ainda, a diferenciação dos dedos na sindactilia completa, deverão ser indicados precocemente, no primeiro ano de vida. Ressalva deverá ser feita nos casos de duplicação do polegar quando há dúvida na escolha do dedo a ser retirado. É prudente aguardar o estabelecimento da pinça com os outros dedos, entre o primeiro e o segundo ano de vida da criança.

Outros procedimentos complementares, como alongamentos ósseos e transferências tendinosas, terão mais sucesso se postergados, observando-se as épocas do desenvolvimento da sensibilidade da mão na criança, como a possibilidade de discriminação da textura com 2 a 3 anos de idade, a identificação de objetos com 4 a 5 anos, a grafiestesia e a discriminação de dois pontos com 6 a 10 anos.[8] O refinamento da sensibilidade no desenvolvimento da mão está intimamente ligado à função global. Para a indicação de procedimentos, como as transposições tendinosas, também deverão ser consideradas a capacidade de colaboração da criança e o entendimento para cumprir as etapas da reabilitação pós-cirúrgica.

CONCLUSÃO

A atenção à criança portadora de anomalia congênita dos membros superiores deve ser multidisciplinar. Desde a detecção do problema, profissionais especializados devem avaliar periodicamente a criança, classificar corretamente a lesão e fornecer as devidas orientações aos pais. Quando houver necessidade de intervenção cirúrgica, na maioria dos casos deve ser indicada precocemente, para facilitar a impregnação cerebral da imagem da mão e, com isso, trazer para o mais próximo do normal o desenvolvimento dos membros superiores.

REFERÊNCIAS BIBLIOGRÁFICAS

1. Netscher DT, Baumholtz MA. Treatment of Congenital Upper Extremity Problems. Plast Reconstr Surg. 2007;119:101e.
2. Kozin SH. Embryology. In: Green DP, Hotchkiss RN, Pederson WC, et al. Green's Operative Hand Surgery. 5.ed. Philadelphia: Churchill Livingstone, 2005. p.1375-9.
3. Larsen CF, Gupta A, Kay SPJ, et al. The Growing Hand. 1.ed. Philadelphia: Mosby, 2000. p.121-4.
4. Ogino T. Congenital Anomalies of the Hand. Clin Orthop Relat Res. 1996;323:12-21.
5. Manske PR, Oberg KC. Classification and Developmental Biology of Congenital Anomalies of the Hand and Upper Extremity. J Bone Joint Surg Am. 2009;91:3-18.
6. Ticlke C. Embryology. In: Gupta A, Kay SPJ, Scheker LR. The Growing Hand. 1.ed. Philadelphia: Mosby, 2000. p.25-32.
7. Lyons K, Ezaki M. Molecular Regulation of Limb Growth. Bone Joint Surg Am. 2009;91:47-52.
8. Kozin SH. Congenital Anomalies. J Bone Joint Surg Am. 2003;85(8):1564-76.
9. Erhardt RP, Lindley SG. Funcional Development of the hand. In: Gupta A, Kay SPJ, Scheker LR. The Growing Hand. 1.ed. Philadelphia: Mosby, 2000. p.71-8.
10. Marzke MW. Upper-Limb Evolution and Development. J Bone Joint Surg Am. 2009;91:26-30.
11. Goldfarb CA, Sathienkijkanchai A, Robin NH. Amniotic constriction band: a multidisciplinary assessment of etiology and clinical presentation. J Bone Joint Surg Am. 2009;91(4):68-75.

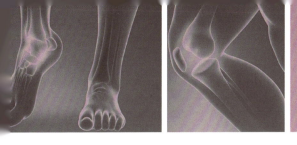

Malformações Congênitas dos Membros Superiores

Eiffel Tsuyoshi Dobashi
Maurício Takashi de Lima Uyeda

INTRODUÇÃO

As malformações congênitas dos membros superiores constituem um capítulo à parte da ortopedia, em que há uma grande preocupação em restabelecer a função dos segmentos afetados apesar da indisponibilidade em se obter uma aparência normal.

A abordagem deve ser diferenciada para cada uma das malformações e deve objetivar a recuperação da função, proporcionando um adequado crescimento e, se possível, agregando boa qualidade estética. Além de considerarmos a questão terapêutica, é necessário que um apropriado suporte psicológico seja oferecido para a criança e também para os pais.

A anamnese inicia-se pelo questionamento aos pais sobre o tipo de problema apresentado pela criança. Outras questões devem ser indagadas, considerando-se o grau da função do membro afetado e quanto o problema limita as atividades diárias da criança. O impacto social imposto pelo problema e até mesmo o *status* emocional da família e da criança quanto à deformidade também devem ser abordados.

EMBRIOLOGIA

Embriologicamente, os membros superiores iniciam seu desenvolvimento por volta do 23º dia de gestação, a partir da crista de Wolf.[1] O broto do membro em formação consiste de um tecido mesenquimal frouxo que se encontra no interior de uma bainha ectodérmica epitelial. Esse broto formado pelo mesênquima é recoberto pelo ectoderma, cuja extremidade torna-se espessa, formando a crista ectodérmica apical (CEA).[2]

O crescimento desse broto ocorre no sentido proximal para distal, onde o desenvolvimento é orientado pela CEA, que tem como função induzir o mesoderma a condensar e a diferenciar-se.

A formação dos membros superiores, de modo global, ocorre em aproximadamente 8 semanas, onde se sucedem os processos de condrificação, ossificação endocondral, formação das articulações, dos músculos e dos vasos.

CLASSIFICAÇÃO

O sistema mais abrangente, utilizado para classificar as malformações congênitas dos membros, é o proposto por Swanson,[3] contemplando todas as alterações (Quadro 23.1).

Quadro 23.1 Classificação de Swanson.	
Tipo	**Anormalidade**
I	Falha de Formação
II	Falha de Diferenciação
III	Duplicação
IV	Hipercrescimento
V	Subcrescimento
VI	Síndrome de Bandas de Constrição
VII	Outras Anormalidades

Entretanto, outro sistema de avaliação foi proposto pelo Comitê de Malformações Congênitas da Federação Internacional das Sociedades de Cirurgia de Mão (Congenital Committee – International Federation of Societies for Surgery of the Hand – IFSSH), em que os transtornos são divididos em três grandes grupos, considerando-se ainda alguns subgrupos.

- **Grupo I**: Malformações (formação anormal, diferenciação de uma parte do corpo em um tecido complexo).
- **Grupo II**: Deformação (mudança no tecido que estava formado).

Série Ortopedia e Traumatologia – Fundamentos e Prática

■ **Grupo III**: Displasias (anormalidades no tamanho, formato e organização celular) – agregaria a maior parte das malformações.

TIPOS DE MALFORMAÇÃO

POLIDACTILIA

Esta é a malformação congênita mais frequente reconhecida na mão, de etiologia multifatorial. Entretanto, em alguns casos, esta entidade apresenta uma causa genética bem estabelecida. Em indivíduos da cor negra, a polidactilia do lado ulnar expressa-se por um padrão genético dominante, com graus variáveis de penetrância. Na população de indivíduos brancos, a polidactilia central manifesta um padrão também dominante. Estudos recentes demonstram a existência de uma anormalidade no gene homeobox, especialmente nos casos de sinpolidactilia.

A incidência precisa da polidactilia[4] não é possível de ser determinada. Atribui-se esta dificuldade ao fato de que, em vários centros hospitalares, logo ao nascimento, é efetuada a amputação do dedo extranumerário. Alguns estudos demonstram que o defeito é mais habitual em negros, exibindo uma incidência de, aproximadamente, 1 para cada 300 nascimentos. Nos indivíduos brancos, esta é de, aproximadamente, 1 para cada 3.000 nascimentos.

A polidactilia consiste de um erro na segmentação longitudinal do membro e pode manifestar-se em diversos graus, desde pequenas protuberâncias até apêndices bem-formados com a presença de ossos, tendões, nervos e estruturas vasculares.

O sistema de classificação mais abrangente para esta afecção foi proposto por Stelling e Turek.[5]

Tipo I	Sem conexão óssea
Tipo II	Com conexão e uma falange ou metacarpo alargado
Tipo III	Duplicação completa, incluindo um metacarpo normal

Os principais tipos de polidactilia são as seguintes: radial, ulnar, central e a mão em espelho.

O tratamento desta entidade nosológica varia conforme o tipo que acomete a criança e de acordo com o grau em que ela está presente. A polidactilia radial determina um maior grau de dificuldade terapêutica em relação às outras, visto que a simples retirada do dedo extranumerário pode sobremaneira prejudicar o bom funcionamento da pinça da mão. Em alguns casos, especialmente os mais complexos, pode haver a necessidade da reconstrução do polegar pelo cirurgião de mão.

A polidactilia central é mais rara do que a apresentação radial e ulnar. Geralmente está associada à sindactilia, frequentemente é bilateral e apresenta um padrão genético autossômico dominante. Nesses casos, a deformidade mais diligente compreende o acometimento dos três raios centrais.

O tratamento desse tipo de deformidade de maneira geral não é fácil, pois as deformidades são em geral graves e, muitas vezes, é necessário realizar-se a ressecção de raios normais para obtermos uma mão funcional. Alguns autores recomendam que o raio deve ser mantido somente quando este estivesse comprometido em menos de 75% do tamanho original, caso esteja bem formado e apresente adequados tendões e articulações.

A polidactilia ulnar pode ser categorizada em dois tipos, basicamente: a primeira pertence ao tipo A, apresentando formação óssea, e a do tipo B, em que não há formação óssea. A do tipo B é mais prevalente, ainda mais em negros, em que o caráter genético de transmissão é o autossômico dominante. O tratamento dessa afecção, na maioria das vezes, é determinado pela ressecção do dígito extranumerário.

SINDACTILIA

A sindactilia é uma deformidade comum, assim como a polidactilia, e consiste na manutenção de tecido entre os dígitos após a conclusão do período embrionário. Esta condição patológica pode ser dividida em simples e complexa. A apresentação simples não possui a formação de elementos ósseos entre os dígitos, o que difere da forma complexa.

A remissão do tecido entre os dígitos ocorre da porção de distal para a proximal, por meio da apoptose celular programada. A não ocorrência desse fenômeno de maneira adequada faz com que se instale esse tipo de malformação. A causa precisa para que esse fenômeno seja desencadeado ainda é desconhecida. É importante ressaltar que uma história familiar positiva pode ser reconhecida nesses casos.

Sua incidência é de cerca de 1 para cada 2.000 nascidos vivos, sendo reconhecida 10 vezes mais no grupo étnico branco do que no negro. Sua frequência, de maneira decrescente, apresenta-se entre o terceiro e o quarto dígito, entre o quarto e o quinto, entre o segundo e o terceiro e entre o primeiro e o segundo.

O exame físico, nestes casos, deve ser minucioso, por meio de inspeção e palpação acuradas. É de extrema importância que a amplitude de movimento dos dígitos acometidos seja testada. O exame complementar de maior importância, em um primeiro momento, é o radiográfico, pois a partir dele podemos averiguar se há ou não a presença de elementos ósseos.

É importante ressaltar que algumas síndromes estão correlacionadas com a presença da polidactilia, como, por exemplo, a trissomia dos cromossomos 13 e 21, além das síndromes de Apert, Moebius, Holt-Oram, entre outras.

O tratamento da sindactilia tem como objetivo restaurar a função e a cosmética da mão pela ressecção do tecido encontrado entre as formações ósseas, se presentes, deixando os dedos livres, sem a presença de cicatrizes que possam impedir a mobilidade adequada dos quirodáctilos. Caso a deformidade ocorra nos dedos laterais ou sejam presenciadas barras ósseas transversas, estes procedimentos devem ser realizados quando a criança estiver com 24 meses de idade.

Malformações Congênitas dos Membros Superiores

Caso mais de um interdígito justalateral seja acometido, a correção não deve ser realizada no mesmo ato operatório, pelo alto risco de haver comprometimento vascular.

MACRODACTILIA

A macrodactilia apresenta-se como um hipercrescimento de parte ou da totalidade do membro. A incidência da macrodactilia pura não foi estimada, pois esta malformação pode estar presente em conjunção com outras síndromes genéticas ou doenças como displasia fibrosa, hemangioma, linfedema, encondromatose múltipla, neurofibromatose, entre outras. A etiologia dessa entidade patológica ainda permanece desconhecida, e são consideradas diferentes teorias objetivando explicar a origem do fenômeno.

Essa entidade pode ser classificada, de acordo com Upton,[6] como:

Tipo I	Macrodactilia pura (com orientação nervosa)
A	Estática
B	Progressiva
Tipo II	Macrodactilia com neurofibromatose
Tipo III	Macrodactilia com hiperostose
Tipo IV	Macrodactilia com hemi-hipertrofia

Nestes casos, o membro superior é mais frequentemente afetado do que o membro inferior. O acometimento de múltiplos dedos é mais prevalente do que o comprometimento isolado. É reconhecida uma predileção pelo comprometimento do nervo mediano, particularmente nas entidades do tipo I, em que os dedos radiais são mais acometidos, principalmente o segundo e o terceiro dedo.

No tipo I, existem duas apresentações clínicas distintas: no primeiro tipo, há presença da macrodactilia ao nascimento, e esta acompanha o crescimento da criança; no segundo tipo, a criança nasce sem a malformação e esta passa a manifestar-se por volta dos 2 anos de idade.

O tratamento dessa entidade tem como propósitos: controlar ou diminuir o tamanho do segmento comprometido; manter a sensibilidade e o arco de movimento funcional. É essencial salientar que não devemos aguardar muito tempo para realizar o tratamento, pois, em geral, o atraso pode comprometer social e psicologicamente a vida da criança e da família.

Os métodos de tratamento sugeridos para esta malformação são:

- ressecção da pele e do tecido subcutâneo;
- desbridamento do nervo ou ressecção;
- epifisiodese;
- osteotomias;
- artrodese;
- amputação.

É importante frisar que a principal complicação encontrada para esta condição é a falha do tratamento, em que a criança permaneceria com a macrodactilia, apresentando em concomitância muitas cicatrizes e um segmento não funcional.

BANDAS DE CONSTRICÇÃO

A síndrome das bandas de constrição é caracterizada pela formação de anéis em um determinado segmento do membro, podendo ocorrer de maneira superficial, envolvendo somente a pele, ou ainda de maneira profunda, chegando a comprometer estruturas neurovasculares. Em casos mais graves, pode ocorrer a amputação do segmento afetado.

O diagnóstico pode ser realizado no período pré-natal com o auxílio do ultrassom, porém, na maioria dos casos, este diagnóstico é contemplado após o nascimento.

A classificação proposta por Peterson[7] categoriza este problema nos seguintes tipos:

1. Banda simples;
2. banda com deformidade da parte distal;
3. banda com fusão das partes distais (acrossindactilia);
4. amputação intrauterina.

O tratamento deve ser realizado conforme o tipo de comprometimento e, nos casos mais graves como nas amputações, somente a ressecção do coto após o nascimento poderia restabelecer o aspecto funcional e cosmético. Nos casos em que o comprometimento é mais brando, uma avaliação minuciosa deve ser realizada. Na presença de comprometimento neurovascular, técnicas como as zetaplastias devem ser realizadas. Nas bandas mais profundas onde ocorre o acometimento de toda a circunferência do membro, a excisão completa em um único tempo cirúrgico deve ser evitada, pelo maior risco de dano vascular. Em casos mais brandos, o tratamento pode ser postergado até a idade de 2 ou 3 anos. O tamanho da mão da criança costuma duplicar até essa idade.

DISPLASIA RADIAL

A displasia radial é uma malformação que pode apresentar-se de modo variável, em que podemos reconhecer a ausência do polegar e até mesmo a completa ausência do rádio. Sua incidência pode variar desde 1 para cada 50.000 ou de 1 para cada 100.000 nascidos vivos. Nesta doença, é reconhecida uma discreta prevalência dos meninos em relação às meninas, numa proporção aproximada de 3:2.

A etiologia desta malformação é desconhecida, e esta pode estar associada a algumas síndromes como Holt-Oram, anemia de Fanconi, trombocitopenia e VACTERL. Além disso, pode estar relacionada ao uso de drogas como talidomida, fenobarbital e ácido valproico.

A classificação mais utilizada para esta afecção é a proposta por Bayne e Klug, que consiste dos seguintes tipos:

- **Tipo I**: Rádio ligeiramente menor que a ulna. A placa de crescimento distal está presente.
- **Tipo II**: Rádio menor e mais delgado que a ulna. Ausência da placa de crescimento.

CAPÍTULO 23

- **Tipo III**: Somente uma pequena parte do rádio proximal está presente.
- **Tipo IV**: Ausência completa do rádio.

A deformidade ainda pode ser subdividida em simples ou grave. Ressaltamos que, na maioria dos casos, a deformidade encontrada é a do tipo IV de Bayne. Neste caso, a mão é fixa e encontra-se em pronação, onde a flexão do punho é substituída pela supinação. Devido à ausência dos elementos radiais, o nervo mediano é visto como a estrutura encontrada mais lateralmente, em que a artéria radial está ausente em cerca de 85% dos casos. Além disso, ocorre um arqueamento ulnar. Nos casos em que não é realizado o tratamento adequado, percebe-se que a ulna acaba crescendo, aproximadamente, 60% do seu comprimento esperado.

O tratamento da displasia radial é considerado extremamente difícil e, na maioria dos casos, os resultados não são satisfatórios. Este fato deve-se às muitas forças deformantes e às alterações graves das estruturas circunvizinhas. É importante ressaltar que a deformidade pode recorrer com o crescimento do membro, mesmo nas cirurgias em que, em um primeiro momento, foram consideradas bem-sucedidas. Dessa maneira, o tratamento da displasia radial deve ser realizado precocemente para que um adequado alongamento das partes moles ocorra conforme o crescimento. O membro, geralmente, fica encurtado. Um cuidado especial com a placa de crescimento da ulna distal deve ser tomado.

Especificamente, o tratamento desse problema é dividido conforme a faixa etária. Podemos recorrer à ortetização como primeira medida, passando pelo alongamento das estruturas e alcançando até as cirurgias reconstrutivas.

O tratamento cirúrgico da displasia radial deve ser evitado em pacientes com comprometimento sistêmico significativo que impossibilite a realização cirúrgica e nos pacientes que apresentam sinostose radioulnar, pois o punho deve permanecer móvel para que o paciente possa se alimentar.

DISPLASIA ULNAR

A displasia ulnar é uma malformação mais rara do que a displasia radial. A falha na formação para esta entidade ocorre entre a quarta e a quinta semana. A incidência é de, aproximadamente, 1 para cada 10.000 nascidos vivos e está frequentemente associada a outras malformações. A displasia ulnar isolada é rara. O tipo de displasia mais encontrado é caracterizado pela ausência parcial da ulna, ao contrário da displasia radial, em que a ausência completa do rádio é a mais recorrente.

Anormalidades musculoesqueléticas geralmente estão associadas com essa deformidade, e as mais comuns são: deficiência focal femoral, focomelia, escoliose, pé torto, displasia do desenvolvimento do quadril, coxa vara, entre outras.

O punho na displasia ulnar, ao exame, geralmente é estável. Já o cotovelo pode ou não se apresentar estável, podendo ainda se apresentar anquilosado.

A classificação mais frequentemente utilizada, assim como na displasia radial, foi a proposta por Bayne:

- **Tipo I**: Ligeiro encurtamento ulnar, com defeito na fise ulnar.
- **Tipo II**: Encurtamento acentuado da ulna.
- **Tipo III**: Ausência da ulna.
- **Tipo IV**: Sinostose úmero-ulnar.

O exame físico deve ser realizado com cautela, principalmente testando-se a estabilidade do punho. O desvio ulnar deve ser avaliado e acompanhado, pois uma progressão desse desvio determina a realização do tratamento cirúrgico, principalmente para os tipos II e IV de Bayne.

Inicialmente, o tratamento incruento pode ser adotado, principalmente se o punho apresentar um desvio coronal inferior a 30 graus. A utilização de órteses e o alongamento das partes moles está indicado em paciente mais novos, particularmente com menos de seis meses de idade. Porém, em crianças com idade superior que apresentarem desvio do punho maior que 30 graus, o tratamento cirúrgico deve ser empregado.[1]

O tratamento cirúrgico visa estabilizar o punho e melhorar o posicionamento do antebraço e do cotovelo, e os procedimentos corretivos variam desde as cirurgias de partes moles, como as transferências musculares, até a realização de osteotomias corretivas angulares e derrotativas.[1,2]

LUXAÇÃO CONGÊNITA DA CABEÇA DO RÁDIO

É uma enfermidade rara cujo diagnóstico acaba invariavelmente sendo realizado tardiamente, às vezes apenas na idade escolar. Geralmente, a cabeça do rádio se encontra luxada no sentido posterior ou posterolateral. Como o diagnóstico geralmente é realizado tardiamente, devemos excluir a hipótese da luxação traumática da cabeça do rádio.

Frisamos que alguns padrões radiográficos devem ser estabelecidos para determinação do diagnóstico. Na luxação crônica, a cabeça encontra-se mais achatada; encontramos hipoplasia do capítulo; observamos um encurvamento ulnar e volar quando a luxação é anterior e um encurvamento dorsal quando a luxação é posterior; o eixo longitudinal do rádio não secciona o capítulo. Tais características, quando reconhecidas na radiografia do cotovelo em que não há histórico de trauma, sugerem sobremaneira o diagnóstico de luxação congênita.[8, 9]

O tratamento precoce da luxação congênita da cabeça do rádio ainda não está muito bem estabelecido. Há relatos de poucos estudos em que predominam pequenas casuísticas, nos quais a maioria das crianças é tratada numa faixa etária maior e pelo diagnóstico tardio. Nesses casos, o tratamento geralmente consiste na ressecção da cabeça do rádio e na retirada de corpos livres da articulação, quando presentes.

LUXAÇÃO ÚMERO-ULNAR CONGÊNITA

É uma deformidade rara e que geralmente está associada com aplasia da tróclea. O paciente com este com-

Malformações Congênitas dos Membros Superiores

prometimento geralmente apresenta uma instabilidade multidirecional dolorosa, além de um desvio angular considerável, geralmente um cúbito valgo. Dependendo da gravidade desse desvio, o paciente com esta afecção pode apresentar uma neuropatia do nervo ulnar. Além disso, a criança apresenta uma amplitude de movimento limitada para a flexo-extensão e a prono-supinação.

O tratamento, invariavelmente, é cirúrgico e tem como objetivo aprimorar a estabilidade do cotovelo, fazendo com que o paciente apresente melhora do quadro doloroso com o mínimo de lesão do osso subcondral. Essa terapêutica consiste na realização de cirurgias das partes moles caracterizadas pela reconstrução ligamentar, transposição do tendão do bíceps para o ligamento coronoide e cirurgias ósseas, como o bloqueio ósseo posterior.[10, 11]

SINOSTOSE RADIOULNAR

A sinostose radioulnar é uma malformação rara. Apresenta discreto predomínio nos indivíduos do sexo masculino, numa proporção de 3:1, sendo bilateral em 80% dos casos.[12]

A hipótese para sua gênese é que, durante o desenvolvimento embrionário, a deformidade decorra por uma falha no processo de separação durante a formação do rádio, da ulna e do úmero onde, nesse período, existiria uma membrana cartilaginosa unindo esses três ossos. Este fato determinaria a ocorrência da sinostose entre o rádio e a ulna no caso.[13]

O paciente, na maioria das vezes, apresenta o antebraço numa atitude de pronação, com bloqueio ou limitação da prono-supinação. Este fato ocorreria durante o desenvolvimento embrionário, e a separação dos ossos sucederia com o antebraço em pronação onde, pela sinostose, este posicionamente seria mantido.

Uma classificação possível de aplicação para esta deformidade é a proposta por Tachdjian,[14] que a divide em três tipos:

- **Tipo I**: sinostose verdadeira, com ausência da cabeça do rádio.
- **Tipo II**: cabeça do rádio luxada posteriormente, com fusão rádio-ulnar.
- **Tipo III**: sem sinostose óssea presente, porém, com formação de um ligamento espesso entre o rádio e a ulna.

O tratamento, na maioria dos casos, é conservador, devido à dificuldade em se obter um bom resultado cirúrgico, mesmo que seja objetivado posicionar o antebraço em um modo mais funcional. O tratamento cirúrgico, conforme a maioria dos autores, é recomendado quando o paciente se encontra com o antebraço numa atitude de pronação maior que 60 graus.

DEFORMIDADE DE MADELUNG

Esta afecção foi descrita a primeira vez em 1978,[15] caracterizada pelo encurvamento ulnar e anterior do rádio e

apresentando uma proeminência dorsal da porção distal da ulna. Essas características ocorrem pela diminuição da velocidade de crescimento da fise volar e ulnar do rádio distal. A deformidade, segundo estudos mais recentes, está ligada a um defeito genético no gene homeobox (SHOX). O ligamento de Vickers está presente nessa deformidade que se origina na face ulnovolar do rádio e se insere no semilunar e na fibrocartilagem triangular. Aparentemente, esse ligamento não é o causador primário da deformidade, e sim é caracterizado como um achado nas deformidades verdadeiras de Madelung.

O paciente com esta malformação, geralmente, apresenta-se depois de um traumatismo da região do punho com queixa de dor, exibindo uma deformidade na região distal da ulna que não havia sido percebida anteriormente.

O tratamento dessa deformidade é controvertido. Alguns advogam que a malformação é autolimitada e que a cirurgia não traz tantos benefícios ao paciente.[16] Outros autores defendem a tese de que o procedimento cirúrgico deve ser empregado quando a deformidade é dolorosa e prejudica as atividades diárias do paciente. O tratamento cirúrgico consiste na liberação do ligamento de Vickers associado a uma osteotomia dorsal metafisária do rádio[17] por uma abordagem anterior. Os resultados apresentados pelos seus defensores são encorajadores, demonstrando que ocorre melhora do quadro doloroso e também da aparência do punho.

ARTROGRIPOSE

A artrogripose é caracterizada pela presença de deformidade reconhecidas desde o nascimento, acompanhada de contraturas das articulações e fraqueza muscular. Curiosamente, a inteligência dos indivíduos afetados é normal ou acima da média. Sua incidência é de, aproximadamente, 1 para cada 3.000 nascidos vivos. Esta síndrome é dividida em três grandes grupos: artrogripose clássica, artrogripose distal e com envolvimento de outros sistemas. Na artrogripose clássica, a criança apresenta os ombros em rotação interna, cotovelos rígidos em extensão e punhos em flexão.

O tratamento desses pacientes tem como objetivo reposicionar os membros afetados, fazendo com que eles possam realizar a maior quantidade de atividades diárias possíveis.

Para o tratamento cirúrgico, alguns princípios devem ser respeitados. Os movimentos das articulações devem ser preservados pela melhora do arco de movimento, reposicionando os membros para que tarefas manuais possam ser realizadas. Sugere-se que a idade adequada para o início do tratamento seja por volta dos 4 anos. O tratamento operatório consiste da execução de cirurgias ósseas para reposicionamento dos membros e transferências musculares conforme o tipo de contratura para ganho da função desejado para cada caso.

REFERÊNCIAS BIBLIOGRÁFICAS

1. Herring JA. Tachdjian's Pediatric Orthopaedics. 4.ed. Vol 1, Cap 15. Philadelphia: WB Saunders, 2013.

CAPÍTULO 23

271

Série Ortopedia e Traumatologia – Fundamentos e Prática

2. Weinstein SL, Flynn JM. Lovell and Winter Pediatric Orthopaedic. 5.ed. Vol 1, Cap 1. Philadelphia: Lippincott Williams & Wilkins, 2013.

3. Swanson AB. A classification for congenital limb malformations. J Hand Surg (Am). 1976;1:8-22.

4. Flatt AE. The Care of Congenital Hand Anomalies. St. Louis: Quality Medical, 1994.

5. Turek SL. Orthopadic Principles and Their Application. Philadelphia: JB Lippincott, 1967.

6. Upton J. Congenital anomalies of the hand and forearm. In: McCarthy JG. Plastic Surgery. Vol 8. Philadelphia: WB Saunders, 1990. p.5362.

7. Petterson TJ. Congenital ring-reconstructions. Br J Plast Surg. 1961;14:1

8. Almquist EE, Gordon LH, Blue AI. Congenital dislocation of the head of the radius. J Bone Joint Surg Am. 1969;51(6):1118–1127.

9. Dobyns JH. Congenital abnormalities of the elbow. In: Morrey BF, ed. The elbow and its disorders. Philadelphia: WB Saunders, 1985. p.161.

10. Wood V. Congenital elbow dislocations. In: Buck-Gramcko D. Congenital malformations of the hand and forearm. London: Churchill Livingstone, 1998. p.487.

11. Bayne LG. Ulnar club hand. In: Green DP. Operative hand surgery. 3.ed. New York: Churchill Livingstone, 1993. p.298.

12. Simmons BP, Waters PM. Congenital abnormalities of the elbow region. In: Peimer C. Suergery of the Hand and Upper Extremity. New York: MacGraw-Hill, 1996. p.2052.

13. Lewis W. The development of the arm in man. Am J Anat. 1091;1:169.

14. Tachdjian M. Congenital radioulnar synostosis. In: Tachdjian M. Pediatric Ostopaedics. Vol 1. Philadelphia: WB Saunders, 1990. p.180.

15. Madelung V. Die Spontane Subluxaion der Hand nach vorne. Verh Dtsch Ges Chir. 1878;7:259.

16. Lichtman D. The Wrist and Its Disorders. Philadelphia: WB Saunders, 1998.

17. Harley BJ, Carter PR, Ezaki M. Volar surgical correction of Madelung's deformity. Tech Hand Up Extrem Surg. 2002;6:30.

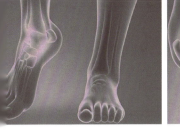
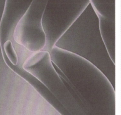

Discrepância do Comprimento dos Membros Inferiores

Nei Botter Montenegro
Alessandro Felix

INTRODUÇÃO

A discrepância do comprimento dos membros inferiores, ou anisomelia (condição de desigualdade entre dois membros pareados, do grego *aniso*, que significa desigual, e *melos* membro), acomete crianças e adolescentes durante o crescimento em uma frequência relativamente pequena, no caso de considerarmos importantes apenas as medidas que causem clinicamente báscula da bacia ou tenham de ser compensadas para a melhoria da marcha.

Desigualdades menores acometem grande parte da população geral, podendo ser do tipo estrutural, em que existe diferença no comprimento ósseo, ou funcional, como resultado de alterações biomecânicas dos membros inferiores.

A anisomelia acontece, na maioria das vezes, pelo encurtamento do membro menor, ou mais raramente pelo alongamento patológico do maior.

O membro inferior dominante parece ser mais acometido. As causas podem ser divididas em adquiridas e congênitas.

- **Congênitas:** deformidades angulares femoral ou tibial, fêmur curto congênito, hemimelia fibular nas suas formas completa ou parcial, doença de Blount, displasia do desenvolvimento do quadril, displasia fibrosa, Ollier etc.
- **Adquiridas:** após infecções ósseas, por osteomielite hematogênica na área da fise, após pioartrite de quadril ou joelho, tumores ósseos, sequela de fraturas do fêmur ou da tíbia, descolamentos epifisários do fêmur distal e tíbia proximal, doença de Legg Calvè Perthes, epifisiolistese etc.

A desigualdade pode ser descoberta pelos familiares ou em exames de rotina, desde o berçário, nos casos congênitos mais acentuados, podendo passar despercebida em casos leves e ser revelada quando progridem com o crescimento.

A pesquisa da diferença de comprimento entre os membros inferiores é situação relativamente comum nos consultórios de ortopedia. Ao exame físico, podemos encontrar sinais de compensação no paciente em posição ortostática, como assimetrias na cintura escapular, assimetria da cintura pélvica e forma escoliótica da coluna dorsolombar. Para melhor entender a atitude escoliótica, é preciso diferenciá-la de uma escoliose verdadeira, na qual existem gibosidade e rotação vertebral. De acordo com Dimeglio, a atitude escoliótica ocorre em cerca de 80% dos casos devido à desigualdade de comprimento dos membros inferiores e desaparece com o paciente na posição horizontal ou quando ele está sentado.

Outro sinal clínico encontrado é a assimetria da altura dos joelhos. Sabe-se hoje ser este um sinal relativamente importante. Trabalhos demonstram que indivíduos apresentando encurtamento de 1 ou mais centímetros dos membros inferiores são mais vulneráveis ao desenvolvimento de artrose progressiva no joelho do membro mais curto.

O volume dos membros inferiores pode ser distinto (associado em casos mais acentuados). A atitude em equinismo do pé do membro mais curto ou a flexão do joelho do membro alongado são artifícios também utilizados pelo paciente em ortostatismo e durante a marcha.

Para aferir o comprimento dos membros estendidos, com o paciente deitado, são utilizadas as distâncias entre a cicatriz umbilical e os maléolos mediais (comprimento aparente) ou entre as espinhas ilíacas anterossuperiores e inferiores e os tornozelos ou a superfície plantar (comprimento real), como visto na Figura 24.1. Entretanto, o volume dos membros pode influir nesse tipo de medida clínica.

Para identificarmos o sítio da deformidade, podemos, no exame físico em decúbitos ventral (Figura 24.2) e dorsal do paciente, compararmos a altura dos pés ou joelhos, nos respectivos decúbitos citados, correspondendo à desigualdade dos ossos da perna, ou na distância dos joelhos, à diferença entre os fêmures. O tamanho dos pés também pode influir

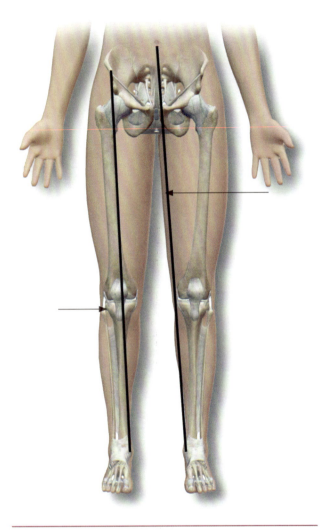

FIGURA 24.1 Medida aparente (cicatriz umbilical-maléolo medial), à esquerda, e real (espinhas ilíacas-maléolo medial), à direita, dos membros inferiores.

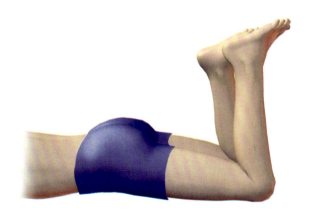

FIGURA 24.2 Exame da discrepância dos membros inferiores em decúbito ventral. Desigualdade dos fêmures na distância dos joelhos e pernas, na altura dos calcanhares.

no valor total da discrepância, sendo avaliado com os pacientes na posição ortostática.

Uma maneira clínica simples de mensurarmos a anisomelia consta no exame do paciente em pé sobre calços de madeira milimetrados, de medidas pré-conhecidas, sob a região plantar do membro inferior mais curto, até a equalização da altura das espinhas ilíacas.

Quanto à marcha, pode haver claudicação ou presença de atitudes compensatórias no seu desenvolvimento. Santili e colaboradores estudaram a força de reação do solo durante a marcha de corredores com e sem anisomelia discreta. Os resultados mostraram que os indivíduos com desigualdades entre 0,5 a 2,0 cm apresentam, no membro menor, maiores valores da força vertical em relação ao membro maior. Logo, sujeitos com desigualdade discreta adotam mecanismos compensatórios capazes de gerar sobrecarga adicional ao sistema musculoesquelético para promover uma marcha simétrica, como demonstrado nesse estudo.

AVALIAÇÃO RADIOGRÁFICA

Comumente, o exame radiográfico mais solicitado é escanograma ou escanometria, realizado em três fases, visualizando no mesmo filme os quadris, joelhos e tornozelos, mensurando-se os membros por meio de uma régua centralizada entre eles. Pode haver o inconveniente de movimentação involuntária do examinado, influindo sobre o resultado da medida.

A escanometria digital por tomografia computadorizada tem a vantagem de os membros serem avaliados simultaneamente em uma só tomada e de as medições serem realizadas digitalmente, com menor quantidade de irradiação e custo.

O exame dito "padrão ouro" para a real medida é a radiografia panorâmica ortostática dos membros inferiores, também conhecido como telerradiografia, ortometria ou ortograma, o qual leva em conta a altura dos pés no total da desigualdade, as deformidades angulares que podem influir sobre o comprimento total, ósseas ou articulares, com a vantagem de não magnificar a imagem. Nos grandes encurtamentos, pode-se utilizar a compensação do membro mais curto, com blocos de medidas determinadas, computando-os na diferença final, anulando ou minimizando a inclinação da pelve.

Nas doenças que afetam o quadril, fêmur proximal ou o acetábulo, como nas displasias com luxação congênita, sequela de pioartrite e formas mais graves de fêmur curto congênito, a mensuração radiográfica será enganosa se tomarmos como parâmetro proximal a porção mais cranial do fêmur, como preconizado por Aitken e colaboradores. O resultado desse equívoco é que grandes discrepâncias de membros são consideradas diferenças mínimas ou quase insignificantes, não correspondendo à discrepância funcional observada no paciente. Nessas situações, Santili e colaboradores propõem que a medida proximal nas escanometrias tenham como limites a região inferior das articulações sacroilíacas, facilmente identificáveis nas radiografias ortostáticas

Discrepância do Comprimento dos Membros Inferiores

convencionais, sendo ainda os pontos craniais mais próximos ao quadril e, devido à sua localização equidistante e simétrica em relação ao eixo axial, levam também em conta as inclinações da bacia.

PREVISÃO DA DISCREPÂNCIA FINAL DE CRESCIMENTO NO ESQUELETO IMATURO

O sucesso no tratamento de pacientes com discrepância de comprimento dos membros requer uma avaliação precisa e acompanhamento por determinado período de tempo. Esta abordagem não envolve apenas a medida de comprimento dos membros inferiores, mas sim todos os fatores que contribuem para a assimetria, considerando que estes têm igual importância na seleção do tratamento ideal (epifisiodese ou alongamento). Bons resultados podem ser obtidos com um dos métodos, ou ambos, e a escolha de uma técnica para o cálculo da discrepância final deve ser baseada na conveniência, acurácia e familiaridade de quem o aplica.

É de fundamental importância compreender o crescimento esquelético normal das extremidades inferiores, a contribuição de cada fise no comprimento e no formato do membro, conceito e tempo exato da maturidade esquelética, e o impacto de várias doenças sobre o crescimento normal.

PREVISÃO DE CRESCIMENTO DO FÊMUR E DA TÍBIA

TABELAS DE CRESCIMENTO DE ANDERSON-GREEN-MESSNER

Os artigos publicados por esses autores contribuíram com informações importantes para o estudo do crescimento longitudinal do fêmur e da tíbia, prevendo o crescimento restante, que pode ser usado para escolher o melhor momento para a epifisiodese, no caso de ser este o método a ser aplicado. No primeiro estudo, foi acompanhado o crescimento de 100 crianças até a maturidade (50 meninos e 50 meninas), sendo que 49 tinham poliomielite (24 meninos e 25 meninas) afetando apenas um membro. Na publicação no ano seguinte, descreveram os dados de 67 meninos e 67 meninas normais acompanhados do nascimento à maturidade. Em cada avaliação foi anotada a medida do comprimento do fêmur e da tíbia, incluindo cada epífise, a idade cronológica, a idade óssea (calculada pelo atlas de Greulich e Pyle), a estatura de cada criança e as medidas do tronco e da cabeça (Figura 24.3).

Os autores perceberam que, ao utilizarem a idade óssea como base de intervalo para análise dos dados, a média dos valores para o crescimento restante foi essencialmente a mesma quando empregada a idade cronológica, porém, a variação dos dados em torno da média foi maior. Portanto, uma estimativa mais precisa do crescimento futuro deve ser feita pelo uso da idade esquelética, principalmente nos casos em que o nível de maturidade estiver acelerado ou

retardado em 2 anos ou mais, quando comparados com a idade cronológica.

As tabelas de crescimento foram elaboradas considerando intervalos iguais de idade, derivados pelo ganho de crescimento médio entre esses períodos. Ao crescimento do fêmur e da tíbia foi atribuída a representação proporcional de crescimento específico para cada fise (71% do crescimento total do fêmur pela fise distal, enquanto 57% do crescimento total da tíbia está na fise proximal – Figuras 24.4 e 24.5).

Uma observação interessante está no fato de a taxa de crescimento dos membros comprometidos por poliomielite não ser constante durante todo o período de crescimento. Assim, as medidas utilizadas para o cálculo da discrepância final devem ser repetidas com intervalo máximo de 2 a 3 anos da data prevista para a epifisiodese definitiva, a fim de minimizarmos erros.

MÉTODO GRÁFICO DA LINHA RETA DE MOSELEY

O método de Moseley foi elaborado em 1977, baseado nas análises matemáticas de Anderson, com a intenção de simplificar e melhorar a acurácia do cálculo da discrepância de crescimento, a partir da idade óssea do punho e da mão esquerda.

Dois novos conceitos distinguem o método gráfico das formas anteriores. O primeiro defende que o crescimento dos membros pode ser apresentado em uma tabela por uma linha reta, em que o comprimento do membro está representado pela ordenada e a idade óssea pela abscissa. A linha que representa o membro normal tem a inclinação de 45°. O segundo conceito posta que a tabela que correlaciona a idade esquelética com o comprimento do membro fornece fatores de correção de acordo com o percentil de crescimento em que a criança se encontra (Figura 24.6).

O crescimento do membro mais curto também deve ser representado no gráfico de linha reta, porém com inclinação diferente. A distância entre as duas linhas representa a discrepância entre os membros. Já a porcentagem de inibição de crescimento do membro mais curto está representada na diferença de inclinação das duas linhas.

Ao optar por um tratamento cirúrgico de alongamento ósseo, a linha de crescimento do membro mais curto desloca-se para a parte de cima do gráfico, porém a inclinação é mantida.

A linha de crescimento de um membro submetido à epifisiodese sofrerá uma queda na inclinação proporcional à porcentagem de contribuição da fise operada no crescimento do membro. Uma vez que a fise distal do fêmur e a proximal da tíbia correspondem a aproximadamente 37% e 28%, respectivamente, do total do crescimento do membro, podemos prever a inibição causada pela epifisiodese. Essa nova linha é paralela às outras três linhas que já estarão previamente traçadas no gráfico, com inclinações específicas que representam a inibição pela epifisiodese do fêmur distal, tíbia proximal, ou ambas.

CAPÍTULO 24

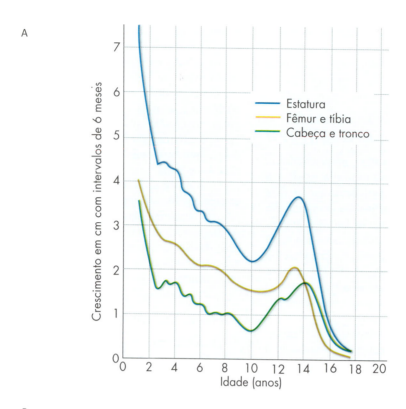

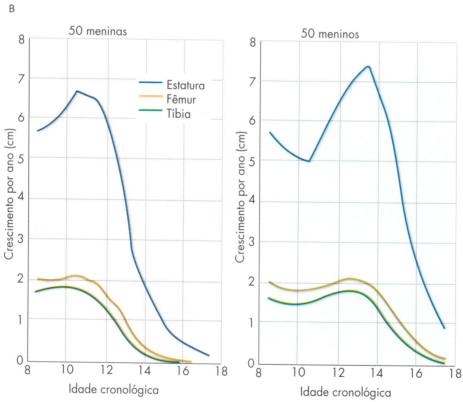

FIGURA 24.3 (A) Taxa de crescimento de meninos de 1 a 18 anos. (B) Média de crescimento por ano por segmento longitudinal.

Fonte: Tachdjian's Pediatric Orthopaedics, 4th Edition.

Discrepância do Comprimento dos Membros Inferiores

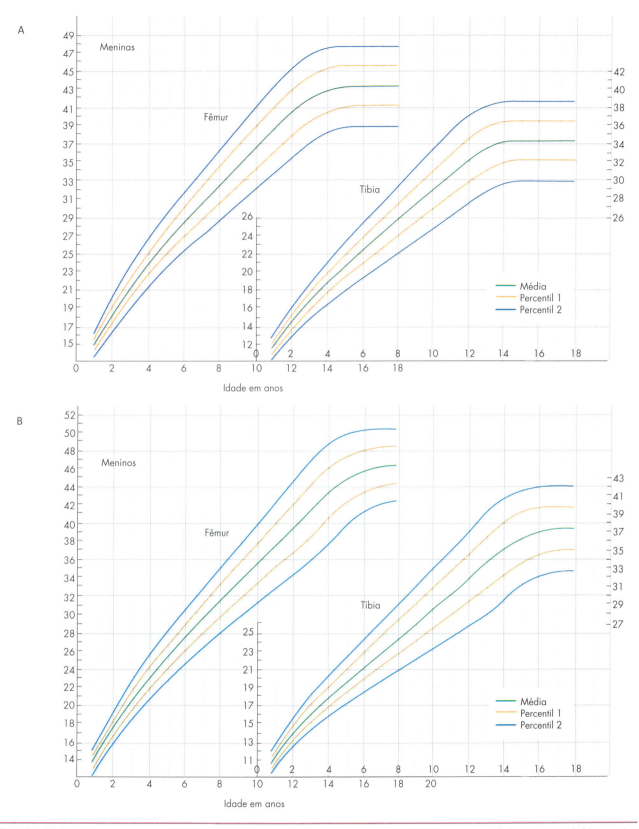

FIGURA 24.4 Média de crescimento do fêmur e da tíbia com dois desvios-padrão para meninas **(A)** e meninos **(B)** baseados na idade cronológica.

Fonte: Anderson M, Messner MB, Green WT: Distribution of lengths of the normal femur and tibia in children from one to eighteen years of age. J Bone Joint Surg Am 1964;46:1200, 1201.

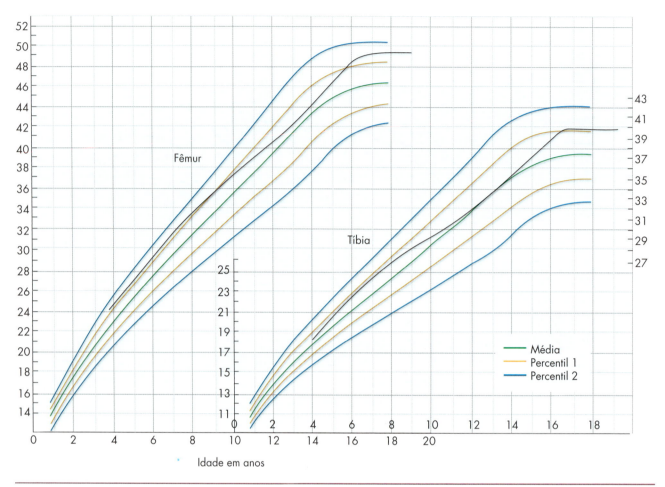

FIGURA 24.5 Exemplo de mudança no percentil femural e tibial de um paciente acompanhado por hemi-hipertrofia com uma falsa impressão levando à hipoestimar a discrepância final. O exemplo aponta a necessidade de um seguimento criterioso para definir uma melhor impressão da maturação de cada paciente.

Fonte: Anderson M, Messner MB, Green WT: Distribution of lengths of the normal femur and tibia in children from one to eighteen years of age. J Bone Joint Surg Am 1964;46:1200, 1201.

Quando comparado ao método de Anderson, o método gráfico de linha reta tem a vantagem de aplicar um fator de correção para as crianças que se apresentam nos extremos da curva de Gauss. Em revisão com análise de 150 crianças submetidas à epifisiodese, o método de Moseley apresentou uma média de erro de 0,6 cm, contra 0,9 cm na técnica de Anderson, diferença estatisticamente significante ($p < 0,05$). Em um grupo de 15 crianças em que a inibição de crescimento foi menor que 5%, a diferença dos resultados entre os dois métodos não foi significante. Em resumo, o gráfico da linha reta mostrou-se tão apurado quanto o método de Anderson e melhor nos casos em que existe uma grande inibição.

Entre as vantagens do método de Moseley, reside o fato de que em cada avaliação só é necessário obter três dados essenciais: o comprimento de cada um dos membros e a idade esquelética. A manutenção do gráfico no prontuário serve como registro permanente dos dados da criança, e a adição de novos dados permite ao examinador, de forma fidedigna, avaliar o crescimento pregresso e futuro da criança. Erros de leitura dos dados do escanograma podem ser facilmente reconhecidos assim que colocados no gráfico, visto que não estarão adequados aos padrões estabelecidos nas leituras prévias. Considerando que o método não necessita de cálculos matemáticos, diminui-se a possibilidade de erros. Em comparação a outros, o método da linha reta se sobressai por considerar o conceito de inibição do crescimento (Tabela 24.1).

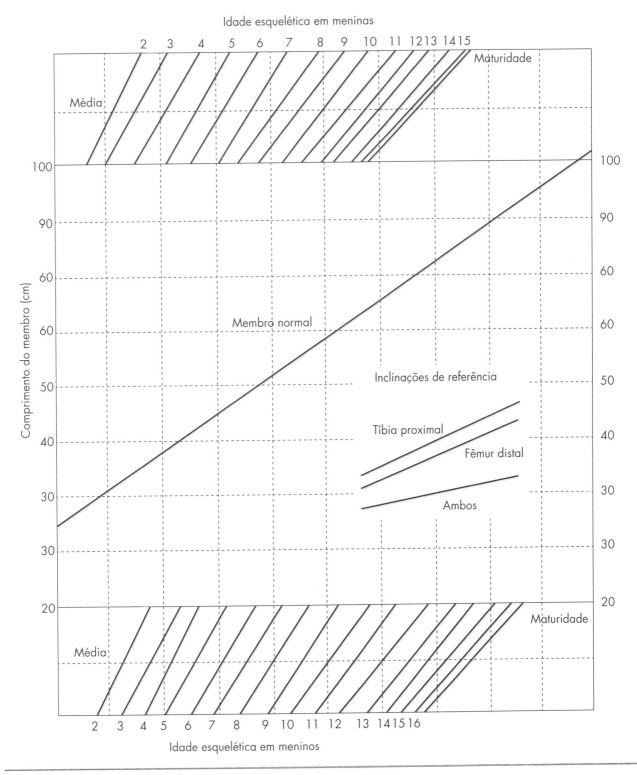

FIGURA 24.6 Gráfico de Moseley modificado.
Fonte: A straight-line graph for leg-length discrepancy. J Bone Joint Surg Am 1977;59:174.

Série Ortopedia e Traumatologia – Fundamentos e Prática

Tabela 24.1 Exemplos práticos do método de Moseley.

A Em cada avaliação médica, devemos obter os seguintes dados:

1. O comprimento membro normal, medido através de escanometrias da porção superior da cabeça femoral até o centro da articulação do tornozelo.
2. O comprimento do membro encurtado.
3. Radiografia com a idade esquelética estimada.

Posicione o ponto correspondente ao comprimento da perna normal na linha presente no gráfico.

Insira o ponto que corresponde ao comprimento do membro encurtado na linha desenhada.

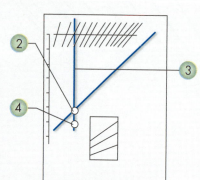

3 Desenhe uma linha vertical passando pelo ponto inserido no gráfico e atravessando a escala da idade esquelética correspondente.

Marque o ponto onde a linha da idade esquelética correspondente cruza com a linha vertical desenhada.

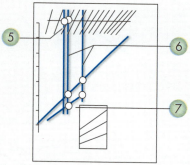

6 A cada avaliação, coloque os dados correspondente no gráfico.

7 Desenhe uma linha reta que irá corresponder ao crescimento do membro encurtado, de forma que se encaixe da melhor maneira possível entre os pontos correspondentes às diversas medidas de comprimento.

A discrepância é representada pela distância entre as duas linhas de crescimento.
O fator de inibição está representado pela diferença de inclinação entre as duas linhas de crescimento. Admite-se que a inclinação do membro normal correspondente a 100%.

B Previsão do crescimento futuro:

Estenda para a direita a linha correspondente ao membro encurtado.

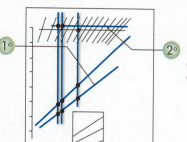

2° Desenhe uma linha horizontal que se encaixe entre os pontos colocados na área da idade esquelética da melhor forma possível.

O percentil de crescimento é representado pela posição da linha horizontal desenhada de maneira que a criança será considerada mais alta ou mais baixa que a média.
A idade esquelética é representada pelas intersecções da linha horizontal na área dos traços da idade esquelética.
O ponto de maturidade é a intersecção da linha horizontal com o traço da maturidade.

(Continua)

Discrepância do Comprimento dos Membros Inferiores

| Tabela 24.1 Exemplos práticos do método de Moseley. | (Continuação) |

B Previsão do crescimento futuro:

Através do ponto de maturidade, desenhe uma linha vertical. Esta linha representa a maturidade e o término do crescimento de ambos os membros representa o comprimento na maturidade.

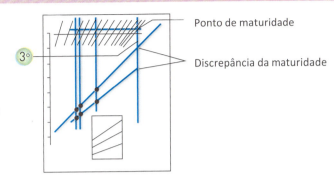

Com a intenção de manter o gráfico atualizado, recomenda-se que as linhas seja desenhadas a lápis.
A adição de dados futuros tornam o método mais apurado, mas podem necessitar de pequenas mudanças na posição das linhas desenhadas.

C Em cada avaliação médica, devemos obter os seguintes dados:

Epifisiodese

Encontre o comprimento do membro normal imediatamente antes da cirurgia e marque este ponto na linha do membro normal.

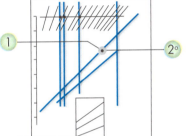

A partir do ponto, desenhe uma linha paralela à inclinação de referência particular à fise de crescimento que se planeja operar. Esta é a nova linha de crescimento para o membro normal.

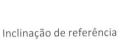

Inclinação de referência

Cada uma das fises de crescimento contribui para o crescimento total do membro.

A porcentagem que diminui a inclinação da nova linha de crescimento (considerando a inclinação prévia como 100%) representa exatamente a contribuição da fise de crescimento fechada.

Fêmur distal – 38%

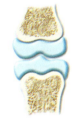

Ambos – 67%

Tíbia proximal – 29%

Alongamento

Desenhe uma nova linha de crescimento para o membro alongado imediatamente paralela à linha de crescimento prévia, mas deslocada para cima exatamente na distância equivalente ao comprimento acrescido no membro. Como as fises de crescimento não são afetadas, a taxa de crescimento não se altera, bem como a inclinação da curva.

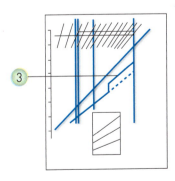

(Continua)

| Tabela 24.1 Exemplos práticos do método de Moseley. | (Continuação) |

D Momento da cirurgia:

Epifisiodese

Projete a linha de crescimento do membro encurtado até a intersecção com a linha da maturidade. Considere o efeito do alongamento, se for o caso.

A partir da intersecção com a linha de maturidade, desenhe uma linha, cuja inclinação seja igual à inclinação de uma das linhas de referência, de acordo com a cirurgia proposta.

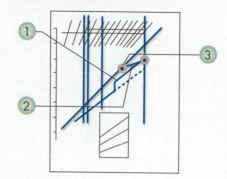

O ponto no qual esta linha alcança a linha de crescimento do membro normal indica o momento em que a cirurgia deve ser feita. Veja que este ponto não é definido como uma data, mas sim como o comprimento do membro normal.

Alongamento

Uma vez que o procedimento de alongamento é realizado, não há efeito sobre a taxa de crescimento do membro encurtado — o momento deste procedimento não é importante e será definido por considerações clínicas.

E Segmento pós-operatório:

Desenhe a nova linha de crescimento do membro normal, como demonstrado no item C.

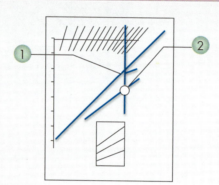

Os dados devem ser colocados exatamente como antes, exceto pelo fato de que o comprimento do membro mais curto agora é colocado antes, sobre a linha de crescimento previamente estabelecida para aquele membro.

Fonte: From Moseley CF: A straight-line-graph for leg-length discrepancy. J Bone Joint Surg Am 1977;59:177.

MÉTODO DO MULTIPLICADOR DE PALEY

Com base nos dados coletados por Anderson, Paley dividiu o comprimento do fêmur e da tíbia na maturidade de cada percentil de crescimento (*long limb at skeletal maturity* – Lm) pelo respectivo comprimento em diversas faixas etárias (*the current length of the long limb* – L). Assim, todos os dados contidos na tabela de Anderson foram convertidos a um multiplicador (M) para o comprimento do esqueleto maduro: M = Lm/L. Consequentemente, o comprimento do fêmur e da tíbia pode ser multiplicado pelo multiplicador correspondente à idade do paciente, de forma a calcular o comprimento na maturidade: Lm = M × L.

Diferentemente dos métodos anteriores, o método de Paley baseia-se na idade cronológica. O multiplicador para cada grupo percentual (média, média mais dois desvios-padrão, média menos um desvio-padrão, média menos dois desvios-padrão) em cada idade foi aproximadamente o mesmo (variação máxima ± 0,08, com média de variação de ± 0,03). Outra observação foi que o multiplicador do fêmur e da tíbia também eram muito parecidos (média de variação de 0,008). Como os multiplicadores foram semelhantes, Paley calculou a média entre os dois ossos, obtendo um único valor para todo o membro inferior (Tabela 24.2).

Discrepância do Comprimento dos Membros Inferiores

Tabela 24.2 Tabela do Multiplicador (M), variando com a idade cronológica e o sexo.

Multiplicador para membros inferiores – meninos				Multiplicador para membros inferiores – meninas			
Idade (anos/meses)	M	Idade (anos/mese)	M	Idade (anos/meses)	M	Idade (anos/mese)	M
Nascimento	5.080	7 + 6	1,520	Nascimento	4.630	6 + 0	1.510
0 + 3	4.550	8 + 0	1.470	0 + 3	4.155	6 + 6	1.460
0 + 6	4.050	8 + 6	1.420	0 + 6	3.725	7 + 0	1.430
0 + 9	3.600	9 + 0	1.380	0 + 9	3.300	7 + 6	1.370
1 + 0	3.240	9 + 6	1.340	1 + 0	2.970	8 + 0	1.330
1 + 3	2.975	10 + 0	1.310	1 + 3	2.750	8 + 6	1.290
1 + 6	2.825	10 + 6	1.280	1 + 6	2.600	9 + 0	1.260
1 + 9	2.700	11 + 0	1.240	1 + 9	2.490	9 + 6	1.220
2 + 0	2.590	11 + 6	1.220	2 + 0	2.390	10 + 0	1.190
2 + 3	2.480	12 + 0	1.180	2 + 3	2.295	10 + 6	1.160
2 + 6	2.385	12 + 6	1.160	2 + 6	2.200	11 + 0	1.130
2 + 9	2.300	13 + 0	1.130	2 + 9	2.125	11 + 6	1.100
3 + 0	2.230	13 + 6	1.100	3 + 0	2.050	12 + 0	1.070
3 + 6	2.110	14 + 0	1.080	3 + 6	1.925	12 + 6	1.050
4 + 0	2.000	14 + 6	1.060	4 + 0	1.830	13 + 0	1.030
4 + 6	1.890	15 + 0	1.040	4 + 6	1.740	13 + 6	1.010
5 + 0	1.820	15 + 6	1.020	5 + 0	1.660	14 + 0	1.000
5 + 6	1.740	16 + 0	1.010	5 + 6	1.580		
6 + 0	1.670	16 + 6	1.010				
6 + 6	1.670	17 + 0	1.000				
7 + 0	1.570						

Fonte: From Paley D, Bhave A, Herzenberg JE, Bowen JR. *Multiplier method for predicting limb-length discrepancy.* J Bone Joint Surg Am. 2000 Oct;82-A(10):1432-46.)

Para realizar o cálculo de idades intermediárias às que aparecem na tabela, baseando-se no multiplicador da idade imediatamente acima e abaixo à da criança, calcula-se a diferença e esta é dividida por 6. Ao valor obtido, multiplica-se o número de meses restantes para a criança atingir a idade do multiplicador imediatamente acima à sua idade e soma-se o resultado a este multiplicador.

Baseado no trabalho de Amstutz, Paley considerou que, nas deficiências congênitas, a taxa de crescimento do membro encurtado (*the length of the short limb* – S) é semelhante ao membro normal.

Assim, para deformidades congênitas:

$$Sm/Lm = S/L.$$

Portanto, substituindo $M \times L$ por Lm:

$$Sm = M \times L\ S/L = M \times S.$$

A discrepância de comprimento entre os membros na maturidade (Δm) é:

$$\Delta m = Lm - Sm$$

Substituindo $M \times L$ por Lm e $M \times S$ por Sm, teremos:

$$\Delta m = M \times L - M \times S = M \times (L - S).$$

Como $\Delta = L - S$:

$$\Delta m = \Delta \times M.$$

Quando analisadas as doenças do desenvolvimento (como na doença de Ollier, poliomielite e sequelas de trauma), a taxa de crescimento do membro encurtado e a do membro normal não seguem a mesma proporção. A inibição da taxa de crescimento do membro encurtado é fixa. Dessa forma, para prever a discrepância final, precisa-se determinar fator de inibição (I), além de quanto o membro ainda tem para crescer (*the amount of growth remaining* – G). Assim, duas medidas, com intervalo de tempo distinto, são necessárias para esses cálculos, após a instalação da doença. O fator de inibição é definido como o crescimento da

CAPÍTULO 24

perna encurtada por um período de tempo dividido pelo crescimento da perna normal durante o mesmo período, subtraindo-se de 1:

$$I = 1 - (S - S') / (L - L').$$

S' e L' são, respectivamente, as medidas do membro mais curto e do membro normal obtidas em radiografias prévias no período de pelo menos seis meses a um ano.

O próximo parâmetro a ser calculado é o crescimento remanescente do membro normal até a maturidade:

$$G = Lm - L.$$

Substituindo Lm por $L \times M$:

$$G = L \times M - L = L \times (M - 1).$$
$$G = L \times (M - 1).$$

Então, a variação da discrepância do momento presente até o final da maturidade (*discrepancy in growth remaining* – Δg) pode ser calculada:

$$\Delta g = I \times G.$$

Substituindo as fórmulas anteriormente deduzidas por I e G:

$$\Delta g = [1 - (S - S') / (L - L')] \times L \times (M - 1).$$

Calculando-se o valor do multiplicador no momento da epifisiodese (Me), podemos encontrar na tabela o valor correspondente à idade ideal para o procedimento.

A correção desejada pela epifisiodese é o valor da discrepância de comprimento na maturidade (Δm), dividido pelo coeficiente (K) que representa a porcentagem de crescimento em que a fise a ser operada representa do total do osso ou do membro:

- Fise distal do fêmur – 71% do crescimento total do fêmur – K = 0,71;
- fise proximal da tíbia – 57% do crescimento total da tíbia – K = 0,57;
- fise distal do fêmur – 38% do crescimento total do membro inferior – K = 0,38;
- fise proximal da tíbia – 29% do crescimento total do membro inferior – K = 0,29;
- ambas as fises distal do fêmur e proximal da tíbia – 67% do crescimento total do membro inferior – K = 0,67

Fórmulas específicas:

1. Cálculo da discrepância final nas doenças congênitas:

$$\Delta m = \Delta \times M$$

2. Cálculo da discrepância final de comprimento nas doenças do desenvolvimento:

$$\Delta m = \Delta + (I \times G)$$

3. Comprimento do membro normal na maturidade esquelética:

$$Lm = L \times M$$

4. Momento da epifisiodese:

$$Me = Lm / (LM - \Delta m /K)$$

O método de Paley destaca-se por ter sido validado em alguns grupos populacionais, diferentemente dos autores antes reconhecidos, cujos gráficos e planilhas referiam-se especificamente a um determinado grupo populacional.

Foi desenvolvida por Paley outra tabela de multiplicadores (Tabela 24.3, com a qual é possível partir da estatura da criança e de sua idade cronológica para prever a estatura na maturidade (*Height at skeletal maturity* – Hm).

$$Hm = H \times M$$

TRATAMENTO

Crianças e adolescentes que apresentam anisomelia requerem tratamento na dependência da projeção da discrepância e da estatura previstas pelos métodos já discutidos. A diferença no paciente em crescimento, sendo mantida em valor absoluto, proporcionalmente em relação ao comprimento dos membros, seria cada vez menor, com diminuição da repercussão clínica; porém, raramente isso acontece.

No adulto, estudos populacionais como o de Bohr indicaram que, do ponto de vista sintomático, a desigualdade de até 2 cm poderia ser considerada normal. Estudos recentes colocam em dúvida esta afirmação. Há suspeitas de as desigualdades discretas poderem estar associadas às fraturas de estresse, dor lombar e osteoartrite, apesar de uma desigualdade causar, nesses indivíduos, sobrecarga mecânica acentuada pelos esforços.

A compensação no calçado, sendo realizada em até 1,5 cm com palmilha, associando ao acréscimo para correção também na sola, diminui o efeito deletério da anisomelia.

O tratamento definitivo para esta afecção pode ser realizado durante o crescimento, sendo a desigualdade descoberta nessa fase da vida.

Após o cálculo da medida da diferença de comprimento até o final do crescimento, podem ser planejados e associados os métodos cirúrgicos mais comumente utilizados para tal correção. Há muito tempo, a epifisiodese, tanto femoral distal como tibial proximal, é preconizada para anisomelias finais calculadas entre 3 cm e 5 cm, sem desvios do eixo mecânico dos membros.

As anisomelias podem ser temporárias ou definitivas, de acordo com a idade e a previsão de crescimento do paciente, sendo esta última modalidade realizada apenas na adolescência. A epifisiodese temporária pode ser utilizada com materiais que atravessem a fise a ser bloqueada. Na fase do segundo estirão, o método de Metezeau, com parafusos canulados que cruzam a fise nas suas porções lateral e medial, é considerado um método seguro. Após a retirada desse material, pode haver crescimento residual subsequente à equalização. Já nas crianças menores, antes do segundo estirão, tal procedimento seria arriscado. Hoje em dia, porém, por

Discrepância do Comprimento dos Membros Inferiores

Tabela 24.3 Tabela do multiplicador para cálculo da altura ao final da maturidade esquelética, por idade cronológica e sexo.

Altura – meninos				Altura– meninas			
Idade (anos/meses)	M	Idade (anos/meses)	M	Idade (anos/meses)	M	Idade (anos/meses)	M
Nascimento	3.535	8 + 6	1.351	Nascimento	3.290	8 + 6	1.254
0 + 3	2.908	9 + 0	1.322	0 + 3	2.759	9 + 0	1.229
0 + 6	2.639	9 + 6	1.298	0 + 6	2.505	9 + 6	1.207
0 + 9	2.462	10 + 0	1.278	0 + 9	2.341	10 + 0	1.183
1 + 0	2.337	10 + 6	1.260	1 + 0	2.216	10 + 6	1.160
1 + 3	2.239	11 + 0	1.235	1 + 3	2.120	11 + 0	1.135
1 + 6	2.160	11 + 6	1.210	1 + 6	2.038	11 + 6	1.108
1 + 9	2.088	12 + 0	1.186	1 + 9	1.965	12 + 0	1.082
2 + 0	2.045	12 + 6	1.161	2 + 0	1.917	12 + 6	1.059
2 + 6	1.942	13 + 0	1.135	2 + 6	1.815	13 + 0	1.040
3 + 0	1.859	13 + 6	1.106	3 + 0	1.735	13 + 6	1.027
3 + 6	1.783	14 + 0	1.081	3 + 6	1.677	14 + 0	1.019
4 + 0	1.731	14 + 6	1.056	4 + 0	1.622	14 + 6	1.013
4 + 6	1.675	15 + 0	1.044	4 + 6	1.570	15 + 0	1.008
5 + 0	1.627	15 + 6	1.030	5 + 0	1.514	15 + 6	1.009
5 + 6	1.579	16 + 0	1.021	5 + 6	1.467	16 + 0	1.004
6 + 0	1.535	16 + 6	1.014	6 + 0	1.421	16 + 6	1.004
6 + 6	1.492	17 + 0	1.010	6 + 6	1.381	17 + 0	1.002
7 + 0	1.455	17 + 6	1.006	7 + 0	1.341	17 + 6	–
7 + 6	1.416	18 + 0	1.005	7 + 6	1.309	18 + 0	–
8 + 0	1.383			8 + 0	1.279		

Fonte: From Paley D, Bhave A, Herzenberg JE, Bowen JR. Pediatr Orthop. 2005 Mar-Apr;25(2):192-6.

meio da epifisiodese com placas especiais nas porções periféricas à fise, e sem lesão do anel pericondral destas, tem-se retardado o aumento progressivo nos casos mais acentuados que, antes da possibilidade de alongamento ósseo para a equalização dos membros, obrigava à utilização de órteses e próteses para a criança conseguir deambular. Com isso, podemos adiar a necessidade do alongamento, para idades maiores, em que o osso, também de maior tamanho, pode ser tratado de maneira próxima à definitiva, minimizando as complicações inerentes do alongamento cirúrgico dos membros.

Quanto às epifisiodeses definitivas, o método mais utilizado hoje em dia é executado percutaneamente com brocagem medial e lateral da região da fise, de 7 a 9 mm de espessura, utilizando-se também curetagem de uma superfície de 1 cm de largura, vindo da região metafisária da placa de crescimento em questão.

ALONGAMENTO ÓSSEO

O alongamento ósseo é definido como o aumento no sentido longitudinal de um osso longo, por meio da técnica cirúrgica em que utiliza, no caso do esqueleto em crescimento, fixadores externos monoplanares ou circulares.

Quando as desigualdades previstas atingem valores acima de 5 cm, este tipo de tratamento geralmente é preconizado, em uma ou duas etapas, dependendo da projeção da diferença de comprimento, já que o alongamento ósseo acima de 20% do tamanho do segmento a ser tratado pode levar a complicações definitivas ao membro. Assim, no caso de uma desigualdade prevista de 7 cm, o osso a ser alongado deve ter, no momento do tratamento, pelo menos 35 cm de comprimento, independentemente da idade projetada para a cirurgia. No pensamento inverso, o segmento ósseo de 20 cm deve ser alongado no máximo até 4 cm. Alongamentos bifocais diminuem o tempo do uso do fixador externo, porém, não evitam as complicações articulares ou neurológicas.

Nos últimos anos, há a tendência, em pacientes adultos, do uso de fixador externo uniplanar associado a pinos intramedulares, com o intuito de remover o fixador logo após a fase de alongamento, sem a necessidade da manutenção da fixação externa enquanto a formação tecidual óssea ocorre. Quando não se precisa corrigir as deformidades, simultaneamente ao tratamento da desigualdade, há a possibilidade de serem utilizadas hastes anterógradas bloqueadas no fêmur, em pacientes adolescentes, introduzidas pelo grande trocânter, e de hastes flexíveis, também travadas ao final da fase de alongamento, na tíbia de crianças (Figura 24.7), particularmente no tratamento de hemimelia fibular e displasia fibrosa, evitando o uso prolongado dos fixadores externos, sendo esta opção, na verdade, uma alternativa à técnica de alongamento clássica.

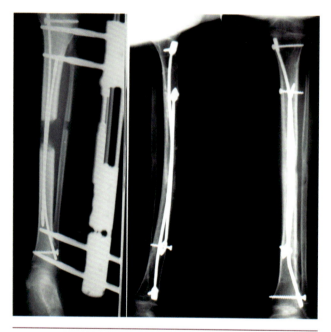

FIGURA 24.7 Alongamento ósseo dos ossos da perna com hastes flexíveis travadas.

O fixador externo unilateral é empregado em alongamentos ósseos de até 5 cm. Já os fixadores circulares (Figura 24.8) são utilizados para alongamentos de maior tamanho, com ou sem correções simultâneas de deformidades ou, no caso de necessidade da incorporação e uma articulação à montagem do fixador, como idealizado por Ilizarov, pela maior estabilidade e possibilidades de montagens.

Outro aspecto importante a ser considerado na prática clínica é analisar a criança e a família quanto ao preparo psicológico, e porque não, socioeconômico para realizar este difícil tratamento, o qual exige esforços para o seu êxito, não só da equipe de saúde treinada para tal, mas também do paciente e de seus responsáveis, sendo necessárias, quando possível, avaliações psicológicas, sociais e da equipe de

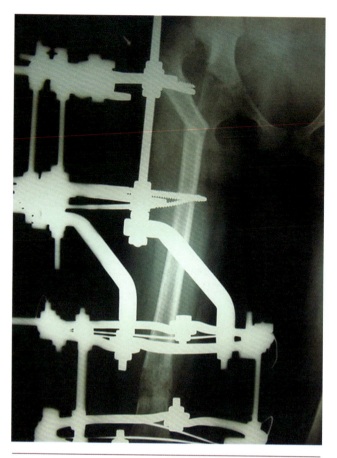

FIGURA 24.8 Alongamento ósseo com fixador externo circular, com correção simultânea de deformidades.

fisioterapia antes do início desse tipo de tratamento, explicando todos os passos necessários durante a sua realização, podendo esta equipe contraindicá-la.

Todos os princípios desse tratamento devem ser observados e seguidos, tais como preservar ao máximo a anatomia óssea local, visando à boa formação tecidual, por meio de osteotomia percutânea com perfurações ou serra de Gigli, montagem do fixador externo de tal maneira a fornecer estabilidade ao sítio do alongamento, início do alongamento após uma semana do ato cirúrgico, velocidade do alongamento de 1 mm/dia, fracionado em 4 vezes ao dia, ou até 0,5 mm/dia nos pacientes com anisomelia por causa congênita.

Deve-se também estimular a marcha com carga progressiva sobre o membro e implantar um programa intensivo de fisioterapia para preservar a mobilidade articular.

O índice de alongamento ósseo (tempo necessário para a formação de 1 cm de osso alongado), em crianças, é em média de 1 a 2 meses/cm, devendo-se explicar aos pais o cálculo aproximado da permanência do fixador externo. Como exemplo, para o tratamento de uma desigualdade de 5 cm, o paciente deve permanecer com fixação externa de 5 a 10 meses, não havendo garantia quanto a este período. Neste quesito, o alongamento sobre pinos travados apresenta

Discrepância do Comprimento dos Membros Inferiores

a vantagem da remoção do fixador assim que o membro atingir o alongamento pretendido, na velocidade de 0,5 mm/dia a 1 mm/dia, acrescido da semana inicial de espera.

Após o término do crescimento ósseo, o encurtamento do lado maior, em discrepâncias entre 4 cm e 5 cm, pode ser proposto. Tamanhos maiores de segmento ósseo removido propiciariam lesões vasculares, com risco de trombose venosa profunda, assim como lesões neurológicas. Esta técnica pode ser realizada progressivamente com fixadores externos ou com o uso de hastes intramedulares bloqueadas, quando possível.

REFERÊNCIAS CONSULTADAS

1. Aaron A, Weinstein D, Thickman D, et al. Comparison of orthoroentgenography and computed tomography in the measurement of limb-length discrepancy. J Bone Joint Surg [Am]. 1992;74:897-902.
2. Aguilar JA, Paley D, Paley J, et al. Clinical validation of the multiplier method for predicting limb length at maturity, part I. J Pediatr Orthop. 2005 Mar-Apr;25(2):186-91.
3. Aguilar JA, Paley D, Paley J, et al. Clinical validation of the multiplier method for predicting limb length discrepancy and outcome of epiphysiodesis, part II. J Pediatr Orthop. 2005 Mar-Apr;25(2):192-6.
4. Aitken AGF, Flodmark O, Newman DG, et al. Leg length determination by CT digital radiography. Am J Roentgenol. 1985;144:613-5.
5. Amadio AC, Duarte M. Fundamentos biomecânicos para a análise do movimento humano. São Paulo: Laboratório de Biomecânica/Eefeusp, 1996.
6. Amstutz HC. Natural history and treatment of congenital absence of the fibula. In Proceedings of the American Academy of Orthopaedic Surgeons. J Bone Joint Surg. 1972;54-A:1349.
7. Amstutz HC. The morphology, natural history, and treatment of proximal femoral focal deficiency. In: Aitken GT. Proximal Femoral Focal Deficiency. A Congenital Anomaly. Washington: National cademy of Sciences, 1969. p.50-76.
8. Anderson M, Green WT, Messner MB. Growth and predictions of growth in the lower extremities. J Bone Joint Surg Am. 1963;45:1.
9. Anderson M, Messner MB, Green WT. Distribution of lengths of the normal femur and tibia in children from one to eighteen years of age. J Bone Joint Surg Am. 1964;46:1197.
10. Beaty JH. Anomalias congênitas da extremidade inferior. In: Cirurgia ortopédica de Campbell. 8.ed. São Paulo: Editora Manole Ltda., 1996. Vol. III. p.2278-80.
11. Beumer A, Lampe HI, Swierstra BA, et al. The straight line graph in limb length inequality: A new design based on 182 Dutch children. Acta Orthop Scand. 1997;68:355.
12. Birch JG. Limb Length Discrepancy. Tachdjian's Pediatric Orthopaedics. 4.ed. Philadelphia: Saunders, 2013.
13. Brunet ME, Cook SD, Brinker MR, et al. A survey of running injuries in 1505 competitive and recreational runners. J Sports Med Phys Fitness. 1990;30:307-15.
14. Carey RPL, Campo JF, Menelaus MB. Measurement of leg length by computerised tomography scanography: brief report. J Bone Joint Surg [Br]. 1987;69:846-7.

15. Cunha LAM, Pauleto AC, Oliva Filho AL, et al. Influência do posicionamento osteoarticular e dos possíveis erros técnicos nos valores obtidos em escanometrias. Rev Bras Ortop. 1996;31:240-5.
16. D'Amico JC, Dinowitz HD, Polchaninoff M. Limb length discrepancy. An eletrodynographic analysis. J Am Podiat Assoc. 1985;75:639-43.
17. Dahl MT. Limb length discrepancy. Pediatr Clin North Am. 1996;43:849-65.
18. Friberg O. Clinical symptoms and biomechanics of lumbar spine and hip joint in leg length inequality. Spine. 1983;8:643-51.
19. Green WT, Wyatt GM, Anderson M. Orthoroentgenography as a method of measuring the bones of the lower extremities. J Bone Joint Surg. 1946;28:60-5.
20. Greulich WW, Pyle SI. Radiographic Atlas of Skeletal Development of the Hand and Wrist. Stanford: Calif, Stanford University Press, 1959.
21. Gurney B. Review, Leg length discrepancy. Gait Posture. 2002;15:195-206.
22. Hanada E, Kirby RL, Mitchell M, et al. Measuring leg-length discrepancy by the iliac crest palpation and book correction. method: reliability and validity. Arch Phys Med Rehabil. 2001;82:938-42.
23. Helms CA, McCarthy S. CT scanograms for measuring leg length discrepancy. Radiology. 1984;51:802.
24. Herzog W, Nigg BM, Read LJ, et al. Asymmetries in ground reaction force patterns in normal human gait. Med Sci Sports Exerc. 1989;21:110-4.
25. Horsfield D, Jones SN. Assessment of inequality in length of the lower limb. Radiography. 1986;52:223-7.
26. Hreljac A. Impact and overuse injuries in runners. Med Sci Sports Exerc. 2004;36:845-9.
27. Karamanidis K, Arampatzis A, Brüggemann GP. Symmetry and reproducibility of kinematic parameters during various running techniques. Med Sci Sports Exerc. 2003;35:1009-16.
28. Kaufman KR, Miller LS, Sutherland D. Gait asymmetry in patients with limb length inequality. J Pediatr Orthop. 1996;16:144-50.
29. Liu XC, Fabry G, Molenares G, et al. Kinematic and kinetic asymmetry in patients with leg length discrepancy. J Orthop Pediatr. 1998;18:187-9.
30. McCaw ST, Bates BT. Biomechanical implications of mild leg length inequality. Br J Sports Med. 1991;25:10-3.
31. Merrill OE. A method for the roentgen measurement of the long bones. Am J Roentgenol. 1942;48:405-6.
32. Montenegro NB. Critérios de avaliação do alongamento ósseo pelo método de Ilizarov. Dissertação de Mestrado, Faculdade de Medicina da Universidade de São Paulo, 1994.
33. Moseley CF. A straight-line graph for leg-length discrepancies. J Bone Joint Surg Am. 1977 Mar;59(2):174-9.
34. Moseley CF. Assessment and prediction in leg-length discrepancy. Instr Course Lect. 1989;38:325.
35. Moseley CF. Leg length discrepancy and angular deformity of the lower limbs. In: Morrissy RT, Weinstein SL. Lovell and Winter's Pediatric Orthopaedics. Philadelphia: Lippincott-Raven, 1996. p.849.
36. Moseley CF. Leg-length discrepancy. Pediatr Clin North Am. 1986;33:1385.

CAPÍTULO 24

287

Série Ortopedia e Traumatologia – Fundamentos e Prática

37. Nigg BM. Biomechanics of running shoes. Champaign: Human Kinetics, 1986.

38. Paley D, Bhave A, Herzenberg JE, et al. Multiplier method for predicting limb-length discrepancy. J Bone Joint Surg Am. 2000 Oct;82-A(10):1432-46.

39. Pereira CS, Sacco ICN. Desigualdade estrutural discreta de membros inferiores é suficiente para causar alteração cinética na marcha de corredores? Acta Ortop Bras. 2008;16(1):28-31.

40. Saleh M, Milne A. Weight-bearing parallel-beam scanography for the measurement of leg length and joint alignment. J Bone Joint Surg [Br]. 1994;76:156-7.

41. Santili C, Waisberg G, Akkari M, et al. Avaliação das discrepâncias de comprimento dos membros inferiores. RBO, 1998. p.67-70.

42. Santin RAL, Mercadante MT. Desigualdade de comprimento dos membros inferiores. In: Hebert S, Xavier R. Ortopedia e traumatologia: princípios e prática. Porto Alegre: Artes Médicas, 1995. Vol.1. p.259-69.

43. Song KM, Halliday SE, Little DG. The effect of limb length discrepancy on gait. J Bone Joint Surg Am. 1997;79:1690-8.

44. Stein JA. X-ray imaging with a scanning beam. Radiology. 1975;117:713-6.

45. Tachdjian MO. Discrepância no comprimento do membro. In: Tachdjian MO. Ortopedia pediátrica. 2.ed. Chicago: Ed. Manole Ltda., 1995. Vol. 1. p.27-33.

46. Terry MA, Winell JJ, Green DW, et al. Measurement variance in limb length discrepancy: Clinical and radiographic assessment of interobserver and intraobserver variability. J Pediatr Orthop. 2005;25:197-201.

47. Vink P, Huson A. Lumbar back muscle activity during walking with leg inequality. Acta Morphol Neerl Scan. 1987;25:261-71.

48. White SC, Gilchrist LA, Wilk BE. Asymmetric limb loading with true or simulated leg-length differences. Clin Orthop Relat Res. 2004;(421):287-92.

49. Wilson AJ, Ramsby GR. Skeletal measurements using a flying spot digital imaging. Am J Roentgenol. 1987;149:339-43.

50. Winter DA. Biomechanics and motor control of human movement. 2.ed. New York: John Wiley & Sons, 1990.

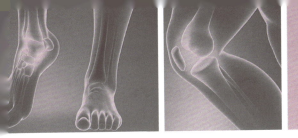

Deformidades Angulares e Rotacionais dos Membros Inferiores

Susana dos Reis Braga
Marina Juliana Pita Sassioto Silveira de Figueiredo
Claudio Santili

DEFORMIDADES ANGULARES

DESENVOLVIMENTO FISIOLÓGICO

O alinhamento dos joelhos no plano frontal passa por um reconhecido "pêndulo" angular durante o desenvolvimento esquelético da criança.[1] Ao nascimento, observa-se o genuvaro, que é gradualmente retificado até o alinhamento neutro por volta dos 18 aos 24 meses de vida e passa então a inverter-se, com uma angulação máxima em valgo, por volta dos quatro anos de idade. O alinhamento considerado normal no adulto é atingido em torno dos 7 anos, quando se obtém o eixo mecânico neutro, em geral com um valgo residual de 5° a 6°, mas varia de acordo com o sexo e a etnia (Figura 25.1).[1-6]

Observa-se que o alinhamento dos joelhos obedece às influências mecânicas sobre a cartilagem epifiseal, segundo as Leis de Hueter-Volkman.[7-11] A resposta das cartilagens epifiseais varia de acordo com a quantidade de pressão exercida sobre ela. A partir de uma carga zero, aumentos na compressão sobre a cartilagem epifiseal provocam a aceleração do crescimento naquela área da cartilagem. No entanto, após determinado limite, tais aumentos na pressão provocam a diminuição da velocidade de crescimento até sua parada completa. Isso explica a tendência natural de os joelhos manterem o alinhamento mecânico em condições fisiológicas.[10]

Desvios de eixo no joelho alteram as pressões exercidas em cada lado da cartilagem epifiseal, determinando diferentes velocidades de crescimento em cada extremidade desta. Pequenos desvios angulares são prontamente corrigidos, pelo aumento na pressão na concavidade da deformidade, que induz a um aumento na velocidade de crescimento naquele local. Grandes deformidades, no entanto, tendem à piora progressiva, a partir do momento em que a pressão exercida na concavidade desta exceda o limiar da cartilagem epifiseal, induzindo à diminuição ou mesmo à parada

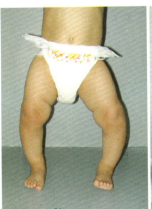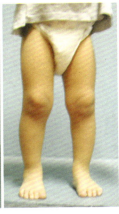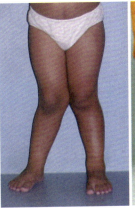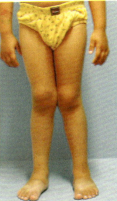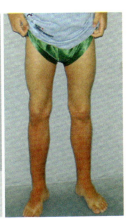

FIGURA 25.1 Desenvolvimento normal dos membros inferiores.

do crescimento naquele local. Isso explica também a ineficácia do uso de órteses para correção das deformidades, principalmente nas crianças maiores (Figura 25.2).

Geralmente, a pressão exercida pela órtese não excede o limiar da cartilagem epifiseal, podendo causar, pelo pequeno aumento de pressão, o aumento da velocidade de crescimento no ápice da deformidade, o que faz com que piore.[10]

No decorrer do crescimento, a angulação fisiológica pode não ser obtida tanto por etiologia idiopática quanto secundária em um amplo espectro de doenças, resultando em alterações biomecânicas que comprometem a marcha e a estética, além de gerarem dor, limitação funcional de grau variado e maior probabilidade de degeneração articular precoce.[12-14]

O reconhecimento da persistência ou da instalação de uma deformidade que não seja passível de resolução espontânea infere que o tratamento mais adequado seja instituído para cada situação clínica.

ABORDAGEM

A maioria das deformidade angulares nas crianças é fisiológica e, portanto, não precisa de investigação ou de tratamento adicional, além do exame clínico e do acompanhamento em consultas seriadas para avaliar a evolução espontânea para a cura. Pode-se medir a distância intermaleolar (DIM) no genuvalgo ou a intercondilar (DIC) no genuvaro.

A história da instalação da deformidade decorrente de trauma, infecção, presença de alterações semelhantes na família ou ainda condições prévias de saúde e alimentação pode sugerir etiologia patológica. Sharrard,[3] em 1976, sugeriu a pesquisa de anormalidades em crianças entre 3 e 4 anos, se a distância intermaleolar (DIM) for maior que 10 cm, ou em qualquer idade, se a distância entre os côndilos femorais (DIC) for maior que cinco centímetros. Sugerimos aprofundar a investigação nas deformidades muito acentuadas, quando o padrão não for compatível com o esperado para a idade e com a piora progressiva e em qualquer idade das deformidades assimétricas.

GENUVARO E GENUVALGO FISIOLÓGICOS

Genuvaro fisiológico

As pernas dos recém-nascidos geralmente apresentam uma angulação em varo de 10° a 15°. O varo que está associado com a torção tibial interna torna-se mais evidente quando a criança inicia a marcha e parece envolver a extremidade distal da coxa e a proximal da perna, e pode exacerbar-se em decorrência da hiperelasticidade cápsulo-ligamentar da criança. Nessa fase, as crianças são trazidas para a consulta ortopédica e cabe ao médico tranquilizar os pais e explicar as fases do desenvolvimento angular dos joelhos no decorrer da infância.

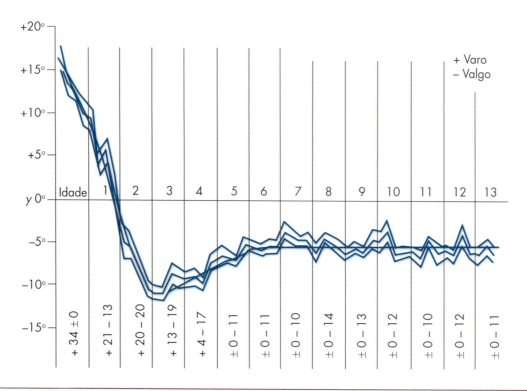

FIGURA 25.2 Gráfico mostrando a variação normal dos desvios angulares dos joelhos no desenvolvimento da criança.
Fonte: Modificado de Salenius P, Vanlkka E. The development of the tibiofemoral angle in children. JBJS Am 1975:57A:259-61.

O diagnóstico é essencialmente clínico. Se houver dúvidas e o exame radiográfico for solicitado, o ideal é que seja uma incidência panorâmica dos membros inferiores, em pé (ortostático). Deve-se avaliar o ângulo tibiofemoral (ATF), o ângulo metafisiodiafisário, o aspecto da placa de crescimento e a conformação óssea.

Normalmente, o ápice da curvatura encontrar-se-á na extremidade proximal da tíbia e distal do fêmur. Pode ainda aparecer alteração heterogênea na densidade correspondendo a um retardo na ossificação do côndilo medial femoral e do planalto tibial medial.[6,15-17] O ângulo metafisiodiafisário de Levine e Drennan deverá ser menor que 11 graus nas crianças normais.

O diagnóstico diferencial deve ser feito principalmente com a tíbia vara infantil, distúrbios fisários pós-traumáticos ou pós-infecção, alterações metabólicas (raquitismo), displasias ósseas ou displasia fibrocartilaginosa focal.[18-25]

GENUVALGO FISIOLÓGICO

O genuvalgo deve se corrigir espontaneamente a partir dos 4 anos e estará normalizado em torno dos 7 anos de idade. O acompanhamento clínico é feito por meio da medida seriada da DIM. Radiografias não são necessárias, a menos que exista história de trauma, infecção ou doença metabólica. Porém, quando houver deformidade assimétrica entre os membros ou progressão da angulação, deve-se investigar sempre.

GENUVARO E GENUVALGO SECUNDÁRIOS

TÍBIA VALGA PÓS-TRAUMÁTICA

Cozen descreveu, em 1953, a deformidade em valgo após fratura isolada da metáfise proximal da tíbia. A causa para essa deformidade ainda é desconhecida, mas se acredita que a interposição de partes moles no foco de fratura estimularia o crescimento da fise medial da tíbia proximal[26-29] ou existiria uma zona de tensão na porção lateral da fise pela fíbula intacta ou, ainda, pela banda iliotibial.[30,31]

A incidência dessa alteração é desconhecida. No entanto, é importante orientar os pais quanto à possibilidade de ocorrência da deformidade mesmo nas fraturas metafisárias com mínimo desvio e sobre a importância de se manter o acompanhamento periódico da criança, durante o desenvolvimento.

O tratamento inicial da tíbia valga pós-traumática é a observação. A deformidade máxima ocorre por volta de um ano após a lesão e costuma apresentar correção espontânea nos anos seguintes.

RAQUITISMO

O raquitismo é uma afecção osteometabólica secundária à alteração dos níveis séricos do cálcio, do fósforo ou de ambos. Observa-se deficiência na mineralização óssea e alterações nas cartilagens de crescimento, especialmente naquelas dos membros inferiores.[6,32]

Echarri e colaboradores[32] avaliaram 241 crianças com deformidades graves nos membros inferiores, sendo destas 194 casos de raquitismo (80,5%), e observaram o varismo em 58,2% dos casos, 23,7% com deformidades em ventania e 13,9% com valgismo acentuado. Em menores de 4 anos, foi encontrada uma prevalência no sexo feminino.

O tratamento da causa-base é fundamental, pois isso torna possível o controle e limita a progressão da doença.

DISPLASIAS METAFISÁRIAS OU ESPONDILOEPIFISÁRIAS

As displasias espondiloepimetafisárias são alterações esqueléticas, familiares, que cursam com grande deformidade dos membros inferiores e do tronco. A deformidade em varo é a mais frequente nessas displasias, pois está associada ao encurtamento hemimélico do tronco. O alinhamento é dificultado pela exagerada frouxidão capsular, presente nesses casos.[33]

LESÕES TUMORAIS

As causas tumorais/pseudotumorais mais frequentes para as deformidades em valgo e varo são a displasia fibrosa, a encondromatose e a osteocondromatose.[34] Nesses casos, a deformidade tende a aumentar progressivamente com o crescimento da criança.

DISPLASIA FIBROCARTILAGINOSA FOCAL

A displasia fibrocartilaginosa focal é uma lesão que acomete geralmente a face medial da tíbia e é diagnóstico diferencial nos casos de genuvaro unilateral em crianças pequenas. Radiograficamente, observa-se um defeito radiolucente metafisário na tíbia proximal medial, que é parcialmente delimitado por uma área de esclerose cortical distal, sendo que a placa de crescimento não está acometida.[24] Nesses casos, o mais importante é a orientação dos pais quanto à benignidade da lesão, já que usualmente cursa com a correção espontânea (Figura 25.3).

TÍBIA VARA

A tíbia vara é definida como uma deformidade em varo e torção medial da tíbia secundária a uma alteração no crescimento posteromedial da tíbia proximal. É dividida de acordo com a idade de acometimento em: infantil, quando ocorre em crianças menores que 3 anos de idade, juvenil, de 4 a 10 anos, e do adolescente, acima dos 10 anos. A forma infantil é a mais comum.[35-38]

Tíbia vara infantil (Doença de Blount)

Inicialmente foi descrita por Erlacher,[39] em 1922, e depois, popularizada por Blount,[35] em 1937. Cursa com uma angulação abrupta em varo logo abaixo da placa epifisial

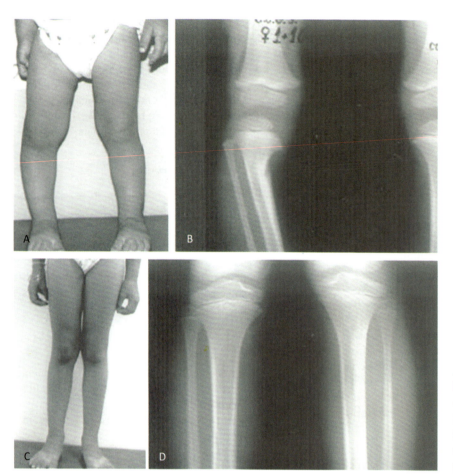

FIGURA 25.3 Genuvaro assimétrico em uma criança de 14 meses com DFF na tíbia direita (A). Radiografia mostrando o DFF (B). Fotografia (C) e radiografia (D) aos seis anos, mostrando a correção da deformidade.

proximal da tíbia e está associada com a torção interna da perna. Com a evolução da doença, instala-se frouxidão ligamentar lateral, que se traduz pela "flambagem" do joelho durante a fase de apoio da marcha.

É considerada uma alteração do desenvolvimento, já que não é vista antes dos 12 meses de idade. Está associada ainda a crianças com sobrepeso e/ou início precoce da marcha e é mais frequente em meninas da raça negra.[40-44] Também foi aventada a hipótese de etiologia genética por alguns autores, e teria caráter autossômico dominante com penetrância variável.

No exame radiográfico, deve-se observar a angulação em varo do joelho, com o ângulo metafisioepifisário de Levine-Drennan maior que 11°, sendo o provável diagnóstico quando seu valor for maior que 15°, além de se observar o alargamento e a irregularidade da linha fisária medial, a formação de um "bico" metafisário proeminente medialmente e a subluxação lateral da extremidade proximal da tíbia (Figura 25.4).

A classificação de Langenskiöld[42] é a mais comumente utilizada e é baseada nos estágios evolutivos da doença. Os estágios 1 e 2 podem ser semelhantes nas crianças com deformidades fisiológicas ou patológicas.[45]

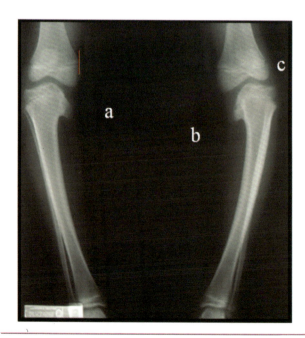

FIGURA 25.4 Radiografia dos membros inferiores, na qual se pode observar (a) alargamento e irregularidade da placa fisária medial; (b) proeminência medial e (c) subluxação lateral da extremidade proximal da tíbia.

Tibia vara do adolescente

É menos comum que a forma infantil, diferenciando-se pela idade do início do aparecimento da deformidade que se dá, geralmente, por volta do 10 aos 12 anos de idade, e tem sua evolução mais benigna (Figura 25.5).

Essa forma é mais comum nos meninos, e nas crianças da raça negra e naqueles com sobrepeso (acima do percentil 95). Está igualmente associada com a torção tibial interna, às vezes, exagerada e, quando unilateral, pode produzir discrepância do comprimento do membro acometido.[6,46,47]

Radiograficamente, observa-se que a altura da cartilagem fisária é aumentada na porção medial da tíbia e na porção lateral do fêmur.

TRATAMENTO

O primeiro passo é determinar quem são as crianças que apresentam deformidades patológicas e que, portanto, precisam de tratamento.

Não acreditamos que as palmilhas e as órteses estejam indicadas para correção nesses casos, conforme já salientamos anteriormente. Esses métodos não apresentam resultados comprováveis consistentes, e os ditos bons resultados são provavelmente de pacientes que apresentavam deformidades fisiológicas e que sofreram correção espontânea.

As principais formas de tratamento são obtidas mediante as hemiepifisiodeses, ou osteotomias corretivas. As indicações de cada método dependem do grau de deformidade, da idade da criança e da forma de apresentação da doença em questão.

EPIFISIODESES TEMPORÁRIAS

As hemiepifisiodeses são cirurgias pouco invasivas e que dependem do potencial de crescimento residual suficiente para a correção completa da deformidade.

As técnicas ditas temporárias têm a vantagem de permitir a reversibilidade do método; no entanto, podem apresentar, após a retirada do material, o fenômeno do "rebote", em que existe o retorno parcial da deformidade, ou ainda, uma não desejada continuidade da correção, além da possibilidade da formação de uma barra óssea, o que tornaria a epifisiodese definitiva.

As técnicas utilizadas são a de Blount, que utiliza agrafes, a de Metaizeau, que é realizada pela colocação de parafusos transfisários, e a descrita por Stevens, com a colocação de placa em oito.[48]

Independentemente da técnica escolhida, esse procedimento exige acompanhamento do paciente no pós-operatório pelo risco de sobrecorreção da deformidade, principalmente durante o estirão de crescimento.

No nosso serviço realizamos principalmente a técnica com parafusos transfisários diagonais, em adolescentes, pela simplicidade técnica do método e pelos bons resultados observados.[36]

TÉCNICA CIRÚRGICA

O paciente é posicionado em decúbito dorsal horizontal e submetido à anestesia geral ou ao bloqueio espinal. Os membros inferiores são deixados expostos, livres de tração e sem torniquete (garroteamento sanguíneo).

Sob visibilização radioscópica, a posição ideal é demarcada sobre a pele do membro para indicar a direção no plano frontal. Dirigido por este eixo, é perfurada a pele com um fio guia montado no perfurador, buscando-se a zona central no eixo do perfil (sagital) do segmento ósseo abordado. Inicia-se a perfuração sob controle radioscópico visando à transfixação da cartilagem epifiseal na transição entre o 1/3 médio e o mais periférico (dividir a hemiepífise em três partes iguais) da sua porção medial ou lateral, de acordo com a deformidade a ser tratada. Conferida e confirmada a boa localização do guia, faz-se a incisão da pele e do tecido subcutâneo com a extensão suficiente para introdução do protetor de tecidos moles e secção do trajeto até o periósteo e o osso. Logo após, é feita a mensuração do tamanho do parafuso e o

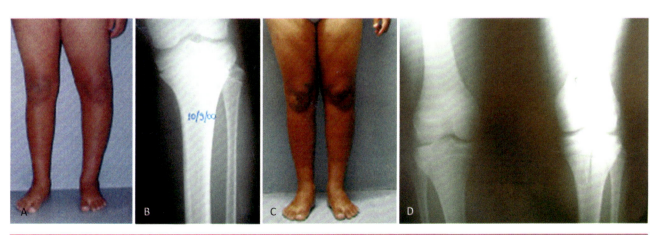

FIGURA 25.5 Aspecto clínico **(A)** e radiográfico **(B)** de um menino com 14 anos, com tíbia vara unilateral do adolescente. Aspecto clínico **(C)** e radiográfico **(D)** após a correção.

broqueamento do trajeto, e a fresagem, quando necessária, do orifício para introdução do parafuso. Para facilitar a retirada e a não formação de massa óssea aposicional, a cabeça do parafuso é deixada afastada 0,5 cm da cortical de entrada (proximal). O parafuso utilizado é totalmente rosqueado, de 7,0 mm, e especialmente desenvolvido para esse fim (Figuras 25.6 e 25.7).

EPIFISIODESES DEFINITIVAS

A dificuldade na indicação dos métodos de hemiepifisiodese permanente reside no fato de que os gráficos de previsão do crescimento ósseo foram criados por meio da análise de amostras populacionais pequenas e com crianças saudáveis,[13,35,49] portanto, com acurácia duvidosa frente às diversas etnias e doenças, o que muitas vezes pode produzir hipercorreção ou correção insuficiente.

As epifisiodeses definitivas devem ser reservadas para os casos de deformidades leves nas crianças no final do crescimento e quando o potencial de crescimento ainda for suficiente para promover a correção da deformidade.

As técnicas percutâneas são preferencialmente utilizadas e, por meio de pequenas incisões, promovem a destruição de parte da fise com brocas e curetas. A principal vantagem desse método é a não utilização de material de síntese que tenha de ser removido em novo procedimento cirúrgico.[50]

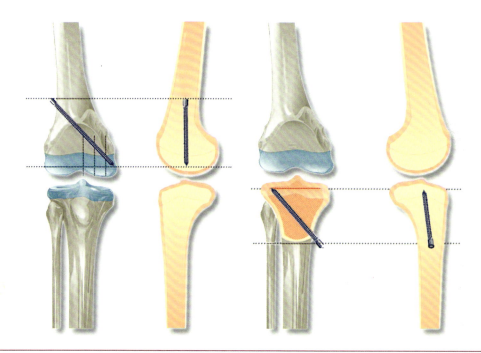

FIGURA 25.6 Desenho do joelho direito que mostra a localização ideal do parafuso nos planos frontal e sagital do fêmur.
Fonte: Braga, 2009.

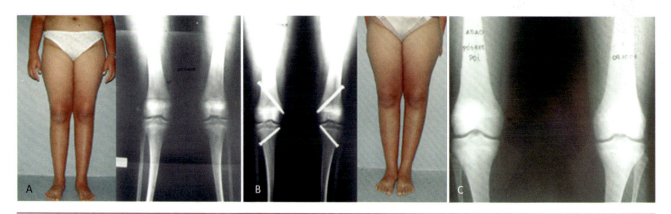

FIGURA 25.7 (A) Aspecto pré-operatório. (B) Radiografia mostrando epifisiodese com parafuso canulado. (C) Aspecto após a correção.

OSTEOTOMIAS CORRETIVAS

As osteotomias corretivas estão indicadas nas crianças pequenas, em que o risco de uma lesão definitiva da fise é inaceitável, em situações nas quais não exista potencial de crescimento suficiente, seja pela maturidade esquelética ou por barras ósseas ou mesmo em deformidades acentuadas em que se opte por uma correção rápida (Figura 25.8).

Nos casos de tíbia vara de Blount infantil, as osteotomias da tíbia são indicadas a partir dos 3 anos de idade, preferencialmente com leve "hipercorreção" da deformidade. As osteotomias devem ser feitas na região infratuberositária, em cúpula arciforme, e fixadas com fios nas crianças menores ou placas nas crianças maiores. Nas crianças maiores, pode ser necessário o levantamento do planalto tibial medial, a desepifisiodese medial ou uma hemiepisiodese lateral concomitante para prevenir a recidiva da deformidade. Nos casos com grandes deformidades e encurtamento associado, prefere-se a correção gradual com o uso de fixadores externos. Não devemos esquecer de corrigir a deformidade rotacional associada a nesses casos.

DEFORMIDADES ROTACIONAIS

As deformidades rotacionais, ou torções, são queixas comuns nos consultórios de ortopedia pediátrica. Os pais geralmente estão descontentes com a marcha com os pés rodados para dentro (*toeing in*) ou para fora (*toeing out*). Vários fatores são responsáveis por esses tipos de marcha nas diferentes idades (Tabela 25.1).[51]

Durante a fase fetal, existe uma modelagem uterina mecânica que favorece a torção interna das pernas e a contratura lateral dos quadris. Por isso, instala-se a anteversão do colo femoral, que, ao nascimento, é de 30° a 40° e não é evidente no exame físico até cerca de 1 ano de idade. Ao nascimento, a tíbia tem seu eixo neutro em 0°. Durante o desenvolvimento, a tíbia e o fêmur rodam lateralmente, a anteversão do fêmur passa para 10° a 15° e a tíbia para 10° a 15° de rotação externa.[9,51-53]

A história típica das deformidades rotacionais fisiológicas é de resolução espontânea com o crescimento da criança. Na investigação clínica, precisamos pesquisar antecedentes que sugiram doenças neuromusculares, osteometabólicas ou displásicas.

Tabela 25.1 Causas de deformidades torcionais.

Toeing in	Toeing out
Contratura de partes moles	Contratura do trato iliotibial
Anteversão femoral	Contratura do tendão calcâneo
Espasticidade dos rotadores internos ou paralisia dos rotadores externos do quadril	Retroversão femoral
Genuvaro	Espasticidade dos rotadores externos ou paralisia dos rotadores internos do quadril
Torção tibial interna	Genuvalgo
Metatarso varo ou aduto	Torção tibial externa
Pé planovalgo	Pé calcaneovalgo
Pé equino	Pé plano
Hemimelia tibial	Hemimelia fibular
Acondroplasia	Pé talo vertical Distrofia muscular Coxa vara Epifisiólise Coalisão tarsal

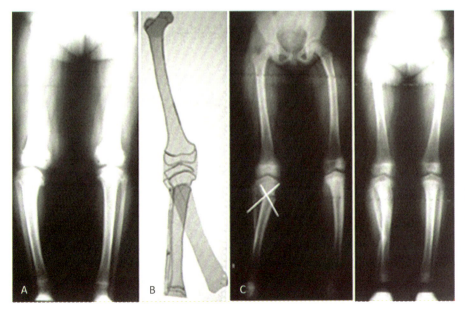

FIGURA 25.8 Radiografia panorâmica de uma criança de 5 anos e 8 meses com tíbia vara à direita **(A)**; planejamento pré-operatório **(B)**; radiografia do pós-operatório imediato **(C)** e radiografia com seguimento de 12 meses.

A marcha em "*toeing in*" está associada com as deformidades em varo, como a hemimelia tibial, acondroplasia e metatarso aduto. É também observada em crianças com deformidade em valgo e com pés planovalgos flexíveis.[51,52,54]

A marcha em "*toeing out*" é mais comum em crianças com tálus vertical, hemimelia fibular, distrofias musculares, coxa vara, epifisiólise, coalizão tarsal, torção femoral externa, principalmente nas crianças obesas.[9,51,52,54]

Na avaliação clínica, utilizamos o perfil rotacional descrito por Staheli,[53] que inclui a aferição do ângulo de progressão do pé à marcha, a rotação medial e lateral dos quadris, o ângulo coxa-pé, o eixo transmaleolar e a presença ou ausência de deformidades no pé.

O ângulo de progressão do pé é traçado entre a linha do longo eixo do pé e uma linha reta no chão, durante a marcha. Se o pé ficar lateral à linha, será dado um valor positivo (+) e, se ficar medial a essa linha, um ponto negativo (−), juntamente com o ângulo da torção. O ângulo normal é de 10°, variando de −3 a +20°) (Figuras 25.9 e 25.10).

As rotações do quadril devem ser avaliadas em decúbito prono e a assimetria no valor angular com relação ao contralateral sugere a presença de doença articular, sendo necessária uma avaliação complementar por meio de método de imagem da bacia para esclarecimento diagnóstico.

Exames subsidiários são geralmente desnecessários quando os padrões rotacionais seguem o esperado para cada faixa etária. Em casos graves, secundários a patologias ortopédicas ou neuromusculares, ou com indicação cirúrgica, a investigação mais acurada do perfil rotacional por meio da tomografia pode ser realizada.

O tratamento inicial é a orientação dos pais e das crianças sobre as possíveis causas e a grande probabilidade de correção espontânea. As órteses existentes no mercado não trazem resultados satisfatórios se comparadas aos grupos de pacientes que são apenas observados, além de limitarem a criança e distorcerem sua autoimagem corporal. Também não são comprovadamente efetivas as tentativas de mudar a maneira de andar, de sentar ou de dormir. O tratamento operatório só será necessário nos casos de lesões mais graves e realizado apenas após 8 a 10 anos de idade.[55,56]

A marcha em *toeing in* tem como diagnósticos mais frequentes antes de um ano de idade o metatarso aduto; de 1 a 3 anos, a torção interna da tíbia; e a anteversão do colo femoral, entre os 3 e os 10 anos.

A torção interna da tíbia geralmente está associada ao genuvaro fisiológico e tem resolução espontânea entre os 4-6 anos. A cirurgia fica reservada aos casos com torção medial maiores que 40 graus, após os 8 anos de idade. A anteversão femoral tem como característica clínica a queixa de andar "desajeitado" e a observação de que gostam de sentar-se na posição de "W". Não está associada à artrose precoce e geralmente tem resolução espontânea. A correção cirúrgica é excepcional e só estará indicada nas crianças maiores de 8 anos, com anteversão maior que 45 graus, rotação medial maior que 85 graus e lateral menor que 10 graus, cursando com importantes alterações funcionais e cosméticas.[57-60]

Nas crianças menores, a marcha em *toeing out* é usualmente resultante da contratura lateral dos quadris e evolui com resolução espontânea. A torção tibial externa primária é incomum e tende a piorar com o crescimento. A cirurgia deve ser considerada nas angulações maiores de 40 graus. A retroversão femoral também é rara e já foi considerada como fator de risco para epifisiólise e degeneração articular precoce.

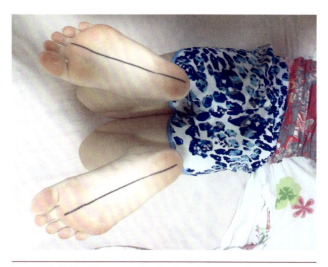

FIGURA 25.9 Mensuração do ângulo coxa-pé. Criança em decúbito prono, com flexão do joelho em 90°, com pé em posição neutra e paralelo ao solo. É, então, mensurado o ângulo entre a coxa e uma linha longitudinal do pé.

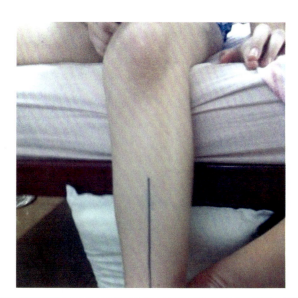

FIGURA 25.10 Mensuração da torção do membro inferior pelo eixo transmaleolar. Criança sentada no bordo da maca, joelhos fletidos e as pernas livres. Com a colocação dos dedos, polegar e indicador do examinador nos maléolos lateral e medial, identifica-se o eixo transmaleolar. O ângulo formado entre esse eixo e o plano da maca demonstra a torção tibial.

Um diagnóstico importante é o reconhecimento da chamada "*miserable malalignment syndrome*", em que existe uma combinação entre a antetorção femoral e a torção lateral da tíbia, o que resulta em um ângulo de progressão normal do pé. No entanto, as queixas de dores nos joelhos são frequentes, com sintomas de condromalacia patelar e instabilidade femoropatelar, já que o quadríceps tende a desviar a patela lateralmente. No início, são utilizadas medidas paliativas, como a modificação da atividade física e a ingestão de analgésicos. Se não houver melhora, pode ser necessário o tratamento cirúrgico com osteotomia combinada do fêmur e da tíbia.[61]

REFERÊNCIAS BIBLIOGRÁFICAS

1. Böhm M. Infantile deformities of the knee and hip. J Bone Joint Surg Am. 1933;15:574-8.
2. Salenius P, Vankka E. The development of the tibiofemoral angle in children. J Bone Joint Surg Am. 1975;57(2):259-61.
3. Sharrard WJW. Knock knees and bowlegs. Br Med J. 1976;3(6013):826-7.
4. Cheng JC, Chan PS, Chiang SC, et al. Angular and rotational profile of the lower limb in 2630 Chinese children. J Pediatr Orthop. 1991;11:154-61.
5. Cahuzac J, Vardon D, de Gauzy JS. Development of the clinical tibiofemoral angle in normal adolescents: a study of 427 normal subjects from 10 to 16. J Bone Joint (Br). 1995;77:729-32.
6. Tachdjian MO. Disorders of the leg. In: Tachdjian MO. Pediatric Orthopaedics. 4.ed. Philadelphia: WB Saunders, 2008. p.973.
7. Hueter C. Anatomische studien an den extremitatengelenken neugeborener und erwachsener. Virchows Arch. 1862;25:572-99.
8. Volkmann R. Chirurgische erfahrungen uber knochenverbiegungen und knochenwachsthum. Arch Pathol Anat. 1862;24:512-41.
9. Katz K, Naor N, Merlob P, et al. Rotational deformities of the tibia and foot in preterm infants. J Pediatr Orthop. 1990;10(4):483-5.
10. Frost HM. Biomechanical control of knee alignment: some insights from a new paradigm. Clin Orthop Relat Res. 1997;(335):335-42.
11. Bylski-Austrow DI, Wall EJ, Rupert MP, et al. Grow plate forces in the adolescent human knee: a radiographic and mechanical study of epiphyseal staple. J Pediatr Orthop. 2001;21(6):817-23.
12. Maquet PGJ. Biomechanics of the knee: with application to the pathogenesis and the surgical treatment of osteoarthritis. 2.ed. Berlim: Springer-Verlag, 1984. p.306.
13. Mielke CH, Stevens PM. Hemiepiphyseal stapling for knee deformities in children younger than 10 years: a preliminary report. J Pediatr Orthop. 1996;16:423-9.
14. Zuege RC, Kempken TG, Blount WP. Epiphyseal stapling for angular deformity at the knee. J Bone Joint Surg Am. 1979;61(A):320-9.
15. Feldman MD, Schoenecker PL. Use of the metaphyseal-diaphyseal angle in the evaluation of bowed legs. J Bone Joint Surg Am. 1993;75:1602.
16. Greene WB. Infantile tibia vara. J Bone Joint Surg Am. 1993;75:130.
17. Davids JR, Blackhurst DW, Allen Jr BL. Radiographic evaluation of bowed legs in children. J Pediatr Orthop. 2001;21:257.
18. Albinana J, Cuervo M, Certucha JA, et al. Five additional cases of local fibrocartilaginous dysplasia. J Pediatr Orthop B. 1997;6:52.
19. Bell SN, Campbell PE, Cole WG, et al. Tibia vara caused by focal fibrocartilaginous dysplasia. Three case reports. J Bone Joint Surg Br. 1985;67:780.
20. Bradish CF, Davies SJ, Malone M. Tibia vara due to focal fibrocartilaginous dysplasia. The natural history. J Bone Joint Surg Br. 1988;70:106.
21. Herman TE, Siegel MJ, McAlister WH. Focal fibrocartilaginous dysplasia associated with tibia vara. Radiology. 1990;177:767.
22. Jouve JL, Debelenet H, Petit P, et al. [Focal fibrocartilaginous dysplasia and tibia vara. Apropos of 2 cases. Review of the literature.]. Rev Chir Orthop Reparatrice Appar Mot. 1997;84:473.
23. Kariya Y, Taniguchi K, Yagisawa H, et al. Focal fibrocartilaginous dysplasia: Consideration of healing process. J Pediatr Orthop. 1991;11:545.
24. Santili C, Prado JCL, Simis SD, et al. Displasia fibrocartilaginosa focal: uma forma rara de genuvaro de correção espontânea. Rev Bras Ortop. 2005;40(4).
25. McBryde AJ, Stelling F. Infantile pseudarthrosis of the tibia. J Bone Joint Surg Am. 1972;54:1354.
26. Heyman CH, Herndon CH. Congenital posterior angulation of the tibia. J Bone Joint Surg Am. 1949;31:571.
27. Jordan SE, Alonso JE, Cook FF. The etiology of valgus angulation after metaphyseal fractures of the tibia in children. J Pediatr Orthop. 1987;7:450.
28. Weber BG. Fibrous interposition causing valgus deformity after fracture of the upper tibial metaphysis in children. J Bone Joint Surg Br. 1977;59:290.
29. Zionts LE, Harcke HT, Brooks KM, et al. Posttraumatic tibia valga: A case demonstrating asymmetric activity at the proximal growth plate on technetium bone scan. J Pediatr Orthop. 1987;7:458.
30. Cozen L. Fracture of the proximal portion of the tibia in children followed by valgus deformity. Surg Gynecol Obstet. 1953;97:183-8.
31. Taylor JF, Warrell E, Evans RA. Response of the growth plates to tibial osteotomy in rats. J Bone Joint Surg Br. 1987;69:664.
32. Echarri JJ, Bazeboso JA, Guillén-Grima F. Deformaciones raquíticas de miembros inferiores en los niños congoleños. An Sist Sanit Navar. 2008;31(3):235-40.
33. Bassett GS. Orthopaedic aspects of skeletal dysplasias. Instr Course Lect. 1990;39:381.
34. Ruchelsman DE, Madan SS, Feldman DS. Genu valgum secondary to focal fibrocartilaginous dysplasia of the distal femur. J Pediatr Orthop. 2004;24:408.
35. Blount WP. Tibia vara, osteochondrosis deformans tibiae. J Bone Joint Surg. 1937;19A:1-29.
36. Braga SR. Hemiepifisiodese com parafusos percutâneos transfisários para correção das deformidades angulares nos joelhos. São Paulo: Dissertação de mestrado, 2009.

Série Ortopedia e Traumatologia – Fundamentos e Prática

37. Thompson GH, Carter JR, Smith CW. Late-onset tibia vara: A comparative analysis. J Pediatr Orthop. 1984;4:185.

38. Thompson GH, Carter JR. Late-onset tibia vara (Blount's disease). Current concepts. Clin Orthop Relat Res. 1990;255:24.

39. Erlacher P. Deformierende Prozesse der Epiphysengegend bei Kindern. Arch Orthop Unfallchir. 1922;20:81.

40. Bathfield CA, Beighton PH. Blount disease. A review of etiological factors in 110 patients. Clin Orthop Relat Res. 1978;135:29.

41. Evensen A, Steffensen J. Tibia vara;osteochondrosis deformans tibiae. Acta Orthop Scand. 1957;26:200.

42. Langenskiöld A. Tibia vara. A critical review. Clin Orthop Relat Res. 1989;246:195.

43. Sevastikoglou JA, Eriksson I. Familial infantile osteochondrosis deformans tibiae: Idiopathic tibia vara. A case report. Acta Orthop Scand. 1967;38:81.

44. Sibert JR, Bray PT. Probable dominant inheritance in Blount's disease. Clin Genet. 1977;11:394.

45. Bowen JR, Leahey JL, Zhang Z, et al. Partial epiphysiodesis at the knee to correct angular deformity. Clin Orthop Relat Res. 1985;198:184-90.

46. Henderson RC, Kemp GJ, Hayes PR. Prevalence of lateonset tibia vara. J Pediatr Orthop. 1993;13:255.

47. Johnston 2nd CE. Late onset tibia vara (adolescent Blount's disease). Orthopedics. 1984;7:734.

48. Orthofix. Eight plate operative techiquine. [Internet] [Acesso em 15 mar 2017]. Disponível em: http://eight-plate.com/PDFs/EP-0906%20Operative%20Tech.pdf

49. Park SS, Gordon JE, Luhmann SJ, et al. Outcome of hemiepiphyseal stapling for late-onset tibia vara. J Bone Joint Surg Am. 2005;87(10):2259-66.

50. Canale ST, Christian CA. Techniques for epiphysiodesis about the knee. Clin Orthop Relat Res. 1990 Jun;(255):81-5.

51. Panjavi B, Mortazavi SMJ. Rotational deformities of the lower limb in children. Iran J Ped. 2007;17(4):393-7.

52. Guidera KJ, Ganey TM, Keneally CR, et al. The embryology of lower-extremity torsion. Clin Orthop Relat Res. 1994;302:17-21.

53. Staheli LT. Rotational problems of the lower extremities. Orthop Clin North Am. 1987;18(4):503-12.

54. Alagha R, Gotia DG. Anatomical and biomechanical considerations in axial deviations of lower limb. J Pediatrului. 2009;XII(45-46):3-5.

55. Knittel G, Staheli LT. The effectiveness of shoe modifications for intoeing. Orthop Clin North Am. 1976;7(4):1019-25.

56. Barlow DW, Staheli LT. Effects of lateral rotation splinting on lower extremity bone growth: an in vivo study in rabbits. J Pediatr Orthop. 1991;11(5):583-7.

57. Fonseca A, Basset G. Valgus deformity following derotation osteotomy to correct medial femoral torsion. J Ped Orthop. 1988;8:295-9.

58. Mylle J, Lammens J, Fabry G. Derotation osteotomy to correct rotational deformities of the lower extremities in children. A comparison of three methods. Acta Orthop Bel. 1993;59(3):287-92.

59. Svenningsen S, Terjesen T, Auflem M, et al. Hip motion related to age and sex. Acta Orthop Scand.1989;60:97-100.

60. Svenningsen S, Terjesen T, Auflem M, et al. Hip rotation and in-toeing gait: a study of normal subjects from four years to adult age. Clin Orthop. 1990;251:177-82.

61. Delgado ED, Schoenecker PL, Rich MM, et al. Treatment of severetorsional malalignment syndrome. J Pediatr Orthop. 1996;16:484-8.

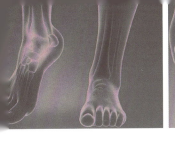
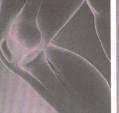

Amputações em Crianças

Rogério Pimentel

INTRODUÇÃO

As amputações no esqueleto imaturo apresentam um grande desafio ao médico e aos serviços de reabilitação, pois necessita de abordagem diferenciada e requer técnicas cirúrgicas especiais, apresentando diferentes complicações e resultados finais diversos dos do adulto amputado.

PRINCÍPIOS GERAIS

Nas amputações, o osso do coto perde a fise distal, o que acarreta ao final do crescimento ósseo um coto curto e delgado, dificultando o encaixe e o controle rotacional da prótese.

Outra singularidade das amputações pediátricas é o crescimento ósseo por aposição distal, de osso neoformado pelo periósteo – não dependente da fise – na extremidade do osso do coto,[1] que acarreta estiramento doloroso e até ulcerações na pele do coto, dificultando o uso da prótese. Esse crescimento aposicional do osso terminal é mais comum no úmero, na fíbula e na tíbia, e mais intenso antes dos 6 anos de idade. A ressecção do excesso ósseo, com revisão do coto, é o único método eficaz de tratamento.[2]

O osso privado da fise distal pela amputação e o crescimento ósseo por aposição na extremidade distal levam o coto a mudar sua forma e seu contorno, continua e gradativamente, durante a fase de crescimento da criança amputada.

Essas duas particularidades, acima citadas, acarretam ao final da maturidade esquelética um coto delgado e curto, que dificulta o controle rotacional da prótese e o ajuste do coto ao encaixe protético, tornando o manejo da protetização em crianças muito trabalhoso.

Os seguintes pontos devem ser levados em conta nas amputações no esqueleto imaturo, sempre que possível:

1. Preservar as fises.
2. Obter cotos os mais longos possíveis.
3. Manter o contorno do coto.
4. Optar por desarticulações, quando possível.
5. Preservar o joelho, sempre que possível.

O cirurgião, para atingir os objetivos anteriormente citados, deve avaliar criteriosamente:

1. O potencial de crescimento ósseo até a maturidade esquelética.
2. O potencial de crescimento ósseo por aposição distal, não dependente da fise, no osso do coto.
3. As probabilidades de revisões cirúrgicas periódicas num coto que muda sua forma e contorno gradativamente.
4. As alterações psicológicas e emocionais que impactam o pequeno amputado.

Crianças amputadas devem ter seguimento psicoterápico criterioso, que as auxilie a contornar as alterações emocionais e psicológicas decorrentes da incorporação da amputação na imagem corporal.

CAUSAS DE AMPUTAÇÕES EM CRIANÇAS

As amputações pediátricas têm como causas, em ordem estatística, deficiências congênitas dos membros, traumas, infecções e tumores.

As deficiências congênitas (amputações) de membros podem ser: transversas, nas quais, a partir de um certo nível do segmento, não há mais desenvolvimento ósseo; e longitudinais, quando há malformação ou agenesia do longo eixo do osso, existindo segmento normal ou parcial após esse nível.

Acidentes de trânsitos e ferroviários, queimaduras e infecções são as principais causas de amputações pediátricas por traumas. Acidentes com minas explosivas e munições são causas frequentes de amputações em crianças em países envolvidos em conflitos bélicos.

Em amputações traumáticas, dificuldades de manejo devido à extensa perda de tecidos moles e pele podem requerer o sacrifício do comprimento do membro afetado. Nos casos de perda extensa de pele, o uso de enxerto livre de pele (muito bem tolerado em crianças), enxertos microvasculares, tração da pele por até duas semanas e o uso de expansores de pele promovem ganho adicional de tecido para o fechamento da incisão do coto, evitando em muitos casos amputações com cotos curtos.

As amputações decorrentes de queimaduras apresentam imensos desafios no tocante à cobertura de pele do coto, acarretando cotos disformes com rigidez articular proximal e contraturas. Elas exigem esforços multidisciplinares intensos e precoces para reabilitação e prevenção da rigidez articular e das contraturas decorrentes das retrações cicatriciais dos queimados.

No caso de tumores, o nível de amputação – quando necessária – é ditado pela margem oncológica. Na faixa etária pediátrica, os sarcomas ósseos são os tumores mais comuns (Figura 26.1).

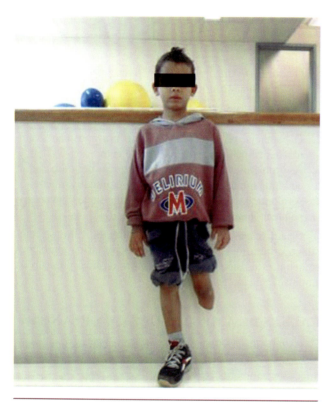

FIGURA 26.1 Criança com amputação transtibial devido à malformação congênita. A ausência da fise tibial distal diminui o potencial de crescimento, resultando em um coto curto.

CONSIDERAÇÕES TÉCNICAS SOBRE AMPUTAÇÕES EM CRIANÇAS

AMPUTAÇÃO TRANSUMERAL

Cotos curtos decorrentes de amputações no terço proximal do braço raramente se prestam à protetização, e os pacientes rejeitam a prótese, na maior parte dos casos.[3]

Nos cotos longos, no terço médio ou distal do braço, a protetização é mais eficaz, pois a longitude do coto, principalmente quando se preserva os côndilos umerais, proporciona um encaixe protético mais adequado, otimizando o controle rotacional da prótese.

DESARTICULAÇÃO DO COTOVELO

Preserva os côndilos umerais e a fise umeral distal, o que torna o encaixe protético mais eficiente, eliminando a complicação do crescimento ósseo por aposição distal no coto.

AMPUTAÇÃO TRANSRADIAL

A despeito de cotos curtos neste nível adaptarem-se bem à prótese, deve-se preservar o maior comprimento possível do antebraço.

DESARTICULAÇÃO DO PUNHO

Excelente nível para amputação, evita o bloqueio da pronossupinação e o crescimento ósseo aposicional distal.

AMPUTAÇÃO TRANSFEMORAL

Priva o coto da fise femoral distal, diminuindo consideravelmente o potencial de crescimento desse segmento, agravado pelo crescimento ósseo aposicional distal, comum nesse tipo de amputação, acarretando cotos curtos, com estiramento da pele que os recobre distalmente, e o surgimento de espículas ósseas.

DESARTICULAÇÃO DE JOELHO

Preserva as fises femorais e elimina o sobrecrescimento ósseo aposicional, sendo considerada um ótimo nível de indicação para amputação, proporcionando cotos com bom controle muscular e longo braço de alavanca, o que facilita sobremaneira a protetização.

AMPUTAÇÃO TRANSTIBIAL

Tal como na amputação transfemoral, o crescimento ósseo aposicional e a perda da fise distal levam ao surgimento de cotos curtos, com mudanças frequentes em suas formas e contornos.

DESARTICULAÇÃO DO TORNOZELO (AMPUTAÇÃO DE SYME)

Proporciona um coto longo com bom controle muscular e braço de alavanca longo, muito apropriado para protetização. O coxim gorduroso usado para recobrir a tíbia distal deve ser firmemente ancorado ao osso no ato cirúrgico, para evitar a sua migração no pós-operatório tardio, que é uma grave complicação, pois praticamente inviabiliza a protetização, requerendo revisão cirúrgica.

AMPUTAÇÕES DO PÉ

Nas amputações de Chopart e Lisfranc, a contratura em equino do coto deve ser evitada, com a ancoragem dos tendões: tibial posterior, extensor dos dedos e do hálux no colo do tálus e extremidade superoanterior do calcâneo. O paciente pediátrico suporta bem as amputações transmetatarsianas (Figura 26.2).

COMPLICAÇÕES DAS AMPUTAÇÕES

As principais complicações das amputações pediátricas surgem de erro cometido pelos cirurgiões, ao aplicar os princípios das amputações de adultos em crianças.[4]

A perda da fise distal do osso leva a um coto cônico e delgado,[5] que dificulta o ajuste protético, requerendo trocas constantes do encaixe da prótese.

O estiramento da pele distal do coto e as ulcerações ocorrem devido ao crescimento ósseo aposicional, no extremo ósseo distal do coto, com solicitação de cirurgias periódicas de revisão do coto, em intervalos que variam de dois a quatro anos, até o final do crescimento.[6]

São raros os neuromas e a dor fantasma, e nas amputações por deficiências congênitas estas nunca ocorrem (Figura 26.3).

CONSIDERAÇÕES SOBRE PROTETIZAÇÃO EM CRIANÇAS AMPUTADAS

A abordagem na protetização do paciente pediátrico amputado apresenta algumas peculiaridades distintas do adulto amputado.

As mudanças na forma, no comprimento e no contorno do coto, durante o crescimento, requerem:

1. Ajustes frequentes no encaixe protético, em média a de quatro a seis meses.
2. Ajustes no comprimento da prótese, para evitar encurtamento em relação ao membro preservado.

Em crianças com amputações congênitas de membros inferiores ou que sofrem amputações em idade precoce, a protetização deve ser feita entre o 7º e o 9º mês de vida, logo que a criança conseguir manter-se de pé, sendo indicada a prótese com joelho rígido, que será trocado por joelho com controle de flexão, por volta dos sete anos, quando a marcha infantil adquire o padrão do adulto (Figura 26.4).[7]

CUIDADOS ROTINEIROS EM CRIANÇAS AMPUTADAS

Com o coto

1. Lave e faça massagem no coto diariamente.
2. Use creme hidratante no coto.
3. Inspecione o coto antes de colocar a prótese.
4. Movimente o coto em exercícios diários.
5. Não assuma posições viciosas com o coto, evitando contraturas articulares.

Com a prótese

1. Use-a diariamente.
2. Nunca durma com a prótese.

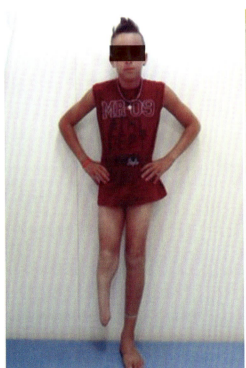
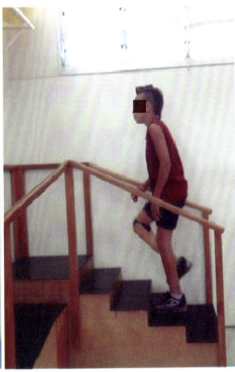

FIGURA 26.2 Criança com amputação transtibial. Note o coto fino e delgado, com espícula óssea na extremidade distal, típica de crescimento ósseo aposicional (sobrecrescimento). Complicação comum em amputações pediátricas.

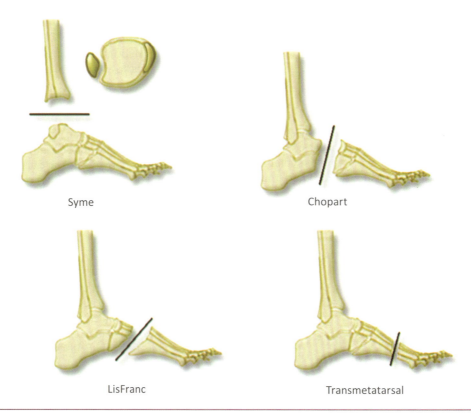

FIGURA 26.3 Níveis de amputação no pé.

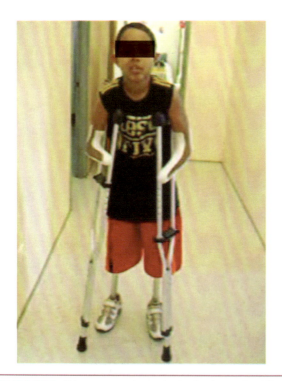

FIGURA 26.4 Criança com desarticulação de punho bilateral e amputação transtibial bilateral, protetizada, deambulando com auxílio de muletas com empunhaduras adaptadas pelo Setor de Terapia Ocupacional.

3. Inspecione a prótese diariamente, e procure a Oficina Ortopédica em caso de avarias.
4. Lave o encaixe protético apenas com água e sabão.
5. Nunca use meias úmidas no coto.
6. Faça revisões periódicas no Serviço de Reabilitação e na Oficina Ortopédica.

REFERÊNCIAS BIBLIOGRÁFICAS

1. Rab GT. Chapman's Orthopaedic Surgery. Philadelphia: Lippincott Willians & Willkins, 2001. p.4464.
2. Davids JR, Meyer LC, Blackhurst DW. Operative Treatment of bony overgrowth in children who have an acquired or congenital amputation. J Bone Joint Surg Am. 1995;77:1490-7.
3. Esquenazi A. Upper limb amputee rehabilitation and prosthetic restoration. In: Branddom RL. physical medicine and rehabilitation. 2.ed. Philadelphia: WB Saunders Co, 2000. p.263-78
4. Herring JA, Barnhill B, Gaffney C. Syme amputation an evaluation of the physical an psychological function in young patients. J Bone Joint Surg Am. 1986;68:573-8.
5. Krajbich JI. Lower – limb deficiencies and amputation in children. J Am Acad Orthop Surg. 1998;6:358-67.
6. Aitken GT. Surgical amputation in children. J Bone Joint Surg Am. 1963;45(8):1735-41.
7. Pupulin E. The Rehabilitation Of People with Amputation. World Health Organization, 2004. p.100-6.

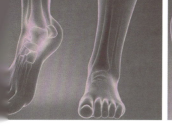
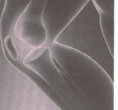

27

Escolioses

Ricardo Shigueaki Galhego Umeta
Maria Fernanda Silber Caffaro

INTRODUÇÃO

A escoliose é definida como uma curvatura lateral da coluna vertebral maior que 10° e que, geralmente, está acompanhada por rotação dos corpos vertebrais envolvidos. Curvaturas com ângulo inferior a 10° são referidas como assimetria da coluna vertebral e não têm significado clínico a longo prazo.[1,2,3]

A escoliose não é um diagnóstico, mas a descrição de uma modificação estrutural que pode ocorrer numa variedade de condições. A direção (direita ou esquerda) da deformidade escoliótica é definida pela convexidade da curva. Já a localização da deformidade é definida pela vértebra que se encontra mais desviada e rodada a partir da linha média, a vértebra apical (Figura 27.1). A progressão dessas curvaturas durante períodos de crescimento rápido pode resultar em deformidades significativas e com comprometimento cardiopulmonar associado.[1,2,3]

De acordo com as possíveis etiologias, podemos destacar três grandes categorias de escoliose: neuromusculares, congênitas e idiopáticas.

A escoliose neuromuscular ocorre em pacientes que apresentam distúrbios neurológicos e/ou musculoesqueléticos como paralisia cerebral, mielomeningocele ou distrofia muscular. Normalmente, essas deformidades são o resultado do desequilíbrio muscular e da falta de controle do tronco. A maioria dos pacientes com escoliose neuromuscular tem achados adicionais relacionados com a doença subjacente, o que facilita o diagnóstico.[2,4,5]

A escoliose congênita resulta da assimetria vertebral secundária a anomalias congênitas, como hemivértebras e/ou barras ósseas. A escoliose congênita geralmente se manifesta antes da adolescência.[2,6,7]

A escoliose idiopática é aquela para a qual não existe causa definida. É um diagnóstico de exclusão. Essa condição é diagnosticada apenas quando a história e os achados clínicos e radiológicos não fornecem evidência clara de qualquer etiologia específica. Pode ser dividida em três subcategorias, com base na idade do doente no momento da apresentação, como infantil, juvenil ou adolescente.[1,2,8-10]

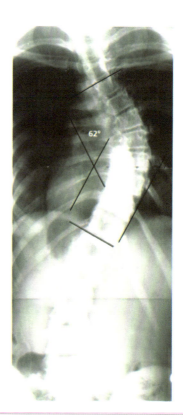

FIGURA 27.1 Radiografia na incidência anteroposterior (AP) demonstrando escoliose torácica direita de 62° com ápice em T9.

Outro grupo, o das escolioses sindrômicas, podem ocorrer em crianças com certas doenças genéticas, incluindo doenças do tecido conjuntivo como a síndrome de Marfan, a osteogênese imperfeita e a neurofibromatose. Embora essas doenças sejam raras, é importante estar ciente delas, visto que em alguns casos sua primeira manifestação clínica é a deformidade da coluna vertebral, e sua história natural e tratamentos diferem das escolioses idiopáticas.[1,2]

ESCOLIOSE IDIOPÁTICA

A escoliose idiopática é dividida em três subcategorias, com base na idade do doente no momento da apresentação:

- Infantil: de 0 a 3 anos.
- Juvenil: de 4 a 9 anos.
- Adolescente: de 10 a 18 anos.

Uma quarta categoria é a escoliose do adulto, que pode ser uma continuação da escoliose idiopática do adolescente ou o desenvolvimento da deformidade devido a alterações degenerativas ou outras causas (escoliose *de novo*). Em pacientes idosos, a escoliose *de novo* é muitas vezes difícil de distinguir da escoliose idiopática preexistente com alterações degenerativas.[11,12]

As escolioses idiopáticas infantil e juvenil são, por vezes, consideradas em conjunto e chamadas de escolioses de "início precoce".[8]

A escoliose idiopática do adolescente (EIA) é a forma mais comum de escoliose idiopática e representa entre 80% e 85% dos casos.[1,2,3,9,10]

EPIDEMIOLOGIA

A escoliose idiopática é extremamente rara na infância e primeira infância, mas tem uma prevalência de 1% a 3% em escolares de até 15 anos de idade. A distribuição por sexo da escoliose idiopática não é claramente determinada. As crianças do sexo masculino e do sexo feminino são igualmente afetadas pela escoliose infantil, mas as meninas tendem a ser mais comumente acometidas com o aumento da idade, e a proporção entre os sexos a partir dos 10 anos em diante já é de seis meninas para cada menino. No que diz respeito à gravidade da curvatura, os meninos são um pouco mais acometidos do que as meninas nas escolioses de baixo grau, mas a proporção de meninas para meninos entre as crianças com curvaturas acima de 20° é 5:1 e sobe para 10:1 em crianças com curvaturas superiores a 40°.[1,2,3,9,10]

ETIOLOGIA

A etiologia da escoliose idiopática é desconhecida e provavelmente multifatorial. Os gêmeos univitelinos acometidos têm demonstrado uma concordância muito maior na incidência (aproximadamente 70%) e na gravidade da escoliose do que os bivitelinos, o que sugere uma contribuição genética. O aumento da prevalência da escoliose entre os indivíduos que têm um irmão e/ou pai afetados fornece suporte adicional para o papel da hereditariedade.[1,2,3,9,10]

Outros fatores que têm sido propostos, mas não definitivamente comprovados como possíveis causadores da escoliose idiopática, incluem aberrações cromossômicas, anormalidades na secreção do hormônio do crescimento, alterações na estrutura do tecido conjuntivo e musculatura paravertebral, função vestibular (no que se refere à postura axial), secreção de melatonina e até mesmo a microestrutura de plaquetas, uma vez que o sistema contrátil das plaquetas é semelhante ao do musculoesquelético.[1,2,3,9,10]

HISTÓRIA NATURAL

O prognóstico das escolioses depende da sua gravidade, bem como da idade do paciente e de sua maturidade esquelética.

A escoliose infantil resolve-se espontaneamente em mais de 80% dos casos, muitas vezes até um ano de idade, e não necessita de tratamento específico. Nos 20% restantes, no entanto, a escoliose progride e o tratamento na maioria das vezes é complexo. Se a escoliose infantil progressiva não for tratada, a doença pulmonar restritiva grave pode acontecer, e essa é uma das poucas complicações de uma condição ortopédica potencialmente fatal.[1,3,8] Mehta descreveu o ângulo costovertebral (ACV), que é o ângulo formado entre o corpo vertebral e a costela adjacente aferido bilateralmente no ápice da curvatura (Figura 27.2). Em seu estudo de 138 pacientes, Mehta observou melhora espontânea em 80% dos pacientes, cuja diferença entre os ACVs foi inferior a 20°, e progressão em 80% dos pacientes, cuja diferença dos ACVs foi superior a 20°.[8,13,14]

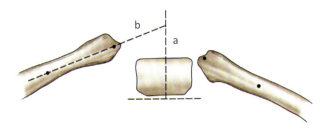

FIGURA 27.2 Ângulos e diferença entre eles, como descrito por Mehta na avaliação das escolioses infantis.

A Escoliose Idiopática do Adolescente (EIA) apresenta uma evolução mais benigna na maior parte dos casos. A probabilidade de progressão entre adolescentes com um ângulo de Cobb menor ou igual a 20° é de 10% a 20%. Em adolescentes, assim como nas crianças menores, quanto mais acentuada a escoliose, maior a probabilidade de progressão. Entre os adolescentes com uma curvatura escoliótica superior a 20° e que apresentam esqueletos imaturos, a probabilidade de progressão é de 70% ou mais.[1,2,9,10,15,16,17]

A escoliose pode continuar a progredir apesar da maturidade do esqueleto em doentes não tratados. Curvas maiores que 50° podem progredir até um grau por ano. Já curvas menores que 30° no final de crescimento esquelético tipicamente não progridem. Dentre os fatores relacionados à progressão após a maturidade esquelética, pode-se considerar a gravidade da curva no momento do diagnóstico (curvas com ângulos superiores a 30° tendem a progredir) e localização da curva (aumento do risco nas curvas torácicas).[1,2,9,10,15,16]

A maioria dos pacientes com escoliose idiopática apresenta pouca limitação funcional ou dor na idade adulta. A taxa de lombalgia é um pouco mais comum do que na população em geral, mas raramente a dor é incapacitante, e o risco de comprometimento neurológico é muito baixo.

QUADRO CLÍNICO E DIAGNÓSTICO

Os pacientes portadores de escoliose podem se apresentar de várias maneiras. Em alguns pacientes, é um achado incidental durante a realização de exame físico para diagnóstico de outras patologias. Outros têm queixas relacionadas à deformidade, como a presença de gibosidade, a assimetria dos ombros, quadris, escápulas ou seios. A escoliose idiopática raramente causa dor em crianças e adolescentes. Particularmente nos adolescentes, a presença da deformidade pode levar a problemas psicossociais, como a falta de autoconfiança, tendência para quadros depressivos, pensamentos suicidas e até consumo excessivo de bebidas alcoólicas.[1,2,3,9,10]

A anamnese dos pacientes portadores de escoliose deve incluir perguntas específicas sobre as condições associadas, tais como defeitos cardíacos congênitos ou alterações urológicas, visto que conhecê-las pode auxiliar na identificação das causas da escoliose. Anormalidades urogenitais, tais como rim em ferradura, estão presentes em cerca de 25% dos doentes com escoliose congênita e anormalidades cardiológicas em cerca de 10%.[1,2,6,7] A história familiar pode sugerir uma predisposição hereditária para escoliose. O momento da menarca, a velocidade de crescimento e a ausência do estirão de crescimento são fundamentais na condução dos casos de escoliose.

Durante a avaliação clínica dos pacientes portadores de escoliose, a assimetria da região dorsal relacionada à maior proeminência da musculatura paravertebral de um dos lados do tronco quando o paciente se inclina para frente é um dos sinais mais evidentes e pode ser verificada por meio da manobra de Adams (Figura 27.3). A formação da giba costal está relacionada com a rotação vertebral associada à escoliose. A altura dos ombros, assim como a das cristas ilíacas, pode estar desnivelada, e a escápula geralmente está mais elevada na região da convexidade da curva. Devido à lateralização do tronco, o triângulo do talhe – espaço entre o membro superior e o tronco da paciente – pode estar diminuído na região da concavidade da curva. Pode ocorrer a lateralização da porção cefálica em relação à linha mediana do tronco, denotando descompensação deste.[1,2,3,9,10,18,19]

Os pacientes portadores de doenças neuromusculares podem apresentar alterações neurológicas, como paralisia flácida ou espástica, hipotrofia muscular, hipertonia muscular e sinais de acometimento central como hiper-reflexia, presença de clônus e sinal de Babinski.[1,4,5]

A escoliose é diagnosticada a partir da avaliação de radiografias simples, de toda a coluna vertebral, com o paciente na posição ortostática. Idealmente, as cristas ilíacas também devem ser incluídas para permitir a avaliação da ossificação da apófise do ilíaco, sinal de Risser (Figura 27.4).[20,21]

A apófise ilíaca ossifica de forma gradual de anterolateral para posteromedial ao longo da crista ilíaca. O sinal de Risser é uma classificação visual do grau de ossificação e fusão da apófise ilíaca, utilizado para avaliar a maturidade esquelética.

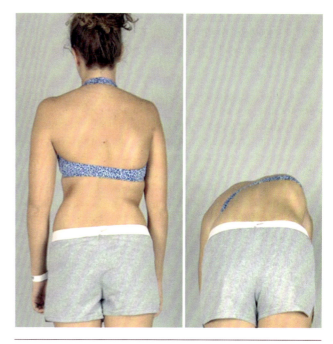

FIGURA 27.3 Manobra de Adams.

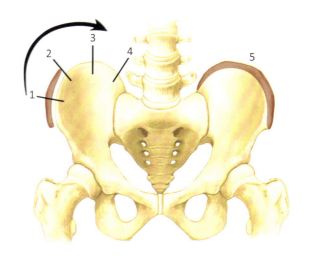

FIGURA 27.4 Imagem demonstrando método para avaliação da ossificação da apófise ilíaca (sinal de Risser).

Os graus de Risser são os seguintes:

0. Ausência de ossificação.
1. Até 25% de ossificação.
2. De 26% a 50% de ossificação.
3. De 51% a 75% de ossificação.
4. Mais de 75% de ossificação.
5. Fusão óssea completa da apófise ilíaca.

Quanto menor for o grau de Risser, maior o crescimento remanescente e maior o risco para a progressão da curva.[1-3,10,20,21]

A gravidade da escoliose é expressa a partir do ângulo de Cobb aferido. Ele é calculado com base nos dois corpos vertebrais que estão marcadamente mais inclinados em relação à horizontal (Figura 27.5). Um ângulo de Cobb superior a 10° é considerado patológico, mas o diagnóstico de escoliose é feito apenas quando há também um desvio rotacional associado. Um ângulo de Cobb superior a 10° sem qualquer desvio rotacional pode ser visto, por exemplo, em posturas anormais transitórias devido à dor (escoliose antálgica).[1,2,3,10,17] A incidência radiográfica lateral fornece informações sobre o balanço sagital (Figura 27.6).

A ressonância magnética é recomendada para grupos determinados de pacientes com maior frequência de alterações da coluna vertebral: pacientes que apresentam curva torácica esquerda, pacientes com escoliose sintomática e aqueles que apresentam qualquer anormalidade no exame neurológico. A ressonância magnética pode fornecer evidência de tumores ósseos ou lesões intraespinais, que contribuem para o aparecimento da escoliose.[1,2,3,10,22]

TRATAMENTO

O risco de progressão das escolioses, especialmente as idiopáticas, tem implicações importantes para o tratamento. Infelizmente, é impossível prever com precisão absoluta quais curvas vão progredir. Podemos definir como progressão o aumento da deformidade de pelo menos 5°, aferidos a partir do método de Cobb, em duas consultas subsequentes. Alguns autores consideram como o aumento de 1° por mês. Alguns fatores estão relacionados à progressão ou não da deformidade:[1,2,10,15,16]

- **Sexo:** o risco de progressão é três a dez vezes maior nas pacientes do sexo feminino.
- Os pacientes com idade inferior a 12 anos têm três vezes mais o risco de progressão do que os pacientes mais velhos.
- **Magnitude da curva:** curvas com valores superiores a 20° estão mais propensas à progressão, independentemente da idade.
- **Padrão da curva:** duplas curvas (torácica e lombar) e curvas torácicas apresentam três vezes mais risco de progressão do que curvas localizadas exclusivamente na região lombar.
- **Maturidade:** entre os marcadores de maturidade, podemos destacar a idade cronológica, a presença da menarca nas meninas e o sinal de Risser, verificado através da ossificação da apófise do osso ilíaco. Quando identificado como Risser 1, o risco de progressão é superior a 60%. Já no Risser 3, este cai para menos de 10%.

Devido às diferenças entre o padrão das curvas, risco de progressão e especialmente a presença ou não do acometimento de outros sistemas do organismo, a abordagem terapêutica deve ser diferente para os casos de escolioses congênitas, neuromusculares e idiopáticas.

Nas escolioses congênitas, 75% das curvas progridem ao longo dos anos, e apenas 5% a 10% dos pacientes podem

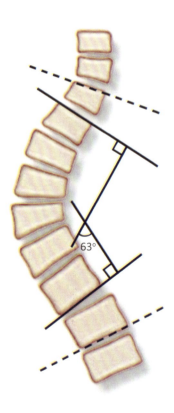

FIGURA 27.5 Método de Cobb para aferição do valor angular da curva.

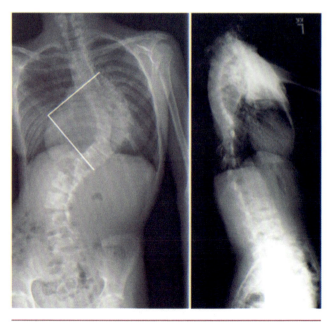

FIGURA 27.6 Radiografias nas incidências posteroanterior e lateral para avaliação da coluna vertebral.

beneficiar-se com o uso de coletes. Na maioria desses casos, as órteses estão indicadas como tratamento das curvas secundárias ou compensatórias e após o tratamento cirúrgico, como suporte adicional até a obtenção de uma artrodese sólida. O tratamento cirúrgico é regra e não exceção nos casos de escoliose congênita. Aqueles pacientes que apresentam curvas de baixo valor angular podem ser apenas observados, mas na iminência de progressão da curva para valores superiores a 40º o tratamento cirúrgico é necessário. Dentre as técnicas cirúrgicas podemos destacar as cirurgias profiláticas, que visam prevenir o agravamento ou mesmo permitir a correção progressiva das curvas ao longo do tempo, como as hemiepifisiodeses ou a artrodese *in situ* e as cirurgias corretivas associadas a artrodese.[1,2,6,7]

Nas escolioses neuromusculares o padrão típico da curva é no formato da letra "C"; geralmente única e pode estar acompanhada de obliquidade importante da pelve. Assim como nas escolioses congênitas, os pacientes com curvas de baixo valor angular (20º a 25º) podem ser cuidadosamente observados. Aqueles pacientes que apresentam progressão da curvatura devem ser tratados com órteses. A escoliose pode continuar a progredir apesar do uso do colete, porém de uma forma mais lenta, permitindo o maior crescimento do tronco do paciente até a cirurgia definitiva. Além disso, estes aparelhos ajudam na sustentação do tronco de pacientes que apresentam a musculatura extremamente flácida, como em alguns casos de paralisia cerebral, permitindo melhor adaptação em cadeiras especiais e facilitando o uso dos membros superiores. Nos casos com rápida progressão e com curvas escolióticas de alto valor angular, o tratamento cirúrgico é necessário (Figura 27.7).[1,2,4,5,23,24]

Com relação às escolioses infantis, não existe algoritmo de tratamento bem definido. Alguns autores preconizam que seja tratada cirurgicamente toda escoliose infantil com ângulo de Cobb superior a 35° e cuja diferença dos ângulos costovertebrais exceda 20°. A utilização de coletes e até mesmo aparelhos gessados está indicada. Aqueles casos que não respondem ao tratamento conservador podem exigir cirurgia (Figura 27.8). O desenvolvimento alveolar pulmonar não está completo até os 8 anos de idade e pode ser comprometido pela redução do volume do tórax secundária à escoliose, sendo recomendado nestes casos o tratamento cirúrgico com técnicas que possibilitem ao mesmo tempo corrigir a deformidade e permitir o crescimento do tórax.[1,2,8,13,14,25-27]

A escoliose juvenil, especialmente a tardia, com início após os 7 anos de idade, pode ser tratada como recomendado para a escoliose do adolescente.

O objetivo do tratamento da escoliose idiopática do adolescente (EIA) é uma curva com um ângulo de Cobb de 40º ou menos quando o paciente atingir a maturidade esquelética. Opções de tratamento incluem a observação, uso de órteses e a cirurgia. A escolha da terapia depende do grau de curvatura e o potencial para o crescimento residual.

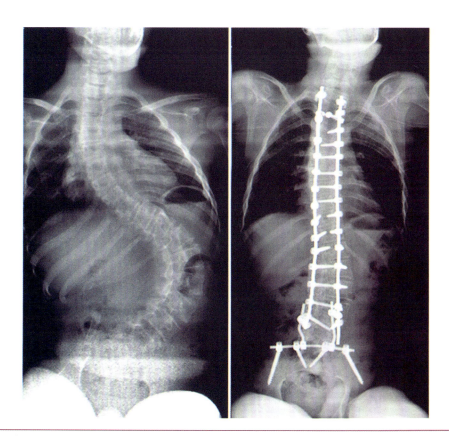

FIGURA 27.7 Exemplo de correção cirúrgica de escoliose neuromuscular secundária à distrofia muscular.

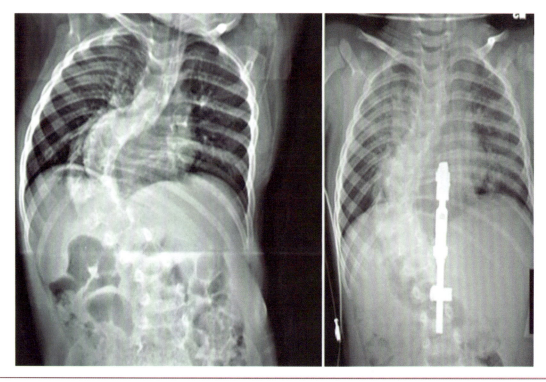

FIGURA 27.8 Radiografias de um menino de 3 anos de idade com escoliose infantil e curva de 90°. A curvatura foi reduzida para 55° com a implantação do sistema de distração (VEPTR™).

A fisioterapia, o tratamento quiroprático, a estimulação elétrica e a natação têm se mostrado ineficazes.

A observação periódica está indicada em pacientes que apresentam curvas menores que 20°. O acompanhamento radiográfico deve ser feito a cada 4 ou 6 meses. Se houver progressão de 5° ou mais no intervalo entre as consultas, deve ser mudada a conduta.[1,2,9,10,16,23,24]

Nos pacientes com curvas com valor angular entre 20° e 40° que apresentam sinais de imaturidade esquelética e elevado potencial de crescimento (Risser 0, 1 ou 2, menarca ausente, ausência do estirão de crescimento), o uso do colete se faz necessário. O colete tem como objetivo a manutenção da curva e evitar sua progressão, não apresentando a função de correção da curva. São dois os principais tipos de colete: o colete (órtese) que engloba os segmentos cervical, torácico e lombossacral (CTLSO ou colete de Milwaukee), indicado principalmente para curvas torácicas com ápice acima de T10, e o colete tóraco-lombossacral (TLSO), para curvas com ápice abaixo de T11 (Figuras 27.9 e 27.10).[1,2,9,10,16,23,24,26,28,29]

O principal objetivo do tratamento cirúrgico da EIA é a prevenção da progressão da curva por meio da fusão vertebral/artrodese. A correção parcial da curvatura (objetivo secundário) também é frequentemente atingida. A correção cirúrgica está indicada para pacientes esqueleticamente imaturos que apresentam curvas com valores angulares superiores a 40°. Pacientes esqueleticamente maduros com curvas com ângulo de Cobb entre 40° e 50° devem ser avaliados e conduzidos de forma individual. Não existe consenso sobre o manejo mais adequado desses pacientes.[1,2,9,10,16,23,24,30-33]

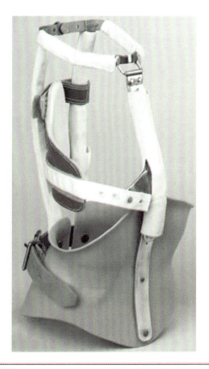

FIGURA 27.9 Colete *CTLSO (Milwaukee)*.

Escolioses

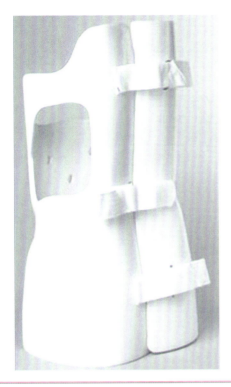

FIGURA 27.10   Colete *TLSO (Boston)*.

A cirurgia pode ser executada por meio de uma abordagem por via posterior e/ou via anterior (toracotomia ou laparotomia). Embora existam vantagens e desvantagens para ambas as técnicas, a abordagem posterior é a mais utilizada no tratamento da EIA, visto que pode ser utilizada para todos os tipos de curva. A abordagem pela via de acesso anterior é uma opção para os casos que apresentam curvas únicas, torácica ou lombar, e em alguns casos que apresentam curvaturas com alto valor angular (geralmente maiores que 80º/90º, e nestes casos sempre associada à abordagem posterior.[1,2,9,10,16,23,24,30-33]

Em geral, após o tratamento cirúrgico, não é necessário o uso de órteses ou gesso (Figura 27.11).

Os resultados para pacientes portadores de EIA são geralmente favoráveis, independentemente do tipo de tratamento instituído, observação, órtese ou cirurgia. Esses pacientes têm um risco ligeiramente aumentado para desenvolver lombalgia e alterações discais degenerativas em comparação com a população geral.

CLASSIFICAÇÃO DE KING

- **Tipo 1:** Dupla curva. Tanto a curva torácica quanto a curva lombar cruzam a linha média. A curva lombar é maior e mais rígida que a curva torácica.

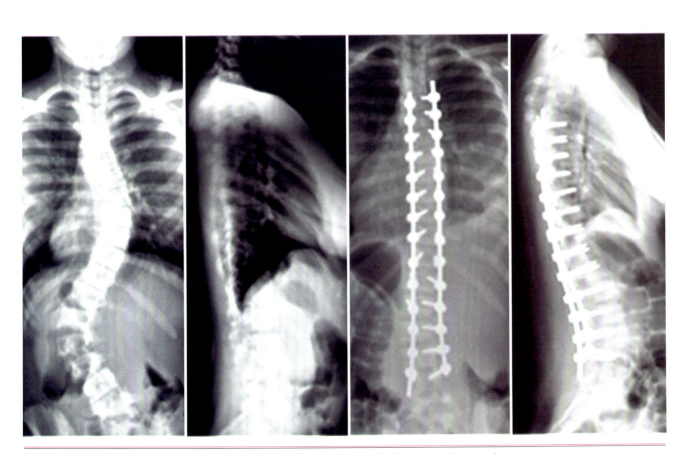

FIGURA 27.11   Radiografias pré e pós-operatórias de correção e artrodese por via posterior.

CAPÍTULO 27

- **Tipo 2:** Dupla curva. Tanto a curva torácica como a curva lombar cruzam a linha média. A curva torácica é maior e mais rígida que a curva lombar.
- **Tipo 3:** Curva torácica estruturada é uma curva lombar que não cruza a linha media.
- **Tipo 4:** Curva longa torácica em que L5 está centrada sobre o sacro e L4 se inclina em direção à curva.
- **Tipo 5:** Dupla curva torácica.

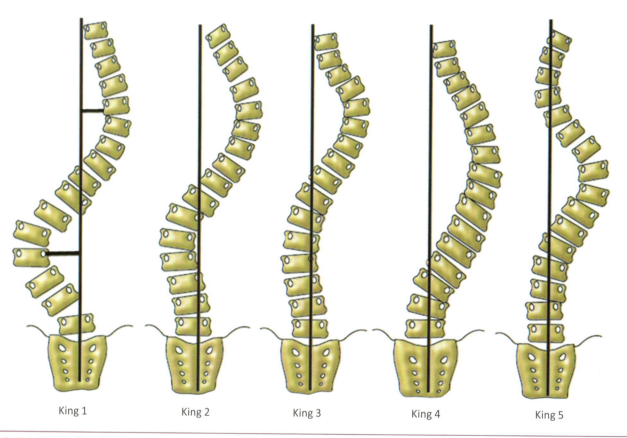

FIGURA 27.12 Classificação de King.
Fonte: King HA, Moe JH, Bradford DS, Winter RB. The selection of fusion levels in thoracic idiopathic scoliosis. J Bone Joint Surg Am. 1983 Dec;65(9):1302-13.

Classificação de Lenke

Tipos de curva

Tipo	Torácia proximal	Torácia principal	Toracolombar/lombar	Tipo de curva
1	Não estrutural	Estrutural (principal)	Não estrutural	Torácica principal (TP)
2	Estrutural	Estrutural (principal)	Não estrutural	Torácica dupla (TD)
3	Não estrutural	Estrutural (principal)	Estrutural	Principal dupla (PD)
4	Estrutural	Estrutural (principal)	Estrutural	Principal tripla (PT)
5	Não estrutural	Não estrutural	Estrutural (principal)	Toracolombar/lombar (TL/L)
6	Não estrutural	Estrutural	Estrutural (principal)	Toracolombar/lombar – MT(TL/L-MT) (Curva lombar > torácica em ≥ 10°)

Escolioses

Critérios estruturais		Localização do ápice (definição de SRS)	
Torácica proximal	**Curva**		**Ápice**
▪ inclinação lateral, Cobb > 25°			
▪ Cifose T2 – T5 ≥ + 20°	Torácica		Disco T2 – T11-T12
Torácia principal	Toracolombar		T12 – L1
▪ inclinação lateral, Cobb > 25°	Lombar		Disco L1-2 – L4
▪ Cifose T10 – L2 ≥ 25°			
Toracolombar/Lombar			
▪ inclinação lateral, Cobb > 25°			
▪ cifose T10 – L2 ≥ + 20°			
▪ > Nash-Moe I (S. B. Apica)			

Modificadores				
Modificar da coluna vertebral lombar	**LVSC até ápice lombar**		**Perfil sagital torácico T5 – T12**	
A	LVSC entre pedículos	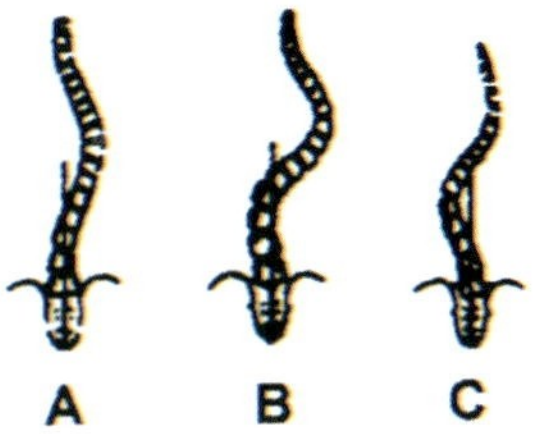	– (Hipo)	< 10°
B	LVSC toca o corpo (ou corpos) apical		N (Normal)	10° – 40°
C	LVSC completamente medial		+ (Hiper)	> 40°

Curva do tipo (1 – 6) + Modificador da coluna vertebral lombar (A, B ou C) + Modificador sagital torácico (–, N, ou +).

Classificação (p. ex.:, 1B+):

FIGURA 27.13 Classificação de Lenke.

Fonte: Lenke LG, Betz RR, Harms J, Bridwell KH, Clements DH, Lowe TG _et al._ Adolescent idiopathic scoliosis: a new classification to determine extent of spinal arthrodesis. J Bone Joint Surg Am. 2001 Aug. 83-A(8):1169-81

REFERÊNCIAS BIBLIOGRÁFICAS

1. Sarwark JF, Kramer A. Pediatric spinal deformity. Curr Opin Pediatr. 1998;10(1):82-6
2. Morrisy RT, Weinstein SL. Lovell and Winter's Pediatric Orthopaedics. Philadelphia: Lippincott Williams & Wilkins, 2006. p.693-762.
3. Lonstein JE. Natural history and school screening for scoliosis. Orthop Clin North Am. 1988;19:227-37.
4. Berven S, Bradford DS. Neuromuscular scoliosis: causes of deformity and principles for evaluation and management. Semin Neurol. 2002;22:167-78.
5. McCarthy RE. Management of neuromuscular scoliosis. Orthop Clin North Am. 1999;30:435-49.
6. Bradford DS, Heithoff KB, Cohen M. Intraspinal abnormalities and congenital spine deformities: a radiographic and MRI study. J Pediatr Orthop. 1991;11:36-41.
7. Hefti F. Congenital anomalies of the spine. Orthopade. 2002;31:34-43.
8. Dobbs MB, Weinstein SL. Infantile and juvenile scoliosis. Orthop Clin North Am. 1999;30:331-41.
9. Lonstein JE. Adolescent idiopathic scoliosis. Lancet. 1994;344:1407-12.
10. Bunnell WP. The natural history of idiopathic scoliosis. Clin Orthop. 1988;229:20-5.
11. Carter OD, Haynes S. Prevalence rates for scoliosis in US adults: Results from the first national health and nutrition examination survey. Int J Epidemiol. 1987;16:537-44.
12. Schwab F, Ashok D, Lorenzo G, et al. Adult scoliosis: prevalence, SF-36, and nutritional parameters in an elderly volunteer population. Spine. 2005;30:1083-5.
13. Mehta MH. The rib-vertebra angle in the early diagnosis between resolving and progressive infantile scoliosis. J Bone Joint Surg Br. 1972;54:230-43.
14. Edgar MA, Mehta MH. Long-term follow-up of fused and unfused idiopathic scoliosis. J Bone Joint Surg [Br]. 1998;70:712-6.
15. Lonstein JE, Carlson JM. The prediction of curve progression in untreated idiopathic scoliosis during growth. J Bone Joint Surg Am. 1984;66:1061-71.
16. Weinstein SL, Ponseti IV. Curve progression in idiopathic scoliosis. J Bone Joint Surg Am. 1983;65:447-55.
17. Cobb JR. Outline for the Study of Scoliosis. Am Acad Orthop Surg. 1984;9:65-70.
18. Karachalios T, Sofianos J, Roidis N, et al. Ten-year follow-up evaluation of a school screening program for scoliosis. Is the

Série Ortopedia e Traumatologia – Fundamentos e Prática

forward-bending test an accurate diagnostic criterion for the screening of scoliosis? Spine. 1999;24:2318-24.

19. Grossman P, Mazur JM, Cummings RJ. An evaluation of the Adams forward bend test and the scoliometer in a scoliosis school screening setting. J Pediatric Orthop. 1995;15:535-8.

20. Little DG, Song KM, Katz D, et al. Relationship of peak height velocity to other maturity indicators in idiopathic scoliosis in girls. J Bone Joint Surg [Am]. 2000;82:685-93.

21. Sanders JO. Maturity indicators in spinal deformity. J Bone Joint Surg Am. 2007;89(Suppl 1):14-20.

22. Danielsson AJ, Nachemson AL. Radiologic findings and curve progression 22 years after treatment for adolescent idiopathic scoliosis: comparison of brace and surgical treatment with matching control group of straight individuals. Spine. 2001;26:516-25.

23. Pehrsson K, Larsson S, Oden A, et al. Long-term follow-up of patients with untreated scoliosis. A study of mortality, causes of death, and symptoms. Spine. 1992;17:1091-6.

24. Bridwell KH, Glassman S, Horton W, et al. Does treatment (non- operative and operative) improve the two-year quality of life in patients with adult symptomatic lumbar scoliosis. Spine. 2009;34:2171-8.

25. Pehrsson K, Bake B, Larsson S, et al. Lung function in adult idiopathic scoliosis: a 20 year follow up. Thorax. 1991;46:474-8.

26. Danielsson AJ, Wiklund I, Pehrsson K, et al. Health-related quality of life with adolescent idiopathic scoliosis: a matched follow-up at least 20 years after treatment with brace or surgery. Eur Spine J. 2001;10:278-88.

27. Weinstein SL, Dolan LA, Spratt KF, et al. Health and function of patients with untreated idiopathic scoliosis: A 50-year natural history study. JAMA. 2003;289:559-67.

28. Di Raimondo CV, Green NE. Brace-wear compliance in patients with adolescent idiopathic scoliosis. J Pediatr Orthop. 1988;8:143-6.

29. Nachemson AL, Peterson LE. Effectiveness of treatment with a brace in girls who have adolescent idiopathic scoliosis. A prospective, controlled study based on data from the Brace Study of the Scoliosis Research Society. J Bone Joint Surg [Am]. 1995;77:815-22.

30. Bridwell KH. Spinal instrumentation in the management of adolescent idiopathic scoliosis. Clin Orthop. 1997;335:64-72.

31. King HA, Moe JH, Bradford DS, et al. The selection of fusion levels in thoracic idiopathic scoliosis. J Bone Joint Surg Am. 1983;65:1302-13.

32. Lenke LG, Betz RR, Harms J, et al. Adolescent idiopathic scoliosis: A new classification to determine extent of spinal arthrodesis. J Bone Joint Surg Am. 2001;83:1169-81.

33. Betz RR, Ranade A, Samdani AF, et al. Vertebral body stapling: a fusionless treatment option for a growing child with moderate idiopathic scoliosis. Spine. 2010;35:169-76.

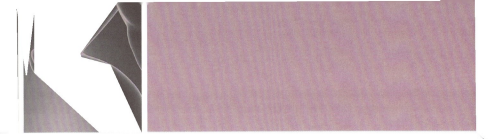

Espondilólise e Espondilolistese

André Luis Fernandes Andujar

INTRODUÇÃO

O termo "espondilolistese" é derivado do grego, em que *spondylos* significa "vértebra" e *olisthesis*, "escorregamento". Refere-se, portanto, ao escorregamento de uma vértebra sobre outra caudal e adjacente. O termo "espondilólise" refere-se ao defeito isolado no *pars interarticularis*, onde *lysis* significa "quebra" ou "defeito". De acordo com a Classificação de Wiltse e Macnabb,[1] os tipos que acometem as crianças são o displásico e o ístmico. Na espondilolistese ístmica, 87% dos casos ocorrem em L5, 10% em L4 e 3% em L3.[2]

ETIOLOGIA

A etiologia ainda não está bem clara, porém, vários fatores contribuem para o seu desenvolvimento. Descreveremos esses fatores a seguir.

BIOMECÂNICA

Estudos mostram que o *pars interarticularis* é uma região da vértebra que é submetida a grandes forças de cisalhamento, principalmente com a coluna lombar em extensão ou hiperlordose, podendo levar à sua fratura.[3,4] Isto é corroborado por estudos que mostram a associação de espondilolistese em 50% dos pacientes com doença de Scheuermann, já que estes apresentam um aumento da lordose lombar compensatória à cifose torácica aumentada.[5] Também não se conhece a existência de espondilolistese em pacientes não deambuladores ou recém-nascidos.[6,7]

MICROTRAUMAS REPETITIVOS

Há maior incidência de espondilolistese relacionada a esportes que determinam o aumento da lordose lombar como: saltos ornamentais, levantamento de peso e ginástica olímpica.[8,9] Estes microtraumas repetidos levariam a uma fratura por stress do *pars interarticularis* com consolidação inadequada.[10]

RACIAL

Há uma alta incidência de espondilolistese em certas populações, como nos alasquianos, de 5% aos 6 anos e 34% aos 40 anos,[11] e nos inuítes (esquimós), de 13% em jovens e 54% em adultos.[12]

GENÉTICA

A associação entre espinha bífida oculta e espondilólise sugere a presença de fatores congênitos predispondo o desenvolvimento do escorregamento, assim como vários trabalhos publicados mostram a incidência familiar da espondilolistese.[13-15]

CLASSIFICAÇÕES

WILTSE, NEWMAN E MACNAB

Divide as espondilolisteses de acordo com sua causa, em cinco tipos: congênita, ístmica (que ocorrem nas crianças), degenerativa, traumática e patológica. No tipo ístmico, o defeito se localiza no *pars interarticularis* e pode ser subdividido em três tipos: lítico, *pars* alongado e fratura aguda[1] – Tabela 28.1.

MARCHETTI E BARTOLOZZI

Enfatiza a diferenciação entre causas congênitas e adquiridas. Retira a categoria "ístmica", com o argumento de que os defeitos anatômicos no *pars* podem estar presentes em espondilolisteses de diferentes causas, não sendo, por si só, um tipo isolado. É a classificação mais recomendada atualmente pela Scoliosis Research Society[16] – Tabela 28.2.

Série Ortopedia e Traumatologia – Fundamentos e Prática

Tabela 28.1 Classificação de espondilolistese de Wiltse, Newman e Macnab.

Tipo	Subtipo	Descrição
I		Displásica: presença de alterações congênitas.
II		Ístmica: lesão localizada no *pars interarticularis*.
	A	Lítica: fratura por estresse.
	B	*Pars* alongado.
	C	Fratura aguda do *pars*.
III		Degenerativa: secundária a instabilidade segmentar de longa data.
IV		Pós-traumática: fratura aguda de outros elementos que não o *pars*.
V		Patológica: destruição de elementos posteriores consequente à doença óssea local ou generalizada.

Extraído de: Wiltse LL, Newman PH, Macnab I. *Classification of spondylolysis and spondylolisthesis.* Clin Orthop 117:23-29, 1976.

Tabela 28.2 Classificação de espondilolistese por Marchetti e Bartolozzi.[16]

Tipo	Forma	Condição
Desenvolvimental	Altamente displásica	Lise do *pars interarticularis*
		Alongamento do *pars interarticularis*
	Pouco displásica	Lise do *pars interarticularis*
		Alongamento do *pars interarticularis*
Adquirida	Traumática	Fratura aguda
		Fratura por stress
	Pós-cirúrgica	Direta
		Indireta
	Patológica	Doença local
		Doença sistêmica
	Degenerativa	Primária
		Secundária

HISTÓRIA NATURAL E PREVALÊNCIA

Não se conhece a existência de espondilolistese em recém-nascidos.[7] A prevalência conhecida na população em geral é de 4,5% aos 6 anos de idade e próximo de 6% nos adultos.[7] Segundo Rowe e Roche,[17] pode ser influenciada pelo fator racial, sendo de 6,4% em homens caucasianos, 2,8% em homens negros, 2,3% em mulheres caucasianas e 1,1% em mulheres negras. Apesar da incidência maior nos homens (2:1),[7] os escorregamentos graves são quatro vezes mais comuns nas mulheres.[17]

Há um aumento na incidência entre os praticantes de esportes que acentuam a lordose lombar, como ginástica olímpica, levantamento de peso, rúgbi, futebol americano, entre outros.[8,9,18,19]

A progressão significante da espondilolistese é rara (de 3% a 5%), podendo ocorrer durante a fase de crescimento e de modo mais acentuado no período pré-puberal. Não costuma ocorrer após a maturidade esquelética.[7,20-22]

A maioria dos pacientes permanece assintomática ao longo da vida, com curso clínico semelhante ao da população em geral.[7,23]

Os fatores de risco para progressão da espondilolistese são:

- Ângulo do escorregamento (*Slip angle*) > 55°;
- Sexo feminino;
- Imaturidade;
- Tipo displásico (de Wiltse, Newman e MacNab);
- Escorregamentos acima de 30%;
- Incidência pélvica elevada.

QUADRO CLÍNICO

O paciente pode apresentar-se com queixa de dor e/ou deformidade, ou ser totalmente assintomático, sendo, neste caso, um achado radiográfico.

Em pacientes com espondilólise ou espondilolistese discreta, o exame físico do tronco e a marcha podem ser totalmente normais, inclusive sem qualquer retração da musculatura isquiotibial.

A dor, quando presente, costuma aparecer na época que precede o estirão da puberdade, entre 10 e 15 anos de idade. Localiza-se na região lombar baixa, podendo irradiar para região glútea e posterior da coxa. Costuma piorar com atividades físicas e aliviar com repouso. Sua gravidade não está associada à porcentagem do escorregamento. Sintomas radiculares, como ciatalgia ou alterações esfincterianas, podem surgir associados a escorregamentos graves devido à estenose do canal vertebral, estenose foraminal ou alongamento da raiz. Nesses casos, sintomas relativos às raízes L5 e S1 são mais comuns, como a diminuição ou ausência do reflexo do tendão calcâneo e a fraqueza do extensor do hálux. Sinal de Lasègue e claudicação também podem estar presentes.

A retração da musculatura isquiotibial é comum, apesar de seu mecanismo não ser bem explicado, sendo independente do grau de escorregamento. Da mesma forma, o sinal de Phalen-Dickson (Figura 28.1) pode ser um achado do exame físico, apesar de não ser tão frequente.[24]

Em escorregamentos mais acentuados, é possível a palpação do processo espinhoso saliente de L5 como um degrau na região lombar. À medida que o escorregamento se acentua e a junção lombossacra se torna mais cifótica, o tronco aparenta estar mais encurtado e as costelas se aproximam das cristas ilíacas. A mobilidade do tronco pode estar bastante comprometida pela dor.

Escoliose pode estar presente de 13% a 60% dos casos, porém não costuma apresentar caráter progressivo.[25-27]

EXAMES COMPLEMENTARES

RADIOGRAFIA

As incidências a serem solicitadas são AP e perfil da coluna lombossacra, sempre com o paciente de pé. A presença do escorregamento é evidente no perfil. No entanto, quando o escorregamento não está presente, havendo apenas a espondilólise, o defeito do *pars* pode não ser evidente na incidência em perfil. Nesses casos, solicita-se as incidências oblíquas, onde se procura por uma lesão no pescoço do cachorro de *La Chapelle* (Figura 28.2), que corresponde ao *pars interarticularis*. Na espondilolistese displásica, é comum encontrarmos, na incidência de frente, a presença de falha de fusão do arco posterior de L5 e S1; e no perfil o formato trapezoidal de L5, o aspecto cupuliforme do platô superior do sacro e a displasia das facetas entre L5 e o sacro. A incidência em perfil deve incluir os quadris para permitir a mensuração dos parâmetros espinopélvicos.

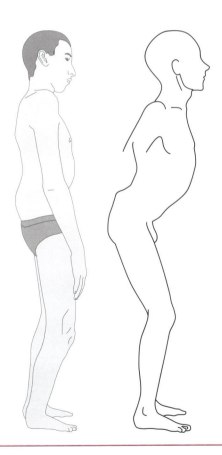

FIGURA 28.1 Sinal de Phalen-Dickson.

Radiografias em perfil com flexão e extensão com o paciente em decúbito são úteis para avaliar se há alguma instabilidade.

Radiografias panorâmicas da coluna de frente e perfil servem para avaliar o alinhamento sagital e o coronal da coluna como um todo, especialmente na presença de escoliose.

Cintilografia

Em pacientes com queixa de dor e avaliação radiográfica normal, a cintilografia pode ser útil para o diagnóstico de fraturas de estresse recentes no *pars interarticularis*, antes mesmo da existência de alterações evidentes na radiografia ou tomografia. O aumento de captação no *pars* de pacientes com espondilólise ou escorregamentos discretos significa que o processo de sobrecarga é recente, permitindo a possibilidade de consolidação do defeito, influenciando assim diretamente no tratamento a ser instituído. A ausência de captação significa que o processo é antigo, não havendo indicação para se tentar a consolidação da lesão. A cintilografia não está indicada em escorregamentos moderados e graves.

Tomografia computadorizada

Em pacientes com queixa de dor persistente e avaliação radiográfica normal, a tomografia computadorizada pode mostrar um defeito no *pars* ou ainda, em situações iniciais de sobrecarga, pode mostrar a esclerose do *pars*, permitindo o diagnóstico precoce. Em escorregamentos graves, a reconstrução tridimensional facilita a compreensão da anatomia regional, auxiliando no planejamento do tratamento cirúrgico.

Ressonância magnética

A ressonância magnética deve ser solicitada sempre que houver sintomas radiculares ou quando se desejar a redução, em escorregamentos graves. Permite avaliar a anatomia das partes moles, dos elementos neurais e dos discos intervertebrais adjacentes. Identifica a presença tanto de estenose do canal lombar quanto foraminal e permite avaliar o grau de compressão dos elementos neurais, facilitando o planejamento cirúrgico.

MEDIDAS RADIOGRÁFICAS

Classificação de Meyerding

Gradua o escorregamento em porcentagem, de 0 a V. Sem escorregamento é o grau 0, de 1% a 25% é o grau I, de 26% a 50%, grau II, de 51% a 75%, grau III, de 76% a 100%, grau IV. A espondiloptose é o grau V. Graus elevados são preditivos de progressão. É a classificação mais simples e mais utilizada Figura 28.3.[28]

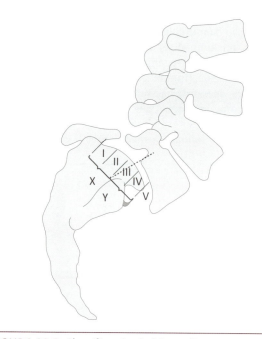

FIGURA 28.3 Classificação de Meyerding.

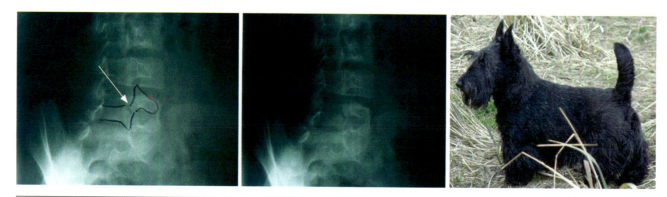

FIGURA 28.2 Cachorro de La Chapelle e sua representação na radiografia oblíqua, com evidência para a lesão no *pars interarticularis* (seta).

ÂNGULO DO ESCORREGAMENTO (SLIP ANGLE)

É a medida mais utilizada para avaliar o grau de desvio angular entre L5 e S1 (cifose lombossacra). Traça-se uma linha na cortical posterior do sacro e mede-se o ângulo formado entre a sua perpendicular e outra linha traçada no bordo inferior de L5. Valores até 10° são considerados normais. Quando acima de 55°, há elevado risco de progressão, mesmo com uma artrodese consolidada Figura 28.4.[27]

ÂNGULO DE INCLINAÇÃO SACRAL

É o ângulo formado entre a cortical posterior do sacro e uma linha vertical. Valores acima de 30° são considerados normais. Em geral, nos escorregamentos graves, há uma verticalização do sacro, com diminuição da inclinação sacral Figura 28.4.[27]

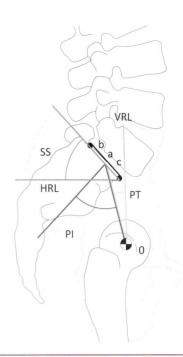

FIGURA 28.5 Incidência Pélvica (PI) = *Sacral slope* (SS) + *Pelvic Tilt* (PT).

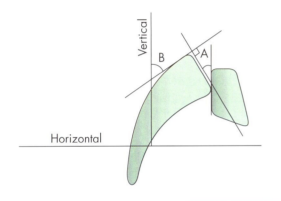

FIGURA 28.4 **(A)** Ângulo de escorregamento (*Slip angle*) **(B)** Ângulo de inclinação sacral.

ALINHAMENTO ESPINOPÉLVICO

A relação entre o sacro e a pelve com a coluna vertebral tem sido muito estudada na última década, sendo chamada de alinhamento espinopélvico. A morfologia pélvica influencia o equilíbrio espinopélvico, seja em condições normais ou patológicas.

A Incidência Pélvica (PI) é uma medida radiográfica da pelve que tem sido relatada como a melhor forma de se avaliar a relação espacial entre a pelve e o sacro, e que define o equilíbrio entre a pelve, a coluna e os quadris. Aumenta durante toda a infância[29] e se torna estável após os 20 anos.[30] É específica e constante para cada indivíduo, como se fosse uma assinatura anatômica.[30] A PI é a soma do *Sacral Slope* (SS) com o *Pelvic Tilt* (PT) Figura 28.5.[31]

$$PI = PT + SS$$

A PI (51,7° ± 11,5°) é um descritor da morfologia pélvica e não da sua orientação espacial, já que não se modifica com a postura (em pé, sentado ou deitado). Já o PT (12,3° ± 5,9°) e o SS (39,4° ± 9,3°) são dependentes da postura e descrevem a orientação da pelve no plano sagital.[30]

Segundo Vaz e colaboradores,[30] a PI, o PT, o SS, a LL e a cifose torácica são intimamente vinculados e se equilibram pela atividade muscular para manter o eixo global de gravidade sobre as cabeças femorais. O formato da pelve (melhor avaliado por meio da PI) determina a posição do platô do sacro, e a coluna reage a isso se adaptando por meio da LL, ou seja, quanto maior a PI, maior será a LL necessária para manter o equilíbrio sagital. Em outras palavras, a PI determina a quantidade de LL que um indivíduo necessita para manter um equilíbrio sagital eficiente.

Valores elevados de PI estão associados a elevados graus de escorregamento.[32-35]

Hresko e colaboradores[36] classificaram os pacientes com espondilolistese desenvolvimental de alto grau (acima de 50%) em pelve equilibrada e desequilibrada, com base nos valores do SS e do PT ao se comparar com indivíduos assintomáticos, mas com elevados graus de PI. Labelle e colaboradores[31] acreditam que aqueles pacientes que apresentam espondilolistese de alto grau com a pelve desequilibrada sejam aqueles que possuem indicação de redução da espondilolistese. Porém, mais estudos são ainda necessários para poder confirmar o significado desses dados.

Incidência pélvica

A PI é medida pelo ângulo formado entre uma linha traçada do centro da cabeça femoral ao centro do platô sacral superior e uma linha perpendicular ao platô sacral superior.

Pelvic TILT

O PT é medido pelo ângulo formado entre a linha traçada do centro da cabeça femoral ao centro do platô sacral superior e uma linha de referência vertical.

Sacral slope

O SS é medido pelo ângulo formado entre uma linha no platô sacral superior e uma linha de referência horizontal.

TRATAMENTO

São várias as modalidades de tratamento possíveis. Para a indicação do tratamento mais adequado, é importante a avaliação do quadro clínico (presença de sintomas), potencial de crescimento, porcentagem de escorregamento, ângulo do escorregamento e equilíbrio espinopélvico.

TRATAMENTO NÃO CIRÚRGICO

O tratamento não cirúrgico é aplicável na grande maioria dos pacientes com espondilólise ou espondilolistese, devido ao curso benigno da doença.[37]

Todo paciente com espondilólise ou espondilolistese de baixo grau, assintomático e com potencial de crescimento, deve ser acompanhado radiograficamente, pelo menos uma vez ao ano, para se detectar uma possível progressão, até que atinja a maturidade esquelética, quando poderá ser liberado, caso não haja progressão.[16]

Os pacientes com espondilólise ou espondilolistese de baixo grau (<50%) com queixa de lombalgia são os candidatos ao tratamento conservador. O objetivo é o alívio dos sintomas. Uma vez que os sintomas tenham aliviado, nos pacientes imaturos, é importante manter a observação até a maturidade esquelética.

É importante aliviar a sobrecarga sobre a transição lombossacra por meio do repouso relativo, evitando atividades físicas, esportes e educação física. Os pacientes muito ativos ou praticantes de esportes que determinam aumento da lordose lombar, como ginástica olímpica, levantamento de peso, entre outros, devem ser afastados de tais atividades até o alívio dos sintomas.

A fisioterapia também tem o objetivo de aliviar a sobrecarga na transição lombossacra para o consequente alívio da dor. Isso se consegue por meio do alongamento de estruturas contraturadas (fáscia lombossacral, musculatura paravertebral e isquiotibial) associado ao fortalecimento da musculatura abdominal.

As medicações como analgésicos, anti-inflamatórios e relaxantes musculares têm papel limitado, funcionando apenas como sintomáticos durante períodos de dor mais forte.

Coletes que limitem a lordose lombar podem ser utilizados, especialmente nos casos com sintomas recentes em que haja apenas a espondilólise ou escorregamento discreto associado ao aumento de captação na cintilografia (comprovando o potencial de cicatrização ou a consolidação do defeito). Devem ser prescritos para uso integral por períodos de três a seis meses ou até que haja a consolidação do defeito. Comprova-se a consolidação por meio da TC ou PETSCAN.[27]

Após o alívio completo dos sintomas, o paciente poderá retornar gradativamente às suas atividades.

TRATAMENTO CIRÚRGICO

As indicações de tratamento cirúrgico são:[16]

- Lombalgia resistente ao tratamento conservador, independente do grau de escorregamento;
- Presença de sintomas radiculares;
- Progressão comprovada, independente do grau de escorregamento ou da presença de sintomas;
- Escorregamentos acima de 50% em pacientes imaturos (devido à expectativa de progressão futura);
- Escorregamentos acima de 75% em pacientes esqueleticamente maduros.

Várias são as técnicas cirúrgicas disponíveis para o tratamento cirúrgico da espondilolistese.

Reparo direto do defeito

É indicado em pacientes com escorregamentos até grau 1 de Meyerding, com dor que seja proveniente exclusivamente da lesão no *pars* (o que pode ser comprovado com o uso de bloqueio anestésico local), e na ausência de alterações degenerativas no disco e facetas, demonstrada na RM. Várias são as técnicas descritas na literatura.

Artrodese posterolateral in situ *sem instrumentação*

Historicamente, a artrodese posterolateral *in situ* sem instrumentação foi considerada, por muitos anos, o tratamento cirúrgico padrão para a espondilolistese. Muitos trabalhos foram publicados na literatura, com 60% a 100% de bons resultados e índice de consolidação entre 67% e 96%.[22,39,40] Atualmente, está indicada para pacientes com menos de 50% de escorregamento e alguma contraindicação para um procedimento mais extensivo ou osso osteopênico. Quando realizada em escorregamentos acima de 50%, é recomendável estender a artrodese para L4,[16] já que nestes casos os processos transversos de L5 e S1 ficam horizontalizados e o enxerto ósseo é submetido a forças de cisalhamento, com maior possibilidade de evoluir com pseudartrose.

Artrodese posterolateral e instrumentação com parafusos pediculares

O acréscimo da instrumentação com parafusos pediculares aumenta o grau de estabilidade, diminuindo a possibilidade de pseudartrose e eliminando a necessidade de imobilização no pós-operatório. Em escorregamentos até grau 3 de Meyerding, associado a artrodese intersomática e proteção do parafuso de S1 com fixação distal acessória (tipicamente os parafusos no ilíaco), é possível limitar a artrodese apenas ao nível L5-S1. Algumas vezes, é preciso estender a artrodese para L4, geralmente em escorregamentos de grau 4 de Meyerding, em que se percebe haver muito estresse no instrumental ao se obter a redução, na presença de osteopenia ou em crianças menores, em que é necessário o uso de parafusos de menor diâmetro.[16]

Artrodese intersomática

Geralmente, é utilizada em complemento a uma artrodese posterolateral com instrumentação com parafusos pediculares. Pode ser obtida por meio do acesso anterior formal ou de técnicas que utilizam o acesso posterior, como PLIF e TLIF. É indicado em escorregamentos acima de 50%, pois permite o aumento da superfície disponível para a artrodese, facilita a restauração da lordose segmentar, aumenta a estabilidade da instrumentação posterior e resulta em descompressão indireta do forâmen neural pelo aumento da altura do espaço intervertebral.[16]

Um método alternativo de se obter a artrodese intersomática é a técnica de Bohlman e Cook, utilizada em escorregamentos graves, em que um enxerto de diáfise da fíbula é interposto através do corpo de S1 para dentro do corpo de L5 por um acesso posterior.[41]

Descompressão

É necessária sempre que houver a presença de sintomas radiculares, claudicação neurogênica, ou quando se desejar a redução do escorregamento. Não deve ser utilizada como um procedimento isolado, pois pode aumentar a instabilidade local, causando lombalgia e predispondo à progressão do escorregamento. Deve, portanto, estar sempre associada à artrodese. Inicia-se pelo procedimento de Gill, porém, deve-se ir além, realizando a descompressão da raiz ao longo de todo o seu trajeto, lateralmente, até sua saída do forâmen de conjugação.[16] Caso não seja realizada adequadamente, a raiz (principalmente de L5) pode ficar em situação de risco no caso de uma redução.

Redução

Com a progressão do escorregamento para graus 4 e 5 e o aumento da cifose lombossacra, a utilização de artrodese *in situ* passa a apresentar taxas de pseudartrose de até 60%, além da possibilidade de continuidade da progressão do escorregamento mesmo com a artrodese consolidada.[42] Portanto, o realinhamento da coluna lombar sobre o sacro numa posição mais fisiológica, além de melhorar o equilíbrio sagital, trará também o benefício de aumentar a taxa de consolidação da artrodese e evitar progressão futura do escorregamento.

Classicamente, para se restabelecer o equilíbrio sagital, é mais importante reduzir a cifose entre L5 e S1 (Ângulo de Escorregamento ou Slip Angle) do que diminuir a porcentagem do escorregamento (Meyerding). A redução da porcentagem do escorregamento ocorre secundariamente à correção do ângulo de escorregamento, com ambos ocorrendo simultaneamente, mas sendo a correção do segundo o objetivo principal, não importando se a redução do escorregamento será parcial ou completa. Trazendo a angulação entre L5 e S1 para um nível fisiológico (< 10°), provavelmente se restabelecerá o equilíbrio sagital fisiológico.[27] No entanto, a decisão de se reduzir a espondilolistese dependerá não apenas da gravidade do escorregamento e da angulação entre L5S1, mas também da avaliação do equilíbrio sagital e do alinhamento espinopélvico.

Com a introdução de novos conceitos e estudos recentes sobre alinhamento sagital e equilíbrio espinopélvico, novos parâmetros de indicação têm surgido.[43-45] Hresko e colaboradores[36] subdividiram os escorregamentos graves (> 50%) em pelve equilibrada e desequilibrada, com base na mensuração do PT e do SS, sugerindo que técnicas de redução da espondilolistese fossem aplicadas nos pacientes com a pelve desequilibrada.[31]

Muito embora haja o risco de lesão neurológica numa tentativa de redução,[46,47] a artrodese *in situ* também apresenta risco de lesão neurológica em escorregamentos de alto grau.[48,49] Para minimizar os riscos de lesão neurológica, antes de qualquer tentativa de redução, deve-se realizar uma ampla laminectomia seguida de descompressão total da raiz, discectomia completa do nível comprometido e osteotomia de ressecção do domo sacral, quando este apresentar aspecto cupuliforme.[16]

Várias técnicas foram descritas na literatura.[50-53] A utilização de monitoração neurofisiológica intraoperatória (MNIO) é obrigatória na redução de escorregamentos graves Figura 28.6.[16]

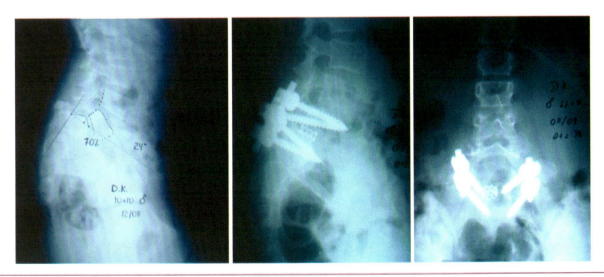

FIGURA 28.6 Paciente de 14 anos, submetido à redução com artrodese intersomática por meio de TLIF e artrodese posterolateral com instrumentação com parafusos pediculares.

COMPLICAÇÕES

As complicações específicas ao tratamento cirúrgico da espondilolistese são: pseudartrose, progressão do escorregamento e complicações neurológicas.

A pseudartrose é uma complicação relacionada a qualquer tipo de tentativa de artrodese. No tratamento cirúrgico da espondilolistese, está associada a escorregamentos de alto grau (> 50%) e artrodese *in situ* sem instrumentação, com taxas variando de 0% a 39%.[54-56]

A progressão do escorregamento após o tratamento cirúrgico está associada à presença de pseudartrose ou em situações em que, mesmo na presença de uma artrodese consolidada *in situ* sem instrumentação, haja um escorregamento grave com elevado ângulo de escorregamento (ângulo de escorregamento > 55º).[57-58]

Radiculopatia de L5 ou S1 é a complicação neurológica mais comum. Sua causa deve estar associada a uma combinação de compressão e distração da raiz. Os pacientes com escorregamentos de alto grau são mais propensos a complicações neurológicas, porém não há como prever quais pacientes as terão. Pode ocorrer durante a cirurgia, mas há casos descritos em que o déficit ocorreu até 48 horas depois. Para sua prevenção, é fundamental a descompressão completa da raiz e a utilização de MNIO.[16]

OUTRAS MALFORMAÇÕES DA COLUNA

- Espondilólise/Espondilolistese;
- Torcicolo;
- Osteoporose juvenil idiopática;
- Hérnia discal e fratura do limbo;
- Agenesia sacral;
- Estenose congênita e desenvolvimental do canal vertebral.

REFERÊNCIAS BIBLIOGRÁFICAS

1. Wiltse LL, Newman PH, MacNab I. Classification of spondylolysis and spondylolisthesis. Clin Orthop. 1976;117:23-9.
2. Roche MB, Rowe GG. The incidence of separate neural arch and coincident bone variations; a summary. J Bone Joint Surg Am. 1952;34:491-4.
3. Wiltse LL. The etiology of spondylolysthesis. J Bone Joint Surg Am. 1962;44:539-60.
4. Cyron BM, Hutton WC. Variations in the amount and distribution of cortical bone across the partes interarticularis of L5. A predisposing factor in spondylolysis? Spine. 1979;4:163-7.
5. Ogilvie JW, Sherman J. Spondylolysis in Scheuermann's disease. Spine. 1987;12:251-3.
6. Rosenberg NJ, Bargar WL, Friedman B. The incidence of sponylolysis and spondylolishesis in nonambulatory patients. Spine. 1981;6:35-8.
7. Fredrickson BE, Baker D, McHolick WJ, et al. The natural history of spondylolysis and spondylolisthesis. J Bone Joint Surg Am. 1984;66:699-707.

8. Ciullo JV, Jackson DW. Pars interarticularis stress reaction, spondylolysis and spondylolisthesis in gymnasts. Clin Sports Med. 1985;4:95-110.
9. Semon RL, Spengler D. Significance of lumbar spondylolysis in college football players. Spine. 1981;6:172-4.
10. Wiltse LL, Widell EH Jr, Jackson DW. Fatigue fracture: the basic lesion in isthimic spondylolisthesis. J Bone Joint Surg Am. 1975;57:17.
11. Stewart TD. The age incidence of neural arch defects in Alaskan natives, considered from the standpoint of etiology. J Bone Joint Surg Am. 1953;35:937-59.
12. Simper LB. Spondylolysis in Eskimo skeletons. Acta Orthop Scand. 1986;57:78-90.
13. Miki T, Tamura T, Senzoku F, et al. Congenital laminar defect of the upper lumbar spine associated with pars defect: a report of eleven cases. Spine. 1991;16:353-5.
14. Albanese M, Pizzutillo PD. Family study of spondylolyisis and spondylolisthesis. J Pediatr Orthop. 1982;2:496-9.
15. Wynne-Davies R, Scott JH. Inheritance and spondylolisthesis: a radiographic family survey. J Bone Joint Surg Br. 1979;61:301-5.
16. Macagno AE, Buchowski JM, Luhmann SJ, et al. High-Grade Spondylolisthesis. Cap. 30. In: Spinal Deformity: A guide to surgical planning and management.
17. Rowe GG, Roche MB. The etiology of the separate neural arch. J Bone Joint Surg Am. 1953;35:102-10.
18. Jackson DW, Wiltse LL, Cirincoine RJ. Spondylolysis in the female gymnast. Clin Orthop Relat Res. 1976;117:6873.
19. Ferguson RJ, McMaster JH, Stanitiski CL. Low back pain in college football linemen. J Sports Med. 1974;2:63-9.
20. Seitsalo S, Osterman K, Hyvarinen H, et al. Progression of spondylolisthesis in children and adolescents: a long-term follow-up of 272 patients. Spine. 1991;16:417-21.
21. Saraste H. Long-term clinical and radiological follow-up of spondylolysis and spondylolisthesis. J Peatr Orthop. 1987;7:631-8.
22. Frennered AK, Danielson BI, Nachemson AL. Natural history of symptomatic isthmic low-grade spondylolisthesis in children and adolescents: a seven-year follow-up study. J Pedatr Orthop. 1991;11:209-13.
23. Beutler WJ, Fredrickson BE, Murtland A, et al. The natural history of spondylolysis and spondylolisthesis: 45-year follow-up evaluation. Spine. 2003;28:1027-35.
24. Phalen GS, Dickson JA. Spondylolisthesis and tight hamstrings. J Bone Joint Am. 1961;43:505-12.
25. Libson E, Bloom RA, Shapiro Y. Scoliosis in young men with spondylolysis and spondylolisthesis. Spine. 1984;9:445-7.
26. Lindholm TS, Ragni P, Ylikoski M, et al. Lumbar isthmic spondylolisthesis in children and adolescents. Spine. 1990;15:1350-5.
27. Hu SS, Bradford DS. Spondylolysis and Spondylolisthesis. In: The Pediatric Spine – principles and practice. Cap.23. p.433-51.
28. Meyerding HW. Spondylolisthesis. Surg Gynecol Obstet. 1932;54:371-7.
29. Mac-Thiong JM, Berthonnaud E, Dimar II JR, et al. Sagittal alignment of the spine and pelvis during growth. Spine. 2004;29(15):1642-7.

30. Vaz G, Roussouly P, Berthonnaud E, et al. Sagittal morphology and equilibrium of pelvis and spine. Eur Spine J. 2002;11:80-7.

31. Labelle H, Roussouly P, Chopin D, et al. Spino-pelvic alignment after surgical correction for developmental spondylolisthesis. Eur Spine J. 2008;17:1170-6.

32. Hanson DS, Bridwell KH, Rhee JM, et al. Correlation of pelvic incidence with low- and high-grade isthmic spondylolisthesis. Spine. 2002;27:2026-9.

33. Labelle H, Roussouly P, Berthonnaud E, et al. Spondylolisthesis, pelvic incidence, and spinopelvic balance: a correlation study. Spine. 2002;29:2049-54.

34. Vialle R, Ilharreborde B, Dauzac C, et al. Is there a sagittal imbalance of the spine in isthmic spondylolisthesis? A correlation study. Eur Spine J. 2007;16:1641-9.

35. Roussouly P, Gollogly S, Berthonnaud E, et al. Sagittal alignment of the spine and pelvis in the presence of L5-S1 isthmic lysis and low-grade spondylolisthesis. Spine. 2006;31(21):2484-90.

36. Hresko MT, Labelle H, Roussouly P, et al. Classification of high grade spondylolisthesis based on pelvic version and spinal balance: possible rationale for reduction. Spine. 2002;32(20):2208-13.

37. Pizzutillo PD, Hummer CD III. Nonoperative treatment for painful adolescent spondylolysis or spondylolisthesis. J Pediatr Othop. 1989;9:538-40.

38. Velicas EP, Blackburne JS. Surgical treatment of spondylolisthesis in children and adolescents. J Bone Joint Surg Br. 1981;63:67-70.

39. Dandy DJ, Shannon MJ. Lumbo-sacral subluxation (group I spondylolisthesis). J Bone Joint Surg Br. 1971;53(4):578-95.

40. Hanley EN Jr, Levy JA. Surgical treatment of isthmic lumbosacral spondylolisthesis. Analysis of variables influencing results. Spine. 1989;14:48-50.

41. Bohlman HH, Cook SS. One-satage decompression and posterolateral and interbody fusion for lumbosacral spondyloptosis through a posterior approach. Report of two cases. J Bone Joint Surg Am. 1982;64:415-8.

42. Bradford DS, Gotfried Y. Staged salvage reconstruction of grade IV and V spondylolisthesis. J Bone Joint Surg Am. 1987;69:191-202.

43. Legaye J, Duval-Beaupere G, Hecquet J, et al. Pelvic incidence: a fundamental pelvic parameter for three-dimensional regulation of spinal sagittal curves. Eur Spine J. 1998;7:99-103.

44. Schwab F, Farcy JP, Roye D. The sagittal pelvic index as a criterion in the evaluation of spondylolisthesis. Spine. 1997;22:1661-7.

45. Wright JG, Bell D. Lumbosacral joint anglesmin children. J Pediatr Orthop. 1991;11:748-51.

46. Mushik M, Zippel H, Perka C. Surgical management of severe spondylolisthesis in children and adolescents. Spine. 1997;22:2036-43.

47. O'Brien J, Mehdian H, Jaffray D. Reduction of severe lubo-sacral spondylolisthesis: a report of 22 cases with a ten year follow-up period. Clin Orthop Relat Res. 1994;300:64-9.

48. Maurice HD, Morley TR. Cauda equina lesions following fusion in situ and decompressive laminectomy for severe spondylolisthesis. Four cases reports. Spine. 1989;14:214-6.

49. Schoenecker PL, Cole HO, Herring JA, et al. Cauda equine syndrome after in situ arthrodesis for severe spondylolisthesis at the lumbosacral junction. J Bone Joint Surg Am. 1990;72:369-77.

50. DeWald RL, Faut MM, Taddonio RF, et al. Severe lumbosacral spondylolisthesis in adolescents and children. Reduction and staged circunferencial fusion. J Bone Joint Surg Am. 1981;63:619-26.

51. Harrington PR, Dickson JH. Spinal instrumentation in the treatment of severe progressive spondylolisthesis. Clin Orthop Relat Res. 1976;117:157-63.

52. Sijbrandij S. Reduction and stabilisation of severe spondylolisthesis. A report of three cases. J Bone Joint Surg Br. 1983;65:40-2.

53. Gaines RW, Nichols WK. Treatment of spondyloptosis by two-stage L5 vertebrectomy and reduction of L4 onto S1. Spine. 1985;10:680-6.

54. Burkus JK, Lonstein JE, Winter RB, et al. Long-term evaluation adolescents treated operatively for spondylolisthesis. A comparison of in situ arthrodesis only with in situ arthrodesis and reduction followed by immobilization in a cast. J Bone Joint Surg Am. 1992;74:693-704.

55. Seitsalo S, Osterman K, Poussa M. Scoliosis associated with lumbar spondylolisthesis. A clinical survey of 190 young patients. Spine. 1988;13:899-904.

56. Pizzutilo PD, Mirenda W, MacEwen GD. Posterolateral fusion for spondylolisthesis in adolescence. J Pediatr Orthop. 1986;6:311-6.

57. Boxall D, Bradford DS, Winter RB, et al. Management of severe spondylolisthesis in children and adolescents. J Bone Joint Surg Am. 1979;61:479-95.

58. Hensinger RN. Spondylolysis and spondylolisthesis in children and adolescents. J Bone Joint Surg Am. 1989;71:1098-107.

59. Berthonnaud E, Roussouly P, Dimnet J. The parameters describing the shape and the equilibrium of the set back pelvis and femurs in sagittal view. Innov Tech Biol Med. 1998;19:411-26.

60. Bodner RJ, Heyman S, Drummond DS, et al. The use of single photon emission computed tomography (SPECT) in the diagnosis of low-back pain in young patients. Spine. 1988;13:1155.

61. Boxall D, Bradford DS, Winter RB, et al. Management of severe spondylolisthesis in children and adolescents. J Bone Joint Surg. 1979;61-A:479.

62. Bradford DS, Iza J. Repair of the defect in spondylolysis or minimal degrees of spondylolisthesis by segmental wire fixation and bone grafting. Spine. 1985;10:673.

63. Bradford DS, Hu SS. Spondylolysis and spondylolisthesis. In: Weinstein SL. The Pediatric Spine. Philadelphia: Principles and Practice Lippincott, 1993. p.585.

64. Bridwell KH, DeWald RL. The textbook of spinal surgery. Philadelphia: Lippincott, 1997. p.1197.

65. Buck JE. Direct repair of the defect in spondylolisthesis. J Bone Joint Surg. 1970;52-B:432.

66. DeWald RL, Fant MM, Taddino RF, et al. Severe lumbosacral spondylolisthesis in adolescents and children. J Bone Joint Surg. 1981; 63-A:619.

67. Fredrickson BE, Baker D, McHolick WJ, et al. The natural history of spondylolysis and spondylolisthesis. J Bone Joint Surg. 1984;66-A:699.

68. Gaines RW, Nichols WK. Treatment of spondyloptosis by two-stage L5 vertebrectomy and reduction of L4 onto S1. Spine. 1985;10:680.

69. Gaines RW, Humphreys WG. Spondylolisthesis. In: Chapman MW, Madison M. Operative Orthopaedics. Philadelphia: Lippincott, 1993. p.2983.

70. Harms J, Rolinger H. Die operative behandlung der spondylolisthe durch dosale aufrichtung und ventrale verblockung. Z Orthop. 1982;120:343.

71. Laurent LE, Osterman K. operative treatment of spondylolisthesis in young patients. Clin Orthop. 1976;117:85.

72. Marchetti PG, Bartolozzi P. Spondylolisthesis: modern trends in orthopaedic surgery. In: Gaggi A. Bologna, 1982. p.165

73. Meyerding HW. Spondylolisthesis. Surg Gynecol Obstet. 1932;54:371.

74. Neugebauer FL. Neur beitag zur aetiology und casuistic der spondyl-olisthesis. Arch Gynak. 1895;25:182.

75. Reynolds JB, Slosar PJ. Spondylolisthesis: isthmic, congenital, traumatic and postsurgical. In: White AH, Schofferman JA. Spine care. São Paulo: Mosby, 1995. p.1280.

76. Smith MD, Bohlmann HH. Spondylolisthesis treated by single-stage operation combining decompression with in sit posterolateral and anterior fusion. An analysis of eleven patients with had long-term follow-up. J Bone Joint Surg. 1990;72-A:415.

77. Wiltse LL, Newman PH, MacNab I. Classification of spondylolysis and spondylolisthesis. Clin Orthop. 1976; 117:23.

78. Wiltse LL, Winter RB. Terminology and measurement of spondylolisthesis. J Bone Joint Surg. 1983;65-A:768 (J Ark Med Soc. 1976 Jan;72(8):339-40.)

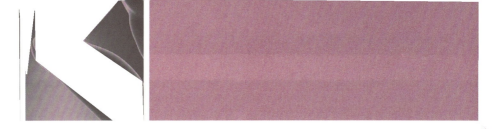

Displasia do Desenvolvimento do Quadril

Anastácio Kotzias Neto

INTRODUÇÃO

A Displasia do Desenvolvimento do Quadril (DDQ) descreve um amplo espectro de comprometimento da articulação que varia da deformidade leve, que habitualmente se corrige espontaneamente, até a perda da relação entre os componentes articulares, definida como "congênita", com repercussão na articulação acometida e na qualidade de vida do paciente. Furnes e colaboradores[1] relatam que 29% das artroplastias totais realizadas em quadris de indivíduos com idade inferior a 60 anos se devem à sequela da DDQ.

A etiologia precisa é desconhecida; contudo, fatores genéticos como alteração no colágeno que causa hipermobilidade articular, ou alterações nas características pélvicas ou uterinas e hormonais, são responsáveis pela doença. Entretanto, considera-se como causa principal a restrição dos movimentos do feto no período intrauterino, em especial nas últimas semanas da gestação, quando ele permanece na mesma posição. A apresentação mais frequente é a cefálica, em 97% das vezes, na qual o feto tem o membro inferior esquerdo posicionado junto à coluna da mãe. À medida que a gestação avança, a lordose na coluna da mãe se torna mais evidente e aduz o membro inferior da criança. O quadril em adução é menos estável e a cabeça do fêmur é facilmente deslocada no sentido superolateral, pressionando o bordo acetabular. Como os componentes articulares nesta faixa etária são cartilaginosos, essa posição inadequada promoverá alteração na morfologia articular. Assim, a DDQ é mais frequente no quadril esquerdo, podendo estar presente em 0,7% dos recém-nascidos com apresentação cefálica. Outras apresentações, como a pélvica, 2% das apresentações, em especial com ambos os membros em extensão, podem afetar um ou ambos os quadris em até 20% dos casos.

Fatores mecânicos e culturais podem predispor o deslocamento do quadril. Os índios americanos transportam seus filhos em uma prancha com os membros inferiores posicionados em extensão e adução. O mesmo acontece com crianças japonesas e turcas,[2] que tradicionalmente têm suas pernas enfaixadas, mantendo os quadris na mesma posição inadequada; estas apresentam alta incidência de deslocamento, quando comparadas com crianças que foram carregadas na cintura e nas costas, ou em uma sacola frontal com seus quadris em flexão e abdução.

O ortopedista deve estar atento aos fatores de risco que podem determinar limitação dos movimentos do feto, como a primeira gestação, oligodrâmnio e apresentação pélvica, particularmente se a criança for do gênero feminino. As meninas são mais afetadas que os meninos, variando de quatro a seis vezes, pela sua sensibilidade ao hormônio relaxina, presente nas mães nesta fase da gestação. Cabe lembrar que 75% das crianças tratadas não apresentaram qualquer fator de risco além de serem meninas.[3] A história familiar positiva em relação a DDQ deve ser considerada, pois fetos do sexo feminino de mães primíparas com a doença têm 59% de probabilidade de apresentar a DDQ.[4] Inleberger relatou a incidência de DDQ em gêmeos univitelinos e bivitelinos. Nos gêmeos univitelinos, se uma das crianças tem DDQ, as chances do outro gêmeo ter é de 34%, mas em gêmeos bivitelinos as chances do segundo gêmeo ser afetado é de 3%. Record e Edwards[5] descobriram que 5% dos irmãos de crianças com DDQ também desenvolvem deslocamento pélvico, com predominância maior em meninas (10%) do que em meninos (1%). A incidência da apresentação pélvica associada com oligo-hidrânio é mais comum em recém-nascidos do gênero masculino que do feminino.

O percentual de risco de DDQ associada ao torcicolo muscular congênito é de 8% a 20%;[6] ao pé calcâneo-valgo de 25%[7] e em torno de 1,5% a 10% com o metatarso aduto.[8]

Bialik e colaboradores,[9] após reverem a literatura sobre a incidência em deslocamento congênito do quadril e DDQ, dividiram-nas em três períodos principais: o primeiro período de 1920 a 1950, quando a incidência foi estimada arbitrariamente por vários autores (0,06% a 40% para brancos e nenhuma incidência para negros). O segundo período de 1950 a 1980 baseou-se em uma triagem clínica de neonatos com quadris instáveis, somando a esta incidência os pacientes com diagnósticos tardios (0,04% a 16,8%). Finalmente, do terceiro período de 1980 em diante, a triagem da pelve neonatal utilizando a técnica de ultrassonografia (4,4% para negros e 7,15% para caucasianos) A incidência no Reino Unido é de 2,5/1000, e no nosso meio, Bertol[10,11] descreveu 6,02%, Volpon e Carvalho[12] 2,31% e Guarniero[13] 5,01%.

Em algumas crianças, a displasia leve e a instabilidade serão resolvidas espontaneamente; no entanto, muitas das anormalidades pélvicas não tratadas se tornarão progressivamente piores, resultando na limitação dos movimentos, marcha anormal, dor e, eventualmente, artrose degenerativa no início da idade adulta.

A DDQ é um distúrbio que ainda desafia os médicos. Quando as anomalias são encontradas e o tratamento é iniciado logo após o nascimento, os resultados são geralmente gratificantes, mas, quando o tratamento é tardio, o resultado pode ser desanimador. A etiologia da DDQ é multifatorial, com fatores tanto ambientais e mecânicos quanto genéticos, que contribuem para o desenvolvimento de uma articulação instável.

A Displasia de Desenvolvimento do Quadril acontece de duas maneiras: *típica* e *teratológica* (antenatal). Na teratológica, o quadril é firmemente deslocado e os músculos adutores da coxa estão contraídos no nascimento; na típica, o quadril é flexível e redutível. Este capítulo abordará somente a displasia típica.

BREVE HISTÓRICO DA DOENÇA DDQ

O deslocamento do quadril é conhecido há muitos séculos. Hipócrates (460-357 a.C.)[14] foi quem claramente descreveu seus efeitos na articulação e no membro inferior acometido. Outros exemplos são encontrados no Museu Britânico, onde se pode ver um espécime com quadril displásico proveniente do período Neolítico e uma figura em bronze do período Helenístico com deslocamento congênito.

Embora, a deficiência em uma criança com quadril deslocado fosse bem conhecida no mundo mediterrâneo no final do primeiro milênio a.C., a etiologia era pouco compreendida. Considerava-se o deslocamento do quadril algo tanto acidental quanto espontâneo, até que Guillaune Dupuytren (1777-1835)[15,16] descreveu como uma falha no desenvolvimento fetal do quadril, classificando-o como uma terceira variedade chamada "deslocamento original ou congênito". A primeira monografia clássica sobre a doença foi escrita por Charles Gabriel Pravaz,[17] em 1837. Através do tempo, inúmeros autores estudaram e descreveram as enfermidades e afecções que afetavam o quadril de crianças.

Ortolani,[18,19] um pediatra italiano, considerou que a displasia congênita do quadril fosse resultante de fatores endógenos, envolvendo hereditariedade, além de fatores mecânicos exógenos que influenciariam o quadril do feto ainda no útero. Ele examinou os quadris de três gerações de pacientes e encontrou causas hereditárias em 70% dos casos. Em 1948, descreveu um sinal clínico para diagnosticar deslocamento do quadril instável, que foi denominado *sbalzo* (escorregão) ou *scatto* (estalo). Para fazer o teste de Ortolani (Figura 29.1), o bebê é posicionado em decúbito dorsal com os quadris e os joelhos flexionados em um ângulo reto. O examinador pressiona os joelhos da criança e o quadril instável luxa posteriormente. Em seguida, os quadris são abduzidos, a pressão sobre os joelhos é relaxada e a cabeça deslocada do fêmur escorrega em direção ao acetábulo, criando um movimento descrito como *scatto*. O teste de Ortolani diagnostica um quadril deslocado e instável, mas que se reduz.

Em Stanford, na Inglaterra, Barlow[20,21] iniciou investigação prospectiva, com o objetivo de determinar a incidência da instabilidade do quadril na primeira semana de vida. O intuito era investigar se os deslocamentos ocorriam durante ou logo após o nascimento e também determinar as indicações de um tratamento precoce. Ele concluiu que o teste de Ortolani era indicado para crianças com luxação de quadril; no entanto, não era adequado em bebês recém-nascidos que apresentavam instabilidade. Por esta razão, descreveu sua manobra (Figura 29.2), em que os quadris são flexionados a um ângulo reto e os joelhos são completamente flexionados. Os dedos medianos do examinador são colocados sobre o trocânter maior e o polegar é colocado na face interna da coxa. A coxa é levada a uma leve abdução, e aplicando pressão com o polegar é produzido um movimento de anterior para posterior, fazendo com que a cabeça femoral escorregue sobre a borda posterior do acetábulo. Após liberação da pressão do polegar, a cabeça desliza de volta para o acetábulo; isto significa que o quadril é instável mostrando Barlow positivo. O quadril com Barlow positivo não é "deslocado, mas deslocável".

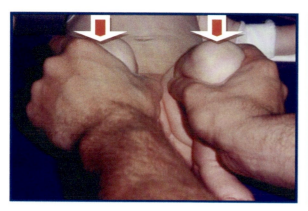
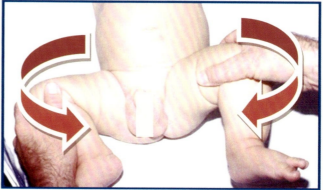

FIGURA 29.1 Manobra de Ortolani.

Displasia do Desenvolvimento do Quadril

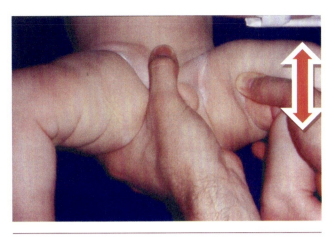

FIGURA 29.2 Manobra de Barlow.

A manobra de Barlow e o teste de Ortolani tornaram-se os mais importantes componentes semiológicos do exame físico dos recém-nascidos para o diagnóstico precoce de DDQ.

De 1930 a 1980 a radiografia era a única técnica disponível para confirmar o diagnóstico ou para acompanhar o progresso do tratamento da DDQ, em especial nas crianças maiores, mas eram confusas em bebês nos quais a cabeça femoral, por ser cartilaginosa, ainda não é visível. Nas radiografias anteroposteriores da bacia, as linhas de Hilgenreiner e Perkins entre outras, são traçadas para auxiliar a determinação da posição do fêmur proximal em relação ao acetábulo, mas tem pouca reprodutibilidade entre observadores.

Em 1978, Graf[22,23] desenvolveu uma técnica de ultrassonografia estática para detectar a DDQ. Ele examinou 3.500 crianças de 9 dias a 21 meses de idade, comparando as ultrassonografias com as radiografias que foram tiradas simultaneamente. A qualidade da avaliação ultrassonográfica do quadril foi superior à da radiografia das crianças com menos de 6 meses de idade. Padrões morfométricos foram estabelecidos baseados em uma imagem coronal estática obtida por uma abordagem lateral da articulação do quadril. Harcke[24,25] desenvolveu técnica dinâmica de ultrassonografia do quadril utilizando um método de avaliação multiplanar para determinar o grau de estabilidade articular. Ele realizou exames ultrassonográficos dinâmicos dos quadris em mais de 8 mil crianças. Esse método permite avaliações de quadris infantis em três dimensões. A ultrassonografia oferece uma vantagem sobre a radiografia, com a capacidade de visibilizar a cabeça femoral e o acetábulo quando eles estão compostos de cartilagem, com baixo custo, fácil acesso, e sem expor a criança à radiação. A radiografia da bacia panorâmica em AP é o exame de escolha no diagnóstico da doença em crianças maiores de cinco meses, quando se inicia a ossificação da epífise proximal do fêmur, e a tomografia axial computadorizada, TAC, em especial a 3D, colabora para o controle do tratamento instituído nos casos em que a imobilização gessada dificulta a confirmação da redução obtida por meio da radiografia convencional.

Nos últimos 85 anos, os princípios de diagnóstico e tratamento evoluíram, permitindo o diagnóstico da DDQ nos primeiros dias de vida, e o tratamento por meio da execução de redução delicada, tanto incruenta quanto cirúrgica, mantendo a redução por meio da flexão do quadril e abdução dentro de limites de segurança, prevenindo e corrigindo a displasia acetabular residual. Muitos estudos foram realizados, inúmeras técnicas de tratamento, conservadoras ou cirúrgicas, foram idealizadas, permitindo melhor abordagem e terapêutica desta enfermidade. Citaremos a seguir alguns dos autores que descreveram procedimentos clínicos e cirúrgicos utilizados atualmente no tratamento de pacientes com DDQ.

O tratamento do quadril deslocado no recém-nascido é geralmente mais fácil do que em um paciente mais velho. Abaixo de 6 meses de idade, um quadril deslocado pode ser perfeitamente reduzido se posicionado em flexão e em abdução. A articulação afetada, adequadamente reduzida e mantida em um aparelho entre 10 e 12 semanas, permanecerá estável, e irá se desenvolver normalmente. Na atualidade, o suspensório de Pavlik[26] é o aparelho mais utilizado para o tratamento de recém-nascidos até os 4 ou 6 meses de idade, com sucesso em 98% dos casos.

Em crianças com idade superior a 6 meses, as estruturas periarticulares se retraem, dificultando a redução da luxação. Nesses quadris deslocados, as técnicas de redução irão variar entre tração, manipulação, até procedimentos cirúrgicos; e a manutenção da redução se faz por meio da imobilização gessada.

Ludloff,[27] em 1912, relatou uma abordagem cirúrgica medial, entre os músculos adutores da coxa, que permitia reduzir a cabeça do fêmur no interior do acetábulo desses pacientes e que, após a cirurgia, eram imobilizados por meio de aparelho gessado por seis semanas.

Em 1957, Salter[28,29] descreveu a osteotomia inominada, relatando excelentes resultados. Ele a indicou nos quadris com redução concêntrica, deficiência anterior do teto e mal direcionamento acetabular, para pacientes de 18 meses a 7 anos de idade.

Em 1976, Klisic[30] descreveu uma técnica cirúrgica de somente um estágio em crianças maiores, que consistia na redução cruenta da articulação coxofemoral por meio de uma abordagem anterolateral. Associou osteotomia derrotatória e de encurtamento do fêmur com o intuito de corrigir a anteversão femoral excessiva e evitar a compressão da cabeça femoral, realizar a reconstrução do teto acetabular e a transposição anterior do músculo iliopsoas. O quadril no pós-operatório era imobilizado em gesso até que as partes moles e a osteotomia cicatrizassem. Klisic obteve bons resultados e muitas das técnicas cirúrgicas recentes são baseadas em seus conceitos.

Em 1973, Steel[31,32] descreveu a osteotomia tripla para pacientes mais velhos, envolvendo o íleo, ísquio e o púbis. Tonnis[33,34,35] desenvolveu a osteotomia tripla "justa-articular" e relatou excelentes resultados em 32 quadris de pacientes de até 37 anos de idade. Nesse método, a osteotomia do íquio está localizada acima dos ligamentos sacropélvicos que normalmente limitam a mobilidade do acetábulo.

Em 1988, Ganz e colaboradores[36] descreveram a osteotomia periacetabular que praticavam desde 1984, apresentando resultados de 75 procedimentos. A osteotomia descrita é recomendada para adolescentes mais velhos e adultos portadores de displasia do quadril, para corrigir a congruência articular sem modificar o diâmetro da pelve.

EMBRIOLOGIA

QUADRIL NORMAL

Para compreender as anormalidades relacionadas à DDQ, os conceitos básicos do desenvolvimento e do crescimento da articulação pélvica normal devem ser conhecidos. Esse crescimento implica multiplicação das células e mudança de tamanho dessas estruturas. O desenvolvimento se refere à maturação de tais estruturas e de sua função. Existem três períodos na vida intrauterina: o período inicial (desde a fertilização até duas semanas), o período embrionário (de duas a oito semanas) e o período fetal (nove semanas ao nascimento).[37,38,39]

O período inicial, também conhecido como fase ovular, começa com a fertilização. Essa ocorre em menos de 24 horas após a ovulação e a inseminação; e entre as 24 e 60 horas após a ovulação, inicia-se a divisão celular. No terceiro dia, o óvulo fecundado passa para o útero no estágio de mórula. Em torno do 10º dia, tem-se um blastócito de 8 milímetros e surge o blastema primitivo do fêmur e do osso inominado.[30,37-39,41]

O período embrionário se estende por duas a oito semanas, quando ocorrem as principais diferenciações dos tecidos e órgãos. Na terceira semana, aparece o broto do membro inferior (3 a 4 mm de comprimento). Na quarta semana, os brotos mesenquimáticos dos membros já estão bem definidos (5 mm). Na quinta semana (10 mm), as células blastemas são transformadas em condroblastos, que irão formar o fêmur, o ílio, o púbis e o ísquio. Na sexta semana (12 mm), ocorrem três estágios de diferenciação do fêmur: cartilagem no centro da diáfise, pré-cartilagem na epífise e células blásticas nas projeções trocantéricas. A diferenciação blástica do osso inominado inicia-se primeiramente no ílio, depois no púbis e no ísquio. Na sétima semana (15 mm), inicia-se a condroficação no fêmur e forma-se a cartilagem trirradiada. Inicialmente, o acetábulo é raso (de 65° a 70°), aprofundando-se mais tarde e alcançando 180°. Com a separação por apoptose entre a cabeça femoral e o acetábulo, forma-se a articulação do quadril. Quando o embrião já mede 17 milímetros de comprimento (sete semanas de gestação), uma zona intermediária bem definida se desenvolve entre a cabeça femoral e o osso inominado. Esse espaço é dividido em três camadas. A camada intermediária, devido à diminuição de densidade, passará por uma degeneração autolítica formando o espaço articular, a membrana sinovial e o ligamento redondo. As outras camadas formarão a cartilagem articular do acetábulo e do fêmur. O labrum se desenvolve a partir de uma condensação marginal das células blásticas ao longo da borda acetabular. O lado externo da cápsula é formado por fibroblastos, e a camada interna forma o revestimento sinovial. A partir de um arranjo ordenado de células que aparecem como fibroblastos primitivos alinhados pela cabeça femoral, forma-se o ligamento redondo. Ele é formado simultaneamente à abertura da cavidade articular por meio da vacuolização, deterioração e ruptura das células ao longo de suas margens. Da porção inferior da borda acetabular emerge o ligamento transverso. Quando o embrião mede 20 milímetros de comprimento, o colo do fêmur forma o ângulo de inclinação com a diáfise femoral, e o grupo muscular da cintura pélvica é formado. Na oitava semana (27 mm), completa-se o estágio de diferenciação.[40,41]

O período fetal se inicia com a fase de ossificação e do crescimento dos vasos sanguíneos na diáfise femoral. O espaço da articulação pélvica se abre dentro de uma cavidade celular achatada que antecede o desenvolvimento neuromuscular. A articulação está completamente formada na 11ª semana (50 mm), e a cabeça femoral apresenta um diâmetro de 2 milímetros e contorno esférico. Os trocânteres são rudimentares e a anteversão femoral está entre 5° e 10°. A cartilagem acetabular articular já está bem diferenciada e demonstra uma anteversão de 70°.[42-44] Nesta idade de desenvolvimento, a posição fetal mantém a articulação do quadril em flexão, adução e rotação externa. A cápsula, o ligamento redondo, o labrum, o ligamento transverso e as estruturas musculares estão completamente formados. Na 16ª semana de gestação (120 mm), a cabeça femoral está com quatro 4 milímetros de diâmetro e a superfície articular está coberta por uma cartilagem hialina madura. As estruturas musculares estão completamente desenvolvidas e as funções ativas das estruturas musculoesqueléticas se iniciam e aumentam a flexão da articulação do quadril. A ossificação da diáfise femoral se completa desde o trocânter menor até a placa de crescimento epifisária distal. No final do período embrionário se inicia a ossificação central primária no íleo (38 a 39 mm), enquanto no ísquio se inicia somente quando atinge de 105 a 124 milímetros de comprimento; e, no púbis, com 161 milímetros, no início do período fetal. Vasos sanguíneos originados das artérias epifisárias e metafisárias penetram da periferia, dirigindo-se ao centro da cabeça femoral. Nesse estágio, a fonte principal de irrigação sanguínea do fêmur proximal provém dos vasos metafisários e epifisários, enquanto a irrigação sanguínea proveniente do ligamento redondo é escassa. A primeira metade do desenvolvimento pré-natal termina na 20ª semana de gestação, quando o feto já mede 170 milímetros de comprimento. A cabeça femoral cartilaginosa tem um diâmetro de 7 milímetros, e o colo femoral inicia seu alongamento. A anteversão aumenta entre 25° e 30° no nascimento. Nas 28ª e 29ª semanas, o feto atinge 250 milímetros de comprimento, a vascularização torna-se abundante e o suprimento de sangue para a cabeça femoral é perceptível. Assim que o feto atinge 285 milímetros de comprimento (32 semanas), a diáfise femoral se ossifica ao nível dos trocânteres, que até então são cartilaginosos, e o ísquio e o íleo estão quase completamente ossificados. O crescimento da articulação do quadril a partir da 35ª semana envolve somente aumento de tamanho (308 mm), sendo dependente dos efeitos de posição, pressão e movimento concêntrico.[39-41,45]

QUADRIL ANORMAL

A causa da DDQ permanece desconhecida, mas não há dúvida de que fatores étnicos e genéticos influenciam em sua ocorrência. Uma alta incidência de DDQ é observada em recém-nascidos brancos no oeste e norte da Europa[46] e uma incidência levemente mais alta no Canadá e Estados Unidos,[47-51] em lapões[52] e em índios norte-americanos.[53-55] Ao contrário, incidência bem menor é encontrada entre pessoas da raça negra,[56-58] coreanas e chinesas.[59] A influência de uma história familiar positiva é substancial quando comparada com a população em geral.[60,61] A maioria dos estudos da displasia e luxação do quadril demonstrou que a proporção de meninas é maior do que a dos meninos, de 4 a 6 vezes.

Fatores genéticos[62-64] estão relacionados ao desenvolvimento anormal do quadril em ao menos três períodos da vida intrauterina: o primeiro em torno da 12ª semana, o segundo na 18ª semana, e o terceiro nas últimas quatro semanas de gestação. Na 12ª semana, a recém-formada articulação coxofemoral é vulnerável, sua cápsula articular já está definida, mas não é forte o suficiente, e a primeira mudança de posição do feto ocorre com o membro inferior posicionado em rotação interna. Essa posição faz a articulação do quadril funcionar como um pivô, devendo ser estável e resistente para suportar as forças que por ali atuam. Durante esse período, deve ocorrer desenvolvimento neuromuscular sincronizado, para evitar que forças desequilibradas atuem sobre a articulação e precipitem o seu deslocamento. Se a articulação coxofemoral é deslocada neste período, assim permanecerá até o nascimento, tornando-se o tipo mais severo de luxação congênita do quadril. Nesse caso, o acetábulo torna-se raso, forma-se um falso acetábulo que se articula com a cabeça femoral bem formada e menor que o normal, o colo femoral torna-se encurtado e o trocânter maior permanece pequeno.

O segundo período de risco ocorre na 18ª semana intrauterina, quando a musculatura está completamente desenvolvida e se inicia o movimento ativo da articulação. Se a fraqueza capsular ocorrer associada a um desequilíbrio muscular devido a transtorno na inervação da musculatura periarticular, o acetábulo não poderá manter a cabeça femoral no seu interior, resultando no deslocamento. A cabeça femoral pode apresentar algumas irregularidades decorrentes da tração desequilibrada dos músculos, e o acetábulo sem o estímulo da cabeça femoral para de crescer, permanecendo menor e deformado.

O terceiro período de risco ocorre nas últimas quatro semanas de gestação, quando a articulação está se desenvolvendo normalmente. Os aspectos mecânicos relacionados à apresentação do feto, como a "double breech" (sentado com as pernas estendidas);[65,66] ação hormonal; oligodrâmnios; e movimento articular anormal são fatores importantes para o desenvolvimento da DDQ.[67]

PERÍODO PÓS-NATAL

Tachdjian[47,63] e Stanisavljevic[68,69] descreveram a tríade quadril-joelho-quadril em recém-nascidos entre o primeiro e quarto dia de vida. Ela é observada durante a avaliação física e é diagnosticada quando a abdução dos quadris é mais difícil de ser alcançada do que a sua extensão ou extensão do joelho. Tachdjian acompanhou esses pacientes sem tratamento, e observou que alguns desenvolveram subluxação e luxação do quadril. Ele concluiu que a retração do músculo ileopsoas seria a causa principal dessa tríade em recém-nascidos, e do desenvolvimento da subluxação e luxação nestes pacientes. Não se deve considerar a tríade quadril-joelho-quadril com alguma enfermidade congênita que tenha passado despercebida durante a avaliação ortopédica do recém-nascido.

HISTÓRIA NATURAL

HISTÓRIA NATURAL DA DISPLASIA SEM SUBLUXAÇÃO

A displasia implica um desenvolvimento inadequado da articulação do quadril podendo ser do acetábulo, da cabeça femoral, ou de ambos. Na infância, a displasia é geralmente assintomática, o exame físico é normal, e seu diagnóstico é em geral acidental. Em radiografias que apontam displasias, o arco de Shenton encontra-se intacto, o índice acetabular aumentado, e o ângulo CE de Wiberg diminuído. A incidência real permanece desconhecida, e sem subluxação a história natural da displasia não pode ser conjeturada. No entanto, há uma relação explícita entre a displasia e os achados radiográficos de doenças articulares degenerativas em adultos, particularmente em mulheres.[1,70] Deve-se observar o quadril oposto, "o lado saudável," Stulberg e Harris[71] relataram que 50% dos seus pacientes com displasias associadas a doenças articulares degenerativas apresentavam displasia na articulação oposta e se submeteram a procedimentos reconstrutivos antes dos 60 anos.

Habitualmente, doenças articulares degenerativas não ocorrem antes do final da quinta década de vida em quadris displásicos sem luxação. Severin[72,73] demonstrou que resultados tardios do tratamento de DDQ pareciam ser piores do que ele esperava, concluindo que, se o teto acetabular não se desenvolve, a cabeça femoral tende a subluxar ou deslocar. O fator mais importante para que se possa alcançar um quadril normal é o bom desenvolvimento do teto acetabular e do labrum cartilaginoso (Figura 29.3).

HISTÓRIA NATURAL DA SUBLUXAÇÃO

A subluxação é definida como uma articulação displásica com contato anormal entre o acetábulo e a cabeça

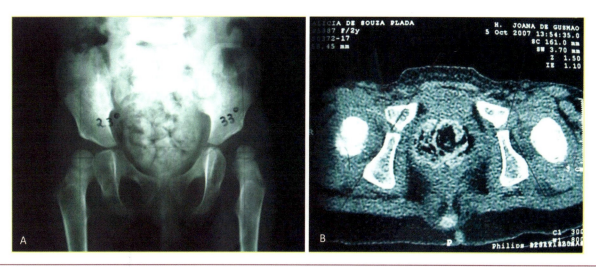

FIGURA 29.3 Radiografia de bacia panorâmica na incidência anteroposterior mostrando displasia do quadril esquerdo **(A)** e a respectiva TAC **(B)**.

femoral. A cabeça femoral se encontra geralmente deslocada superior e lateralmente em relação ao acetábulo. Wiberg,[74,75] em seus estudos sobre subluxações, observou que estas articulações entre as idades de 50 e 60 anos apresentam artrose. Notou que existe uma associação entre o grau de subluxação e a idade do início dos sintomas. Nos casos em que o envolvimento da articulação é severo, os sintomas se iniciam após a maturidade esquelética. Os sintomas nas mulheres se iniciam comumente durante a primeira ou a segunda gravidez. A média de idade do início dos sintomas é de 35 anos nas mulheres e de 55 anos nos homens, e as alterações degenerativas detectadas nas radiografias aparecem nos homens em torno dos 70 anos e nas mulheres aos 45 anos.

A evidência radiográfica de esclerose acetabular isolada não deve ser considerada como sinal de artrose. Os sinais radiográficos precoces são: pinçamento articular, imagem de teto acetabular duplo, presença de cisto e formação osteofítica inferomedial na cabeça femoral.[43,76] Cooperman e colaboradores[77] relataram o resultado de um estudo em um grupo de pacientes com ângulos CE com média de 2°, em que todos os pacientes apresentaram artrose em torno dos 42 anos de idade. No entanto, os pacientes que apresentaram sintomas precoces não mostraram sinais radiográficos de degeneração. Estes pacientes apresentam aumento da esclerose secundária a estimulação osteoblástica e diminuição na largura da superfície da cartilagem articular. (Figura 29.4) Wedge e Wasylenko[78,79] demonstraram a rapidez com que a articulação do quadril é destruída, enfatizando a necessidade de procedimentos precoces para redistribuir as forças que atuam no local, corrigindo a subluxação antes de (ou logo após) ter conhecimento dos achados radiográficos de alteração degenerativa.

HISTÓRIA NATURAL DA LUXAÇÃO

A história natural do deslocamento completo, representado pela perda da relação entre a cabeça e o acetábulo, é

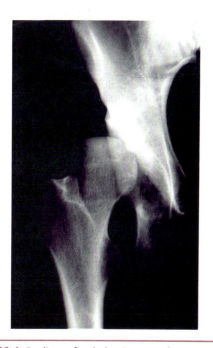

FIGURA 29.4 Radiografia de bacia panorâmica na incidência anteroposterior mostrando displasia do quadril direito com subluxação.

tipicamente demonstrada por meio de dois fatores: a presença ou não de um falso acetábulo bem desenvolvido e a bilateralidade.[55,80,81] Quando o deslocamento está estabilizado, este desenvolve anormalidades envolvendo tanto a cabeça femoral quanto o acetábulo. Quando a cabeça femoral perde a relação de congruência com o acetábulo, responde com uma alteração de seu formato esférico para um formato medialmente achatado. Um recesso secundário descrito como "falso acetábulo" é formado no ílio ao nível do contato com a cabeça femoral luxada. (Figura 29.5). Em um número

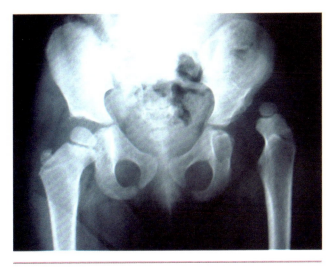

FIGURA 29.5 Radiografia de bacia panorâmica na incidência anteroposterior mostrando luxação do quadril esquerdo.

reduzido de casos, a cabeça desloca-se superolateralmente no interior dos músculos glúteos, impossibilitando a formação do falso acetábulo. As alterações acontecem no acetábulo, que não mantém seu contorno hemisférico original, e nos tecidos moles adjacentes. A cápsula torna-se alongada e desenvolve uma constrição inferior, local da compressão do tendão do músculo psoas. Esta constrição capsular, descrita como uma "contração em ampulheta", é um impedimento adicional à redução do quadril. O aspecto ínferomedial do acetábulo torna-se hipertrofiado, reduzindo seu volume, evidenciado nas radiografias como a imagem alargada de uma lágrima. Os músculos e os ligamentos adaptam-se por contração ao local do deslocamento da cabeça femoral, buscando melhorar a estabilidade, mas impedindo a redução.

A dor é incomum nas crianças de pouca idade, mas progressivamente se torna mais intensa no decorrer do crescimento do paciente. Alguns pacientes queixam-se de dores lombares e nas coxas, e de fadiga quando submetidos a caminhadas mais longas. Em geral, as dores somente surgirão quando os pacientes atingirem uma idade madura, em torno de 40 a 50 anos. Dores nas costas podem ser provocadas por deslocamentos bilaterais que promovem hiperlordose secundária da coluna lombar. As dores no joelho podem advir de um estresse excessivo e repetitivo em valgo, além de aumento da sobrecarga sobre o compartimento lateral do joelho. Quase sempre, a não correção do valgo desenvolvido no mesmo lado da luxação acarreta artrose no joelho. Wedge e Wasylenko[78,79] não encontraram relação entre a idade do paciente e a altura do deslocamento, mas constataram correlação entre o desenvolvimento de falso acetábulo e mudanças degenerativas em 76% dos seus pacientes. Crawford, Mehlman e Slovek[82] relataram 10 casos de luxação sem contato da cabeça femoral com a pelve e sem história de qualquer tipo de tratamento. Todos os pacientes estavam bem no momento da avaliação.

Os pacientes com luxação apresentarão claudicação, fadiga, dor de intensidade variável e disfunções, que alterarão seus estilos de vida. Após os 40 anos de idade, poderão queixar-se de dores lombares intensas. Os pacientes que não desenvolverem o falso acetábulo, provavelmente, terão menores alterações degenerativas no quadril afetado, e aqueles que o desenvolverem poderão apresentar artrose no quadril e deformidade em valgo no joelho, seguidas de alterações degenerativas.

DIAGNÓSTICO

DIAGNÓSTICO PRECOCE, DO NASCIMENTO AOS 3 MESES DE VIDA

Em condições ideais, o quadril displásico é diagnosticado pela história e pelo exame físico do bebê em seus primeiros dias de vida. Uma etapa importante da história é a realização de entrevista detalhada com os pais, arguindo sobre a história familiar de DDQ, posição intrauterina, número de gravidezes (instabilidades são mais comuns em primogênitos) e oligodrâmnio. Em relação ao sexo, as instabilidades do quadril são de duas a seis vezes mais predominantes em meninas que em meninos. Outras deformidades congênitas associadas à DDQ são o torcicolo,[83,84] o pé calcâneo valgo (6) e o metatarso varo.[8,85]

Achados clínicos

Recém-nascidos e bebês com menos de 3 meses de idade com DDQ podem apresentar assimetria de pregas na pele da região inguinal, da coxa e da região poplítea resultante da obliquidade pélvica, do encurtamento do membro cujo quadril está acometido e devido à contratura em adução do quadril displásico. Comumente, as pregas inguinais normais são simétricas e terminam no terço médio da face interna das coxas. Quando ocorre a luxação com o deslocamento posterior e superior da cabeça femoral, as pregas inguinais são assimétricas, com a dobra cutânea do lado afetado, estendendo-se posterior e lateralmente. Quando o deslocamento é bilateral, essas dobras podem ser simétricas, mas terminam além do terço médio. A contratura em flexão do quadril é achado habitual no exame clínico de um recém-nascido, e uma frouxidão excessiva da flexão normal do quadril e joelho é um sinal provável de deslocamento do quadril. O sinal de Klisic é uma linha projetada do ápice do trocânter maior à espinha ilíaca anterossuperior e prolongada súpero-medialmente na direção do umbigo. No quadril normal, essa linha projetada se dirige ao umbigo, mas quando o quadril está luxado ela passa distal à cicatriz umbilical (Figura 29.6).

A linha de Nelaton dirige-se da tuberosidade isquiática à espinha ilíaca anterossuperior. O trocânter maior na articulação normal está ao nível da linha; quando luxado está acima (Figura 29.7).

O teste de Ortolani e a manobra de Barlow são realizados para identificar a instabilidade do quadril. Em bebês, o grau de instabilidade pode ser classificado em três tipos:

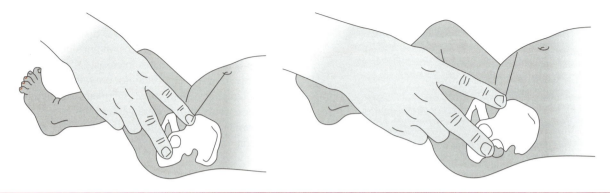

FIGURA 29.6 Linha de Klisic.

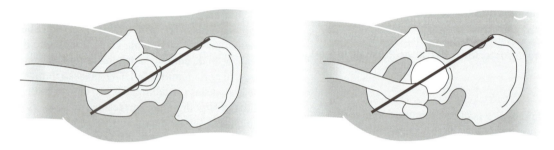

FIGURA 29.7 Linha de Nelaton.

1) *quadril deslocado*, evidenciado por um teste de Ortolani positivo; 2) *quadril deslocável*, mostrado pelo teste de Barlow positivo no qual a cabeça femoral se desloca posteriormente em relação ao acetábulo; e 3) *quadril subluxado*, no qual o examinador pode sentir a cabeça femoral deslizando posteriormente, mas não se deslocando do acetábulo durante a manobra de Barlow.

Achados radiográficos

A articulação do quadril de um recém-nascido é cartilaginosa e parte do acetábulo e a cabeça femoral não são visíveis na radiografia convencional. Linhas podem ser traçadas nas superfícies ósseas para, de maneira indireta, localizar a cabeça femoral e mostrar a sua relação com o acetábulo; contudo, elas só determinam indiretamente a posição da cabeça femoral. Numa imagem radiográfica anteroposterior com a pelve posicionada com as espinhas ilíacas anterossuperiores niveladas e os membros inferiores estendidos, as linhas de Hilgenreiner ("Y") e de Perkins são traçadas, e o índice acetabular é medido. A relação entre a cabeça femoral e o acetábulo é avaliada por meio de medidas relacionadas à proporção entre as distâncias entre o ponto mais alto no colo femoral ossificado e a linha "Y". Isso também ocorre entre o colo do fêmur no seu aspecto medial e a linha média do corpo (Figura 29.8). A linha de Perkins [86,87] é traçada a partir do ponto mais lateral da ossificação do teto acetabular, perpendicular à linha de Hilgenreiner. Perkins empregou essa linha de referência para determinar a relação da cabeça femoral e do acetábulo em crianças em um estudo de 300 radiografias normais de quadril. Notou que nos quadris normais a maior porção da ossificação medial da metáfise proximal do fêmur se apresentava medial em relação à linha. Isso parece refletir a profundidade aproximada do acetábulo cartilaginoso, e é o critério mais exato para detectar o deslocamento do quadril antes da ossificação da cabeça femoral, considerando melhor que o uso da linha iliofemoral e da linha de Shenton. Quando a metáfise proximal do fêmur permanece lateral à linha de Perkins, o quadril é considerado displásico, subluxado, ou deslocado. A ossificação do núcleo da epífise femoral proximal ocorre nas crianças com mais idade, após os 5 meses.

Bertol e colaboradores[88] mediram a distância entre o fêmur proximal e uma linha traçada perpendicular à face lateral do ísquio em 271 radiografias de pacientes com DDQ. Eles concluíram que uma distância acima de 6 milímetros é indicativa de deslocamento de quadril. As radiografias nos recém-nascidos e bebês com idade até os 5 meses são de difícil interpretação e exigem do examinador experiência e mensuração de índices, ângulos e o cálculo de diferenças e proporções entre locais específicos e linhas de base. Por essa razão, prefere-se o ultrassom à radiografia.

Achados ultrassonográficos

A ultrassonografia tornou-se o método mais comum e útil empregado na análise da articulação do quadril, especialmente em bebês com menos de 6 meses de idade. É um

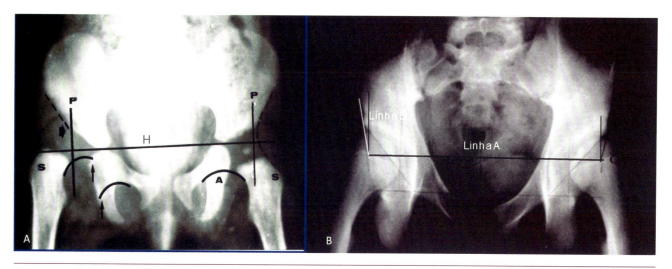

FIGURA 29.8 Linhas de Hilgenreiner - H, Perquins - P, arco de Shenton e Menard - A **(A)** e ângulo centro-borda de Wiberg **(B)**.

indicador sensível da posição, do desenvolvimento acetabular, da avaliação e do diagnóstico da instabilidade, sendo mais exata que a radiografia.[25,89-97] Essa técnica é utilizada como um instrumento para obtenção de imagem no primeiro exame dos quadris de recém-nascidos com fatores de risco de DDQ, ou para monitorar o seu tratamento.[22-25,90-99] Para avaliar corretamente a articulação, o exame requer o uso de equipamento apropriado, um bom examinador com conhecimento básico de ultrassonografia e treinamento contínuo. Trata-se de exame "examinador dependente".[96] A ultrassonografia tem vantagens evidentes se comparada a outras técnicas de imagem, pois permite visibilizar os componentes cartilaginosos da articulação do quadril sem expor o paciente à radiação ionizante.

Há diferentes formas de avaliação do quadril por meio do ultrassom, baseadas em duas filosofias básicas: Graf[22,92] desenvolveu uma abordagem morfológica estática para avaliar o fêmur proximal e o contorno da superfície da pelve. Harcke e colaboradores[24,94] descreveram a ultrassonografia em tempo real, que permite a avaliação e observação dinâmica do movimento do quadril baseadas na manobra de Barlow e no teste de Ortolani. O método de Graf mede a displasia da cartilagem e o método de Harcke, a estabilidade do quadril.

TÉCNICA ULTRASSONOGRÁFICA DE GRAF

O método ultrassonográfico de Graf[22-23,92] estabelece valores medidos da articulação do quadril, permitindo uma avaliação morfométrica. O paciente é colocado na posição lateral sobre um suporte especial e, utilizando-se um transdutor linear de 5 MHz, cada quadril é examinado individualmente. O médico classifica as mudanças morfológicas no teto acetabular em quatro tipos, utilizando imagens das áreas cartilaginosas e ósseas do acetábulo. Dois ângulos são medidos a partir de três linhas. Primeiro, é traçada a linha de base que conecta a convexidade óssea do acetábulo ao ponto em que a cápsula articular e o pericôndrio fundem-se com o osso ilíaco. Depois, é construída a linha de inclinação, que conecta a convexidade óssea ao lambrum acetabular. A seguir, é traçada a linha do teto acetabular, que conecta a margem inferior do ilíaco à convexidade óssea. O ângulo alfa indica a formação da convexidade óssea acetabular, e é determinado pela intersecção entre a linha do teto acetabular e a linha de base. O ângulo beta mede a formação e o tamanho da convexidade cartilaginosa. Este ângulo é formado pela intersecção entre a linha de inclinação e a linha de base. A classificação de Graf consiste em quatro tipos. O Tipo I é a articulação normal do quadril. O ângulo alfa é maior que 60° e o ângulo beta é menor que 35°. Nos quadris do tipo II, a imagem do ultrassom mostra a relação entre o teto ósseo e a convexidade cartilaginosa, na qual há mais cartilagem que ossificação do teto acetabular. Isso significa retardo na ossificação. O ângulo alfa varia de 43° a 60° e o ângulo beta, de 55° a 77°. Nos quadris do tipo IIIa, a cabeça femoral desloca a margem cartilaginosa para fora e para cima quando ocorre subluxação. Isso é descrito como "lateralização" nos diagnósticos radiográficos e é considerado por Graf como "subluxação de grau I sem transformação histológica acetabular". Em quadris do tipo IIIb, a subluxação progride e a cabeça femoral aumenta a pressão na área cartilaginosa do acetábulo, promovendo mudanças na estrutura histológica. A imagem mostra o teto acetabular pressionado para cima e dobrado. Graf descreve esta situação como uma "subluxação de grau II com transformação histológica do teto acetabular". Para os tipos IIIa e IIIb, o ângulo alfa diminui para menos que 43° e o ângulo beta aumenta para mais que 77°, indicando uma convexidade óssea displásica. No tipo IV, a articulação do quadril perde sua congruência e as imagens de ultrassom mostram a cabeça femoral posicionada entre as partes moles adjacentes e o acetábulo vazio (Tabela 29.1).

Tabela 29.1 Valores dos ângulos alfa e beta nas quatro classificações ultrassonográficas do quadril propostas por Graf.

Tipos	Alfa	Beta
I	>60°	<55°
II	43°-60°	55°-77°
III e IV	<43°	>77°

Graf descreveu ângulos **alfa** tipo I e ângulos **beta** tipo II como "variantes de transição".

Técnica ultrassonográfica de Harcke

Harcke e colaboradores[24,94-96] descreveram um exame de ultrassonografia em tempo real, no qual o examinador é capaz de mover o quadril e determinar a posição da cabeça femoral em posição de descanso e após a manipulação. Inicialmente, um transdutor de 3 MHz foi utilizado na maioria dos exames. Atualmente, para bebês de até 3 meses de idade é utilizado um transdutor de 7.5 MHz, e dos 3 aos 7 meses, o de 5 MHz. Na avaliação de um bebê maior, para aumentar o campo de visão ou incluir mais da anatomia ilíaca e femoral, é necessário um transdutor de menor frequência, o de 3 MHz.[96,100-101]

O protocolo do método dinâmico de quatro etapas[102] foi proposto para investigar a estabilidade, a morfologia acetabular e, opcionalmente, para fazer medidas. Esse método produz quatro imagens ultrassonográficas diferentes do quadril: imagem coronal neutra, imagem coronal em flexão, imagem transversal em flexão e imagem transversal neutra. (Figura 29.9)

Diagnóstico dos 4 meses à idade de marcha (aproximadamente um ano)

À medida que a criança cresce, novos sinais clínicos e sintomas são percebidos no quadril deslocado. A musculatura adutora do quadril, o músculo iliopsoas e os músculos isquiotibiais tornam-se progressivamente contraídos.

Achados clínicos

A assimetria das pregas cutâneas das coxas, das inguinais e das glúteas torna-se mais evidente. O aplanamento das nádegas é observado quando a criança está posicionada em decúbito ventral e é mais pronunciado quando a gordura natural do glúteo do bebê desaparece. Esse aplanamento é mais facilmente observado em casos unilaterais do que em bilaterais de DDQ. Em casos unilaterais, a ascensão do trocânter maior em comparação com o lado oposto é mais evidente. Essa diferença pode ser observada quando o paciente está posicionado em decúbito dorsal com ambas as pernas estendidas e o examinador coloca os polegares nas espinhas ilíacas anterossuperiores e os dedos indicadores no topo dos trocânteres. No quadril luxado, a distância entre o polegar e o dedo indicador será maior que no lado normal. Essa assimetria também pode ser detectada em casos de luxação bilateral, mas clinicamente é mais difícil, exigindo experiência por parte do examinador.

O trocânter maior é palpável acima da linha de Nelaton. Com um quadril deslocado, o membro inferior encontra-se entre 15° e 25° de rotação externa. O sinal de telescopagem mostra mobilidade anormal da cabeça femoral durante manipulação passiva. No quadril normal, sente-se a articulação estável; no quadril luxado, o examinador percebe a instabilidade pela sensação de encurtamento e alongamento do membro.

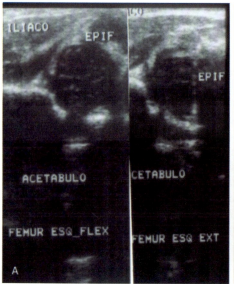 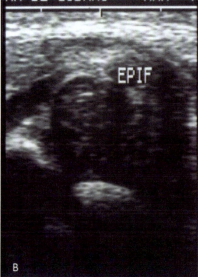 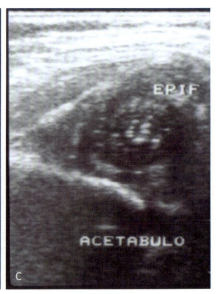

FIGURA 29.9 Imagens ultrassonográficas segundo a técnica de Harcke mostrado quadril normal **(A)**, displasia com subluxação do quadril **(B)** e luxação **(C)**.

Displasia do Desenvolvimento do Quadril

O sinal de Galeazzi mostra a diferença na altura ou no nível dos joelhos com o paciente posicionado em decúbito dorsal e com os joelhos flexionados em 90°, mostrando encurtamento aparente do fêmur do membro com o quadril luxado.

O teste de Ortolani positivo geralmente desaparece nesta idade, já que as contraturas impedem a redução da luxação. Entretanto, sabe-se que em torno de 13% dos casos o Ortolani persiste após os primeiros 5 meses de vida.

Achados radiográficos

O estudo radiográfico do quadril é difícil antes da ossificação da epífise proximal do fêmur. Após o seu aparecimento, a radiografia torna-se o método de escolha para a avaliação a DDQ. A ossificação da epífise femoral proximal varia muito entre os sexos e as pessoas, e tende a se desenvolver mais cedo nas meninas que nos meninos. Yamamuro e Chene 102 relataram que em meninas ela pode ser visibilizada em 50% das radiografias dos quadris normais aos 4 meses de idade e em 100% aos 8 meses de idade. Em meninos, 50% pode ser visto aos 6 meses de idade e 100% aos 10 meses de idade.

Na articulação normal, a linha de Shenton ou Menard é um arco contínuo e harmônico que tangencia a borda medial do colo femoral e a borda superior do forâmem obturador. A linha iliofemoral é um arco perfeito que vai da margem lateral do ilíaco à borda lateral do colo femoral. Quando essas linhas são quebradas ou interrompidas, a articulação do quadril não é congruente. No momento da radiografia, se o paciente estiver com a pelve inclinada ou o quadril posicionado em rotação externa e adução, a linha de Shenton pode se apresentar interrompida.[103]

As linhas de Hilgenreiner e Perkins são utilizadas para localizar o fêmur proximal em relação ao acetábulo. A partir da linha de Hilgenreiner, o índice acetabular é calculado e a linha de Perkins é traçada. O índice acetabular medido por Kleinberg e Lieberman,[104] baseado em 300 radiografias normais, determinou o índice médio de 27,5°. No quadril displásico, o índice acetabular está aumentado.

Tonnis e colaboradores[33-35,105] descreveram um sistema para estabelecer o grau de deslocamento da cabeça femoral baseado na posição do centro de ossificação em relação às linhas de Hilgenreiner e Perkins numa radiografia anteroposterior. No grau 1, o centro de ossificação é medial à linha de Perkins (normal). No grau 2, o centro e a ossificação é lateral à linha de Perkins, mas abaixo da margem acetabular. No grau 3, o centro de ossificação está no nível da margem acetabular; e no grau 4 está acima desta borda acetabular. Koehler,[4] em 1929, descreveu a "imagem da lágrima", referindo-se à linha "medial" como o contorno da parede pélvica e a linha "lateral" como sendo a margem anterior do acetábulo. A imagem da lágrima está alterada na DDQ; geralmente, tem a forma de "v" ou "espalhada" nos casos de subluxação residual. Nas luxações, a hemipelve envolvida é pequena, o acetábulo é raso, um falso acetábulo pode estar presente e a anteversão femoral está aumentada.

ACHADOS NA ARTROGRAFIA DA ARTICULAÇÃO DO QUADRIL

A artrografia é um método radiográfico utilizado para estudar as articulações por injeção de contraste radiopaco. Essa investigação invasiva geralmente é feita sob anestesia geral em bebês dos 3 meses a 1 ano de idade. O paciente é preparado sob condições assépticas rigorosas, e a utilização do intensificador de imagem é útil para guiar a introdução da agulha na articulação do quadril. Diferentes abordagens para injetar o contraste na articulação são possíveis. Essas abordagens incluem: anterolateral (cranial), lateral, anterior, caudal (inferior) e adutora.

Utiliza-se uma pequena quantidade de contraste; 2 ou 3 mililitros são lentamente injetados até que o acetábulo e a cabeça femoral sejam claramente contornados. A agulha é então removida. O quadril é mobilizado para que o contraste se disperse dentro da articulação. Radiografias anteroposteriores são obtidas com o quadril em posição neutra, em abdução, em extensão com rotação medial e em 90° de flexão com abdução e rotação externa. Radiografias laterais também podem ser executadas para estudar as porções radioluscentes da articulação do quadril e as estruturas de tecido mole adjacentes. O autor prefere a via anterolateral para o artrograma na investigação do quadril luxado. Se a criança esteve imobilizada com os quadris em flexão e leve abdução, a abordagem caudal ou adutora é a indicada. Complicações são raras, mas podem acontecer como a alergia ao contraste, infecção e, raramente, danos às artérias ou nervos.[106,107]

ARTROGRAFIA DA ARTICULAÇÃO DO QUADRIL NORMAL

No exame artrográfico do quadril normal de uma criança pequena, o ortopedista deve considerar que uma grande porção da articulação do quadril ainda é cartilaginosa e a margem lateral do acetábulo ainda é imatura. O contraste injetado forma uma imagem de "meia-lua" delgada entre a superfície articular da cabeça femoral e o acetábulo. O labrum é visibilizado no interior da cápsula articular e pode ser identificado como uma estrutura triangular na articulação cheia de contraste. (Figura 29.10). Faber[108] relatou que, em articulações normais, o labrum cobre a cabeça femoral até a linha de Hilgenreiner. Contínuo ao labrum, na margem acetabular inferior, está o recesso articular inferior que cruza a fossa acetabular, fechando a articulação no seu contorno inferomedial. Acima do contorno da articulação, a área mais espessa preenchida por contraste representa a fossa acetabular. Wiberg[74,75] mostrou que uma pequena concentração de contraste de aproximadamente 1 milímetro na região medial pôde ser vista em crianças normais. Isso ocorre porque a cabeça femoral e o acetábulo adquirem forma levemente elíptica durante a flexão da articulação no período intrauterino. Quando as pernas estão estendidas, o exame pode mostrar pequena incongruência.

CAPÍTULO 29

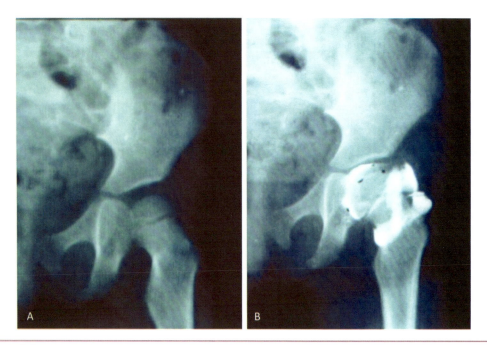

FIGURA 29.10 Radiografia na incidência anteroposterior da articulação do quadril esquerdo normal (A), com a respectiva artrografia (B).

Artrografia do quadril com displasia

As artrografias são estudadas para mostrar a relação entre a cabeça femoral e o acetábulo, a estabilidade da articulação, as estruturas que impedem a redução, e os fatores que aumentam o risco de necrose isquêmica da cabeça femoral. Inicialmente, o acetábulo é avaliado segundo sua inclinação e formato, e para estabelecer se seu assoalho está livre de tecido interposto, especialmente de tecido fibroadiposo, ou do ligamento redondo alongado e hipertrofiado. O labrum pode estar evertido ou invertido, pressionado em direção ao acetábulo pela cabeça do fêmur. Inferiormente, o ligamento transverso pode estar retraído e a cápsula contraída. Todos esses elementos estreitam a entrada do acetábulo, impedindo a redução da cabeça femoral no seu interior (Figura 29.11).[109]

Artrografias mostram mais detalhes patológicos que radiografias comuns, sendo úteis para entender o que está acontecendo no interior da articulação do quadril e para orientar a

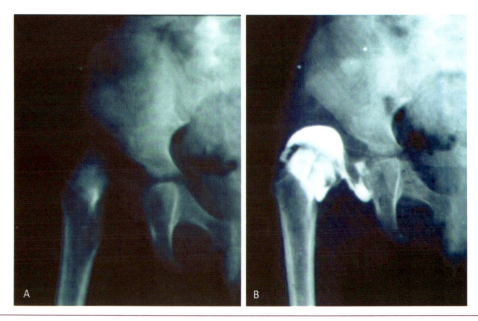

FIGURA 29.11 Radiografia na incidência anteroposterior da articulação do quadril direito luxado (A), com a respectiva artrografia (B).

decisão terapêutica. Por essa razão, vários autores apresentam suas classificações ou medidas baseadas nesse exame. Existem inúmeras classificações, cada uma com mérito individual, mas os critérios de Bowen e a classificação de Tonnis são mais fáceis de se utilizar e orientar na decisão do tratamento a ser instituído.

Critérios de Bowen[4] para uma redução fechada bem-sucedida

A artrografia que avalia a redução incruenta de um quadril luxado deve mostrar redução concêntrica com a cabeça femoral posicionada abaixo do lambrum e medializada em relação ao acetábulo, já que na redução da articulação o quadril deve estar posicionado na zona segura de Ramsey.[110] Três fatores foram considerados estatisticamente previsíveis de um resultado bem-sucedido: a metáfise femoral proximal deve estar posicionada abaixo da linha de Hilgenreiner, dois terços do raio horizontal da cabeça femoral cartilaginosa devem estar medial à linha de Perkins e a cabeça femoral deve estar reduzida abaixo da margem lateral do lambrum.

Em quadris nos quais a metáfise estava localizada acima da linha de Hilgenreimer e a cabeça femoral não estava adequadamente medializada, a subluxação ou reluxação foi ocorrência comum. A necrose avascular aconteceu com maior frequência quando a cabeça femoral não estava reduzida e posicionada abaixo da margem lateral do lambrum.

Outros fatores observados mostraram-se úteis, embora não estatisticamente significantes, como a idade na redução fechada, o lado do envolvimento, o sexo, a amplitude do movimento de abdução após a realização da tenotomia dos adutores, o grau de deslocamento inicial, o índice acetabular inicial, a estação de tração e a área de concentração do contraste na região medial. Esta se mostrou a menos confiável, visto que variou com a quantidade de contraste injetado na articulação e com a espessura do pulvinar. Se um quadril deslocado não pode ser reduzido de acordo com os critérios listados anteriormente, recomenda-se que a redução fechada seja abandonada e que a DDQ seja tratada por meio da redução cruenta.

DIAGNÓSTICO APÓS A IDADE DE MARCHA (1 ANO DE IDADE OU MAIS)

Assim que uma criança com DDQ começa a caminhar, os sinais clínicos variam de acordo com a gravidade da doença. Se a criança apresentar apenas displasia acetabular, nenhum sinal no exame físico pode ser detectado.

Na subluxação, o exame pode apresentar o sinal de Trendelenburg retardado e cansaço ou claudicação após esforços, longas caminhadas ou no final dos dias.

Achados clínicos

Com a luxação, a criança claudica na fase de sustentação de cada passo no lado do quadril afetado, apresentando inclinação pélvica para baixo e da coluna na direção do lado deslocado (compensação de Duchenne da marcha Trendelenburg). Em envolvimentos unilaterais, a criança tenta compensar o encurtamento caminhando na ponta do pé do lado afetado ou flexionando o joelho contralateral. Há um movimento vertical de encurtamento durante a marcha por causa da instabilidade do quadril luxado, que contribui para confirmar o diagnóstico.

No exame clínico, o membro inferior afetado é curto, o trocânter maior proeminente e as nádegas achatadas. Os movimentos de abdução e extensão do quadril estão limitados. O teste de Trendelenburg é positivo devido à fraqueza dos abdutores do quadril.[111] Em envolvimentos bilaterais, a marcha típica é descrita como "marcha de pato" ou "andar gingado". A distância entre as coxas está aumentada, e o espaço perineal é alargado. O aumento da inclinação anterior da pelve e o deslocamento posterior das cabeças femorais provocam hiperlordose da coluna lombar e abdome protuberante.

Achados radiográficos

Nesta idade, a DDQ é fácil de ser detectada nas radiografias. O examinador pode ver a cabeça femoral ossificada deslocada do acetábulo (Figura 29.12).

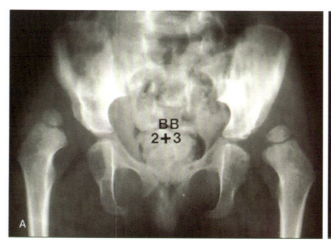 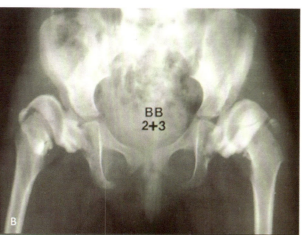

FIGURA 29.12 Radiografia na incidência anteroposterior da bacia mostrando luxação bilateral dos quadris **(A)**, com a respectiva artrografia **(B)**.

TRATAMENTO DA DDQ

DO NASCIMENTO AOS 3 MESES DE IDADE

O principal objetivo do tratamento da DDQ consiste em promover o reposicionamento dos componentes articulares o mais precocemente possível, obter relação concêntrica entre a cabeça femoral e o acetábulo, e manter estável a redução alcançada, a fim de que a articulação possa continuar seu desenvolvimento normal.[1,8,112-120]

Nas indicações para o tratamento de DDQ, incluem-se todos os quadris deslocados e subluxados e todas as displasias do quadril instáveis. Os quadris que são Barlow positivo até o nascimento tornam-se quase sempre estáveis nas primeiras três semanas de vida. Por essa razão, esses quadris devem ser acompanhados de perto, inclusive com ultrassonografia, para assegurar o seu desenvolvimento normal. Caso não evoluam para a estabilidade, devem ser tratados.

A displasia dos quadris é difícil de se diagnosticar pelo exame físico, mesmo para médicos experientes, motivo pelo qual as crianças que apresentam fatores de risco, como histórico familiar positivo, apresentação pélvica e exame físico do quadril duvidoso, necessitam de avaliação ultrassonográfica. Algumas comunidades realizam exame rotineiro do quadril pela ultrassonografia, que pode detectar quadris displásicos ou imaturos. Os quadris imaturos que se desenvolvem normalmente não precisam de tratamento. Habitualmente, a displasia dos quadris merece tratamento, embora exista uma discussão em relação ao período de tempo que se pode aguardar para a sua solução espontânea, antes da instituição do tratamento. Recomenda-se iniciar o tratamento nos quadris nos quais a displasia permanece depois de 6 semanas.

Quando o diagnóstico é feito nos primeiros dias de vida, as alterações patológicas secundárias ainda não se desenvolveram, e o quadril deslocado pode ser na maioria das vezes reduzido por meio de manobra delicada.

O tratamento é baseado no conceito segundo o qual, por meio do posicionamento do quadril, reduzido em flexão e abdução moderada, será possível estimular o desenvolvimento normal da articulação.

A manutenção da redução é detalhe fundamental no tratamento, e o suspensório de Pavlik é a órtese mais usada nesta faixa etária. Ele necessita ser frequentemente reajustado, exigindo reavaliação constante por parte do médico assistente. Os pais devem ser parceiros no tratamento; para tal, é necessário que estejam bem orientados quanto ao uso deste, aprendam como manuseá-lo e como cuidar da criança sem comprometer o tratamento.

O suspensório de Pavlik é uma tala dinâmica que utiliza a concepção do posicionamento das coxas para permitir a redução espontânea, é facilmente aplicável e ajustável conforme o crescimento das crianças e apresenta baixa incidência de complicações.[26,103,121,122]

Para alcançar e manter a redução, os quadris são flexionados de 90° a 110° e abduzidos até 65°. Os princípios do tratamento são: manter o quadril flexionado e com adução limitada, permitindo uma livre abdução do quadril proveniente

do peso do membro inferior. O peso do membro inferior associado à gravidade é a força para o estiramento da musculatura adutora do quadril. A utilização do suspensório é indicada até os 6 meses de idade ou até a criança atingir oito quilogramas de peso. Considero que a idade-limite de sua indicação para o tratamento dos quadris luxados deva ser até os 4 meses. Crianças mais velhas com os quadris deslocados necessitarão de maior tempo de tratamento e são, por vezes, difíceis de serem tratadas com o suspensório. Acredito que uma redução incruenta seguida de imobilização em aparelho gessado proporciona melhores resultados nestas crianças.

INDICAÇÕES DE USO DO SUSPENSÓRIO DE PAVLIK

- Crianças do nascimento até 4 e no máximo 6 meses de idade com displasia, subluxação, ou quadris luxados;
- A DDQ típica que é facilmente reduzida pela manobra de Ortolani;
- Quadril luxado que permite a redução;
- Quadril luxado não redutível, mas com potencial, pode-se tentar a redução até aproximadamente 3 semanas.

VANTAGENS PARA O USO DO SUSPENSÓRIO DE PAVLIK

- É facilmente aceito pelos pais e bem tolerado pelas crianças;
- Não precisa de internação hospitalar para colocação ou controle;
- Não interfere nos cuidados com a criança (higiene e troca de fraldas);
- A redução é alcançada na posição fisiológica do recém-nascido, com o quadril em flexão;
- Os músculos adutores são moderadamente estirados pelo peso dos membros inferiores, e a redução é obtida espontaneamente sem anestesia ou manobras forçadas;
- O movimento ativo é preservado na área segura de redução de Ramsey, evitando assim a extensão do quadril e a adução das coxas;
- Evita abdução forçada do quadril, reduzindo o risco de necrose avascular da cabeça femoral.

CONTRAINDICAÇÕES PARA O USO DO SUSPENSÓRIO DE PAVLIK

- Crianças fortes e com idade suficiente para se levantarem sozinhas;
- DDQ típica que não possa ser reduzida pela manobra de Ortolani e que não permita a redução;
- A cabeça femoral necessita de mais de 110° de flexão para apontar em direção à cartilagem trirradiada;
- DDQ fetal (pré-natal ou teratológica). Mudanças anatômicas ocorrem na articulação do quadril, blo-

queando a redução concêntrica da cabeça femoral dentro do acetábulo;
- Quadril rígido e com desequilíbrio muscular;
- A contratura em extensão do joelho (congênita que deve ser corrigida antes);
- Outra anormalidade ou doença que impeça a redução, como o distúrbio dos tecidos conectivos associados com frouxidão dos ligamentos e das cápsulas, a síndrome de Down, osteogênese imperfeita, artrogripose, mielomeningocele e a doença de Marfan;
- Deslocamento anterior ou inferior da cabeça femoral que não reduzirá com a flexão do quadril.

APLICAÇÃO DO SUSPENSÓRIO DE PAVLIK

O suspensório de Pavlik consiste de três partes: a parte do corpo (tronco) e as dos membros inferiores direito e esquerdo. A criança é posicionada em decúbito dorsal e o componente do corpo é colocado envolvendo o peito, logo abaixo da linha dos mamilos. As tiras dos ombros devem ser posicionadas cruzadas posteriormente por cima das omoplatas, e prendendo-se anteriormente à tira frontal horizontal. As pernas são envolvidas pelas respectivas tiras de modo que cada uma fique posicionada nas faces medial e lateral. Tiras horizontais unem as longitudinais por meio de *velcro*, onde a distal deverá estar aproximadamente a 1 centímetro acima do tornozelo e a outra acima, próxima da articulação do joelho. As tiras das pernas são atadas às fivelas anteriores da tira horizontal anterior, posicionando os membros inferiores de modo que os quadris permaneçam de 90° a 110° de flexão. O mesmo se faz para fixar as tiras nas fivelas posteriores da tira horizontal. Estas tiras limitam a adução dos quadris, que deverão estar em 0°, e a abdução máxima é atingida passivamente com o próprio peso dos membros inferiores da criança. (Figura 29.13).

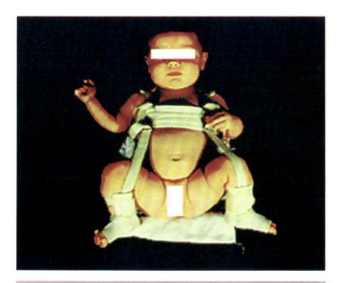

FIGURA 29.13 Paciente em tratamento com o suspensório de Pavlik.

FUNÇÃO DO SUSPENSÓRIO DE PAVLIK

A tira medial promove a flexão do quadril, que deve ser de 90° a 110° a fim de conduzir a cabeça femoral em direção à cartilagem trirradiada (centro do acetábulo). A função da tira posterior é controlar a adução do quadril, que não deverá passar da linha média, e ela deve estar solta para evitar a reluxação. A tira de *velcro* proximal da perna deve estar posicionada distal à fossa poplítea, permitindo um bom controle da flexão do quadril e evitando flexão excessiva do joelho. Em alguns casos, os músculos adutores das coxas no início do tratamento estão retraídos e a abdução dos quadris é passivamente alcançada utilizando o peso dos membros inferiores da criança. Isso minimiza o risco do aparecimento da necrose avascular da cabeça femoral, intercorrência grave, sem relação com a história natural da DDQ e de causa habitualmente iatrogênica.

TRATAMENTO COM O SUSPENSÓRIO DE PAVLIK

O tratamento da DDQ nesta fase foi dividido em etapas por Bowen, referindo-se ao quadril instável e redutível, ao quadril deslocado/subluxado (irredutível), ao quadril já estabilizado, ao desmame do suspensório e à displasia residual.

O TRATAMENTO DO QUADRIL "INSTÁVEL" E REDUTÍVEL

A maioria dos recém-nascidos que apresentam o quadril instável e que se reduzem concentricamente necessita de tratamento com o suspensório de Pavlik. Essas crianças estão classificadas no estágio de tratamento progressivo da instabilidade. Para o tratamento, o suspensório de Pavlik é aplicado e usado constantemente (24 horas por dia) e não é removido para o banho ou para a troca de fraldas. Quando o aparelho é aplicado, uma radiografia anteroposterior é obtida ou uma ultrassonografia é realizada para confirmar que os quadris estejam na posição desejada, com o colo do fêmur apontado para a cartilagem trirradiada (centro do acetábulo). Os pais são instruídos sobre a doença, as perspectivas do tratamento, o uso do aparelho, os cuidados com a criança e os possíveis problemas e complicações envolvidos. O paciente deve retornar no dia seguinte para a reavaliação, caso não seja possível, um telefonema dos pais para assegurar que o aparelho está sendo bem tolerado e se todos os envolvidos (pais, avós, irmãos e a criança) estão se adaptando bem à nova situação; e é agendada consulta para a semana seguinte. As consultas seguem semanais até o quadril permanecer estável.

Ultrassonografias pela técnica dinâmica de Harcke são realizadas para observar a redução e a estabilidade na segunda e terceira semanas do uso do suspensório. Nesses exames o quadril não deve mais estar instável e a articulação envolvida entra no estágio de tratamento progressivo da "estabilidade". O tempo de uso do suspensório depende da idade da criança ao atingir esse estágio do tratamento. O cálculo é feito em número de semanas correspondendo à idade da criança, com o mínimo de 6 semanas e o máximo de 6 meses. Por exemplo, o quadril atinge o estágio de tratamento de "estável" quando a criança está com 6 semanas de idade, então o aparelho continua em tempo integral por um adicional de seis semanas. Os retornos para reexaminar a criança acontecem a cada duas semanas para ajustar o aparelho ao crescimento. Depois desse tempo predeterminado do uso constante do aparelho, o quadril entra no estágio do tratamento de "desmame". Durante esse estágio, o uso do aparelho é progressivamente interrompido, aumentando em intervalos de duas horas ao dia até a sua completa liberação. Ultrassonografia é realizada durante o desmame para assegurar que a estabilidade do quadril persiste. O quadril entra, então, no estágio de tratamento de "displasia residual". Radiografias são obtidas para avaliar a displasia óssea por meio da medida do índice acetabular. A displasia habitualmente se corrige de maneira espontânea; caso não se resolva, ela deve ser tratada para evitar dor e alterações degenerativas precoces na articulação (veja o tópico de "Tratamento da displasia residual").

Quando o quadril concentricamente reduzido, em uma criança abaixo de 3 meses de idade, não se tornar estável em seis semanas ou se tornar instável depois do tratamento em tempo integral com o suspensório de Pavlik, recomenda-se a interrupção do uso do Pavlik e realizar redução incruenta seguida de imobilização gessada (veja o tópico "Alcançar a redução de um quadril luxado").

Algoritmo para o tratamento do quadril instável e redutível em crianças com menos de 3 meses de idade

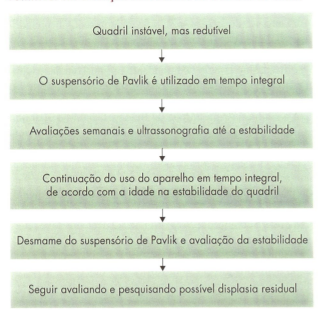

Tratamento do quadril deslocado/subluxado irredutível

Crianças com quadris luxados ou subluxados que não reduzem de maneira concêntrica são classificadas no estágio de tratamento progressivo como "deslocamento/subluxação". Para esses quadris, o suspensório de Pavlik é aplicado, e uma ultrassonografia é realizada para avaliar e acompanhar o posicionamento da cabeça femoral em relação ao acetábulo. A filosofia e o conceito do tratamento, além dos cuidados do paciente durante o uso do suspensório de Pavlik seguem os critérios descritos acima na seção de "tratamento de quadril instável, mas redutível". Recomenda-se avaliação clínica e ultrassonográfica semanal para determinar o grau de progressão do quadril em direção à redução.

O grau de deslocamento do quadril pode ser medido na ultrassonografia pela escala de Harcke e Bowen. O *nível cinco* é um deslocamento posterior e superior da cabeça femoral sem contato acetabular. O *nível quatro* é um deslocamento posterior com a cabeça femoral tocando o acetábulo. No *nível três*, a cabeça femoral está subluxada. No *nível dois*, a subluxação reduz com a abdução do quadril. O *nível um* mostra o quadril reduzido, porém instável, e no *nível zero* o quadril está reduzido e é estável.

Com o tratamento bem-sucedido pelo uso do suspensório de Pavlik, o quadril deve alcançar progressivamente níveis mais baixos, conforme demonstrado nas ultrassonografias semanais. Quando o quadril alcança o estágio de tratamento de "instável, mas redutível", a continuidade do tratamento segue o algoritmo apresentado anteriormente. Caso o progresso para o *nível dois* não ocorra dentro de três semanas, recomenda-se o abandono do suspensório. Se um quadril luxado ou subluxado é mantido sem redução no suspensório de Pavlik, mudanças secundárias ocorrerão e prejudicarão seriamente a articulação, levando a uma lesão iatrogênica no quadril.

O melhor resultado é obtido quando o tratamento se inicia durante as três primeiras semanas de vida da criança. Quando a redução não for alcançada, o uso do suspensório de Pavlik deve ser interrompido e o quadril deslocado ser tratado por meio de redução incruenta e gesso (veja o tópico redução e engessamento). Jones e colaboradores[8] relataram

Algoritmo para o tratamento do quadril deslocado/subluxado irredutível

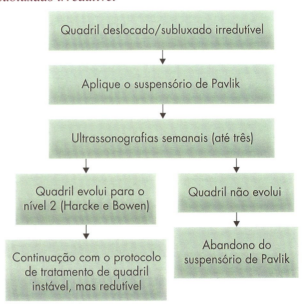

Displasia do Desenvolvimento do Quadril

que o posicionamento prolongado do quadril deslocado em flexão e abdução implica displasia e aumenta a dificuldade em obter uma redução incruenta estável. Se a concentricidade e a estabilidade são atingidas, mas a displasia óssea persiste, o uso de um aparelho de abdução pode levar a uma solução da displasia acetabular.

COMPLICAÇÕES DO TRATAMENTO COM O SUSPENSÓRIO DE PAVLIK

Mesmo com os restritos critérios para a utilização do suspensório de Pavlik, o tratamento fracassa em 2% dos quadris instáveis e acima de 26% dos pacientes com quadris luxados.[123,124] O tratamento habitualmente fracassa devido a problemas com o uso do aparelho. Os pais não aceitam ou não colaboram de maneira adequada com o tratamento por normas ou preconceitos sociais ou culturais, ou manifestam sentimento de compaixão pela criança.

Problemas com o ajuste do suspensório podem levar a transtornos vasculares e neurológicos.

Na flexão excessiva do quadril, pode haver:

a) Paralisia do nervo femoral, que é geralmente passageira. O nervo fica encarcerado abaixo do ligamento inguinal. É mais comum em crianças obesas. [65,124,125] Resolve-se reduzindo a flexão excessiva do quadril.

b) Subluxação inferior ou obturadora da cabeça femoral (iatrogênica).[126] O tratamento consiste em reduzir a flexão, contudo, se malsucedida, a tração cutânea pode ser necessária.

c) Posição medial da fivela frontal da tira do membro; isto induzirá o quadril a flexionar, rodar, e aduzir, impedindo o estiramento da musculatura adutora do quadril.[65]

Em abdução excessiva no suspensório, pode ocorrer:

a) Deslocamento anterior do quadril, associado à rotação externa do membro inferior. Na avaliação clínica, o quadril está doloroso e enrijecido, e a cabeça femoral saliente e palpável ao nível da virilha.[65] O uso do suspensório de Pavlik é interrompido, aplica-se a tração de partes moles no membro, posicionando o quadril em flexão e adução progressivas. Depois da redução, o quadril deve ser imobilizado.

b) Instabilidade medial da articulação do joelho devido à rotação medial do quadril causada pela tira posterior muito apertada, ou pelo aparelho ser pequeno demais para a criança. O estresse em valgo no joelho flexionado estira o ligamento colateral medial. A instabilidade da articulação medial do joelho é corrigida com o ajuste adequado do suspensório.

c) Necrose avascular da cabeça femoral. Há muitos artigos relatando o aumento na incidência de necrose avascular em quadris reduzidos, antes da ossificação da epífise femoral; entretanto, esta relação com o tratamento do suspensório de Pavlik não está clara. Posicionar a criança em decúbito ventral para dormir

durante o uso do suspensório pode forçar os quadris em abdução excessiva, levando ao sofrimento vascular da cabeça do fêmur. Deve-se alternar esta postura com outra ou evitá-la.

Outras complicações do tratamento com o suspensório de Pavlik estão associadas ao fracasso na obtenção da redução da luxação:

a) Contratura muscular. O quadril deslocado permite mau posicionamento e encurtamento do membro, contribuindo para a contratura dos músculos. Deve-se abandonar o uso do suspensório de Pavlik e instalar a tração cutânea, para alongamento dos músculos, seguida da redução incruenta e do engessamento. Se a contratura persistir, pode ser necessária miotomia dos adutores sob narcose, para facilitar a redução do quadril.

b) Deformidade acetabular pode ocorrer no quadril deslocado ou subluxado que tenha sido tratado com o suspensório de Pavlik de maneira forçada. A força derivada do aparelho leva a cabeça femoral a ocasionar futuras lesões no acetábulo. O tratamento desta deformidade é muito difícil, muitas vezes necessitando de redução incruenta ou cruenta e engessamento.

A displasia acetabular tardia que acompanha o tratamento precoce bem-sucedido pelo suspensório de Pavlik foi relatada por Tucci e colaboradores.[127] Dezessete por cento de 74 quadris (61 pacientes) apresentaram mudanças no acetábulo, com uma rotação para cima da porção externa ou com esclerose nesta área. Schott[128] apresentou o uso do suspensório de Pavlik de 1981 em diante e concluiu que os pacientes abaixo de 3 semanas de vida com manobra Ortolani positiva apresentaram bons resultados em quase todos os casos. Crianças entre 3 semanas e 3 meses de vida com manobra Barlow positiva e de Ortolani negativa obtiveram resultados similares. Ele observou que 50% das crianças de 3 a 6 meses de idade tratadas pelo suspensório de Pavlik estavam aptas a obter "redução dinâmica" do deslocamento.

Avaliamos 26 pacientes com 42 quadris tratados com o Pavlik entre 1992 e 2002, com seguimento de 2 a 12 anos. Dezenove quadris estavam luxados (59,4%) e 13 (40,6%) instáveis, e notamos que 39 quadris (95,5%) alcançaram índices acetabulares dentro dos padrões da normalidade (28°) em um ano; 2 quadris (3,03%) em dois anos; e um quadril (1,51%) em 3 anos.[129]

Recomenda-se o acompanhamento contínuo até a maturidade esquelética, pois a displasia residual pode permanecer e ainda exigir tratamento (veja o tópico "Displasia residual").

DOS 4 MESES DE VIDA ATÉ A IDADE DE MARCHA

O diagnóstico tardio da DDQ está se tornando menos comum devido à avaliação neonatal e à utilização da ultrassonografia; entretanto, alguns quadris displásicos e até mesmo deslocados escapam a um diagnóstico precoce. Nestes casos, o médico deverá questionar os pais sobre hábitos de contenção ou enfaixamento das pernas, histórico de DDQ na família e sobre alguma mudança no estado neurológico da criança. O tratamento da DDQ nesta faixa etária segue quatro passos: primeiro, abaixar a cabeça femoral ao nível da articulação; segundo, alcançar redução concêntrica; terceiro, manter a estabilidade da redução; e, finalmente, solucionar a displasia.

ABAIXAR A CABEÇA FEMORAL AO NÍVEL DA ARTICULAÇÃO

Em crianças com o quadril luxado, a tração pode ser usada para deslocar a cabeça femoral para baixo em uma tentativa de recuperar sua relação com o acetábulo. Atualmente, a hospitalização prolongada, os pais trabalhando fora de casa e o alto custo tornaram este procedimento menos popular. A tração é mais útil em crianças com o quadril luxado, cabeça femoral alta, contratura severa das partes moles e manobra de Ortolani negativa.

O tipo de tração utilizada para o tratamento varia de acordo com o critério do ortopedista, que pode optar entre os métodos de Russell, Bryant e Buck. O objetivo é estirar os músculos da cintura pélvica, em especial o iliopsoas, os isquiotibiais e os adutores da coxa, e, quando a cabeça femoral se encontrar abaixo do nível do acetábulo, iniciar a abdução. O limite de 45° de abdução não deve ser excedido. Os pacientes permanecem hospitalizados e os pais devem ser avisados que a duração da tração depende do nível em que a cabeça femoral se encontra, podendo variar de criança para criança. A tração domiciliar é utilizada para oferecer maior conforto para crianças e pais, mantendo a família em casa e evitando inconveniências como infecções respiratórias e reações psicológicas adversas causadas pela hospitalização etc.

INDICAÇÕES PARA O USO DA TRAÇÃO

- O quadril não é passível de redução com a manobra de Ortolani.
- A cabeça femoral se encontra móvel, mas acima do acetábulo.
- As partes moles estão contraídas.

ALCANÇAR A REDUÇÃO DE UM QUADRIL LUXADO

A redução pode ser obtida por meios cirúrgicos ou não (redução incruenta). A redução incruenta deve ser realizada de maneira delicada, para evitar complicações e sequelas como necrose avascular da cabeça femoral, reluxação e displasia, residual. Isso pode ser feito por tração, lentamente durante semanas, ou por manipulação em sala de cirurgia. Os passos para a redução incruenta por manipulação são: artrografia seguida de redução pela manipulação; avaliação da qualidade da redução alcançada; e imobilização do quadril reduzido.

A redução incruenta é realizada sob anestesia geral, de maneira delicada, buscando o reposicionamento da cabeça femoral no interior do acetábulo. A redução deve ser confirmada pelas radiografias anteroposteriores e pelo valor angular da zona de segurança descrita por Ramsey e colaboradores.[110] Para se determinar zona de segurança, o quadril é reduzido e mantido em 90° graus de flexão, em seguida o quadril é totalmente abduzido para registrar o ângulo de abdução. A coxa é então aduzida até que o quadril se desloque, e o grau de adução do quadril reduzido até o deslocamento é registrado. (Figura 29.14) Algumas vezes, a zona de segurança é muito estreita, entre 40° e 55°, devido à retração dos músculos adutores. A tenotomia do músculo adutor é indicada para aumentar a zona de segurança da redução e para aliviar a pressão sobre a cabeça femoral após a redução. Esse procedimento pode ser realizado de acordo com a preferência do cirurgião, tanto de maneira percutânea quanto por abordagem cruenta. A incidência de necrose avascular da cabeça femoral está relacionada à dificuldade de redução e ao grau de abdução das coxas no gesso. A "zona de segurança" ideal deve ser ampla, entre os 30° e 65°.

A artrografia do procedimento incruento deve mostrar uma redução concêntrica com a cabeça femoral posicionada

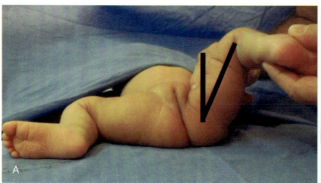 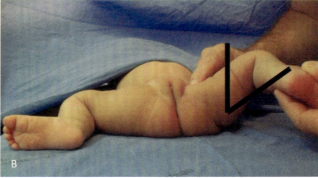

FIGURA 29.14 Zona de segurança de Ramsey restrita (A) e após a tenotomia do músculo adutor longo é ampla (B).

abaixo do *Labrum* e medializada para dentro do acetábulo. Na avaliação da estabilidade, o quadril deve estar posicionado dentro da zona de segurança de Ramsey; caso contrário, está indicada a redução cruenta.

COMO MANTER A ESTABILIDADE DA REDUÇÃO

Uma vez obtida a redução concêntrica, ela deve ser mantida por meio de aparelho gessado aplicado de maneira cuidadosa para imobilizar os quadris. A posição recomendada é de 90° de flexão, mas pode variar de 90° a 110°. O quadril deve também estar abduzido até 65°, permitindo melhor estabilidade da redução, considerando assim a zona de segurança de Ramsey.

Uma radiografia anteroposterior confirma a manutenção da redução no gesso. Se houver dúvida, o ortopedista poderá solicitar a tomografia computadorizada ou a ressonância magnética para confirmá-la.

O período mínimo do uso do gesso é de 12 semanas e, dependendo do crescimento da criança, a troca pode ser realizada em quatro ou seis semanas, quando a articulação é examinada e, se necessário, nova artrografia realizada. Confirmada a redução, o novo gesso é confeccionado. Na redução incruenta, um cálculo para o tempo de duração da imobilização é de um mês de gesso para cada mês de idade do bebê, com o máximo de seis meses de engessamento no total. Radiografias mensais são obtidas para acompanhar o desenvolvimento da articulação e para assegurar a redução concêntrica. Caso aconteça a perda da redução, o tratamento deverá ser rápido para evitar o aparecimento de deformidade no acetábulo e na cabeça do fêmur que é considerado iatrogênico.

Seguindo a remoção do último gesso, são realizadas radiografias para avaliar a possibilidade de displasia óssea residual, por meio da mensuração do índice acetabular, e também a pesquisa da necrose avascular da epífise femoral proximal. A criança é acompanhada com radiografias periódicas até a maturidade óssea.

As maiores complicações após esse tratamento são a necrose avascular da cabeça femoral, a displasia residual, a subluxação e a reluxação.

COMO SOLUCIONAR A DISPLASIA

Radiografias são realizadas para avaliar o índice acetabular após a remoção do último gesso. Se o índice estiver normal, a criança é acompanhada com uma radiografia após quatro semanas, seguida para três meses, um ano e anualmente até 12 anos de idade. Quando as radiografias mostram índice acetabular anormal, uma órtese é recomendável para manter o quadril em flexão e abdução.

A maioria das crianças que foram submetidas à redução em uma idade mais avançada apresentará displasia óssea residual, e as radiografias mostrarão um índice acetabular anormal. Órtese para manter o quadril em flexão e abdução para tratar a displasia residual é prescrita, e a criança usa inicialmente 23 horas por dia e, com a correção do índice acetabular, o uso passa a ser noturno. Existem diferentes tipos de órtose de flexoabdução, como a "plástica quadril-joelho", de Denis Browne, e o suporte *Scottish-Rite*. O tipo de órtese a ser indicada depende do ponto de vista do ortopedista. Recomenda-se uma órtese plástica quadril-joelho para crianças jovens, e o suporte de *Scottish-Rite* para pacientes em idade de marcha.

Estudos de longo prazo demonstram que a redução incruenta pode ser uma boa opção de tratamento, confirmados pela melhora significante no índice acetabular nos anos seguintes à redução.[130] Contudo, algumas vezes a displasia é detectada em pacientes mais velhos, e nestes casos uma cirurgia extra-articular secundária pode ser necessária.[131]

Algoritmo do tratamento dos 3 meses a 1 ano

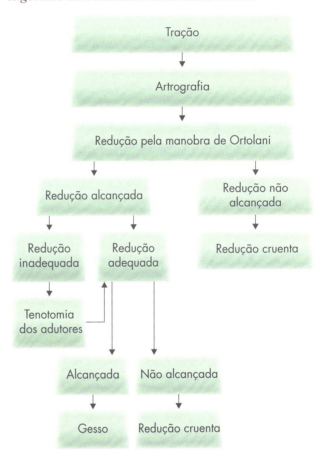

Tratamento após a idade da marcha

A DDQ é habitualmente diagnosticada antes do início da idade de marcha, mas alguns deslocamentos passam despercebidos e em alguns quadris isso pode acontecer tardiamente. À medida que a criança cresce, alterações biológicas e morfológicas como as contraturas, distorção do crescimento da cartilagem, deformidades ósseas e a formação de um falso acetábulo tornam a redução concêntrica mais difícil de ser alcançada e mantida. Em alguns pacientes, o tratamento por meio da redução incruenta seguida de imobilização em aparelho gessado pode obter resultados satisfatórios, mas em crianças mais velhas habitualmente se faz necessária a redução cirúrgica. A displasia residual pós-redução é um acontecimento comum, algumas são corrigidas com o passar do tempo e outras necessitam de cirurgias corretivas complementares.

As abordagens e os tipos de tratamento oferecidos aos pacientes diagnosticados depois da idade de marcha são controversos.[10,132,133] Muitos autores concordam com o fato de que deveria haver um esforço inicial para a redução incruenta nas crianças que já tenham começado a andar e de que a redução cruenta deveria ser utilizada quando a cabeça femoral não puder ser reduzida por métodos não cirúrgicos.[134]

REDUÇÃO INCRUENTA

Uma tentativa de redução incruenta é indicada em casos em que a cabeça femoral estiver com deslocamento em nível inferior aos Tönnis tipos 1, 2 e 3.[33] A tentativa de redução pode ser precedida por tração dos membros inferiores.

O limite de idade para se tentar a redução fechada não está claramente estabelecido.[134-138] Sabe-se, no entanto, que redução fechada após o início da marcha implica aceitar resultados menos satisfatórios e admitir a possibilidade de vir a ser necessário um procedimento cirúrgico adicional. A maioria dos pacientes submetidos à redução fechada após o início da marcha requer pelo menos um procedimento cirúrgico adicional.[135] Berckeley e Dickson recomendam 14 meses como limite superior para a redução fechada. Weinstein e Birch,[135,139] 24 meses, Jaglan e colaboradores[136] e Salter,[28] 18 meses; e Ziontis e MacEwen,[134] 36 meses. A redução fechada após 2 anos de idade é pouco utilizada atualmente, e as chances de sucesso são reduzidas. Além da dificuldade em se obter a redução, são frequentes a reluxação, a displasia acetabular residual e a necrose avascular.[140]

Acredito que a redução incruenta pode ser obtida de maneira eficaz em algumas crianças até os 12 meses de vida; entretanto, a cabeça femoral deslocada não pode ser forçada para o interior do acetábulo. Isso poderá provocar o aparecimento da necrose avascular com comprometimento severo da articulação. A redução incruenta deve ser realizada de maneira a posicionar a cabeça femoral no interior do acetábulo de forma delicada e concêntrica e sob o labrum. Uma vez reduzida a luxação, o quadril deve ser mantido em flexão de 90° a 110° e em abdução de até 60°. A imobilização em aparelho gessado é de no mínimo três meses e, em alguns casos com displasia residual, a articulação é mantida na posição com uma órtese de abdução.

REDUÇÃO CRUENTA

Quando luxação não é reduzida estável e concêntrica de maneira incruenta, a redução cruenta se faz necessária para restaurar a anatomia normal da articulação do quadril. A in-

dicação de uma redução cruenta não depende da idade da criança, mas do nível da cabeça femoral em relação ao acetábulo, da presença de falso acetábulo e da falha na tentativa de uma redução incruenta.

Indicações para redução cruenta

- Incapacidade para obter a redução incruenta concêntrica e estável;
- Incapacidade para manter a redução concêntrica e estável; e
- Redução obtida, mas com a necessidade de posições extremas e forçadas para mantê-la.

Vantagens da redução cruenta

- Menor tempo de internação;
- Menor irradiação; e
- Deformidades associadas, como a anteversão femoral e a displasia acetabular, podem ser corrigidas.

Desvantagens

- Tecnicamente difícil e requer cirurgião experiente;
- Possibilidade de rigidez articular;
- Possibilidade de necrose avascular da cabeça femoral; e
- Possibilidade de infecção.

Técnica de redução cirúrgica para DDQ

Os passos para se proceder ao tratamento da DDQ por meio da redução cruenta incluem: 1) redução do quadril, 2) teste para verificar a estabilidade da redução, a pressão sobre a cabeça femoral e a displasia, 3) cuidados pós-operatórios, engessamento e suporte. Existem duas abordagens à articulação para o tratamento da DDQ: a anterolateral e a medial (via adutora).

PROCEDIMENTO CIRÚRGICO ANTEROLATERAL PARA O QUADRIL

Indicações:

- Para crianças após a idade de marcha;
- Permite abordar a articulação nos seus aspectos anterior, superior, posterior e inferior e em todas as estruturas que impeçam a redução concêntrica; e
- Pode ser associada com procedimentos acetabulares.

DESCRIÇÃO DA ABORDAGEM ANTEROLATERAL

- Posicione o paciente em decúbito dorsal com um coxim sob o tórax;
- Prepare o campo cirúrgico da parte mais inferior do tórax ao membro inferior afetado;
- Faça a incisão cutânea oblíqua, tipo biquíni, 1 centímetro inferior e medial à espinha ilíaca anterossupe-

rior, de aproximadamente 6 centímetros lateralmente e abaixo da crista ilíaca. Alguns cirurgiões preferem a incisão de Smith Petersen, que se estende a partir do terço médio da crista até a espinha ilíaca anterossuperior, continuando distalmente para a coxa de 8 a 10 centímetros. Esta incisão não é tão estética quanto à incisão tipo biquíni;

- O tecido subcutâneo e o músculo tensor da fáscia lata são seccionados ao longo da crista ilíaca até a espinha ilíaca anterossuperior;

- O espaço entre o músculo sartório (medialmente) e o tensor da fascia lata (lateralmente) é identificado e abordado, expondo o músculo reto femoral e abaixo da cápsula articular. Evite tocar o nervo cutâneo femoral lateral, que cruza o músculo sartório 2,5 centímetros distais à espinha ilíaca anterossuperior. O nervo pode ser afastado medialmente;

- Existem dois métodos para a incisão da apófise ilíaca cartilaginosa: dividindo-a no meio, a partir do seu terço médio até a espinha ilíaca anterossuperior ou, por uma osteotomia logo abaixo da apófise ilíaca cartilaginosa na face externa do ilíaco, deslocando-a medialmente;

- Libere subperiostealmente a musculatura da face lateral do ilíaco (tensor do fáscia lata e os músculos glúteos médio e mínimo), expondo até a borda superior do acetábulo e a incisura isquiática maior;

- O músculo sartório na sua inserção na espinha ilíaca anterossuperior é dissecado, marcado com ponto para posterior sutura, seccionado e afastado distal e medialmente;

- Divida as duas cabeças do músculo reto femoral na origem, marque-as com uma sutura e afaste-as no sentido distal;

- Afaste com cuidado os vasos femorais e o nervo femoral;

- Disseque o músculo ilíaco da cápsula articular;

- Exponha a cápsula nos seus aspectos superior, anterior e inferior;

- Faça a tenotomia do tendão do iliopsoas na junção musculotendínea. Cuide para não lesar a artéria circunflexa medial;

- Abra a cápsula articular com uma incisão em forma de "T". A incisão longitudinal deve ser ao longo do eixo do colo do fêmur, e a incisão transversa, ao longo da margem do acetábulo. Faça os pontos na cápsula para posterior sutura;

- Procure por fatores intra-articulares que estejam obstruindo a redução. O ligamento redondo habitualmente está alongado e hipertrofiado e deve ser extirpado. O ligamento transverso deve ser seccionado e o pulvinar (tecido fibrogorduroso) ressecado. Evite danificar a cartilagem articular;

- Avalie o labrum, que pode estar invertido para o interior do acetábulo. Se estiver, ele deve ser reposi-

cionado. Não extirpe o labrum e não danifique as zonas de crescimento da borda do acetábulo;

- Avalie a profundidade e a inclinação do acetábulo, o aspecto da cabeça femoral, sua cartilagem hialina e o grau de anteversão do fêmur;

- Reduza o quadril, e por meio do intensificador de imagem, assegure uma redução concêntrica da cabeça femoral;

- Faça os testes para avaliar a estabilidade da redução, verificar a pressão sobre a cabeça femoral e a displasia acetabular:

  - **Teste de estabilidade:** para testar a estabilidade da redução, o quadril é posicionado em 90° de flexão, 45° de abdução e rotação neutra. É, então, estendido gradualmente para 25° de flexão e de 10° a 15° de abdução. Se a cabeça femoral não se deslocar, o quadril pode ser considerado estável. Se estiver instável, a razão deve ser determinada. Os fatores a serem considerados são: anteversão femoral excessiva ou displasia acetabular severa, que demandarão tratamento específico por meio de osteotomias no fêmur e acetábulo (osteotomia inominada de Salter, osteotomia de Pemberton ou osteotomia de Dega).

  - **Teste da pressão:** para avaliar a pressão sobre a cabeça femoral, uma tração delicada é aplicada na coxa, e a cabeça reduzida deve afastar-se aproximadamente 1 milímetro do acetábulo. Caso isso não aconteça, a contratura dos músculos adutores ou iliopsoas deve ser avaliada e se necessário resolvida por meio de tenotomia, podendo ser associada à osteotomia de encurtamento do fêmur; esta é indicada para prevenir a necrose avascular.

  - **Avaliação da displasia acetabular:** quando o acetábulo é oblíquo e não cobre a cabeça femoral nos seus aspectos anterior e superior, com índice acetabular maior do que 30°, uma osteotomia pélvica está indicada. Indica-se a osteotomia de Pemberton em crianças menores de 18 meses de idade, com um alto índice acetabular, e a osteotomia inominada de Salter em pacientes com mais de 18 meses de idade para reorientar o teto acetabular e alcançar um índice normal.

A redução obtida é considerada estável com a cabeça femoral bem coberta, a cápsula pode ser suturada posicionando o quadril em 30° de flexão e abdução, e de 20° a 30° de rotação interna. Caso a cápsula seja redundante, uma porção pode ser extirpada.

- Reposicione a apófise ilíaca retraída sobre a crista ilíaca;

- Reinsira os músculos retofemoral e sartório às suas origens;

- Suture o fáscia lata, o tecido subcutâneo e a pele;

Série Ortopedia e Traumatologia – Fundamentos e Prática

- Faça uma radiografia da pelve para documentar a redução;
- Aplique um aparelho gessado posicionando o quadril afetado de 60º a 70º de flexão, 45º de abdução e de 20º a 30º de rotação interna. O joelho deve estar flexionado entre 45º e 60º para controlar a rotação e relaxar a musculatura isquiotibial.

CUIDADOS PÓS-OPERATÓRIOS

O paciente é acompanhado na segunda semana de pós-operatório para revisar o gesso e realizar exames radiográficos. O aparelho gessado é removido em seis semanas, quando radiografias são tiradas para assegurar que a redução concêntrica tenha sido mantida. Após a remoção do gesso, exercícios ativos são estimulados, sendo que os passivos não estão indicados para evitar a reluxação do quadril. Caso a displasia persista, uma órtese de abdução é utilizada até o índice acetabular se normalizar. Se o índice não evoluir para o normal, um procedimento acetabular pode ser indicado. (ver tratamento de displasia acetabular residual).

PROCEDIMENTO CIRÚRGICO MEDIAL (VIA ADUTORA)

Indicações

- DDQ típica;
- Crianças que tenham idade abaixo da idade de marcha até os 12 meses, como também as que ainda não ficam em pé (para crianças de colo);
- Casos em que seja possível um procedimento direto nas estruturas mediais e inferiores que impeçam a redução;
- Casos de redução incruenta instável, na qual a artrografia mostra o tendão do músculo iliopsoas constringindo a cápsula, o ligamento redondo hipertrofiado ou o ligamento transverso tensionado.

Vantagens

- Procedimento cirúrgico simples;
- Abordagem anatômica com mínima secção tecidual;
- Pouca perda sanguínea, sem necessidade de transfusão;
- Permite fácil abordagem ao tendão do iliopsoas, ao ligamento transverso, ligamento redondo, pulvinar e à cápsula articular no seu aspecto inferoanterior.

Desvantagens e contraindicações

- Para crianças acima de 18 meses de idade;
- Insuficiente visualização da articulação;
- Exposição insuficiente da cápsula posterior e anterossuperior;
- Requer procedimentos cirúrgicos secundários em torno de 40% dos casos;
- Incapacidade de expor o falso acetábulo.

Weinstein e Birch[139] e Weinstein e Ponseti[140] relataram 10% de incidência de AVN após abordagem medial para o tratamento do deslocamento do quadril, sendo maior quando a tração não for aplicada previamente.[141] Milani e colaboradores[142,143] relataram um estudo em 44 crianças (52 quadris) com perda de redução e necrose asséptica da cabeça femoral. A faixa etária dos pacientes variou entre 12 a 114 meses e, embasados na classificação de Bucholz & Ogden, observaram necrose asséptica em 14 quadris (54,05%).

O procedimento medial foi descrito por Ludloff[27] em 1908, divulgado por Mau[144] e amplamente utilizado por Ferguson[145] na década de 70. Atualmente, é pouco utilizado, e muitos cirurgiões preferem a abordagem anterolateral. Considero sua indicação apropriada para pacientes menores de 1 ano de idade.

DESCRIÇÃO DA ABORDAGEM MEDIAL

- Posicione o paciente em decúbito dorsal;
- Prepare para a cirurgia o tórax, a hemipelve, o quadril e o membro inferior;
- A incisão cutânea pode ser longitudinal ou transversal. Ambas oferecem boa exposição. Com a incisão longitudinal, o quadril é flexionado entre 70º a 80º, abduzido e rotado externamente. Faça a incisão longitudinal posterior ao músculo adutor longo a partir do tubérculo púbico, estendendo-a distalmente de 6 a 8 centímetros. Incise o tecido subcutâneo e a fáscia profunda ao longo da mesma linha da incisão. A incisão cutânea transversal é de cerca de 6 centímetros de comprimento e é centralizada sobre o aspecto anterior do músculo adutor longo, aproximadamente 1 centímetro distal e paralela à prega inguinal.
- Disseque a fáscia profunda, evitando danos à veia safena. Se isto ocorrer, ela deve ser ligada e seccionada.
- Seleciona-se, então, o plano cirúrgico. (Figura 29.15).

Plano posterior (posterior ao músculo adutor breve)

- Libere o músculo adutor longo. Repare e seccione o músculo na sua origem e afaste-o distalmente;
- Afaste o músculo adutor breve anteriormente;
- Identifique os ramos anteriores do nervo obturador e os vasos. Não toque no nervo;
- Aborde entre os músculos adutor breve e magno;
- Localize o trocânter menor e a inserção do tendão do iliopsoas (Figura 29.15).

Plano anterior ao músculo adutor breve e posterior ao músculo pectíneo

- Libere o músculo adutor longo. Repare e seccione o músculo na sua origem e afaste-o distalmente;
- Identifique o músculo pectíneo na margem anterior do músculo adutor longo e aborde seu aspecto posterior;
- Localize o trocânter menor e a inserção do tendão do íliopsoas (Figura 29.15).

Plano anterior ao músculo pectíneo

- Libere o músculo adutor longo. Repare e seccione o músculo na sua origem e o afaste distalmente;
- Identifique o músculo pectíneo na margem anterior do músculo adutor longo e aborde anteriormente e o afaste medial e inferiormente;
- Proteja os vasos e o Nervo femorais;
- Localize o trocânter menor e a inserção do tendão do iliopsoas (Figura 29.15).

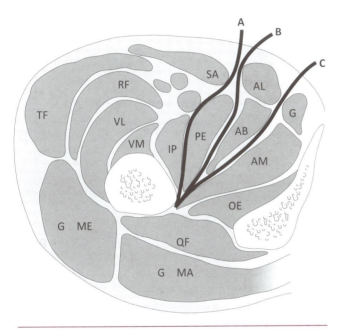

FIGURA 29.15 Esquema dos planos de abordagem pela via medial: Iowa **(A)** Ludloff **(B)** e Ferguson **(C)**.

Seguimento do ato cirúrgico comum às abordagens descritas acima

- Seccione o tendão do iliopsoas;
- Exponha a cápsula articular do quadril no sentido proximal até que a cabeça femoral seja palpável;
- Posicione os afastadores em volta da cápsula do colo do fêmur (superolateral e inferomedialmente);
- Aborde a articulação por meio de uma incisão em forma de "T" na cápsula. A incisão longitudinal deve ser feita ao longo do eixo do colo do fêmur, e a incisão transversa, ao longo da margem do acetábulo;
- Estirpe o ligamento redondo e o pulvinar se eles estiverem hipertrofiados e seccione o ligamento transverso;
- Reduza o quadril e teste a sua estabilidade;
- Feche a cápsula, posicionando o quadril em 15° de flexão, 30° de abdução e 20° de rotação interna;
- Feche a fáscia, o tecido subcutâneo e a pele;
- Aplique um aparelho gessado pelvipodálico no lado operado e até o joelho no outro membro, moldando o gesso sobre o trocânter maior e posicionando o quadril em 30° de flexão e abdução e 10° a 25° de rotação interna.

CUIDADOS PÓS-OPERATÓRIOS

O paciente é avaliado na segunda semana de pós-operatório para revisar o gesso e realizar radiografia em AP dos quadris. Retornará na sexta semana para retirar o aparelho gessado e radiografar a articulação para assegurar que a redução concêntrica tenha sido mantida. A partir de então, exercícios ativos são estimulados, sendo que os passivos devem ser evitados para prevenir a reluxação do quadril. Caso a displasia persista, uma órtese de abdução é utilizada até o índice acetabular se normalizar. Se o índice não evoluir para o normal, um procedimento acetabular pode ser indicado. (ver tratamento de displasia acetabular residual).

DISPLASIA RESIDUAL

Após o tratamento do quadril com DDQ, é frequente encontrar algum grau de displasia residual. Essa requer acompanhamento e avaliação permanentes e, se necessário, tratamento para que a articulação se torne ou se mantenha congruente e estável.

Com uma displasia residual moderada, a criança caminha normalmente, apresenta sinal de Trendelenburg negativo e boa variação de movimentos. Na displasia residual mais acentuada, a criança pode ter claudicação e dor em caminhadas prolongadas, mas nos primeiros anos da segunda década de vida, ou na juventude, começa a se queixar de dores constantes na articulação, em especial na virilha ou na coxa.

A displasia residual pode se manifestar como um defeito no modelo cartilaginoso do quadril, como uma ossificação tardia do modelo, ou ambos. Depois do tratamento com o suspensório de Pavlik, redução incruenta ou cruenta, radiografias periódicas da articulação devem ser feitas para avaliar a evolução de qualquer displasia residual. A incidência radiográfica de escolha é a anteroposterior da bacia, em que o ortopedista deve estabelecer uma linha de base para determinar e acompanhar a evolução da displasia residual. Em crianças menores de 4 anos, as radiografias da pelve devem ser tiradas com os quadris em 25° de flexão para evitar a inclinação anterior. São recomendadas radiografias em pé em crianças que já caminham, e devem ser tomadas a cada três ou seis meses até que o índice acetabular se normalize. Com uma boa evolução no tratamento, o índice acetabular é reduzido com a idade, e a maioria dos autores consideram que em até dois anos isso aconteça.

O índice acetabular normal é de aproximadamente 24° quando a criança atinge os 24 meses de idade. Caso o valor angular do índice acetabular não se normalize, a displasia irá persistir, e a causa desse atraso deve ser pesquisada. O mais comum é evidenciar instabilidade, redução inadequada, necrose avascular e falta de ossificação da cartilagem acetabular. A artrografia é útil para avaliar a cartilagem, a anatomia interna do quadril e a estabilidade. A tomografia computadorizada (TC) pode ser utilizada para avaliar a redução e o formato do acetábulo. A TC fornece ao investigador medições do diâmetro da cabeça femoral, dos ângulos reais do acetábulo e a sua relação com a cabeça femoral.[146,147] As imagens da ressonância nuclear magnética (RNM) oferecem informações sobre os componentes cartilaginosos do quadril como o labrum acetabular habitualmente invertido. Novas técnicas foram desenvolvidas para permitir a avaliação tridimensional da articulação por meio de RNM e TC, mostrando em detalhes a relação entre os componentes articulares, suas morfologias, e permitindo mensurações mais apuradas dos índices.

Nas crianças tratadas de DDQ e que persistiram com displasia, a cabeça femoral está parcialmente coberta tanto anterior como superiormente pelo acetábulo, que concentra as forças da zona de carga sobre uma pequena área de cartilagem articular. Stulberg[70,71] relatou que o ângulo centro-borda de Wiberg é normalmente menor que 20° em pacientes sintomáticos. Salter[29] notou que, no quadril displásico, o labrum acetabular se torna mais espesso na tentativa de "conter" a cabeça femoral.

A displasia residual pode consistir em deformidade do acetábulo, distúrbio de crescimento do fêmur proximal, mau direcionamento do acetábulo ou da anteversão do fêmur. Doyle e Bowen [148] descreveram cinco tipos de displasias residuais: 1) acetábulo mal direcionado; 2) acetábulo alargado (espaçoso); 3) acetábulo lateralizado; 4) falso acetábulo; e 5) displasia femoral proximal.

Os tratamentos clássicos das displasias residuais consistem em imobilização com aparelho gessado, posicionando o membro acometido em abdução e, quando necessário, procedimentos cirúrgicos complementares estão indicados. O conceito do tratamento com imobilização gessada é que a cabeça femoral, "centralizada" no acetábulo enquanto o membro é mantido em abdução e flexão, estimula o desenvolvimento acetabular. Aparelhos de suporte de vários tipos foram propostos; no entanto, ainda se questiona sua eficácia e seu papel no tratamento.

O tratamento cirúrgico da displasia acetabular residual inclui o enxerto ósseo extraarticular no intuito de ampliar a margem do acetábulo (cirurgia de "shelf"). Para a correção da inclinação anormal do teto acetabular, utiliza-se osteotomia incompleta (acetabuloplastia) e osteotomia redirecional do acetábulo (osteotomia inominada), associada ou não à osteotomia do fêmur proximal.

Considero que quando o tratamento da DDQ nas crianças menores de 18 meses de idade com o suspensório de Pavlik e as reduções, incruenta e cruenta, não mostrou recuperação do valor do índice acetabular, pode-se aguardar a evolução até o paciente atingir os 4 anos de idade. Nesse momento, existe a indicação de sua correção por meio de osteotomia pélvica. Nas crianças a partir dos 18 meses de idade, no momento do tratamento por meio da redução cruenta, está indicada a osteotomia inominada descrita por Salter.

OSTEOTOMIA INOMINADA DE SALTER

Salter[28,29] estudou as causas básicas da instabilidade articular após a redução da DDQ e concluiu que o acetábulo é insuficiente nos aspectos anterior e lateral. Esse é o motivo pelo qual a cabeça não é bem coberta anteriormente quando o quadril está em extensão e lateralmente quando em adução. Ele concluiu que o acetábulo poderia ser orientado em melhor posição, promovendo perfeita cobertura da cabeça femoral reduzida. Considero que o ortopedista pode alcançar bons resultados na correção de acetábulos mal orientados por meio da realização da osteotomia de Salter em crianças a partir dos 18 meses de idade. O índice acetabular pode ser corrigido em aproximadamente 15°, mas, para tanto, o quadril deve estar perfeitamente reduzido (Figura 29.16).

PRÉ-REQUISITOS

- Redução concêntrica da cabeça femoral;
- Mobilidade articular conservada;
- Ausência de contratura da musculatura adutora e do iliopsoas no quadril afetado;
- Congruência articular;
- Sínfise púbica móvel;
- 18 meses de idade ou mais.

INDICAÇÕES

- Correção da má orientação acetabular em crianças com mais de 18 meses de vida;
- Correção da displasia acetabular;
- Estabilização da articulação na posição de apoio;
- Correção da subluxação decorrente de falha no tratamento prévio da DDQ;
- Correção da luxação decorrente de falha no tratamento prévio da DDQ.

VANTAGENS

- Corrige a má orientação acetabular e promove estabilidade por meio de um único procedimento cirúrgico;
- Promove a cobertura da cabeça femoral com cartilagem hialina;
- Não afeta a cartilagem trirradiada nem o labrum;
- Promove rápido restabelecimento da articulação;
- Não altera a configuração nem o tamanho do acetábulo.

DESVANTAGENS

- Não promove cobertura posterior da cabeça femoral;
- Não medializa o acetábulo.

DESCRIÇÃO DA OSTEOTOMIA INOMINADA DE SALTER

- Posicione o paciente sobre a mesa cirúrgica, de preferência radiotransparente, em decúbito dorsal;

Displasia do Desenvolvimento do Quadril

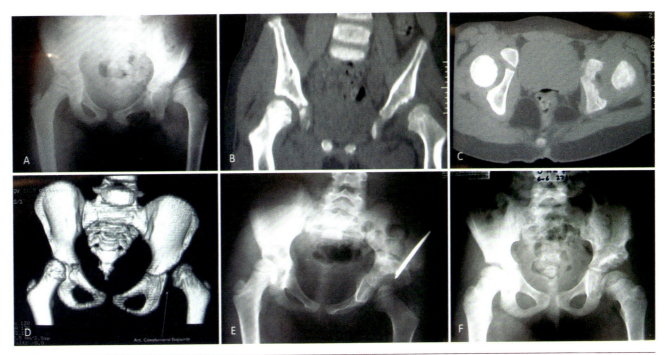

FIGURA 29.16 Radiografia de bacia panorâmica na incidência anteroposterior de paciente com DDQ esquerda **(A)**. TAC **(B)** **(C)**, reconstrução 3D **(D)** no pré-operatório, pós-operatório de cirurgia de Salter inicial **(E)**, e tardio **(F)**.

- Lave o membro inferior a ser operado e prepare-o de forma estéril desde a parte inferior do tórax até o pé;
- Coloque um coxim sob o hemitórax do lado a ser operado;
- Coloque os campos cirúrgicos estéreis;
- Teste a abdução do quadril afetado; se não for ampla, efetue a tenotomia dos adutores;
- Incise a pele logo abaixo do terço médio do ligamento inguinal e continue lateral e inferiormente em direção à espinha ilíaca anterossuperior (EIAS) até o terço médio da crista ilíaca. Essa é a incisão de biquíni que tem aspecto mais cosmético;
- Abra o tecido celular subcutâneo no mesmo sentido da abordagem da pele;
- Exponha a crista ilíaca e seccione a apófise cartilaginosa do ílio desde a EIAS até o terço médio da crista;
- Encontre o sulco entre o músculo tensor da fascia lata e o sartório. Cuidado para não lesar o nervo cutâneo femoral lateral, que deve ser liberado e isolado. Cauterize os pequenos vasos que habitualmente cruzam o local;
- Estenda a incisão da apófise no sentido distal até a espinha ilíaca anteroinferior (EIAI). Com a utilização de um descolador ou *Cobb,* libere o ilíaco nas suas faces lateral e medial até a incisura isquiática. Cuidar para não lesar o nervo ciático e a artéria glútea. O músculo sartório habitualmente é deslocado internamente com o descolamento subperióstico das estruturas da face interna do ilíaco. Caso seja necessário, pode-se liberá-lo de sua origem na EIAS, seccioná-lo e repará-lo para posterior sutura;
- Disseque o músculo retofemoral na sua origem na EIAI, repare com fio para posterior sutura (*Vicril 1*) e libere-o da cápsula articular. Seccione a cabeça reflexa do músculo reto e repare-a;
- Exponha a cápsula articular nas suas faces superior, lateral e medial;
- Posicione os afastadores nas faces lateral e medial do ílio para permitir visibilizar a incisura isquiática e, por meio de um *mixter* posicionado de medial para lateral, passe a serra de *Gigli*.
- Proteja as partes moles e faça a osteotomia iniciando na incisura em direção a EIAI. O traço da secção óssea deve ser perpendicular a ambos os lados do ílio. Cuide para que o segmento distal não desvie posteriormente;
- Prepare um enxerto triangular retirado da crista ilíaca de base semelhante à distância entre as EIAS e EIAI, o qual formará um ângulo de aproximadamente 30° no seu ápice, sendo mais cosmético retirar o enxerto após a EIAS;
- Fixe os fragmentos, proximal e distal, com pinças de campo. A pinça proximal mantém o ílio fixo e a distal será tracionada para posicionar o fragmento inferior, lateral e anteriormente, corrigindo a displasia. Para facilitar a abertura ao nível da osteotomia, pode-se posicionar o membro operado em flexão, ab-

dução e rotação externa, como se o calcanhar se apoiasse sobre o joelho oposto. O cirurgião faz a abdução de maneira progressiva e delicada, afastando os fragmentos.

- Posicione o enxerto triangular na osteotomia, que deverá estar aberta anteriormente, e mantenha seu contato posterior. Cuidado para que o fragmento distal não desvie posteriormente, pois isso pode determinar o alongamento do membro operado e não permitir o redirecionamento do acetábulo;
- Utilize dois fios de Kirchner para fixar a osteotomia e o enxerto de proximal para distal, no sentido medial e posterior, cuidando para que os fios não penetrem na cavidade acetabular. Prefira fios rosqueados que protegerão a osteotomia caso o enxerto colapse;
- Confirme a estabilidade da fixação;
- Faça radiografia para verificar a correção desejada da displasia;
- Suture a apófise cartilaginosa da crista ilíaca, reinsira o músculo retofemoral e não feche o espaço entre os músculos sartório e o tensor da fáscia lata, o que evita lesar o nervo cutâneo femoral lateral;
- Seccione os fios de maneira que fiquem palpáveis sob a pele;
- Suture o tecido celular subcutâneo e a pele.
- Confeccione aparelho gessado toracopédico com o quadril em flexão de 30°, abdução de 30° a 40° e em rotação neutra;
- Faça radiografia na incidência anteroposterior.

CASO O QUADRIL ESTEJA LUXADO, O CIRURGIÃO DEVE PROCEDER DESSA FORMA

- Exponha a cápsula articular nas suas faces superior, lateral e medial;
- Localize o músculo iliopsoas e seccione o tendão. Cuidado para não lesar o ventre muscular e o nervo femoral, que tem aspecto semelhante;
- Abra a articulação por meio de uma incisão na forma de "T", de modo que o traço horizontal seja paralelo ao bordo acetabular (aproximadamente 0,5 centímetros do bordo) e o traço vertical siga o colo do fêmur;
- Resolva os fatores intrínsecos que impedem a redução da cabeça femoral no interior do acetábulo. São eles: o pulvinar e o ligamento redondo, habitualmente hipertrofiado, que devem ser ressecados, e o ligamento transverso, que pode ser seccionado.
- Teste a estabilidade da redução e avalie a insuficiência da cobertura cefálica;
- Prepare a sutura da cápsula articular com pontos separados;
- Faça a osteotomia do ílio seguindo os passos cirúrgicos descritos anteriormente.

CUIDADOS PÓS-OPERATÓRIOS

O paciente é acompanhado na segunda semana de pós-operatório para revisar o gesso e realizar exames radiográficos. O aparelho gessado é removido em seis semanas, quando radiografias são tiradas para assegurar que a redução concêntrica tenha sido mantida. Após a remoção do gesso, exercícios ativos são estimulados e a criança nas quatro semanas subsequentes não deve apoiar. Nesse período, nova consulta é agendada, e após avaliação clínica e radiográfica da articulação, a criança é liberada para a marcha. Caso a displasia seja bilateral, uma vez recuperada a mobilidade do quadril operado, o cirurgião pode agendar a correção do outro lado.

COMPLICAÇÕES

- Infecção;
- Necrose avascular;
- Fechamento prematuro da cartilagem trirradiada, provavelmente por desperiostização excessiva na face medial do ílio;
- Perda da osteotomia;
- Subluxação;
- Reluxação.

A "acetabuloplastia" é um procedimento cirúrgico com o objetivo de alterar a inclinação do teto acetabular por meio de uma osteotomia com abertura incompleta logo acima da articulação. Um enxerto ósseo é geralmente utilizado para manter a posição da osteotomia. Nestes procedimentos, a forma e o volume do acetábulo são modificados para acomodar a cabeça femoral reduzida. Pemberton[149,150] realizou osteotomia ilíaca, redirecionando o teto acetabular e aumentando sua profundidade em 50 quadris de 40 pacientes dos 18 meses aos 49 anos de idade.

OSTEOTOMIA DE PEMBERTON

Descrita por Pemberton em 1965, consiste em uma osteotomia incompleta do osso ilíaco, também chamada de osteotomia pericapsular, com o objetivo de aumentar a cobertura anterolateral. O ilíaco é seccionado na região supra-acetabular e inclinado no sentido lateral e inferior, tendo como fulcro a cartilagem trirradiada (Figura 29.17).

Indicada aos pacientes dos 18 meses até os 10 anos de idade, quando a cartilagem trirradiada inicia o fechamento e se torna inflexível. A principal indicação da osteotomia de Pemberton é para displasia acetabular residual, podendo, no entanto, ser realizada nos quadris luxados em associação com a redução aberta. Esta técnica apresenta as seguintes vantagens: não interferir na borda posterior do acetábulo e de não necessitar de fixação interna. Os pré-requisitos são a cabeça femoral estar concentricamente reduzida no acetábulo; a mobilidade do quadril ser normal ou próxima do normal, especialmente a abdução e a rotação interna, e a cartilagem trirradiada estar aberta. A obtenção de resultados satisfatórios com esta osteotomia

Displasia do Desenvolvimento do Quadril

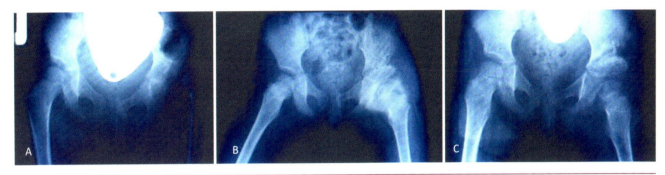

FIGURA 29.17 Radiografia de bacia panorâmica na incidência anteroposterior de paciente com DDQ esquerda no pré-operatório (A), pós-operatório imediato de cirurgia de Pemberton (B), e tardio (C).

depende essencialmente da observação dos pré-requisitos, dos critérios de indicação e dos detalhes da técnica. Os resultados em quadris com sinais de necrose avascular decorrente de tratamentos prévios são menos satisfatórios.

ACETABULOPLASTIA LATERAL (TÖNNIS)

Indicada para o tratamento da displasia acetabular tanto com a cabeça femoral estável quanto subluxada, e também na luxação unilateral ou bilateral. Nos casos de subluxação, esta técnica pode ser utilizada quando a radiografia em abdução, flexão e rotação interna mostrar a perfeita redução da cabeça femoral. Quando isto não ocorrer, é necessário realizar a redução aberta associada. O procedimento está contraindicado após o fechamento da cartilagem trirradiada.[34,35,151-153]

A osteotomia é realizada a uma distância de 5 milímetros do rebordo acetabular em direção à porção mais posterior da cartilagem trirradiada. Todo o ilíaco é seccionado, com exceção de pequena porção da sua parte mais medial logo acima da cartilagem trirradiada. Concluída a osteotomia, o cirurgião deve alavancar no sentido distal a porção do ilíaco contendo o acetábulo. Introduz-se um segmento ósseo triangular no local da "abertura" obtida com o afastamento distal do teto acetabular para mantê-lo na sua nova posição.

OSTEOTOMIA TRIPLA (STEEL)

Nas crianças com idade acima dos nove ou 10 anos, a menor flexibilidade da sínfise púbica e o fechamento da cartilagem trirradiada diminuem bastante o grau de rotação do acetábulo. Estes locais servem de fulcro para a rotação do segmento acetabular nas osteotomias do ilíaco descritas por Salter, Pemberton e Tönnis.

Em 1963, Steel[31,32] descreveu a osteotomia tripla, na qual realizava osteotomia simultânea em três locais, no ilíaco, ísquio e púbis. Isto permite ampliar o movimento de rotação do acetábulo e, com isso, obter maior cobertura da cabeça femoral. (Figura 29.18). A grande vantagem deste procedimento é a de cobrir a cabeça femoral com cartilagem hialina articular normal. Está indicada nos casos de displasia acetabular residual, em que a cabeça femoral está reduzida, porém parcialmente descoberta, e a área de descarga se concentra na porção lateral do acetábulo. Na descrição clássica, a cirurgia é realizada em dois estágios, iniciando-se pelo ísquio, que é seccionado por meio de abordagem posterior. Segue a cirurgia, posicionando-se o paciente em decúbito dorsal quando as osteotomias do ilíaco e do púbis são realizadas por meio de abordagem anterior.

O procedimento descrito por Steel proporciona uma boa cobertura da cabeça femoral, traduzida pela melhora dos ângulos CE de Wiberg e de Sharp de forma eficaz e duradoura[154] (Figura 29.18).

Utilizo a abordagem medial, seguindo a prega inguinal medial para realizar as osteotomias do púbis e do ísquio, e a do ilíaco é realizada pela via anterior habitual. Agindo desta maneira, o paciente é posicionado na mesa cirúrgica sempre em decúbito dorsal. Isto encurta o tempo da operação, ao evitar mobilizar o paciente anestesiado para a troca de decúbito e preparar novamente o campo cirúrgico, diminuindo o risco de contaminação.

PRÉ-REQUISITOS
- Concentricidade da articulação do quadril;
- Espaço articular mantido com superfícies cartilaginosas da cabeça femoral e do acetábulo adequadas;
- Boa mobilidade da articulação;
- Placa de crescimento do ísquio fechada; e
- Crianças com mais de 8 anos de idade ou adultos jovens.

INDICAÇÕES
- Displasia acetabular significativa ou sintomática;
- Redução obtida com abdução de 25° a 30°, confirmada na radiografia de quadril na incidência anteroposterior;
- Recuperação da estabilidade da articulação do quadril nos casos de subluxação ou luxação; e
- Pacientes com comprometimento articular bilateral, nos quais a sínfise púbica está fechada e rígida.

CAPÍTULO 29

Série Ortopedia e Traumatologia – Fundamentos e Prática

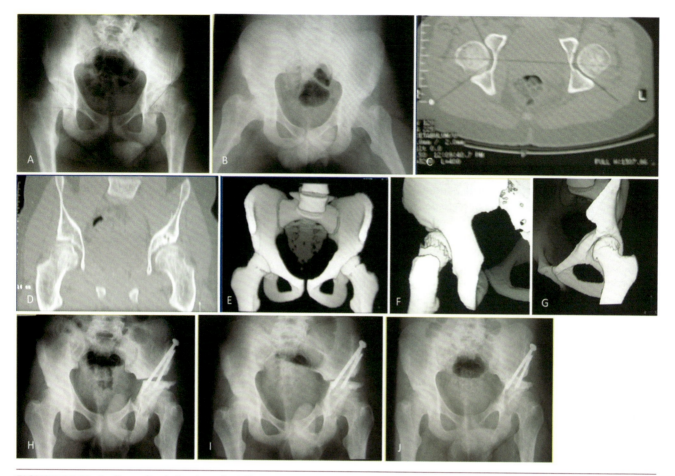

FIGURA 29.18 Radiografia de bacia na incidência anteroposterior de paciente com Displasia Residual do quadril esquerdo no pré-operatório **(A)**, imagem em abdução mostrando perfeito centrado da cabeça femoral em relação ao acetábulo **(B)**, TAC **(C-D)** imagem em 3D **(E-F-G)**, radiografia do pós-operatório imediato **(H)** e tardio **(I-J)** de cirurgia de Steel.

CONTRAINDICAÇÕES

- Doenças prévias da articulação do quadril que tenham destruído a cabeça femoral, o acetábulo ou ambos;
- Artrose da articulação do quadril;
- Anquilose da articulação;
- Desequilíbrio muscular, comum em doenças neurológicas como a paralisia cerebral e a mielomeningocele;
- Quando a redução da cabeça femoral no interior do acetábulo não é alcançada em abdução do membro inferior acometido, mesmo se associando à tração ou ao encurtamento femoral.

DESCRIÇÃO DA OSTEOTOMIA TRIPLA DE STEEL

- Posicione o paciente sobre uma mesa cirúrgica, de preferência radiotransparente, em decúbito dorsal, e submeta-o à anestesia;
- Lave o membro inferior a ser operado e prepare-o estéril desde a parte inferior do tórax até o pé; e
- Coloque os campos cirúrgicos estéreis.

Osteotomia do osso ísquio

- Mantenha o membro inferior do paciente elevado por um assistente, posicionando o quadril e o joelho flexionados a 90º;
- Apalpe o tubérculo isquiático;
- Realize abordagem horizontal de 8 cm a 10 cm, partindo a 1 centímetro da prega glútea e perpendicular ao eixo da diáfise femoral;
- Afaste lateralmente o músculo glúteo máximo;
- Exponha os músculos isquiotibiais ao nível de suas inserções no tubérculo isquiático;
- Disseque o músculo bíceps da coxa (o mais superficial e medial possível);
- Exponha o sulco entre os músculos semitendíneo e semimembranáceo e introduza uma pinça hemostática curva atrás do ísquio no interior do forame ob-

turador. O nervo ciático é lateral ao músculo semimembranáceo e passa mais profundamente, contornando a face medial e inferior do músculo glúteo máximo. Não se deve expor o nervo ciático; ele deve ser localizado para não ser lesionado durante o procedimento cirúrgico. O nervo ciático e o músculo semimembranáceo, que é tendinoso na sua origem, guardam semelhança e não devem ser confundidos;

- Afaste os músculos obturadores interno e externo nas suas origens, mantendo-se contato com o osso e evitando lesar a artéria pudenda interna, a veia e o nervo pudendos, que cursam paralelamente ao ramo isquiático na fáscia do músculo obturador ao nível do canal de Alcock;
- Proceda à osteotomia do ísquio, utilizando-se de um osteótomo da mesma largura do osso. O osteótomo deve ser dirigido lateral e posteriormente, numa angulação de 45º;
- Suture o músculo glúteo máximo à fáscia profunda; e
- Feche a ferida cirúrgica por planos.

Osteotomias dos ossos púbis e ílio

- Troque de avental e luvas e use material diferente para proceder ao segundo tempo da cirurgia;
- Realize abordagem iliofemoral (anterior);
- Rebata os músculos ilíaco e glúteos da face lateral do ílio;
- Desinsira o músculo sartório de sua origem na espinha ilíaca anterossuperior e afaste-o medialmente;
- Libere subperiostealmente os músculos da face interna do ílio e o músculo iliopsoas, protegendo o nervo, a artéria e a veia femoral que passam anteriormente a ele;
- Secione o tendão do iliopsoas na sua origem e exponha o tubérculo do pectíneo;
- Exponha adequadamente o ramo púbico, descolando subperiostealmente o músculo pectíneo a aproximadamente 1 centímetro do tubérculo;
- Introduza uma pinça hemostática curva superiormente ao ramo púbico no interior do forame obturador. Uma segunda pinça é inserida inferiormente ao ramo púbico até tocar na que foi inserida inicialmente. Substitua as pinças por afastadores de Homann. Esses afastadores protegerão a artéria, a veia e o nervo obturatórios que estão situados medialmente;
- Proceda à osteotomia introduzindo o osteótomo no sentido posterior e medial com inclinação de 15º;
- caso a cabeça femoral esteja luxada ou subluxada, abrir a cápsula articular para remover os fatores intrínsecos (tecido fibroadiposo e os ligamentos redondo e transverso) que estejam dificultando ou impedindo a redução;
- Reduza a cabeça femoral, dirigindo-a ao centro da cartilagem trirradiada do acetábulo;

- Suture a cápsula com pontos alternados;
- Realize a osteotomia do ilíaco segundo a técnica descrita por Salter em 1961, utilizando uma serra de Gigli, partindo da incisura isquiática maior em direção ao ponto médio entre as espinhas isquiáticas anterossuperior e inferior;
- Secione a fáscia e o periósteo da face interna do ílio para liberar mais a porção distal do ilíaco;
- Utilize uma pinça de campo fixada ao nível da espinha ilíaca anteroinferior para mobilizar o fragmento distal no sentido anterior e lateral, para cobrir a cabeça do fêmur;
- Remova enxerto ósseo de forma triangular da asa do ílio e coloque-o ao nível da osteotomia. Fixe com dois pinos de Steinmann partindo da face interna do segmento proximal do ílio, passando pelo enxerto e dirigindo-se ao fragmento distal, evitando penetrar na cavidade articular. Pode-se efetuar a fixação com parafusos canulados;
- Reinsira o músculo reto da coxa à espinha ilíaca anteroinferior, o músculo sartório e o ligamento inguinal lateral à espinha ilíaca anterossuperior. Deixe livres os músculos pectíneo e iliopsoas, porque eles se reinserirão;
- Feche a ferida cirúrgica por planos;
- Confeccione o aparelho gessado, mantendo o quadril operado em 20º de abdução, 5º de flexão e rotação neutra; e
- Faça radiografia anteroposterior da pelve.

SEGUIMENTO PÓS-OPERATÓRIO SEGUNDO STEEL

Os pacientes retornam na segunda semana para realizar radiografia em AP dos quadris, retirada dos pontos e revisão do aparelho gessado; e, na décima semana, para a retirada do gesso e dos pinos. Nesse momento, a mobilização passiva e ativa da articulação operada é iniciada com o intuito de recuperar os movimentos e a força muscular da cintura pélvica, em especial do músculo glúteo médio. O apoio parcial, com auxílio de muletas, inicia-se entre a 12ª e 14ª semanas da cirurgia. Após a recuperação da mobilidade, habitualmente em torno do sexto mês de pós-operatório, a marcha sem muletas é liberada.

TÉCNICA ALTERNATIVA PARA ABORDAR O ÍSQUIO E O PÚBIS[63]

- Aborde por meio de incisão transversal a 1 centímetro da prega da virilha (anteromedial), partindo a 2 centímetros do músculo adutor longo até o bordo posterior do músculo grácil;
- Libere o músculo adutor longo e afaste-o posteriormente;

- Identifique o músculo pectíneo (situado superior ao adutor longo) e disseque-o na sua inserção no púbis. **CUIDADO:** o nervo obturador situa-se nesse intervalo, entre os músculos adutor longo e pectíneo, e deve ser protegido. Os vasos e o nervo femorais situam-se lateralmente ao músculo pectíneo. Essa abordagem leva o cirurgião medialmente ao tubérculo do músculo pectíneo sem afastá-lo de maneira forçada;
- Faça a liberação subperiosteal do púbis e posicione um *mixter* ou *Homann* nos seus bordos superior e inferior;
- Faça a osteotomia dirigindo o osteótomo de anterior para posterior e perpendicular ao osso;
- Afaste o músculo grácil da fáscia crural e identifique o seu bordo posterior. O músculo adutor magno situa-se profundo e anterior a esse bordo posterior;
- Disseque o intervalo entre o bordo posterior do músculo grácil e o adutor magno anteriormente e a inserção proximal dos isquiotibiais posteriormente;
- Localize a inserção dos isquiotibiais no ísquio;
- Seccione o periósteo do ísquio longitudinalmente e libere suas faces superior e inferior. Posicione o *mixter* ou *Homann* para proteger as estruturas adjacentes ao osso;
- Cheque o local da osteotomia com o intensificador de imagem;
- Faça a osteotomia dirigindo o osteótomo no sentido medial e superior. Pode-se ressecar um fragmento maior para facilitar a rotação do segmento acetabular.

Seguimento pós-operatório

Os pacientes retornam na segunda semana para realizar radiografia em AP dos quadris, curativos e retirada dos pontos. Como fixamos com três parafusos canulados 7,5, não imobilizamos com aparelho gessado. O paciente é orientado a permanecer deitado por oito semanas quando retorna para controle radiográfico. Constatada a consolidação das osteotomias, exercícios passivos e ativos da articulação operada são iniciados com o intuito de recuperar os movimentos e a força muscular da cintura pélvica, em especial do músculo glúteo médio. O apoio parcial, com auxílio de muletas, inicia-se entre a 12ª e 14ª semanas da cirurgia. Após a recuperação da mobilidade, habitualmente em torno do sexto mês de pós-operatório, a marcha sem muletas é liberada.

Chiari (1955)[155,156] relatou uma osteotomia completa do ilíaco acima do acetábulo, na qual o segmento distal é deslizado medialmente. O segmento proximal apoia-se sobre a cabeça femoral, prevenindo subluxação ascendente. Kawamura (1959)[157,158] descreveu um procedimento similar com uma osteotomia pélvica em cúpula, que evitou uma aparente incongruência da cabeça femoral arredondada e a superfície reta da osteotomia de Chiari. Atualmente, essas cirurgias são utilizadas como "procedimentos de salvação" (Figura 29.19).

OSTEOTOMIA FEMORAL

A osteotomia é realizada no sentido de encurtar o fêmur para facilitar a redução e diminuir a pressão sobre a cabeça femoral, prevenindo a necrose avascular e a reluxação.

A utilização da osteotomia femoral, associada à derrotação e à varização, complementando o tratamento incruento da DDQ, não é mais a rotina dos cirurgiões que tratam esta doença e não deve ser utilizada isoladamente acima dos 4 anos de idade; no entanto, pode ser associada à osteotomia pélvica. A osteotomia é realizada na região subtrocantérica, e o segmento a ser encurtado deve ser o suficiente para trazer a cabeça femoral para o nível do acetábulo, o que varia de 1 a 3 centímetros[30,159,160] (Figura 29.20).

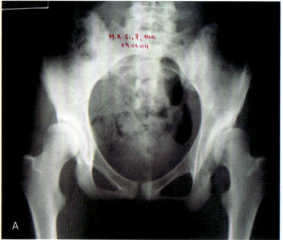
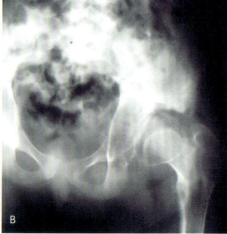

FIGURA 29.19 Radiografia de bacia panorâmica na incidência anteroposterior de paciente com DDQ esquerda no pré-operatório **(A)** e pós-operatório de cirurgia de Chiari **(B)**.

Displasia do Desenvolvimento do Quadril

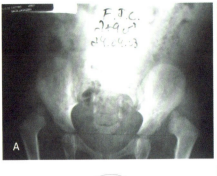
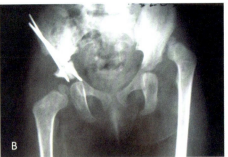
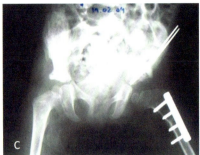
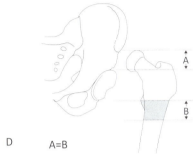
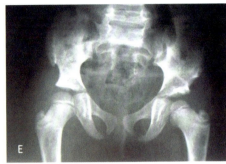

FIGURA 29.20 Radiografia de paciente com luxação congênita do quadril bilateral **(A)** tratado em procedimento único com redução cruenta, osteotomia de Salter à direita **(B)**, após à esquerda associada ao encurtamento femoral **(C)**, esquema do cálculo do encurtamento do Fêmur **(D)**, e pós-operatório tardio **(E)**.

O segmento a ser ressecado corresponde à distância do topo da cabeça femoral em relação ao bordo superior do acetábulo. Outra maneira de avaliar o segmento a ser ressecado é avaliar o grau de superposição do fragmento distal sobre o proximal, enquanto a cabeça femoral é mantida reduzida no acetábulo.

COMPLICAÇÕES

As complicações relacionadas ao tratamento da DDQ, seja ele incruento ou cruento, são inúmeras, acontecem em qualquer idade e tem relação com a dificuldade no tratamento e na idade do paciente. As mais graves são:

Reluxação

Ocorre em pacientes em tratamento ou tratados, e habitualmente está associada á displasia acetabular e á falta de solução dos fatores intrínsecos ou extrínsecos determinantes da luxação.

Necrose avascular

Não faz parte da história natural da DDQ, é sempre iatrogênica. Pode acontecer devido a manobras intempestivas e/ou forçadas por parte do cirurgião. Em alguns casos, quando a luxação é diagnosticada tardiamente, a cabeça femoral está posicionada muito alta, a liberação e o tratamento da cápsula podem exigir maior dissecção, resultando na lesão dos vasos circunflexos. A lesão vascular compromete o crescimento da extremidade proximal do fêmur, promove deformidade nesta região com consequências graves que levarão à artrose prematura da articulação.

A Classificação de Kalamchi e MacEwen é a mais utilizada para definir o comprometimento e o aspecto do fêmur proximal envolvido. Apresenta quatro tipos e depende da gravidade e da localização da necrose isquêmica.[161]

Tipo 1: a lesão é temporária e costuma ter resolução espontânea sem apresentar deformidade residual ou sequela.

Tipo 2: forma uma barra óssea que provoca o fechamento da placa fisária, e dependendo da sua localização pode deformar e alterar o crescimento do colo pela inclinação da cartilagem de crescimento. Habitualmente são aparentes no final do crescimento, não sendo diagnosticadas antes da adolescência.

Tipo 3: a mais rara, promove o encurtamento da parte inferior do colo femoral e a inclinação da fise.

Tipo 4: provoca o aparecimento de uma barra central que compromete o crescimento do colo do fêmur, que se torna encurtado. O trocânter maior apresenta hipercrescimento, posicionando-se acima da cabeça femoral. Esta relação inadequada entre cabeça e trocanter determinará alterações biomecânicas, com repercussão sobre a articulação.

O manejo das sequelas determinadas pela necrose avascular é específico a cada tipo, variando de osteotomias ao nível do colo até o bloqueio epifisário ou transferência do trocânter maior.

PROTOCOLO PARA O TRATAMENTO DA DISPLASIA DO DESENVOLVIMENTO DO QUADRIL – DDQ

Tratamento a ser instituído do nascimento aos 3 meses de idade

1. Quadril instável, mas redutível:
   - Uso contínuo do suspensório de Pavlik.

Série Ortopedia e Traumatologia – Fundamentos e Prática

- Controle inicial diário até ter certeza de que os pais/responsáveis compreenderam a filosofia do tratamento e o seguirão.
- Avaliação semanal para ajuste do suspensório e US (Ultrassonografia) até a articulação se tornar estável.
- Manutenção do suspensório pelo número de semanas referentes à idade da criança à época da estabilidade, com mínimo de seis semanas ao máximo de doze semanas. Avalia-se a criança a cada três semanas para ajustar o Pavlik.
- Liberar o uso do aparelho de maneira progressiva, com intervalos progressivos de duas horas ao dia e uso noturno por mais duas semanas.
- Controle com radiografias para avaliar a possibilidade de displasia.

2. Quadril subluxado ou luxado:

- Uso contínuo do suspensório de Pavlik.
- Controle inicial diário até ter certeza de que os pais/responsáveis compreenderam a filosofia do tratamento e o seguirão.
- Avaliação semanal para ajuste do suspensório e US até no máximo a terceira semana de uso, caso:
  a) a articulação se apresente no nível 2 de Harcke e Bowen, seguir o tratamento apresentado no item 1.
  b) O quadril não responda ao tratamento instituído, deve-se abandonar o uso do Pavlik.

Tratamento a ser instituído dos 3 meses a 1 ano de idade (início da marcha)

- Internar o paciente para avaliação por meio de radiografia de bacia panorâmica na incidência anteroposterior.
- Estudo por meio da artrografia.
- Obtida a redução pela manobra de Ortolani, caso:
  a) redução obtida com zona de segurança de Ramsey restrita, 15° a 20°, deve-se efetuar a tenotomia dos adutores (boa zona de segurança: de 30° a 65°).
    - Obtida a redução, com labrum tipos 1 a 4 e 2/3 do raio horizontal da cabeça mediais a linha de Perkins.
    - Confecção de aparelho gessado toracomaleolar bilateral, com os quadris posicionados em 90° de flexão, pode variar de 90° a 110°, e até 65° de abdução.
    - Confirmar a redução com TAC.
    - Reavaliar a estabilidade em seis semanas e confeccionar novo aparelho gessado que permanecerá por mais seis semanas.
  b) artrografia mostre limbo tipos 5 a 8, deve-se proceder redução cruenta, podendo ser utilizada a via medial, seguida de aparelho gessado toracomaleolar no lado afetado e até o terço distal da coxa no contralateral, posicionando a articulação do quadril operado em 60° a 70° de flexão, 45° de abdução e 20° a 30° de rotação interna, ou também por meio da via anterolateral.
    - Confirmar a redução com TAC.

Tratamento a ser instituído após o início da marcha

1. Antes dos 18 meses de idade:

- Raras são as articulações onde se pode obter a redução incruenta nesta idade. Caso isso aconteça, deve-se seguir o tratamento dos 3 meses a 1 ano descrito no item "a".
- O tratamento indicado é a redução cruenta pela via anterolateral, seguida de aparelho gessado toracomaleolar no lado afetado e até o terço distal da coxa no contralateral, posicionando a articulação do quadril operado em 30° de flexão, 10° a 25° de abdução e 10° a 20° de rotação interna.
    - Confirmar a redução com TAC.
    - Controle radiográfico na segunda semana de pós-operatório. O aparelho gessado é retirado na sexta semana da cirurgia, quando são estimulados exercícios ativos. O índice acetabular de 24° deve ser alcançado em até dois anos de pós-operatório ou 4 anos de idade.

2. Após os 18 meses de idade:

- Redução cruenta da luxação seguida de osteotomia de Salter, para corrigir a displasia acetabular.
- Aparelho gessado toracomaleolar no lado afetado e até o terço distal da coxa no contralateral, posicionando a articulação do quadril operado em 30° de flexão, 25° de abdução e rotação neutra.
- Controle radiográfico na segunda semana de pós-operatório e retirada do aparelho gessado na sexta semana da cirurgia, quando são estimulados exercícios ativos, sem permitir o apoio por quatro semanas; a partir daí, liberar.
- quando bilateral, deve-se agendar a cirurgia da outra articulação após a anterior apresentar boa mobilidade.

Tratamento da displasia residual

Deve-se analisar a articulação por meio de radiografias da bacia AP com e sem apoio, e medir o ângulo centroborda de Wiberg, que é maior de 15° dos 4 aos 13 anos, e maior de 20° a partir dos 14 anos de idade. O centroborda lateral é de 28°.

Pode-se utilizar a TAC para mensurar os índices acetabulares anterior, posterior, axial e a versão acetabular; e a TAC 3D, para visibilizar a relação dos componentes articulares e controlar a redução obtida.

1. Displasia na fase inicial, com pouca melhora com o crescimento:

- A artrografia dinâmica mostra:
  a) atraso na ossificação ou acetábulo com "má" rotação e com cartilagem normal:

- a1 — ... ...ável: instalar aparelho de abdução, se evoluir para a nor... ... ... = alta;
- a2 – instável: confeccionar gesso; ... ... para estabilidade = aparelho de abdução = se normal = alta;
- a1 e a2 podem evoluir para acetábulos displásicos ou displásicos e instáveis, casos em que está indicado procedimento de reconstrução.

b) subluxação:
  - indicada redução aberta.

c) acetábulo aumentado (maior em relação à cabeça do fêmur):
  - c1 – com a cabeça femoral reduzida:
  - – procedimento de reconstrução.
  - c2 – com a cabeça femoral luxada:
  - – redução cruenta e procedimento de reconstrução.

No tratamento do acetábulo *"mal" orientado*, utilizam-se as osteotomias de:

- Salter;
- Triplas – Steel;
- Gunz.

No tratamento do acetábulo *"aumentado"*, utilizam-se as osteotomias de:

- Pemberton;
- Dega.

Quadris com luxação unilateral devem ser tratados até os 9 anos de idade, e quadris com luxação bilateral, até os 7 anos, onde devem ser resolvidos os fatores obstrutivos intrínsecos e extrínsecos, obtida a redução associada ao encurtamento do fêmur, se necessário, e a correção do acetábulo.

No tratamento da luxação inveterada, utilizam-se os procedimentos de salvação:

- acetabuloplastia tipo Shelf – Staheli;
- osteotomia de Chiari;
- osteotomia de suporte pélvico.

REFERÊNCIAS BIBLIOGRÁFICAS

1. Furnes O, Lie SA, Espehaug B, et al. Hip disease and the prognosis of total hip replacements. A review of 53698 primary total hip replacements reported to the Norwegian Arthroplasty Register 1987-99. J Bone Joint Surg Br. 2000;83;579-86.
2. Weissman SL, Salama R. Treatment of congenital dislocation of the hip in the newborn infant. J Bone Joint Surg. 1969;51A(3);601-3.
3. Bache CE, Clegg J, Herron M. Risk factors for developmental dysplasia of the hip: ultrasonographic findings in the neonatal period. J Pediatr Orthop B. 2002;11;212-8.
4. Bowen JR, Kotzias Neto A. Developmental Dysplasia of the Hip. Maryland: Data Trace Publishing Company, 2006.
5. Record RG, Edwards JH. Environmental influences related to the etiology of CDH. Br J Preventive Social Med. 1958;12:8.
6. Suzuki S, Yamamuro T. Correlation of fetal posture and congenital dislocation of the hip. Acta Orthop Scand. 1986;57;81-4.
7. Visser JD. Functional treatment of congenital dislocation of the hip... ...Scand. 1984;(Suppl.206)55:43-50.
8. Jones D. Neonatal detection ... ...nental dysplasia of the hip (DDH). J Bone Joint Surg Br. 199...
9. Bialik V, Bialik GM, Blazer S, et al. Developmental Dysplasia of the hip: A new approach to incidence. Pediatrics. 1999;103(1):93-9.
10. Bertol P, Kotzias Neto A. Luxação congênita ou displasia do desenvolvimento do quadril após os 2 anos de idade. In: Pardini Jr AG, De Souza JMG, Laredo Filho J. Clínica Ortopédica: O quadril da criança e do adolescente. Rio de Janeiro: MEDSi, 2001.
11. Bertol P. Luxação Congênita do quadril. Estudo de 103 quadris tratados pela técnica de Salter isolada ou associada a osteotomia de fêmur. São Paulo: Universidade Federal de São Paulo – Escola Paulista de Medicina, 1998.
12. Volpon JB, Carvalho Filho G. Luxação congênita do quadril no recém-nascido. Rev Bras Ortop. 1985;20;317-20.
13. Guarniero R. Congenital dislocation of the hip. Epidemiology. 1992;3(supl.I):11-3.
14. Adams F. Hippocrates: The Genuine Works of Hippocrates. London: Baillieri, 1937.
15. Dupuytren G. Original or congenital displacement of the heads of thigh-bones. Clin Orthop. 1964;33:3-8.
16. Dupuytren J. Memoire sur un deplacement original de la téte des femurs. Rep Gen Anat Physiol. 1826;2:151.
17. Pravaz CG. Traité théorique et operatoire des luxation congénitales du femur. Lyon: Guilbert & Dorier, 1847.
18. Ortolani M. Congenital hip dysplasia in the light of early and very early diagnosis. Clin Orthop. 1976;119:6-10.
19. Ortolani M. Un segno poco noto e sua importanza per la diagnosi precoce di prelussazione congenita dell'anca. La Pediatria. 1937;45:129-35.
20. Barlow G. Early Diagnosis and treatment of congenital dislocation of the hip. J Bone Joint Surg Br. 1962;44;292-301.
21. Barlow G. Early Diagnosis and treatment of congenital dislocation of the hip in the newborn. Proc R Soc Med. 1966;59:1103
22. Graf R. The diagnosis of congenital hip-joint dislocation by the ultrasonic combound treatment. Arch Orthop Traumat Surg. 1980;97(2);117-33.
23. Graf R. The ultrasonic image of the acetabular rim in infants. An experimental and clinical investigation. Arch Orthop Traumat Surg. 1981;99(1);35-41.
24. Harcke HT. Developmental Dysplasia of the Hip: A spectrum of abnormality. Pediatrics. 1999;103(1):152.
25. Harcke HT, Kumar SJ. The role of ultrasound in the diagnosis and management of congenital dislocation and dysplasia of the hip. J Bone Joint Surg. 1991;73:622-8.
26. Pavlik A. The Functional Method of Treatment Using a Harness with Stirrups as Primary Method of Conservative Therapy for Infants with Congenital Dislocation of the Hip. Clin Orthop Rel Reser. 1992;281:4-10.
27. Ludloff B. The open reduction of the congenital hip dislocation by an anterior incision. Am J Orthop Surg. 1912-13;10:438-54.

28. Salter RB. Role of Innominate Osteotomy in the Treatment of Congenital Dislocation and Subluxation of the Hip in the Older Child. J Bone Joint Surg. 1966;48A;1413-39.

29. Salter RB, Dubos JP. The first fifteen years' personal experience with innominate osteotomy in the treatment of congenital dislocation and subluxation of the hip. Clin Orthop. 1974;98:72-103.

30. Klisic P, Jankovic L. Combined procedure of open reduction and shortening of the femur in treatment of congenital dislocation of the hips in older children. Clin Orthop. 1976;119:60-9.

31. Steel HH. Triple osteotomy of the innominate bone. J Bone Joint Surg. 1973;55A:343-50.

32. Steel HH. Triple Osteotomy of the Innominate Bone. A Procedure to Accomplish Coverage of the Dislocated or Subluxated Head in the Older Patient. Clin Orthop Rel Res. 1977;122:116-27.

33. Tönnis D. Normal values of the hip joint for the evaluation of X-Rays in children and adults. Clin Orthop Rel Res. 1976;119:76-88.

34. Tönnis D. Surgical Treatment of Congenital Dislocation of the Hip. Clin Orthop Rel Res. 1990;258:33-40.

35. Tönnis D, Behrens K, Tscharani F. A modified technique of the triple pelvic osteotomy: Early results. J Pediat Orthop. 1981;1;241-9.

36. Ganz R, Klaue K, Vinh TS, et al. A new Periacetabular Osteotomy for the treatment of hip dysplasias. Technique and preliminary results. Clin Orthop Rel Res. 1988;232:26-36.

37. Corliss CE. Pattern's Human Embryology. Elements of Clinical Development. New York: McGraw-Hill Book Co, 1976.

38. Wanatabe RS. Embryology of the human hip. Clin Orthop. 1974;98:8-26.

39. Ferrer-Torrelles M, Ceballos T. Embryology of the hip in relation to congenital dislocation. In: Tachdjian MO. Congenital Dislocation of the Hip. New York: Churchill Livingstone Inc., 1982.

40. Chung SMK. Normal hip development. In: Hip disorders in infants and children. Philadelphia: Lea & Febiger, 1981. p.1-29.

41. Coleman SS. Embryology and anatomy of the hip joint. In: Congenital dysplasia and dislocation of the hip. St. Louis: The C.V. Mosby Company, 1978. p.1-26.

42. Badgley CE. Correlation of clinical and anatomical facts leading to a conception of the etiology of congenital hip dysplasias. J Bone Joint Surg. 1943;25A:503-23.

43. Badgley CE. Etiology of congenital dislocation of the hip. J Bone Joint Surg. 1949;31A:341-56.

44. Abuamara S, Dacher JN, Gaucher S, et al. Organization of screening and follow-up. Arch Pediatr. 1999;6:675-82.

45. McIntosh R, Merrit KK, Richards MR, et al. The incidence of congenital malformations: a study of 5,964 pregnancies. Pediatrics. 1954;14:505-22.

46. Palmen K. Preluxation of the hip joint: Diagnosis and treatment in the newborn and the diagnosis of the hip joint in Sweden during the years 1948-1960. Acta Pediatrica. 1961;50 supl 129:1-71.

47. Tachdjian MO. Pediatric Orthopedics. Philadelphia: W.B. Saunders, 1972.

48. Stanisavljevic S. Examination of hip in newborn babies and results. Henry Ford Hosp Med Bull. 1961;9:214.

49. Walker JM. A preliminary investigation of congenital hip disease in the Island Lake Reserve population, Manibota. University of Manibota: Athropology Papers, 1973.

50. Horii M, Kubo T, Inoue S, et al. Coverage the femoral head by the acetabular labrum in dysplastic hips: quantitative analysis with radial MR imaging. Acta Orthop Scand. 2003;74(3):287-92.

51. Carter CO, Wilkinson JA. Genetic and environmental factors in the etiology of congenital dislocation of the hip. Clin Orthop. 1964;33:119-28.

52. Getz B. The hip in Lapps and its bearing on the problem of congenital dislocation. Acta Orthop Scand. 1955;18 supl 22:1-81.

53. Coleman SS. Congenital dysplasia of the hip in the Navajo infant. Clin Orthop. 1968;56:179-93.

54. Kraus BS, Schwartzman JR. Congenital dislocation of the hip among the Fort Apache Indians. J Bone Joint Surg. 1957;39A:448-9.

55. Pratt WB, Freiberger RH, Arnould WD. Untreated congenital hip dysplasia in the Navajo. Clin Orthop. 1982;162:69-77.

56. Edelstein J. Congenital dislocation of the hip in the Bantu. J Bone Joint Surg Br. 1964;48:397.

57. Pompe Van Meerdervoort HF. Congenital musculoskeletal disorders in the South African Negro. J Bone Joint Surg Br. 1977;59:257.

58. Skirving AP, Scadden WJ. The African neonatal hip and its immunity from congenital dislocation. J Bone Joint Surg Br. 1979;61:339-41.

59. Hoagland FT, Yau AC, Wong WL. Osteoarthritis of the hip and other joints in Southern Chinese in Hong Kong. J Bone Joint Surg. 1973;55A:545-57.

60. Dunn PM. Perinatal observations on the etiology of congenital dislocation of the hip. Clin Orthop. 1976;119:11-22.

61. Wynne-Davies R. Acetabular dysplasia and familial joint laxity: two etiological factors in congenital dislocation of the hip. J Bone Joint Surg Br. 1970;52B:704-16.

62. Bjerkreim I, VanDerHagen CB. Congenital dislocation of the hip in Norway. Part 5: Evaluation of genetic and environmental factors. Clin Genet. 1974;5:433.

63. Tachdjian MO. Congenital dislocation of the hip. New York: Churchill Livingstone Inc, 1982.

64. Weinstein SL. Natural History and treatment outcomes of childhood hip disorders. Clin Orthop. 1997;344:227-42.

65. Wilkinson JA. Breech malposition and intra-uterine dislocations. Proc R Soc Med. 1966;59(11 Part 1):1106-8.

66. Wilkinson JA. The effect of breech malposition. J Bone Joint Surg Br. 1964;46:156.

67. Weinstein SL. Natural history of congenital hip dislocation (CDH) and hip dysplasia. Clin Orthop. 1987;225:62-76.

68. Stanisavljevic S. Hip-knee-hip triad in helpful clinical sign in the examination of the hips in the newborn. Arch Orthop. 1961;74:577.

69. Stanisavljevic S, Mitchell CL. Congenital dysplasia, subluxation, and dislocation of the hip in stillborn and newborn infants. J Bone Joint Surg. 1963;45A:1147-58.

70. Stulberg SD, Cordell LD, Harris WH, et al. Unrecognized Childhood Hip Disease: A Major Cause of Idiopathic Osteoarthritis of the Hip. In: The Hip: Proceedings of the Second Open Meeting of the Hip Society. St Louis: Mosby CO, 1975. p.212-28.

71. Stulberg SD, Harris WH. Acctabular dysplasia and development of osteoarthitis of the hip. In: The Hip, Proceedings of the Hip society. St. Louis: CV Mosby, 1974. p.82.

72. Severin E. Arthrography in congenital dislocation of the hip. J Bone Joint Surg. 1939;21:304-13.

73. Severin E. Contribution to the knowledge of congenital dislocation of the hip joint; late results of closed reduction and arthrographic studies of recent cases. Acta Chir Scand. 1941;84(Suppl 63):1-142.

74. Wiberg G. Shelf Operation in congenital dysplasia of the acetabulum and in subluxation and dislocation of the hip. J Bone Joint Surg. 1953;35:65-80.

75. Wiberg B. Studies on Dysplastic Acetabula and Congenital subluxation of the hip joint, with special reference to the complication of osteoarthritis. Acta Chirurgica Scandinavica. 1939;83(Suppl. 58).

76. Wilkinson JA. Prime factors in the etiology of congenital dislocation of the hip. J Bone Joint Surg Br. 1963;45:268-83.

77. Cooperman DR, Wallensten R, Stulberg SD. Acetabular dysplasia in the adult. Clin Orthop Relat Res. 1979;175:79-85.

78. Wedge JH, Wasylenko MJ. The natural history of congenital disease of the hip. J Bone Joint Surg Br. 1979;61:334-8.

79. Wedge JH, Wasylenko MJ. The natural history of congenital dislocation of the hip: A critical review. Clin Orthop. 1978;137:154-62.

80. Paterson DC. The early diagnosis and treatment of congenital dislocation of the hip. Clin Orthop. 1976;119:28-38.

81. Visser JD. Functional treatment of congenital dislocation of the hip. Acta Orthop Scand. 1984;55 (supl 206):1-109.

82. Crawford AH, Mehlman CT, Slovek RW. The Fate of Untreated Developmental Dislocation of the Hip: Long-term Follow-up of Eleven Patients. J Pediatr Orthop. 1999;19:641-4.

83. Hummer CD, MacEwen GD. The coexistence of Torticollis and congenital dysplasia of the hip. J Bone Joint Surg. 1972;54:1255-6.

84. Walsh JJ, Morrissy RT. Torticollis and hip dislocation. J Pediatr Orthop. 1988;18:219-21.

85. Kumar SJ, MacEwen GD. The incidence of hip dysplasia with metatarsus adductus. Clin Orthop. 1982;164:234-5.

86. Perkins G. Signs by which to diagnose congenital dislocation of the hip. Lancet. 1928;1:648.

87. Coleman SS. Diagnosis of congenital dysplasia of the hip in the newborn infant. JAMA. 1956;162:548-54.

88. Bertol P, Macnicol MF, Mitchell GP. Radiographic features of neonatal congenital dislocation of the hip. J Bone Joint Surg Br. 1982;64:176-9.

89. Boal DK, Schwenkter EP. The infant hip: assessment with real-time US. Radiology. 1986;157:667-72.

90. Clarke NMP, Clegg J, Al-Chalabi AN. Ultrasound screening of hips at risk for CDH. Failure to reduce the incidence of late cases. J Bone Joint Surg Br. 1989;71:9-12.

91. Clarke NMP, Harche HT, McHugh P, et al. Real-Time ultrasound in the diagnosis of congenital dislocation and dysplasia of the hip. J Bone Joint Surg Br. 1985;67:406-12.

92. Graf R. Fundamentals of sonographic diagnosis of infant hip dysplasia. J Pediatr Orthop. 1984;4:735-40.

93. Harcke HT. Screening newborns for developmental dysplasia of the hip: the role of sonography. Am Roentgen Ray Soc. 1994;162:395-97.

94. Harcke HT, Clarke NMP, Lee MS, et al. Examination of the infant hip with real-time ultrasonography. J Ultrasound Med. 1984;3:131-7.

95. Harcke HT, Grissom LE. Performing dynamic sonography of the infant hip. Am Roentgen Ray Soc. 1990;155:837-44.

96. Harcke HT, Grissom LE. Pediatric hip sonography. Diagnosis and differential diagnosis. Radiol Clin North Am. 1999;37:787-96.

97. Milani C, Laredo F, Ishida A, et tal. A Ultra-Sonografia do Quadril do Recém-nascido pelo método de Graf. Rev Bras Ortop Traum. 1993;28:25-32.

98. Terjensen T. Ultrasonography for evaluation of hip dysplasia. Methods and policy in neonates, infants, and older children. Acta Orthop Scand. 1998;69:653-62.

99. Morin C, Harcke HT, MacEwen GD. The infant hip: real time US assessment of acetabular development. Radiology. 1985;157:673-7.

100. Polanuer PA, Harcke HT, Bowen JR. Effective use of ultrasound in the management of congenital dislocation and/or dysplasia of the hip. Clin Orthop. 1990;252:176-81.

101. Harcke HT. Sonography of the Infant Hip. Personal Comunication, Course at duPont Hospital for Children of Nemours Foundation, 1999.

102. Yamamuro T, Chene SH. A radiological study on the development of the hip joint in normal infants. J Jpn Orthop Assoc. 1975;49:421-39.

103. Carter CO, Wilkinson J. Congenital dislocation of the hip. J Bone Joint Surg. 1960;42B:669-88.

104. Kleinberg SM, Lieberman HS. The acetabular index in infants in relation to congenital dislocation of the hip. Arch Surg. 1936;32:1049-54.

105. Tönnis D. Congenital Hip dislocation: Avascular Necrosis. New York: Thieme-Straton, 1982.

106. Coleman SS. Pemberton (Pericapsular) Acetabuloplasty). In: Macnicol MF. Color Atlas and Text of Osteotomy of the Hip. Barcelona: Mosby-Wolf, 1996. p.23-30.

107. Cotillo JA, Molano C, Albiñana J. Correlative Study Between Arthrograms and Surgical Findings in Congenital Dislocation of the Hip. J Pediatr Orthop. 1998;7B:62-5.

108. Farber MJ. A Helpful Radiographic Sign in CDH. Orthopedics. 1992;15:1072-4.

109. Forlin E, Choi IH, Guille JT, et al. Prognostic Factors in Congenital Dislocation of the hip treated with closed reduction. The importance of arthrographic evaluation. J Bone Joint Surg. 1992;74:1140-52.

110. Ramsey PL, Lasser S, MacEwen GD. Congenital Dislocation of the Hip. J Bone Joint Surg. 1976;58:1000-4.

111. Cunha LAA, Mattos, RZ, Gava R. Luxação congênita do quadril: avaliação clínico-radiológica do tratamento conservador. Rev Bras Ortop. 1985;20:291-7.

112. Glazener CM, Ramsay CR, Campbell MK, et al. Neonatal examination and screening trial (NEST): a randomised, controlled, switchback trial of alternative polices for low risk infants. BMJ. 1999;318:627-31.

113. Mellerowicz HH, Matussek J, Baum C. Long-term results of Salter and Chiari hip osteotomies in developmental hip displasia. A survey of over 10 years follow-up with a new hip evaluation score. Arch Orthop Trauma Surg. 1998;117: 222-7.

114. Paterson DC. The early diagnosis and treatment of congenital dislocation of the hip. Clin Orthop. 1976;119:28-38.

115. Ponseti IV: Morphology of the acetabulum in congenital dislocation of the hip. J Bone Joint Surg. 1978;60:586-99.

116. Ponseti IV: Non-surgical treatment of congenital dislocation of the hip. J Bone Joint Surg. 1966;48:1392-408.

117. Schoenecker PL, Strecker WB. Congenital Dislocation of the Hip in Children. J Bone Joint Surg. 1984;66:21-7.

118. Grill F, Bensahel H, Canadell J, et al. The PavliK Harness in Multicenter Study of Congenital Dislocating Hip: Report on a European Paediatric Orthopaedic Society. J Pediatr Orthop. 1988;8:1-8.

119. Hangen DH, Kasser JR, Emans JB, et al. The Pavlik Harness and Developmental Dysplasia of the Hip: has Ultrasound Changed Treatment Patterns? J Pediatr Orthop. 1995;15:729-35.

120. Harding MGB, Harcke HT, Bowen JR, et al. Management of Dislocated Hips with Pavlik Harness Treatment and Ultrasound Monitoring. J Pediatr Orthop. 1997;17:189-98.

121. Kalamchi A, MacFarlane RIII. The Pavlik harness: results in patients over three months of age. J Pediatr Orthop. 1982;2:3-8.

122. Jones GT, Schoenecker PL, Dias LS. Developmental hip dysplasia potentiated by inappropriate use of the Pavlik harness. J Pediatr Orthop. 1992;12:722-6.

123. Viere RG, Birch JG, Herring JA, et al. Use of the Pavlik Harness in Congenital Dislocation of the Hip. An Analysis of failures of treatment. J Bone Joint Surg. 1990;72:238-44.

124. Harris IE, Dickens R, Menelaus MB. Use of the Pavlik Harness for Hip Displacements. When to abandon Treatment. Clin Orthop. 1992;281:29-33.

125. Lloyd-Roberts GC, Swann M. Pitfalls in the management of congenital dislocation of the hip. J Bone Joint Surg Br. 1966;48:666-81.

126. Mendez AA, Keret D, MacEwen GD. Obturator dislocation as a complication of closed reduction of the congenitaly dislocated hip: a report of two cases. J Pediatr Orthop. 1990;10:265-9,.

127. Tucci JJ, Kumar SJ, Guille JT, et al. Late Acetabular Dysplasia Following Early Successful Pavlik Harness Treatment of Congenital Dislocation of the Hip. J Pediatr Orthop. 1991;11:502-5.

128. Schott PCM. Displasia do desenvolvimento do quadril e luxação displásica do quadril. Rev Bras Ortop. 2000;35:1-6.

129. Kotzias Neto A. Análise da remodelação acetabular em pacientes portadores de Displasia do Desenvolvimento do Quadril tratados com suspensório de Pavlik. Comunicação pessoal. VI Congresso Catarinense de Ortopedia e Traumatologia 3-4. Dezembro de 2004.

130. Ma R, Ji S, Zhou Y, et al. Evolutionary regularity of acetabular dysplasia after reduction of developmental dislocation of the hip. Clin Med J. 1997;110:346-8.

131. Kerry M, Simonds GW. Long-term results of late non-operative reduction of developmental dysplasia of the hip. J Bone Joint Surg Br. 1998;80:78-82.

132. Bertol P, Monteggia GM. Luxação congênita do quadril após o início da marcha. Rev Bras Ortop. 1990;25:253-8.

133. Coleman SS. Developmental dislocation of the hip from 10 to 18 months. Mapfre Medicina. 1992;3(supl.I):90-2.

134. Zionts LE, MacEwen GD. Treatment of congenital dislocation of the hip in children between the ages of one and three years. J Bone Joint Surg. 1986;68:829-46.

135. Berkeley ME, Dickson JH, Cain TE, et al. Surgical therapy for congenital dislocation of the hip in patients who are twelve to thirty-six months old. J Bone Joint Surg. 1984;66:412-20.

136. Jaglan SS, Crawford AH, Dias LS, et al. Closed versus open reduction of congenital dislocation of the hip in children between six and twenty four months of age. Orthop Trans. 1991;15:736-41.

137. Barret WP, Staheli LT, Chew DE. The effectiveness of the Salter Innominate Osteotomy in the treatment of congenital dislocation of the hip. J Bone Joint Surg. 1986;68:79-87.

138. Bessova-Plzakova M. Konservative behandlung der angeboren Huftverrenkung bei kindern mit dem apparat von Hanausek. Arbeitsbereich der Orthopadie. 1959;6:4.

139. Weinstein SL, Birch JG. Closed versus open reduction of congenital dislocation in patients under 2 years of age. Orthopaedics. 1990;13:221-7.

140. Weinstein SL, Ponseti IV. Congenital dislocation of the hip. Open Reduction through a Medial Approach. J Bone Joint Surg. 1979;61:119-24.

141. Staheli LT. Medial approach open reduction for congenitally dislocated hips: A critical analysis of fourty cases. In Tachdjian MO: Congenital Dislocation of the Hip. New York: Churchill-Livingstone, 1982. p.295-303.

142. Milani C, Ishida A, Laredo J, et al. Avaliação do índice de necrose avascular na luxação congênita do quadril inveterada pelo encurtamento femoral e acetabuloplastia de Salter modificada. Rev Bras Ortop. 1996;31:67-74.

143. Milani C, Ishida A, Lourenço A, et al. Estudo comparativo da freqüência da necrose avascular da cabeça femoral no tratamento cirúrgico da luxação congênita do quadril com e sem osteotomia de encurtamento do fêmur. Rev Bras Ortop. 1995;30:21-4.

144. Mau H, Dorr WM, Henkel L, et al. Open reduction of congenital dislocation of the hip by Ludloff's method. J Bone Joint Surg. 1971;53:1281-8.

145. Ferguson AB Jr. Primary open reduction of congenital dislocation of the hip using a median adductor approach. J Bone Joint Surg. 1973;55:671-89.

146. Kotzias Neto A. Estudo dos Valores Angulares em Tomografia Axial Computadorizada de crianças com quadris normais. Tese de Mestrado, Escola Paulista de Medicina, UNIFESP, 1997.

147. Kotzias Neto A. Estudo tomográfico dos ângulos de anteversão, versão acetabular e índice acetabular axial de crianças. Rev Bras Ortop. 1999;34(6):385-94.

148. Doyle SM, Bowen JR. Types of Persistent Dysplasia in Congenital Dislocation of the Hip. Acta Orthop Belg. 1999;65:266-76.

149. Pemberton PA. Pericapsular Osteotomy of the Ilium for Treatment of Congenital Subluxation and Dislocation of the Hip. J Bone Joint Surg. 1963;45:65-86.

150. Pemberton PA. Pericapsular Osteotomy of the Ilium for the Treatment of Congenitally Dislocated Hips. Clin Orthop. 1974;98:41-54.

151. Tönnis D. Triple Osteotomy close to the hip joint. In: Tachdjian MO. Congenital Dislocation of the Hip. 1.ed. New York: Churchill Livingstone Inc., 1982. p.555-65.

152. Tönnis D. Triple Pelvic osteotomy for lateral and anterior rotation of the Dysplastic Acetabulum. In: Macnicol MF. Color Atlas and Text of Osteotomy of the Hip. São Paulo: Mosby-Wolfe, 1996. p.42-50.

153. Tönnis D, Arning A, Bloch M, et al. Triple Pelvic Osteotomy. J Pediatr Orthop. 1994;3B:54-67.

154. Kotzias Neto A. O tratamento da displasia do quadril pela técnica de Steel. Tese de doutorado em Ortopedia e Traumatologia da Escola Paulista de Medicina, Universidade Federal de São Paulo, 1977.

155. Chiari K. Ergebnisse mit der Becknosteotomie als Pfannendachplastik. Z Orthop. 1955;87:14-9.

156. Chiari K. Medial displacement osteotomy of the pelvis. Clin Orthop. 1974;98:55-71.

157. Kawamura B. The transverse pelvic osteotomy. J Jpn Orthop Soc. 1959;32:65-7.

158. Kawamura B, Hosono S, Yokogushi K. Dome Osteotomy of the Pelvis. In: Tachdjian MO. Congenital Dislocation of the Hip. 1.ed. New York: Churchill Livingstone Inc., 1982. p.609-29.

159. Klisic P, Jankovic L, Basara V. Long-Term Results of Combined Operative Reduction of the Hip in Older Children. J Pediatr Orthop. 1988;8:532-4.

160. Galpi RD, Roach JW, Wenger DR. One stage treatment of congenital dislocation of the hip in older children, including femoral shortening. J Bone Joint Surg. 1989;71:374-84.

161. Kalamchi A, MacEwen GD. Avascular necrosis following treatment of congenital dislocation of the hip. J Bone Joint Surg. 1980;62:876-88.

Doença de Legg-Calvé-Perthes

Gilberto Waisberg

DEFINIÇÃO

A doença de Legg-Calvé-Perthes (LCP) é uma necrose isquêmica ou avascular do núcleo de ossificação da epífise proximal do fêmur durante o desenvolvimento da criança. Ocorre entre os 2 e 16 anos de vida com pico entre os 4 e 8 anos.

HISTÓRICO

Em 1909, Waldenstrom descreveu uma afecção no quadril a qual relacionou à tuberculose. A partir dos relatos independentes e quase simultâneos de três diferentes autores em 1910 (Legg-EUA, Calvé-França, Perthes-Alemanha), passou a ser reconhecida como entidade distinta da coxalgia (afecção tuberculosa do quadril), que era doença muito comum até então. Legg descreveu-a como uma obscura afecção da articulação do quadril. Já Calvé relatou-a como pseudocoxalgia, e Perthes como artrite deformante do quadril.

CONSIDERAÇÕES GERAIS

Dos tecidos que compõem a epífise femoral proximal da criança, apenas o centro de ossificação, composto por tecido ósseo, é que estará parcial ou totalmente acometido. O episódio de isquemia parece fugaz e único, não se repetindo ulteriormente. Assim, a necrose não é progressiva quanto à extensão do acometimento, instalando-se sempre do canto anterior e lateral para a região posterior e medial. A cartilagem hialina de revestimento epifisário, por sua vez, nutre-se por embebição no líquido sinovial e, portanto, não será afetada pela isquemia. No entanto, ela se tornará irregular caso no curso da afecção haja deformação do seu sustentáculo ósseo (Figura 30.1).

EPIDEMIOLOGIA

Devido à variabilidade no grau de acometimento e intensidade dos sintomas, muitas estatísticas são falhas, pois se estima que um importante percentual de pacientes acometidos não é diagnosticado. Existem relatos de incidências que variam de 1: 1200 a 1:12.500. A doença é mais comum nos meninos, numa proporção de quatro meninos para cada menina, sendo também a raça branca mais afetada. Quanto à faixa etária de acometimento, embora possa variar dos 2 aos 16 anos, o início dos sintomas ocorre em mais de 80% das vezes entre os 4 e os 9 anos, com pico aos 6 anos de idade (nas meninas um pouco antes dos 5 e nos meninos próximo aos 6 anos). A bilateralidade é referida entre 10% e 20% dos portadores. Embora existam referências de possível origem genética, na maioria dos relatos não se consegue apontar padrão algum de hereditariedade. Pode haver associação da doença de Perthes com hérnias de parede, criptorquídia e anomalias renais (Figura 30.1).

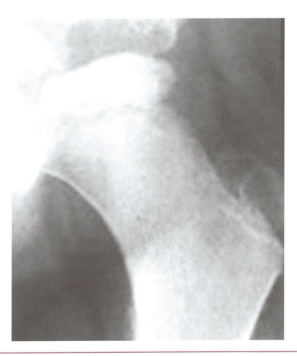

FIGURA 30.1 Radiografia em AP mostrando deformidade epifisária.

ETIOPATOGENIA

Não existe, ainda nos dias de hoje, uma teoria única que explique a causa que leva à obstrução transitória da circulação da cabeça femoral. Dentre as possíveis causas, são citadas: trombose decorrente de fibrinólise (coagulopatia/trombofilia), aumento da viscosidade sanguínea, infartos de repetição, aumento da pressão hidrostática intracapsular (sinovite) colabando os vasos retinaculares, alterações lipídicas, hiperatividade, fatores nutricionais, entre outros. Devido à condição de benignidade do processo, associado à sua localização especial (articulação de carga de uma criança em pleno crescimento), poucos estudos foram realizados para a análise anatomopatológica do material afetado. A despeito disto, sabe-se que o processo obedece às regras gerais de reparação tecidual, ou seja, após instalada a necrose óssea, haverá a proliferação e diferenciação de tecido neoformado que avança de lateral para medial e de anterior para posterior, invadindo o fragmento avascularizado, absorvendo o osso morto e, em seu lugar, apondo osso novo e imaturo. O processo é inflamatório de reparação, daí a presença de edema articular com distensão capsular, que provoca dor. Em consequência da substituição reparadora, existe o "amolecimento" mecânico em várias áreas, o que caracteriza a fase de fragmentação, sendo justamente este o período de vulnerabilidade mecânica da cabeça femoral. Nesta fase, a cabeça pode ser deformada pela pressão excêntrica do *labrum* acetabular, quando existe a subluxação lateral da epífise. De maneira simultânea, várias áreas estão sendo também reparadas e completam a substituição revitalizada do osso necrótico, o que caracteriza a fase de reossificação, e assim este tecido ainda jovem e não mineralizado vai adquirindo consistência óssea radiográfica com a deposição e fixação do cálcio, recuperando sua resistência óssea natural, concluindo o processo com uma conformação esférica ou não, de acordo com a evolução – fase residual ou de cicatrização (Figura 30.2). Simultânea e subsequentemente, a "nova" cabeça femoral vai se mineralizando e assumindo a transparência óssea radiográfica habitual. A direção da reossificação na cabeça femoral é também de lateral para medial e de anterior para posterior. Este processo de reparação é independente de qualquer ação externa e tem sempre começo, meio e fim (autolimitado). A cura sempre ocorre, podendo, no entanto, chegar-se a ela com ou sem deformidade articular. No entanto, é muito importante ter em conta que a articulação afetada é de carga, e, por isso, o interesse no bom resultado é ainda maior, pois pequenas alterações na superfície de contato entre o fêmur proximal e a cavidade cotiloide podem representar concentrações de pressões num dado ponto, o que significa atrito, e assim pode advir a artrose degenerativa precoce, que representa a falência funcional e dolorosa da articulação.

HISTÓRIA NATURAL

Trata-se de uma doença autolimitada, ou seja, após o surto de isquemia, de causa desconhecida, instala-se automaticamente o processo de reparação. No início há prolife-

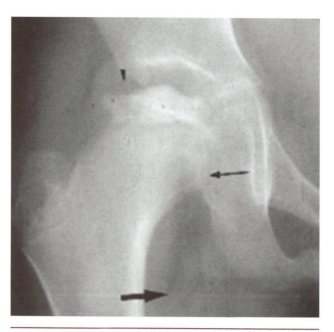

FIGURA 30.2 Radiografia mostrando estágio de reossificação da epífise.

ração de células jovens e imaturas que vão se diferenciando e penetram no segmento necrótico e "sequestrado", sob a forma de vasos e tecido neoformados que gradativamente apõem o osso jovem, imaturo e não mineralizado. Essas células absorvem o osso morto e o substituem por osso novo. Durante o processo, o que se observa na evolução radiográfica é a substituição gradativa da massa óssea densa (fase de necrose), que vai sendo interpenetrada por um tecido de radiotransparência aumentada e mais escura (fase de fragmentação), como que tornando a cabeça femoral "pulverizada" e muitas vezes com aparência de espaços "vazios e sem osso" (fase de reossificação), que caracteriza o tecido cartilaginoso ao raio X. No final do processo há uma remodelação do osso afetado, o que caracteriza a fase de cicatrização ou residual (Figura 30.2).

DIAGNÓSTICO CLÍNICO

O quadro inicial pode ser de dor e claudicação, relacionadas com a atividade física, ou às vezes confundidas com alguma espécie de trauma. Devido à irradiação da dor no território sensitivo do nervo obturatório, não é incomum observarmos crianças que têm os joelhos radiografados, uma vez que referem dor na região medial e anterior dos joelhos. No início os sintomas são pouco intensos, mas às vezes obrigam a criança à restrição das atividades, o que provoca a melhora do quadro. São sintomas insidiosos, levando frequentemente ao diagnóstico postergado por algumas semanas ou meses. Raras são as eventualidades de dor aguda e intensa, provocando a imobilidade antálgica da articulação, com bloqueio doloroso dos movimentos do quadril.

A claudicação, no início "de defesa", pode, com a cronicidade do processo, assumir o aspecto clínico característico de "balanço do tronco" sobre o membro inferior afetado, o qual se posiciona em adução e força o valgo do joelho. Nas sequelas de casos graves pode haver sinal de Trendelenburg positivo, devido à ascensão do trocânter maior, e desenvolvimento de coxa-vara funcional. Ao exame clínico articular, haverá maior ou menor restrição dos movimentos de rotação interna, abdução e flexão. Os quadris que apresentam contratura intensa dos adutores à abdução e quadris que fazem a flexão seguida automaticamente de abdução (contratura em abdução) são de pior prognóstico, tanto quanto aqueles com restrição global da mobilidade articular. São dados clínicos que também influem no prognóstico da doença a idade de início (quanto menor a idade da criança tanto maior a possibilidade de remodelação e adaptação), o sexo feminino e a obesidade que, por sua vez, é inversamente proporcional à tendência de boa evolução.

DIAGNÓSTICO RADIOGRÁFICO

O diagnóstico radiológico pode ser feito através da radiografia simples, nas posições anteroposterior e Lowenstein. Devem ser observados os sinais precoces da afecção: diminuição da altura do núcleo epifisário, aumento do espaço articular, evidência de fratura subcondral.

CLASSIFICAÇÕES

Catterall, em 1971, descreveu uma classificação com conotação prognóstica, subdividindo os pacientes em quatro diferentes grupos. No **grupo 1**, englobou os pacientes com comprometimento mínimo da epífise, acometendo até um quarto da cabeça femoral. No **grupo 2**, a extensão do processo envolve até metade da cabeça femoral, enquanto no **grupo 3** dois terços do núcleo ósseo estariam afetados, constituindo na evolução radiográfica denominada "cabeça dentro da cabeça". Por fim, no **grupo 4**, a epífise totalmente acometida. Quanto ao prognóstico evolutivo, refere que são tanto piores as expectativas quanto maior a extensão do comprometimento (Figura 30.3).

Stulberg e colaboradores, em 1981, observaram na evolução que os resultados quanto à congruência articular e sua implicação em artrose do quadril podem ser resumidos basicamente em três eventualidades na fase residual: a primeira, que é a obtenção de um quadril com esfericidade normal ou quase normal da cabeça, e congruente com o acetábulo (Classes 1 e 2). Nesse tipo praticamente não há desenvolvimento de artrose e o prognóstico é bom. Na segunda forma, a cabeça não é esférica, sendo geralmente elíptica e magna, comparável à "forma de um cogumelo", porém é acompanhada por alteração adaptativa do acetábulo, o que se convencionou chamar de "congruência não esférica" (Classes 3 e 4). Nesse tipo, poderá haver o desenvolvimento de artrose, mas geralmente após os 50 anos de idade. O terceiro tipo é aquele em que não se consegue a contenção da cabeça sob o acetábulo, e que por pressão anômala da reborda acetabular sobre ela haverá a instalação de uma deformação em "V", formando uma "dobradiça" superoexterna na cabeça femoral (Classe 5). Esse tipo é mais frequente quando a doença se inicia após os 9 anos de idade e constitui a forma residual chamada de "incongruente", na qual haverá o desenvolvimento de artrose no quadril, antes mesmo dos 50 anos de idade.

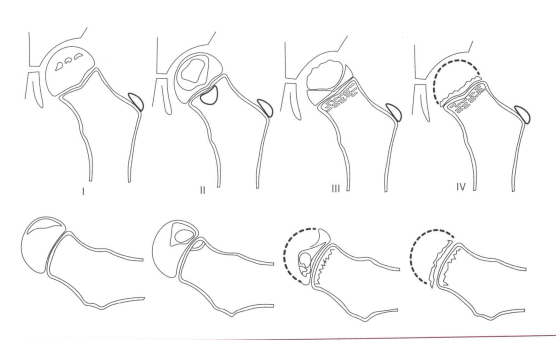

FIGURA 30.3 Classificação de Caterall (figura retirada do artigo original).

Em 1984, Salter e Thompson lançam uma classificação baseada num sinal radiográfico de lise subcondral, que é uma linha radiotransparente situada logo abaixo da superfície radiográfica da cabeça óssea femoral (sinal de Caffey). Subdividem os quadris em grupo A, com extensão da lesão até a metade da cabeça, e grupo B, com comprometimento de mais da metade da cabeça femoral. Quanto ao prognóstico, afirmam que estarão predispostos à melhor evolução os pacientes do grupo A, e que o sinal de Caffey (ou fratura subcondral), quando presente, é um sinal radiográfico precoce da doença. No entanto, em 1999, nós analisamos 642 prontuários de pacientes portadores de LCP e encontramos o sinal em apenas 50 quadris, e podemos afirmar que, além de pouco frequente, não é precoce como se apregoara e muitas vezes, na evolução da doença, não guardaram relação direta com o prognóstico.

Herring e colaboradores, em 1993, descreveram sua classificação baseando-se na altura do pilar lateral da epífise e subdividiram os quadris em três tipos. No **tipo A**, estão os quadris em que há preservação do pilar lateral ou diminuição mínima de sua altura; no **tipo B**, aqueles com comprometimento de até 50% da altura do pilar lateral da epífise; e no **tipo C** estão os pacientes com diminuição maior do que 50% da altura do pilar lateral. Quanto ao prognóstico, preconizam que terão tanto melhor evolução quanto menor for o comprometimento da altura do pilar lateral (Figura 30.3). Pessoalmente, achamos que é uma classificação muito válida na evolução, porém não é precoce, pois não considera que o processo de reparação substitui o osso morto por osso novo e, embora deixe de ter consistência radiográfica visível, está presente a cabeça cartilaginosa, mantendo uma boa equidistância entre o fêmur e o acetábulo. Assim, poderemos ter quadris com ótima evolução, apesar de a imagem da epífise não ser visível no pilar lateral, pois já foi substituída por um tecido de radiotransparência ainda não mineralizado, semelhante à cartilagem. Esses serão quadris com boa evolução se a mobilidade clínica estiver mantida e a distância entre a placa epifisária e a superfície articular do acetábulo for equidistante e congruente.

No nosso meio, Laredo Filho lança sua classificação pneumoartrográfica, com a expectativa de uma classificação precoce e poder prognosticar a evolução. Subdivide os quadris em cinco grupos, sendo que o principal parâmetro é a posição do "limbus", que pode ou não estar alterada, de acordo com a pressão da cabeça femoral subluxada.

Particularmente, achamos que um bom exame clínico, seguido de uma leitura experiente em afecção do quadril na criança, interpretando as imagens radiográficas simples, permite as mesmas conclusões que esta classificação, sem a necessidade de submeter a criança a uma anestesia e introdução de contraste na articulação.

Existem ainda classificações baseadas na cintilografia óssea e na ressonância magnética, que embora disponíveis são dispendiosas, além de exigirem muitas vezes sedação e outros inconvenientes, acrescentando pouco à antecipação do prognóstico.

PROGNÓSTICO RADIOGRÁFICO

Na evolução, deve-se observar que quanto maior o comprometimento da epífise tanto piores as condições de se conseguir uma articulação esférica e congruente após a fase ativa da doença. Catterall descreveu cinco sinais radiográficos que seriam indicativos de mau prognóstico e que foram chamados de "sinais de quadril em risco": a calcificação lateral à epífise; a lise metaepifisária, que é semelhante a uma lesão em "saca-bocado", descrita como sinal de Gage ou sinal da unha; a rarefação e os geoides metafisários; a horizontalização da placa de crescimento e a subluxação lateral da epífise. Mais tarde, com a utilização de tais parâmetros, verificou-se que o verdadeiro "sinal de risco" é a subluxação lateral da epífise, pois antecipa a possibilidade de deformação da cabeça femoral, pelo risco de sofrer pressão excêntrica da reborda acetabular ou lábio cotiloídeo (Figura 30.4). Na evolução em longo prazo, deve-se também observar que, devido ao comprometimento circulatório próximo de uma placa de crescimento, poderá haver alteração no crescimento longitudinal do fêmur, ocorrendo encurtamentos que podem variar desde insignificantes até 2 cm ou mais, até a maturidade esquelética, além do alargamento do diâmetro do colo.

DIAGNÓSTICO DIFERENCIAL

A criança com o quadril doloroso, ou mesmo a dor no membro inferior sem causa aparente, é uma situação que angustia pais e médicos, e por isso é preciso examiná-la muito bem, além de se colher uma anamnese minuciosa. As

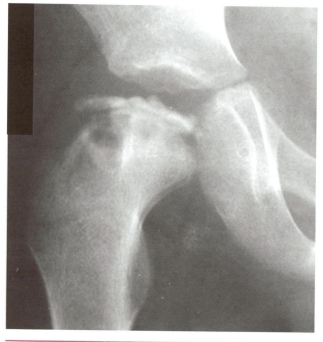

FIGURA 30.4 Radiografia mostrando subluxação lateral do quadril.

principais afecções que fazem o diferencial com a doença de Legg-Calvé-Perthes são:

- **Sinovite transitória:** é semelhante principalmente no que se refere à faixa etária e quadro clínico, com dor de intensidade variável, também sem manifestações laboratoriais de processo infeccioso. Porém, radiográfica e cintilograficamente não apresenta sinais de isquemia óssea. O período de sintomas é fugaz e, frequentemente, os sintomas cedem com repouso e uso de anti-inflamatórios não hormonais.
- **Artrite infecciosa (pioartrite):** o sintoma guia é a dor, aqui de grande intensidade, acompanhada de importante incapacidade funcional, devido à posição antálgica. Pode haver sinais de comprometimento geral e a investigação laboratorial mostrará aumento do VHS, da proteína C reativa e leucocitose com desvio à esquerda. No entanto, a certeza do diagnóstico diferencial se obtém mediante a punção articular e aspiração de material purulento.
- **Artrites reumáticas:** principalmente as pauciarticulares, que podem ter o seu início confundido com LCP , o diferencial se faz laboratorialmente e com a utilização dos meios de imagem. Nessas artrites, o comprometimento é mais localizado na interface articular e não na cabeça femoral (Figura 30.4).
- **"Tumores" ósseos:** podem ser confundidos com a doença de LCP os tumores que acometem a epífise ou os justaepifisários, como os granulomas e os enófilos, osteoblastomas, condroblastomas, linfomas e osteoma osteoide.

Outras doenças inflamatórias que também devem ser excluídas no diagnóstico da doença de LCP são a febre reumática, que se caracteriza pelo acometimento migratório de grandes articulações, associada ao envolvimento cardíaco; e a artrite tuberculosa, que apresenta provas tuberculínicas positivas e envolvimento maior da cartilagem do espaço articular ("pinçamento") do que o comprometimento do núcleo ossificado. Quando a doença afeta bilateralmente o quadril e é pouco sintomática, embora apresente imagens radiográficas muito semelhantes à doença de LCP, deve ser diferenciada de displasias epifisárias ou espondiloepifisárias, cujos pacientes têm biotipo característico e história familiar; do hipotireoidismo, que acomete crianças de menor idade, devendo-se investigar os hormônios tireoidianos; e das anemias hemolíticas, como a falciforme, com diagnóstico diferencial feito mediante provas de falcização (drepanocitose).

TRATAMENTO

O objetivo principal do tratamento é obter e manter o quadril centralizado durante o período ativo da doença. Obtendo-se, ao final, uma cabeça femoral perfeitamente congruente com o acetábulo, estaremos diante de um quadril com oportunidade igual ao quadril contralateral não afetado, no que se refere ao desenvolvimento de artrose na vida adulta. Existem, no entanto, diferentes correntes de tratamento para a obtenção dessa centralização, os quais podem ser basicamente subdivididos em cirúrgicos e não cirúrgicos. Os cirúrgicos podem ser proximais, como a operação de Chiari, a operação de Salter e as diversas formas de "suportes ou prateleiras" (Shelf) supra-acetabulares; ou podem ser distais, como as osteotomias varizante ou valgizante do fêmur. As formas não cirúrgicas de tratamento, também chamadas de conservadoras ou incruentas, podem ser ambulatoriais (quando permitem a carga, representadas por todas as formas de aparelhos que "deixam a criança andar" – aparelhos de descarga, *Atlanta brace*). Já as formas incruentas não ambulatoriais são: o repouso no leito, o deslocamento em cadeiras de rodas ou o uso de muletas, e a imobilização em aparelhos gessados com os membros inferiores em abdução e rotação interna, que não permitem o apoio do membro. Qualquer que seja a forma de tratamento a ser instituída, é muito importante que se saiba julgar, com critérios, quais são os casos que merecem e, principalmente, os casos que irão se beneficiar com o tratamento. Por exemplo, estão absolutamente contraindicados os procedimentos cirúrgicos com o objetivo de centralização se o quadril estiver irritado, com restrição intensa dos movimentos e houver deformidade grosseira na superfície cefálica femoral.

É sabido que aproximadamente 60% dos casos não se alteram no seu curso natural, com ou sem tratamento, e que 15% deles terão evolução ruim, apesar do tratamento. Desta forma, nós não tratamos os quadris com comprometimento mínimo, do grupo I de Catterall; também não necessitam tratamento as crianças com baixa idade, inclusive aquelas com comprometimento maior quanto à extensão da lesão, mas que tenham boa mobilidade do quadril. Um dos mais importantes itens para o ortopedista é o reconhecimento de que fase da doença se encontra cada caso, pois quando não houver mais osso morto a ser absorvido, não haverá mais risco de deformação da cabeça, e, portanto, não se deve tratar casos em reossificação como se estivéssemos na fase ativa da doença, devendo-se apenas observar até a completa mineralização da forma cefálica residual. Em nosso serviço, os pacientes que se encontram na fase ativa da doença, com quadris com imagens radiográficas de necrose em fragmentação, irritabilidade articular com restrição antálgica dos movimentos e espasmo dos adutores à tentativa de abdução, são internados e submetidos à tração cutânea longitudinal. Inicia-se então a gradativa abdução dos quadris conforme o alívio da tensão dos adutores. Caso isso não ocorra após três a cinco dias podemos, eventualmente, proceder a tenotomia dos adutores sob anestesia, e nesse mesmo procedimento realizar a pneumoartrografia para o reconhecimento da forma da cabeça e verificação da centralização em adução ou abdução. O paciente volta para a tração e, ocorrendo a centralização, com ou sem a tenotomia, instalamos um gesso do tipo *broomstick*, que é constituído por dois tubos gessados, da raiz da coxa ao terço inferior da perna, e que são unidos em abdução e rotação interna por um cabo de vassoura (Figura 30.5).

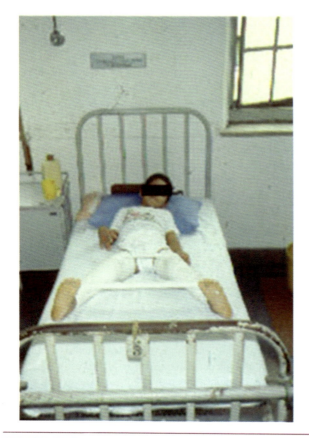

FIGURA 30.5 Imagem de paciente com gesso em dupla abdução (broomstick).

Nos casos crônicos em que falhamos para obtenção da centralização, ou nos casos já recebidos com deformidade articular estabelecida, é necessário que se faça o reconhecimento exato da interface entre a cabeça femoral e o acetábulo para o planejamento adequado da eventual correção. Para isso, existem basicamente duas possibilidades, sendo uma delas mediante a ressonância magnética, que hoje nos oferece ótimas imagens, inclusive do "limbus" e da cartilagem articular, mas sob alto custo: a disponibilidade ainda escassa e, basicamente, a impossibilidade de se testar os movimentos de abdução e adução, tornam-na menos utilizada. Outra forma de avaliação é mediante a pneumoartrografia, realizada no centro cirúrgico ou radiológico, sempre sob anestesia. É um exame que permite boas imagens dos contornos articulares, devido à impregnação das superfícies pelo contraste iodado insuflado com ar. A desvantagem é que, além do alto custo do procedimento com anestesia, existe a invasão de uma articulação e introdução de um possível irritante articular com potencial alérgico. Quando o estudo mediante a pneumoartrografia, nas várias posições, evidencia uma distribuição mais uniforme do contraste na interface cabeça/acetábulo, estando o membro inferior em adução e discreta flexão, o procedimento indicado deve ser a osteotomia valgizante e de extensão. Essa é a única modalidade de cirurgia que pode estar indicada, especialmente nos casos de "hinge" (dobradiça), quando ocorre o impacto da gibosidade lateral contra a reborda acetabular, no movimento de abdução. A pneumoartrografia propicia a análise do espaço articular nos diferentes movimentos do quadril e é fundamental para a correta indicação do tratamento cirúrgico. Assim, só pode ser indicada uma reorientação do teto acetabular do tipo Salter se não houver irregularidade grosseira na superfície acetabular. Caso contrário, pode-se precipitar o impacto entre o fêmur e o acetábulo. Nos casos de aplanamento e magnificação da cabeça femoral, por exemplo, estão melhor indicados os procedimentos de expansão do teto acetabular, como a osteotomia de Chiari e os vários tipos de Shelf (particularmente preferimos este último).

Outros procedimentos podem tornar-se necessários na evolução da doença como a apofisiodese do trocânter maior, indicada quando houver sintomatologia dolorosa e cansaço, além do sinal de Trendelenburg sensibilizado, devido ao crescimento do trocânter maior que "ascende" em relação ao centro de rotação da cabeça femoral, devido à alteração de crescimento do colo femoral. Isso cria uma deformidade que funciona mecanicamente como coxa-vara, embora o eixo cervicodiafisário não esteja tão alterado em relação ao contralateral. É a deformidade conhecida como coxa-vara funcional. Raros são, também, os casos nos quais ocorre uma discrepância de comprimento dos membros, devido a esse envolvimento da placa epifisária de crescimento femoral proximal durante a fase ativa da doença. Geralmente, são encurtamentos imperceptíveis e desprezíveis do ponto de vista clínico, uma vez que são "absorvidos" pelo mecanismo adaptativo do aparelho locomotor. Há também a possibilidade de compensações que podem ser utilizadas no interior dos calçados, principalmente porque a doença é mais comum no sexo masculino e os pacientes aceitam bem. Mas existem encurtamentos maiores, chegando por vezes a 2 centímetros ou mais, e diante da dificuldade de compensação e não aceitação da deformidade, pode estar indicada, após bem discutida, a epifisiodese do fêmur distal contralateral.

REFERÊNCIAS BIBLIOGRÁFICAS

1. Catterall A. The natural history of Perthe's disease. J Bone Joint Surg Br. 1971; 53(1):37-53.
2. Cooperman DR, Stulberg SD. Ambulatory containment treatment in Perthe's disease. Clin Orthop Relat Res. 1986; 203:289-300.
3. Fulford GE, Lunn PG, Macnicol MF. A prospective study of nonoperative and operative management for Perthe's disease. J Pediatr Orthop. 1993; 13:281-5.
4. Herring JA, Kim HT, Browne R. Legg-Calvé-Perthes disease: part II: prospective multicenter study of the effect of treatment on outcome. J Bone Joint Surg Am. 2004; 86- A(10):2121-34.
5. Herring JA, Neustadt JB, Williams JJ, et al. The lateral pillar classification of Legg-Calvé-Perthes disease. J Pediatr Orthop. 1992; 12(2):143-50.
6. Hoffinger SA, Henderson RC, Renner JB, et al. Magnetic resonance evaluation of "metaphyseal" changes in Legg-Calvé--Perthes disease. J Pediatr Orthop. 1993; 13(5):602-6.
7. Joseph B. Prognostic factors and outcome measures in Perthes Disease. Orthop Clin N Am. 2011; 42:303-15.

8. Kim HK, Skelton DN, Quigley EJ. Pathogenesis of metaphyseal radiolucent changes following ischemic necrosis of the capital femoral epiphysis in immature pigs: a preliminary report. J Bone Joint Surg Am. 2004; 86-A(1):129-35.

9. Kim HKW, Herring JA. Pathophysiology, Classifications, and Natural History of Perthes Disease. Orthop Clin N Am. 2011; 42:285-95.

10. Kitakoji T, Hattori T, Kitoh H, et al. Wich is a better method for Perthe's disease: femoral varus or Salter osteotomy? Clin Orthop Relat Res. 2005; 430:163-70.

11. Lappin K, Kealey D, Cosgrove A. Herring classification: how useful is the initial radiograph? J Pediatr Orthop. 2002; 22(4):479-82.

12. Laredo Filho J. Doença de Legg-Calvé-Perthes: II: classificação artrográfica. Rev Bras Ortop. 1992; 27(1/2):7-10.

13. Legg AT. An obscure affection of the hip joint. Med Surg J. 1910; 162:202-4.

14. Moberg A, Hansson G, Kaniklides C. Results after femoral and innominate osteotomy in Legg-Calvé-Perthes disease. Clin Orthop Relat Res. 1997; 334:257-64.

15. Mose K. Methods of measuring in Legg-Calvé-Perthes disease with special regard to the prognosis. Clin Orthop Relat Res. 1980; 150:103-9.

16. Perry DC, Hall AJ. The epidemiology and etiology of Perthes Disease. Orthop Clin N Am. 2011; 42:279-83.

17. Ritterbusch JF, Shantharam SS, Gelinas C. Comparision of lateral pilar classification and Catterall classification of Legg-Calvé-Perthes´disease. J Pediatr Orthop. 1993; 13(2):200-2.

18. Salter RB, Thompson GH. Legg-Calvé-Perthes disease: the prognosis significance of the subchondral fracture and a two group classification of the femoral head involvement. J Bone Joint Surg Am. 1984; 66-A(4):479-89.

19. Skaggs DL, Tolo VT. Legg-Calvé-Perthes disease. J Am Acad Orthop Surg Rosemont. 1996; 4(1):9-16.

20. Sponseller PD, Desai SS, Millis MB. Comparision of femoral and innominate osteotomies for the treatment of Legg--Calvé-Perthes disease. J Bone Joint Surg Am. 1988; 70-A(8): 1131-9.

21. Stulberg SD, Cooperman DR, Wallensten R. The natural history of Legg-Calvé-Perthes disease. J Bone Joint Surg. 1981; 63:1095-108.

22. Trueta J. The normal vascular anatomy of the human femoral head during growth. J Bone Joint Surg Br. 1957; 39(2): 358-94.

Escorregamento Epifisário Proximal do Fêmur

Ellen de Oliveira Goiano
Miguel Akkari
Claudio Santili

CONSIDERAÇÕES GERAIS

Escorregamento epifisário proximal do fêmur (EEPF), também conhecido como epifisiólise do quadril ou epifisiolistese, é afecção caracterizada pelo enfraquecimento e alargamento da fise, mais especificamente na camada hipertrófica, com consequente escorregamento anterior progressivo do colo femoral em relação à epífise.[1]

O estresse mecânico aplicado à placa fisária enfraquecida, em virtude da inclinação peculiar da placa fisária proximal do fêmur, facilita o escorregamento da metáfise que se move anterossuperiormente, enquanto a epífise se mantém no acetábulo. Este escorregamento cria uma deformidade tridimensional com o fragmento distal, em extensão no plano sagital e rotação externa no axial, além do varo aparente no plano coronal.[1,2]

A doença incide com maior frequência na pré-adolescência e adolescência, mormente entre 11 e 13 anos nas meninas, e entre os 13 e 15 anos nos meninos, muito embora possa ocorrer fora destas faixas etárias, principalmente quando associada a distúrbios endócrinos como o hipotireoidismo, crianças em tratamento com reposição de GH e as com hipogonadismo.[3] Embora a doença ocorra na adolescência, o escorregamento acarreta alteração mecânica em articulação de carga, e isto pode desencadear, no futuro, a osteoartrose degenerativa do quadril, daí a necessidade de estabelecer precocemente o diagnóstico e instituir tratamento adequado.[4-6]

Lamentavelmente, apesar do quadro clínico característico e hoje bastante divulgado, o médico ainda perde a oportunidade do diagnóstico precoce por não atinar que a doença deve ser investigada em todo adolescente que apresente história clínica de claudicação e dor no membro inferior, especialmente no quadril, joelho ou região anteromedial da coxa. A dor no joelho pode ser o sintoma inicial em cerca de 46% dos pacientes,[7] associada à limitação funcional da rotação interna, abdução e flexão do quadril.

ETIOLOGIA/EPIDEMIOLOGIA

O distúrbio ocorre com maior frequência em adolescentes durante o segundo estirão do crescimento. Nas meninas com faixa etária entre 11 e 13 anos e nos meninos entre os 13 e 15 anos, mas outros fatores podem desencadear o distúrbio mais precocemente, como veremos adiante.

A doença pode acometer de 0,2 até 10 adolescentes a cada 100.000, sendo mais frequente nos meninos que nas meninas, numa proporção de 3:2.[8] Embora questionável, a raça negra é referida também como mais suscetível à doença.[9-11]

O lado esquerdo tem maior predominância e a bilateralidade varia desde 25% dos casos[12] até acima de 60%.[13-15] Outra constatação epidemiológica interessante é que, uma vez diagnosticada num dos quadris, o risco de ocorrer no outro lado é maior nos 18 meses subsequentes.[16,17]

A maioria dos casos é de etiologia idiopática, mas também pode ocorrer por desordens endócrinas,[3,18,19] osteodistrofia renal ou radioterapia.[20-22]

O efeito das gonadotrofinas pode explicar a predominância no sexo masculino, uma vez que o estrógeno diminui a altura da fise e aumenta sua força, enquanto a testosterona a enfraquece.[23]

Embora, na maioria dos casos, a investigação laboratorial resulte negativa, ela se torna necessária quando a doença acomete pacientes fora dos limites etários clássicos, como crianças de mais baixa idade ou adultos acima dos 18 anos. Nesses casos, alterações compatíveis com doenças endócrinas ou metabólicas graves, como ocorre na insuficiência renal crônica (IRC), devem ser diagnosticadas e tratadas conjuntamente com o escorregamento epifisário.

Classicamente, a epifisiólise é descrita como sendo comum em 2 biotipos: o adolescente acima do percentil 95, adiposo-genital (tipo Froëlich), com características de atraso do desenvolvimento sexual secundário; e nos adolescentes altos e magros (tipo Mikulics), com crescimento rápido em curto período de tempo, o chamado "segundo estirão".

Apesar de ser comum em ambos os tipos, há predominância no adiposo-genital e pesquisas levaram à constatação de que, pelo menos metade dos pacientes com epifisiólise estão acima do percentil de peso 95 para o seu grupo etário. Outro dado em relação ao peso corporal é que a idade do diagnóstico é mais precoce em crianças obesas.[8]

Fatores mecânicos também contribuem para o desencadeamento do escorregamento por aumentarem a força de cisalhamento sobre a placa fisária. A retroversão femoral e o aumento da obliquidade da fise são atribuídos como fatores predisponentes. Pacientes com epifisiólise apresentam 8° a 11° de inclinação vertical, enquanto normalmente encontramos cerca de 4° a 5°. Pacientes obesos também apresentam relativa retroversão femoral quando comparados com adolescentes com IMC dentro dos padrões normais.[24]

Não há, no entanto, comprovação de qualquer fator etiológico único para o desenvolvimento da doença, havendo citações de fatores traumáticos, mecânicos, nutricionais e metabólicos,[25] e até mesmo a possibilidade de doença autoimune com envolvimento de imunocomplexos.[26,27]

QUADRO CLÍNICO E DIAGNÓSTICO

A manifestação inicial da doença ocorre, na maioria das vezes, de forma insidiosa e intermitente, mas pode se manifestar de forma súbita, com grande limitação funcional e dor, principalmente após trauma, mesmo que de intensidade menor.

Os sintomas são: claudicação, membro inferior em rotação externa e dor de intensidade variável, que piora com esforços físicos. A dor é normalmente localizada na região inguinal ou no quadril, podendo irradiar-se para a porção anteromedial da coxa e do joelho, ou pode apresentar-se já de início no joelho.[7,25,28]

No exame clínico, existe limitação funcional da rotação interna, abdução e flexão do quadril. Quanto maior o grau de escorregamento, pode haver a necessidade de rodar externamente o membro afetado para conseguir progredir no movimento de flexão (manobra de Drehman). Isso ocorre devido ao bloqueio mecânico do impacto causado pelo colo anteriorizado do fêmur com o rebordo acetabular.[29]

A confirmação do diagnóstico é feita mediante radiografias simples em projeção anteroposterior (AP) da bacia em posição de rã ou dupla abdução (Lauenstein), nas quais, antes mesmo do deslocamento da epífise em relação ao colo, pode-se avaliar a altura ou espessura aumentada da placa de crescimento, que se torna também lisa, "careca", perdendo seu característico aspecto serrilhado devido às impressões mamilares.[30] Uma linha traçada tangencialmente na porção superior do colo femoral, na radiografia em AP (linha de Klein), deve atravessar parte do núcleo epifisário e, quando não o faz, sugere a presença do escorregamento (sinal de Trethowan),[31] entretanto, é na posição de dupla abdução que observamos melhor os sinais de escorregamento e é a incidência utilizada para mensurar o grau de deslizamento.

Além da osteopenia detectada no colo femoral, atribuída ao relativo desuso ou à hipervascularização reacional, nos escorregamentos de maior monta pode-se notar uma linha de esclerose sobreposta à imagem do colo (sinal do crescente de Steel), que traduz a visão radiográfica frontal da epífise, escorregada para posterior em relação ao colo (Figura 31.1).

CLASSIFICAÇÃO

Existem algumas classificações descritas para o EEPF, cada uma delas fornece critérios para estabelecer um norte para a escolha do tratamento ou uma estimativa de prognóstico, assim, complementando-se. De forma prática, podemos dividi-las em classificações baseadas em critérios

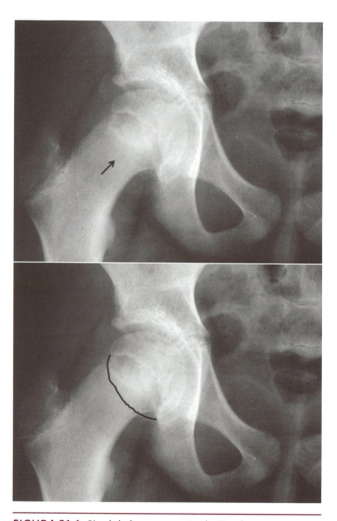

FIGURA 31.1 Sinal da lua crescente de *Steel*, que representa a sobreposição da epífise em relação ao colo femoral que se encontra anteriorizado.

clínicos (tempo de sintomatologia, capacidade de apoiar o membro afetado) e classificações baseadas no perfil radiográfico (grau de desvio e estabilidade). Idealmente, devem ser combinadas para se obter um desenho completo do tipo de escorregamento que estamos prestes a tratar.

Classificações clínicas

A classificação de Fahey e O'Brien,[30] que é uma das classificações clínicas mais utilizadas para a epifisiólise, tem como parâmetro principal a duração dos sintomas, considerando-se o período de início do quadro de dor e claudicação. Ela é dividida em:

- **Agudo:** com início súbito dos sintomas, sendo feito o diagnóstico em tempo inferior a três semanas. Cerca de 10% a 15% dos pacientes podem se apresentar nesta fase.[23] O início normalmente é abrupto e o quadro clínico é semelhante ao quadro de uma fratura proximal do fêmur com deformidade em rotação externa e encurtamento no membro acometido, além de limitação da mobilidade.
- **Crônico:** início gradual dos sintomas e apresenta-se para o diagnóstico com mais de três semanas de duração, abrange 85% dos casos[17] e pode haver marcha antálgica, com perda da rotação interna, abdução e flexão.[29]
- **Crônico-agudizado:** combinação dos dois tipos, ou seja, há história de dor e claudicação crônica e insidiosa e subitamente ocorre uma intensificação abrupta dos sintomas, geralmente desencadeada por trauma leve.

Nos casos agudos, uma história de dor leve a moderada nos meses que antecederam o trauma é relatada em até 90% dos casos.[31,32]

Outra classificação clínica que ganhou importância nos últimos anos é a de Loder et al.,[33] que considera importante o reconhecimento da condição de estabilidade da cabeça em relação ao colo. Assim, são *estáveis* os escorregamentos nos quais os pacientes conseguem deambular (apoiar o membro) com ou sem auxílio de muletas. São *instáveis* os escorregamentos que não possibilitam a deambulação dos pacientes, mesmo com auxílio de muletas.

Esta classificação, baseada na estabilidade, é preditiva de prognóstico, segundo o autor.[23] Casos instáveis têm maior chance de necrose avascular (cerca de 50%) em comparação com os casos estáveis (próximo de 0%).[33]

Classificações radiográficas

A radiografia simples, se bem executada, possibilita, na quase totalidade das vezes, a identificação dos sinais indicativos da doença, estando sempre recomendada nas duas incidências, a de frente (anteroposterior) e a de Lauenstein (ou rã ou dupla abdução). Nesta última, evidenciam-se melhor os sinais iniciais de deslizamento.[33,34]

Contrariando o clássico conceito de que nos escorregamentos crônicos e moderados haveria o desvio da epífise para medial e posterior, gerando deformidade em varo e em retroversão, alguns autores têm afirmado que o desvio da cabeça ocorre exclusivamente para posterior e perpendicularmente em relação à anteversão do colo.[1,36-39] Hoje, existe uma tendência entre boa parte dos autores que consideram que o deslocamento é do colo e não da cabeça femoral, que permanece no seu local original por estar presa pelo ligamento redondo ao fundo do acetábulo.[40]

Assim, pode haver, em raros casos, a necessidade de outro método de imagem para a confirmação e identificação do escorregamento. Além da radiografia simples, a ultrassonografia defendida por Kallio,[41,42] mas pouco utilizada em nosso meio, a tomografia axial computadorizada (TAC), com ou sem reconstrução em 3D, e a ressonância magnética são exames que podem ajudar nas fases iniciais, porém nem sempre estão disponíveis para realização imediata.

Como já citado anteriormente, se o escorregamento for **agudo**, funciona como verdadeiro descolamento epifisário, notando-se a solução de continuidade entre a epífise e o colo femoral, sem sinais adaptativos de neoformação óssea. Já nos escorregamentos **crônicos** e progressivos, algumas vezes, observa-se o próprio colo femoral apoiando-se no rebordo acetabular; o osso metafisário que vai sendo formado pela placa epifisária segue a direção da cabeça femoral, que gradativamente desliza para posterior, conferindo ao colo um aspecto encurvado, e a gibosidade assume a forma de um "cajado". (Figura 31.2) A imagem do trocânter menor bem visível denota a posição de exagerada rotação externa em que se encontra o membro inferior. Já nos escorregamentos crônico-

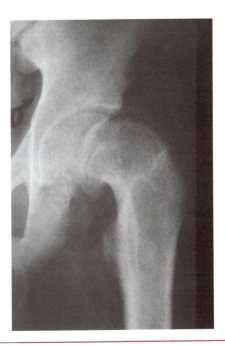

FIGURA 31.2 Fêmur "em cajado de pastor". Demonstrando a remodelação do colo do fêmur na evolução de um escorregamento crônico.

-agudizados, essas imagens se mesclam e são sugestivas tanto de agudização quanto de cronicidade, não existindo, portanto, "continuidade" entre o colo e a epífise, havendo uma "ruptura" ou lise entre ambos, mas o colo demonstra sinais de regularidade adaptativa dada pela remodelação crônica.

Radiograficamente, os EEPF devem ser classificados com o objetivo de uniformizar as denominações, estabelecendo-se os padrões que correlacionam o tipo diagnosticado com a conduta terapêutica a ser adotada.

Uma das classificações radiográficas mais utilizadas é a de Wilson (Tabela 31.1),[43-44] que quantifica proporcionalmente o escorregamento da epífise em relação ao colo (Figura 31.3):

- **Grau 0 (pré-deslizamento):** "alargamento" da placa epifisária, que sofre aumento da sua altura e torna-se lisa, perdendo o aspecto "serrátil" dado pelos processos mamilares, típicos da cartilagem de crescimento normal.

    Na fase de **pré-escorregamento**, o paciente refere fraqueza da extremidade inferior, claudicação, dor na virilha, coxa ou joelho; apresenta diminuição da rotação interna ao exame físico e a radiografia pode revelar osteoporose por desuso no ílio e fêmur proximal, além de alargamento da fise proximal do fêmur.[23]
- **Grau I (mínimo ou leve):** a epífise desloca-se até 1/3 da largura do colo femoral.
- **Grau II (moderado):** a epífise desloca-se mais de 1/3 até metade da largura do colo femoral.
- **Grau III (grave):** a epífise desloca-se mais da metade da largura do colo femoral.

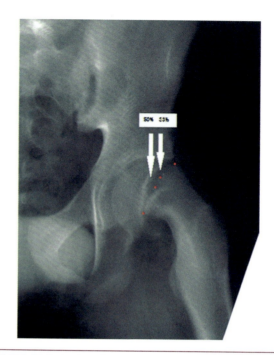

FIGURA 31.3 A classificação de Wilson se baseia no percentual de escorregamento da cabeça em relação à largura da porção proximal do colo.

Tabela 31.1 Classificação de Wilson.	
Tipo de deslizamento	
Leve	(até 1/3) até 33% da largura do colo.
Moderado	(até 1/2) entre 34% e 50% de deslizamento.
Grave	(> ½) A partir de 50% de deslizamento.

Em 1967, Southwick,[45] por sua vez, quantificou o deslizamento em graus, através do ângulo epifiso-diafisário, que é formado tomando-se como parâmetros os limites radiográficos da epífise em relação ao eixo longo da diáfise nas radiografias de frente (AP) e, principalmente, no perfil (Lauenstein). Traça-se uma linha entre os dois pontos extremos da epífise e a seguir uma linha perpendicular a esta que formará ângulo com uma terceira linha que corresponde ao longo eixo do fêmur (Figura 31.4).

O grau de escorregamento é calculado subtraindo-se o ângulo epifiso-diafisário do lado normal, do afetado. Em paciente com bilateralidade, 12° é o considerado normal.[46]

Com base nos ângulos encontrados na incidência de perfil (posição de rã ou Lauenstein), estabelece a seguinte classificação: escorregamentos leves, até 30°; moderados, entre 30° e 60°; e graves, acima de 60° (Tabela 31.2).

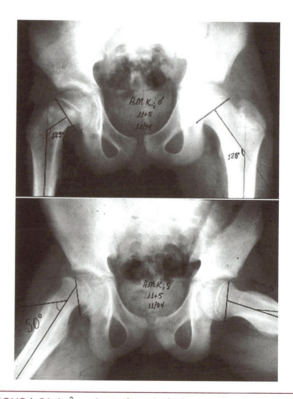

FIGURA 31.4 Ângulo epifiso-diafisário ou ângulo de Southwick, (na incidência AP acima e Lauenstein abaixo). É na radiografia em Lauenstein que se determina o grau de escorregamento.

Tabela 31.2 Classificação de Southwick.	
Tipo de escorregamento	**Ângulo na incidência de perfil**
Leve	Até 30°.
Moderado	Entre 30° e 60°.
Grave	Acima de 60°.

Ambas as classificações são baseadas na radiografia de perfil (Lauenstein) e devem ser realizadas em todos os casos crônicos (85%). Nos casos agudos e crônico-agudizados, a radiografia em dupla abdução deve ser evitada para não aumentar o risco de osteonecrose por excesso de manipulação ou manipulação forçada.

TRATAMENTO

O tratamento mediante repouso em tração, seguido de imobilização gessada é pouco prático, considerando-se o tamanho de muitos desses adolescentes acometidos, além de ser pouco higiênico e não assegurar a fusão da fise.[47-49] São estas as principais razões para o seu abandono, além disso, o tratamento conservador aumenta o risco de condrólise, que é particularmente mais comum após a imobilização prolongada do quadril.[50] Uma vez diagnosticada a epifisiólise o consenso atual é que o tratamento cirúrgico seja instituído imediatamente, com o objetivo primário de evitar a progressão do deslizamento e promover a epifisiodese secundária.[51-54]

Existem diversas propostas para o tratamento inicial da epifisiólise estável, incluindo algumas técnicas de epifisiodese,[55-60] fixação *in situ* com parafuso único[14,46, 61-67] ou com múltiplos pinos,[6,46,55,68,69] redução aberta com osteotomia através da fise[6,60,63,70-78] e, mais recentemente, a luxação controlada do quadril com remoção do calo transfisário, redução e fixação interna.[79-83]

Além disso, existem técnicas de osteotomia corretiva para o tratamento da deformidade secundária a deslizamentos mais acentuados e que são preferencialmente aplicadas após o fechamento da fise, quando não há mais risco de progressão do escorregamento.

Como demonstrado, cada forma de apresentação e grau de escorregamento torna a epifisiólise uma patologia ímpar, com indicações cirúrgicas distintas para cada situação.

De maneira geral, o manejo no pré-deslizamento, nos escorregamentos leves ou mesmo moderados, estáveis e com boa mobilidade clínica, têm como principal indicação a fixação *in situ* da epífise com um único parafuso canulado.[12,14,61,62,84,85] Podem também ser utilizados parafusos de esponjosa de 6,5 mm,[64,86-88] ou mesmo fios rosqueados.[89] Porém, a precisão e segurança, qualquer que seja o método, dependem da certificação do melhor posicionamento da síntese metálica, que é no centro da epífise e perpendicularmente à placa de crescimento em ambas as incidências, devendo-se respeitar a margem de 0,5cm da superfície radiográfica da cabeça femoral.[37]

Deve-se evitar, principalmente, a colocação do parafuso nos segmentos superior e lateral da cabeça; isto previne o comprometimento circulatório da epífise e o desencadeamento da necrose avascular. O mesmo deve-se afirmar em relação à colocação de dois ou mais parafusos, pois, além de não haver vantagem mecânica tão significativa na estabilização e resistência ao torque, constitui um risco aumentado de necrose.[61,90]

Vários são os métodos e táticas de demarcação da pele para a introdução do parafuso percutaneamente,[28,62,91] no entanto, o conceito mais importante é a consideração de que o EEPF não é e não funciona como uma fratura do colo do fêmur do adulto.

Ao operar esses quadris deve ser considerada a retroversão existente, pois a cabeça escorrega para posterior em relação ao colo, por isso estes autores dão preferência para o uso de mesa radiotransparente em detrimento da mesa de tração ortopédica, nos casos estáveis, assim é permitida a devida liberdade de movimentação do quadril para avaliar nas diversas incidências a posição da fixação. Posiciona-se o adolescente em mesa radiotransparente com os membros livres. Opera-se o lado afetado em discreta rotação externa, de 25° a 30°; desta forma, a cabeça "vem" mais anteriormente dentro do acetábulo. Nos escorregamentos acima de 20°, o fio-guia deve adentrar o osso na região anterolateral do terço proximal do fêmur. Não se deve fazer a perfuração na cortical lateral, fazê-la preferentemente na crista intertrocantérica, no nível da linha áspera,[91] caso contrário, não se consegue atingir o centro da epífise. Após a demarcação do ponto inicial de entrada do fio-guia, deve-se lembrar da atitude de rotação externa do membro e, em decorrência, introduzir o guia com inclinação paralela ao solo, na direção do centro do colo e cabeça femoral, sob escopia frontal. Após a introdução do guia por aproximadamente 4 a 5 cm, interromper a progressão, colocar o quadril na posição de Lauenstein e conferir se a direção é a ideal – guia em direção ao centro da epífise. Após isso conferido, faz-se a complementação do procedimento tomando-se o cuidado de evitar a "zona cega" da cabeça, deixando uma margem de 0,5 cm antes da superfície radiográfica da cabeça, em ambas as projeções.[37,86,92]

Embora a remodelação óssea do colo seja observada em alguns pacientes,[30,93-95] não se sabe ao certo quais serão os casos sujeitos a este benefício após a fixação e, assim, nos escorregamentos moderados ou graves também se pode indicar a fixação *in situ* associada com queilectomia, a ressecção osteoplástica da "gibosidade".[96]

A prática da epifisiodese primária pode evitar complicações associadas com a fixação interna, como o parafuso intra-articular e a lesão dos vasos epifisários laterais. Faz-se uma via de acesso lateral no quadril, por onde é feita uma janela óssea na região anterior do colo femoral e criado um túnel através da fise. Retira-se múltiplas faixas de enxerto córticoesponjoso da crista ilíaca que são transportadas à janela e introduzidas da fise para a epífise. As desvantagens

CAPÍTULO 31

373

Série Ortopedia e Traumatologia – Fundamentos e Prática

desta técnica são o aumento da perda sanguínea, o tempo anestésico prolongado e cicatriz maior.[2,59]

A técnica de fixação com múltiplos pinos é semelhante à de fixação de fraturas do quadril, com ponto de entrada na cortical lateral do fêmur, o que pode levar à entrada anterossuperior da epífise, gerando uma fixação inadequada, além de aumentar o risco de lesão dos vasos laterais.[97] Pode também levar à protrusão intra-articular do pino, causando condrólise. Portanto, apresenta resultados piores em relação a outras técnicas e atualmente está em desuso.[2]

Após o tratamento inicial ocorre, em maior ou em menor grau, o remodelamento da deformidade em retroversão do fêmur, podendo desenvolver-se então o impacto fêmoro-acetabular anterior, contribuindo para o desenvolvimento precoce de osteoartrite.[2,82,83]

Nas situações de escorregamentos moderados e graves, são também muito utilizadas as osteotomias corretivas e, sem dúvida, aquelas que melhor proporcionam a reposição anatômica são as osteotomias intracapsulares, realizadas exatamente no local da deformidade, como são as osteotomias trapezoidais ou as cuneiformes no nível do colo.[72,75] Elas constituem o método ideal para a correção da retroversão femoral. É retirada uma cunha com base anterior da fise e da epífise e esta é redirecionada e fixada com parafusos.

Porém, os altíssimos índices de complicações vasculares acometendo a cabeça femoral imputam-nas como de "alto risco" e durante alguns anos foram considerados procedimentos de exceção, estando praticamente abandonados.[98-101] Recentemente Ganz e colaboradores[80] desenvolveram uma técnica de "luxação controlada da cabeça", onde realizam a ressecção osteoplástica do osso neoformado no sítio da deformidade, controlando o fluxo sanguíneo da cabeça femoral através de um dispositivo semelhante ao Doppler, com baixos índices de complicação demonstrados até agora, porém, apresenta uma curva de aprendizado longa e ainda não temos trabalhos em longo prazo mostrando seu resultado. Esse mesmo grupo mais tarde adaptou a técnica de Dunn com a realização de um "flap" retinacular posterior para não causar danos à circulação da artéria circunflexa medial na redução colo-cabeça intra-articular, dispensando assim a necessidade de luxação da cabeça femoral do seu sítio acetabular. Esta técnica atualmente vem sendo amplamente utilizada nos casos agudizados e graves da afecção.

As osteotomias extracapsulares podem ser realizadas na base do colo, inter ou subtrocantéricas. São mais seguras do ponto de vista de lesão arterial, porém são de difícil execução[45,102-107] e possuem ainda o inconveniente de não conseguir correções mecânicas suficientemente satisfatórias nos escorregamentos graves.[106] Sua principal indicação consiste nos casos em que há impacto fêmoro-acetabular e limitação funcional tanto da mobilidade quanto da deambulação em pacientes que já apresentam a fise fechada após o tratamento inicial com fixação interna.

Esta técnica está reservada para os casos de escorregamento entre 30° e 70°. Ela corrige a retroversão, melhora a mobilidade e diminui o risco de doença articular degenera-

tiva. Como desvantagem, além da dificuldade técnica, existem evidências de ocorrência de condrólise, provavelmente relacionada ao aumento de pressão, imposto a esta articulação pelo grau de valgização efetuado nessas osteotomias.[108]

COMPLICAÇÕES

Na história natural da epifisiólise e, principalmente, em decorrência do tratamento, podem ocorrer várias complicações. Dentre elas podemos citar a fratura da região subtrocantérica, que felizmente é rara, consequente ao enfraquecimento cortical lateral provocado pela penetração de parafusos ou fios em vários pontos do osso até a localização do ponto adequado de fixação.

Apesar de terem sido descritas também outras complicações como bursites, infecções superficiais ou profundas, neoformação óssea sobre o material de síntese ou ossificação de partes moles, quebra de material metálico intra ou extra-articular, entre outras, estas pequenas complicações são de rara incidência e em sua maioria, quando estabelecido tratamento adequado, têm pouca ou nenhuma consequência em longo prazo. [14,100]

Entretanto, existem 3 complicações em curto prazo e uma complicação em longo prazo que são ao mesmo tempo esperadas e temidas no curso do EEPF. As complicações em curto prazo incluem: condrólise, necrose avascular e a progressão do escorregamento. Em longo prazo, como em toda patologia do quadril da criança e do adolescente, pode-se estabelecer a degeneração articular progressiva precoce.

Neste contexto, Loder[109] fez um levantamento da literatura onde reuniu trabalhos de nível de evidência III e grau de recomendação B, e alguns trabalhos de nível IV com grau de recomendação C, que foram considerados por ele como bem delineados. Ele comparou as diversas técnicas utilizadas e suas taxas de complicação em curto prazo. Neste estudo, ele avaliou as taxas de complicações nas grandes séries de pacientes, que variaram da seguinte forma:

- Necrose avascular: 0% a 10%;
- Condrólise: 0,8% a 16%;
- Progressão do escorregamento: 0,5% a 5,7%.

As menores taxas de complicação ocorreram no tratamento com fixação "in situ" com parafuso único, o que o torna o tratamento de eleição para os casos de escorregamento estável, com desvios leves a moderados.

CONDRÓLISE

A condrólise corresponde à morte tecidual da cartilagem hialina de revestimento articular e, muito embora não se conheça sua etiologia,[110] há autores que a atribuem a um processo de autoagressão após os achados de imunocomplexos no líquido e na sinóvia articular.[26] É caracterizada clinicamente por rigidez articular dolorosa, produzindo claudicação e intensa limitação funcional com atitude viciosa em semiflexão, abdução e rotação externa. O exame radiográfico evidencia pinçamento do espaço articular, que normalmente tem de 3 a 5 mm, com redução em mais de 2 mm[110] e irregularidade nas superfícies articulares, tanto do acetábulo quanto da cabeça femoral.

A condrólise pode ocorrer na evolução natural da epifisiólise, sendo mais comum nas mulheres que nos homens.[25] Embora sua ocorrência seja relatada como mais frequente em negros que em brancos,[111] há estudos que indicam que esta afirmação é infundada, podendo ter mais relação com o atraso na busca pelo atendimento médico e, consequentemente, com o tempo de evolução da doença e a piora do grau de escorregamento.[112-115]

A condrólise é mais frequente após alguns métodos de tratamento. Ocorre com a inatividade articular determinada pela imobilização gessada ou por processo irritativo decorrente da persistência de pino ou parafuso penetrando a articulação; ambos são deletérios e podem desencadear a condrólise,[114-117] tanto quanto as alterações mecânicas produzidas no terço proximal do fêmur, como ocorre nas osteotomias corretivas com componente de valgização.[45,106,108]

Ocorrendo a condrólise, devem ser estabelecidos exercícios ativos, hidroterapia para ganho ou manutenção da mobilidade articular. Nos casos de dor aguda e intensa, o repouso no leito sob tração pode ser uma opção. Alguns colegas têm feito uso de infiltração intra-articular com derivados do ácido hialurônico, porém não há evidências na literatura, até agora, sobre o seu benefício. Não se sabe ao certo qual o mecanismo e quais os fatores associados, mas o espaço articular pode recuperar-se parcial ou totalmente, no prazo de um a dois anos do início.[117-119] Quando não há regressão do quadro clínico, podem ser utilizados métodos de salvamento como a capsulectomia subtotal circunferencial, seguida de movimentação passiva pós-operatória após infiltrações com marcaína.[120]

NECROSE AVASCULAR DA CABEÇA FEMORAL

Embora seja também relatada como eventual evolução no curso natural da doença, a necrose avascular é muito mais rara nos casos não tratados.[121] Diferentemente da condrólise, que, como vimos, pode ser também desencadeada por muitas formas de tratamento, a osteonecrose da cabeça femoral está intimamente relacionada com alguns procedimentos.[25]

A osteonecrose em pacientes com EEPF difere das outras desordens do quadril infantil, pois ocorre em uma idade em que o acetábulo já está desenvolvido e não se adapta mais à deformidade da cabeça femoral.[1]

Essa temida complicação foi, no passado, associada com alguns fatores predisponentes, como a raça negra,[122] mas estudos mais recentes mostram que, se submetidos ao adequado tratamento e no tempo correto, não existem diferenças étnicas quanto ao desenvolvimento dessa complicação.[113,123]

Brodetti,[97] em 1960, desenvolveu importante estudo sobre a vascularização da epífise femoral e encontrou que o quadrante superior e posterior é o mais deficiente em termos circulatórios, sendo esta uma região que deve ser evitada quando se introduz qualquer material de síntese para promover a fixação.

Até mesmo a simples fixação *in situ*, nos escorregamentos crônicos, leves e estáveis, pode resultar em desastrosa necrose parcial ou total da cabeça femoral.[124] Dessa forma, deve ser evitada a colocação do material de fixação no segmento superior e lateral da epífise, pois está particularmente associada com esta complicação,[125] o que obviamente fica muito mais difícil de evitar quando se utilizam dois ou mais parafusos ou pinos de fixação.[126]

As tentativas de melhorar a posição mecânica do escorregamento inicial, quer seja ele estável ou instável, mediante manobras intempestivas, estão contraindicadas,[99] embora taxas elevadas dessa complicação ocorram nos escorregamentos instáveis, com ou sem o emprego de métodos de tração longitudinal ou "suaves" manobras de redução.[33]

Nos escorregamentos moderados e graves, as tentativas cirúrgicas de obter melhor posição do quadril, mediante osteotomias intracapsulares, podem resultar em várias complicações e a mais temida é, sem dúvida, a necrose avascular da cabeça femoral. Em virtude disso, apesar de não compensarem tão precisamente o desvio mecânico e anatômico do fêmur proximal, as osteotomias são empregadas com relativo sucesso na base do colo.[102-105] As osteotomias com base no trocânter menor[45] são muito mais seguras quanto à preservação da vascularização cefálica, mas ficam mais distantes do sítio primário do desvio e compensam cada vez menos a deformidade. Outro inconveniente é o fato de serem de difícil execução[25] e também podem ser seguidas de graves complicações.[99,106,108]

Obviamente, o local mais apropriado para promover a correção é o colo femoral, onde se estabelece a deformidade entre a cabeça e o colo, no nível da fise. A despeito dos elevados índices desta complicação, alguns autores mantiveram esta indicação como alternativa de salvamento de quadris gravemente acometidos.[72,73,127] Na abordagem atual, como já mencionado anteriormente, Ganz e colaboradores[80] desenvolveram uma nova técnica de osteoplastia do colo, com baixos índices de complicação relatados até agora, que vem demonstrando bons resultados em curto prazo, apesar da grande curva de aprendizado.[81,82,128]

Nos casos instáveis, a redução fechada com manipulação é defendida por alguns, porém recomenda-se a "manipulação gentil". Esta é recomendada ainda que não se consiga a redução anatômica completa baseado na hipótese de que o escorregamento gera torção nos vasos posteriores do colo do fêmur, prejudicando a vascularização da epífise caso a tentativa de redução seja forçada e posterior a 24 horas da agudização.[129,130]

Há ainda quem defenda a descompressão do hematoma intracapsular na prevenção da osteonecrose nos casos instáveis, em virtude da diminuição do fluxo sanguíneo causado pelo aumento de pressão provocado pelo hematoma intracapsular,[131] porém, tais condutas permanecem controversas, assim como vários aspectos da abordagem dos casos instáveis.

Série Ortopedia e Traumatologia – Fundamentos e Prática

O manejo da osteonecrose, uma vez estabelecida, inclui a não sustentação do peso com auxílio de muletas, exercícios para ganho de amplitude e medicação anti-inflamatória. O material de síntese protruso na articulação pode ser reposicionado ou retirado se a fise estiver fechada.

FIXAÇÃO PROFILÁTICA DO QUADRIL CONTRALATERAL

Há muito tempo a questão da bilateralidade é discutida em relação aos casos de EEPF. Foi relatada ampla variação na sua incidência, mas um estudo em longo prazo mostrou que a bilateralidade pode se desenvolver em cerca de 65% dos casos[132] e que nos pacientes onde a apresentação inicial é unilateral, há maior chance de escorregamento no quadril contralateral nos 18 meses subsequentes.[17]

Devido às possibilidades de complicações decorrentes de qualquer tratamento, mesmo mediante a fixação *in situ*, a profilaxia de um possível escorregamento epifisário no quadril contralateral permanece controversa.[133] Clinicamente, são apontados como parâmetros que podem ser adotados para respaldar tal procedimento:[134-136]

- Sinais radiográficos de pré-deslizamento;
- Endocrinopatias ou alterações metabólicas reconhecidas;
- Baixo nível socioeconômico-social;
- Potencial de crescimento residual, havendo crianças de baixa idade que podem, inclusive, ficar com discrepância dos membros inferiores se tiver fixado apenas um dos lados.

Muito embora Crawford[25] advirta quanto aos riscos de eventual complicação, recomendando a "profilaxia" apenas nas endocrinopatias e desarranjos metabólicos, existem diferentes opiniões. Laredo Filho *et al.*[11] indicam a pinagem profilática nos quadris em risco de deslizamento, como os pacientes portadores de doença endócrina de base, pacientes do sexo feminino, pacientes de baixas condições socioeconômicas e pacientes da raça negra. Estes autores, baseados num grande número de casos bem sucedidos e com muito baixa morbidade com a fixação *in situ* mediante um único parafuso canulado,[67,134] têm realizado a fixação profilática nas crianças do sexo feminino abaixo dos 12 anos de idade e nos meninos abaixo dos 14 anos. Além disso, devemos fixar as epífises de pacientes portadores de endocrinopatias ou doenças metabólicas com enfraquecimento das placas de crescimento, em qualquer idade.

REFERÊNCIAS BIBLIOGRÁFICAS

1. Prado JCL, Santili C, Akkari M, et al; Hiperextensão do quadril: uma nova incidência radiográfica na epifisiólise femoral proximal. Rev Bras Ortop, 2001; 36:4; 117-121.
2. Aronsson DD, et al: Slipped capital femoral epiphysis: Current concepts. Journal of the American Academy of Orthopaedic Surgeons, 2006; 14; 666-679.
3. Loder RT. Wittenberg B, DeSilva G: Slipped capital femoral epiphysis associated with endocrine disorders. J Pediatr Orthop 1995; 15:349-356.
4. Cowell HR: The significance of early diagnosis and treatment of slipping of the capital femoral epiphysis. Clin Orthop, 1966; 48: 89-94.
5. Boyer D, Michelson MR, Ponseti IV; Slipped capital femoral epiphysis: long-term follow-up and study of one hundred and twenty one patients. J Bone Joint Surg [Am] 1981; 63: 85-95.
6. Carney BT, Weinstein SL, Noble J; Long-term follow-up of slipped capital femoral epiphysis. J Bone Joint Surg [Am] 1991; 73: 667-674.
7. Matava MJ, Patton CM, Luhmann S, et al: Knee pain as the initial symptom of slipped capital femoral epiphysis: An analysis of initial presentation and treatment. J Pediatr Orthop 1999; 19:455-460.
8. Loder RT: The demographics of slipped capital femoral epiphysis: An international multicenter study. Clin Orthop Relat Res 1996; 322:8- 27.
9. Kelsey J, Southwick WO: Etiology, mechanism, and incidence of slipped capital femoral epiphysis. Instr Course Lect 21: 182-185, 1972.
10. Resnick D, Niwayama G: "Slipped capital femoral epiphysis" in Diagnosis of bone and joint disorders, vol. 3, U.S.A., W.B. Saunders, p.p. 2305-2308, 1981.
11. Laredo Filho J, Braga Jr MB, Ishida A, et al: Estudo crítico da indicação da pinagem preventiva do lado sadio na epifisiólise proximal do fêmur unilateral. Rev Bras Ortop 22: 173-176, 1987.
12. Morrissy RT: Slipped capital femoral epiphysis–Natural history and etiology in treatment. Instr Course Lect 29: 81-86, 1980.
13. Jensen HP, Steink MS, Mikkelsen SS, et al: Hipphysiolyis. Bilaterality in 62 cases followed for 20 years. Acta Orthop Scand 61: 419-420, 1990.
14. Ward WT, Stefko J, Wood KB, et al: Fixation with a single screw for slipped capital femoral epiphysis. J Bone Joint Surg [Am] 74: 799-809, 1992.
15. Weinstein SL: Natural history and treatment outcomes of childhood hip disorders. Clin Orthop 344: 227-242, 1997.
16. Morrissy RT: "Chronic slipped capital femoral epiphysis. Natural history and treatment" in American Academy of Orthopaedic Surgeons Annual Meeting, 59, Washington, 1992.
17. Loder RT, Aronson DD, Greenfield ML: The epidemiology of bilateral slipped capital femoral epiphysis: a study of children in Michigan. J Bone Joint Surg [Am] 75: 1141-1147, 1993.
18. Wells D, King JD, Roe TF, et al: Review of slipped capital femoral epiphysis associated with endocrine disease. J Pediatr Orthop 1993; 13:610-614.
19. McAffee PC, Cady RB: Endocrinologic and metabolic factors in atypical presentations of slipped capital femoral epiphysis. Report of four cases and review of the literature. Clin Orthop 1983; 180:188-196.
20. Loder RT, Hensinger RN, Alburguer PD, et al: Slipped capital femoral epiphysis associated with radiation therapy. J Pediatr Orthop 1998; 18:630-636.
21. Liu SC, Tsai CC, Huang CH: Atypical slipped capital femoral epiphysis after radiotherapy and chemotherapy. Clin Orthop 2004; 426:212-218.

Escorregamento Epifisário Proximal do Fêmur

22. Loder RT, Hensinger RN: Slipped capital femoral epiphysis associated with renal failure osteodystrophy. J Pediatr Orthop 1997; 17:205-211.

23. Aronsson DD, Loder RT, Breur GJ, et al: Slipped capital femoral epiphysis: Current Concepts. J Am Acad Orthop Surg 2006; 14:666-679.

24. Santili C, Assis MC, Kubasara FI, et al: Southwick's head--shaft angles: normal standards and abnormal values observed in obesity and in patients with epiphysiolysis. Journal of Pediatric Orthopedics. Part B 13:244-247, 2004.

25. Crawford AH: Current concepts review slipped capital femoral epiphysis. J Bone Joint Surg [Am] 70: 1422-1427, 1988.

26. Eisenstein A, Rotschield S: Biochemical abnormalities in patients with slipped capital femoral epiphysis and chondrolysis. J Bone Joint Surg [Am] 58: 459-465, 1976.

27. Morrissy RT, Kalderon AE, Gerdes MH: Synovial immunofluorescence in patients with slipped capital femoral epiphysis. J Pediatr Orthop 1: 55-60, 1981.

28. Koval KJ, Lehman WB, Rose D, et al: Treatment of slipped capital femoral epiphysis with a cannulated screw technique. J Bone Joint Surg [Am] 71: 1370-1377, 1989.

29. Rab GT: The geometry of slipped capital femoral epiphysis: Implications for movement, impingement, and corrective osteotomy. J Pediatr Orthop 19:419-424, 1999.

30. Fahey JJ, O'Brien ET: Acute slipped capital femoral epiphysis: review of the literature and report of ten cases. J Bone Joint Surg [Am] 47: 1105-1127, 1965.

31. Aadalen RJ, Weiner DS, Hoyt W, et al: Acute slipped capital femoral epiphysis. J Bone Joint Surg Am 56:1473-1487, 1974.

32. Casey BH, Hamilton HW, Bobechko WP: Reduction of acutely slipped up- per femoral epiphysis. J Bone Joint Surg Br 54:607-614, 1972.

33. Loder RT, Richards BS, Shapiro PS, et al: Acute slipped capital femoral epiphysis: the importance of physeal stability. J Bone Joint Surg [Am] 75: 1134-1140, 1993.

34. Lauenstein W: Bemerkungen zum, Neigungswinkel des schenkelhalses. Langebecks Arch Chir 40: 93, 1980.

35. Waldenström H: Slipping of the upper femoral epiphysis. Surg Gynec Obstet 71: 198-210, 1940.

36. Griffith MJ: Slipping of the capital femoral epiphysis. Ann R Coll Surg Engl 58: 34-42, 1976.

37. Nguyen D, Morrissy RT: Slipped capital femoral epiphysis rationale for the technique of percutaneous in situ fixation. J Pediatr Orthop 10: 341-346, 1990.

38. Cooperman DR, Charles LM, Pathria M, et al: Post-mortem description of slipped capital femoral epiphysis. J Bone Joint Surg [Br] 74: 595-599, 1992.

39. Santili C. Epifisiolise. Rev Bras Ortop 36: 49-56, 2001.

40. Chung SMK, Batterman SC, Brighton CT: Chear strength of the human femoral capital epiphyseal plate. J Bone Joint Surg [Am] 58: 94- 103, 1976.

41. Kallio PE, Lequesne GW, Paterson DC, et al: Ultrasonography in slipped capital femoral epiphysis: diagnosis and assessment of severity. J Bone Joint Surg [Br] 73: 884-889, 1991.

42. Kallio PE, Paterson DC, Foster BK, et al: Classification in slipped capital femoral epiphysis: sonographic assessment of stability and remodeling. Clin Orthop 294: 196-203, 1993.

43. Wilson PD: Conclusions regarding the treatment of slipping of the upper femoral epiphysis. Surg Clin North Am 16: 733-752, 1936.

44. Wilson PD: The treatment of slipping of the upper femoral epiphysis with minimal displacement. J Bone Joint Surg [Am] 20: 379-399, 1938.

45. Southwick WO: Osteotomy through the lesser trochanter for slipped capital femoral epiphysis. J Bone Joint Surg [Am] 49: 807-834, 1967.

46. Aronson DD, Peterson DA, Miller DV: Slipped capital femoral epiphysis: The case for internal fixation insitu. Clin Orthop 281:115-122, 1992.

47. Santili C, Akkari M, Waisberg G, et al: Evolução do escorregamento epifisário proximal do fêmur após tratamento não cirúrgico. Rev Bras Ortop 45:397-402, 2010.

48. Betz RR, Steel HH, Emper WD, et al: Treatment of slipped capital femoral epiphysis: spica-cast immobilization. J Bone Joint Surg [Am] 72: 587-600, 1990.

49. Meier MC, Meyer LC, Fergunson RL: Treatment of slipped capital femoral epiphysis with a spica cast. J Bone Joint Surg [Am] 74: 1522- 1529, 1992.

50. Waldenström H: On necrosis of the joint cartilage by epiphyseolysis capitis femoris. Acta Chir Scand 67: 936-946, 1930.

51. Dietz FR: Traction reduction of acute and acute on chronic slipped capital femoral epiphysis. Clin Orthop 302: 101-110, 1994.

52. Kocher MS, Bishop JA, Weed B, et al: Delay in diagnosis of slipped capital femoral epiphysis. Pediatrics 113:322-325, 2004.

53. Loder RT, Starnes T, Dikos G, et al: Demographic predictors of severity of stable slipped capital femoral epiphysis. J Bone Joint Surg Am 88:97-105, 2006.

54. Rahme D, Comley A, Foster B, et al: Consequences of diagnostic delays in slipped capital femoral epiphysis. J Pediatr Orthop B 5:93-97, 2006.

55. Zahrawi FB, Stephens TL, Spencer Jr GE, et al: Comparitive study of pinning in situ and open epiphysiodesis in 105 patients with slipped capital femoral epiphysis. Clin Orthop 177:160-168, 1983.

56. Weiner OS, Weiner S, Melby A, et al: A 30-year experience with bone graft epiphysiodesis in the treatment of slipped capital femoral epiphysis. J Pediatr Orthop 4:145-152, 1984.

57. Rao SB, Crawford AH, Burger RR, et al: Open bone peg epiphysiodesis for slipped capital femoral epiphysis. J Pediatr Orthop 16:37-48, 1996.

58. Schmidt TL, Cimino WG, Seidel FG: Allograft epiphysiodesis for slipped capital femoral epiphysis. Clin Orthop 322:61-76, 1996.

59. Adamczyk MJ, Weiner OS, Hawk D: A SO-year experience with bone graft epiphysiodesis in the treatment of slipped capital femoral epiphysis. J Pediatr Orthop 23:578-583, 2003.

60. Szypryt EP, Clement DA, Colton CL: Open reduction or epiphysiodesis for slipped upper femoral epiphysis. J Bone Joint Surg Br 69-B: 737-742, 1987.

61. Aronson DD, Carlson WE: Slipped capital femoral epiphysis. A prospective study of fixation with a single screw. J Bone Joint Surg Am 74:810-819, 1992.

62. Ramalho Jr A, Cipolla WW, Jardim LF, et al: Epifisiolistese proximal do fêmur: fixação "in situ" com um único parafuso canulado. Rev Bras Ortop 30: 31-38, 1995.

63. Carlioz H, Vogt JC, Barba L, et al: Treatment of slipped capital femoral epiphysis: 80 cases operated on over 10 years (1968-1978). J Pediatr Orthop 4:153-161, 1984.

CAPÍTULO 31

Série Ortopedia e Traumatologia – Fundamentos e Prática

64. Herman MJ, Dormans JP, Davidson RS, et al: Screw fixation of grade III slipped capital femoral epiphysis. Clin Orthop 1996; 322:77-85.

65. Kenny P, Higgins T, Sedhom M, et al: Slipped upper femoral epiphysis.A retrospective, clinical and radiological study of fixation with a single screw. J Pediatr Orthop B 12:97-99, 2003.

66. Koval KJ, Lehman WB, Rose D, et al: Treatment of slipped capital femoral epiphysis with a cannulatedscrew technique. J Bone Joint Surg Am 71:1370-1377, 1989.

67. Rocha EF, Santili C. Escorregamento epifisário proximal do fêmur: tratamento mediante fixação "in situ" com um único parafuso canulado. Rev Bras Ortop 38:312-319, 2003.

68. Dreghom CR, Knight D, Mainds CC, et al: Slipped upper femoral epiphysis-a review of 12 years of experience in Glasgow (1972-1983). J Pediatr Orthop 7:283-287, 1987.

69. Parsch K, Buhl T, Weller S: lntertrochanteric corrective osteotomy for moderate and severe chronic slipped capital femoral epiphysis. J Pediatr Orthop B 8:223-230, 1999.

70. DeRosa GP, Mullins RC, Kling Jr TF: Cuneiform osteotomy of the femoral neck in severe slipped capital femoral epiphysis. Clln Orthop 322:48-60, 1996.

71. Velasco R, Schai PA, Exner GU: Slipped capital femoral epiphysis: A long-term follow-up study after open reduction of the femoral head combined with subcapital wedge resection. J Pediatr Orthop B 7:43-52, 1998.

72. Fish JB: Cuneiform osteotomy of the femoral neck in the treatment of slipped capital femoral epiphysis. JBone Joint Surg Am 76:46-59, 1994.

73. Barros JW, Tukiama G, Fontoura C, et al: Trapezoid osteotomy for slipped capital femoral epiphysis. Int Orthop 24:83-87, 2000.

74. Diab M, Hresko MT, Millis MB: lntertrochanteric versus subcapital osteotomy in slipped capital femoral epiphysis. Clin Orthop 427:204-212, 2004.

75. Dunn OM, Angel JC: Replacement of the femoral head by open operation in severe adolescent slipping of the upper femoral epiphysis. J Bone Joint Surg Br 60:394-403, 1978.

76. Fron D, Forgues D, Mayrargue E, et al: Follow-up study of severe slipped capital femora l epiphysis treated with Dunn's osteotomy. J Pediatr Orthop 20:320-325, 2000.

77. Jerre R, Billing L, Karlsson J: Long-term results after realignment operations for slipped upper femoral epiphysis. J Bone Joint Surg Br 78:745-750, 1996.

78. Nishiyama K, Sakamaki T, Ishii Y: Follow-up of the subcapital wedge osteotomy for severe chronic slipped capital femoral epiphysis. J Pediatr Orthop 9:412-416, 1989.

79. Leunig M, Casillas MM, Hamlet M, et al: Slipped capital femoral epiphysis. Early mechanical damage to the acetabular cartilage by a prominent femoral metaphysis. Acta Orthop Scand 71:370-375, 2000.

80. Ganz R, Gill TJ, Gautier E, et al: Surgical dislocation of the adult hip. A technique with full access to the femoral head and acetabulum without the risk of avascular necrosis. J Bone Joint Surg Br 83:1119-1124, 2001.

81. Spencer S, Millis MB, Kim YJ: Early results of treatment for hip impingement syndrome in slipped capital femoral epiphysis and pistol grip deformity of the femora l head-neck junct ion using the surgical dislocation techn ique. J Pediatr Orthop 26:281-285, 2006.

82. Beck M, Leunig M, Parvizi J, et al: Anterior femoroacetabular impingement. Part II. Midterm results of surgical treatment. Clin Orthop 418:67-73, 2004.

83. Lavigne M, Parvizi J, Beck M, et al: Anterior femoroacetabular impingement. Part 1. Techniques of joint preserving surgery. Clin Orthop 418:61-66, 2004.

84. Zionts LE, Simonian PT, Harvey JPJR: Transient penetration of the hip joint during in situ cannulated-screw fixation of slipped capital femoral epiphysis. J Bone Joint Surg [Am] 73:1054-1060, 1991.

85. Aronson DD, Loder RT: Treatment of the unstable (acute) slipped capital femoral epiphysis. Clin Orthop 322:99-110, 1992.

86. Elias N, Almeida AL, Oliveira LP, et al: Epifisiólise proximal do fêmur. Fixação "in situ" com um único parafuso. Rev Bras Ortop 28: 829-832, 1993.

87. Lomelino RO, Motta FG, Schott PCM, Mendes HM: Epifisiolistese proximal do fêmur: fixação "in situ". Rev Bras Ortop 31: 28-32, 1996.

88. Elias N, Simbalista Neto L: Fixação da epifisiólise minimamente invasiva – Descrição de técnica. Rev Bras Ortop 33:560-562, 1998.

89. Prado JCL: Escorregamento epifisário proximal do fêmur. Acta Ortop Latinoam 1:363-379, 1974.

90. Kibiloski LJ, Doane RM, Karol LA, et al: Biomechanical analysis of single-versus double-screw fixation in slipped capital femoral epiphysis at physiological load levels. J Pediatr Orthop 9:627-630, 1989.

91. Busch MI, Morrissy RT: Slipped capital femoral epiphysis. Orthop Clin North Am 18:637-647, 1987.

92. Brodsky JW, Barnes DA, Tullos HS: Unrecognized pin penetration of the hip joint. Contemp Orthop 9:13-20, 1984.

93. Jones JR, Paterson DC, Hiller TM, et al: Remodeling after pinning for slipped capital femoral epiphysis. J Bone Joint Surg [Br] 72:568-573, 1990.

94. Siegel DB, Kasser JR, Sponseller P, et al: Slipped capital femoral epiphysis: a quantitative analysis of motion, gait, and femoral remodeling after in situ fixation. J Bone Joint Surg [Am] 73:659-666, 1991.

95. Wong-Chung J, Strong ML: Physeal remodeling after internal fixation of slipped capital femoral epiphyses. J Pediatr Orthop 11:2-5, 1991.

96. Herndon CH, Heyman CH, Bell DM: Treatment of slipped capital femoral epiphysis by epiphysiodesis and osteoplasty of the femoral neck. A report of further experiences. J Bone Joint Surg [Am] 45:999-1012, 1963.

97. Brodetti A: The blood supply of the femoral neck and head in relation to the damaging effects of nails and screws. J Bone Joint Surg [Br] 42:794-801, 1960.

98. Sampaio F, Preuss AO: Osteotomia do colo no tratamento da epífise femoral superior. Rev Bras Ortop 24:348-354, 1989.

99. Prado JCL, Santili C, Soni JF, et al: Escorregamento epifisário proximal do fêmur em sua forma de apresentação progressiva agudizada. Rev Bras Ortop 31:17-27, 1996.

100. Gage JR, Sundberg MD, Nolan DR, et al: Complications after cuneiform osteotomy for moderately or severely slipped capital femoral epiphysis. J Bone Joint Surg [Am] 60:157-165, 1978.

101. Clarke HJ, Wilkinson JA: Surgical treatment for severe slipping of the upper femoral epiphysis. J Bone Joint Surg [Br] 72:854-858, 1990.

Escorregamento Epifisário Proximal do Fêmur

102. Kramer WG, Craig WA, Noel S: Compensating osteotomy at the base of the femoral neck for slipped capital femoral epiphysis. J Bone Joint Surg Am 58:796-800, 1976.

103. Cunha FM, Duarte BS, Silva GDV, et al: Epifisiólise proximal do fêmur: osteotomia na base do colo. Rev Bras Ortop 19: 98-102, 1984.

104. Paccola CA, Antunes LFBB, Filho GC: Osteotomia base cervical para a epifisiólise femoral proximal. Rev Bras Ortop 24:150-158, 1989.

105. Abraham E, Garst J, Barmada R: Treatment of moderate to severe slipped capital femoral epiphysis with extracapsular base-of-neck osteotomy. J Pediatr Orthop 13:294-302, 1993.

106. Salvati EA, Robinson AJ, O'Dowd TJ: Southwick osteotomy for severe chronic slipped capital femoral epiphysis: results and complications. J Bone Joint Surg [Am] 62:561-570, 1980.

107. Barmada R, Bruch RF, Gimbel JS, et al: Base of the neck extracapsular osteotomy for correction of deformity in slipped capital femoral epiphysis. Clin Orthop 132:98-101, 1978.

108. Frymoyer JW: Chondrolysis of the hip following Southwick osteotomy for severe slipped capital femoral epiphysis. Clin Orthop 99:120-124, 1974.

109. Loder RT. In: Evidence-Based Orthopaedics. What's the optimal treatment for slipped capital femoral epiphysis? .Elsevier Saunders: Philadelphia. 2009; 224-235.

110. Ingran A, Clarke MS, Clark CS, et al: Chondrolysis complicating slipped capital femoral epiphysis. Clin Orthop 165:99-109, 1982.

111. Tillema DA, Golding JSR: Chondrolisis following slipped capital femoral epiphysis in Jamaica. J Bone Joint Surg [Am] 53:1528-1540, 1971.

112. Kennedy JP, Weiner DS: Results of slipped capital femoral epiphysis in the black population. J Pediatr Orthop 10:224-227, 1990.

113. Bishop JO, Oley TJ, Stephens ACT, et al: Slipped capital femoral epiphysis. A study of 50 cases in black children. Clin Orthop Rel Res 135:93-96, 1978.

114. Schmidt R, Gregg JR: Subtrochanteric fractures complicating pin fixation of slipped capital femoral epiphysis. Orthop Trans 9:497, 1985.

115. Spero CR, Masciale JP, Tornetta P III, et al: Slipped capital femoral epiphysis in black children: incidence of chondrolysis. J Pediatr Orthop 12:444-448, 1992.

116. Walters R, Simon SR: "Joint destruction: a sequel of unrecognized pin penetration in patients with slipped capital femoral epiphyses" in the hip: proceedings of the eighth open scientific meeting of the Hip Society. USA. The CV Mosby Company, 1980.

117. Vrettos BC, Hoffman EB: Chondrolysis in slipped upper femoral epiphysis: long-term study of the aetiology and natural history. J Bone Joint Surg [Br] 75:956-961, 1993.

118. Southwick WO: Slipped capital femoral epiphysis. J Bone Joint Surg [Am] 66:1151-1152, 1984.

119. Laredo Filho J, Braga Jr MB, Carrasco MJM, et al: Condrólise do quadril. Rev Bras Ortop 21:1-4, 1986.

120. Roy DR, Crawford AH: Idiopathic chondrolysis of the hip: management by subtotal capsulectomy and aggressive rehabilitation. J Pediatr Orthop 8:203-207, 1988.

121. Howorth B: Pathology slipping of the capital femoral epiphysis. Clin Orthop 48:33-48, 1966.

122. Orofino C, Innis JJ, Lowrey CW: Slipped capital femoral epiphysis in negroes – A study of ninety-five cases. J Bone Joint Surg [Am] 42:1079-1083, 1960.

123. Aronson DD, Loder RT: Slipped capital femoral epiphysis in black children. J Pediatr Orthop 12:74-79, 1992.

124. Krahn TH, Canale ST, Beaty JH, et al: Long-term follow-up of patients with avascular necrosis after treatment of slipped capital femoral epiphysis. J Pediatr Orthop 13:154-158, 1993.

125. Stambough JL, Davidson RS, Ellis RD, et al: Slipped capital femoral epiphysis: an analysis of 80 patients as to pin placement and number. J Pediatr Orthop 6:265-273, 1986.

126. Blanco JS, Taylor B, JohnstonceI I: Comparison of single pin versus multiple pin fixation in treatment of slipped capital femoral epiphysis. J Pediatr Orthop 12:384-389, 1992.

127. Tukiama G, Pereira ES: Osteotomia trapezoidal do colo femoral – Análise de 20 quadris. Rev Bras Ortop 28:55-63, 1993.

128. Tibor L, Sink E: Pros and cons of surgical hip dislocation fot the treatment of femoroacetabular impingement. J Pediatr Orthop [Suppl] 33:131-136, 2013.

129. Peterson MD, Weiner DS, Green NE, et al: Acute slipped capital femoral epiphysis: The value and safety of urgent manipulative reduction. J Pediatr Orthop 17:648-654, 1997.

130. Rached E, Akkari M, Braga SR, et al: Slipped capital femoral epiphysis: Reduction as a risk factor for avascular necrosis. J Pediat Orthop B 21:331-334, 2012.

131. Beck M, Siebenrock KA, Affolter B, et al: Increased intraarticular pressure reduces blood flow to the femoral head. Clin Orthop Relat Res 424:149-152, 2004.

132. Jerre R, Billing L, Hansson G, et al: Bilaterality in slipped capital femoral epiphysis: Importance of a reliable radiographic method. J Pediatr Orthop B 5:80-84, 1996.

133. Jerre R, Billing L, Hansson G, et al: The contralateral hip in patients primarily treated for unilateral slipped upper femoral epiphysis: long-term follow-up of sixty-one hips. J Bone Joint Surg [Br] 76:563-567, 1994.

134. Mestriner MB, Verquietini CMA, Waisberg G, et al: Avaliação radiográfica na epifisiolise: Possíveis preditores de bilateralidade. Acta Ortop Bras 20:203-206, 2012.

135. Schultz WR, Weinstein JN, Weinstein SL, et al: Prophylactic pinning of the contralateral hip in slipped capital femoral epiphysis: Evaluation of long- term outcome for the contralateral hip with use of decision analysis. J Bone Joint Surg Am 84:1305- 1314, 2002.

136. Stasikelis PJ, Sullivan CM, Phillips WA, et al: Slipped capital femoral epiphysis: Prediction of contralateral involvement. J Bone Joint Surg Am 78:1149-1155, 1996.

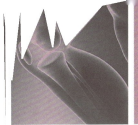

Coxa-Vara Congênita e do Desenvolvimento

Tábata de Alcântara

DEFINIÇÃO

A coxa vara representa uma alteração na porção proximal do fêmur, onde o ângulo cervicodiafisário tem valores inferiores a 110°.[1,2]

O termo coxa vara foi utilizado primeiramente por Hofmeister em 1894; porém, apenas em 1928, Fairbanks descreveu suas características radiográficas.[3]

ETIOLOGIA

As causas dessa alteração classificam a doença em três tipos: congênita, do desenvolvimento e adquirida[3-9] (Tabela 32.1).

A teoria mais aceita para os casos de coxa vara congênita e do desenvolvimento é de que ocorra um defeito na ossificação endocondral da porção medial do colo femoral.[8] As bases da doença não são bem compreendidas, porém sua evolução remonta ao que ocorre na tíbia vara de Blount e na doença de Madelung.[10]

BIOMECÂNICA

No quadril normal existe um crescimento coordenado entre o colo femoral e o grande trocânter, determinando a forma final da porção proximal do fêmur. Esse formato é importante para a distribuição da carga e para a função da musculatura pélvica, em especial o grupo abdutor do quadril.[2,8]

Quando existe um defeito na porção medial da fise proximal do fêmur, a face medial do colo crescerá menos que a lateral, verticalizando a placa de crescimento e transformando forças de compressão em forças de cisalhamento sobre essa placa. Ocorre também a diminuição do ângulo cervicodiafisário com relativo sobrecrescimento do trocânter maior, alterando o braço de alavanca abdutor e diminuindo a eficiência dessa musculatura, principalmente durante a marcha.[8] (Figura 32.1).

A alteração do ângulo cervicodiafisário também altera a distribuição das forças sobre a cabeça femoral, concentrando a pressão em uma pequena área. Isso predispõe ao aparecimento de degeneração articular precoce.[9,11]

QUADRO CLÍNICO

A sintomatologia aparece na idade da marcha para os pacientes com coxa vara congênita e, na infância, para aqueles com coxa vara do desenvolvimento. A marcha é claudicante quando o acometimento for unilateral e anserina quando bilateral, muito semelhante à marcha encontrada nos pacientes com luxação congênita dos quadris. Dor raramente está presente, porém os pacientes podem referir fadiga muscular. Observamos a limitação da abdução e da rotação interna do quadril alterado, dismetria e a positividade do sinal de Trendelembrug (Figuras 32.2 e 32.3).[1,8,9,11,12]

Tabela 32.1	Classificação etiológica da coxa vara.
Congênita	Presente ao nascimento, associada ao fêmur curto congênito, com deficiência focal proximal, osteocondrodisplasias.
Do desenvolvimento	Os primeiros sintomas ocorrem na infância, não está presente ao nascimento, relaciona-se a um defeito de ossificação na porção medial do colo femoral, não há doença sistêmica ou metabólica associada.
Adquirida	Secundária a um processo patológico que ocasiona uma lesão na fise proximal do fêmur, como na doença de Perthes, sequela de fraturas, displasia do desenvolvimento do quadril, artrite séptica.

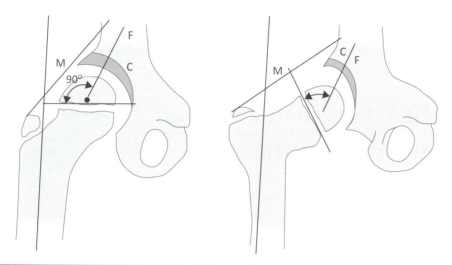

FIGURA 32.1 Esquema da distribuição de forças no quadril normal e na presença de coxa vara. No quadril normal, a força (F) é perpendicular à placa de crescimento e a carga é distribuída em uma grande área na cabeça femoral e no acetábulo. Com o varismo do colo, a força (F) deixa de ser perpendicular e passa a exercer um cisalhamento sobre a fise. O crescimento da região medial do colo torna-se menor que o lateral. A área de carga (C) na cabeça e no acetábulo torna-se menor, concentrando a força em uma pequena área. A direção e a posição da força muscular abdutora (M) estão alteradas.

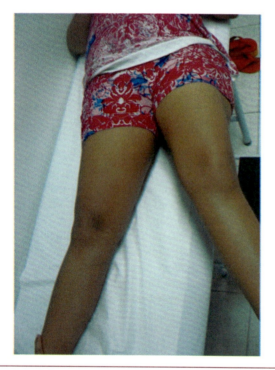

FIGURA 32.2 Paciente apresentando limitação na abdução do quadril.

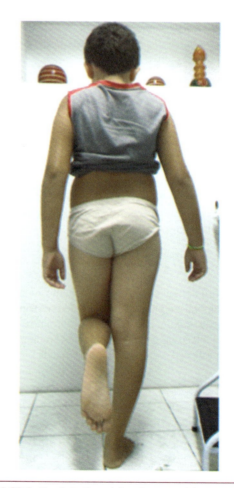

FIGURA 32.3 Sinal de Trendelemburg positivo para o quadril direito.

Durante o exame clínico, a associação de alteração nas clavículas leva à suspeita de disostose cleidocraniana; baixa estatura e deformidades angulares dos membros inferiores, displasia epifisária e o alargamento generalizado das epífises levam à suspeita de raquitismo[8] (Figuras 32.4 e 32.5).

Coxa-Vara Congênita e do Desenvolvimento

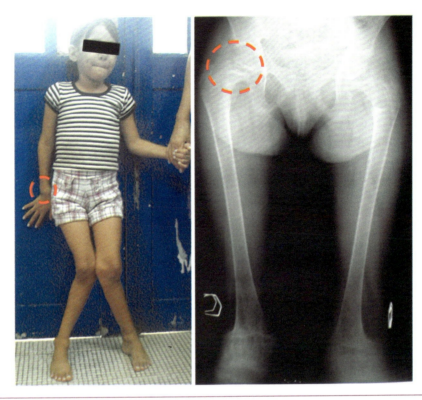

FIGURA 32.4 Aspecto clínico do paciente com raquitismo. Note o alargamento do punho.

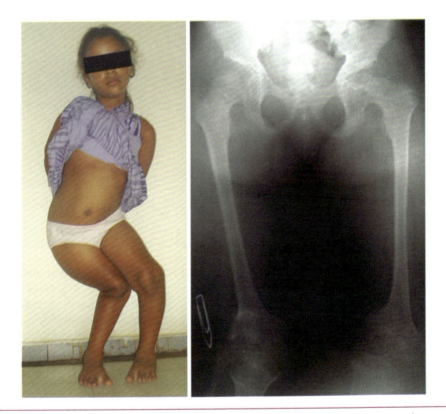

FIGURA 32.5 Aspecto do paciente com displasia epifisária múltipla. Note as deformidades complexas e a baixa estatura.

AVALIAÇÃO RADIOGRÁFICA

Nas radiografias em anteroposterior da pelve, podemos avaliar o ângulo cervicodiafisário, o ângulo de Hilgenreiner, o ângulo epifisiodiafisário e a distância artículo-trocantérica, que são importantes para diagnóstico, indicação terapêutica e acompanhamento. (Figuras 32.6 a 32.9).

Nos casos de coxa vara do desenvolvimento, observamos um fragmento triangular, circundado pela imagem de um "Y" invertido radiolucente, que representa o defeito de ossificação do colo[9,13] (Figura 32.9).

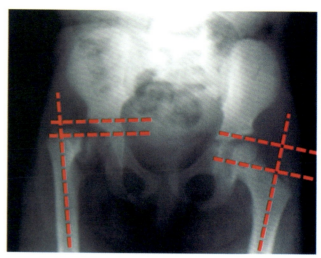

FIGURA 32.8 A distância artículo-trocantérica é medida considerando duas linhas perpendiculares ao eixo longitudinal da diáfise femoral que passa pelo topo do grande trocânter e pela porção superior da cabeça femoral. Quando o topo do trocânter maior estiver abaixo do polo superior da cabeça, essa distância é considerada positiva; quando o trocânter estiver acima da cabeça femoral, a distância será considerada negativa. Seu valor normal é 15,9 mm, com variações entre + 7 mm e + 25 mm.[10]

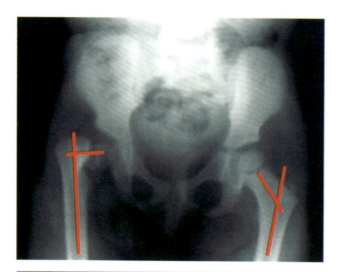

FIGURA 32.6 O ângulo cervicodiafisário é formado pelo eixo do colo, e o eixo da diáfise e seu valor normal giram em torno de 120° a 125°.

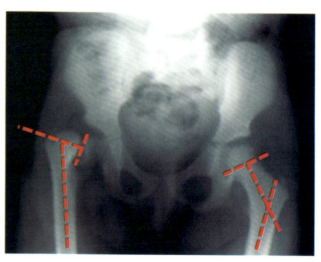

FIGURA 32.9 O ângulo epifísio-diafisário é medido entre uma linha perpendicular à cartilagem epifisária do fêmur e outra correspondente ao longo eixo da diáfise femoral. Esse ângulo é menos influenciado pela rotação do membro durante a realização do exame.

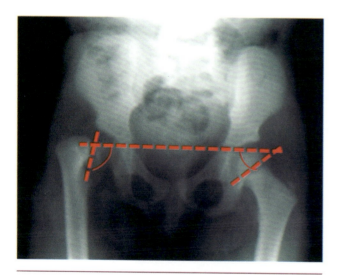

FIGURA 32.7 O ângulo de Hilgenreiner é formado pela linha de Hilgenreiner (uma linha que une as cartilagens trirradiadas) e uma linha paralela à fise proximal do fêmur. Seu valor normal varia de 0° a 25°.

Alguns autores sugerem uma associação com retroversão do colo femoral. Quando suspeitada, pode ser realizada a complementação do estudo radiográfico com a tomografia computadorizada no planejamento pré-operatório.[13]

TRATAMENTO

O objetivo do tratamento é restaurar a biomecânica do quadril, corrigindo o ângulo cervicodiafisário e o braço de alavanca da musculatura abdutora.[9]

Para a literatura, é consenso que o tratamento não cirúrgico não está indicado.[10]

O tratamento cirúrgico está indicado quando o ângulo de Hilgenreiner for maior que 60°, quando o ângulo cervicodiafisário for menor que 90° ou quando houver uma deformidade em varo progressiva no acompanhamento radiográfico do paciente.[7,8,10,11]

A osteotomia valgizante da porção proximal do fêmur é o tratamento de escolha, e a discussão gira em torno da técnica empregada.[5,9] A valgização pode ser realizada diretamente no colo femoral; porém, devido às altas taxas de complicações, deve ser evitada, preferindo-se as osteotomias subtrocantéricas ou intertrocantéricas.[9] Estudos experimentais em animais mostraram que o uso de bandas de tensão para a fixação da osteotomia pode prover estabilidade suficiente, principalmente se associada ao aparelho gessado.[5] Entretanto, a utilização de placas anguladas tem sido preferida, uma vez que na maioria das vezes dispensa o aparelho gessado, além de facilitar o controle sobre a correção a ser obtida.

O planejamento pré-operatório é primordial. Com ele visualizamos todos os passos do procedimento cirúrgico, diminuindo a exposição radiológica e prevendo possíveis dificuldades, tornando a cirurgia mais rápida e segura.[7,14] Os objetivos são corrigir o ângulo cervicodiafisário, equalizar os membros inferiores e restaurar a biomecânica do quadril.[10]

Desai e Johnson trataram 12 pacientes (20 quadris) com coxa vara congênita, com uma idade média de 8 anos, por meio da osteotomia valgizante subtrocantérica. Desses pacientes, três apresentaram recidiva da coxa vara. Na avaliação pós-operatória imediata, a medida do ângulo de Hilgenreiner desses pacientes foi maior (43°) do que a obtida nos demais (30°).[3]

Santili e colaboradores, utilizando também a osteotomia de valgização subtrocantérica, trataram 16 pacientes (26 quadris). Nos dois casos em que houve recidiva, o ângulo de Hilgenreiner pós-operatório foi superior a 45°. Os autores recomendaram que a correção deva levar o ângulo cervicodiafisário para valores superiores a 140° e o ângulo de Hilgenreiner inferior a 40°.[11] Esse mesmo grupo publicou uma revisão dos seus resultados com *follow up* maior e observou cinco casos de perda da correção obtida no pós-operatório imediato: dois por erro no posicionamento da lâmina da placa, um por excessiva lateralização da diáfise, um devido à correção insuficiente e outro devido à soltura do material de síntese.[10]

A negativação do sinal de Trendelemburg tem estreita ligação com a distância artículo-trocantérica, devendo esta ser corrigida de forma a atingir valores em torno de 1 cm.[11,12]

A recorrência da deformidade se apresenta em cerca de 30% a 70% dos casos; portanto, um bom planejamento associado à observação dos parâmetros radiográficos é indispensável para o tratamento desses pacientes.[8]

CASO CLÍNICO

Como enfatizado anteriormente, um planejamento cirúrgico adequado é fundamental para o sucesso do procedimento. Vamos visualizar como é feito esse planejamento.

Considerando como exemplo o caso de um garoto de 6 anos, com coxa vara congênita, apresentando claudicação e fadiga muscular aos esforços. Na radiografia, verificamos o ângulo cervicodiafisário (CD) e o ângulo de Hilgenreiner (H) (Figura 32.10).

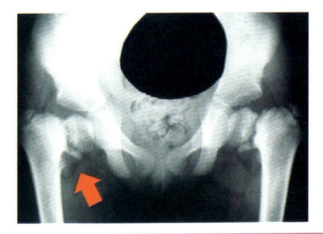

FIGURA 32.10 Observar a imagem triangular no colo femoral do paciente com coxa vara do desenvolvimento.

A placa a ser utilizada seria uma placa angulada infantil de 130°. Um modelo da síntese é utilizado para os cálculos necessários.

O ideal é corrigir o ângulo CD até 140°; portanto, nesse caso, necessitamos de uma valgização de 40° (140° – 100° = 40°). Caso a lâmina seja introduzida com uma angulação de 50° em relação à diáfise (como é realizado na descrição técnica para a utilização das placas anguladas nas fraturas proximais do fêmur), manteremos o CD inalterado. Como desejamos 40° de valgização, acrescentamos esse valor ao ângulo normal de entrada e obteremos a nova posição da lâmina (Figura 32.11). Simulamos a osteotomia intertrocantérica, tendo o cuidado de observar a localização do primeiro orifício da placa e fixamos a osteotomia (Figura 32.12). Dessa forma, podemos medir o tamanho da lâmina a ser utilizada e conferir se a angulação obtida corresponde à nossa expectativa de resultado (Figuras 32.13 e 32.14).

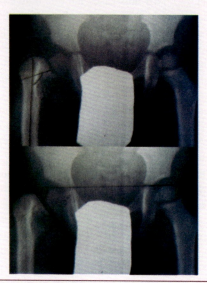

FIGURA 32.11 Aferição do ângulo cervicodiafisário e do ângulo de Hilgenreiner do paciente em preparação pré-operatória.

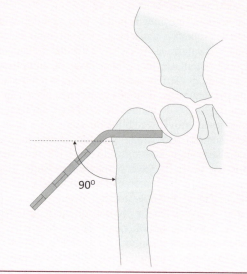

FIGURA 32.12 Programação do local de introdução da lâmina.

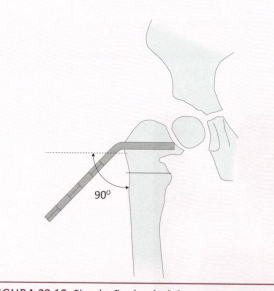

FIGURA 32.13 Simulação do nível de osteotomia.

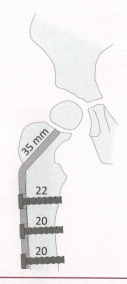

FIGURA 32.14 Resultado esperado.

Devemos sempre estar preparados para a possibilidade de realizar imobilização gessada pós-operatória, nos casos em que houver grande tensão de partes moles.

REFERÊNCIAS BIBLIOGRÁFICAS

1. Oh CW, Thacker MM, Mackenzie WG, et al. Coxa vara. A novel measurement technique in skeletal dysplasias. Clin Orthop Relat Res. 2006;447:125-31.

2. Trigui M, Pannier S, Finidori G, et al. Coxa vara in chondrodysplasia. Prognosis study of 35 hips in 19 children. J Pediatr Orthop. 2008;28(6):599-606.

3. Desai SS, Johnson LO. Long-term results of valgus osteotomy for congenital coxa vara. Clin Orthop Relat Res. 1993;294:204-10.

4. Aarabi M, Rouch F, Hamdy RC, et al. High Prevalence of coxa vara in patients with severe osteogenesis imperfect. J Pediatr Orthop. 2006;26(1):24-8.

5. Batista LC, Moro CA, Volpon JB. Ensaio mecânico de fixações de osteotomia subtrocantérica valgizante: estudo em fêmures de suínos. Rev Bras Ortop Pediatr. 2003;4(1-2):13-21.

6. DiFazio RL, Kocher MS, Berven S, et al. Coxa vara with proximal femoral grwth arrest in patients who had neonatal extracorporeal membrane oxygenation. J Pediatr Orthop. 2003;23:20-6.

7. Fassier F, Sardar Z, Aarabi M, et al. Results ando complications of a surgical technique for correction of coxa vara in children with osteopenic bones. J Pediatr Orthop. 2008;28(8):799-805.

8. Herring JA. Congenital Coxa Vara. In: Herrington JA. Tachidjian's Pediatric Orthopaedics. Philadelphia: W.B. Saunders Company, 2002. p.765-81.

9. Kehl DK. Developmental coxa vara, transient synovitis and idiopathic chodrolysis of the hip. In: Lovell and Winter's Pediatrics Orthopedics. 5.ed. Philadelphia: Lippincoti Williams and Wilkins, 2001. p.1035-57.

10. Santili C, Akkari M, Waisberg G, et al. Coxa Vara do Desenvolvimento. Rev Bras Ortop – Supl de Ortop Pediatr. 2010;45(supl):8-14.

11. Santili C, Akkari M, Waisberg G, et al. Coxa vara do desenvolvimento. Rev Bras Ortop Pediatr. 2000;1(1):27-33.

12. Schneidmueller D, Carstens C, Thomsen M. Surgical treatment of overgrowth of the greater trochanter in children and adolescents. J Pediatr Orthop. 2006;26(4):486-90.

13. Kim TH, Chambers HG, Mubarak SJ, et al. Congenital coxa vara: computed tomographic analysis of femoral retroversion and triangular metaphyseal fragment. J Pediatr Orthop. 2000;20(5):551-6.

14. Kim TH, Baek SD, Jang JH, et al. Preoperative plan for corrective osteotomy of the hip: a method using picture-editing software. J Pediatr Orthop. 2011;31(1):95-101.

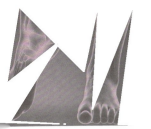
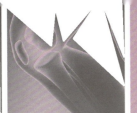

Distúrbios do Joelho

Ricardo de Paula Leite Cury
João Paulo Guerreiro
Camila Cohen Kaleka

LUXAÇÃO CONGÊNITA DO JOELHO

Conceito

A luxação congênita do joelho foi primeiramente descrita em 1882 por Chatelaine.[1] É uma rara enfermidade com incidência de 1 em cada 100 mil nascidos vivos,[2] ou seja, 1% da incidência da displasia do desenvolvimento do quadril.[1] Inclui um espectro que vai desde uma subluxação com hiperextensão do joelho até a luxação propriamente dita do fêmur sobre a tíbia. Pode ocorrer como doença isolada nos casos unilaterais, mas, frequentemente, é resultado de um desequilíbrio muscular presente em condições como artrogripose múltipla congênita, síndrome de Larsen, Ehlers-Danlos ou mielomeningocele, acompanhada de outras anormalidades musculoesqueléticas, como displasia do desenvolvimento do quadril e o pé torto congênito, em até 70% dos casos.[1,3] Achados comuns são a ausência total ou parcial ligamentar, fibrose e atrofia do quadríceps, hipoplasia da patela e contratura do trato iliotibial. De apresentação esporádica na maioria dos casos, a doença é mais comum em meninas.[1]

Diagnóstico

O diagnóstico pode ser feito durante o pré-natal por ultrassonografia[4] ou logo após o nascimento durante o exame físico, demonstrando deformidade inconfundível, caracterizada por *recurvatum* do joelho, com os côndilos femorais frequentemente proeminentes na região posterior da coxa[4] e com uma prega na região anterior. O pé pode ser posicionado sobre a face ou o ombro do neonato, nos casos de hiperflexão do quadril, refletindo a posição intrautero e aumentando a suspeita de instabilidade do quadril associada.[4] Na projeção radiográfica em perfil, a relação entre o fêmur distal e a tíbia proximal pode ser determinada, definindo se a articulação está hiperestendida, subluxada ou luxada (Figura 33.1). O grau de flexão passiva do joelho determina o prog-

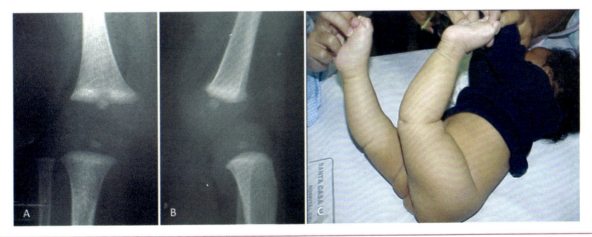

FIGURA 33.1 **(A)** Radiografia em anteroposterior do joelho de paciente com luxação congênita bilateral dos joelhos. **(B)** Radiografia em perfil do mesmo paciente. **(C)** Aspecto clínico do paciente com hiperflexão dos quadris e hiperextensão dos joelhos.

nóstico. Caso o joelho aparente flexão e redução com o alongamento do quadríceps, o mesmo é classificado clinicamente como hiperextensão congênita grau I. Por outro lado, quando nenhuma flexão parece possível, a tíbia está completamente transladada anteriormente e com uma flexão mais vigorosa, podendo subluxar-se lateralmente em relação ao fêmur; nesta situação, a luxação do joelho é classificada como irredutível congênita grau III. Um grau intermediário de contratura, no qual o joelho não flete, mas as epífises femoral e tibial estão em contato, é considerado subluxação congênita grau II.[4,5]

Tratamento clínico

O tratamento incruento é o primeiro a ser instituído tão logo o diagnóstico é realizado.[1] Quanto mais cedo é realizado, mais facilmente é obtida a redução com a tração da tíbia e flexão do joelho, e mais estável permanece a articulação após.[1] Estudo em 19 joelhos mostrou, a longo prazo, excelentes e bons resultados em todos os casos tratados com a redução incruenta em até 24 horas de vida. O mesmo trabalho mostrou que antes de 8 horas de vida a redução é mais facilmente obtida.[1] Em geral, a redução é obtida e/ou mantida com gessos seriados por oito semanas. Em casos com displasia do desenvolvimento do quadril associada, o dispositivo de Pavlik por até 4 meses é uma boa opção de tratamento.[1] Pacientes mais resistentes à correção e tardiamente tratados com os gessos seriados podem ser submetidos à tenotomia percutânea do quadríceps para ganho de flexão e redução, antes que seja indicado o procedimento cirúrgico formal.[3]

Tratamento cirúrgico

O tratamento cirúrgico clássico consiste no alongamento do quadríceps e capsulotomia anterior para ganho de flexão e redução do joelho[2] (Figura 33.2). O encurtamento femoral para obter a redução do joelho é uma técnica mais recente e promete ser isenta das possíveis complicações da quadricepsplastia, como a fibrose e a fraqueza do aparelho extensor e a débil cicatrização da face anterior do joelho.[4] Esse procedimento é indicado para casos resistentes, tão logo a diáfise do fêmur tenha tamanho suficiente para fixação interna após a osteotomia de encurtamento. Estudo recente mostrou não haver diferenças entre as técnicas, a longo prazo, na função dos joelhos. O mesmo estudo tinha arco de movimento funcional.[2] Apesar da ausência de ligamentos na maioria dessas crianças, a reconstrução é indicada em casos de instabilidade clínica ao final do tratamento.

LUXAÇÃO CONGÊNITA DA PATELA

A luxação congênita da patela foi primeiramente descrita em 1856, na Áustria, por Singer.[6] Deve ser diferenciada da instabilidade patelar redutível. É definida como uma severa deformidade com deslocamento lateral da patela ao nascimento, contratura em flexão do joelho, torção externa e alinhamento em valgo da perna, e ser irredutível de maneira

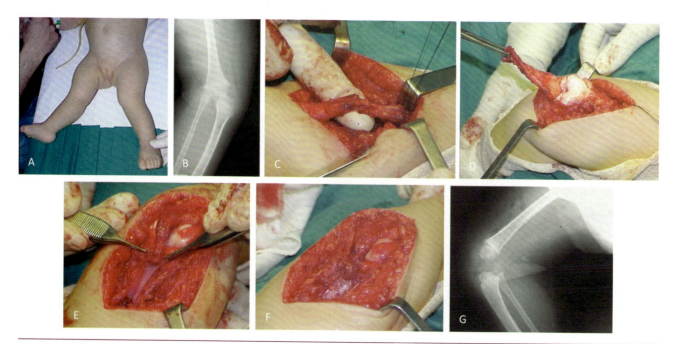

FIGURA 33.2 **(A)** Aspecto clínico pré-operatório de luxação congênita bilateral, mais acentuada à direita. **(B)** Radiografia pré-operatória. **(C)** Isolamento do tendão do quadríceps. **(D)** Liberação proximal do tendão. **(E e F)** Reinserção proximal em partes moles mediais e laterais. **(G)** Radiografia pós-operatória.

incruenta.[4, 6] Deve ser diagnosticada na primeira década de vida. A dificuldade de palpar a patela lateralizada no exame clínico ou documentar sua posição nas radiografias ocorre pelo alto grau de hipoplasia patelar associada à luxação e à tardia ossificação da patela, que ocorre apenas a partir dos 3 anos de idade.[4] O exame ultrassonográfico pode, por essas razões, auxiliar o diagnóstico.[7] A luxação congênita deve ser suspeitada em pacientes com artrogripose e displasias esqueléticas, especialmente nos casos em que o joelho apresenta contratura em flexão, rotação tibial externa e deformidades associadas nos pés.[8] Condições como síndrome unha-patela, síndrome de Down e de Kabuki, nas quais um desequilíbrio muscular durante o desenvolvimento inicial da criança leva à luxação recorrente, habitual ou mesmo permanente da patela, apresentam sinais clínicos similares aos da doença congênita quando os pacientes atingem a adolescência, mas não são consideradas luxações congênitas.[8] O termo displasia do desenvolvimento da patela foi proposto em 1990 e deve ser usado englobando todos esses casos de luxações redutíveis ou não.[8]

A patogênese da luxação congênita foi determinada apenas em 1976. Nos estudos de Stanisavljevic e colaboradores, foi notado que todo complexo musculotendíneo da coxa que está localizado lateralmente ao côndilo femoral deve rodar internamente no primeiro trimestre do desenvolvimento fetal.[7] Quando isso não ocorre, a patela mantém-se lateralizada, e o mecanismo do quadríceps, rodado anterolateralmente. Como consequência, há torção externa da tíbia e o joelho torna-se valgo.[6,7]

O tratamento da luxação congênita da patela é sempre cirúrgico.[4-7] Goldthwait foi o primeiro a descrever o tratamento cirúrgico em 1899. Conn, em 1925, descreveu a técnica da liberação lateral dos tecidos contraturados e o avanço do músculo vasto medial.[4] O objetivo desse tratamento é realinhar o mecanismo extensor e posicionar a patela no sulco troclear, produzindo assim uma redução estável e um aprofundamento deste sulco pela presença constante da patela durante o desenvolvimento.[6] O procedimento clássico que envolve os conceitos de Judet e Stanisavljevic consiste em dissecar o vasto lateral do septo intermuscular desde a origem até a inserção e rodar subperiostealmente toda a massa muscular do quadríceps medialmente. Wada propõe uma incisão curvilínea desde o terço médio da face lateral da coxa, passando superomedialmente a patela e atingindo o nível da tuberosidade tibial medialmente, com divisão da adesão fibrosa entre o trato iliotibial e o septo intermuscular lateral e a liberação lateral inicialmente. Se a contratura em flexão estiver mantida, realiza-se alongamento em "v-y" do quadríceps. Se a subluxação lateral permanecer, faz-se a transferência da metade lateral do tendão patelar para medial, medializando assim a parte distal do mecanismo extensor. Plicatura do vasto medial é outro procedimento que pode ser associado. A correção deve ser realizada o mais precocemente possível e preferencialmente antes de 1 ano de idade.[8] A partir dessa idade, pode-se desenvolver um joelho quase normal, possibilitando marcha normal e sem atraso no desenvolvimento.[8]

INSTABILIDADE PATELOFEMORAL NA CRIANÇA E NO ADOLESCENTE

CONCEITO

A instabilidade patelofemoral tem incidência estimada de 29 em cada 100 mil crianças e adolescentes entre 10 e 17 anos. A recorrência de luxação ocorre em 17% dos pacientes nessa idade.[9] O risco de ocorrer o primeiro episódio e este se tornar recorrente é associado a diversos fatores. Os principais são sexo feminino, história familiar, hiperfrouxidão ligamentar, displasia troclear, patela alta e ângulo do quadríceps aumentado.[9]

ETIOLOGIA

A instabilidade patelofemoral na criança e no adolescente pode ser dividida e classificada em dois grandes grupos, de acordo com a etiologia traumática ou não do primeiro episódio. Os casos atraumáticos estão mais associados com frouxidão ligamentar, alteração na arquitetura patelofemoral, sexo feminino e recorrência.[9]

Dentre as possíveis alterações encontradas nos pacientes com a articulação patelofemoral instável, destacam-se a displasia troclear, patela alta, aumento no ângulo do quadríceps, aumento da distância da tuberosidade tibial com o sulco troclear (TAGT), insuficiência do ligamento patelofemoral medial, hipoplasia ou displasia do músculo vasto medial oblíquo e predominância do vasto lateral, contratura do retináculo lateral e do trato iliotibial, torção femoral interna e tibial externa e joelho valgo.[9]

DIAGNÓSTICO

A história da luxação nem sempre é clara. Os pacientes em geral relatam um episódio traumático associado a dor e edema no joelho e raramente uma luxação fixa. Embora a lesão possa ser causada por trauma direto, a maior parte dos casos ocorre por mecanismo indireto com rotação externa do joelho enquanto o pé está apoiado, resultando na sobrecarga em valgo do mecanismo extensor. Por volta de 60% dos casos, ocorrem durante a prática esportiva.[10] A redução, na maioria das vezes, ocorre no mesmo ambiente da lesão, de maneira espontânea, ao estender-se o joelho. Em crianças e adolescentes, o mecanismo de trauma similar é fator de confusão para o diagnóstico diferencial com lesão do ligamento cruzado anterior. Ambas as lesões resultam em sensação de falseio, dor, hemartrose e limitação do movimento, e devem ser consideradas nos pacientes com essa idade que relatam esse mecanismo de trauma indireto. Em geral, apenas os pacientes com episódios recorrentes são capazes de relatar uma história típica de luxação de patela. Fraturas osteocondrais podem resultar em episódios de bloqueio articular e derrame articular persistente. Queixas associadas à subluxação crônica frequentemente são vagas. Os pacientes queixam-se de dor anterior ou queimação e sensação de falseio em aterrissagens, freadas e mudança de direção.[11]

Quadro clínico

No exame físico do joelho, na fase aguda, após suspeita na inspeção, pode ser confirmada a presença de derrame articular pela palpação. A artrocentese nessa fase é diagnóstica e terapêutica. Hemartrose e glóbulos de gordura podem ser vistos. Infiltrações com anestésico local e descompressão articular podem melhorar a qualidade do exame físico. A palpação da face medial do joelho deve ser realizada em busca de sinais da lesão do ligamento patelofemoral medial (LPFM). A amplitude de movimento e o *"tracking"* patelar são avaliados em busca de limitações ou bloqueios. Testes dos ligamentos cruzados, colaterais e de apreensão devem ser realizados. Para classificar o tipo de paciente que será tratado, devemos avaliar o joelho contralateral, o ângulo do quadríceps com o joelho neutro e em 20° de flexão, o alinhamento do membro inferior, o grau de rotação femoral e tibial, a postura dos pés e o grau de frouxidão ligamentar de outras articulações.[10] Em pacientes com instabilidade patelar crônica, temos a oportunidade de avaliar ainda outros parâmetros não mencionados: a posição do membro inferior durante a marcha, corrida, saltos e em pé; a translação patelar, avaliando o grau em forma de porcentagem da largura patelar total que medializa e lateraliza (normal entre 25% e 50% de translação lateral ou medial), e o seu *endpoint*; a inclinação patelar elevando a borda medial e lateral e avaliando o grau de tensão dos retináculos; e a faceta lateral, que deve ser inclinada até estar paralela com a horizontal, para descartarmos a retração do retináculo lateral.[11]

Exames subsidiários

Na instabilidade patelofemoral, o exame de imagem tem dois objetivos: fornecer informações sobre o mecanismo extensor e as lesões associadas do joelho, e avaliar as características da articulação patelofemoral que podem predispor ao quadro de instabilidade. Na avaliação óssea, buscamos lesões osteocondrais na patela e na tróclea. As radiografias em perfil absoluto são importantes para nos informar sobre a profundidade da tróclea e a presença de displasia desta, além da altura patelar. Incidências axiais nos menores graus de flexão, em torno de 20°, quando o suporte ósseo para a patela é mínimo, mostram a relação da tróclea com a patela e a inclinação patelar determinada pela ação dos retináculos lateral e medial e cápsula.[12] Na tomografia computadorizada podemos medir a inclinação patelar, a translação da tuberosidade tibial em relação ao sulco (garganta) troclear (TAGT) e a altura patelar (Figura 33.3). Fraturas osteocondrais não mostradas nas radiografias podem ser vistas nos cortes tomográficos ou de ressonância magnética e são mais comuns na borda medial da patela e no côndilo femoral lateral. A ressonância magnética é importante para determinar o local e a extensão da lesão do LPFM.[11] O local mais comum de lesão do LPFM é junto à inserção femoral, mas ela pode ocorrer em qualquer ponto, de maneira parcial ou completa (Figura 33.4).

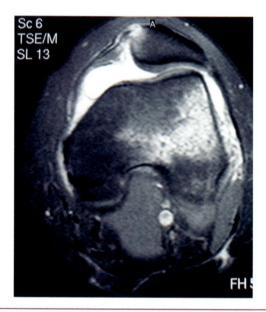

FIGURA 33.4 Ressonância magnética evidenciando lesão do ligamento patelofemoral na patela, além de contusão óssea côndilo lateral do fêmur resultante da luxação patelar.

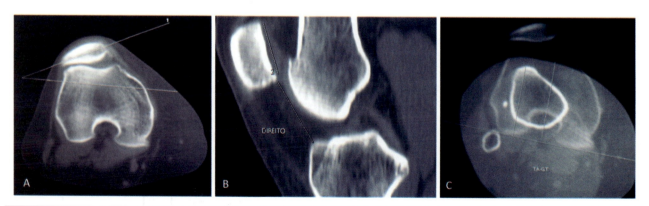

FIGURA 33.3 **(A)** Avaliação tomográfica da inclinação patelar, com insuficiência dos estabilizadores mediais. **(B)** Avaliação da altura patelar. **(C)** Avaliação da TAGT.

Tratamento

O tratamento da instabilidade patelofemoral na criança e no adolescente pode ser conservador ou cirúrgico. Muitos fatores devem ser considerados para essa decisão. Entre eles, destacam-se a cronicidade da instabilidade, a presença de fatores mecânicos predisponentes, o grau de instabilidade, a existência de lesões associadas, a idade, o nível de atividade, a evolução do tratamento conservador e a expectativa da criança e de sua família.[9] Casos que chegam para atendimento com a patela deslocada devem ter a redução obtida sob sedação com extensão passiva e compressão na direção medial, quando necessário. A maioria das crianças deve ser tratada com imobilização e compressão inicialmente e reabilitação precoce após. A imobilização em extensão total deve ser mantida por três a seis semanas para conforto e cicatrização dos tecidos lesados.[10] Exercícios isométricos para o quadríceps e movimentos de flexão e extensão protegidos e controlados devem ser iniciados durante os primeiros dias para manter a função do quadríceps e a qualidade da cartilagem articular. O LPFM está na camada II do compartimento medial do joelho junto ao ligamento colateral medial – acredita-se que, por esse motivo, apresente bom potencial de cicatrização.[11] De acordo com a redução dos sintomas, os exercícios são progressivamente aumentados. A reabilitação completa envolve restabelecer função completa do quadríceps, restaurar o equilíbrio do mecanismo extensor e melhorar o alinhamento do membro. Programas de manutenção e prevenção são indicados após a reabilitação a fim de manter a função do mecanismo extensor em nível suficiente para realizar as atividades do paciente sem nova luxação ou subluxação.[12] Os exercícios devem ser realizados dentro de um limite que não cause dor. Na cadeia cinética fechada, o estresse patelofemoral aumenta com o grau de flexão. Na cadeia cinética aberta, ocorre o oposto. O reequilíbrio da musculatura da cintura pélvica é indicado para melhorar a anteversão dinâmica do quadril e o alinhamento em valgo do membro inferior.[12]

As indicações para realização de cirurgia na criança são a presença de lesões osteocondrais de tratamento cirúrgico, a falha no tratamento clínico inicial da luxação aguda a instabilidade patelar grosseira, a alta demanda esportiva associada a mecanismo não traumático e a fatores predisponentes à recidiva, a instabilidade crônica recidivante sem melhora com tratamento clínico.[11] A cirurgia na criança tem suas peculiaridades como, por exemplo, a presença de fises abertas opõe-se à maioria das osteotomias no joelho para tratamento da luxação patelar recidivante. Embora a criança tenha um bom potencial para cicatrização, a proteção pós-operatória e a reabilitação das reconstruções cirúrgicas requerem um nível de cooperação de toda família. A maioria das crianças e dos adolescentes com luxação recidivante de patela apresenta luxações recidivantes atraumáticas com diversos fatores de recorrência, como displasia troclear, aumento do ângulo do quadríceps e aumento no TAGT que não são passíveis de correção cirúrgica pela complexidade inerente e pela fise aberta dos pacientes. Muitas técnicas foram propostas, incluindo liberação de estruturas contraturadas laterais, restauração dos estabilizadores mediais e correção do alinhamento anatômico proximal ou distalmente à patela. Os procedimentos proximais podem envolver liberações laterais que devem ser combinadas à restauração da tensão medial. A contratura das estruturas laterais não é muito frequente nesses pacientes e, quando presente, deve-se proceder à liberação da cápsula e do retináculo laterais de maneira cirúrgica aberta ou artroscópica com bons resultados.[9,13]

O tratamento da lesão do LPFM pode ser realizado por reparo agudo, reparo associado à reconstrução ou reconstrução isolada. Essa estrutura é responsável, isoladamente, por mais de 50% da estabilidade patelofemoral. Mesmo assim, o avanço do músculo vasto medial oblíquo, em desuso nos adultos, ainda é um procedimento aceito e realizado em crianças com instabilidade crônica recidivante com bons resultados (Figura 33.5).[9,10,13] A proximidade da linha fisária femoral distal do local de inserção do LPFM traz riscos à sua lesão durante as reconstruções anatômicas com enxerto livre.[14] Técnicas poupando a fise para essa reconstrução, muitas vezes fixando ou laçando o enxerto em estruturas tendinosas (adutores), ligamentares (ligamento colateral medial) ou no periósteo, mostram maior dificuldade em atingir a tensão ideal do enxerto durante todo o arco de movimento, porém são opções nesse tipo de paciente.[9,13,14] Se for realizada fixação óssea femoral no local do LPFM original, deve-se ter técnica precisa e cuidadosa em relação à cartilagem de crescimento.[15] A fixação na patela pode ser feita com túneis ósseos, usando-se âncoras ou suturas (Figura 33.6).

Os realinhamentos distais com osteotomias podem induzir fechamento fisário prematuro e subsequente recurvato. A idade limite para esses procedimentos não está bem definida até hoje na literatura. Acredita-se que a partir dos 15 anos nos meninos e 13 anos nas meninas já seja seguro realizar tal procedimento.[11] O procedimento de Roux-Goldthwait, no qual a metade lateral do tendão patelar é solta da sua inserção tibial e passada por trás da metade medial intacta, antes de ser fixada no aspecto medial da tíbia, é um procedimento clássico que poupa a fise e defendido por alguns autores com bons resultados nas crianças, apesar de as alterações de pressão na articulação patelofemoral poderem ocorrer por inclinação patelar após o procedimento[9,13] (Figura 33.7). Como mencionado, a correção da displasia troclear, da altura patelar (patela alta) e da TAGT aumentada por meio de procedimentos ósseos, está indicada somente após a maturidade esquelética; porém, podem ser necessários na fase adulta, havendo a falha do tratamento cirúrgico realizado previamente em partes moles durante a adolescência ou a infância, pois a correção dos fatores predisponentes é feita muitas vezes de maneira parcial, ou mesmo não tão eficaz, se comparada com as correções ósseas.

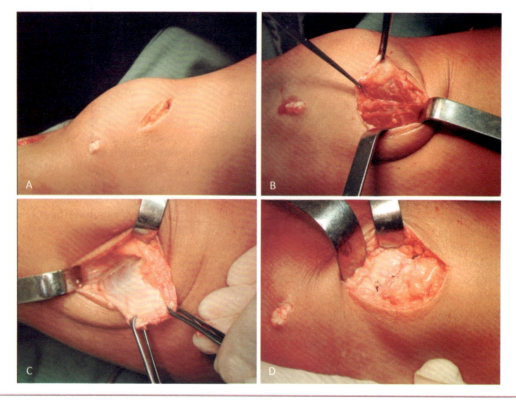

FIGURA 33.5 (A) Incisão proximal medial à patela. **(B)** Identificação do músculo vasto medial oblíquo. **(C)** Isolamento e avanço do músculo. **(D)** Aspecto final após sutura sobre a região superomedial da patela.

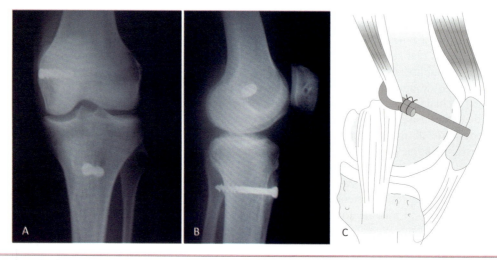

FIGURA 33.6 (A e B) Reconstrução do LPFM com tendão do semitendíneo fixado ao fêmur em paciente esqueleticamente maduro, associado a procedimento de medialização da tuberosidade tibial. **(C)** Reconstrução do LPFM fixado ao tendão do músculo adutor.

MENISCO DISCÓIDE

INTRODUÇÃO

O menisco discóide, lateral ou medial é uma anormalidade morfológica encontrada na articulação do joelho. A primeira descrição dessa forma do menisco foi feita em 1889 por Young e, quarenta anos mais tarde, por Watson-Jones. Logo após, surgiram as descrições anatômicas, teorias para o desenvolvimento e para as manifestações clínicas, classificações das formas variantes e propostas de tratamento.[16,17]

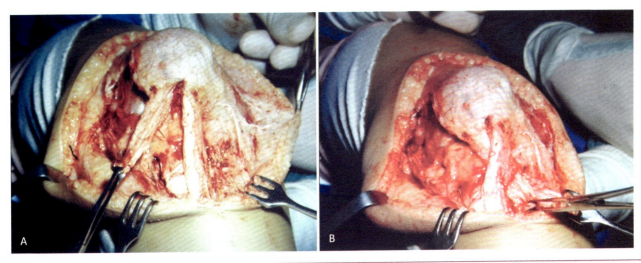

FIGURA 33.7 **(A)** Cirurgia de RouxGoldthwait, com separação da porção lateral do ligamento patelar. **(B)** Sutura do ligamento na região medial da tíbia.

EMBRIOLOGIA E ANATOMIA

A diferenciação do menisco normal pelo broto embrionário do membro inferior ocorre precocemente durante o desenvolvimento fetal pelo tecido mesenquimal. Estão claramente definidos na oitava semana de gestação e adquirem a forma anatômica definitiva na décima quarta semana, sendo que a forma discóide não faz parte dessa evolução.[18] O suprimento vascular periférico do menisco retrocede durante a maturidade e, aos 9 meses de vida, o terço central do menisco torna-se avascular, restando suprimento vascular apenas no terço periférico aos 10 anos de idade; os dois terços internos dos meniscos recebem nutrição por difusão do líquido intra-articular.[16]

Nos adultos, a forma em C do menisco medial cobre 50% da superfície do planalto tibial medial e está firmemente aderida à cápsula articular pelos ligamentos coronário, meniscotibial e colateral tibial profundo. A forma circular do menisco lateral apresenta em média 12 mm de largura e 4 mm de espessura; entretanto, a anatomia normal varia consideravelmente quanto à forma e às dimensões. O menisco lateral cobre 70% da superfície do planalto tibial e apresenta inserções anterior e posterior bem fixas através dos ligamentos meniscofemorais, porém lateralmente a inserção é mais frouxa pela presença principalmente do hiato do poplíteo.[16] Portanto, a média de excursão dos meniscos durante a flexão e a extensão do joelho é maior lateralmente (10 mm *versus* 2,5 mm), fato que desfavorece a lesão no menisco lateral.[19] As superfícies meniscais são côncavas e amortecem o contato do planalto tibial com o côndilo femoral, medial e lateralmente.[16,17]

INCIDÊNCIA

Estimar a incidência atual da presença do menisco discóide é difícil pela alta taxa de pacientes assintomáticos.

A incidência documentada de pacientes com menisco discóide varia de 0,4% a 17% para o menisco lateral e 0,06% a 0,3% para o medial. Essa condição está bem documentada em pacientes asiáticos.[20] Quanto à incidência de bilateralidade, no menisco lateral, a forma discóide pode chegar a mais de 20% dos casos, sendo rara esta condição no medial.

ETIOLOGIA

Há várias teorias para compreender a etiologia do menisco discóide. Em 1984, Smillie acreditava que a forma discóide era um estágio normal do desenvolvimento embrionário e que a falha da absorção da porção central do menisco levaria à persistência dessa forma discóide. Essa teoria foi refutada mais tardiamente, pois embriologicamente não foi detectada a forma discóide na evolução natural de nenhuma espécie, seja humana ou animal.[19,20]

A teoria do desenvolvimento, proposta por Kaplan, defendia que a inserção tibial posterior do menisco era insuficiente, o que levaria a uma maior excursão meniscal durante a flexoextensão do joelho e, assim, microtraumas repetitivos subsequentes à hipermobilidade levariam a alterações morfológicas. A teoria de Kaplan, porém, não explica a maioria das apresentações do menisco discóide, a qual tem a inserção posterior normal.[16]

A teoria que defende que a causa seja congênita baseia-se na observação dessa condição em gêmeos e na transmissão familiar, considerando o menisco discóide uma variante anatômica que poderia estar sujeita à maior pressão, o que levaria a uma separação meniscocapsular e a uma hipermobilidade secundária.[16,17]

Mais recentemente, um estudo histomorfológico do menisco discóide concluiu que há uma desorganização da rede de colágeno circular do menisco, mais evidente no lateral, tornando heterogêneo o arranjo final das fibras colágenas.

Série Ortopedia e Traumatologia – Fundamentos e Prática

Assim, a lesão no menisco discóide representa uma alteração estrutural, promovendo uma chance maior de lesão na configuração discóide do menisco.[21]

CLASSIFICAÇÕES

Watanabe e colaboradores realizaram uma classificação para os tipos de menisco lateral discóide baseada na aparência artroscópica.[22] Os meniscos discóide com inserções periféricas normais são classificados como tipo I ou tipo II, sendo o tipo I completo, em forma de disco, e o tipo II semilunar e incompleto, de acordo com o grau de cobertura do planalto tibial. O tipo III (conhecido como ligamento de Wrisberg) contempla os casos em que a inserção menisco-tibial posterior é insuficiente e permite um aumento da mobilidade, produzindo o clássico estalido do joelho. Apesar de esta classificação ser a mais utilizada, tem pouco valor para a escolha do tratamento. A classificação tradicional foi expandida por Monllau e colaboradores, adicionando um quarto tipo para descrever um menisco em forma de anel com a inserção tibial posterior normal.[23]

Outros autores, em 2002, modificaram a classificação intraoperatória das lesões meniscais de O'Connor para descrever as lesões como horizontal simples, horizontal complicada, longitudinal, radial, degenerativa e complexa, pois acreditam que assim há uma facilidade para o planejamento cirúrgico de acordo com o padrão da lesão do menisco.[24] Algumas outras classificações, como a de Jordan e colaboradores, tentam correlacionar as manifestações clínicas com os achados operatórios; definem se o menisco é completo ou incompleto, se a periferia é estável e se há sintomas ou lesões diagnosticadas.[16]

MANIFESTAÇÕES CLÍNICAS

O termo "síndrome do estalido do joelho" foi associado à presença do menisco discoide em 1910, por Krois. Os sintomas, entretanto, são altamente variáveis dependendo do tipo do menisco discóide, da localização (medial ou lateral), da presença de lesão e da estabilidade da periferia.[16]

O menisco discóide estável é frequentemente um achado de exame em pacientes assintomáticos. Pode tornar-se sintomático em casos de lesão, mas, diferentemente do esperado para um menisco de formato normal, o início dos sintomas pode ser insidioso e sem um evento agudo bem estabelecido. O padrão mais comum de lesão é uma clivagem horizontal degenerativa, presente em 58% a 98% de todos os casos de menisco discóide.[17]

O menisco discóide instável provoca o típico joelho com estalido, sendo mais frequentemente relacionado ao tipo ligamento de Wrisberg, o mais infrequente dos tipos, ou quando há uma lesão em um menisco estável, levando-o a perder a fixação tibial posterior. As manifestações mais comuns dos jovens são um estalido audível, palpável ou perceptível ao final da extensão (10° a 20°), associado a dor e sensação de travamento do joelho, porém de origem não traumática.[16-18]

Ao exame físico, o joelho do paciente pode estar inchado, doloroso, com a extensão limitada e com um abaulamento anterolateral presente na flexão completa. O teste de McMurray pode ser positivo, porém não é típico, especialmente em crianças mais novas.[25] O joelho completamente bloqueado é uma forma rara de manifestação; entretanto, pode ocorrer um falso bloqueio, que não precisa de manobras específicas para voltar à amplitude de movimento.[16]

A acurácia do exame clínico pode atingir de 29% a 93% quando comparada aos achados artroscópicos. A variedade de sintomas, a intensidade e a recorrência são descritos vagamente e, além da dificuldade com a anamnese, o exame físico pode contribuir pouco para correlacionar com dados inconsistentes da história, tornando na maior parte das vezes indispensável o auxílio de um estudo de imagem complementar.[16]

EXAMES COMPLEMENTARES

Radiografia

As radiografias do joelho de frente (anteroposterior), perfil, oblíquas e túnel auxiliam o diagnóstico. O espaço articular lateral é alargado, o côndilo femoral lateral achatado, inclinação da superfície articular da tíbia, pode ocorrer hipoplasia da eminência tibial e elevação da cabeça da fíbula. Esses achados radiográficos estão presentes apenas em alguns casos, e doenças associadas também podem ser encontradas, como a osteocondrite dissecante.[26]

Ressonância magnética

Este exame se tornou largamente utilizado para o diagnóstico das doenças musculoesqueléticas, principalmente as que afetam o joelho, pela clareza das imagens adquiridas. O sinal mais preciso para o diagnóstico do menisco discóide, na ressonância magnética, é quando a razão da largura mínima do menisco com a largura máxima da tíbia (no plano coronal) é superior a 20%, e quando a razão da soma das larguras de ambos os cornos do menisco lateral pelo diâmetro meniscal (no plano sagital) é superior a 75%. Ambas as relações têm a sensibilidade e a especificidade de 95% e 97%, respectivamente, mesmo que o menisco apresente lesão (Figura 33.8). Outro critério, menos preciso, é a espessura meniscal mínima no plano coronal de 15 mm, ou três ou mais cortes consecutivos no plano sagital, demonstrando a continuidade entre o corno anterior e o corno posterior do menisco. A ressonância magnética também pode auxiliar no diagnóstico de lesões meniscais e na visualização de lesões associadas, como a osteocondrite dissecante. O menisco discóide incompleto e o tipo ligamento de Wrisberg ou instável são os mais difíceis de discernir, assim como a forma em anel é muito semelhante a uma lesão em alça de balde de um menisco normal. Recentemente, foi criada uma classificação baseada nas imagens de ressonância magnética, mas, apesar de o exame auxiliar na escolha do melhor tratamento, a decisão e a conduta final só ocorrem durante a visualização direta da lesão pela artroscopia.[16,17,26]

Distúrbios do Joelho

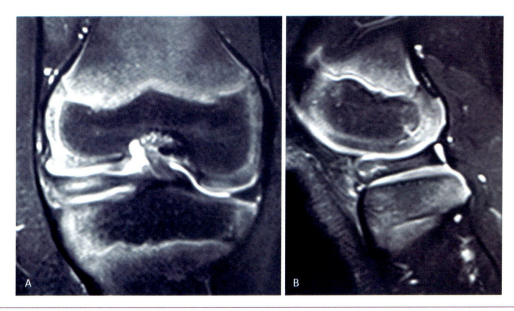

FIGURA 33.8 Ressonância magnética do joelho direito. **(A)** Corte coronal demonstrando sinais de lesão do menisco lateral discóide. **(B)** Corte sagital demonstrando a mesma lesão.

CONDIÇÕES ASSOCIADAS

O menisco lateral discóide pode estar associado a outras anormalidades musculoesqueléticas, como elevação da cabeça da fíbula, defeitos musculares dos fibulares, hipoplasia do côndilo femoral lateral com alargamento do espaço articular lateral, hipoplasia da espinha tibial lateral, anormalidade na forma dos maléolos do tornozelo e aumento do calibre da artéria genicular lateral inferior.[16]

Uma das condições clínicas frequentes é a associação do menisco lateral discóide com uma lesão osteocondral do côndilo femoral lateral. A osteocondrite dissecante do côndilo femoral lateral é relativamente rara e muitas vezes descrita em associação com o menisco discóide. A presença do menisco lateral discóide ocorre na maioria dos casos das lesões da osteocondrite dissecante; 80% a 100%, no côndilo femoral lateral. Por essa razão, alguns autores advogam a teoria de que há uma força anormal de contato entre as superfícies articulares, do fêmur e da tíbia, o que levaria à formação da lesão osteocondral. Baseado em parâmetros clínicos e nas medidas de alinhamento do joelho, Terashima e colaboradores concluíram que a associação entre lesão do menisco lateral discóide, pacientes jovens com alta demanda esportiva e alinhamento em valgo apresenta predisposição para o desenvolvimento da osteocondrite dissecante.[27] O tratamento com meniscectomia parcial da lesão parece resolver também a lesão osteocondral da osteocondrite dissecante, sendo o tratamento de escolha para a cicatrização dessas lesões no côndilo femoral lateral quando associadas ao menisco discóide.[16]

TRATAMENTO

Classicamente, o tratamento de escolha para as lesões sintomáticas do menisco discóide, estáveis ou não, é a meniscectomia. O menisco residual após a meniscectomia parcial/subtotal era considerado anormal e, supostamente, também deveria ser ressecado. Porém, ao longo do tempo, conforme as funções dos meniscos foram sendo melhor compreendidas (distribuição mais uniforme da carga, absorção do impacto, estabilização da articulação do joelho e nutrição da cartilagem pela distribuição do líquido sinovial), a preservação do restante estável do menisco passou a ganhar importância e tornou-se o tratamento de escolha (meniscectomia parcial). A ausência do arranjo normal da fibrocartilagem no menisco discóide pode alterar muito a transmissão de carga após a meniscectomia parcial. No entanto, nenhum estudo comprovou que a meniscectomia total seria benéfica, pelo contrário, os achados clínicos após dois anos da cirurgia são os mesmos, mas, radiograficamente os pacientes submetidos à meniscectomia total apresentam alterações degenerativas mais precoces.[16,20] Portanto, a meta atual é preservar o restante estável do menisco discóide.

Meniscos discóides assintomáticos ou relatados ao acaso em exames não devem ser tratados cirurgicamente. Um seguimento regular deve ser feito para novo questionamento dos sintomas, exame físico e eventuais alterações degenerativas.[16]

O joelho com estalido sem outros sintomas ou alterações no exame radiográfico deve ter acompanhamento até, eventualmente, tornar-se sintomático. Os sintomas podem ocorrer por instabilidade do menisco, nova lesão meniscal ou alguma situação clínica associada, como as lesões osteocondrais do compartimento lateral do joelho.[16,17,20]

A meniscectomia parcial artroscópica (saucerização) é o tratamento de escolha para as lesões sintomáticas estáveis, completas ou incompletas do menisco lateral discóide (Figura 33.9). A largura da periferia meniscal remanescente é um importante parâmetro a ser considerado quando a me-

CAPÍTULO 33

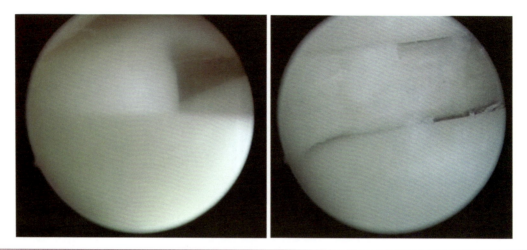

FIGURA 33.9 Imagem artroscópica da articulação do joelho demonstrando um menisco lateral discóide incompleto lesado, antes e após a meniscectomia parcial.

niscectomia é realizada. A maioria dos autores concorda que a largura remanescente na periferia meniscal deve ser entre 5 mm e 8 mm para prevenir o impacto e a instabilidade da porção restante do menisco discóide, pois poderia levar a uma nova lesão meniscal secundária, no futuro. Se a lesão meniscal estiver presente, a meniscectomia central parcial pode ser realizada em associação com a sutura periférica da lesão. A sutura meniscal também deve ser realizada quando há instabilidade meniscal clínica ou artroscópica, garantindo a estabilização e os melhores resultados a longo prazo. O tipo III instável do menisco lateral discóide pode ser fixado à cápsula posterior, pois a meniscectomia total pode condenar o futuro da articulação.[16]

Finalmente, apesar dos avanços adquiridos com a técnica artroscópica, a cirurgia pode ser tecnicamente difícil pela anormalidade do tamanho e da textura, altura e forma do menisco discóide.[1]

Resultados do tratamento

A meniscectomia parcial do menisco lateral pode gerar prejuízo ao compartimento lateral do joelho, não comparável ao que ocorre na meniscectomia total. A deterioração dos resultados funcionais a longo prazo demonstrou que a curto prazo a avaliação é considerada boa após a meniscectomia parcial. Entretanto, a diminuição dos níveis de atividade pode ocorrer precocemente, o que não é desejável, principalmente na faixa etária em questão de (10 a 20 anos).[17]

Atualmente, novas opções de tratamento estão disponíveis, como o transplante de menisco, sem conclusões definitivas publicadas na literatura.

Por fim, deve-se sempre atentar à possibilidade do diagnóstico do menisco discóide, compreender a etiologia e as apresentações clínicas, além de conhecer as complicações para que o melhor tratamento seja então indicado.

OSTEOCONDRITE DISSECANTE

Introdução

A osteocondrite dissecante (OCD) é uma condição adquirida, caracterizada por descolamento parcial ou total de fragmento da cartilagem hialina com osso subcondral, que pode ou não se desprender e permanecer como corpo livre articular. Tem um amplo espectro clínico; inicialmente, ocorre o amolecimento da cartilagem articular, com a superfície articular preservada, o que pode progredir para separação do fragmento.[28]

Em crianças e adolescentes, é uma causa conhecida de dor no joelho e disfunção da mobilidade. A etiologia é desconhecida, porém microtraumas repetitivos estão implícitos como fator. A OCD é categorizada em forma juvenil e adulta, dependendo do fechamento da fise distal do fêmur; a classificação baseia-se na localização anatômica, aparência operatória, idade e achados cintilográficos. A OCD juvenil tem um prognóstico muito melhor em relação à do adulto, com mais de 50% de casos cicatrizados em até 18 meses sem necessidade do tratamento cirúrgico.[28]

Incidência

A incidência da OCD pode chegar a até 15 a 29 casos por 100 mil habitantes; a média de idade dos portadores da lesão está decrescendo e mais meninas parecem estar sendo afetadas. A utilização da ressonância magnética, em larga escala, facilitou o reconhecimento das lesões, cuja frequência aumentou devido ao nível competitivo dos esportes e jornadas exaustivas de treinamento para crianças e jovens.[28]

História e etiologia

Diversos fatores podem estar relacionados com a etiologia da osteocondrite dissecante, incluindo inflamatórios, genéticos,

Distúrbios do Joelho

isquêmicos e traumáticos. Em 1887, König sugeriu a etiologia inflamatória da lesão, denominando-a osteocondrite dissecante; porém, estudos consecutivos não demonstraram relação primária da inflamação com a lesão. Mais tarde, em 1955, alguns autores postularam que haveria uma anormalidade na ossificação da epífise femoral distal, mas isso não se confirmou, da mesma maneira ocorrendo com a teoria vascular, que defendia a ausência de vascularização do fragmento osteocondral. Além das teorias mecânicas, há quem defenda a predisposição genética, mas não da forma mais comum da OCD, pois esta não está relacionada a causa familiar. Endocrinopatias, frouxidão ligamentar, apofisites, displasia epifisária e outras osteocondropatias não estão descritas em associação com a OCD.[29]

Em 1933, Fairbanks sugeriu que a OCD poderia ser causada por uma rotação interna brusca da tíbia, levando ao impacto da espinha tibial contra a região interna do côndilo femoral. Entretanto, o impacto da espinha tibial no côndilo não deve ser a etiologia da maioria das lesões, já que a localização mais frequente é a região posterolateral do côndilo femoral medial.[30] Smillie publicou que há quatro tipos da OCD e que todos estão interligados na etiologia da doença; no primeiro tipo (10 anos de idade), a lesão ocorre por anomalia de ossificação; no segundo tipo (15 anos de idade – juvenil), a lesão se deve à superposição de trauma em osso isquêmico; no terceiro tipo (adulto), o trauma produz a isquemia e a persistência desta; no quarto tipo (fraturas osteocondrais tangenciais), o trauma é o responsável exclusivo pela lesão.[31]

Atualmente, apesar de a literatura não esclarecer claramente a etiologia da OCD, a mais aceita é a causada por traumas repetitivos, já que é frequente em pacientes jovens e praticantes de esporte, pois a atividade poderia desencadear uma fratura no osso subcondral. Sem a redução do nível das atividades de carga, a chance do fragmento cicatrizar é mínima e a necrose deste pode ocorrer, levando à separação.[30]

CLASSIFICAÇÕES

Aichroth idealizou uma classificação, de acordo com a localização da lesão, baseada na radiografia. Quando acomete o côndilo medial pode ser dividida em: tipo I – clássica (69%), quando se localiza na face lateral do côndilo femoral medial na fossa intercondilar; tipo II – clássica estendida (6%), quando compromete também parte da superfície inferior do côndilo; tipo III – inferocentral (10%), quando atinge somente a superfície inferior, na área de carga. Quando a lesão ocorre no côndilo lateral classifica-se em: tipo I – inferocentral (13%) e tipo II – anterior (2%).[32,33]

Além da classificação radiográfica, mais recentemente foi proposta uma classificação baseada na ressonância magnética, facilitando a compreensão quanto à estabilidade do fragmento. No estágio I, a lesão apresenta pouca alteração de sinal sem margens claras de fragmento; no estágio II, o fragmento osteocondral apresenta margens evidentes, sem líquido entre o fragmento e o osso subjacente; no estágio III, o líquido entre estas duas interfaces é parcialmente visível; no estágio IV, o líquido está completamente ao redor do

fragmento, mas o fragmento continua na posição; o estágio V ocorre quando o fragmento está completamente destacado e desviado (corpo livre).[34]

A cintilografia óssea com tecnécio também pode auxiliar na avaliação da capacidade de cicatrização da lesão; quanto mais avançado o estágio na classificação, menor é a chance de a lesão cicatrizar. No estágio 0, a radiografia e a cintilografia são normais; no estágio I, a lesão é visível na radiografia, mas não na cintilografia; no estágio II, na cintilografia há aumento da captação na área da lesão; no estágio III, há aumento de captação difusa no côndilo femoral; no estágio IV, além da captação femoral, há um aumento de sinal no planalto tibial oposto à lesão.[35]

Além das classificações por exame de imagem, Hughston e colaboradores estabeleceram critérios de avaliação do paciente com OCD tratada (Tabela 33.1).

Tabela 33.1 Critério de avaliação de Hughston.[36]		
Taxa	**Pontuação**	**Critérios**
Excelente	4	• Sem limitação de atividades • Sem sintomas • Exame e raios X normais
Bom	3	• Dor leve em atividades intensas • Exame normal • Raios X com defeito cicatricial ou esclerose residual
Razoável	2	• Dor leve ou edema a atividades intensas • Exame normal • Raios X com achatamento condilar
Pobre	1	• Dor e edema em atividade leve • Perda de 20° de mobilidade • 0-2,5 cm de atrofia da coxa • Raios X com irregularidade dos côndilos e estreitamento articular
Falha	0	• Dor e edema em mínimas atividades • Perda de mobilidade > 20° • Atrofia da coxa > 2,5 cm

MANIFESTAÇÕES CLÍNICAS

A faixa etária mais acometida está entre os 10 e 20 anos de idade; porém, pode ocorrer além deste período, nos adultos jovens. As queixas da maioria das crianças e adolescentes são vagas, pois a maioria dos pacientes apresenta uma lesão estável, ainda assim, edema e dor anterior no joelho relacionada ao esporte são as queixas mais frequentes. Outros sintomas podem ocorrer decorrentes da condromalácia ou mau alinhamento patelar. Nas dores da articulação patelofemoral associadas à OCD, subir rampa ou escadas pode produzir sintomas. A instabilidade do joelho é uma queixa pouco frequente das crianças.[29]

CAPÍTULO 33

399

No exame físico, os achados são discretos. Crianças e adolescentes com a lesão estável podem apresentar uma marcha levemente antálgica. A palpação cuidadosa da região durante a flexoextensão quase sempre destaca a região anteromedial do joelho como ponto mais doloroso, que pode corresponder ao local da lesão, usualmente na região lateral distal do côndilo femoral medial.[29] Um dos achados mais frequentes é a atrofia muscular da coxa do lado afetado, associada ou não a derrame articular e diminuição da mobilidade.[29-31]

Nas lesões estáveis, edema, crepitação e dor extrema são queixas raras. O sinal de Wilson pode auxiliar, entretanto nem sempre está presente. O teste é realizado com o joelho em flexão de 90°; a partir daí, a tíbia é rodada internamente e o joelho é estendido gradativamente até a extensão completa. Um sinal positivo gera dor na região anterior do côndilo femoral medial em 30° de flexão, provavelmente pelo contato da lesão com a eminência da tíbia.[30]

Os sintomas mecânicos são mais evidentes quando a criança ou o adolescente apresenta uma lesão instável. A marcha antálgica é comum e usualmente o joelho está inchado. Independentemente da estabilidade da lesão, o exame de ambos os joelhos é fundamental para determinar uma condição de bilateralidade.[31]

Exames complementares

Os protocolos de imagem despertaram muita atenção nos últimos anos, devido ao sucesso do tratamento conservador, quando bem indicado. O objetivo dos exames de imagem são caracterizar a lesão, determinar o prognóstico do tratamento não operatório e monitorar a cicatrização da lesão.

Inicialmente, as radiografias, incluindo as incidências anteroposterior, lateral e túnel, auxiliam a caracterizar o local da lesão e a excluir outras doenças daquela região. Em crianças de 6 anos de idade ou menores, o centro de ossificação epifisário distal do fêmur pode exibir alguma irregularidade que simula a aparência da OCD. Em crianças mais velhas, a fise deve ser bem caracterizada (aberta, fechada ou em fechamento), pois influencia diretamente no prognóstico de cicatrização da lesão. Ainda com relação às radiografias, pode-se classificar a lesão de acordo com Aichroth.[32]

A ressonância magnética é o exame mais útil na determinação do tamanho da lesão e na avaliação da cartilagem do osso subcondral. A presença de edema ósseo, de fragmento livre e de hipersinal sob o fragmento são achados importantes. Se optado por tratamento não operatório, a ressonância magnética realizada de forma seriada pode detectar a falha precoce ou o sucesso do tratamento, principalmente em pacientes com fise aberta. Evidências sugerem que uma linha de alto sinal nas imagens ponderadas em T2 pode ser tanto uma vascularização cicatricial quanto líquido sob o osso subcondral, indicando instabilidade.[34]

A cintilografia óssea com tecnécio começou a ser utilizada para identificar as lesões com capacidade de cicatrização; no entanto, ainda não está sendo largamente solicitada pela demora do exame e pela necessidade de infusão de contraste.[35]

Tratamento

O tratamento não operatório é o de escolha para pacientes esqueleticamente imaturos (Figura 33.10). Devido à etiologia estar pouco esclarecida, há muita dúvida se o membro deve ser ou não imobilizado. Se o objetivo é conseguir a cicatrização e regeneração do osso subcondral, uma órtese ou tala manteriam o joelho imobilizado; por outro lado, a mobilização passiva contínua ajuda a promover a cicatrização da cartilagem. Portanto, como a cicatrização parece ser o foco principal, é amplamente aceito que o descanso do paciente, independentemente da imobilização, seja indicado.[20] Atividades de alto impacto devem ser evitadas até a criança estar assintomática por pelo menos dois meses. Apesar de as crianças apresentarem melhor prognóstico de cicatrização da OCD do que os adultos, nem todas as lesões em pacientes esqueleticamente imaturos cicatrizam. Portanto, se após 6 a 9 meses de tratamento fisioterápico a lesão não demonstrar sinais de resolução, o tratamento cirúrgico deve ser considerado.[34,35]

O tratamento cirúrgico está bem estabelecido e indicado para lesões instáveis, fragmentos destacados na articulação, para pacientes que estão próximos da maturidade esquelética ou que não melhoraram após um longo período de fisioterapia bem realizada. Os objetivos do tratamento cirúrgico são promover a cicatrização do osso subcondral, manter a congruência articular, fixar firmemente o fragmento instável e substituir o defeito osteocondral por células que possam reproduzir a biomecânica da cartilagem original.[37]

Basicamente, são três procedimentos cirúrgicos: 1) perfurações do fragmento osteocondral; 2) fixação do fragmento; 3) ressecção do corpo livre com ou sem substituição do local da lesão.

As perfurações artroscópicas são indicadas para lesões estáveis com a superfície articular intacta, procurando estimular a revascularização local e a cicatrização. Assim, a

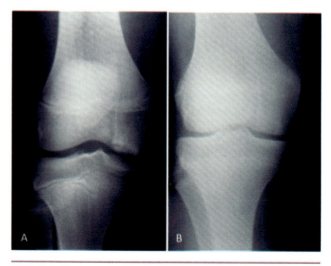

FIGURA 33.10 (A) Osteocondrite dissecante em paciente esqueleticamente imaturo. **(B)** Aspecto radiográfico de consolidação do fragmento ósseo estável.

perfuração pode ser feita de maneira retrógada ou anterógrada (proximal para distal), pois, apesar de ser tecnicamente mais difícil, não leva ao rompimento da superfície articular. Outros autores, mesmo em lesões com superfície articular íntegra, sugerem a fixação do fragmento com cavilhas ósseas, parafusos ou implantes absorvíveis, acreditando ser necessária a estabilização do fragmento para cicatrização[37] (Figura 33.11).

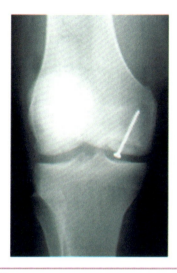

FIGURA 33.11 Osteocondrite em paciente com maturidade esquelética e sintomático, fixado com parafuso.

Nas lesões que apresentam soltura parcial do fragmento, a melhor opção é a remoção do tecido fibrótico entre o fragmento e o osso exposto sem romper o que resta de contato entre os dois componentes. Pacientes com lesões parcialmente instáveis ou instáveis com osso subcondral suficiente para preencher o defeito podem ser submetidos à fixação do fragmento por via aberta ou artroscópica. Em casos em que houve perda do osso subcondral, o transplante osteocondral autólogo pode ser realizado, preenchendo o espaço do defeito ósseo.[37]

Os resultados insatisfatórios da ressecção de fragmentos livres intra-articulares do joelho de pacientes esqueleticamente maduros levaram muitos autores a recomendar uma abordagem mais agressiva a fim de preservar a cartilagem articular e evitar a excisão dos fragmentos. Com isso, em casos em que o fragmento livre se apresenta viável, pode ser feita sua fixação. Porém, se este for inviável, deve ser ressecado, sendo feito o tratamento do defeito ósseo por meio de transplante autólogo osteocondral para lesões menores, transplante homólogo ou transplante autólogo de condrócitos para lesões maiores.[37]

REFERÊNCIAS BIBLIOGRÁFICAS

1. Cheng CC, Ko JY. Early Reduction for Congenital Dislocation of the Knee within Twenty-four Hours of Birth. Chang Gung Med J. 2010;33:266-73.
2. Matthew E, Oetgen ME, Walick KS, et al. Functional Results After Surgical Treatment for Congenital Knee Dislocation. J Pediatr Orthop. 2010;30:216-23.
3. Shah NR, Limpaphayom N, Dobbs MB. A Minimally Invasive Treatment Protocol for the Congenital Dislocation of the Knee. J Pediatr Orthop. 2009;29:720-25.
4. Johnston CE II. Congenital Deformities of the Knee. In: Scott WN. Insall and Scott Surgery of the Knee. 4.ed. Philadelphia: Churchill Livingstone, 2006. p.1191-222.
5. Kazemi SM, Abbasian MR, Hosseinzadeh HRS, et al. Congenital Dislocation of the Knee in a 16-Year-Old Girl. Orthopedics. 2010;12;33(5).
6. Noordin S, Allana S, Wright JG. Surgical management of neglected bilateral obligatory patella dislocation. J Pediatr Orthop. 2010 Jul;19(4):337-40.
7. Wada A, Fujii T, Takamura K, . Congenital dislocation of the patella. J Child Orthop 2008;2(2):119-23.
8. Ramaswamy R, Kosashvili Y, Murnaghan JJ, et al. Bilateral rotational osteotomies of the proximal tibiae and tibial tuberosity distal transfers for the treatment of congenital lateral dislocations of patellae: a case report and literature review. Knee. 2009;16(6):507-11.
9. Andrish J. Surgical options for patellar stabilization in the skeletally immature patient. Sports Med Arthrosc. 2007;15(2):82-8.
10. Mehta VM, Inoue M, Nomura E, et al. An algorithm guiding the evaluation and treatment of acute primary patellar dislocations. Sports Med Arthrosc. 2007 Jun;15(2):78-81.
11. Hilton RY, Sharma KM. Patellar Instability in Childhood and Adolescence. In: Scott WN. Insall and Scott Surgery of the Knee. 4.ed. Philadelphia: Churchill Livingstone, 2006. p.1278-92.
12. McConnell J. Rehabilitation and nonoperative treatment of patellar instability. Sports Med Arthrosc. 2007;15(2):95-104.
13. Oliva F, Ronga M, Longo UG, et al. The 3-in-1 procedure for recurrent dislocation of the patella in skeletally immature children and adolescents. Am J Sports Med. 2009;37(9):1814-20.
14. Shea KG, Grimm NL, Belzer J, et al. The relation of the femoral physis and the medial patellofemoral ligament. Arthroscopy. 2010;26(8):1083.
15. Camanho GL, Viegas Ade C, Bitar AC, et al. Conservative versus surgical treatment for repair of the medial patellofemoral ligament in acute dislocations of the patella. Arthroscopy. 2009;25(6):620-5.
16. Yaniv M, Blumberg N. The discoid meniscus. J Child Orthop. 2007;1:89-96.
17. Good CR, Green DW, Griffith MH, et al. Arthroscopic treatment of symptomatic discoid meniscus in children: classification, technique, and results. Arthroscopy. 2007;2:157-63.
18. Clark C, Ogden J. Development of the menisci of the human joint: morphologic changes and their potential role in childhood meniscal injury. J Bone J Surg Am. 1983;65:538-47.
19. Greis PE, Bardana DD, Holstrom MC, et al. Meniscal injury: basic science and evaluation. J Am Acad Orthop Surg. 2002;10:168-76.
20. Lee DH, Kim TH, Kim JM, et al. Results of subtotal/total or partial meniscectomy for discoid lateral meniscus in children. Arthroscopy. 2009;25(5):496-503.

Série Ortopedia e Traumatologia – Fundamentos e Prática

21. Papadopoulos A, Kirkos JM, Kapetanos GA. Histomorphologic study of discoid meniscus. Arthroscopy. 2009;25(3):262-8.

22. Watanabe M, Takada S, Ikeuchi H. Atlas of Arthroscopy. Tokyo: Igaku-Shoin, 1969.

23. Monllau JC, Leon A, Cugat R, et al. Ring-shaped lateral meniscus. Arthroscopy. 1998;14:502-4.

24. Bin SI, Kim JC, Kim JM, et al. Correlationbetweentypeofdiscoid lateral menisciand tear pattern. Knee Surg Sports Arthrosc. 2002;10:218-22.

25. Yoo WJ, Choi IH, Chung CY, et al. Discoid lateral meniscus in children: limited knee extension and meniscal instability in the posterior segment. J Pediatr Orthop. 2008;28(5):544-8.

26. Oni DB, Jeyapalan K, Oni OO. An observational study on MR images of the effect of the discoid meniscus on articular cartilage thickness. Knee. 2011;18(3):202-4.

27. Terashima T, Ohkoshi Y, Yamamoto K, et al. The pathogenesis of osteochondritis dissecans in the lateral femoral condyle associated with lateral discoid meniscus injury. Paper presented at the Biennial Congress of International Society of Arthroscopy. Florida: Knee Surgery and Orthopaedic Sports Medicine (ISAKOS), 2005. p.3-7.

28. Detterline AJ, Goldstein JL, Rue JP, et ak. Evaluation and treatment of osteochondritis dissecans lesions of the knee. J Knee Surg. 2008;21(2):106-15.

29. Flynn JM, Kocher MS, Ganley TJ. Osteochondritis dissecans of the knee. J Pediatr Orthop. 2004;24:434-43.

30. Fairbanks HAT. Osteochondritis dissecans. Br J Surg. 1933;21:67-82.

31. Smillie IS. Osteochondritis dissecans – loose bodies in joints: aetiology, pathology, treatment. Edinburgh: Livingstone,1960.

32. Aichroth PM. Osteochondritis dissecans of the knee: a clinical survey. J Bone Joint Surg. 1971;53:440.

33. Severino NR, Camargo OPA, Aihara T, et al. Osteocondrite dissecante do joelho: estudo retrospectivo de 52 pacientes. Rev Bras Ortop. 1996;4:20-6.

34. Hefti F, Berguiristain J, Krauspe R, et al. Osteochondritis dissecans: a multicenter study of the european pediatric orthopaedic society. J Pediatr Orthop. 1999;8B:231-245.

35. Cahill BR. Osteochondritis dissecans of the knee: treatment of juvenile and adults form. J Am Acad Orthop Surg. 1995;3:237-47.

36. Hughston JC, Hengenroeder PT, Courtenay BG. Osteochondritis dissecans of the femoral condyles. J Bone Joint Surg Am. 1984;66;1340.

37. Gomoll AH, Farr J, Gillogly SD, et al. Surgical management of articular cartilage defects of the knee. J Bone Joint Surg. 2010;90(14):2470-90.

Deformidades da Perna

Rodrigo Galinari da Costa Faria
Luiz Renato Drumond Américo

INTRODUÇÃO

As principais patologias ortopédicas congênitas que afetam as pernas são evidentes logo ao nascimento. Apesar de não representarem alterações frequentes, seu reconhecimento é indispensável para uma correta abordagem inicial e para que as devidas informações sejam levadas aos pais de um recém-nascido portador de um defeito físico. Nessa ocasião, um parecer realista quanto às possibilidades terapêuticas de tornar a criança capaz de crescer em condições de um convívio social próximo ao normal tem grande importância, mesmo que ela necessite do uso de órteses.[8]

O arqueamento tibial é comum e há uma variedade de tipos. O prognóstico varia de acordo com a direção do ápice ou da convexidade do arco (Tabela 34.1).

Tabela 34.1 Padrões do arqueamento tibial.[2]		
Direção	**Comentário**	**História natural**
Lateral	Fisiológico em bebês	Regride
Anterior	Com outras deformidades	Persiste
Posteromedial	Padrão clássico	Regride parcialmente
Anterolateral	Pré-pseudartrose	Deformidade progressiva

As deficiências longitudinais dos membros inferiores são patologias raras e se apresentam de várias formas e intensidades no segmento acometido. Caracterizam-se pela deformidade longitudinal do membro afetado, podendo apresentar-se desde um pequeno encurtamento até a ausência completa de um membro inferior. Além da deficiência de comprimento do membro, podem estar presentes deformidades rotacionais e/ou angulares, instabilidades articulares por anomalia osteocartilaginosa ou de partes moles, que, dependendo do grau de comprometimento, podem levar à inviabilidade funcional do membro.[13]

Este capítulo enfatiza as seguintes patologias ortopédicas: tíbia curva congênita; pseudartrose congênita da tíbia e fíbula; e hemimelia da tíbia e da fíbula.

TÍBIA CURVA CONGÊNITA

É uma deformidade rara, presente ao nascimento, também definida como arqueamento posteromedial congênito da tíbia.[2] Sua causa exata é desconhecida. Parece ocorrer devido à má posição intrauterina. É uma condição não displásica da tíbia, que não está associada a aumento do risco de fratura ou pseudartrose. Geralmente é uma deformidade isolada, sem outras anomalias associadas.[7] O envolvimento é unilateral.[4,14] Não é hereditária e não tem predileção por sexo.[4]

QUADRO CLÍNICO

Caracteriza-se clinicamente pela angulação posteromedial da tíbia, que varia entre 25° a 65°, nos dois sentidos, dando a aparência externa de encurvamento da perna, percebida logo ao nascimento. Esse aspecto é acentuado pela posição em calcâneo do pé e a contratura em dorsiflexão do tornozelo (Figura 34.1). Pode haver uma cicatriz na pele, no ápice da curvatura. A perna acometida é frequentemente mais fina e com aparência encurtada em relação ao lado normal.[7,8]

HISTÓRIA NATURAL

Esta deformidade evolui com a resolução espontânea do arqueamento, especialmente durante os primeiros seis meses. Aos 2 anos de idade, a angulação deve estar normal, especialmente o arqueamento posterior. A deformidade no pé geralmente se resolve até os 9 meses de idade. Contudo, graus variáveis de encurtamento tibial persistem, levando à discrepância de comprimento entre os membros inferiores ao final do crescimento. Há evidências que correlacionam diretamente a severidade da deformidade inicial com a quantidade de encurtamento tibial final.[7]

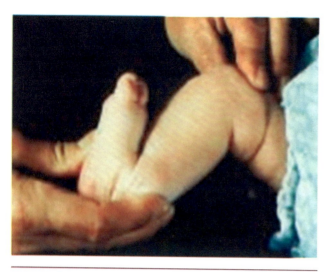

FIGURA 34.1 Aspecto clínico da contratura em dorsiflexão do tornozelo e encurvamento posteromedial da tíbia.

Tratamento

Os pais devem ser informados no início do tratamento quanto à possível necessidade de procedimentos ortopédicos para equalização do comprimento dos membros inferiores.[7]

O tratamento inicial, logo após o nascimento, consiste em incentivar a mobilização passiva do pé. Nas deformidades mais severas dos pés, podem ser necessárias manipulações seriadas seguidas de imobilização gessada, forçando a flexão plantar do tornozelo.

Observa-se a correção espontânea da angulação tibial com o crescimento. Os raros casos de arqueamento residual severo, após a idade de 3 a 4 anos, têm indicação de osteotomia corretiva.

Durante o período de crescimento, podem ser utilizadas as compensações nos calçados para equilibrar a pelve. A epifisiodese proximal da tíbia e fíbula da perna normal poderá ser realizada na idade esquelética adequada, quando a desigualdade projetada for menor ou igual a 4 cm. Se esta desigualdade for maior que 5 cm, o alongamento da tíbia estará indicado.[4,7,8,14]

PSEUDOARTROSE CONGÊNITA DA TÍBIA

A maioria das pseudartroses da tíbia não é frequente ao nascimento, portanto, displasia é um termo preferido ao invés de pseudartrose congênita da tíbia. A deformidade da tíbia geralmente está presente ao nascimento. É rara, afetando 1 em cada 140 a 190 mil nascimentos.[1] É um dos problemas mais desafiadores na ortopedia pediátrica.

Etiologia e patologia

A relação com a neurofibromatose é conhecida desde 1937, e 5,7% dos pacientes com neurofibromatose tipo 1 têm a deformidade. Acima de 55% dos casos de arqueamento anterolateral e pseudartroses são associados à neurofibromatose. A presença de neurofibromatose não parece afetar a incidência de união ou resultado final da pseudartrose tibial. Displasia fibrosa também é vista em aproximadamente 15% dos pacientes com arqueamento anterolateral.

Classificação

O sistema de classificação geralmente descreve uma aparência de osso não tratado no lado da pseudartrose (esclerótica, cística, displásica ou constrição) ou pode descrever a presença de fratura ao nascimento ou de pseudartrose da fíbula. Infelizmente, nenhum desses sistemas de classificação serve como guia de tratamento, principalmente porque o sucesso quanto à união é frequentemente transitório, e com a refratura inicia-se uma nova etapa do tratamento.

Por isso, têm sido utilizados dois critérios para classificação de displasia congênita tibial: (1) presença ou ausência de fraturas e (2) a idade em que a primeira fratura ocorre (precoce, antes dos 4 anos de idade, e tardia, após os 4 anos de idade). Esses dois critérios associados às informações necessárias ajudam a decidir o tratamento inicial.[4]

O tipo I, ou não displásica, classificação tibial de Crawford e Schorry,[6] pode representar uma forma benigna de arqueamento anterolateral. Pacientes com esse tipo podem geralmente ser observados sem órtese e nunca ter uma fratura. O tipo II tem arqueamento com falha de tubularização e alargamento do canal medular. O tipo III tem arqueamento com uma lesão cística antes da fratura ou alargamento do canal previamente à fratura. O tipo IV tem uma pseudartrose franca e atrofia.

Aspectos clínicos

O diagnóstico pode ser feito ao nascimento. A maioria dessas deformidades é unilateral e geralmente o pé se apresenta invertido.

Se os sinais cutâneos de neurofibromatose ou displasia óssea estão presentes, o diagnóstico é mais aparente.

A forma tardia de displasia tibial manifesta-se com uma fratura em crianças maiores, e provavelmente não será acompanhada por estes achados. O diagnóstico é feito radiograficamente quando a criança apresenta a fratura.

Tratamento

A história natural da displasia tibial (arqueamento anterolateral) é extremamente desfavorável, e uma vez que a fratura ocorra, existe uma pequena tendência de a lesão cicatrizar espontaneamente, particularmente em fraturas que ocorrem antes da idade de marcha.[4] Vários métodos de tratamento podem ser utilizados, como por exemplo, fixação interna ou externa, enxerto ósseo com ou sem transporte ósseo microvascular, estimulação elétrica ou distração osteogênica.

Entretanto, dois princípios básicos devem ser seguidos: (1) manter alinhamento da perna e (2) fixação intramedular permanente durante o crescimento e maturidade, para evitar fratura tardia e possível falha de união.[4]

Primariamente, o tratamento profilático é com órtese. A fratura que ocorre antes dos 4 anos de idade pode ser tratada com gesso e posteriormente com órtese.

Fixação intramedular

O procedimento de escolha inicial para conseguir a união é a ressecção da pseudartrose, encurtamento e fixação com haste intramedular e enxerto ósseo autógeno[9] (Figura 34.2). A este procedimento, pode ser adicionada proteína morfogenética óssea tipo 2 (BMP-2).

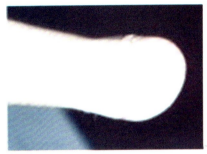
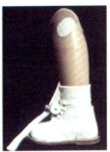

FIGURA 34.3 Amputação e ortetização.

PSEUDOARTROSE CONGÊNITA DA FÍBULA

É uma manifestação de neurofibromatose menos comum do que o arqueamento anterolateral da tíbia.

Pseudoartrose fibular isolada é rara e, geralmente, envolve a extremidade distal da fíbula, ocorrendo quase exclusivamente em neurofibromatose tipo I (Figura 34.4).

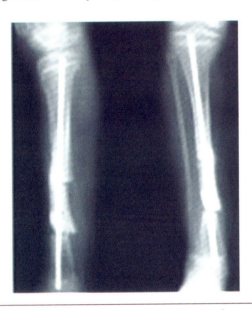

FIGURA 34.2 Fixação intramedular e enxertia óssea.

Enxerto fibular vascularizado

O uso da fíbula ipsilateral, descrita por Coleman e Coleman, tem vantagens significativas. A fíbula ipsilateral é transferida para tíbia com pedículo vascular intacto. Coleman recomenda essa reconstrução como procedimento de segunda escolha, se a fixação intramedular e o enxerto ósseo convencional falharem.

Fixação externa

Muitos pacientes descritos na literatura foram tratados com Ilizarov após falha de tratamento com enxerto ósseo, e fixação como opção final, antes de recorrerem à amputação.[4]

Amputação

É considerada como última opção, quando houve falha em tentativas de tratamento citadas anteriormente[7] (Figura 34.3).

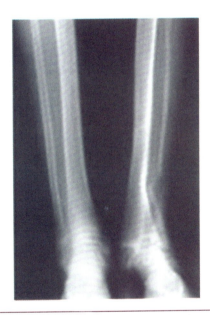

FIGURA 34.4 Aspecto radiográfico de pseudartrose da fíbula e deformidade em valgo do tornozelo.

Tratamento

O tratamento geralmente é indicado para alívio dos sintomas, primariamente a dor durante o apoio e para prevenir deformidade progressiva em valgo do tornozelo. Pseudoartrose sintomática é melhor tratada pela excisão da lesão, enxerto ósseo e fixação intramedular. A sinostose da metáfise distal fibular e tibial é uma alternativa terapêutica.[10] Esse procedimento pode estabilizar a posição do tornozelo, mas não corrigirá a deformidade em valgo. A hemiepifisiodese distal da tíbia (maléolo medial) é indicada em pacientes próximos à maturidade esquelética. Em pacientes maduros, a osteotomia supramaleolar é uma opção de correção para deformidade em valgo do tornozelo.[7]

HEMIMELIA DA TÍBIA

EPIDEMIOLOGIA

A hemimelia tibial representa uma das mais raras anomalias musculoesqueléticas, com incidência de 1: 1.000.000 de nascidos-vivos.

Caracteriza-se por um defeito de formação da tíbia, podendo apresentar-se de variadas formas. Pode ser encontrada na literatura como deficiência longitudinal congênita da tíbia, displasia congênita da tíbia, hemimelia tibial paraxial, agenesia tibial e ausência congênita da tíbia.

Em torno de 30% dos casos ocorre bilateralidade e não há relato de prevalência por sexo. Embora tenha ocorrência esporádica, já foram constatados casos de transmissão autossômica dominante, conforme publicação de estudo recente pelo centro de estudos do genoma humano da Universidade de São Paulo. Não bastasse a morbidade desta malformação, 60% a 75% dos casos são acompanhados de outras malformações, no mesmo membro, assim como em membros superiores, sendo descrita a maioria delas na Tabela 34.2.

Tabela 34.2 Malformações associadas relatadas em casos de hemimelia tibial.

Membros inferiores	
Deficiência femoral focal proximal	Fêmur curto congênito
Agenesia ou hipoplasia dos ligamentos cruzados do joelho	Ausência do aparelho extensor do joelho
Luxação tibiofibular proximal	Diástase tibiofibular distal
Duplicação da fíbula	Duplicação do pé
Deformidade equinovara do pé	Ausência ou hipoplasia de raios mediais do pé
Membros superiores	
Polidactilia	Sindactilia
Ausência do rádio	Duplicação do polegar
Ausência do polegar	

CLASSIFICAÇÃO

As diferentes formas em que se apresenta esta hemimelia, variando desde hipoplasia até agenesia tibial, fizeram com que surgissem, ao longo das últimas três décadas, variadas e cada vez mais completas classificações, desde Henkel e colaboradores (1978), passando por Kalamchi e Dawe (1985) e Jones e col. (1978), até chegar a apresentada por Michael Weber[15] (2007) que, por enquanto, é a única que possibilita a classificação de todos as formas apresentadas. Além de completa, essa classificação permite que dentro de um mesmo tipo os pacientes sejam classificados em subtipos (classes 1 a 5) de acordo com a presença ou ausência de núcleo cartilaginoso adjacente à tíbia em sua localização patológica, a alteração em articulação coxofemoral e em fêmur distal, patela, fíbula e pé ipsilaterais, tendo cada item sua pontuação. Assim, é possível sugerir a cada indivíduo seu tratamento e prever o prognóstico.

TRATAMENTO

Diante de uma patologia com tamanha complexidade, o tratamento clássico baseava-se na desarticulação do joelho ou amputação do tipo Syme e protetização, dependendo do grau de comprometimento.

O desenvolvimento de técnicas para reconstrução e alongamento ósseo possibilitou que membros, antes fadados à amputação, se tornassem funcionais, sem deformidades, com equivalência em comprimento ao contralateral e com satisfação de pacientes e familiares, apesar de todas as dificuldades encontradas. Estudos mostram que o custo global da amputação, ortetização e reabilitação podem ser maiores do que aqueles envolvidos com a reconstrução óssea.

O tratamento da hemimelia tibial com correção de deformidades, reconstrução e alongamento ósseo mostra-se eficaz. Entretanto, é um tratamento prolongado que necessita de controles e cuidados rigorosos para prevenir complicações e principalmente uma equipe experiente. O esclarecimento aos familiares das dificuldades e da possibilidade de amputação caso ocorra insucesso no tratamento é fundamental.

Devemos expor aos familiares as vantagens e desvantagens de cada forma de tratamento, assim como garantir o acompanhamento adequado. As Figuras 34.5 a 35.11 ilustram um caso clínico de hemimelia tibial[12] (caso clínico cedido gentilmente pelo Dr. Wagner Nogueira da Silva – Serviço de Ortopedia do Prof. Matta Machado – Hospital da Baleia, Belo Horizonte, MG).

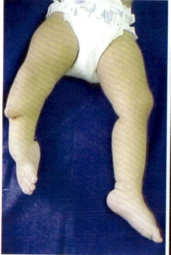
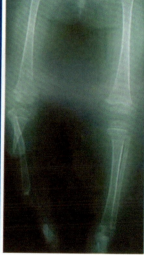

FIGURA 34.5 Paciente feminino, 1 ano e 2 meses, tipo III B de Michael Weber, deformidade equinovara do pé sem presença do anlage cartilaginoso verificado no pré-operatório.

Deformidades da Perna

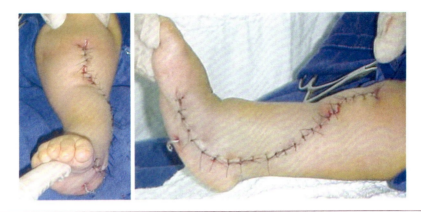

FIGURA 34.6 Aspecto pós-operatório imediato com sinostose tibiofibular proximal fixada com fio de Kirschner intramedular, centralização distal da fíbula e correção do pé equinovaro.

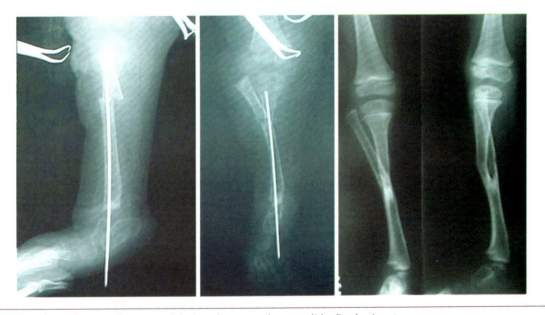

FIGURA 34.7 Radiografia em pós-operatório imediato e após consolidação da sinostose.

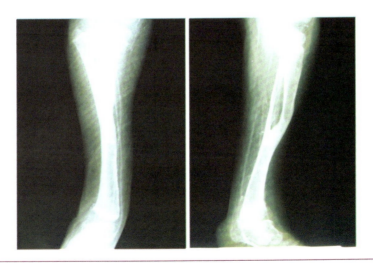

FIGURA 34.8 Aos 6 anos com discrepância de 6 cm, luxação tibiofibular proximal e tornozelo rígido.

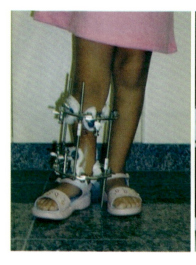
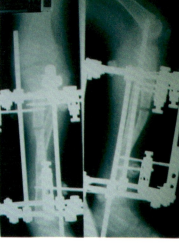

FIGURA 34.9 Aspecto clínico e radiográfico durante o uso do fixador externo de Ilizarov para correção da discrepância e redução da luxação tibiofibular proximal.

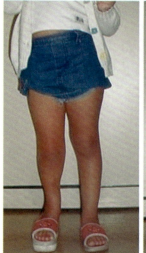
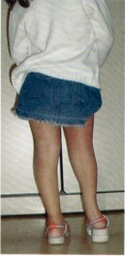
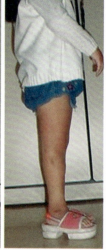

FIGURA 34.10 Clinicamente após a retirada do fixador externo.

HEMIMELIA DA FÍBULA

Epidemiologia e quadro clínico

É uma deficiência longitudinal dos membros inferiores caracterizada por uma combinação de deformidade do pé, ausência parcial ou total da fíbula e encurtamento variável da tíbia. A fíbula pode estar ausente, rudimentar ou encurtada.[3,5] O pé pode ser normal, apresentar um único raio e o pé em equinovalgo (Figura 34.12). A discrepância de membros pode variar desde clinicamente insignificante até mais de 30% de encurtamento em relação ao membro contralateral. A associação com deficiência congênita do fêmur pode estar presente em 60% dos casos. A bilateralidade ocorre em 20% a 30% dos casos. A etiologia é desconhecida na maioria dos casos e a incidência é de 1 para cada 10 mil nascidos-vivos.

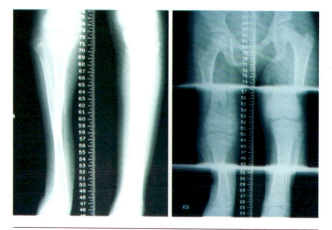

FIGURA 34.11 Paciente aos 8 anos, aspecto radiológico com discrepância de 2,5 cm; programado epifisiodese contralateral no futuro.

Deformidades da Perna

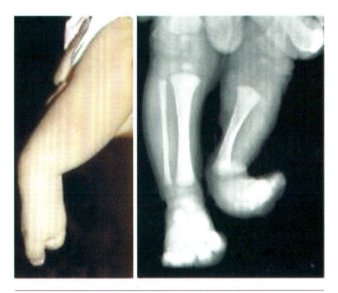

FIGURA 34.12 Aspecto clínico e radiográfico de hemimelia fibular.

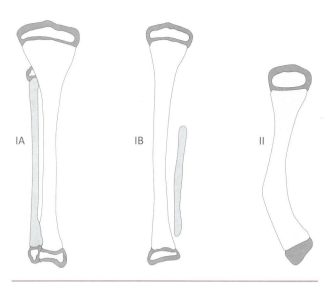

FIGURA 34.13 Classificação de Achterman e Kalamchi.

Classificação

A classificação clássica de Achterman e Kalamchi, proposta em 1979, é baseada no aspecto da fíbula: (1) ausência parcial da fíbula, subdividida em: (1A), na qual a epífise proximal da fíbula está distal à epífise da proximal da tíbia e a epífise distal da fíbula está proximal à cúpula talar, e (1B), na qual a fíbula está presente parcialmente em 30% a 50% de seu comprimento O tipo 2 é a ausência total da fíbula (Figura 34.13).

Outra classificação bastante utilizada é a descrita por Dal Monte e modificada por Catagni em 1991,[5] que basicamente descreve três graus de deformidades crescentes.[11]

Tipo I:

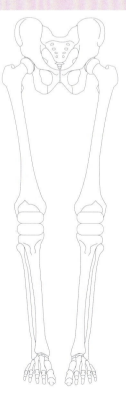

- Forma mais leve.
- Pequeno encurtamento da fíbula em relação à tíbia.
- Ausência de deformidade angular da tíbia.
- Ausência de instabilidade do joelho ou tornozelo.
- Expectativa de encurtamento: 3 cm a 5 cm.

Tipo II:

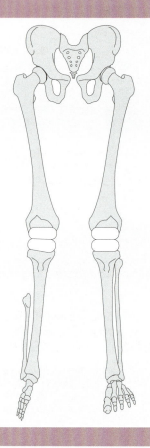

- Encurtamento mais acentuado da fíbula.
- Ausência de maléolo funcionante.
- Pode haver instabilidade do tornozelo.
- Equinovalgo do tornozelo e pronação do pé.
- Ausência de um ou mais raios laterais.
- Deformidade em valgo e *antecurvatum* da tíbia.
- Fêmur encurtado, hipoplasia do côndilo lateral, instabilidade ligamentar do joelho.

Tipo III:

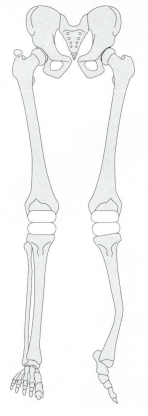

- Ausência da fíbula.
- Deformidade e encurtamento da tíbia.
- Equinovalgo ou luxação do tornozelo.
- Envolvimento femoral (encurtamento, hipoplasia condilar e instabilidade do joelho).

Mais recentemente, em 2002, um método alternativo de classificação foi proposto por Paley,[11] baseado no estado da articulação do tornozelo: (1) tornozelo normal, (2) valgo dinâmico, (3) deformidade em equinovalgo fixo e (4) associação com pé torto. Esse método de classificação auxilia como guia de tratamento reconstrutivo.

TRATAMENTO

O tratamento objetiva a correção das deformidades e da discrepância de comprimento entre MMII. Deve ter início no primeiro ano de vida, com a correção do pé mediante tratamento cruento, objetivando o apoio plantígrado e a remoção dos fatores que favorecem a recidiva, tal como a ressecção da banda fibrosa que substitui a fíbula nos casos mais graves.

As correções dos desvios de eixo e da discrepância de comprimento podem ser tratadas com o emprego de fixadores externos, quando a diferença atinge os 4 cm. As epifisiodeses percutâneas no membro contralateral podem ser realizadas associadas aos alongamentos ou isoladamente, quando a discrepância final prevista é menor que 5 cm ou a utilização de fixador externo estiver contraindicada.[3]

REFERÊNCIAS BIBLIOGRÁFICAS

1. Andersen KS. Congenital pseudarthrosis of the leg. Late results. J Bone Joint Surg Am. 1976;58:657.
2. Arqueamento tibial. In: Staheli LT. Ortopedia Pediátrica na Prática. 2.ed. Porto Alegre: Artmed, 2008. p.164.
3. Baião FR, Silva WN. Tratamento da Hemimelia Fibular com Método de Ilizarov. Clínica Ortopédica Pardini & G. de Souza, 2000. p.465-71.
4. Joelho e Perna. Cap 2. In: Tachdjian MO. Ortopedia Pediátrica – Diagnóstico e Tratamento. Rio de Janeiro: Revinter, 2001. p.132-42.
5. Catagni MA, Bolano L, Cattaneo R. Management of fibular hemimelia using the Ilizarov method. Orthop Clin. 1991;22:715-22.
6. Crawford AH, Schorry EK. Neurofibromatosis in Children: The role of the orthopaedist. J Am Acad Orthop Surg. 1999;7:217.
7. Disordes of the Leg. In: Herring JA. Tachdjian's Pediatric Orthopaedics/from the Texas Scottish Rite Hospital for Children. 4.ed. Philadelphia: Saunders Elsevier, 2008. p.973-1033.
8. Faria JP, Santos AP. Perna e tornozelo. In: Hebert S, Xavier R, Pardini Jr AG, et al. Ortopedia e Traumatologia. Princípios e Prática. 3.ed. Porto Alegre: Artmed, 2003. p.489-501.
9. Johnston CE. Congenital pseudarthrosis of tibia: Results of technical variations in the Charnley-Williams procedure. J Bone Joint Surg Am. 2002;84:1799.
10. Langenskiöld A. Tibia vara. A critical review. Clin Orthop Relat Res. 1989;246:195.
11. Paley D. Principles of deformity correction. Berlin: Springer-Verlag, 2002.
12. Silva WN, Américo LRD. Hemimelia Tibial: Reconstrução e Alongamento Ósseo como Tratamento. In: Silva WN. Clínica Ortopédica da SBOT – Avanços em Alongamento e Reconstrução Óssea. Rio de Janeiro: Guanabara Koogan, 2010. p.202-15.
13. Silva WN, Baião FR, Abrahão LC. Deficiências Longitudinais dos Membros Inferiores. In: Cunha LAM. Defeitos Congênitos nos Membros Inferiores. (Pardini e G. de Souza – Clínica Ortopédica). Belo Horizonte: Medsi, 2003. Vol. 4/3. p.641-53.
14. Weinstein SL, Buckwalter JA. Ortopedia de Turek – Princípios e sua Aplicação. 5.ed. São Paulo: Manole, 2000. p.579-80.
15. Weber M. New classification and score for tibial hemimelia. J Child Orthop. 2008:2:169-75.

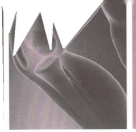

Pés Planos

Marco Túlio Costa
Marcelo Chakkour
Jordana Bergamasco

INTRODUÇÃO

O pé plano flexível **é** *uma das deformidades mais comuns nas crianças e adolescentes*, sendo frequentemente motivo de procura da opinião do ortopedista.[1,2] É definido como a condição na qual a área de contato entre o pé e o solo está aumentada devido à queda parcial ou total do arco plantar medial do pé quando este se encontra apoiado ao solo.[3] O termo flexível define o pé plano que, quando sem carga, apresenta o aparecimento do arco plantar medial.[4,5,6] Além da queda do arco plantar, esta condição está associada à posição em valgo do retropé, encurtamento do tendão de Aquiles, abdução e supinação do antepé.[1,4,7,8] Nos primeiros anos de vida, quando a criança começa a andar, o pé geralmente apresenta-se plano e valgo devido à grande flexibilidade das articulações.[9,10] Esta geralmente diminui após o 3º ou 4º ano de vida, quando o arco plantar longitudinal medial começa a se formar, geralmente se desenvolvendo até o 10º ano de vida.[4,6,9]

EPIDEMIOLOGIA

A incidência do pé plano flexível é desconhecida,[11] provavelmente por não existir uma definição clara sobre os limites do que é considerado pé plano. Sabe-se que é mais comum em negros e que os principais fatores de risco relacionados a esta situação são a presença de frouxidão ligamentar, sexo masculino, obesidade, hábito de sentar-se com os membros inferiores na posição W e pacientes mais jovens.[11-13] Podemos classificar o pé plano em três diferentes tipos: pé plano valgo flexível, pé plano valgo flexível com encurtamento do tendão de Aquiles e o pé plano valgo rígido, geralmente associado com espasticidade dos fibulares e coalizão tarsal.[10-13] Staheli[14] demonstrou que a maioria das crianças tem pé plano valgo e que o arco longitudinal medial se desenvolve espontaneamente na primeira década de vida, sendo o seu maior desenvolvimento entre os 3 e 6 anos de idade ("idade crítica").

HISTÓRIA CLÍNICA

O pé plano valgo flexível raramente causa dor e incapacidade, sendo, em sua grande maioria, assintomático.[11] Em geral, as crianças são levadas ao consultório do ortopedista devido à preocupação dos pais ou familiares com a aparência do pé[10] ou porque algum familiar utilizou calçados especiais ou palmilhas na infância para correção do pé plano. Quando sintomático, o paciente pode queixar-se de dor relacionada aos esportes, sensação de cansaço para deambular, calosidades plantares e entorses de repetição.[4]

EXAME FÍSICO

O exame físico não deverá ser focado somente na deformidade dos pés. O exame geral deve incluir a avaliação do alinhamento dos quadris e joelhos, pois deformidades destas articulações podem estar correlacionadas com a posição do pé, como demonstrado por Benedetti et al.[15] Ao avaliar 53 pacientes com pés planos valgos, estes autores identificaram que a rotação interna do joelho é a principal deformidade associada ao pé plano, presente em 43,6% dos casos.[15] Outro ponto importante é pesquisar por hiperfrouxidão ligamentar, que pode ser avaliada empregando o escore de Beighton (positivo quando a pontuação é maior ou igual a 6, nas crianças).[15] No exame específico do pé, quando a criança está em ortostase, o retropé assume posição em valgo (Figura 35.1) e o arco longitudinal medial desaparece (Figura 35.2); entretanto, na ausência da carga, há a formação do arco plantar.

Embora o antepé possa parecer pronado, ao corrigirmos manualmente o retropé observamos que, na realidade, ele se encontra supinado.[10-13] O teste de Jack também busca ava-

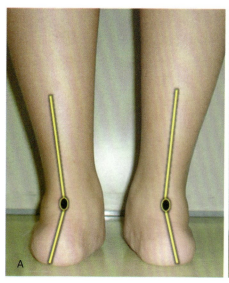
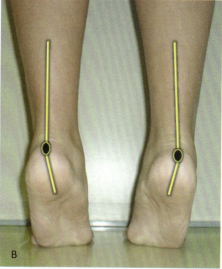

FIGURA 35.1 Vista posterior dos tornozelos evidenciando a deformidade em valgo do retropé **(A)**, que é corrigida pelo teste da ponta dos dedos **(B)** caracterizando a flexibilidade da deformidade.

liar a flexibilidade do pé plano nestes pacientes e pode ser demonstrado quando se realiza a dorsiflexão do hálux e há o aparecimento do arco longitudinal medial devido o mecanismo de arco de corda produzido pela fáscia plantar.[11,13] Outro teste para avaliar a flexibilidade é o chamado teste da ponta dos pés. Sabemos que este pé é flexível quando a criança, ao ficar na ponta dos pés, apresenta correção do valgo do retropé e formação do arco plantar.[13] A abdução do antepé em relação ao retropé pode estar presente e ser bastante evidenciada pela vista plantar do pé (Figura 35.3) ou pelo sinal dos muitos dedos, caracterizado pela possibilidade de visualizar mais dedos além do 5º e metade do 4º, pela vista posterior do pé.[4] Encurtamento do tendão de Aquiles pode estar associado ao pé plano valgo flexível e pode ser uma causa de dor.[10-13] Deve ser avaliado pelo teste de Silfverskiold. Neste teste, para avaliar a contratura do tendão de Aquiles, a articulação talocalcânea deve ser mantida em inversão. Se a dorsiflexão do tornozelo for menor do que 10º, tanto com o joelho em extensão como com o joelho em flexão, então toda a musculatura que compõe o tendão de Aquiles (gastrocnêmio e sóleo) está encurtada. Se uma

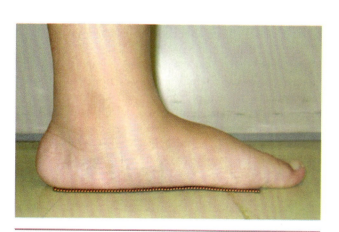

FIGURA 35.2 Vista medial do pé demonstrando a ausência do arco plantar medial evidenciado pela linha pontilhada vermelha.

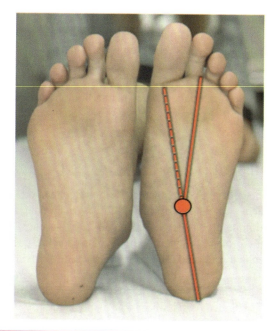

FIGURA 35.3 Vista Plantar dos pés para avaliação da deformidade em abdução do antepé em relação ao retropé, melhor demonstrado pelo ângulo compreendido entre o longo eixo do antepé e o longo eixo do retropé (linhas vermelhas contínuas).

dorsiflexão maior do que 10° é conseguida com o joelho em flexão, porém com o joelho em extensão, a dorsiflexão do tornozelo não atinge 10°, então o gastrocnêmio é a causa da contratura. A podoscopia também faz parte do exame físico, com a finalidade de avaliar a área na qual a sola do pé entra em contato com o solo e se existem áreas de hiperpressão.

EXAMES COMPLEMENTARES

O diagnóstico de pé plano flexível é clínico, dispensando a realização de exames complementares. As radiografias têm sua indicação para excluir diagnósticos diferenciais, em casos dolorosos ou para auxiliar no planejamento cirúrgico, nos raros casos em que a cirurgia pode ser necessária.[3,11,13] Estão indicadas as incidências dorsoplantar, perfil, axial perna-pé e oblíqua do pé, realizadas com carga. As incidências em anteroposterior e perfil do tornozelo, também devem ser realizadas. Na incidência dorsoplantar do pé devemos nos atentar para o ângulo entre o longo eixo do tálus e o longo eixo do calcâneo (ângulo de Kite) que é normal entre 20° e 40° e no pé plano está aumentado; o ângulo formado entre o longo eixo do tálus e o longo eixo do 1° metatarso que tende a zero (normal de 0° a 10°), porém apresenta-se alterado no caso de abdução do antepé, como no caso do pé plano valgo flexível (Figura 35.4).[16] Na incidência em perfil do pé com carga podemos observar e medir o ângulo calcâneo-solo (*pitch* do calcâneo), formado por uma linha traçada na borda inferior do calcâneo e outra pelo solo (normal entre 15° e 20°). Também está alterado o ângulo formado pelo longo eixo do tálus e o longo eixo do primeiro osso metatarsal (ângulo de Meary) (normal entre 0° e 10°) (Figura 35.5).[16] Na radiografia em perfil do pé também podemos avaliar o local da quebra deste eixo (ângulo de Meary), se na articulação talonavicular ou na articulação naviculo-cunha.[10,13]

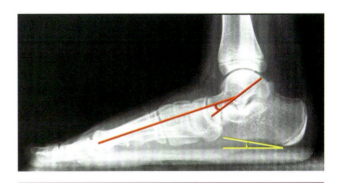

FIGURA 35.5 Radiografia em perfil do pé direito com carga demonstrando o Ângulo de Meary (linhas vermelhas) negativo demonstrando a queda do arco longitudinal medial e o Pitch do Calcâneo (linhas amarelas) diminuído.

TRATAMENTO

Tratamento conservador

A grande maioria dos pés planos valgos flexíveis na criança não necessita de tratamento, pois os casos são assintomáticos e tendem à correção espontânea.[14] O médico ortopedista deve acalmar os pais e explicar que o arco plantar se desenvolverá com o crescimento da criança.[3] Entretanto, se a criança se queixar de dor ou cansaço durante atividades físicas, o tratamento conservador pode ser empregado. Modificação das atividades, palmilhas, alongamento do tendão de Aquiles, analgésicos e tratamento das comorbidades, como a obesidade[4] são medidas que podem ser empregadas e não visam obter a correção do pé e, sim, obter melhora das queixas álgicas, por meio da obtenção de melhor alinhamento do pé.[6] As palmilhas, quando prescritas, devem ter apoio do arco longitudinal medial do pé e elevação da borda medial do retropé para auxiliar correção do valgo. Apesar de terem sido amplamente prescritas no passado, não existe comprovação científica sobre a eficácia do uso de órteses para o pé plano e não são recomendadas de rotina atualmente.[4,10,11,13,17]

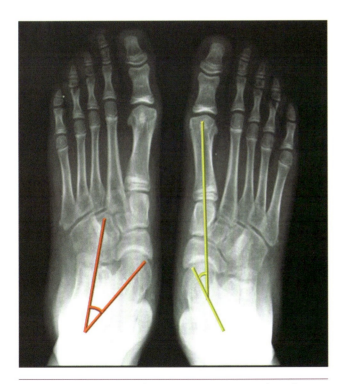

FIGURA 35.4 Radiografia em anteroposterior dos pés com carga demonstrando o Ângulo de Kite (linhas vermelhas) demonstrando o valgo do retropé e o ângulo Tálus – primeiro metatarso (linhas amarelas) demonstrando a abdução do antepé.

Tratamento cirúrgico

A cirurgia além de raramente indicada, não há consenso para os limites nos quais ela deva ser indicada.[13] O objetivo é corrigir o pé e aliviar eventuais sintomas. A abordagem cirúrgica do pé plano flexível pode ser indicada nos casos onde o paciente mantém-se sintomático, apesar do tratamento conservador, por um período mínimo de 6 meses.[7] Os procedimentos descritos para o pé plano flexível podem ser divididos em: *cirurgias ósseas* (osteotomias, artrodese ou artrorise) e *cirurgias de partes moles* (alongamento do tendão de Aquiles, transferências tendinosas, tensionamento da cápsula articular da talo-navicular) que geralmente são realizadas em conjunto com as cirurgias ósseas.[7,11,13]

OSTEOTOMIAS

Osteotomia de alongamento do calcâneo (coluna lateral)

Primariamente descrita por Evans em 1975, tem como princípio a equalização da discrepância entre as colunas medial e lateral do pé, corrigindo a excessiva eversão da subtalar e o encurtamento da coluna lateral.[18] Esta osteotomia foi posteriormente modificada por Mosca, que associou uma osteotomia biplanar da cunha medial (retirada de cunha medial e plantar) e a liberação da inserção lateral da fáscia plantar e da aponeurose do músculo abdutor do dedo mínimo.[19]

Osteotomia Calcâneo – Cuboide – Cuneiforme

Descrita por Rathjen e Mubarak em 1998, trata-se da combinação entre a osteotomia de deslizamento medial do calcâneo (correção da deformidade em valgo), associada à cunha de abertura no cuboide e de fechamento no cuneiforme medial (correção da abdução associada à flexão do 1º raio).[20]

Cirurgia de partes moles

Geralmente realizada em conjunto com as osteotomias, dentre os principais estão o alongamento do tendão de Aquiles, retensionamento do ligamento talonavicular e alongamento dos tendões fibulares.[7]

Artrorise

Artrorise são procedimentos que bloqueiam a excessiva eversão da articular subtalar, utilizando um bloqueio introduzido na região do seio do tarso.[13,18] A sua indicação mantém-se controversa.[7]

Artrodese

A artrodese tripla (talocalcânea, talonavicular e calcaneocuboídea) é o procedimento com o maior poder de correção, porém, envolve o sacrifício das articulações, com consequente perda de mobilidade permanente. Este procedimento é raro em crianças, porém, há a discussão do seu uso nos casos de pés planos rígidos neurológicos.[7]

REFERÊNCIAS BIBLIOGRÁFICAS

1. Faldini C, Mazzotti A, Panciera A, Persiani V, Pardo F, Perna F, Giannini S. Patient-perceived outcomes after subtalar arthroereisis with bioabsorbable implants for flexible flatfoot in growing age: a 4-year follow-up study. European Journal of Orthopaedic Surgery & Traumatology. 2018; 28(4):707-712.

2. Banwell HA, Paris ME, Mackintosh S, Williams CM. Paediatric flexible flat foot: how are we measuring it and are we getting it right? A systematic review. Journal of Foot and Ankle Research. 2018; 11:21.

3. Staheli LT. Planovalgus Foot Deformity Current Status. J AM Podiatr Med Assoc. 1999; 89(2):94-99.

4. Carr JB, Yang S, Lather LA. Pediatric Pes Planus: A State-of-the-Art Review. Pediatrics. 2016; 137(3): e20151230.

5. Harris EJ1, Vanore JV, Thomas JL, Kravitz SR, Mendelson SA, Mendicino RW, Silvani SH, Gassen SC. Diagnosis and Treatment of Pediatric Flatfoot. J Foot Ankle Surg. 2004 Nov-Dec; 43(6):341-73.

6. Ueki Y, Sakuma E, Wada I. Pathology and management of flexible flat foot in children. Journal of Orthopaedic Science. 2019 Jan; 24(1):9-13.

7. Ford SE, Scannell BP. Pediatric Flatfoot Pearls and Pitfalls. Foot Ankle Clin N Am. 2017 Sep; 22(3):643-656.

8. Dana C, et al. Long-Term Results of the "Horseman" Procedure for Severe Idiopathic Flatfoot in Children: A Retrospective Analysis of 41 Consecutive Cases with Mean 8.9 Year Duration of Follow-up. The Journal of Foot and Ankle Surgery. 2019; (58)1:10-16.

9. Choi JY, Hong WH, Suh JS, Han JH, Lee DJ, Lee YJ. The long-term structural effect of orthoses for pediatric flexible flat foot: A systematic review, Foot Ankle Surg. 2019 Feb 1. pii: S1268-7731(19)30016-5. doi: 10.1016/j.fas.2019.01.007

10. Herring JA. Disorders of the Foot. In: Herring JA, editor. Tachdjian's Pediatric orthopaedics. 2: Saunders Elsevier. 2008; p. 1035-189.

11. Mosca VS. Flexible flatfoot in children and adolescents. Journal of Children's Orthopaedics. 2010; 4(2):107-21.

12. Chen KC, Yeh CJ, Tung LC, Yang JF, Yang SF, Wang CH. Relevant factors influencing flatfoot in preschool-aged children. Eur J Pediatr. 2011; 170(7):931-936.

13. Mosca VS. Flexible Flatfoot and Skewfoot. In: McCarthy JJ, Drennan JC, editors. The Child's Foot & Ankle: Lippincott Willians & Wilkins. 2010; p.

14. Staheli LT, Chew DE, Corbett M. The longitudinal arch. A survey of eight hundred and eighty-two feet in normal children and adults. The Journal of Bone and Joint Surgery American Volume. 1987; 69(3):426-8.

15. Benedetti MG, Ceccarelli F, Berti L, Luciani D, Catani F, Boschi M, et al. Diagnosis of flexible flatfoot in children: a systematic clinical approach. Orthopedics. 2011 Jan; 34(2):94.

16. Bourdet C, Seringe R, Adamsbaum C, Glorion C, Wicart P. Flatfoot in children and adolescents. Analysis of imaging findings and therapeutic implications. Orthopaedics & Traumatology: Surgery & Research. 2013; 99:80-87.

17. Nicolopoulos CS, Scott BW, Giannoudis PV. Biomechanical basis of foot orthotic prescription. Current Orthopaedics. 2000; 14(6):464-9.

18. Evans D. Calcaneo-valgus deformity. J Bone Joint Surg Br. 1975; 57(3):270-8.

19. Mosca VS. Calcaneal lengthening for valgus deformity of the hindfoot. Results in children who had severe, symptomatic flatfoot and skewfoot. J Bone Joint Surg. 1995; 77(4):500-12.

20. Rathjen KE, Mubarak SJ. Calcaneal-cuboid-cuneiform osteotomy for the correction of valgus foot deformities in children. J Pediatr Orthop. 1998;18(6):775-82.

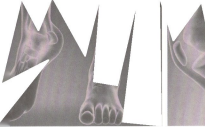
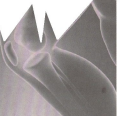
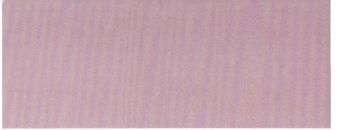

Pé Cavo

Rodrigo Montezuma

INTRODUÇÃO

Pé cavo é o aumento do arco plantar que não se corrige com a carga. Não existe uma definição radiográfica específica. A deformidade pode se localizar no antepé, mediopé, retropé, ou ainda numa combinação destas localizações[1] (conforme mostrado nas radiografias abaixo Figuras 36.1 e 36.2).

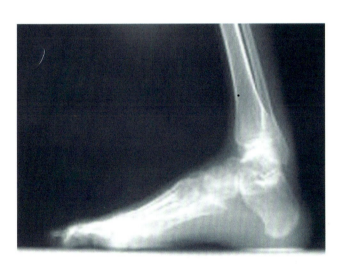

FIGURA 36.1 Pé cavo com envolvimento do retropé.

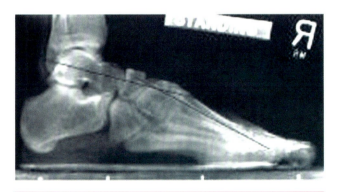

FIGURA 36.2 Pé cavo anterior.

ESTUDOS RECENTES

Sugathan e colaboradores trataram 11 pés cavos flexíveis (8 pacientes) com garra dos dedos menores usando o procedimento de Jones modificado. Na avaliação clínica final, todos os pés melhoraram sua posição, com pequenas complicações em 6 pés. A média do *Bristol Foot Score* foi de 27 (variação, 16-55), e a média da AOFAS – *American Orthopaedics Foot and Ankle Society* modificada foi de 76 (variação de 47 a 90), que indicam resultados excelentes. Metade dos pacientes tinha dor moderada, porém eles ficaram satisfeitos com o resultado. Portanto, os autores concluíram que o procedimento de Jones modificado proporciona resultados satisfatórios na correção dos dedos menores em garra em pacientes com pés cavos flexíveis.[2]

Naudi e colaboradores publicaram resultados clínicos e radiográficos com a tarsectomia anterior em 39 pés cavos (33 pacientes) (Figura 36.3). A dor melhorou consideravelmente em 75% dos casos, e 68% deles retornaram a suas atividades normais. O pé estava alinhado corretamente em 67% dos casos, porém na última avaliação a deformidade

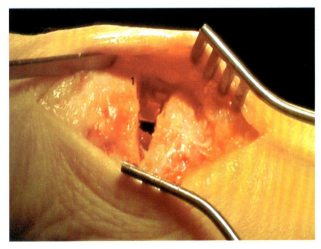

FIGURA 36.3 Tarsectomia anterior em cunha.

Série Ortopedia e Traumatologia – Fundamentos e Prática

original estava presente parcialmente em 80% dos casos. Em 74% dos pés, as articulações adjacentes mostraram degeneração articular progressiva. Subjetivamente, 70% dos pacientes estavam muito satisfeitos ou satisfeitos com o resultado, e os resultados objetivos foram excelentes ou bons em 66% dos pés. De acordo com os autores, o resultado global do estudo mostrou que em termos de função, mobilidade, complicações e satisfação, foram boas as avaliações, porém no quesito melhora da dor, os resultados foram insatisfatórios Eles acrescentaram que a ressecção anterior do tarso consegue corrigir o pé cavo e compensa as deformidades do retropé, mas sua capacidade de correção é limitada e sua eficácia na correção dos dedos em garra é insatisfatória.[3]

PROBLEMA

O espectro de deformidades associadas ao pé cavo inclui: a garra dos dedos, deformidades do retropé (varo e aumento do ângulo de inclinação do calcâneo), encurtamento da fáscia plantar e uma elevação em garra do hálux. Tais alterações causam aumento da pressão nas cabeças dos metatarsos e consequente metatarsalgia e calosidades.

ETIOLOGIA

A etiologia do pé cavo pode ser identificada em aproximadamente 80% dos casos. As causas incluem consolidações viciosas de fraturas do calcâneo e tálus, queimaduras, sequelas de síndrome compartimental, pé torto residual e doenças neuromusculares. Os 20% restantes têm características idiopáticas e são deformidades não progressivas. Identificar a causa é essencial para determinar se a deformidade é progressiva, definindo assim o planejamento cirúrgico.

Doenças neuromusculares, como distrofias musculares, doença de Charcot-Marie-Tooth (CMT), disrafismo espinhal, polineurites, tumores intraespinhais, poliomielite, siringomielia e paralisia cerebral, podem causar desequilíbrio muscular levando à deformidade em cavo. Em um paciente com deformidade unilateral insidiosa e sem história de trauma, deve-se buscar provável tumor medular ou espinhal.

Várias teorias foram formuladas para explicar a patogênese do pé cavo. Duchenne descreveu o desequilíbrio muscular que gera a elevação do arco plantar longitudinal. Outras teorias incluem também o desequilíbrio muscular existente entre os músculos intrínsecos e extrínsecos.[4-7]

Mann descreveu a patogênese do pé cavo em pacientes com CMT.[8] O correto entendimento dos músculos envolvidos e da sequência de envolvimento ajuda a compreender a deformidade. O desequilíbrio dos músculos antagonistas e agonistas determina a deformidade. O músculo tibial anterior e o fibular curto perdem força progressivamente. Os músculos antagonistas, tibial posterior e fibular longo, mais fortes, causam a deformidade. O músculo fibular longo, especificamente, faz mais força deformante que o tibial anterior fraco, causando flexão plantar do primeiro raio e valgo do antepé.[9] O tibial posterior faz mais força que o fibular curto causando supinação do antepé. Os músculos intrínsecos desenvolvem encurtamento, enquanto o extensor longo dos dedos, para ajudar na dorsiflexão do tornozelo, causa deformidade em garra dos dedos. Com o antepé em valgo e o retropé em varo, os ligamentos laterais do tornozelo são submetidos à sobrecarga, podendo ocorrer instabilidade.

Nos pacientes com sequela de poliomielite, a deformidade do retropé é causada pelo enfraquecimento do complexo gastrocnêmio sóleo. Isso gera um aumento no ângulo de inclinação do calcâneo, com alinhamento normal do antepé.

QUADRO CLÍNICO

O quadro clínico é muito variável, baseando-se principalmente na gravidade e extensão da deformidade. Os pacientes podem apresentar dor na borda lateral do pé, proveniente da sobrecaraga.[10] A metatarsalgia é um sintoma frequente, assim como a calosidade plantar intratável. A instabilidade lateral do tornozelo pode estar presente, especialmente nos pacientes com o retropé varo e fraqueza nos fibulares. Fraqueza e fadiga podem ser observadas nos pacientes com doenças neuromusculares.

A avaliação do paciente com pé cavo inicia-se com uma anamnese e um exame físico completos, para determinar a etiologia. Os pacientes com deformidades unilaterais apresentam frequentemente uma história de trauma grave. Doenças neuromusculares podem ser identificadas pela história familiar. As deformidades unilaterais de início insidioso são muito sugestivas de tumores medulares e necessitam de uma avaliação específica.

O exame físico começa com a observação da marcha. O posicionamento do retropé é avaliado através da análise da marcha, procurando a deformidade em varo. Durante a fase de balanço, o posicionamento do antepé é analisado, procurando pela queda do antepé, caracterizando a fraqueza do tibial anterior. Os dedos em garra podem ser observados através da ação sobrepujante dos músculos extensor longo do hálux e dedos. Os calçados devem ser inspecionados em busca de desgaste lateral.

A amplitude de movimento do tornozelo, subtalar, mediopé e antepé, deve ser avaliada, assim como a rigidez das deformidades de forma global e independentemente das referidas articulações observando a eventual flexão plantar do antepé e o varo do retropé. É essencial a determinação da força de cada músculo individualmente, fundamental para o planejamento cirúrgico. Os músculos agonistas e antagonistas devem ser examinados, especialmente na doença de CMT. O teste dos blocos de Coleman mostra se a articulação subtalar está flexível. O teste é realizado com o paciente em pé sobre um bloco de madeira de aproximadamente 2,5 cm, localizado na porção lateral do pé e calcanhar. Isso permite que o primeiro raio fique em posição de flexão plantar fora do bloco de madeira. Se o retropé se corrigir para uma posição neutra, a deformidade é considerada flexível. Se o retropé não se corrigir, a deformidade é rígida (Figura 36.4).

Pé Cavo

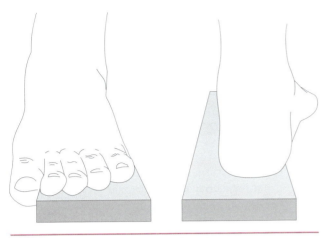

FIGURA 36.4 Teste dos blocos de Coleman.

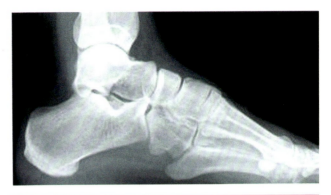

FIGURA 36.5 Radiografia do pé com carga na incidência de perfil.

Um exame neurológico é necessário, especificamente à força muscular própria de cada grupo de músculos. O exame neurológico sensitivo pode revelar alterações presentes na doença de CMT.

Tratamento

Princípios e indicações: o objetivo principal do tratamento é obter um pé plantígrado que permita uma distribuição equilibrada do peso corpóreo. A falha em obter um pé assintomático e plantígrado é indicação de correção cirúrgica.

Contraindicações

A má vascularização é uma contraindicação absoluta à cirurgia. Se houver indicação para a cirurgia, a revascularização deverá ser realizada antes da reconstrução ortopédica. As partes moles ao redor do tornozelo e pé devem estar intactas, sem edema excessivo ou úlceras. Se houver uma úlcera presente, a mesma deverá ser tratada antes da correção cirúrgica, para minimizar o risco de infecção.

Diagnóstico por imagem

Radiografias com carga dos pés e tornozelos são obrigatórias (Figura 36.5). Deve-se buscar evidências de artrose, a posição do calcâneo e o alinhamento do antepé. O ângulo de inclinação do calcâneo pode ser medido traçando-se uma linha ao longo da região plantar do calcâneo e o cruzamento da mesma com o solo. Um ângulo maior que 30° é sugestivo de uma deformidade em varo do retropé. O posicionamento do primeiro raio, comparado com o eixo do tálus, na incidência lateral, mostra que o primeiro raio está em posição de flexão plantar e supinação.

A investigação radiográfica deve incluir incidências axiais do calcâneo, frente e perfil dos pés, com carga. No perfil, a angulação entre o eixo longitudinal do primeiro metatarso e do tálus (ângulo de Meary maior que 5°) indica que há cavismo no antepé. No cavo do retropé, o calcâneo posiciona-se mais verticalizado, com aumento do ângulo calcâneo-solo (maior que 30°) e aumento do ângulo entre o eixo longitudinal do calcâneo e do primeiro metatarso (ângulo de Hibbs maior que 90°). A altura do navicular está aumentada. Como, no pé cavo varo, a radiografia em perfil do pé gera uma visão oblíqua do tornozelo; há uma imagem artefatual onde a fíbula aparece posteriorizada e o dômus talar tem aspecto achatado (Figura 36.6).

A ressonância magnética da coluna lombar deve ser solicitada se houver uma deformidade em cavo, progressiva e unilateral, num paciente sem história de trauma.

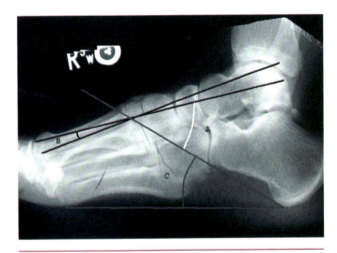

FIGURA 36.6 Ângulos medidos na radiografia em perfil do pé. A – Hibbs, B – Meary e C – calcâneo-solo.

Outros exames

Após a avaliação inicial, uma avaliação neurológica é recomendável para ajudar a determinar a etiologia.

Deve-se solicitar eletroneuromiografia e um estudo da condução nervosa, para investigar doença de CMT, poliomielite e outras doenças que levem a um desequilíbrio muscular.

BASES DO TRATAMENTO

O objetivo principal do tratamento é permitir ao paciente uma marcha sem sintomas, com um pé plantígrado e indolor. A causa básica deve ser identificada, com o objetivo de determinar se a deformidade é progressiva. O paciente deve compreender os passos e objetivos do tratamento e, principalmente, que as eventuais cirurgias de reconstrução não vão prover um pé normal. O objetivo principal da cirurgia é dar ao paciente um pé plantígrado e indolor. Procedimentos cirúrgicos repetidos podem ser necessários se a deformidade for progressiva. O esclarecimento pré-operatório completo do paciente é essencial para a satisfação do mesmo.

O tratamento não cirúrgico pode promover um bom alívio dos sintomas. A fisioterapia para alongar músculos encurtados e fortalecer os músculos enfraquecidos pode gerar uma melhora precoce. Órteses com calçados aprofundados para evitar a sobrecarga de proeminências ósseas e prevenir a fricção dos dedos podem melhorar os sintomas. Para as deformidades em varo, uma palmilha de base lateral pode melhorar a função. As órteses para as deformidades flexíveis ou pé caído podem permitir ao paciente deambular; no entanto, naqueles pacientes com sensibilidade diminuída, forros de plastazote são necessários, e uma frequente inspeção da pele em busca de úlceras deve ser realizada de forma sistemática.[11,12]

TRATAMENTO CIRÚRGICO

A decisão cirúrgica requer um exame físico cuidadoso e completo, buscando rigidez, força muscular e eventuais deformidades presentes.[13,14,15] O objetivo da cirurgia é proporcionar um pé plantígrado. Os procedimentos cirúrgicos podem ser divididos sistematicamente em procedimentos de partes moles e procedimentos ósseos. Nenhum procedimento padrão é apropriado para todos os pacientes e, frequentemente, múltiplos procedimentos individuais precisam ser realizados. As transferências tendinosas e osteotomias podem corrigir as deformidades sem a necessidade de artrodeses; no entanto, devemos indicá-las quando houver artrose ou completa paralisia dos músculos.[16] Os procedimentos mais realizados são discutidos a seguir.

ALONGAMENTO DA FÁSCIA PLANTAR

A fáscia plantar pode estar encurtada no pé cavo. O alongamento da fáscia plantar é frequentemente combinado com uma transferência tendinosa, uma osteotomia ou ambas. Esse é o primeiro passo para melhorar e corrigir a deformidade.

A técnica descrita por Mann é explicada a seguir:[17]

- O paciente é acomodado em posição supina, com a perna em rotação externa, para melhor exposição da fáscia plantar. Coloca-se o torniquete na coxa.
- Uma incisão oblíqua é feita distal ao coxim plantar do calcanhar. Dessa forma, protejem-se os ramos do nervo calcâneo.
- Aprofunda-se a incisão através do tecido subcutâneo até o nível da fáscia. A fáscia plantar e a fáscia do músculo abdutor do hálux são isoladas.
- A fáscia é incisada enquanto se aplica tensão, dorsifletindo-se as articulações metatarsofalangeanas. Um segmento de fáscia é retirado. Se a fáscia do abdutor do hálux estiver tensa, é incisada também.
- O campo cirúrgico é inspecionado à procura de estruturas encurtadas remanescentes.
- Fecha-se o ferimento de forma usual.
- No pós-operatório, coloca-se um curativo compressivo e uma imobilização com tala gessada com o pé em posição neutra. A imobilização permanece por quatro semanas ou mais se houver outros procedimentos associados.

As complicações mais frequentes da liberação da fáscia plantar incluem ressecção incompleta e lesão nervosa.

PROCEDIMENTO DE JONES DO HÁLUX

O procedimento de Jones é realizado para a deformidade em garra do primeiro dedo com fraqueza do músculo tibial anterior.[2,18] Nesse caso o extensor longo do hálux (ELH) é recrutado para ajudar na flexão dorsal do tornozelo, causando assim hiperextensão da articulação metatarso-falangeana (MTF) e hiperflexão da interfalangeana (IF). Esse procedimento transfere o ELH para o colo do primeiro metatarsiano, com artrodese da articulação IF, melhorando a dorsiflexão do tornozelo e removendo a força deformante na MTF (Figura 36.7).

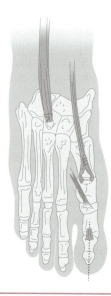

FIGURA 36.7 Procedimento de Jones no primeiro osso metatarsal.

A técnica é realizada da seguinte forma:

- O paciente é acomodado em posição supina, sob anestesia geral ou raquidiana. A extremidade é esvaziada com faixa de Esmarch e é inflado o torniquete.
- A incisão se inicia na borda medial da falange distal, extendendo-se pela articulação IF e curvando-se proximal em direção ao colo do primeiro osso metatarsal. A dissecção é conduzida até o aparelho extensor. A seguir é realizada a desinserção do ELH da base da falange distal.
- As superfícies articulares são preparadas removendo-as com uma serra alinhada com 5° de flexão. Um fio-guia é colocado pelo foco da artrodese distal até sair pela falange distal e, então, de forma retrógrada, é fixado à falange proximal. Uma incisão é feita sobre o fio-guia na ponta do dedo. Um parafuso canulado de 4,0 mm é colocado pelo foco de artrodese. Um fio de Kirschner pode ser usado para aumentar a estabilidade se necessário. A fixação final é realizada após a transferência, para prevenir a perda da fixação.
- Um ponto de reparo é colocado no tendão ELH. O colo do primeiro metatarsiano é identificado, e um furo largo suficiente para acomodar o tendão é feito de medial para lateral. Com o auxílio de um passador de tendão, o ELH é trazido de lateral para medial através do furo realizado. O tendão é suturado sobre ele mesmo, com o tornozelo a 15° de flexão dorsal.
- As incisões são suturadas em camadas, e realiza-se um curativo compressivo e imobilização gessada com 10° de flexão dorsal. A imobilização permanece por oito semanas com restrição de carga nas primeiras quatro.

A complicação mais comum desse procedimento é a pseudartrose da artrodese da IF.

PROCEDIMENTO DA MUDANÇA EXTENSORA

Esse procedimento envolve a transferência do ELH e extensor longo dos dedos (ELD) para o primeiro, o terceiro e o quinto metatarsos. Essa técnica é um complemento da cirurgia de Jones, com incisões no segundo e no quarto espaços digitais. Os tendões são retirados. O segundo e o terceiro tendões são transferidos através de um furo no terceiro metatarso, e o quarto e o quinto tendões para o quinto metatarso.

TRANSFERÊNCIA DE GIRDLESTONE-TAYLOR

Essa cirurgia está indicada para as deformidades em garra flexíveis. A força deformante do flexor longo dos dedos é transferida para os extensores a fim de corrigir a deformidade.

A técnica é realizada da seguinte forma:

- O paciente é acomodado em posição supina e com torniquete.
- Realiza-se uma incisão transversa pequena na prega de flexão proximal. Através de dissecção romba, aborda-se a bainha do tendão flexor.
- Abre-se a bainha com uma incisão longitudinal e identifica-se o tendão flexor. O tendão é isolado e realiza-se uma tenotomia percutânea do flexor na incisão na base da falange distal. O tendão retrai dentro da incisão.
- Realiza-se uma incisão dorsal longitudinal. Disseca-se até o capuz extensor. Atravessa-se uma pinça hemostática curva de dorsal, para plantar justo ao osso a fim de evitar lesão neurovascular. A porção medial do tendão flexor longo é transferida para posição medial e a lateral transferida para posição lateral. Os tendões são suturados no aparelho extensor com o dedo em 20° de flexão dorsal. Um fio de Kirschner é colocado através da articulação MTF, que permanecerá por três semanas, para proteger a sutura.
- As incisões são suturadas e o pé é colocado num calçado pós-operatório. O dedo é enfaixado em discreta flexão plantar, mantida por seis semanas. A movimentação é autorizada após seis semanas.

OSTEOTOMIA DA BASE DO PRIMEIRO METATARSO

Nos pacientes com deformidade fixa em flexão plantar, a osteotomia da base com cunha de fechamento dorsal corrige a deformidade, que frequentemente é observada na doença de CMT. Combina-se geralmente esse procedimento com a fasciotomia plantar e/ou com o procedimento de Jones, nas deformidades leves e moderadas.[18,19]

A técnica é realizada como se segue:

- O paciente é posicionado em decúbito supino.
- Realiza-se uma incisão dorsal longitudinal sobre a base do primeiro metatarso. A osteotomia situa-se a 1 cm distal da primeira articulação tarso metatarsal (TMT). Após determinar a quantidade de osso a ser removida na cunha dorsal, faz-se a furagem com broca de 3,5 mm, 1 cm distal ao fim da osteotomia.
- A osteotomia não deve ultrapassar a cortical plantar. A cortical plantar é fraturada com a manipulação e a osteotomia se fecha.
- Através do furo realizado previamente distal à osteotomia, coloca-se um parafuso de 3,5 mm de compressão.
- Fecha-se o ferimento e coloca-se um curativo compressivo com uma tala gessada. A imobilização é mantida por oito semanas e evita-se a carga nas primeiras quatro.

OSTEOTOMIA DO MEDIOPÉ

A osteotomia tarsal foi descrita para deformidades do mediopé. São tecnicamente complexas e raramente realizadas na atualidade. Estudos recentes mostram maus resultados em longo prazo de procedimentos realizados com muita frequência no passado, como a cirurgia de Japas, Cole e Jahss.[3,20,21]

TENODESE DO FIBULAR LONGO PARA FIBULAR CURTO

Nos pacientes com doença de CMT, fraqueza do fibular curto e preservação do fibular longo, a tenodese pode ser realizada para aumentar a estabilidade do tornozelo. Esse procedimento é frequentemente associado com uma osteotomia valgizante do calcâneo.

A técnica é realizada da seguinte forma:

- O paciente é posicionado em decúbito dorsal e coxim sob o quadril ipsilateral.
- Uma incisão oblíqua é feita posterior aos fibulares; com cuidado para não lesar o nervo sural.
- Identifica-se e abre-se a bainha do tendão.
- Identifica-se os tendões fibular curto e longo e faz-se a tenodese.
- Fecha-se a ferida cirúrgica em camadas e coloca-se um gesso suropodálico.

OSTEOTOMIA DO CALCÂNEO (DWYER)

Pacientes com envolvimento do retropé geralmente precisam de uma osteotomia do calcâneo para corrigir a deformidade. A osteotomia pode incluir uma cunha de fechamento, um deslocamento vertical ou uma combinação de ambos. O procedimento é frequentemente combinado com uma fasciotomia plantar e transferências tendinosas.

A técnica é realizada da seguinte forma:

- O paciente é posicionado em decúbito supino, com um coxim sob o quadril ipsilateral, e coloca-se o garrote na coxa.
- Faz-se uma incisão oblíqua posterior à fíbula e posterior aos tendões fibulares, e disseca-se o subcutâneo até o calcâneo.
- A faceta posterior é localizada para se evitar a invasão da articulação subtalar.
- Realizam-se dois cortes a 1 cm posterior à articulação subtalar. Eles devem ter a direção da letra V, sem penetrar a cortical medial. Através de um dos cortes, completa-se a osteotomia se for necessário deslizamento.
- Fixa-se a osteotomia com um parafuso canulado de posterior para anterior. Grampos ou fios de Steinmann podem ser também utilizados.
- Fecha-se a ferida cirúrgica e aplica-se um curativo compressivo e uma tala gessada. Coloca-se um aparelho gessado quando o edema diminuir, e o paciente fica restrito sem carga por quatro semanas e então autoriza-se carga parcial por mais quatro.

ARTRODESE TRÍPLICE

A artrodese tríplice proposta por Siffert promove a correção da deformidade por meio da ressecção de cunhas e artrodese.[22] Esse procedimento está indicado na correção das deformidades fixas e rígidas no adulto. Essa técnica se caracteriza pelo encaixe do navicular dentro da cabeça do tálus, realizando-se uma depressão dos ossos navicular, cuboide e cuneiformes para melhorar a deformidade em cavo. Esse procedimento é complexo e muito exigente do ponto de vista técnico. Diferentes técnicas foram propostas por outros renomados autores, com o mesmo objetivo e de forma mais simples. A técnica mais empregada é a correção por meio da artrodese modelante, também ressecando-se cunhas ósseas das articulações talonavicular, calcâneo cuboide e subtalar. Usualmente, associam-se procedimentos de partes moles, como a fasciotomia plantar e transferências tendinosas. A artrodese pode ser fixada com fios de Steinmann ou parafusos canulados, de acordo com a qualidade e a quantidade de estoque ósseo local (Figura 36.8).

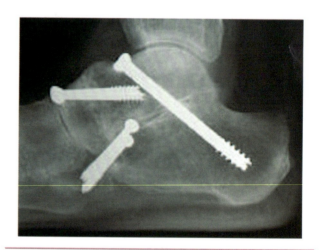

FIGURA 36.8 Artrodese tríplice modelante fixada com parafusos canulados.

COMPLICAÇÕES

As complicações mais frequentes desse procedimento incluem não consolidação, consolidação viciosa, infecção, correção insuficiente, correção excessiva, recidiva, progressão da deformidade, lesão arterial, lesão nervosa e dor persistente. Tais complicações devem sempre ser esclarecidas ao paciente antes do procedimento ser efetuado.

RESULTADOS E PROGNÓSTICO

Os resultados do tratamento cirúrgico são difíceis de comparar, pois existem múltiplas possíveis combinações

Pé Cavo

de procedimentos. Os pacientes têm graus variados de deformidade, progressão da doença e etiologias subjacentes, tornando as comparações impossíveis; no entanto, Wetmore e Drennan mostraram que 24% dos pacientes com CMT que realizaram tríplices artrodeses tiveram resultados satisfatórios, numa média de seguimento de 21 anos.[23] Eles recomendam o procedimento como salvamento.

Mann e Hsu publicaram o resultado da artrodese tríplice em 12 pacientes com CMT com seguimento médio de 7 anos e meio.[8] Cinco pés estavam plantígrados, assintomáticos e consolidados. Três estavam plantígrados, assintomáticos, mas com falha de consolidação. Quatro pés não estavam plantígrados e sintomáticos. Os autores afirmaram que o posicionamento é a chave para os resultados satisfatórios.

Roper e Tibrewal relataram os resultados dos procedimentos de partes moles combinados às osteotomias.[24] Foram avaliados dez casos de CMT com seguimento médio de 14 anos. Dois pacientes necessitaram reoperação devido à recidiva da deformidade. Até o último seguimento, todos os pés estavam plantígrados sem artrodese tríplice.

Gould mostrou o seguimento de 3 a 6 anos em 10 pacientes (18 pés).[25] Todos tiveram resultados satisfatórios com procedimentos nas partes moles combinados a osteotomias; todos tinham pés plantígrados até a última avaliação.

A literatura tem limitações. A maioria dos resultados publicados inclui revisões de pacientes adolescentes e não de adultos. Foram incluídas múltiplas variáveis com populações muito pequenas; no entanto, a tendência atual é em direção aos procedimentos de partes moles associados a osteotomias. A tríplice artrodese deve ser reservada para procedimentos de salvamento.

REFERÊNCIAS BIBLIOGRÁFICAS

1. Wapner KL, Myerson MS. Pes cavus. In: Myerson MS. Foot and Ankle Disorders. Philadelphia: WB Saunders, 2000. p.919-41.
2. Sugathan HK, Sherlock DA. A modified Jones procedure for managing clawing of lesser toes in pes cavus: long-term follow-up in 8 patients. J Foot Ankle Surg. 2009;48(6):637-41.
3. Naudi S, Dauplat G, Staquet V, et al. Anterior tarsectomy long-term results in adult pes cavus. Orthop Traumatol Surg Res. 2009;95(4):293-300.
4. Gallardo E, García A, Combarros O, et al. Charcot-Marie-Tooth disease type 1A duplication: spectrum of clinical and magnetic resonance imaging features in leg and foot muscles. Brain. 2006;129(Pt 2):426-37.
5. Holmes JR, Hansen ST Jr. Foot and ankle manifestations of Charcot-Marie-Tooth disease. Foot Ankle. 1993;14(8):476-86.
6. Sabir M, Lyttle D. Pathogenesis of Charcot-Marie-Tooth disease. Gait analysis and electrophysiologic, genetic, histopa-

thologic, and enzyme studies in a kinship. Clin Orthop. 1984;(184):223-35.
7. Sabir M, Lyttle D. Pathogenesis of pes cavus in Charcot-Marie-Tooth disease. Clin Orthop. 1983;(175):173-8.
8. Mann DC, Hsu JD. Triple arthrodesis in the treatment of fixed cavovarus deformity in adolescent patients with Charcot-Marie-Tooth disease. Foot Ankle. 1992;13(1):1-6.
9. Schuberth JM, Babu-Spencer N. The impact of the first ray in the cavovarus foot. Clin Podiatr Med Surg. 2009;26(3):385-93, Table of Contents.
10. Burns J, Crosbie J, Hunt A, et al. The effect of pes cavus on foot pain and plantar pressure. Clin Biomech (Bristol, Avon). 2005;20(9):877-82.
11. Burns J, Landorf KB, Ryan MM, et al. Interventions for the prevention and treatment of pes cavus. Cochrane Database Syst Rev. 2007;(4):CD006154.
12. Crosbie J, Burns J. Predicting outcomes in the orthotic management of painful, idiopathic pes cavus. Clin J Sport Med. 2007;17(5):337-42.
13. Alexander IJ, Johnson KA. Assessment and management of pes cavus in Charcot-Marie-tooth disease. Clin Orthop. 1989;(246):273-81.
14. Jahss MH. Evaluation of the cavus foot for orthopedic treatment. Clin Orthop. 1983;(181):52-63.
15. Paulos L, Coleman SS, Samuelson KM. Pes cavovarus. Review of a surgical approach using selective soft-tissue procedures. J Bone Joint Surg Am. 1980;62(6):942-53.
16. Mubarak SJ, Van Valin SE. Osteotomies of the foot for cavus deformities in children. J Pediatr Orthop. 2009;29(3):294-9.
17. Mann RA. Pes cavus. Pes cavus. In: Mann RA, Coughlin MJ. Surgery of the Foot and Ankle. 6.ed. St. Louis: Mosby-Year Book, 1993. p.785-801.
18. Mulier T, Dereymaeker G, Fabry G. Jones transfer to the lesser rays in metatarsalgia: technique and long-term follow-up. Foot Ankle Int. 1994;15(10):523-30.
19. Watanabe RS. Metatarsal osteotomy for the cavus foot. Clin Orthop. 1990;(252):217-30.
20. Groner TW, DiDomenico LA. Midfoot osteotomies for the cavus foot. Clin Podiatr Med Surg. 2005;22(2):247-64, vi.
21. Chatterjee P, Sahu MK. A prospective study of Japas' osteotomy in paralytic pes cavus deformity in adolescent feet. Indian J Orthop. 2009;43(3):281-5.
22. Siffert RS, del Torto U. "Beak" triple arthrodesis for severe cavus deformity. Clin Orthop. 1983;(181):64-7.
23. Wetmore RS, Drennan JC. Long-term results of triple arthrodesis in Charcot-Marie-Tooth disease. J Bone Joint Surg Am. 1989;71(3):417-22.
24. Roper BA, Tibrewal SB. Soft tissue surgery in Charcot-Marie-Tooth disease. J Bone Joint Surg Br. 1989;71(1):17-20.
25. Gould N. Surgery in advanced Charcot-Marie-Tooth disease. Foot Ankle. 1984;4(5):267-73.

CAPÍTULO 36

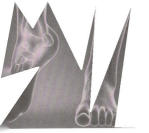
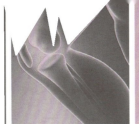
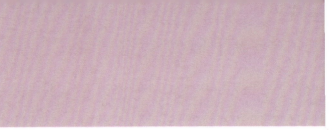

Pé Torto Congênito

Alexandre Francisco de Lourenço

INTRODUÇÃO

O pé torto congênito (PTC) é uma alteração complexa na qual existe deformidade bem evidente no pé desde o nascimento e que cursa também com acometimento da perna, onde se nota uma atrofia da panturrilha, que é menos visível inicialmente no período neonatal, porém mais nítida com o crescimento da criança (Figura 37.1). Embora essa atrofia seja menos perceptível nos casos bilaterais, é importante alertar os pais desde o início sobre o fato de que essa é uma alteração intrínseca ao PTC e não decorrente do tratamento.

As principais características do PTC são equinismo e varismo do *retropé*, cavismo do *mediopé* e adução do *antepé*. O PTC é uma doença que sempre envolveu polêmica em quase todos seus aspectos, desde sua etiologia, anatomia patológica, métodos de avaliação até os tipos de tratamento. Na verdade, no que tange aos métodos de tratamento o PTC é cercado por uma empolgante reviravolta que temos assistido nos últimos anos, ao observarmos uma mudança histórica, com o abandono da visão quase exclusivamente cirúrgica pelos ortopedistas que tratam esta grave deformidade por uma abordagem mais funcional e menos agressiva, devido à imensa repercussão mundial obtida pelo método conservador de Ponseti, como veremos no decorrer deste capítulo.[1,2,3]

INCIDÊNCIA

O PTC é uma das deformidades congênitas mais comuns do pé. A sua incidência varia muito em todo o mundo, de acordo a raça e sexo, sendo muito elevada na Polinésia, onde pode chegar até 7/1.000 nascidos. No Brasil, particularmente em São Paulo, foi observada uma incidência de 2,17/1.000 nascidos (Laredo, 1986), enquanto nos EUA, a incidência gira em torno de 1/1.000 nascidos. O sexo masculino é mais acometido que o sexo feminino numa proporção de 2:1. Há acometimento bilateral em torno de 50% dos casos e, quando um lado apenas é acometido, o lado direito tem uma incidência um pouco maior que o lado esquerdo.[4,5]

ETIOLOGIA

A etiologia do PTC é desconhecida. Existem várias teorias, envolvendo fatores neurológicos, musculares, me-

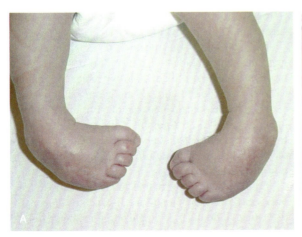
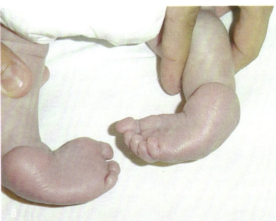

FIGURA 37.1 Aspecto clínico do pé torto congênito: **(A)** visão frontal; **(B)** visão plantar.

cânico-posturais e hereditários. Há até mesmo uma teoria de parada do desenvolvimento embrionário, proposta por Bohm (1929), que notou que as características dos pés de um feto entre 6 e 8 semanas são muito semelhantes às de um PTC, incluindo equinismo, supinação, adução do antepé e desvio medial do colo do talo (Figura 37.2). Por outro lado, a luxação da talonavicular, que é uma das alterações mais reconhecidas no PTC, não está presente em qualquer estágio do desenvolvimento normal do pé e, além disso, as causas dessa suposta parada seriam desconhecidas.

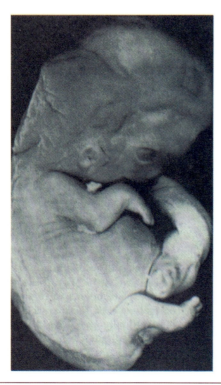

FIGURA 37.2 Feto humano no qual pode-se observar postura do pé direito em equinovaro.

Irani e Sherman dissecaram 11 espécimes de PTC e acharam que o defeito primário era um desvio da parte anterior do talo. Eles concluíram que a anormalidade do talo era resultado de alteração do germoplasma.[6]

MacNicol e Nadeem estudaram 95 pés que haviam sido inicialmente diagnosticados como PTC idiopáticos e observaram que 46% tinham alterações no potencial evocado, sugerindo uma patologia de base neurológica.[7] Sem dúvida, existe uma associação entre várias alterações neuromusculares com a deformidade em equinocavovaro dos pés, como artrogripose, mielomeningocele e outras. Por outro lado, a ocorrência da deformidade isolada em crianças sem outras alterações, como vemos nos casos idiopáticos, descarta uma origem exclusivamente neurológica para o PTC. Mesmo a teoria que associa a presença de uma maior fibrose dos tecidos envolvidos no PTC é refutada por muitos pela evidência dessa deformidade em pacientes com notória frouxidão ligamentar, como a síndrome de Down.

Quanto à contribuição genética, sabe-se que a hereditariedade segue um padrão poligênico, pois o risco diminui com o grau de parentesco menor, aumenta se ambos os pais têm PTC e também aumenta se mais de um membro da família é afetado. Se um gêmeo monozigótico tem PTC, o outro gêmeo tem chance de 32,5% de apresentar a deformidade. Quando nasce um menino com PTC, há chance de 1 em 40 para um outro irmão nascer com esta alteração e é menor se for uma irmã. Por outro lado, se nasce uma menina com PTC, a chance é de 1 para 16 de nascer um irmão com PTC.[4]

A rigidez dos tecidos moles no lado medial foi demonstrada por Ippolito e Ponseti, que identificaram um aumento nas fibras colágenas nos ligamentos e tendões do PTC. Eles estudaram cinco pés tortos e três pés normais de fetos abortados entre 16 e 20 semanas e encontraram alterações na forma, no tamanho e nas dos ossos do tarso. Notaram que havia uma diminuição das fibras musculares na parte posteriormedial no terço distal da perna e um aumento do tecido conjuntivo nos músculos, tendões e fáscia adjacente. Assim, concluíram que uma retração por fibrose deveria ser o fator etiológico primário do PTC.[8]

Estudos mais recentes sugerem que o uso de bloqueadores de fatores de crescimento poderia diminuir a intensidade da fibrose e, em última instância, ter um impacto positivo no tratamento.

PATOLOGIA

Na anatomia patológica do PTC devemos reconhecer algumas características, como o espessamento e contratura das partes moles, entre elas os ligamentos, tendões e cápsulas articulares. Foi descrita também uma alteração circulatória, com hipoplasia ou ausência da artéria tibial anterior, que pode estar presente em muitos casos e tem uma importante implicação na anatomia cirúrgica, uma vez que a abordagem medial pode comprometer a artéria tibial posterior, que seria a principal provedora vascular do PTC.

Para muitos, a principal alteração é uma luxação ou subluxação talo-avicular, porém, ocorre também um desvio medial do cuboide e do calcâneo, que produz o varismo do retropé e todo o conjunto fica em equino, resultando na deformidade em equinovaro característica de PTC.

Há muitos anos, mesmo antes do uso de técnicas de imagens mais sofisticadas, já havia sido descrito que ocorria um desvio medial e plantar do navicular, do cuboide e do calcâneo ao redor do talo. Há ainda um paralelismo entre os eixos do talo e do calcâneo, tanto na visão anterior como na lateral. O ângulo de Kite, que é um parâmetro radiográfico formado pelos eixos do talo e do calcâneo na incidência anteroposterior, está diminuído, o que demonstra o varismo do retropé (Figura 37.3).

Embora sejam importantes todas as alterações das partes moles envolvendo os tendões e ligamentos da porção posterior e medial do pé, o principal componente da deformidade no PTC é a luxação medial do complexo formado pelo navicular, calcâneo e cuboide em relação ao talo. O talo por

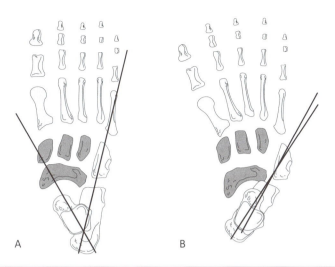

FIGURA 37.3 Comparação do ângulo talo-calcâneo (Kite) na visão anteroposterior de um pé normal (A) e no PTC (B). Observe que há uma sobreposição dos eixos do talo e do calcâneo no PTC (varismo). O navicular e os cuneiformes (em negro) não estão ossificados no recém-nascido.

sua vez apresenta-se com sua extremidade distal desviada plantar e medialmente e tem o seu ângulo de declinação, formado pelos eixos do colo e do corpo, bastante diminuído. No talo normal o ângulo de declinação mede cerca de 160° e no PTC está próximo de 90°.

Apesar do aspecto supinado de todo o pé, o antepé está pronado (flexão plantar do primeiro metatarso) em relação ao retropé, sendo essa a causa do cavismo. As contraturas das partes moles mantêm o desarranjo entre os ossos e as articulações. Podemos dizer que temos deformidades intrínsecas aos ossos, como o formato do talo, que tem o colo reduzido por conta de seu ângulo de declinação alterado, e isso leva a alterações entre os ossos do PTC. Pela deformidade intrínseca ao talo e o mau posicionamento do complexo navicular, cuboide e calcâneo, a cabeça do talo está luxada em relação ao chamado *acetabulum pedis*. Como resultado do desvio medial do navicular, pode haver uma falsa articulação deste com o maléolo medial e a parte lateral da cabeça do talo estar descoberta. Na parte inferior do talo, podemos ter ainda alterações das facetas da articulação subtalar, assim como o calcâneo pode ter o sustentáculo do talo pouco desenvolvido.

Embora ainda haja uma certa controvérsia sobre se existe torção tibial interna associada ao PTC, mais provavelmente esse é um aspecto clínico resultante do mau posicionamento do talo na mortalha do tornozelo.

DIAGNÓSTICO

Atualmente podemos ter o diagnóstico pré-natal por meio da ultrassonografia (Figura 37.4). As vantagens de se ter o diagnóstico pré-natal é que podemos avaliar se a deformidade é isolada ou há outras alterações, além de fazer um aconselhamento sobre a doença e explicar como é o tratamento para os pais. As desvantagens são o estresse que pode

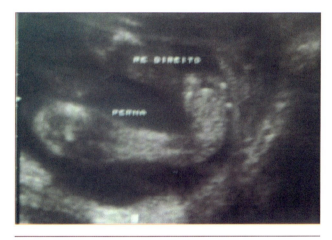

FIGURA 37.4 Imagem de ultrassonografia evidenciando diagnóstico pré-natal de PTC.

atingir a família, além de ser relativamente alta a taxa de falsos-positivos, ou seja, após o nascimento não se confirma o diagnóstico. Na nossa experiência, entre 1999 e 2004, de 94 pacientes atendidos em clínica privada, 38 (40%) tinham tido diagnóstico pelo ultrassom pré-natal.

Contudo, é ao nascimento que podemos fazer efetivamente o diagnóstico pelo exame físico. Dentre os aspectos avaliados, devemos sempre levar em conta a rigidez e as pregas cutâneas medial e posterior (Figura 37.5). Não há necessidade de radiografias ou qualquer outro exame complementar, porque boa parte dos ossos do recém-nascido é ainda cartilaginosa e, portanto, não visível (Figura 37.6). Devemos diferenciar o pé torto idiopático daquele que é acompanhado de alterações neuromusculares ou sindrômicas. Enquanto no PTC a deformidade é óbvia, algumas vezes pés normais têm a *postura* em equinovaro e podem confundir o pediatra neonatologista, porém, basta o exame ortopédico para confirmar que esses *pés tortos posturais* não são motivo de preocupação e não devem ser rotulados como pés tortos congênitos. A deformidade é bastante característica e envolve a perna, que apresenta atrofia da panturrilha, e o pé, que está em equinocavovaro. É importante um exame físico completo para descartar outras alterações e classificar o tipo de PTC.

Classificação

O PTC pode ser uma deformidade isolada (idiopática) ou associada com outras alterações (Figura 37.7). Dessa forma, podemos considerar a seguinte classificação por tipos:

- idiopático;
- neuromuscular:
  - artrogripose, mielomeningocele
- sindrômico:
  - Larsen, Moebius, Freeman-Sheldon, Streeter;
- postural: não é um pé torto verdadeiro, geralmente não requer tratamento e não deveria ser chamado de PTC.

Além da classificação geral vista acima, há muito se procura uma maneira de classificar o PTC pelo grau de deformidade, havendo inúmeras classificações na literatura. É extremamente difícil o estabelecimento de uma classificação do grau de deformidade do PTC que seja de uso universal, pela subjetividade que envolve a maneira de se avaliar as alterações. Dentre as várias classificações na literatura, as mais usadas atualmente são as de Dimeglio e a de Pirani. Ambos os autores sustentam que suas classificações podem ser usadas não apenas na avaliação inicial como também

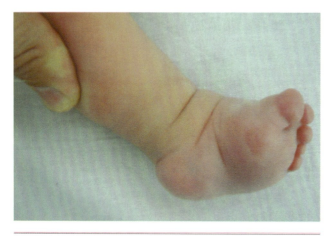

FIGURA 37.5 Aspecto clínico, notando-se as pregas medial e posterior, que estão relacionadas com gravidade do PTC.

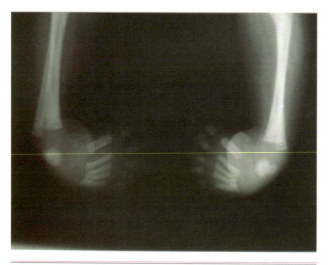

FIGURA 37.6 Radiografia de PTC, exame que não auxilia na avaliação inicial e não deve ser solicitado rotineiramente.

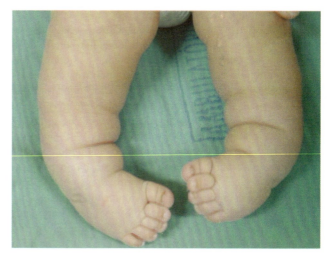

FIGURA 37.7 Pé torto congênito associado com Síndrome de Streeter (bridas amnióticas).

Quadro 37.1 Classificação de Dimeglio (parâmetros principais).

Pontos	Equino (vista lateral)	Varo (vista posterior)	Rotação medial (vista frontal)	Adução (vista plantar)
1	0-20°	Até 20° valgo	Eixo pé até 20° rotação externa	Eixo antepé até 20° abdução
2	Neutro	Neutro	Eixo pé coincide com o da perna	Eixo antepé coincide com o retropé
3	Até 20° equino	Até 20° varo	Eixo pé até 20° rotação interna	Eixo antepé até 20° adução
4	> 20° equino	> 20° varo	Eixo pé > 20° rotação interna	Eixo antepé > 20° adução

durante o tratamento. A validade dessas classificações ainda precisa passar pelo crivo do tempo. De todo modo, como elas são as mais usadas atualmente, achamos oportuno que sejam apresentadas.

CLASSIFICAÇÃO DE DIMEGLIO

A classificação de Dimeglio é fundamentada na avaliação clínica pela inspeção e palpação.[9] É usada uma escala de valor para cada item avaliado. São avaliados quatro itens principais, que recebem graduação de 0 a 4 e mais quatro itens adicionais, que recebem 1 ponto cada se estiverem presentes. O total dessa escala varia de 0 a 20 e, de acordo com essa variação, temos:

- de 0 a 5 pé benigno (*soft = soft foot*);
- de 5 a 10 pé moderado (*soft > stiff foot*);
- de 10 a 15 pé grave (*stiff > soft foot*);
- de 15 a 20 pé muito grave (*stiff = stiff foot*).

Os quatro principais parâmetros avaliados e graduados de 0 a 4 de acordo com sua redutibilidade são: o grau de equinismo, o varismo do retropé, a rotação medial do bloco calcâneo-pé (relação do eixo do pé com o eixo da perna vistos de frente) e a adução do antepé. Além desses quatro parâmetros principais, são avaliados quatro parâmetros adicionais, que recebem 1 ponto cada. A soma desses parâmetros adicionais com os parâmetros principais totaliza 20 pontos. Os parâmetros adicionais são os seguintes: prega medial, prega posterior, cavismo e hipertonia global da criança.

CLASSIFICAÇÃO DE PIRANI

A classificação de Pirani é baseada na avaliação da deformidade pelo aspecto clínico do retropé e do médio pé.[10] Para cada item avaliado é dada uma nota, que pode ser 0 (normal); 0,5 (deformidade leve/moderada) ou 1 (deformidade grave). A soma dos pontos vai de 0 (pé normal) a 6 (deformidade grave). Tanto o retropé como o mediopé somam 3 pontos cada no máximo.

Esta classificação tem sido muito usada por aqueles que seguem o método Ponseti, com a vantagem de ser simples de se memorizar e, aparentemente, não ter muita influência subjetiva e variabilidade entre observadores diferentes.

TRATAMENTO

Ao longo da história do tratamento do pé torto congênito, notamos uma alternância entre métodos conservadores e cirúrgicos. Há muitos anos, quando não havia segurança para o tratamento cirúrgico, predominavam formas de tratamento não cirúrgico que, entretanto, não podiam ser consideradas conservadoras, porque eram agressivas como, por exemplo, o tratamento com o osteoclasto de Lorenz, uma ferramenta que mais lembra um torno mecânico que um apetrecho médico (Figura 37.8). Com o advento de novas técnicas cirúrgicas e, principalmente, com a maior segurança que os procedimentos anestésicos proporcionaram, houve um verdadeiro *boom* do tratamento cirúrgico do pé torto, que predominou até poucos anos atrás.

Nos últimos anos, com a publicação de resultados em longo prazo de muitas crianças tratadas com as liberações

Pontos	Prega posterior	Palpação do calcâneo	Grau de equino
Quadro 37.2 Avaliação do retropé pela classificação de Pirani.			
0	Pregas finas e à dorsiflexão a pele estica.	Tuberosidade facilmente palpável.	Dorso do pé toca a perna.
0,5	Pregas mais profundas. Não mudam o contorno do calcanhar.	Contratura posterior e a tuberosidade não é bem palpável.	Pé consegue ser levado a neutro (90°).
1	Pregas profundas e que alteram o contorno do calcanhar.	Contratura posterior grave. Calcanhar vazio.	Equino fixo. Pé não atinge a posição neutra.

Pontos	Borda lateral do pé	Prega medial	Palpação lateral do talo
Quadro 37.3 Avaliação do mediopé pela classificação de Pirani.			
0	Com apoio lateral, o pé é reto do calcanhar até a cabeça V do metatarso.	Pregas finas, que não alteram o contorno do arco plantar.	À abdução, a cabeça do talo é totalmente coberta pelo navicular.
0,5	Leve curvatura ao apoio, e a cabeça V do metatarso tem desvio medial.	Pregas mais profundas. Não alteram o contorno do arco plantar.	Cabeça do talo é parcialmente coberta.
1	Curvatura acentuada na articulação calcâneo-cuboide.	Pregas profundas, que alteram o contorno do arco plantar.	Cabeça do talo fica bem palpável, mesmo com máxima abdução.

CAPÍTULO 37

cirúrgicas extensas, os quais revelaram altas taxas de complicações (Figura 37.9), rigidez e dor, aliados ao fato de se procurar meios menos invasivos em medicina, resultou no reaparecimento do interesse pelos métodos conservadores.

consideravam o método conservador como o tratamento-padrão para a maioria das crianças portadoras dessa deformidade. Muitas vezes, a imobilização gessada usada no tratamento conservador era totalmente inadequada para se conseguir uma correção, e o paciente apenas esperava até ter idade para cirurgia enquanto fazia esse tratamento temporário (Figura 37.10).

Dentre as técnicas de tratamento conservador que, de fato, procuravam ser definitivas, é importante citarmos o *método de Kite* pelo seu valor histórico, o *método funcional* proposto pela escola francesa e o *método de Ponseti*, que tem representado uma revolução mundial no manejo do PTC nos últimos anos.

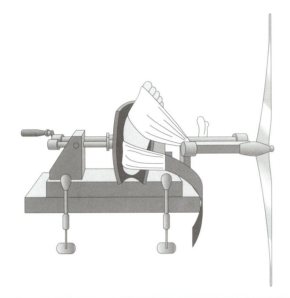

FIGURA 37.8 Instrumento proposto por Lorenz para o tratamento não cirúrgico do PTC. Como podemos observar, parece um instrumento de tortura medieval.

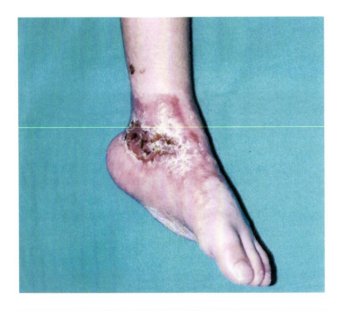

FIGURA 37.9 Aspecto de necrose medial apos liberação cirúrgica de PTC.

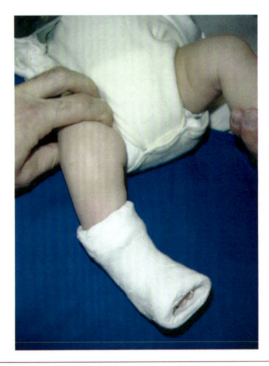

FIGURA 37.10 Imobilização curta (suro-podálica) que não serve para tratamento do PTC. Observamos que o pé desliza dentro do gesso e facilmente acaba saindo.

Método Kite

Em 1932, Kite apresentou seu método de manejo e a sua experiência com o tratamento conservador do PTC, mostrando correção em até 80%. Contudo, esse índice de correção não foi reproduzido por outros autores, apesar de ter sido o método conservador mais largamente usado em todo o mundo. O método de Kite emprega o uso de gessos seriados e cunhas, e as deformidades do PTC são corrigidas sequencialmente.[11, 12] Após a correção da adução e do varismo, era feita a correção do equinismo se houvesse abertura do ângulo talocalcaneano (Kite) para evitar "pé em mata-borrão". Infelizmente, os resultados relatados por Kite não foram obtidos por outros autores e, segundo Ponseti, o método de Kite não foi reproduzido porque é impossível corri-

Tratamento conservador

Por muito tempo a maioria dos ortopedistas concordou que a conduta conservadora, com início precoce do tratamento, era a opção inicial ideal para o PTC, porém, poucos

gir o PTC usando-se o calcâneo-cuboide como fulcro para a abdução do pé (Figura 37.11). A contribuição mais duradoura do método de Kite, que é o uso da radiografia para avaliar o ângulo talocalcaneano, também tem sido relegada a um segundo plano, pois, é sabido que os núcleos de ossificação desses ossos são arredondados demais para se traçar qualquer eixo, e tampouco são centrais (Figura 37.12).

TÉCNICA FRANCESA

Bensahel e colaboradores (1980) desenvolveram a técnica de tratamento funcional do PTC baseada no uso de manipulações por fisioterapeutas seguidas de imobilizações com tiras adesivas.[13,14] Esse método foi incrementado por Dimeglio e colaboradores (1996),[12] que desenvolveram uma máquina de movimento passivo, que era colocada nos pés dos bebês por até 16 horas/dia (Figura 37.13). Com esse tipo de tratamento, esses autores relataram sucesso em cerca de 75% dos pacientes. Embora tal índice de correção tenha sido repetido por outros autores (sem o uso da máquina de movimentação passiva), deve-se ter uma certa precaução com essa técnica. No nosso meio, tivemos a oportunidade de observar que fisioterapeutas começaram a usar esse método sem a devida supervisão médica, e resultados desastrosos começaram a aparecer. Acreditamos que a deformidade do PTC seja uma alteração muito complexa e que pode exigir indicação de procedimentos cirúrgicos que um profissional de fisioterapia não tem condições de avaliar.

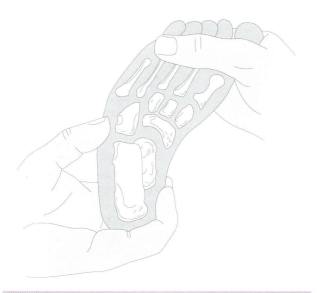

FIGURA 37.11 O método Kite usa como fulcro a articulação calcâneo cuboide e isso foi demonstrado ser um erro por Ponseti.

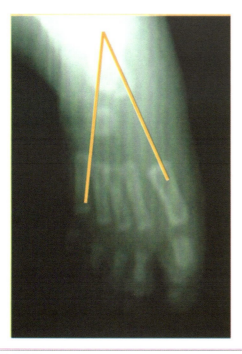

FIGURA 37.12 Normal: 25°-40°; Varo: < 25°; Valgo: > 40°. O ângulo de Kite entre os eixos do talo e do calcâneo na incidência anteroposterior.

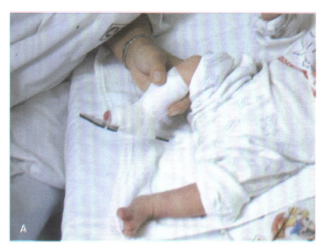

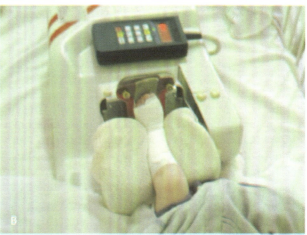

FIGURA 37.13 Aparelho de movimentação passiva contínua para o tratamento do PTC, desenvolvida por Dimeglio. **(A)** Pé da criança é preparado após sessão de manipulação; **(B)** Pé no aparelho.

TÉCNICA DE PONSETI

Essa técnica, embora tenha sido descrita há muitos anos, representa uma das contribuições mais modernas para o tratamento do PTC.[1-3] A técnica de Ponseti envolve manipulações e trocas gessadas com imobilização inguinopodálicas realizadas semanalmente; talvez a única semelhança que essa técnica guarda com a técnica de Kite. Heezenberg e colaboradores (2002) realizaram estudo comparativo entre as duas técnicas mostrando a superioridade do método de Ponseti.[3]

A primeira diferença em relação ao método de Kite é referente ao apoio que se faz para a abdução do pé. Ponseti recomenda que o ponto de apoio seja a cabeça do talo, que deve ser palpada na parte lateral do pé (Figura 37.14). O talo é fixado na articulação tibiotársica e todo o pé é levado em abdução progressiva, corrigindo-se a luxação talonavicular, o varismo e a abdução simultaneamente, o que é outro ponto de diferença do método Kite.

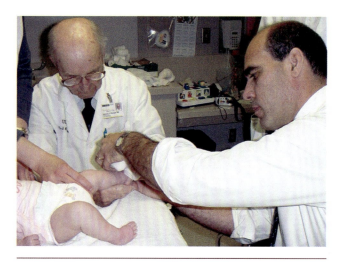

FIGURA 37.15 O autor (direita) confeccionando gesso com Dr. Ponseti (esquerda). É importante que o gesso seja confeccionado por duas pessoas e é recomendável que a criança seja amamentada durante o procedimento para ficar calma e relaxada.

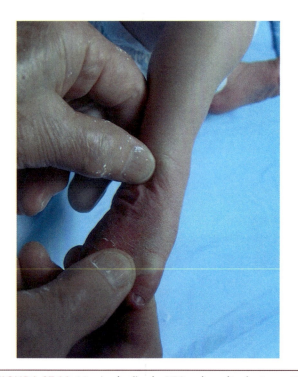

FIGURA 37.14 Manipulação do PTC pelo método Ponseti. Observamos as mãos do Prof. Ponseti fixando o talo com o polegar esquerdo enquanto com a mão direita o pé é abduzido (note o indicador da mão esquerda fixando o maléolo lateral para evitar fazer rotação externa).

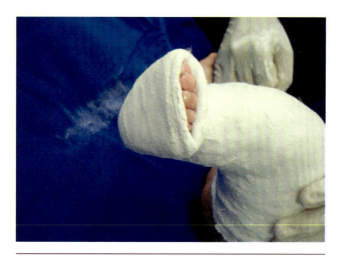

FIGURA 37.16 O aparelho gessado deve ser bem confeccionado, moldando-se bem o pé e deixando-se os dedos livres dorsalmente, porém, com apoio plantar para evitar que fiquem flexionados.

O gesso deve ser confeccionado por duas pessoas, sendo o cirurgião o responsável por fazer a manipulação e manter o pé na posição, enquanto o assistente circula a atadura gessada (Figura 37.15). Após a manipulação, o pé deve ser imobilizado em abdução com gesso inguinopodálico com o joelho a 90° de flexão. Ao final, o gesso deve estar bem moldado e os dedos livres para fazer dorsiflexão (Figura 37.16).

Um ponto relevante a ser lembrado é que o cavismo deve ser corrigido no primeiro gesso, por meio de alongamento das estruturas plantares e sua manutenção em supinação do antepé em relação ao retropé (Figura 37.17). Os gessos devem ser trocados semanalmente, e os pais são orientados a retirar o gesso em casa pouco antes da nova consulta. Alguns recomendam retirar o gesso na clínica, o que vai depender da preferência e logística do ambulatório onde é realizado o tratamento. Na nossa experiência, não faz diferença para o tempo de tratamento se o intervalo entre as trocas de gesso for inferior a quatro horas. Geralmente são necessárias cerca de cinco trocas de gesso, mesmo para os pés com deformidade mais grave (Figura 37.18).

Pé Torto Congênito

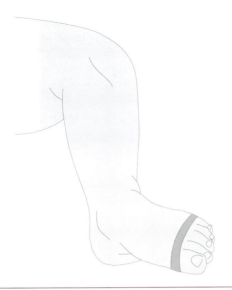

FIGURA 37.17 A imobilização deve ser mantida em supinação. A pronação acentua o cavismo e deve ser evitada durante toda a sequência dos gessos.

Quando não se obtém a correção do equinismo com as manipulações e trocas gessadas, indica-se a tenotomia percutânea do tendão calcâneo. Na técnica original, a tenotomia é realizada com anestesia local, porém, temos dado preferência para a realização desse procedimento sob anestesia geral. A vantagem de se seguir a técnica original é a possibilidade de usá-la em muitas crianças que não têm acesso a hospitais. A vantagem de se fazer sob anestesia geral é a palpação do tendão, que é bem mais fácil, assim como a confecção do gesso. Após a tenotomia, o pé é imobilizado com gesso inguinopodálico com o tornozelo a 20° de flexão dorsal e abdução acentuada (70°) por três semanas. São pontos fundamentais para o sucesso do tratamento:

- Criança deve estar calma: amamentação deve ser estimulada durante a confecção do gesso num ambiente adequado.
- Duas pessoas devem fazer o gesso.
- Mínimo tempo entre trocas de gesso (preferencialmente, retirá-lo na clínica ou poucas horas antes da chegada ao local).
- Nunca se deve pronar o pé.

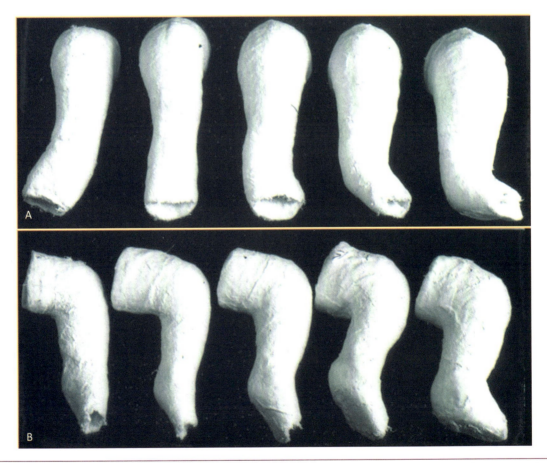

FIGURA 37.18 Método Ponseti. Na parte superior (A) observamos a sequência dos aparelhos gessados na vista de frente da esquerda para a direita: gradualmente o pé é abduzido; na parte inferior (B) observamos a correção na vista de perfil, notando que mesmo o equinismo é corrigido parcialmente, mostrando que ocorre uma correção simultânea de todas as deformidades presentes no PTC. Para completar a correção do equinismo, deve ser feita uma tenotomia do tendão calcâneo.

CAPÍTULO 37

- Nunca se deve forçar o calcâneo (apenas moldá-lo bem).
- Com a abdução progressiva, a supinação inicial deve ir ficando em neutro.
- Tenotomia do tendão calcâneo deve ser realizada apenas quando resta apenas o equino como deformidade (Figura 37.19).

Após a retirada do último gesso, a manutenção da correção é realizada por uma barra de abdução (também chamada de aparelho de Dennis-Browne, embora Ponseti não concorde com essa denominação) em rotação externa de cerca de 70° a 10° de dorsoflexão, em uso contínuo por três meses, seguido por uso noturno num período de três a quatro anos. Quando a deformidade é unilateral, o membro normal deve ficar em rotação externa de 40°.

Há algumas dificuldades com o método, sendo a principal a adesão ao uso da órtese. A falha no uso da órtese é a maior causa de recidiva da deformidade. A importância do uso adequado para manter a correção deve ser bem enfatizada para os pais. Aqueles que seguem corretamente o uso da órtese são os que têm o melhor resultado.

As recidivas acontecem, e muitas delas são passíveis de correção com nova série de gessos; mesmo a tenotomia pode ser repetida em até 20% dos casos. Caso persista uma supinação dinâmica, é recomendada uma transferência do tendão tibial anterior para a cunha lateral. Temos larga experiência com essa cirurgia e já pudemos comparar o uso da transferência com a técnica de *pull-out* e com a técnica usando âncoras ósseas, e os resultados são semelhantes (Figura 37.21).

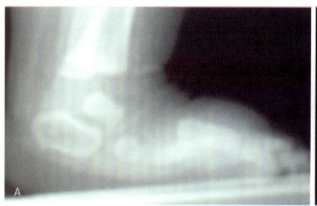
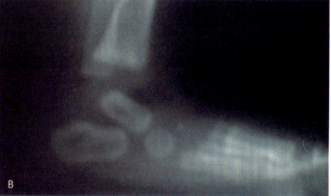

FIGURA 37.19 A tenotomia do tendão calcâneo visa a correção do equinismo. Embora não seja uma rotina necessária, o uso das radiografias mostradas aqui documenta o efeito da tenotomia para corrigir o equinismo do calcâneo: **(A)** antes da tenotomia; **(B)** após a tenotomia.

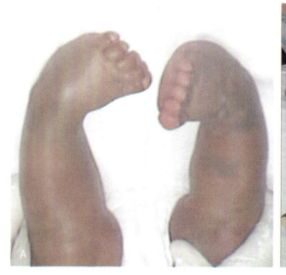
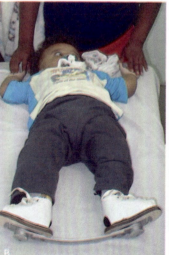
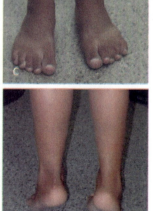

FIGURA 37.20 Paciente com PTC bilateral tratado com método Ponseti. **(A)** início do tratamento; **(B)** em uso da órtese de abdução; **(C)** aos 3 anos e meio de idade; **(D)** observe a força do tríceps, mesmo após a tenotomia.

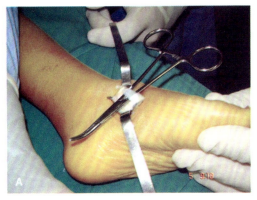
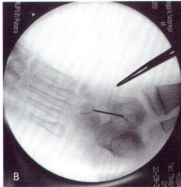
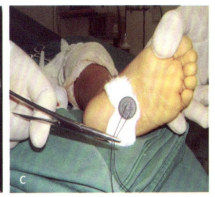

FIGURA 37.21 Transferência do tendão tibial anterior: **(A)** desinserção; **(B)** controle radioscópico para localização do osso cuneiforme lateral; **(C)** "pull-out".

Hoje o método Ponseti é considerado o tratamento padrão para a maior parte da comunidade médica mundial e isso se deve ao fato de que os resultados com essa técnica têm sido reproduzidos por vários colegas no mundo inteiro. Devemos lembrar, entretanto, que mesmo sendo essa técnica uma excelente ferramenta para o tratamento do PTC, nem todos os pés serão corrigidos. Até mesmo Ponseti refere que cerca de 5% dos pés apresentam ligamentos rígidos, que resistem ao alongamento passivo com manipulações e necessitam cirurgia para liberação tarsal.

Tratamento cirúrgico

Com o emprego da técnica de Ponseti adequada, as indicações de cirurgias extensas devem diminuir. Mesmo pacientes com pés inveterados têm benefício de manipulação gessada antes de se fazer qualquer procedimento cirúrgico.[13] Assim, provavelmente no futuro serão cada vez mais raras as indicações de liberações posteriormedial e lateral como proposta por McKay.[17] Contudo, como frisamos anteriormente, o espectro da doença é amplo e ainda há espaço para o tratamento cirúrgico. Fazer o tratamento conservador numa criança na idade da marcha é extremamente difícil, e essa é uma das situações em que o tratamento cirúrgico pode ser indicado. Não podemos deixar que a criança inicie a marcha com pés deformados, e todos os meios devem ser empregados para isso, inclusive a cirurgia.

Talvez o ideal seja seguir o conceito de Bensahel e fazer o tratamento "à la carte", ou seja, dirigir a cirurgia apenas para os pontos que apresentem deformidade após o tratamento conservador e evitar exposições amplas.

Quer seja para fazer uma liberação ampla ou limitada, temos optado pela incisão de Cincinnati (Figura 37.22). Caso seja necessária apenas uma liberação posterior, fazemos o alongamento do tendão calcâneo e capsulotomias posteriores das articulações tibiotársica e subtalar. Nesses casos não usamos fios de Kirschner para fixação. Uma tala gessada é usada por até três semanas e depois é feito um

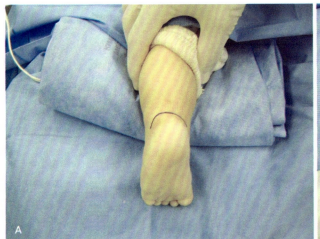
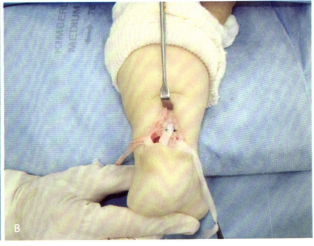

FIGURA 37.22 Uso limitado da incisão de Cincinnati para liberação capsular posterior e alongamento tendão calcâneo de paciente previamente tratado com método Ponseti.

gesso em máxima dorsiflexão. Quando precisamos fazer a redução talonavicular, a incisão é mais ampla e realizamos, conforme a necessidade, uma liberação tarsal maior, podendo associar o alongamento dos tendões do tibial posterior, flexor longo dos dedos e flexor longo do hálux. Nesses casos, fixamos a talonavicular com fio de Kirschner rosqueado e eventualmente fixamos a talocalcaneana. Os fios são mantidos por três semanas e retirados no centro cirúrgico, quando é feito um gesso inguinopodálico que é mantido por 2 a 3 semanas e, eventualmente, trocado por um outro no ambulatório por igual período. Geralmente, optamos por uma órtese curta com tornozelo em 90° e aleta medial para evitar adução, ou atualmente temos usado aparelho de Dennis Browne no pós-operatório. Recomendamos fisioterapia por período prolongado (mínimo de seis meses) para obter máxima mobilidade para os pés.

DEFORMIDADES RESIDUAIS

A adução residual do antepé é a deformidade residual mais comum após o tratamento cirúrgico do pé torto congênito. Embora seja dada menor importância à sua presença, comparativamente ao equinismo ou varismo do retropé, a adução do antepé pode estar associada com várias alterações funcionais, além de dar o aspecto de um pé não corrigido, mesmo quando é a única deformidade remanescente do PTC.

O tratamento da adução residual do PTC, como quase tudo que envolve essa doença, ainda está longe de ser uma questão resolvida. As mais diversas técnicas cirúrgicas são descritas para tratar essa deformidade, destacando-se a liberação tarsometatársica, cirurgias ósseas propondo o encurtamento da coluna lateral do pé, osteotomias dos metatarsos, alongamento da coluna medial e, finalmente, o encurtamento da coluna lateral e alongamento da coluna medial, que podem ser usados simultaneamente.

Outra deformidade frequente é a joanete dorsal, caracterizada pela extensão do I metatarso e flexão plantar da falange proximal. Tal deformidade geralmente é causada pelo desequilíbrio entre o tríceps sural fraco e o flexor longo do hálux forte. Pode ser causada também pela secção inadvertida do fibular longo durante a cirurgia. O tratamento mais usado consiste na transferência do flexor longo do hálux para a cabeça do I metatarso.

Deformidades mais graves, recidivas em pés já operados e muitas vezes reoperados, podem ter indicações de tratamentos de salvação, que podem ser talectomias, artrodeses e mesmo fixadores externos de Ilizarov (Figura 37.23). Osteotomias tipo Dwyer também são indicadas em deformidades residuais menos graves do retropé em varo.[18]

O ortopedista que trata PTC deve dominar várias técnicas para oferecer o melhor tratamento individualizado a cada paciente. Tanto aquele que faz apenas o tratamento conservador como aquele que faz apenas tratamento cirúrgico estarão prejudicando o paciente quando não souberem indicar a melhor opção.

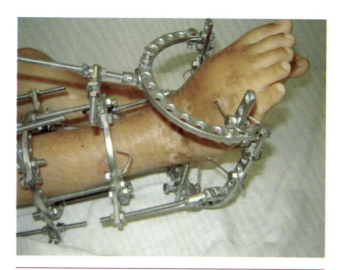

FIGURA 37.23 Paciente submetido a dois tratamentos cirúrgicos prévios, apresentando recidiva da deformidade. O uso do fixador externo é uma opção de tratamento.

REFERÊNCIAS BIBLIOGRÁFICAS

1. Ponseti IV. Congenital clubfoot. Fundamentals of treatment. Oxford/New York: Oxford Press, 1996.
2. Ponseti IV. Clubfoot management. J Pediatr Orthop. 2000;20(6):699-700.
3. Herzenberg JE, Radler C, Bor N. Ponseti versus traditional methods of casting for idiopathic clubfoot. J Pediatr Orthop. 2002;22:517-22.
4. Carroll NC. Clubfoot. In: Morrisy RT. Lovell & Winter's Pediatric Orthopaedics. 3.ed. Philadelphia: Lippincott Company, 1990. p.927-56.
5. Bruschini S, Laredo Filho J. Importância do ângulo calcâneo 4o metatarsiano no diagnóstico do tratamento do pé metatarso varo congênito. Rev Bras Ortop. 1987;22(6):183-6.
6. Irani RS, Sherman SS. The pathological anatomy of clubfoot. J Bone Joint Surg (Am). 1963;45:45-9.
7. Macnicol MF, Nadeem RD. Evaluation of the deformity in club foot by somatosensory evoked potentials. J Bone Joint Surg (Br). 2000;82(5):731-5.
8. Ippolito E, Ponseti IV. Congenital club foot in the human fetus. A histological study. J Bone Joint Surg (Am). 1980;62(1):8-22
9. Dimeglio A, Bensahel H, Souchet PH, et al. Classification of clubfoot. J Pediatr Orthop (B). 1995;4:129-36.
10. Pirani S, Zeznik L, Hodges D. Magnetic Resonance Imaging of the congenital clubfoot treated with the Ponseti method. J Pediatr Orthop. 2011;21:719-26.
11. Kite JH. Principles involved in the treatment of congenital clubfoot. Clin Orthop. 1972:4-8.
12. Kite JH. The treatment of congenital clubfeet. JAMA. 1932:1156-62.
13. Bensahel H, Desgrippes Y, Billot C. À propos de six cents pieds bots. Chir Pediatr. 1980;21:335-42.
14. Bensahel H, Guillaume A, Czukonyi Z, et al. Results of physical therapy for idiopathic clubfoot: a long term follow up study. J Pediatr Orthop. 1990;10:189-92.

Pé Torto Congênito

15. Dimeglio A, Bonnet F, Mazeau P, et al. Orthopaedic treatment and passive motion machine: consequences for the surgical treatment of clubfoot. J Pediatr Orthop (B). 1996;5:173-80.

16. Lourenço AF, Morcuende JA. Correction of neglected idiopathic clubfoot by the Ponseti method. J Bone Joint Surg (B). 2007;89:378-81.

17. McKay DW. New concept and approach to clubfoot treatment: section I. J Pediatr Orthop. 1982;2:347-56.

18. Paley D. Complex foot deformity correction using the Ilizarov circular external fixator with distraction but without osteotomy. In: Simons GW. Clubfoot. New York: Springer-Verlag, 1994. p.297-318.

CAPÍTULO 37

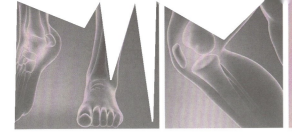

Malformações Congênitas do Antepé

Marco Túlio Costa
Ricardo Cardenuto Ferreira

INTRODUÇÃO

Às vezes, no consultório, nos deparamos com deformidades congênitas do antepé. Algumas delas estão associadas a outras alterações congênitas, portanto, é importante a avaliação global da criança em busca de malformações. Como, com alguma frequência, essas deformidades estão associadas a alterações do quadril, coluna e mão, a avaliação ortopédica deve incluir exame cuidadoso dessas regiões. Apesar da queixa estética ser frequente, problemas associados ao uso de calçados convencionais ou alterações estruturais do pé podem aparecer com o crescimento da criança.[1]

PÉ FENDIDO

O pé fendido é caracterizado por uma deficiência dos raios centrais do pé, tanto de partes moles como óssea.[2-4] Também conhecido como "pé em pinça de lagosta", termo usado na descrição de Cruveilhier, em 1829,[2,3,5] ou ectrodactilia. É uma condição rara, ocorrendo, segundo alguns autores,[2-5] em 1 a cada 90 mil nascidos-vivos. O sexo masculino é mais afetado.[2-4] A deformidade pode variar de um simples aprofundamento do espaço interdigital até a ausência total dos raios mediais ou mesmo um pé com somente um raio.[3-5] (Figura 38.1). Na maioria dos casos, a deformidade é bilateral e pode estar associada à mão fendida, lábio leporino, palato fendido, surdez, alterações no trato genitourinário, hemimielia tibial.[2,3,5] A classificação publicada por Blauth e Borisch baseia-se na alteração radiográfica.[6] Divide o pé fendido em seis tipos, de acordo com a deficiência dos raios centrais, sendo que, no tipo seis, há somente um resquício do raio medial. Pacientes com pé fendido podem ter boa função, e em alguns casos, quando o pé não está alargado, sendo possível o uso de calçados convencionais sem dor ou calosidades. Nesses pacientes, não há necessidade de tratamento cirúrgico. Entretanto, em outros, o antepé está muito alargado pela deformidade, dificultando ou mesmo impedindo o uso de calçados convencionais.[3,4] Além disso, o hálux valgo grave também pode estar presente, pela

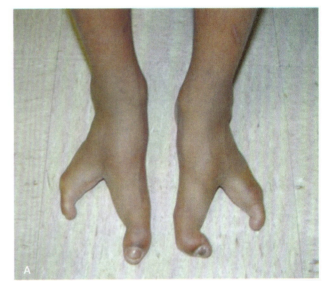

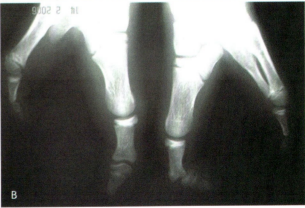

FIGURA 38.1 (A e B) Fotografia e radiografia na incidência dorso-plantar dos pés de um paciente demonstrando a deformidade em pé fendido. Note a ausência dos raios centrais dos pés e a deformidade do hálux, assim como o alargamento do antepé, que dificulta o uso de calçados convencionais.

ausência dos dedos laterais e porque os tendões do flexor longo do hálux e do extensor longo do hálux agem como adutores, agravando a deformidade.[2,4] A dor do hálux valgo, das calosidades que surgem pela deformidade, e a própria deformidade que impede o uso de calçados convencionais indicam a cirurgia.[2] Portanto, a cirurgia deve ser realizada quando é possível melhorar o formato do pé, possibilitando o uso de calçados e aliviando a dor, mas mantendo boa função, normalmente presente nos pacientes com pé fendido.[4] Lembre-se de que a dor é geralmente causada pelas proeminências laterais e mediais, e não pelo defeito central do pé.[2] Osteotomias do tarso ou dos metatarsos, além de procedimentos de partes moles, podem ser usadas para estreitar o antepé, além de melhorar o aspecto estético (Figura 38.2).[2] Quando necessário, retalhos de pele local são utilizados na cobertura dos defeitos.[3]

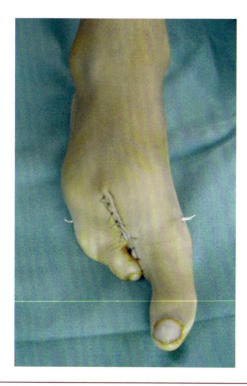

FIGURA 38.2 Fotografia do paciente da Figura 38.1, demonstrando a correção conseguida nos pós-operatório imediato no pé direito. Observe a diminuição da largura do antepé.

POLIDACTILIA

A polidactilia é um defeito de diferenciação relativamente comum, caracterizado pela presença de dedos supranumerários.[5,7] Pode ocorrer isoladamente, acometer pés e mãos ou estar associado a alguma síndrome.[5,8] Alguns autores relatam que ocorre em cerca de 1,7 a cada 1.000 nascidos-vivos,[1,5,9] e aparentemente com maior incidência em pessoas da raça negra.[5,8-10] Segundo estudo epidemiológico realizado no Brasil, crianças com algum antepassado da raça negra têm chance 3,3% maior de terem polidactilia.[10] A história familiar positiva varia entre 12,5% a 30%.[1,5,7-10] Em 50% dos casos, é bilateral,[2] no entanto, não necessariamente simétrica.[5] Quando acomete os pés, em cerca de 34% dos pacientes acomete também as mãos.[2] Pode acometer o raiolateral (5º dedo), também conhecida como polidactilia pós-axial (tipo mais comum),[2,5,11] (Figura 38.3) acometer 1º raio (polidactilia pré-axial) ou acometer raios centrais (mais rara).[1,2,5,8,9] A deformidade tem várias apresentações, podendo ocorrer associação dos tipos descritos em um mesmo pé.[2] Pode ser classificada ainda como dedo bem formado ou rudimentar. Também pode ocorrer alteração no metatarso, desde alargamento da cabeça até duplicação parcial ou completa do metatarso.[2,5,7,9] A associação com sindactilia é comum.[2]

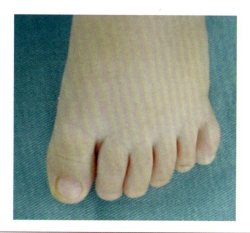

FIGURA 38.3 Fotografia demonstrando polidactilia pós-axial. Observe que o "sexto dedo" alarga o antepé, o que pode causar dificuldade no uso de calçados convencionais.

Pacientes com polidactilia, quando não operados, podem apresentar problemas no uso de calçados convencionais na vida adulta, em até 75% dos casos.[1,7,12] Também podem ter dor, associada à presença de calosidades.[7] Portanto, o tratamento cirúrgico geralmente está indicado. Alguns autores recomendam aguardar o início da deambulação para indicar a cirurgia,[1,5,8] o que facilita a avaliação funcional pré-operatória e a visualização do feixe neurovascular durante o ato operatório. Outros optam pela cirurgia pouco antes da deambulação, com a criança entre 6 meses e 1 ano de vida, devido à melhor condição para o uso do calçado durante o início da marcha,[5,9]

Algumas dicas para a cirurgia são:[1,7]

- mantenha o dedo com melhor alinhamento;
- remova projeções ósseas que causem dor;
- após a ressecção, mantenha o equilíbrio de partes moles do antepé;
- evite incisões plantares quando possível.

Em alguns casos, a escolha de qual dedo remover pode ser difícil (Figura 38.4). Nos casos de dedo rudimentar, a simples ressecção desse dedo é suficiente.[7] Normalmente, na polidactilia pós-axial, o dedo mais lateral é removido e o problema solucionado. Algumas vezes o dedo medial é o hipoplásico, tornando sua ressecção a melhor indicação. Nesses casos, deve-se reconstruir partes para evitar a deformidade em valgo do dedo mantido.[2,5] Quando necessária, a divisão da sincondrose dos dedos na base da falange pode ser feita, e geralmente não afeta o crescimento da falange.[5] Em casos mais complexos, com alteração do metatarso, osteotomia longitudinal desse osso deve ser realizada,[1,2] com objetivo de retirar proeminências ósseas e diminuir a largura do pé. O prognóstico após a cirurgia geralmente é bom.[2,7,8] Quando surgem problemas em longo prazo, normalmente se relacionam com a polidactilia pré-axial (duplicação do hálux), devido ao desvio de eixo desse dedo, que interfere no uso de calçados.[8] Nesses casos, o prognóstico é pior quando há alteração do primeiro metatarso, que afeta o crescimento desse osso, podendo levar ao encurtamento do primeiro raio e hálux varo.[8] Na polidactilia central, a cirurgia deve ser realizada com cautela, pois a obtenção de um pé estreito pode não ser tão fácil.[8] Com certeza, a polidactilia pós-axial, onde o dedo mais lateral é removido, tem o melhor prognóstico.[8]

SINDACTILIA

A sindactilia é a união parcial ou total entre dedos. No pé, é uma deformidade relativamente comum. Deformidades mais complexas geralmente estão associadas a alguma síndrome, como a síndrome de Apert, que pode ser classificada em dois tipos principais.[1]

- **Zigodactilia:** é a união cutânea dos dedos, podendo ser completa, quando acomete todo o espaço interdigital, ou incompleta, afetando apenas a parte proximal do espaço interdigital.[5] A forma incompleta é a mais comum.[5] Ocorre geralmente entre o segundo e terceiro dedos e acometendo os dois pés. Ao contrário de muitas das deformidades congênitas do antepé, na grande maioria dos casos permanece assintomática durante toda a vida e é rara a indicação de cirurgia para correção.[1] A queixa normalmente é estética[5] e não costuma interferir no uso de calçados convencionais.[5]
- **Polissindactilia:** representa uma falha na diferenciação mais complexa. No tipo mais comum, o quarto e o quinto dedos estão conectados, há uma duplicação do quinto dedo e geralmente sinostose dos raios laterais.[1] Nesses casos, devido à presença do dedo extranumerário, a ressecção do raio mais lateral e o uso da pele deste dedo com enxerto para o fechamento da ferida constituem a melhor opção.[5]

Mesmo nos casos de deformidade complexa, quando não há alargamento do pé, o tratamento preconizado é conservador, porque raramente a função está afetada.[5]

MACRODACTILIA

Macrodactilia é o termo utilizado para descrever o aumento de um ou mais dedos, decorrente da hiperplasia de tecidos moles e ósseo.[5,13,14] É também denominada de megalodactilia, gigantismo localizado, macrodistrofia lipomatosa, macrodactilia fibrolipomatosa.[14] Pode ser idiopática ou estar associada a uma síndrome, como a síndrome de Proteus, neurofibromatose.[5,14] As mãos também podem estar afetadas e pode haver história familiar positiva.[5] Existem duas formas.[5,14] Na primeira, o aumento do dedo é proporcional ao pé, ou seja, o crescimento do dedo é proporcional desde o nascimento e mantém proporção em relação aos demais dedos durante o período de maturação esquelética.[14] Nesse tipo, o maior problema é a diferença entre o número dos calçados utilizados; em geral dois números maior para o calçado do pé afetado. Nem sempre é necessário o tratamento cirúrgico. No segundo tipo (progressivo), o dedo afetado tem crescimento maior que os demais, tornando-se muito maior que o restante do pé,[14] condição conhecida como gigantismo.[5] Com isso, é praticamente impossível o uso de calçados convencionais. Em 50% dos casos, o metatarso correspondente também está envolvido.[5] O exame radiográfico mostra aumento do tamanho e da largura do osso. O pé, em geral, é mais largo que o contralateral.[5,13] O objetivo do

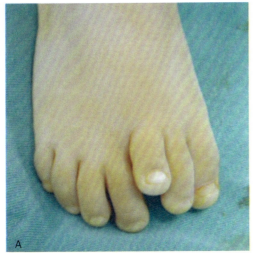
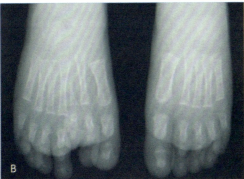

FIGURA 38.4 Fotografia e radiografia na incidência dorso-plantar de um paciente com polidactilia central. Note que há duplicação também dos metatarsos. Em alguns casos, a definição de qual dedo remover pode ser difícil. O exame clínico e a radiografia podem auxiliar nesta decisão.

tratamento cirúrgico é a obtenção de um pé sem dor, com aparência estética aceitável e capaz de utilizar calçados convencionais (Figura 38.5). São opções técnicas a epifisiodese, com ou sem emagrecimento de partes moles, amputação distal ou ressecção de falanges, encurtamento metatarsal ou das falanges, amputação do raio.[5,13,14] Quando a epifisiodese é feita, o dedo mantém a aparência maior até que o crescimento dos demais o torne proporcional. Outra desvantagem da epifisiodese,[5,14] é a falha na correção da largura do pé, já que a cirurgia corrige apenas o comprimento do dedo. Para a correção dessa hipertrofia, torna-se necessário o emagrecimento do dedo. No entanto, há risco de recidiva da deformidade, pelo crescimento acelerado do tecido doente, além da restrição de movimento, causada pela cicatriz do emagrecimento.[5] Nos casos de gigantismo acentuado, afetando também o metatarso, uma opção interessante é a amputação do raio, que possibilita o uso de calçado convencional logo após a cirurgia e evita a necessidade de múltiplas cirurgias.[5,13,14] O prognóstico funcional no gigantismo parece ser pior nos casos de envolvimento do primeiro raio.[5,13]

HÁLUX VARO CONGÊNITO

O hálux varo congênito é uma anomalia pouco comum, que pode ocorrer de forma isolada ou associada a alguma síndrome.[2,5] O hálux está desviado para medial e há normalmente uma banda fibrosa medial que o mantém nessa posição e dificulta o correto posicionamento.[1,2,5] Como esta deformidade dificulta o uso de calçado convencional pelo alargamento do antepé, quase sempre está indicada a correção cirúrgica.[1,5] E geral, cursa com encurtamento do primeiro raio.[2] O hálux pode estar desviado para medial mais de 90° em relação ao primeiro metatarso. É importante diferenciar o hálux varo congênito, que é uma deformidade geralmente rígida, do desvio medial do hálux, que ocorre no pé metatarso varo. Neste último, a deformidade é flexível e facilmente redutível com a manipulação.[2] É comum a associação com polidactilia pré-axial e sindactilia do hálux.[2,5] Em casos mais simples, na cirurgia, há opção de incisão da banda fibrosa, redução do hálux na posição e fixação provisória com fios de Kirschner.[2,5] Em alguns casos, é necessária a rotação de retalho para fechamento da ferida medial (Figura 38.6). Além da correção do hálux, deve-se também abordar as alterações do primeiro metatarso, quando necessário. Em casos de desvio medial desse osso, osteotomia com adição de enxerto ósseo medial pode ser uma alternativa. Em geral, essa cirurgia não afeta a placa de crescimento do primeiro metatarso.[2] Em deformidades graves e rígidas, a amputação pode ser a opção.[2]

FALANGE DO HÁLUX EM DELTA

A falange do hálux de delta é uma condição congênita, na qual a epífise proximal da falange proximal do hálux se prolonga por um lado da diáfise até a superfície distal da falange, com uma configuração em C.[1,5] Foi descrita pela primeira vez por Jones em 1964.[5] Pode afetar também o primeiro metatarso. O crescimento da epífise é anormal, com a falange encurtada e alargada, geralmente triangular ou trapezoidal.[15,16] Pode haver outros membros da família afetados e a mão também pode estar acometida. Na maioria dos casos, associa-se ao hálux varo congênito e ao encurtamento do primeiro metatarso.[1,5,15,16] É comum também a polidactilia, sindactilia ou coalizão tarsal. O tratamento é cirúrgico com objetivo de corrigir a deformidade e manter o potencial de

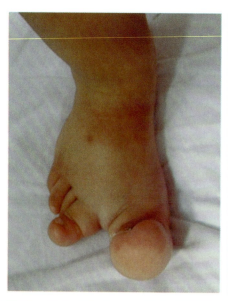
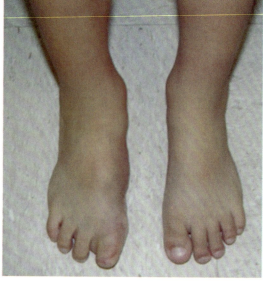

FIGURA 38.5 Fotografia pré e pós-operatória de um paciente com macrodactilia do antepé direito. Neste caso, foi realizada amputação de um raio e amputação parcial do dedo. O objetivo da cirurgia, estreitar o pé e permitir o uso de calçado convencional, foi atingido.

Malformações Congênitas do Antepé

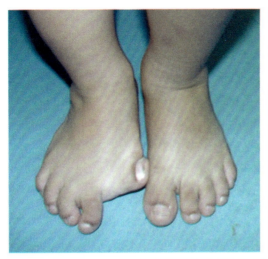
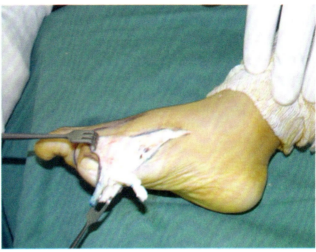

FIGURA 38.6 Fotografia pré e intra-operatória de um paciente com deformidade em hálux varo congênito. Observe a deformidade grave na fotografia pré-operatória. Na fotografia realizada no intraoperatório, é possível notar a ressecção da banda fibrosa medial que colabora na manutenção da deformidade.

crescimento do osso.[1] A osteotomia isolada da falange não está indicada, pois a alteração do crescimento persiste e haverá recidiva da deformidade. É necessária a ressecção da parte longitudinal da falange com interposição de gordura ou cimento ósseo.[1,5,16] A cirurgia por volta dos 6 meses de idade parece dar melhores resultados segundo alguns autores.[5,16] Nessa idade, a ressonância magnética auxilia no diagnóstico,[5] pois a barra não é visível na radiografia. O auxílio de lupas durante a cirurgia é recomendável devido ao tamanho do hálux nesses pacientes. Outros recomendam a cirurgia antes do final do crescimento, com bons resultados.[15]

QUINTO DEDO VARO

A deformidade, também conhecida como deformidade em varo do dedo mínimo, quinto dedo supra-aduto ou quinto dedo sobreposto, está presente ao nascimento.[1,5,17] O quinto dedo está em dorsiflexão, aduzido e sobre o quarto dedo (Figura 38.7). Há uma rotação lateral da unha. Geralmente a deformidade é bilateral e pode estar relacionada à dor no dorso do quinto dedo devido à compressão do calçado.[1,5,17] O tratamento conservador, feito com esparadrapagem corrigindo o dedo, tem resultados incertos segundo alguns autores,[1,5,17,18] que preconizam o tratamento cirúrgico da deformidade. Na cirurgia, o tendão extensor longo do dedo é alongado, a cápsula dorsal e medial da metatarsofalangeana do quinto dedo seccionada e a pele dorso medial, entre o quarto e quinto dedos, alongada com zetaplastia.[1,5] É recomendável a fixação provisória do dedo com fio de Kirschner até a cicatrização das partes moles. A via de acesso dorsal deve ser evitada devido ao risco de retração e recidiva da deformidade.[1] Algumas técnicas descritas preconizam a ressecção da falange proximal do quinto dedo e a sindactilização entre o quarto e quinto dedo.[5,18] A amputação do quinto dedo não é recomendável.

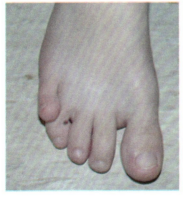
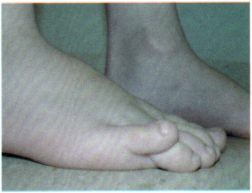

FIGURA 38.7 Fotografia de um paciente com deformidade do 5º dedo (supra-aduto). Observe que o 4º dedo é um dedo curvo. O 5º dedo pode ser local de dor e calosidade devido ao atrito com calçado.

DEDO CURVO

Essa deformidade tem como característica o desvio medial e plantar na articulação interfalangeana proximal (Figura 38.7). A articulação interfalangeana distal está normal, geralmente sob o dedo adjacente, afeta principalmente o terceiro e quarto dedos e é bilateral na maioria dos casos.[5] Geralmente, há história familiar positiva. Uma contratura congênita do tendão do flexor longo e curto do dedo é considerada a causa da deformidade.[5,18] Em geral, 25% dos casos evoluem para resolução da deformidade.[5,18] Nos 3/4 restantes, a deformidade persiste. Os sintomas, quando surgem, são devido ao aparecimento de calos no dedo curvo ou no adjacente.[5] O sucesso em longo prazo da correção com manipulação e esparadrapagem é questionado.[5] No entanto, a cirurgia geralmente é indicada somente após a criança ter 6 anos de idade, devido à possibilidade de correção espontânea. Quando indicada, duas técnicas diferentes podem ser empregadas: a transferência dos tendões flexores para extensores ou a simples tenotomia dos tendões flexores, com resultados semelhantes segundo a literatura.[5,18]

REFERÊNCIAS BIBLIOGRÁFICAS

1. Stevens PM, Stotts AK. Toe Deformities. In: McCarthy JJ, Drennan JC. The Child's Foot & Ankle. Philadelphia: Lippincott Williams & Wilkins, 2010. p.280-9.
2. Mosca V. The Foot. In: Morrissy RT, Weinstein SLV. Lovell & Winter's Pediatric Orthoapedics. Philadelphia: Lippincott Williams & Wilkins, 2001. p.1151-215.
3. Wood VE, Peppers TA, Shook J. Cleft-foot closure: a simplified technique and review of the literature. J Pediatr Orthop. 1997;17:501-4.
4. Abraham E, Waxman B, Shirali S, et al. Congenital cleft-foot deformity treatment. J Pediatr Orthop. 1999;19:404-10.
5. Herring JA, Tachdjian MO. Texas Scottish Rite Hospital for Children. Disorders of the Foot. Tachdjian's pediatric ortho-

paedics. 4.ed. Philadelphia: Saunders/Elsevier, 2008. p.1035-189.
6. Blauth W, Borisch NC. Cleft feet. Proposals for a new classification based on roentgenographic morphology. Clin Orthop Relat Res. 1990:41-8.
7. Carvalho Jr AE, Fernandes TD, Corsato MdA, et al. Indicações de Técnicas Cirúrgicas no Tratamento da Polidactilia. Rev Bras Ortop. 1998;33:537-43.
8. Turra S, Gigante C, Bisinella G. Polydactyly of the foot. J Pediatr Orthop B. 2007;16:216-20.
9. Haber LL, Adams HB, Thompson GH, et al. Unique case of polydactyly and a new classification system. J Pediatr Orthop. 2007;27:326-8.
10. Boeing M, Paiva LCF, Garcias GL, et al. Epidemiologia das polidactilias: Um Estudo de Casos e Controles na População de Pelotas - RS. J Pediatr. 2001;77:148-52.
11. Nogami H. Polydactyly and polysyndactyly of the fifth toe. Clin Orthop Relat Res. 1986:261-5.
12. Lovell WW. Congenital Deformities and Malformations of the Foot. In: Morrissy RT, Weinstein SLV. Lovell & Winter's Pediatric Orthoapedics. Philadelphia: Lippincott Williams & Wilkins, 2006. p.1305-6.
13. Chang CH, Kumar SJ, Riddle EC, et al. Macrodactyly of the foot. J Bone Joint Surg Am. 2002;84-A:1189-94.
14. Monteiro AV, Chiconelli JR, Almeida SF. Macrodactilia: Estudo Retrospectivo de Sete Casos. Rev Bras Ortop. 1998;33:54-8.
15. Lampropulos M, Puigdevall M, Zapozko D, et al. Treatment of first metatarsal longitudinal epiphyseal bracket by excision before closure. J Foot Ankle Surg. 2007;46:297-301.
16. Mubarak SJ, O'Brien TJ, Davids JR. Metatarsal epiphyseal bracket: treatment by central physiolysis. J Pediatr Orthop. 1993;13: 5-8.
17. Carvalho Jr AE, Fernandes TD, Corsato MdA, et al. Quinto Dedo Sobreposto: Tratamento Cirúrgico na Deformidade Flexível. Rev Bras Ortop. 1996;31:537-41.
18. Fixsen JA. Problem feet in children. J R Soc Med. 1998;91:18-22.

Palmilhas e Sapatos Ortopédicos

Ellen de Oliveira Goiano

Em relação ao restante do membro inferior, o tamanho do pé é maior durante a vida intrauterina e diminui após o nascimento, variando de 1,41 com 8 semanas de gestação, passa para 0,9 ao nascimento e na vida adulta chega a 0,6, proporcionalmente em relação ao restante do corpo.[1]

No início da adolescência, o pé é a primeira estrutura do sistema musculoesquelético que começa o seu "estirão", alguns meses antes do restante do corpo, mas também é o primeiro a parar seu crescimento, cerca de 3 anos antes da parada do crescimento ósseo, por volta dos 12 anos nas meninas e aos 14 nos meninos,[2] o que o torna uma estrutura de característica única no desenvolvimento dos membros, com declínio de crescimento durante a puberdade propriamente dita.

A história natural consiste em uma mudança espontânea das formas normais da criança até as formas do adulto, ao longo do crescimento e desenvolvimento normais. Forças externamente aplicadas não podem modificar essas variações fisiológicas. E, em termos de saúde, ainda estão por ser comprovadas as consequências em longo prazo de variações fisiológicas persistentes dos ossos longos. Variações fisiológicas do pé da criança, como a adução metatarsal flexível, devem ser identificadas como formas normais, mas não médias, para que sejam evitadas intervenções inadequadas e possivelmente danosas ao paciente.[3]

É extremamente importante que o ortopedista compreenda a história natural de cada variação e deformidade. Oitenta e cinco a 95% dos pés com *metatarsus adductus* corrigem-se espontaneamente, ocorrendo pouca ou nenhuma incapacitação em longo prazo, mesmo diante de deformidade residual leve a moderada.[4-6] Essencialmente, todas as "deformidades" calcaneovalgas se corrigem espontaneamente.[7] Por ocasião do nascimento, o pé chato flexível ocorre de maneira praticamente universal, estando presente em aproximadamente 23% dos adultos, a maioria dos quais assintomaticamente.[8] Na maioria das crianças, a altura do arco longitudinal aumenta espontaneamente durante a primeira década de vida. Há ampla variação de alturas de arcos normais em todas as idades, particularmente em crianças jovens.[9,10] Não existe benefício comprovado com o uso de sapatos modificados no desenvolvimento do arco longitudinal.[11,12]

Ao nascer, os pés da criança funcionam como órgãos sensitivos, ou seja, um meio de entrar em contato com o mundo, muitas vezes até mais sensíveis que as mãos para o reconhecimento do ambiente.

Nessa fase, o ideal é que eles se mantenham o máximo de tempo possível descalços, utilizando-se apenas meias para controle da temperatura. A criança deve passar uma boa parte do tempo sem sapatos para permitir o desenvolvimento sensorial normal dos pés e o desenvolvimento apropriado de sua musculatura intrínseca.[13]

Na época em que as crianças começam a ficar de pé, com ou sem auxílio, meias antiderrapantes podem ser uma opção.

Após os 18 meses, quando as crianças começam a caminhar mais independentemente e com um pouco mais de equilíbrio, já estão aptas a usar sapatos, porém de preferência quando estiverem caminhando em superfícies mais lisas e regulares.

Quando estiverem em terrenos irregulares como areia ou gramado, por exemplo, a criança ainda deve ser deixada descalça, pelo menos até completar sua maturidade neurológica de equilíbrio, por volta dos 4 anos de idade. Uma vez que estas áreas oferecem estímulos aos reflexos e à musculatura própria dos pés, além de melhorar a noção de posicionamento do corpo (propriocepção).

Já mencionamos que ao nascer o recomendado é apenas proteger os pés do frio com meias, que podem ser antiderrapantes quando a criança já fica em pé.

Após os 18 meses, quando andar deixa de ser um jogo e passa a ser um mecanismo para explorar o mundo, o calçado torna-se uma ferramenta de proteção para os pés, mas é preciso saber escolher o sapato ideal, lembrando que "o calçado deve ser adaptado ao pé e não o pé ao calçado".

As órteses são definidas como "dispositivos externos que proporcionam assistência, proteção, suporte, substituição e/ou prevenção de deformidades do sistema musculoesquelético através da aplicação de forças biomecânicas".[14] Sapatos e palmilhas são tipos de órteses que se destinam principalmente à proteção dos esqueletos em desenvolvimento, porém, se não forem corretamente utilizados ou não respeitarem a biomecânica normal do pé da criança, podem levar a distúrbios da marcha e, em longo prazo, até a deformidades. O calçado impróprio pode ser uma causa comum de muitos tipos de queixas relacionadas aos pés.[15]

Existem hoje no mercado diversos modelos e tipos de sapatos confeccionados para criança, que variam dos mais esportivos e descontraídos como chinelos, papetes, tênis, até modelos mais adultos como mocassins para os meninos e sandalinhas com salto para as meninas. Enfim, são diversas as opções para dar "mais elegância" e desempenho, dependendo da ocasião, mas nem sempre eles são adequados para os pés da criança.

Os sapatos servem para proteger os pés, manter o atrito entre o solo e o pé, dar suporte ao pé durante a marcha e estabilizar as articulações, aliviar a dor, corrigir deformidades leves do pé, corrigir discrepâncias de comprimento, melhorar o aspecto cosmético e funcional dos pés com deformidade (por exemplo, amputados), melhorar a função do pé por meio de órteses.[16]

Os principais componentes do sapato são a gáspea, a palmilha, o solado e o salto. A gáspea ainda é dividida em outras partes que servem para dar forma e estilo ao sapato, além de conter o pé apropriadamente dentro do sapato, ajustá-lo à forma do pé e proteger a parte superior do pé.

Existem 3 características principais que impactam no momento de escolher o sapato para a criança: o sapato deve ser macio, com solado flexível e com a ponta de "caixa larga" que não restrinja os dedos em desenvolvimento.[17]

1. O solado deve ser flexível: solado é a parte debaixo do sapato ou a "planta". Ele deve ser flexível o suficiente para permitir que suas duas pontas encostem uma com a outra entre seu polegar e seu dedo indicador, como na Figura 39.1.
2. A gáspea deve ser macia: gáspea é o nome dado à parte que "recobre" o pé, é a parte superior e dianteira do calçado. Ela deve ser macia, se adaptando ao formato do pé. P. ex.: sapatinho de couro macio e sem costuras salientes. (Figura 39.2)

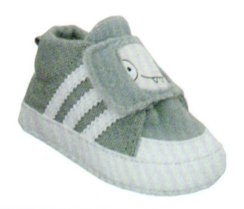

FIGURA 39.2 Gáspea macia.

3. A ponta deve ser ampla: ponta é a parte onde se acomodam os dedos. Ela deve ser larga o suficiente para permitir a livre movimentação dos dedos, para que a criança desenvolva equilíbrio adequado na hora de andar, e para que não ocorra o desenvolvimento de deformidades num pé em crescimento devido à restrição de espaço.
4. O salto deve ser baixo ou inexistente para prover um balanço adequado, bem como para prevenir contraturas em equino. O solado deve ser reto, o que significa que o antepé não deve se desviar nem medialmente, nem lateralmente. A maioria dos sapatos para crianças em idade pré-escolar é feita com solados retos. O solado deve ser flexível o suficiente para que a ponta permita a dorsiflexão da articulação metatarsofalângica durante a marcha. A parte posterior da gáspea, que engloba o calcanhar, deve ser estreita para abraçar o calcanho e firme para preservar a forma do sapato. Sapatos de cano alto não são necessários para o suporte do tornozelo normal, mas podem ajudar a manter os sapatos calçados nas crianças com pés planos flexíveis. Muitos sapatos, principalmente tênis, estão disponíveis hoje com estes requisitos básicos.

O calçado terapêutico, as modificações nos sapatos e as órteses para o pé são ferramentas importantes no manejo não cirúrgico do pé e do tornozelo.[18]

As modificações do calçado como solas em mata-borrão e aletas são úteis para eliminar movimentos dolorosos, substituindo o movimento perdido, acomodar e compensar deformidades e prover um suporte adicional para melhorar a marcha e a deambulação.[19]

Os objetivos importantes ao prover sapatos especializados incluem proteger o pé, aliviar as áreas de excesso de pressão, reduzir o choque e o cisalhamento e acomodar, estabilizar e suportar deformidades.[20]

A redução na quantidade global da pressão vertical, ou choque, é especialmente importante para um pé com proeminências ósseas ou uma estrutura óssea anormal. A redução do cisalhamento (ou seja, o movimento do pé para frente e para trás, dentro do sapato) pode ajudar a reduzir a formação de calos, bolhas e calor como resultado da fricção.[20]

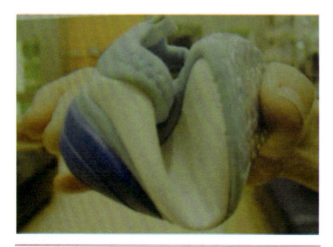

FIGURA 39.1 Solado flexível.

As órteses do pé afetam a forma que um sapato se ajusta e devem ser levadas em consideração; entretanto, nem todos os sapatos acomodarão tais dispositivos.[20]

O calçado terapêutico inclui sapatos tipo Oxford, com uma profundidade adicional de 0,6 a 1,0 cm. Estes sapatos oferecem até mais profundidade quando as palmilhas removíveis de fábrica são retiradas. Deste modo, o sapato pode aceitar uma órtese de pé sem afetar o tamanho global. Muitos calçados esportivos são considerados maiores e esteticamente são mais aceitáveis que o tradicional sapato do tipo Oxford.[20]

Ocasionalmente, um sapato pode não ser ajustado, e a alternativa é um sapato feito sob encomenda.[21]

A seleção dos calçados é primariamente baseada em 3 considerações: a condição que afeta o paciente, o formato e tipo do pé, e as atividades diárias do paciente.[20]

O sapato deve ser do formato e profundidade correta (por exemplo, 1,0 cm mais longo que o dedo mais longo do pé) para acomodar apropriadamente os dispositivos adicionais.[20]

Para o paciente com um pé plano muito flexível, recomenda-se um sapato rígido e de suporte. Um pé rígido pode se beneficiar de um sapato mole e acomodativo, com uma sola de absorção de choques similar a um calçado para caminhadas ou corridas.[20]

Os calçados com cadarços ou fechamentos com alça tendem a se ajustar melhor.[20]

A modificação dos calçados serve para ajudar a propulsão para adiante ou tornar a deambulação mais eficiente; para substituir o movimento perdido por resultado de dor, artrodese, artrite, lesão ou deformidade; para restaurar a função perdida; para diminuir ou eliminar o movimento doloroso; para aumentar a estabilidade e a propriocepção; para descarregar áreas de alta pressão, e para ajudar o sapato a melhor se ajustar ao pé.[20]

As modificações comuns incluem aletas, hastes estendidas, solado em mata-borrão e troca de solado.[20]

A aleta atua como um esteio, adicionando estabilidade medial-lateral ao sapato e ao pé. Consiste em uma tira de material firme adicionado a um ou a ambos os lados do sapato, e fornece uma base mais larga de suporte para o pé.[22] São úteis, por exemplo, para pacientes que possuem deformidade fixa de tornozelo em varo ou valgo. Também podem ajudar a estabilizar um pé ou um tornozelo instável.

A haste extensível pode ser usada para firmar e evitar o encurtamento do sapato, reduzindo assim as forças (estresses de encurvamento) através do mediopé e do antepé.[20]

Uma das modificações mais prevalentes no sapato é a sola em mata-borrão. A função primária de um solado em mata-borrão é oscilar o pé, desde a batida do calcanhar até o levantamento dos dedos, sem exigir que o sapato ou o pé se curvem.[20]

Os efeitos biomecânicos dos solados em mata-borrão incluem a restauração do movimento perdido no pé e no tornozelo, e a descarga da pressão plantar em alguma parte do pé. O uso do solado em mata-borrão pode resultar na melhoria global da marcha.[23,24] Esta modificação do sapato é considerada o modo mais efetivo de descarregar o antepé com uma modificação do sapato.[25,26,27]

Muitos calçados comercializados em lojas para caminhar e correr, são construídos com mata-borrão simples e genérico, adequado apenas para os problemas leves. Este mata-borrão genérico oferece algum alívio na cabeça dos metatarsos e auxílio à marcha.[20]

O uso de um mata-borrão leve no calcanhar e nos dedos do pé pode aliviar a pressão metatarsal leve e ajudar na marcha pelo aumento da propulsão para adiante.[20]

As órteses de venda livre são apropriadas quando o paciente não apresentar nenhuma deformidade, neuropatia ou úlcera.[24]

COMO DEVE SER O SAPATO IDEAL?

A função principal de um sapato é a proteção dos pés, mas outras características são essenciais para conseguirmos a fórmula do "Sapato Ideal".

Ele precisa ser confortável, porém justo para não correr o risco de sair do pé durante a caminhada. Sapatos com sistema de fechamento de velcro, ou com cadarços, têm melhor adaptação ao formato do pé e levam vantagem sobre os outros.

Outro detalhe que ajuda a manter o sapato encaixado no pé é a sua profundidade, ou seja, a parte posterior deve se estender do solado até próximo da altura do tornozelo.

Os pés da criança devem estar centralizados no que chamamos de contrafortes laterais que ficam, como o próprio nome diz, na região lateral, abaixo das proeminências ósseas (maléolos) do tornozelo. Eles são feitos de um material mais rígido, que ajuda os pés da criança a não desviarem para dentro ("pé chato"), devendo ter o cuidado de escolher contrafortes que fiquem abaixo das proeminências ósseas e que não encostem nelas, prevenindo assim lesões por atrito (bolhas e abrasões) (Figura 39.3).

Quando olhar pelo solado, observar se a parte dianteira do sapato é reta, pois existem alguns modelos em que a ponta pode ter uma tendência de ir para fora ou para dentro, como na Figura 39.4, o que não é o ideal e pode influenciar no crescimento normal dos pés da criança.

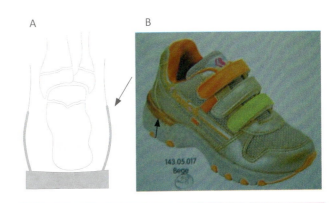

FIGURA 39.3 Contrafortes laterais: **(A)** desenho esquemático e **(B)** modelo.

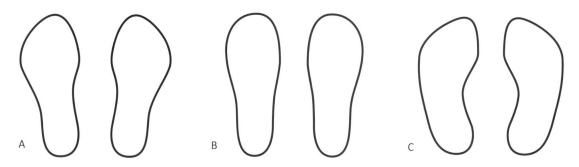

FIGURA 39.4 Diferentes solados. **(A)** para fora; **(B)** reto – ideal **(C)** para dentro – mais comum.

Outra recomendação é que os sapatos não possuam salto, porém, quando estes existirem, o recomendado é que eles sejam simétricos, diminuindo gradativamente desde a parte do calcanhar até a ponta e que eles não ultrapassem a altura de 0,5 a 1,0 cm.

Como as crianças de menor idade têm o crescimento muito acelerado, o ideal na hora de comprar é que o sapato fique cerca de um dedo maior que o "dedão". A hora de trocar é, geralmente, a hora em que este dedo maior encosta na ponta do sapato. Assim, você evita a restrição de movimento dos dedos e consegue fazer com que os sapatos durem mais tempo.

A superfície plantar do pé, como sendo a estrutura primária de descarga de peso, representa uma área-chave de consideração em todo o manejo ortótico do membro inferior. Cuidadosa consideração deve ser feita em relação ao suporte do arco longitudinal medial (LM), do arco longitudinal lateral e do arco transverso metatarsal durante o processo de modificação. É importante enfatizar que o ápice do suporte do LM deve cair diretamente abaixo do sustentáculo tali e não abaixo do navicular ou da cabeça do tálus, como é feito usualmente de forma errada. O suporte do arco metatarsal transverso vai promover uma distribuição de carga apropriada entre as cabeças metatarsais, enquanto reduz a incidência de formação de calo e a descarga de peso sintomática secundária à metatarsalgia. O ápice do arco metatarsal transverso deve ser desenvolvido para cair junto à cabeça do segundo metatarso como ponto de suporte profundo 15 mm posterior à linha que conecta os ápices de todas as cabeças metatarsais.[14]

Além disso, todas as anormalidades da superfície plantar, como estruturas ósseas proeminentes, calosidades ou neuromas, devem ser abordadas para obter o alívio apropriado, se necessário usando coxins adjacentes ou com o princípio da contraforça.[14]

A despeito da complexidade de escopo do *design* da órtese, uma sintomática e a desconfortável descarga de peso vão impedir qualquer possibilidade de sucesso na aplicação das órteses.[14]

Sob a perspectiva da ortótica, uma órtese com arco de suporte é indicada quando existe evidência de que a biomecânica do pé está anormal ou deficiente. O protético vai selecionar uma órtese corretiva, semicorretiva ou acomodativa, de acordo com a flexibilidade do pé e as condições de pele. A direta aplicação de forças sobre as partes moles é geralmente bem tolerada, enquanto a mecânica do pé em relação às estruturas ósseas não é significativamente alterada, resultando em modificação grosseira do centro de gravidade. Isso é particularmente verdade nos casos em que a articulação subtalar apresenta uma deformidade em varo/valgo que pode gerar um momento rotatório da deformidade em relação à pinça do tornozelo. No caso de tal ocorrência, a aplicação de um arco de suporte é inapropriada e vai resultar apenas no desenvolvimento de áreas de pressão onde o controle máximo e suporte são necessários, mesmo quando a tentativa da utilização de cunhas no suporte de arco se prova inadequada em aliviar estes sintomas, que são secundários a um mau alinhamento subtalar grave.[14]

Existem muitas modificações das palmilhas que podem aliviar a pressão de regiões sensíveis do pé ou distribuir a carga mais efetivamente. As modificações podem ser feitas em cada sapato, incluindo um coxim no arco longitudinal, "*cookie*", para pronação leve nas crianças.[14]

Um coxim de elevação no solado pode ser colada dentro do sapato com uma altura máxima de 6 milímetros. Qualquer elevação adicional pode ser colocada na parte de fora do sapato para preservar a pisada. Cunhas laterais ou mediais de até 6 mm podem ser adicionadas ao sapato para ajudar no controle de inversão ou eversão. Essas modificações são mais efetivas quando aplicadas na parte de fora do salto do sapato, na região do retropé. Coxins metatarsais podem ser colados na parte de dentro do solado para ajudar a prevenir a pressão na cabeça dos metatarsos pela transferência da descarga de peso no eixo metatarsal.[14]

Coxins na ponta dos dedos são frequentemente colocados na parte interna do solado para aliviar a dor no antepé e diminuir o estresse dos dedos em martelo ou em garra. Eles também podem ajudar a redistribuir o peso através dos metatarsos e reduzir a irritação da pressão dos dedos dentro dos sapatos.[14]

Adicionando-se 17% do peso corporal nos pés, ocorre um aumento de gasto metabólico de 31% para a marcha enquanto, se o mesmo peso for adicionado ao tronco, o gasto metabólico é aumentado apenas em 3%.[28]

REFERÊNCIAS BIBLIOGRÁFICAS

1. Dimeglio A. In: Lovell and Winter's Pediatric Orthopaedics. Chapter 2. Growth in Pediatric Orthopaedics. 6th Ed. Lippincott Williams & Wilkins. Philadelphia. 2006; 36-64.

2. Horton WA et al. Growth curves for height for diastrophic dysplasia, spondyloepiphyseal dysplasia congenita and pseudoachondroplasia. Am J Dis Child. 1982; 136:316.

3. Kasser JR. In: Lovell and Winter's Pediatric Orthopaedics. Chapter 30. The foot. 6th Ed. Lippincott Williams & Wilkins. Philadelphia. 2006; 1258-1328.

4. Farsetti P, Weinstein SL, Ponseti IV. The long-term functional and radiographic outcomes of untreated and non-operatively treated metatarsus adductus. J Bone Joint Surg (Am). 1994; 76:257.

5. Ponseti IV, Becker JR. Congenital metatarsus adductus: the results of treatment. J Bone Joint Surg (Am). 1966; 48:702.

6. Rushforth GF. The natural history of hooked forefoot. J Bone J Surg (Br). 1978; 60:530.

7. Larsen B, Reimann I, Becker-Andersen H. Congenital calcaneovalgus: with especial references to treatment and its relation to other congenital foot deformities. Acta Orthop Scand. 1974; 45:145.

8. Harris RI, Beath T. Army foot survey: an investigation of foot ailments in Canadian soldiers. National Research Council of Canada. Ottawa, 1947.

9. Staheli LT, Chew DE, Corbett M. The longitudinal arch: a survey of eight hundred and eighty-two feet in normal children and adults. J Bone Joint Surg (Am). 1987; 69:426.

10. Vanderwilde R et al. Measurements on radiographs of the foot in normal infants and children. J Bone Joint Surg (Am). 1988; 70:407.

11. Gould N et al. Development of the child's arch. Foot and Ankle. 1989; 9:241.

12. Wenger D et al. Corrective shoes and inserts as treatment for flexible flatfoot in infants and children. J Bone Joint Surg. 1989; 71:800.

13. Chong A. Is your child walking right? Wheaton Resource Corporation. 1986.

14. Holowka MA, White FJ. Drennan's the child's foot and ankle. Chapter 3. Bracing and Orthotics. 2nd Ed. Lippincott Williams & Wilkins. Philadelphia. 2010; 30-53.

15. Reiber GE et al. Effect of therapeutic footwear on foot reulceration in patients with diabetes: A randomized controlled trial. JAMA 2002; 287:2552-2558.

16. Wu KK. Principle and practice of pedorthotics. In: Foot orthosis: principles and clinical aplications. Baltimore: Williams & Wilkins. 1990; 49-95.

17. D'Amico JC. Developmental flatfoot. In: Ganley JV. Clinics in Podiatry. Philadelphia: WB Saunders. 1984; 535-546.

18. Woodburn J, Barker S, Helliwell PS. A Randomized Controlled trial of foot orthoses in rheumatoid arthritis. J Rheumatol. 2002; 29:1327-1383.

19. Tang SF et al. Improvement of gait by using orthotic insoles in patients with heel injury who received reconstructive flap operations. Am J Phys Med Rehabil. 2003; 82: 350-356.

20. Janisse DJ, Janisse E. Shoe Modification and the Use of Orthoses in the Treatment of Foot and Ankle Pathology. J Am Acad Orthop Surg. 2008; 16(3):152-158.

21. Levin M. Diabetic foot wounds: Pathogenesis and management. Adv Wound Care. 1997; 10:24-30.

22. Marzano R. Fabricating shoe modifications and foot orthoses. In: Janisse DJ: Introduction to Pedorthics. Pediatric Foot Association, Columbia. 1998; 717-734.

23. Nawoczenski DA, Birke JA, Coleman WC. Effect of rocker sole design on plantar forefoot pressures. J Am Podiatr Med Assoc. 1988; 78:455-460.

24. Michael JW. Lower limb orthoses. In: Goldberg B, Hsu J: Atlas of orthoses and assistive devices. 3rd ed. Mosby, St Louis. 1997; 427-476.

25. Caselli A et al. The forefoot-torearfoot plantar pressure ratio is increased in severe diabetic neuropathy and can predict foot ulceration. Diabetes Care. 2002; 25:1066-1071.

26. Brown D et al. Effects of rocker soles on plantar pressures. Arch Phys Med Rehabil. 2004; 81-86.

27. Praet SF, Louwerens JW. The influence of shoe design on plantar pressures in neuropathic feet. Diabetes Care. 2003; 26:441-445.

28. Ralston HJ, Lukin L. Energy Levels of Human Body Segments during Level Walking. Ergonomics. 1969; 12:39.

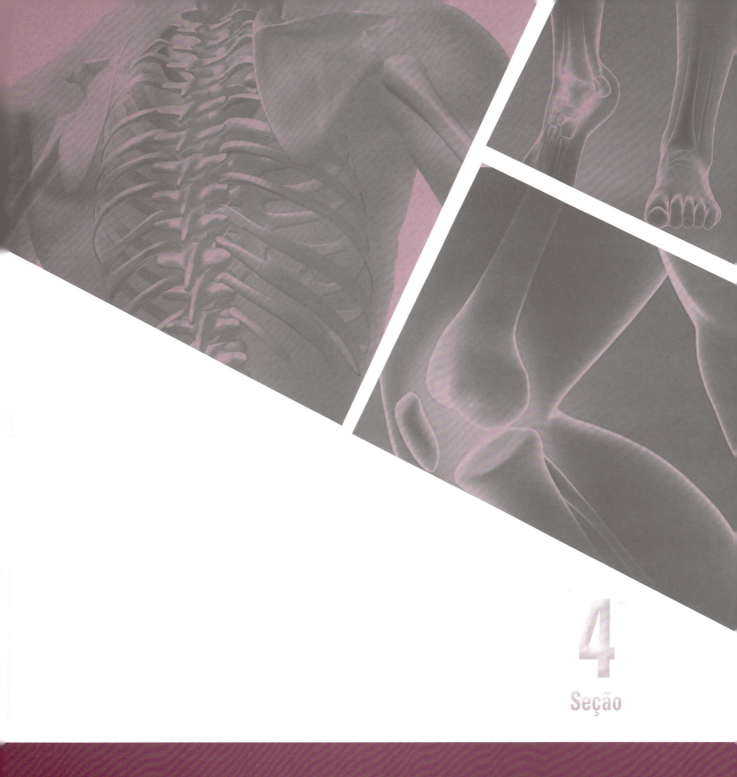

Seção 4

Tumores Ósseos e de Partes Moles

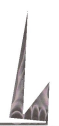
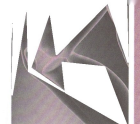

Tumores Benignos e Lesões Pseudotumorais

Eduardo Sadao Yonamine

INTRODUÇÃO AO ESTUDO DOS TUMORES ÓSSEOS

A filosofia deste programa é tornar disponíveis informações a respeito dos tumores do sistema musculoesquelético, desde generalidades até alternativas de tratamentos específicos para os diferentes tumores, de um modo ilustrado de maneira mais interativa e baseada em experiências práticas.

Para realizar um tratamento, é preciso saber o diagnóstico. Para diagnosticar, é preciso conhecer e aprender o universo dos tumores ósseos descritos.

Será que já não conhecemos todas as neoplasias musculoesqueléticas?

Costumamos fazer analogia do funcionamento do nosso cérebro com o de uma grande biblioteca. Se ao assimilarmos o conhecimento procurarmos fazê-lo de forma ordenada, da mesma maneira como se organizam os assuntos em capítulos e estes em livros e, então, em estantes de uma biblioteca, podemos resgatar as informações mais facilmente.

Vamos, portanto, auxiliá-lo a construir essa biblioteca.

Primeiramente, temos que relembrar que a neoplasia origina-se de uma célula já existente em nosso organismo. Célula esta que, ao se reproduzir, sofre uma alteração do seu código genético por fatores diversos (irradiação, vírus etc.) e passa, então, a ser a "célula-mãe" da neoplasia.

Conhecendo-se as células que compõem os diferentes tecidos, teremos ciência de todas as possíveis neoplasias. Precisaremos apenas acrescentar alguns conceitos para, com segurança, nomear e classificar todos os tumores já descritos.

Reservou-se o termo *carcinoma* para as neoplasias malignas cujas células primitivas originam-se do folheto ectodérmico e *sarcoma* para as do mesoderma.

Se tomarmos como exemplo a nossa coxa e fizermos um exercício recordando todas as células que a compõem, começando pela pele e aprofundando pelo subcutâneo, músculos etc. até a medula óssea do fêmur, teremos revisto todas as células do aparelho locomotor e, portanto, poderemos nomear todas as neoplasias musculoesqueléticas.

Começando pela pele, recordamos o carcinoma espinocelular, o basocelular e o melanoma, neoplasias mais frequentemente abordadas pelos dermatologistas, cirurgiões plásticos e que só raramente necessitam do auxílio do ortopedista.

Abaixo da pele, todas as estruturas são derivadas da mesoderme e, portanto, acrescentaremos o sufixo *oma* para as lesões benignas e *sarcoma* para as malignas.

Continuando, abaixo da pele temos o tecido celular subcutâneo, cuja célula mais representativa é o lipócito. Se a lesão constituir-se por células semelhantes ao lipócito típico, teremos um lipoma e, sendo constituída por células desordenadas, com mitoses atípicas, um lipossarcoma. Nesse mesmo subcutâneo, temos os fibroblastos, os fibro-histiócitos e, consequentemente, o fibroma, o fibrossarcoma, o fibro-histiocitoma de baixo e de alto grau de malignidade.

Outra estrutura que compõe a nossa coxa são os músculos estriados, dos quais derivam o rabdomiossarcoma. A musculatura lisa encontrada no aparelho locomotor situa-se ao redor dos vasos e, embora seja raro, também há o leiomiossarcoma.

O tecido nervoso é representado aqui pelos nervos. Estes possuem em sua bainha a célula de Schwann, da qual pode originar-se o schwannoma.

Nas partes moles, recordamos ainda, derivado do tecido linfático, o linfangioma e o linfangiossarcoma; do tecido vascular, o hemangioma e angiossarcoma.

O osso é revestido pelo periósteo, cuja função é formar tecido ósseo, além de proteger, inervar e nutrir. O trauma pode levar à formação de hematoma subperiosteal, que, se ocorrer ossificação madura, homogênea, pode traduzir-se como periosteoma (osteoma). Dessa mesma superfície óssea pode derivar o osteossarcoma de superfície de baixo grau de malignidade, conhecido como osteossarcoma paraosteal (grau I), bem como o de alto grau (*high grade*).

Série Ortopedia e Traumatologia – Fundamentos e Prática

Em nosso exercício, atingimos a região medular do osso, que é composta por gordura, podendo assim ocorrer o lipossarcoma intraósseo e pela medula óssea, da qual podemos ter todas as neoplasias do SRE (sistema retículo endotelial), como o mieloma plasmocitário, o linfoma linfocítico e o sarcoma de Ewing.

Se recordarmos a histologia da ossificação endocondral, encontraremos lá no fundo da nossa memória várias células precursoras. Uma delas é grande (gigante), constituída de vários núcleos, responsável pela reabsorção óssea, o osteoclasto

e, consequentemente, o osteoclastoma, mais conhecido como tumor de células gigantes (TGC). Do condroblasto, o condroblastoma; do osteoblasto, o osteoblastoma; do condrócito, o condroma, o condrossarcoma; e assim sucessivamente podemos deduzir todas as neoplasias esqueléticas descritas. Bastará nomeá-las a partir do conhecimento da célula normal, acrescentando *oma* à benigna e *sarcoma* à maligna.

A Organização Mundial da Saúde agrupa essas lesões segundo o tecido que elas tentam reproduzir, classificando-as em:

I – Tumores formadores de tecido ósseo

Benigno	Intermediário	Maligno
Osteoma		Osteossarcoma central
Osteoma osteoide	Osteoblastoma	Variantes: paraosteal, periosteal
Osteoblastoma	agressivo	*High grade*

II – Tumores formadores de cartilagem

Benigno	Maligno
Condroma (encondroma)	Condrossarcoma primário
Osteocondroma (exostosis óssea)	Condrossarcoma secundário
[solitário ou múltiplo]	Condrossarcoma justacortical
Condroblastoma	Condrossarcoma mesenquimal
Fibroma condromixoide	Condrossarcoma desdiferenciado
	Condrossarcoma de células claras

III – Tumores de células gigantes (TCG) (osteoclastoma)

IV – Tumores da medula óssea

	Maligno
	Sarcoma de Ewing
	Linfoma linfocítico (antigo reticulossarcoma)
	Mieloma plasmocitário
	Tumor neuroectodérmico primitivo (PNET)

V – Tumores vasculares

Benigno	Intermediário	Maligno
Hemangioma	Hemangioendotelioma	Angiossarcoma
Linfangioma	Hemangiopericitoma	
Tumor de glomus		

VI – Tumores do tecido conjuntivo

Benigno	Maligno
Fibroma	Fibrossarcoma
Lipoma	Lipossarcoma
Fibro-histiocitoma	Fibro-histiocitoma maligno
	Leiomiossarcoma
	Sarcoma indiferenciado

Tumores Benignos e Lesões Pseudotumorais

VII – Outros tumores

Benigno	Maligno
Schwannoma	Cordoma
Neurofibroma	Adamantinoma dos ossos longos

VIII – Tumores metastáticos no esqueleto

Carcinomas (mama, próstata, pulmão, tireoide, rim)
Melanoma
Neuroblastoma

IX – Lesões pseudotumorais

- Cisto ósseo simples (COS)
- Cisto ósseo aneurismático (COA)
- Cisto ósseo justa-articular (gânglio intraósseo)
- Defeito fibroso metafisário (fibroma não ossificante)
- Displasia fibrosa
- Granuloma eosinófilo
- "Miosite ossificante"
- Tumor marrom do hiperparatireoidismo
- Cisto epidermoide intraósseo
- Granuloma reparador de células gigantes

LESÕES ÓSSEAS PSEUDOTUMORAIS

O grupo de lesões denominado como lesões ósseas pseudotumorais corresponde a um conjunto de alterações ósseas que mimetizam e apresentam um aspecto que, do ponto de vista radiográfico, assemelham-se muito às lesões ósseas por tumores benignos ou malignos.

As lesões que fazem parte desse grupo são:

1. cisto ósseo simples;
2. cisto ósseo aneurismático;
3. cisto ósseo justacortical (*ganglion* intraósseo);
4. defeito fibroso metafisário (fibroma não ossificante, histiócito xantogranuloma);
5. granuloma eosinófilo (solitário);
6. displasia fibrosa e displasia osteofibrosa;
7. miosite ossificante;
8. tumor marrom do hiperparatireoidismo;
9. cisto epidermoide intraósseo;
10. granuloma reparador de células gigantes das mãos e dos pés.

CISTO ÓSSEO SIMPLES

DEFINIÇÃO

"Cavidade unicameral preenchida com líquido claro ou sanguinolento e limitada por uma membrana de espessura variável, com tecido conjuntivo vascularizado mostrando células gigantes osteoclásticas e algumas áreas com hemorragia recente ou antiga ou fissuras com conteúdo rico em colesterol." (O.M.S.)

O cisto ósseo simples (COS), na grande maioria das vezes, é uma lesão facilmente reconhecível por meio de uma boa radiografia simples, na qual podemos observar uma lesão óssea caracterizada por ser translúcida em seu centro, com limites bem definidos, respeitando-se os limites da cortical. Localiza-se preferencialmente na região da metáfise, próxima à epífise de crescimento, mas sem atravessar seus limites e ao longo da evolução tem uma tendência a migrar para a região da diáfise.

INCIDÊNCIA

Em nosso ambulatório de ortopedia oncológica, observavamos uma predominância de casos na faixa etária entre 5 e 15 anos, apresentando uma leve predominância de casos no sexo masculino, e na maioria comprometendo a região da metáfise proximal do úmero e do fêmur. A grande maioria vem encaminhada em razão de um episódio de fratura por um trauma banal no local da lesão ou como um "achado de exame" durante uma avaliação radiográfica.

ETIOLOGIA

Embora seu reconhecimento do ponto de vista radiográfico seja simples, sua etiologia ainda é desconhecida.

ASPECTOS CLÍNICOS

A maioria dos pacientes apresenta-se de forma assintomática e muitas vezes tem na fratura o motivo da primeira

CAPÍTULO 40

consulta em um ortopedista. Alguns pacientes relatam episódios esporádicos de dor ou limitação funcional antes do diagnóstico da presença do cisto ósseo.

Características radiográficas

O cisto ósseo simples apresenta-se como uma lesão radiolucente na região da metáfise dos ossos longos, de localização central, principalmente na região proximal do úmero e do fêmur e próximo à linha epifisária. São lesões bem delimitadas, com bordas escleróticas, que raramente atravessam os limites da cortical ou do osso, expandem-se afilando a cortical, mas quase nunca chegam a rompê-la. Em alguns casos, pode-se observar o sinal do "fragmento caído", que representa fragmentos da parede cortical soltos dentro do cisto.

Tratamento

O tratamento do COS pode ser conservador ou cirúrgico. Nas lesões solitárias sem grandes riscos de fraturas e principalmente localizadas nos membros superiores, há uma tendência a ser conservador: é feito um acompanhamento ambulatorial, com retornos periódicos, em que se observa a progressão ou não da lesão, bem como da necessidade de intervenção. Muitos desses casos acabam sofrendo um trauma leve ou uma fratura incompleta e que levam à resolução da lesão.

Ao contrário do tratamento do membro superior, no membro inferior o tratamento tende a ser mais cirúrgico, com o intuito de evitar uma fratura do cisto e consequentemente uma sequela grave. Em nosso ambulatório, o tratamento consiste inicialmente na identificação do cisto (se é unicameral ou não) e posteriormente é realizada uma programação para as infiltrações com corticoide (metilprednisolona) em toda a cavidade cística com um intervalo de dois meses entre as aplicações, que em média são de 3 a 5, observando-se nesse período se ocorre ou não a formação de trabéculas ósseas no interior do cisto. Caso haja uma eminência de fratura com evolução grave na região próxima ao cisto ósseo, convém considerar a possibilidade de um tratamento intralesional com abertura e limpeza de todo o conteúdo do cisto ósseo e posterior preenchimento da cavidade, com enxerto autólogo ou homólogo.

CISTO ÓSSEO ANEURISMÁTICO

Definição

"Lesão osteolítica expansiva preenchida de sangue entre espaços variáveis em tamanho separados por septos de tecido conjuntivo contendo trabéculas de osso ou tecido osteoide e células gigantes ostoclásticas." (O.M.S.)

Apesar de Jaffe e Lichtenstein terem denominado essa lesão de "cisto ósseo aneurismático", ela não apresenta um aneurisma que faz parte de um cisto. Entretanto, do ponto de vista radiográfico ela pode ser confundida ou estar associada com uma série de lesões, como tumor de células gigantes, osteoblastoma, condroblastoma, fibroma condromixoide, displasia fibrosa, hemangioma intraósseo, cisto ósseo hemorrágico, ou mesmo cisto ósseo simples, e com algumas lesões malignas, como osteossarcoma telangiectásico.

Incidência

O cisto ósseo aneurismático é mais frequente nas três primeiras décadas de vida, com seu pico de incidência ocorrendo por volta dos 10 aos 20 anos de idade. Há uma leve predominância no sexo feminino. Ele acomete principalmente os ossos longos do membro inferior, a coluna vertebral e a pelve.

Etiologia

A origem e a etiologia ainda são desconhecidas.

Aspectos clínicos

Os pacientes normalmente apresentam quadro de discreto abaulamento no local da lesão e muitas vezes observam-se sinais inflamatórios com aumento de volume e leve dor à palpação. Quando há um comprometimento na coluna pode haver sintomas neurológicos de compressão das raízes nervosas ou medular. A evolução é muito variável, com aumento de volume lento e progressivo ou, em alguns casos, rapidamente expansiva.

Características radiográficas

O COA caracteriza-se do ponto de vista radiográfico por apresentar uma lesão radioluscente, multicística, excêntrica, expansiva e insuflativa, principalmente na região da metáfise ou da diáfise dos ossos longos, com presença de septos dispersos em todo seu conteúdo, que leva a um afilamento da cortical.

Tratamento

O tratamento de escolha tem sido a curetagem intralesional e o preenchimento com enxerto autólogo. Muitas vezes pode-se ou não associar um tratamento adjuvante intralesional com a aplicação de fenol, eletrocauterização ou uso de crioterapia. Em alguns casos específicos é possível, sem o prejuízo da função, a ressecção do osso comprometido, como nos casos do acometimento da costela, da fíbula e dos ossos do metacarpo e do metatarso. A recidiva é muito rara.

CISTO ÓSSEO JUSTA-ARTICULAR (*GANGLION* INTRAÓSSEO)

Definição

"Cisto benigno frequentemente multiloculado preenchido por tecido fibroso com extensas características

Tumores Benignos e Lesões Pseudotumorais

mucosas, localizado no osso subcondral adjacente à articulação." (O.M.S.)

O cisto ósseo justa-articular apresenta inúmeras denominações, como "cavidade óssea causada pelo *ganglion*", "cisto sinovial do osso", "geoide subcondral não artrósico". Essas inúmeras denominações tentam diferenciar o cisto ósseo justa-articular do cisto subcondral formado pela artrose.

INCIDÊNCIA

É uma lesão muito rara, que muitas vezes é encontrada como "achado de exame" durante uma avaliação radiográfica. Dos casos diagnosticados, há uma incidência maior na faixa etária entre 20 e 50 anos, não havendo diferenciação quanto ao sexo. As regiões mais frequentemente acometidas foram o quadril, o joelho, o tornozelo e o carpo.

ETIOLOGIA

A etiologia ainda é desconhecida, porém pode haver alguma relação com traumatismos na região justa-articular.

ASPECTOS CLÍNICOS

Raramente o paciente procura um médico por causa especificamente dessa lesão, porque normalmente ela não causa sintomas e, quando isso acontece, geralmente eles estão relacionados a dores próximas à articulação, que pioram com exercício e esforço físico.

CARACTERÍSTICAS RADIOGRÁFICAS

O aspecto radiográfico é de uma lesão arredondada, radiolucente, com bordas bem definidas e escleróticas, de localização excêntrica e epifisária, com expansão e afilamento da cortical. Muitas vezes, por meio da tomografia ou da ressonância nuclear magnética, pode-se visualizar a comunicação com a articulação.

TRATAMENTO

O tratamento da lesão restringe-se aos casos sintomáticos e que apresentam incômodo significativo ao paciente. Sendo realizados a curetagem intralesional e o preenchimento da cavidade com enxerto autólogo ou homólogo, a recidiva é muito rara.

DEFEITO FIBROSO METAFISÁRIO (FIBROMA NÃO OSSIFICANTE, HISTIÓCITO XANTOGRANULOMA)

DEFINIÇÃO

"Lesão óssea bem definida e não neoplásica, caracterizada essencialmente pelas mesmas características do fibro-histiocitoma benigno, isto é, com tecido fibroso de células com padrão estoriforme e contendo um variável número de células gigantes multinucleadas, pigmentos de hemossiderina e histiócitos (células xantomatosas) (O.M.S.)".

Radiograficamente, quando a lesão é pequena, de localização subperiostal ou cortical, é conhecido como defeito fibroso cortical, e quando se apresenta com um tamanho maior é chamado de fibroma não ossificante, porém, do ponto de vista histológico, elas são muito semelhantes ao fibro-histiocitoma benigno.

1. Incidência
2. Etiologia
3. Aspectos Clínicos
4. Características Radiográficas
5. Tratamento

GRANULOMA EOSINÓFILO (HISTIOCITOSE X, GRANULOMA DE CÉLULAS DE LANGERHANS, RETICULOENDOTELIOSE)

DEFINIÇÃO

Lesão não neoplásica de etiologia desconhecida, caracterizada por uma intensa proliferação de elementos retículo-histiocitários com variável número de eosinófilos, neutrófilos, linfócitos, plasmócitos e células gigantes multinucleadas. Há frequentes zonas de necrose, como também a presença de células gordurosas, especialmente em lesões antigas e múltiplas.

INCIDÊNCIA

A reticuloendoteliose apresenta várias formas de comprometimento, porém divide-se principalmente em três formas básicas: granuloma eosinófilo (75%), Hand-Schuller-Christian (15%) e Letterer-Siwe (10%).

- granuloma eosinofílico – 5 a 20 anos;
- Hand-Schuller-Christian – 3 a 5 anos;
- Letterer-Siwe – 1 a 3 anos.

ETIOLOGIA

A reticuloendoteliose não tem uma etiologia conhecida, entretanto alguns autores a relacionam com uma provável causa viral ou imunológica em razão da presença de um fenômeno inflamatório com formação de um processo granulomatoso hiperplásico, muitas vezes semelhante a processos neoplásicos.

MANIFESTAÇÕES CLÍNICAS

A história natural da evolução dessa doença dependerá de umas das três formas em que ela se apresenta.

- **Granuloma eosinófilo:** apresenta-se na grande maioria das vezes como uma lesão única, acometen-

CAPÍTULO 40

do preferencialmente a região diafisária e metafisária dos ossos longos, e de forma mais rara observa-se também casos com comprometimento múltiplo, podendo ser simultâneo ou consecutivo. O quadro pode se iniciar na adolescência e arrastar-se até a vida adulta jovem. As lesões únicas muitas vezes acabam tendo uma resolução espontânea ao longo do tempo, variando de meses a anos, sendo que raramente são incapacitantes ou levam a um quadro de fratura patológica.

- **Hand-Schuller-Christian:** apresenta-se normalmente com múltiplas lesões. Sendo essas mais difíceis de serem tratadas, evoluem de forma mais incapacitante do que o granuloma eosinofílico. Apresentam frequentemente comprometimento secundário de outros tecidos e costumam evoluir para diabetes insípido (comprometimento da glândula parapituitária), exoftalmia pelo comprometimento da órbita e comprometimento do fígado e do baço.
- **Letterer-Siwe:** os achados clínicos mais frequentes são febre, otite média e história frequente de infecções bacterianas. Em alguns casos, observa-se anemia, hepatoesplenomegalia, quadros de hemorragia sem causa aparente, linfoadenopatia e lesões ósseas disseminadas. A evolução é frequentemente fatal em razão de comprometimento sistêmico.

ASPECTOS RADIOGRÁFICOS

As lesões apresentam um aspecto radiolucente, com formato arredondado e ovoide, com bordas bem delimitadas e bem definidas, e frequentemente trabéculas em seu interior podem ser visíveis. Acometem em geral a região diafisária de ossos longos e de forma menos comum a região metafisária, causando uma erosão da cortical e uma discreta expansão da cortical. É possível visualizar um pequeno levantamento periostal com reação em tipo "casca de cebola" semelhante ao do sarcoma de Ewing e da osteomielite.

Quando o comprometimento é na coluna, raramente leva a um comprometimento neurológico, embora haja um colapso da vértebra, apresentando um aplanamento conhecido como "vértebra plana de Calvé".

Em casos mais graves, como na síndrome de Hand-Schüller-Christian e na síndrome de Letterer-Siwe, observam-se lesões radiolucentes disseminadas na calota craniana.

TRATAMENTO E PROGNÓSTICO

O tratamento e o prognóstico da doença dependem diretamente do grau de comprometimento e das manifestações clínicas. Nas lesões únicas, o tratamento de escolha é a curetagem e, nas grandes falhas, o preenchimento com osso esponjoso. Em alguns casos, em que não há qualquer prejuízo da função ou comprometimento estético, pode-se realizar a ressecção do osso comprometido, como costelas, clavícula e parte superior da fíbula. Em casos de compromentimentos múltiplos e sistêmicos, parte do tratamento é realizada com o uso de drogas quimioterápicas de corticoterapia.

DISPLASIA FIBROSA E DISPLASIA OSTEOFIBROSA

DEFINIÇÃO

Lesão benigna, presumivelmente desenvolvida naturalmente, caracterizada pela presença de tecido fibroso conjuntivo com características e padrão espiralado e trabéculas com osso imaturo não lamelar.

INCIDÊNCIA

A displasia fibrosa pode apresentar-se de forma solitária (monostótica) ou múltipla (poliostótica) e raramente com comprometimento extraósseo. É mais frequente nos pacientes do sexo feminino (3:2) entre 10 a 20 anos. O acometimento ósseo ocorre preferencialmente nos ossos dos membros inferiores, como o fêmur e a tíbia.

MANIFESTAÇÕES CLÍNICAS

O quadro clínico é muito variável, sendo na maioria das vezes assintomático e a lesão visualizada durante a radiografia.

MIOSITE OSSIFICANTE (OSSIFICAÇÃO HETEROTÓPICA)

DEFINIÇÃO

Lesão não neoplásica, às vezes associada com trauma, caracterizada pela proliferação com tecido fibroso e pela formação de grande quantidade de tecido ósseo novo. Tecido cartilaginoso também pode estar presente. A lesão pode ocorrer na superfície externa do osso ou nos tecidos moles à distância da superfície periostal.

INCIDÊNCIA

TUMOR MARROM DO HIPERPARATIREOIDISMO

DEFINIÇÃO

Lesão não neoplásica circunscrita caracterizada pela presença de um grande número de células gigantes osteoclásticas, frequentemente arranjadas em grupos e separadas por rica vascularização de tecido fibroso com áreas de novo osso e osteoide em formação. Em torno do osso, frequentemente mostram-se evidências de osteoclastos em reabsorção. São comuns áreas de recente e antiga hemorragia.

INCIDÊNCIA

CISTO EPIDERMOIDE INTRAÓSSEO

DEFINIÇÃO

Lesão não neoplásica rara, caracterizada histologicamente por uma membrana que consiste de epitélio escamoso, coberta por lâminas de queratina que preenchem parte da cavidade.

INCIDÊNCIA

GRANULOMA REPARADOR DE CÉLULAS GIGANTES

DEFINIÇÃO

Lesão não neoplásica incomum distinta do verdadeiro tumor gigante celular, caracterizada histologicamente por proliferação de células redondas e estromatosas com áreas de hemorragias com nichos de células gigantes multinucleadas, menores do que aquelas do tumor gigante celular. Essas lesões são histologicamente indistinguíveis das lesões do tumor marrom do hiperparatireiodismo. É comum a formação de tecido ósseo novo.

CAPÍTULO 40

Tumores Malignos da Infância

Valter Penna
Eduardo Toller
Marcos Ceita Nunes
Sandra Morini da Silva

OSTEOSSARCOMA

O osteossarcoma é o tumor primário de origem mesenquimal maligno de alto grau mais comum na infância, constituído por um estroma sarcomatoso com um componente celular variável atípico, mais comumente osteoblastos atípicos, produtores de osteoide. O osteossarcoma clássico ou central desenvolve-se na cavidade medular preferencialmente na região metafisária dos ossos longos, podendo ser blástico ou lítico, mas na maioria das vezes é misto. Existem outros subtipos de osteossarcoma, dependendo da celularidade e da localização, mas todos são produtores de tecido osteoide em maior ou menor escala.

O osteossarcoma teleangectásico contém em seu interior espaços preenchidos com sangue, podendo apresentar septos e com aspecto radiográfico de lesão lítica. Em 25% dos casos, apresenta fratura patológica, o que eventualmente ocorre no clássico, tendo como principal diagnóstico diferencial o cisto ósseo aneurismático. Ambos podem coexistir em uma mesma lesão.

O osteossarcoma de pequenas células assemelha-se com o sarcoma de Ewing. Seu principal diagnóstico diferencial é o de pior prognóstico e, diferentemente do central, tem uma leve predileção pelo sexo feminino. Raramente encontramos a variante de baixo grau que apresenta melhor prognóstico. Em relação à localização, temos os periféricos de baixo grau representados pelo periosteal ou justacortical, que aparece colado na superfície do osso e abaixo do periósteo, e pelo pareosteal, que surge sobre todo o tecido ósseo e em 70% das vezes aparece na superfície distal e posterior do fêmur. Existe uma rara variante periférica de alto grau que apresenta prognóstico semelhante ao central. O osteossarcoma pode ser secundário à doença de Paget, raramente encontrado em crianças e à exposição à radiação.

OSTEOSSARCOMA CLÁSSICO

ETIOLOGIA E EPIDEMIOLOGIA

O osteossarcoma é o tumor ósseo maligno primário não hematopoiético mais comum, com uma incidência estimada em 4 a 5 por milhão. É uma doença que atinge preferencialmente indivíduos jovens e ocorre frequentemente na segunda década de vida. Aproximadamente 60% dos pacientes têm menos de 25 anos. Existem descrições de casos de pacientes com menos de 5 anos. Em 30% das vezes, pode ocorrer em pacientes com mais de 40 anos. Nesses casos, a ocorrência do osteossarcoma pode estar associada aos seguintes fatores: doença de Paget, exposição à radiação e, raramente, secundária a fibrodisplasia e infarto ósseo. Afeta com maior frequência o sexo masculino em uma proporção de 3:2; essa diferença tende a diminuir conforme aumenta a idade de acometimento do tumor.

O osteossarcoma não tem causa definida. A maioria, se não todos, contém aberrações cromossômicas complexas, que compreendem uma abundância de alterações numéricas e estruturais. Embora nenhuma translocação ou alteração estrutural específica tenha sido atribuída ao osteossarcoma, o envolvimento de certas regiões cromossômicas tem se mostrado recorrente.

Pacientes com retinoblastoma hereditário (RB) têm um risco elevado de desenvolver osteossarcoma. Tais tumores estão relacionados à perda cromossomal em 13q e alterações do RB1, gene supressor de tumor que está presente em 30% a 40% das vezes. O prognóstico é pior para pacientes com alterações do gene RB1. Pacientes com síndrome de Li-Fraumeni apresentam uma mutação germinativa do gene supressor tumoral TP53, tendo um risco aumentado de desenvolver uma variedade de tumores, incluindo osteossarcoma. Além disso, em pacientes com síndrome de

Rothmund-Thomson, tem-se observado uma mutação no gene RECQL4, o que também está relacionado com maior incidência de osteossarcoma.

O osteossarcoma mostra uma propensão para o envolvimento profundo de ossos longos do esqueleto apendicular, em particular, o fêmur distal, tíbia proximal e úmero proximal. Ele tende a ser uma doença metafisária em 91% dos casos, diafisária em menos de < 9% e raramente aparecendo na epífise. Embora sua frequência seja maior nos ossos longos, existe uma incidência relativa em ossos chatos como mandíbula, pelve, crânio e coluna vertebral, o que tende a aumentar com a idade e ser de pior prognóstico. Osteossarcomas localizados em mãos e pés são extremamente incomuns. Além disso, podem ser monostóticos quando em sítio único e poliostóticos quando apresentam acometimento de mais de um sítio ósseo.

Aspectos clínicos

Os sintomas do osteossarcoma costumam aparecer relativamente rápido, em semanas ou poucos meses. O sintoma mais frequente é a dor, com ou sem presença de massa, que apresenta inicialmente caráter intermitente e em poucas semanas evolui com maior intensidade, tornando-se constante. É descrita pelo paciente como uma dor profunda, irritativa e grave. Em muitos casos, a história de trauma está relacionada ao aparecimento do tumor, porém isso não parece ter relação de causa e efeito, o mais provável é que a lesão traumática apenas chamou a atenção para o local afetado.

A presença de massa de aspecto endurecido e bem fixado a planos profundos (osso) é o segundo sintoma mais frequente. Por ser uma lesão hipervascularizada, apresenta edema e sinais de hipervascularização, como calor local, teleangectasias e, em alguns casos, pode-se auscultar sopros vasculares. Com evolução, pode-se encontrar posições antálgicas, comprometimento do arco de movimento das articulações e atrofia muscular por desuso próximas ao sítio do tumor. Apesar de ser uma doença de grande morbidade, a grande maioria dos pacientes com osteossarcoma não tem aspecto "doente", ou seja, não tem febre, perda de peso ou caquexia, parecendo saudáveis, o que muitas vezes contribui para o atraso do diagnóstico. Os sintomas sistêmicos estão relacionados a casos com doença avançada com metástases em outros sítios, como pulmão e osso.

Aspectos radiográficos

O osteossarcoma clássico apresenta uma imagem radiográfica extremamente variável, podendo ser puramente osteoblástico ou osteolítico, porém, na maioria das vezes, mostra-se como uma lesão de aspecto misto com destruição cortical e extensão para partes moles. A lesão geralmente inicia-se de maneira excêntrica na região metafisária dos ossos longos, com desarranjo do trabeculado ósseo e progressiva destruição da cortical, de formato irregular, com limites mal definidos e de volume considerável. Após destruir e ultrapassar a cortical, o crescimento do tumor promove o levantamento do periósteo, fazendo com que nas áreas sem massa tumoral, onde o periósteo foi deslocado, apareça uma reação periosteal por aposição óssea conhecida como triângulo de Codman. Essa reação não é patognomônica do osteossarcoma, pois é puramente uma aposição óssea promovida pelo deslocamento do periósteo, o que pode ser observado em várias outras situações, como osteomielite, sarcoma de Ewing, cisto ósseo aneurismático, histiocitose de células de Langerhans, entre outras. Não existem células tumorais no triângulo de Codman, portanto deve-se evitar fazer biópsia nesses locais.

Em razão da neoformação óssea, o osteossarcoma apresenta espículas ósseas perpendiculares ao eixo do osso acometido com aspecto de "raios de sol". Em radiografias, observa-se o comprometimento de partes moles, porém o verdadeiro envolvimento do tecido mole eventualmente ocorre, pois a massa tumoral frequentemente está confinada sob o periósteo até tarde na evolução da doença (Figuras 41.1, 41.2 e 41.3).

Estadiamento

Assim que for levantada a hipótese diagnóstica de osteossarcoma, a doença deve ser estadiada. Esse estadiamento tem como objetivos delinear a extensão local do tumor, descobrir eventuais metástases distantes e estabelecer o diagnóstico histológico final. Após uma completa anamnese e exame físico, com uma imagem radiográfica sugestiva de osteossarcoma, devemos partir para o estadiamento local que é realizado por meio de uma ressonância nuclear magnética (RNM) e uma tomografia computadorizada (TC) de todo o segmento acometido (Figuras 41.4 e 41.5). A avaliação de doença sistêmica é realizada com uma radiografia e uma TC de tórax e com uma cintilografia óssea (Figuras 41.6 e 41.7). Por fim, a biópsia é que confirmará o diagnóstico definitivo.

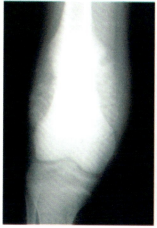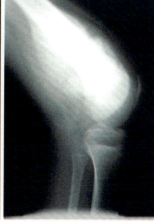

FIGURA 41.1 Imagem radiográfica clássica de um osteossarcoma mostrando lesão agressiva em região metafisária do fêmur distal direito, de aspecto misto, com comprometimento da cortical lateral, calcificações neoplásicas em raios de sol e triângulo de Codman.

Tumores Malignos da Infância

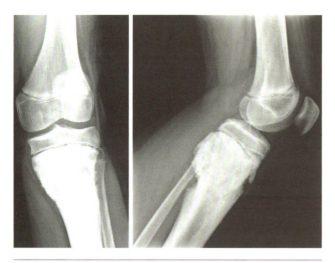

FIGURA 41.2 Paciente masculino, 12 anos, com dor e massa em região proximal da perna esquerda. Exame radiográfico demonstrando lesão blástica em região metafisária proximal da tíbia esquerda, com comprometimento medular e cortical, com calcificações em raios de sol.

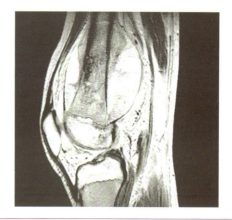

FIGURA 41.4 Exame de ressonância nuclear magnética mostrando o real tamanho da lesão neoplásica, com comprometimento medular, da cortical e da extensão em partes moles.

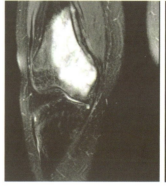 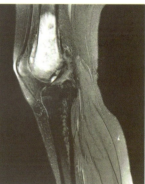

FIGURA 41.5 Exame de ressonância nuclear magnética demonstrando real comprometimento do tumor e evidenciando seu aspecto agressivo.

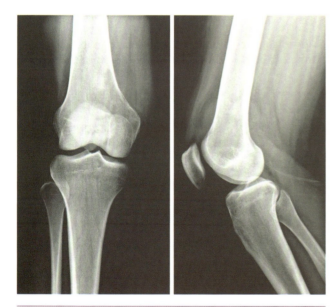

FIGURA 41.3 Paciente de 21 anos com dor em membro inferior direito e aumento de volume em região medial da coxa distal direita. Ao exame radiográfico, observamos uma lesão aparentemente inocente, que poderia facilmente não ser identificada em um atendimento de urgência. Porém, se observarmos melhor, identificamos uma lesão lítica em região metafisária de fêmur distal, excêntrica, com destruição do trabeculado ósseo, com alguns sinais de comprometimento da cortical (Figura 41.6). Observe o exame de ressonância nuclear magnética na Figura 41.5.

RNM e TC são de grande valor para descrever os detalhes da destruição óssea e da produção de tumor ósseo no interior da lesão. Na maioria das vezes, RNM tem sido preferida à TC para estudo do tumor primário, ficando a TC mais bem indicada para investigar a presença de metástases pulmonares, principal sítio de metástases seguido do osso. A RNM demonstra o grau de comprometimento do tecido mole, a relação do tumor com planos fasciais e estruturas neurovasculares. O melhor aspecto da RNM é a sua capacidade precisa de avaliar a extensão do tumor na cavidade medular. Isso é útil para o planejamento de ressecções, especialmente em procedimentos que visam à preservação do membro, sendo capaz de identificar *skip* metástases maiores de 2 mm em ossos longos e determinar o comprometimento da articulação adjacente ao tumor.

A cintilografia óssea com tecnécio 99m fornece informações sobre *skip* metástases, multicentricidade e doença sistêmica. Quando necessário, no arsenal do estadiamento, pode-se solicitar avaliação vascular por meio da angiorressonância.

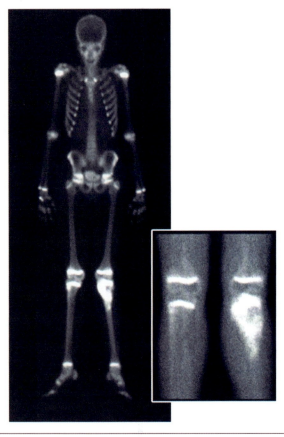

FIGURA 41.6 Cintilografia óssea demonstrando hipercaptação do radiofármaco em fêmur distal direito e lesão monostótica.

Não existem exames laboratoriais específicos para osteossarcoma. Em alguns casos, pode haver elevação da velocidade de hemossedimentação globular, mas ela não é específica. Os níveis de fosfatase alcalina geralmente encontram-se elevados por causa da osteogênese do tecido neoplásico. O grau de elevação dessa enzima vai depender do tamanho do tumor e da atividade osteoblástica, por isso o osteossarcoma osteoblástico apresenta maiores níveis de fosfatase alcalina quando comparados às variantes fibroblásticas, condroblásticas e telangiectásicas. A evolução do osteossarcoma pode ser monitorada pelos níveis séricos de fosfatase alcalina, refletindo a resposta à quimioterapia e às possíveis recidivas. Alguns estudos relatam que altos níveis séricos estão relacionados a piores prognósticos. Ressalta-se que o aumento dos níveis de desidrogenase lática também está associado a piores prognósticos.

A biópsia, que determina o diagnóstico definitivo, sendo obrigatória para iniciar o tratamento, deve ser realizada de preferência pela equipe de cirurgiões responsáveis pelo tratamento, podendo ser feita de forma aberta por incisão longitudinal ou por agulha, prevendo uma posterior ressecção com margem oncológica onde o trajeto da biópsia deve estar contido (Figura 41.8). O material obtido na biópsia deve ser armazenado e congelado em banco de tumor, pois esse material poderá servir para estudos futuros e novas perspectivas terapêuticas.

Patologia

O osteossarcoma convencional tende a apresentar um estroma sarcomatoso com células pleomórficas, altamente

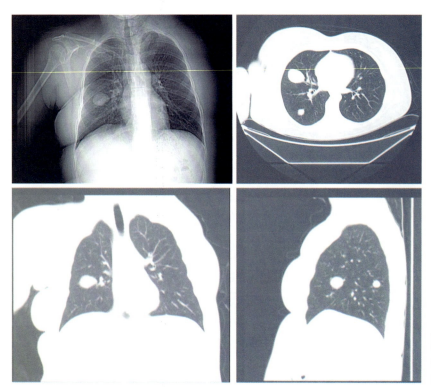

FIGURA 41.7 Radiografia e tomografia computadorizada de tórax mostrando presença de inúmeras lesões metastáticas.

Tumores Malignos da Infância

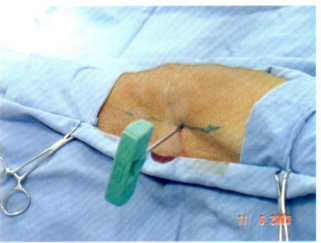 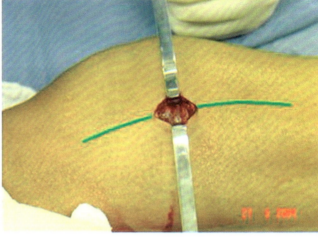

FIGURA 41.8 Imagem mostrando biópsia por agulha e biópsia aberta, no sentido longitudinal, prevendo posterior ressecção do trajeto no momento da cirurgia.

anaplásicas e com mitoses atípicas. As células tumorais são extremamente variáveis, podendo ser epitelioides, plasmocitoides, fusiformes, ovoides, pequenas células redondas claras, células gigantes mono ou multinucleadas e células fusiformes. A maioria dos casos são misturas complexas de dois ou mais tipos de células. Para o diagnóstico histopatológico de osteossarcoma, é necessária a identificação precisa do osteoide. Histologicamente, o osteoide é um material amorfo intercelular, denso e rosa, que pode parecer um pouco birrefringente (Figura 41.9). O osteossarcoma convencional também pode produzir quantidades variáveis de cartilagem e/ou tecido fibroso. Muitos investigadores subdividem ainda o osteossarcoma convencional de acordo com a matriz predominante em três subtipos principais: osteoblástico (50%), condroblástico (25%) e fibroblástico (25%).

Tratamento

Pacientes portadores desse tipo de neoplasia óssea devem ser tratados em centros especializados, capazes de oferecer acesso a uma equipe multidisciplinar com todos os recursos disponíveis para garantir adequado tratamento. O objetivo do tratamento do osteossarcoma é garantir máxima sobrevida do paciente preservando o máximo possível as funções da extremidade. Em nosso país, a evolução do tratamento do osteossarcoma ocorreu em diversos centros de forma muito significativa e os resultados avaliados pelo Grupo Brasileiro do Tratamento de Osteossarcoma (GBTO) foram publicados. Após realização de uma reunião de consenso do GBTO em janeiro de 2006 foi desenvolvido o protocolo brasileiro multidisciplinar de tratamento para osteossarcoma, padronizando o tratamento em todo o país (Figuras 41.10 e 41.11).

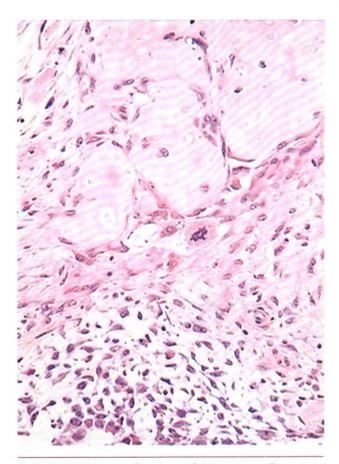

FIGURA 41.9 Fotografia microscópica mostrando presença de osteoide, com estroma sarcomatoso, contendo células pleomórficas e presença de mitoses atípicas.

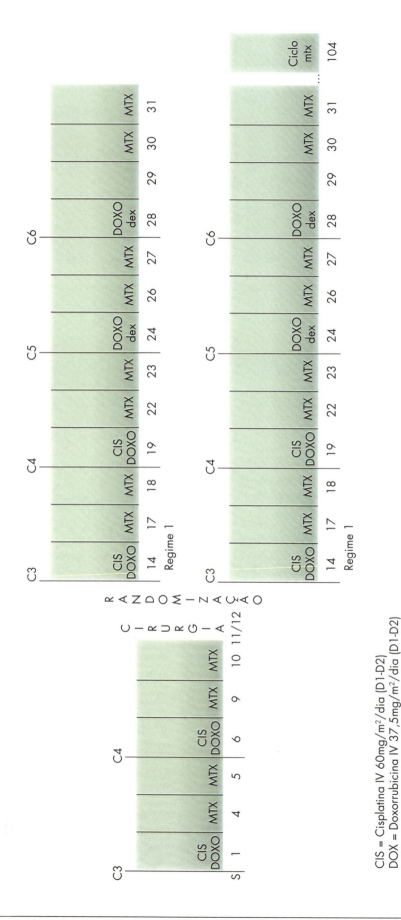

CIS = Cisplatina IV 60mg/m²/dia (D1-D2)
DOX = Doxorrubicina IV 37,5mg/m²/dia (D1-D2)
MTX = metotrexato IV 12g/m²/dia (D1)
dex = dexrazoxane IV 375mg/m²/dia (D1-D2)
Ciclo = ciclofostamida VO 25mg/m²/dia (todos os dias)
mtx = metotrexato VO 1,5mg/m²/2x dia (segunda/quinta)

FIGURA 41.10 Protocolo GBTO – osteossarcoma não metastático – 2006.

Tumores Malignos da Infância

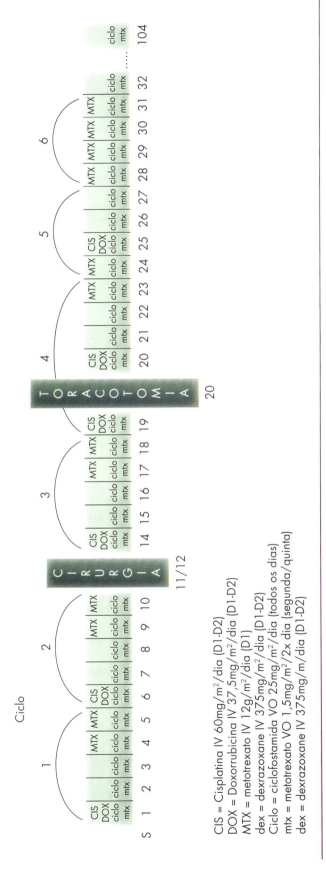

CIS = Cisplatina IV 60mg/m^2/dia (D1-D2)
DOX = Doxorrubicina IV 37,5mg/m^2/dia (D1-D2)
MTX = metotrexato IV 12g/m^2/dia (D1)
dex = dexrazoxane IV 375mg/m^2/dia (D1-D2)
Ciclo = ciclofostamida VO 25mg/m^2/dia (todos os dias)
mtx = metotrexato VO 1,5mg/m^2/2x dia (segunda/quinta)
dex = dexrazoxane IV 375mg/m/dia (D1-D2)

FIGURA 41.11 Protocolo GBTO – osteossarcoma metastático – 2006.

É importante ressaltar que, na maioria dos casos, o osteossarcoma é uma doença sistêmica. Acompanhamentos de pacientes submetidos somente à amputação, sem tratamento quimioterápico, evidenciaram doença metastática, geralmente para pulmões, em 80% a 90% dos pacientes nos primeiros dois anos. Isso demonstra que, apesar de não detectado nos exames de estadiamento, a maioria dos pacientes já apresenta micrometástases pulmonares no momento do diagnóstico. Assim, apesar dos excelentes índices de controle local com cirurgia, a grande maioria dos pacientes com osteossarcoma, aparentemente com doença localizada, progridem rapidamente para morte por metástases pulmonares se nenhum tratamento sistêmico adicional for iniciado.

O objetivo primário da quimioterapia dentro do tratamento multidisciplinar é erradicar a doença micrometastática e aumentar a segurança da cirurgia, diminuindo o tamanho dos tumores. A quimioterapia isolada é insuficiente para, de forma confiável, destruir o tumor primário ou as metástases pulmonares radiologicamente detectáveis. Nesses casos, a cirurgia é sempre necessária. A quimioterapia deve ser administrada antes da cirurgia (pré-operatória ou indutória ou neoadjuvante) e após a cirurgia (quimioterapia adjuvante ou pós-operatória), conforme o protocolo brasileiro. As drogas comumente utilizadas são metotrexato, doxorrubicina e cisplatina, e elas não estão livres de complicações, incluindo infecção por neutropenia, cardiotoxicidade, nefrotoxicidade, perdas auditivas, entre outras.

Juntamente com os avanços no manejo do osteossarcoma, o tratamento cirúrgico tem apresentado importantes melhorias. A amputação já foi o tratamento padrão ouro para esses tumores, entretanto, hoje, muitos pacientes com osteossarcoma estão sendo tratados com procedimentos cirúrgicos capazes de preservar o membro e mantê-lo funcional. Houve, inicialmente, uma preocupação em relação ao efeito dos procedimentos preservadores nas taxas de sobrevivência, e estudos randomizados não têm comparado as cirurgias preservadoras com não preservadoras. Entretanto, estudos não randomizados não mostram uma melhor sobrevida nos pacientes submetidos à amputação e a taxa de recorrência local é similar a do coto da amputação. Assim, o que realmente importa para uma melhor sobrevida e menor taxa de recidiva é a obtenção de uma margem cirúrgica oncológica adequada, juntamente com uma boa resposta à quimioterapia.

Embora a amputação esteja sendo menos utilizada, existem algumas indicações primárias que compreendem pacientes extremamente jovens, quando a desigualdade de comprimento dos membros seria um grande problema (extremidade inferior); fraturas patológicas deslocadas, grande comprometimento de tecidos moles envolvendo estruturas neurovasculares, progressão da doença durante a quimioterapia e recorrência após procedimento com preservação de membro. Na extremidade superior, normalmente tenta-se preservar pelo menos a função da mão, como acontece no procedimento de *Tikoff-Lindberg*, pois a substituição protética do membro superior não apresenta bons resultados funcionais como ocorre nos membros inferiores.

Nas cirurgias com preservação de membro, o ponto mais importante é a possibilidade de uma ressecção com margem ampla, sendo as opções de reconstrução uma consideração secundária. Assim, a única contraindicação absoluta de cirurgia preservadora é a impossibilidade de obter uma ressecção adequada. O comprometimento do feixe neurovascular pode ser reconstruído, por exemplo, com enxerto vascular de veia safena e enxerto de nervo sural, e em alguns casos pode-se realizar transferências tendíneas com a finalidade de melhorar a função sacrificada em uma ressecção.

Uma das opções de tratamento cirúrgico com preservação de membro em sarcomas é a ressecção simples sem reconstrução, como ocorre nas hemipelvectomias internas sem reconstrução, no procedimento de Tikoff-Limberg e em áreas anatômicas onde é dispensável reconstrução como a fíbula proximal (Figura 41.12).

Outras opções são as ressecções seguidas por técnicas de reconstrução com soluções biológicas, como ocorre no enxerto autólogo de fíbula simples ou vascularizada, uso de osso de banco e do próprio osso ressecado após debridamento e congelação por nitrogênio líquido, ou com endopróteses não convencionais, isto é, próteses manufaturadas nas medidas específicas para cada caso (Figuras 41.13 a 41.16). É importante salientar que as metástases pulmonares não são contraindicações para procedimentos cirúrgicos com preservação do membro, uma vez que seja possível uma ressecção ampla.

PROGNÓSTICO

Após a ressecção, a peça anatômica deve ser submetida a estudo histopatológico para avaliação dos níveis de necrose tumoral, sendo graduada de acordo com a classificação de Huvos Ayala, o qual representa a resposta tumoral à quimioterapia e consequentemente é o principal fator prognóstico (Figura 41.17). Quando a massa tumoral apresenta mais de 90% de necrose, tem-se uma sobrevida em 10 anos de até 90%. Entretanto, existem alguns locais como pelve, escápula e maxila, em que a resposta à quimioterapia não parece refletir no prognóstico, apesar de ser uma ótima ressecção.

A presença de metástases pulmonares ao diagnóstico é outro fator de pior prognóstico. Recentes estudos demonstram que uma agressiva quimioterapia, seguida de uma ressecção de todos os sítios tumorais, pode contribuir para uma sobrevida em longo tempo de 30% a 40%. Pacientes com metástases em outros locais têm um prognóstico ainda mais sombrio.

TUMORES DA FAMÍLIA EWING

O sarcoma de Ewing é o segundo tumor maligno mais comum em osso pediátrico. Composto por pequenas células redondas e indiferenciadas, foi descrito primariamente por James Ewing em 1921. Originalmente foi denominado como endotelioma difuso ou mieloma endotelial, acreditando-se que fosse derivado de tecidos angiogênicos.

Tumores Malignos da Infância

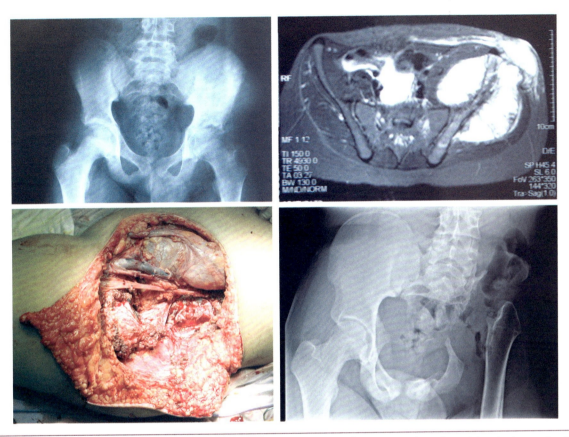

FIGURA 41.12 Paciente do sexo masculino, 13 anos, osteossarcoma em ilíaco esquerdo, submetido a tratamento cirúrgico com hemipelvectomia sem reconstrução.

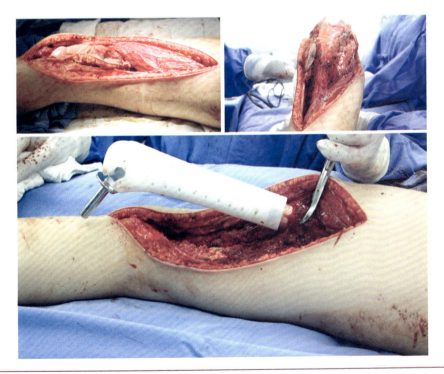

FIGURA 41.13 Ressecção com margens oncológicas e reconstrução com endoprótese não convencional total e articulada de fêmur distal esquerdo. Observe que a cicatriz da biópsia foi ressecada junto com a peça cirúrgica.

CAPÍTULO 41

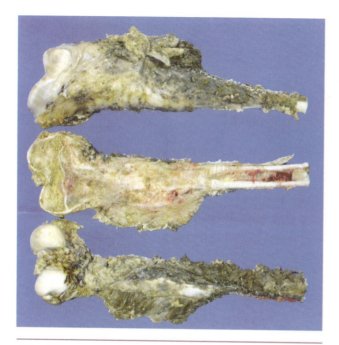

FIGURA 41.14 Imagem mostrando a peça cirúrgica, que é encaminhada para exame anatomopatológico.

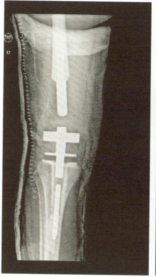 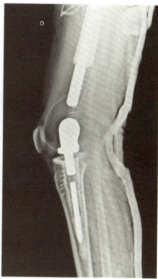

FIGURA 41.16 Imagem mostrando o aspecto radiográfico de uma ressecção de osteossarcoma de fêmur distal direito e reconstrução com endoprótese não convencional total e articulada de fêmur distal.

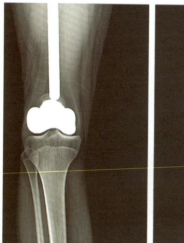 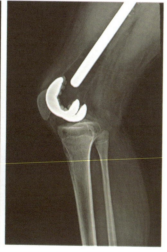

FIGURA 41.15 Aspecto radiográfico de uma ressecção de osteossarcoma de fêmur distal direito e reconstrução com endoprótese não convencional parcial de fêmur distal.

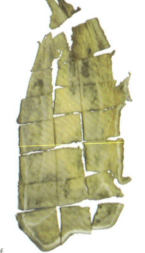

Huvos-Ayala:

I   0% a 50% de necrose
II 51% a 90% de necrose
III 91% a 99% de necrose
IV 99% a 100% de necrose

FIGURA 41.17 Classificação de Huvos-Ayala.

Atualmente, o sarcoma de Ewing faz parte da mesma família dos tumores primitivos neuroectodérmicos (PNET). Existe uma sutil diferenciação histológica entre sarcoma de Ewing e PNET: enquanto o primeiro é bem indiferenciado, o segundo apresenta diferenciação neuronal em algumas áreas. Existem grandes discussões para definir qual é o de melhor prognóstico, entretanto ambos são considerados uma mesma entidade para a definição do tratamento.

ETIOLOGIA E EPIDEMIOLOGIA

A faixa etária mais acometida está entre os 10 e os 20 anos, sendo pouco frequente abaixo dos 5 anos e acima dos 30 anos. Tumores em faixa etária menor de 5 anos com características semelhantes devem ser considerados possíveis neuroblastoma ou tumores de Willms e, quando acima de 30 anos, possíveis linfomas. O sarcoma de Ewing é significativamente mais comum no sexo masculino e apresenta uma elevada predileção pela raça branca, sendo extremamente raro em negros e orientais.

A localização mais comum é na pelve e nos membros inferiores, sendo o íleo, o fêmur e a fíbula as localizações mais frequentes, seguidos do úmero e da tíbia. Em ossos tubulares longos dos membros inferiores existe uma predileção pela região diafisária e metafisária. Os arcos costais são sítios comuns, e nessa localização é conhecido como tumor de Askin. A escápula e as vértebras são sítios incomuns, e são ainda mais incomuns nos pequenos ossos tubulares das mãos e dos pés.

Os tumores da família Ewing têm em comum uma translocação cromossômica recorrente t(11; 22) (Q24; q12), detectáveis em aproximadamente 85% dos casos. Sabe-se que podem existir outras translocações; em 10% a 15% dos casos observa-se uma translocação t(21; 22) (q22; q12) e em 1% ou menos de casos t(7; 22), t(17; 22), e t(2 22).

Aspectos clínicos

O principal sinal é a dor, seguida pelo aumento de volume local, que pode estar presente há alguns meses ou anos antes que o paciente procure atendimento médico. Mais da metade dos casos apresenta sintomatologia por pelo menos 6 meses antes do diagnóstico, principalmente quando apenas dor de forma intermitente for predominante. A presença de dor constante e massa geralmente proporciona menor atraso no diagnóstico, o que geralmente acontece no comprometimento de extremidades. Pode ainda provocar rigidez articular, comprometendo a função dos membros. No tumor de Askin pode provocar o aparecimento de efusão pleural.

Sintomas de comprometimento de raiz nervosa podem estar presentes quando localizados em corpo vertebral. O envolvimento da bacia pode ter como sintomatologia a ciatalgia, a disfunção urinária e retal. No exame físico, palpa-se massa em 61% dos casos. A palpação é extremamente dolorosa e discrepante em relação aos exames de imagem, ou seja, a massa palpável é maior que a tumoração visualizada em exames radiográficos, demonstrando que existe uma disseminação extracompartimental do tumor, com extenso envolvimento de partes moles. Fratura patológica pode estar presente em 15% dos casos.

Em geral, inicialmente, o sarcoma de Ewing e PNET não são doenças sistêmicas, sendo importante salientar que a presença de febre, perda de peso, anemia, leucocitose e aumento da velocidade de hemossedimentação aparecem em doença mais avançada, referindo um pior prognóstico, muitas vezes relacionados à presença de metástase. Além disso, a presença desses sintomas sistêmicos podem gerar confusões com osteomielite e linfomas. O aumento da desidrogenase lática está relacionado com a necrose tumoral e também é um fator de pior prognóstico.

Aspectos radiográficos

O aspecto radiográfico é bastante característico, mas não é patognomônico. É descrito como uma lesão permeativa do osso, com rarefação da medular óssea em padrão de "ruído de traça" e invasão da cortical com rápida destruição óssea.

O osso no local da lesão pode apresentar alargamento. O periósteo é deslocado pela lesão neoplásica, formando lâminas de tecido ósseo neoformado que vão se sobrepondo conforme ocorre a expansão tumoral. Isto é observado nos exames radiográficos como finas delaminações denominadas de "casca de cebola" (Figura 41.18). A invasão em partes moles já pode ser estimada em uma radiografia simples. Em ossos longos, a lesão é frequentemente diafisária e com comprometimento de uma extensa área óssea. O diagnóstico radiológico diferencial é feito com histiocitose, linfoma, osteossarcoma, neuroblastoma metastático, tumor de Willms, leucemia e osteomielite.

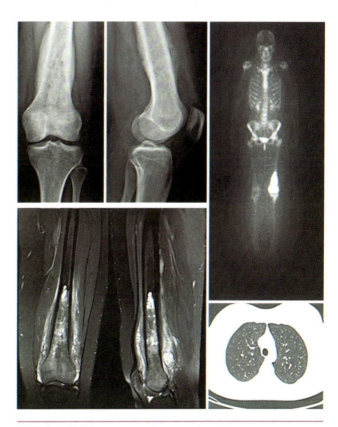

FIGURA 41.18 Paciente do sexo feminino, 16 anos, com história de massa em joelho esquerdo há 10 meses, com dor de forte intensidade. Ao exame radiográfico, visualiza-se uma lesão em região metadiafisária de fêmur distal esquerdo, com áreas líticas intramedulares com aspecto de "ruído de traça", aparente alargamento da cortical e com reação periosteal em "casca de cebola". A cintilografia óssea mostra que a lesão é monostótica. Na RNM, evidencia-se o comprometimento medular e de partes moles, de aspecto permeativo. Tomografia de tórax comprovando que a lesão não é metastática.

Estadiamento

Segue a padronização do estadiamento dos sarcomas ósseos, sendo similar ao do osteossarcoma que foi discutido neste item (Figura 41.18). É importante salientar que a primeira ressonância nuclear magnética (RNM) realizada antes da biópsia e de iniciar o tratamento quimioterápico é que vai determinar a programação cirúrgica. A biópsia, obrigatória, é que vai definir o diagnóstico histológico, diferenciando-o das outras patologias.

Patologia

Macroscopicamente, o tumor mostra-se com um importante comprometimento de partes moles, de coloração acinzentada e muitas vezes com áreas necróticas e hemorrágicas. Pode conter áreas de aspecto amarelado, necrótico e semilíquido que, a partir de uma biópsia, pode grosseira e erroneamente ser interpretada como pus por cirurgiões.

Histologicamente apresenta uma morfologia variável. A maioria dos casos é constituída de pequenas células redondas e uniformes com núcleos esféricos contendo cromatina fina, com citoplasma escasso, claro ou eosinofílico e com indistintas membranas citoplasmáticas. O citoplasma das células tumorais frequentemente contém glicogênio, que pode ser identificado por meio da coloração com ácido periódico de *Schiff* (PAS positivo). Em alguns casos estão presentes rosetas de Homer-Wright, principalmente em PNET. A necrose é comum e as células viáveis frequentemente encontram-se numa distribuição perivascular. Nos testes de imuno-histoquímica, o CD99 é expresso em quase todos os casos em uma forma característica, embora não seja específico (Figura 41.19).

Tratamento

É importante que o paciente seja tratado em centros de referência com equipe multidisciplinar composta pelo menos de cirurgião, oncologista pediátrico, radiologista, patologista e radioterapeuta. O tratamento segue o Protocolo Sul Americano de Tumores da Família Ewing, ou seja, tratamento sistêmico com poliquimioterapia neoadjuvante seguida de controle local da doença com cirurgia e/ou radioterapia complementada com poliquimioterapia adjuvante.

O tratamento sistêmico com quimioterapia deve ser instituído a todos os pacientes, mesmo aqueles com doença localizada ao diagnóstico em virtude da possibilidade de ter doença metastática oculta. O principal esquema quimioterápico utilizado consiste em uma combinação de vincristina, adriamicina e ciclofosfamida, alternada com ifosfamida e etoposide.

O objetivo do controle local é erradicar o tumor primário e evitar recidiva local, com o mínimo de perda funcional. Todos os pacientes que responderem à quimioterapia de indução devem ser avaliados para ressecção cirúrgica, desde que seja previsível uma ressecção com margens livres e razoável resultado funcional. A cirurgia é, então, a opção preferida quando a lesão é ressecável (Figura 41.20). A supremacia da cirurgia para controle local nunca foi testada em estudos randomizados prospectivos, e a aparente superioridade pode representar um viés de seleção, já que lesões menores e mais periféricas são normalmente tratadas com cirurgia, enquanto lesões maiores e mais centrais são mais frequentemente tratadas com radioterapia. Em crianças pequenas com sarcoma de Ewing a cirurgia pode ter menos morbidade tardia que a radioterapia. Outro benefício potencial da cirurgia é a possibilidade de conhecer o grau de necrose no tumor ressecado, já que sabemos que existem piores resultados em pacientes com baixo grau de necrose (menor que 90%). Assim, o procedimento cirúrgico segue os mesmos conceitos do tratamento dos sarcomas, com indicação de ressecção com margem oncológica, estando disponíveis diversas técnicas de reconstrução como foi descrito no tratamento de osteossarcoma.

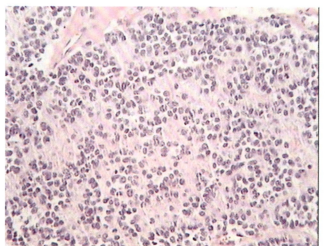
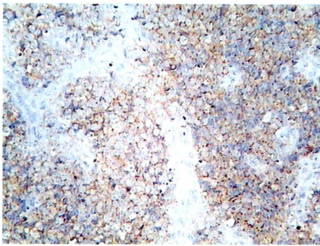

FIGURA 41.19 Imagem fotográfica microscópica de sarcoma de Ewing mostrando em coloração HE a presença de pequenas células redondas e uniformes com núcleos esféricos. Coloração característica com CD-99.

Tumores Malignos da Infância

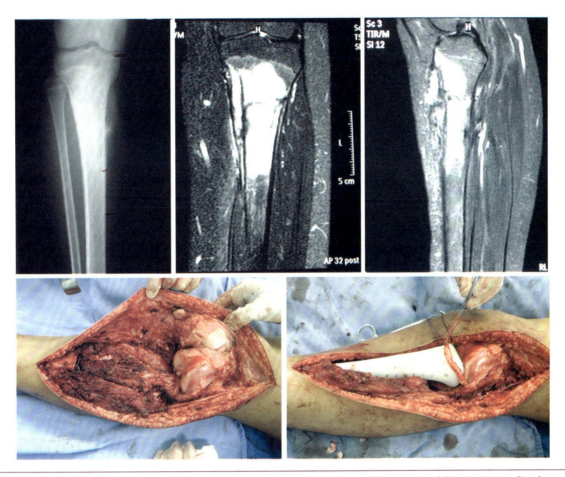

FIGURA 41.20 Paciente do sexo feminino, 14 anos, com sarcoma de Ewing na tíbia proximal direita. Foi realizado tratamento cirúrgico com ressecção com margens oncológicas e reconstrução utilizando endoprótese não convencional parcial de tíbia proximal.

Os pacientes com ressecção completa e margens adequadas não deverão ser submetidos à radioterapia. Aqueles com lesões irressecáveis ou margens inadequadas após a cirurgia são elegíveis à radioterapia. Assim, pacientes com lesões volumosas inoperáveis, como na coluna vertebral, no crânio e na região pélvica periacetabular, são candidatos à radioterapia exclusiva, uma vez que a cirurgia resultaria em uma perda funcional inaceitável (Figura 41.21). Os tumores pélvicos volumosos ressecados com margens livres e resposta histológica pobre (graus I e II) poderão ser irradiados a critério do investigador. Tumores de parede torácica com derrame pleural positivo e/ou nódulos pleurais ipsilaterais também têm indicação de tratamento radioterápico.

Prognóstico

No passado, a sobrevida dos pacientes com tumores da família Ewing era muito baixa, girava em torno de 10% em 5 anos. Com o advento do protocolo com poliquimioterapia e adequado controle local, com cirurgia e/ou radioterapia, houve uma melhora da sobrevida de 50% para 60% em 5 anos. Pacientes com tumores localizados no esqueleto axial, principalmente na pelve, apresentam um prognóstico mais reservado quando comparados ao envolvimento do esqueleto apendicular. A presença de metástases ao diagnóstico, especialmente óssea, tem um prognóstico mais sombrio.

Outros fatores que determinam um prognóstico ruim são: o tamanho do tumor, níveis elevados de desidrogenase lática e pacientes com mais de 17 anos de idade. Não há consenso sobre qual dos tumores da família Ewing apresenta pior prognóstico.

Devemos ressaltar que a possibilidade de um tratamento com ressecção completa do tumor apresenta melhor perspectiva de sobrevida quando comparado a ressecções incompletas ou tumores irressecáveis. Além disso, vários estudos demonstraram que os pacientes com boa resposta à quimioterapia e especialmente quando a resposta histológica é favorável, com índice de necrose maior que 90% (classificação de Huvos Ayala), apresentam sobrevida significativamente melhor quando comparados com pacientes mal respondedores, com menos de 90% de necrose.

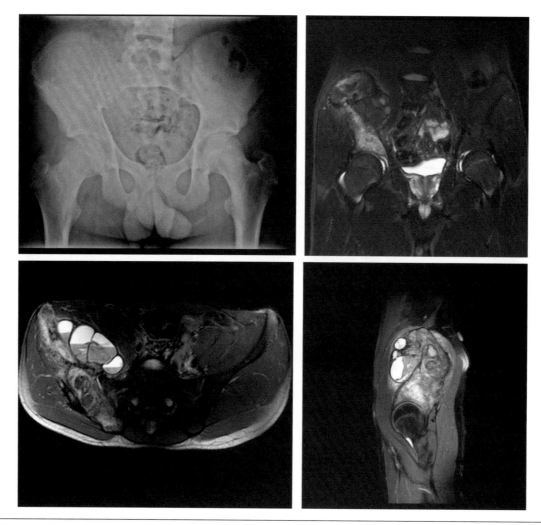

FIGURA 41.21 Paciente do sexo masculino, 17 anos, com sarcoma de Ewing em asa do ilíaco direito, com comprometimento do sacro visualizado nas imagens de RNM. Por ser lesão irressecável, foi submetido ao protocolo com quimioterapia neoadjuvante, radioterapia e quimioterapia adjuvante.

SARCOMA DE PARTES MOLES

Os sarcomas de partes moles (SPM) incluem um grupo extremamente diverso de tumores malignos de origem mesenquimal, sendo que na população infantil o rabdomiossarcoma compreende o maior número deles. Este se subdivide principalmente em embrionário e alveolar. Os SPM não rabdomiossarcomas que apresentam como seus principais representantes o fibrossarcoma, o fibro-histiocitoma maligno, o leiomiossarcoma, o lipossarcoma e o sinoviossarcoma.

No levantamento americano, a incidência de SPM entre 0 e 14 anos está em 3 crianças por milhão; na Ásia, 12 por milhão, sendo que nessa população existe aumento em razão do sarcoma de Kaposi, relacionado à Aids. Nos Estados Unidos são diagnosticados em crianças entre 0 a 19 anos por volta de 850 a 900 casos de SPM por ano; destes, 48% são rabdomiossarcomas e 23%, fibrossarcomas.

A incidência de rabdomiossarcomas é maior na primeira década de vida, diminuindo na segunda década. Já os SPM não rabdomiossarcoma têm uma maior predominância na segunda década. Além disso, o SPM apresenta uma discreta predominância no sexo masculino. A sobrevida em 5 anos gira em torno de 71,4% para SPM não rabdomiossarcoma e 64,9% para rabdomiossarcoma em crianças entre 0 e 19 anos.

Em razão da baixa incidência e da elevada diversificação desses tumores, muito pouco se sabe sobre a real etiologia dos SPM em crianças. A síndrome de Li-Fraumeni e a neurofibromatose hereditária, relacionadas a mutações genéticas, estão relacionadas a uma maior incidência desses tumores. Existe também uma relação entre exposição prévia à quimioterapia e radioterapia com o aparecimento de lesões sarcomatosas. Alguns casos estão relacionados com mães de idade avançada, toxemia gravídica, exposição uterina à radioterapia, fumantes paternos e baixo nível socioeconômico.

Por causa dessa diversidade de sarcoma de partes moles pode-se, em algumas ocasiões, ser difícil o diagnóstico diferencial com lesões benignas como anomalias vasculares congênitas, anomalias linfáticas, tumores desmoides, hematomas e abscessos. O SPM que costuma causar maior complicação no diagnóstico diferencial é o fibrossarcoma congênito (Figura 41.22).

RABDOMIOSSARCOMA

Esse tumor representa aproximadamente 5% dos tumores malignos pediátricos. É um tumor heterogêneo que acomete qualquer parte do corpo, incluindo cabeça e pescoço (26% dos casos), mediastino e abdome (22%), sistema genitourinário (24%) e extremidades (19%). Ocorre principalmente na primeira década de vida, seguida pela segunda. Tem uma leve predominância pelo sexo masculino e pela raça branca, sendo menos frequente em negros e asiáticos.

Histologicamente, é dividido em embrionário, alveolar, botrioide e pleomórfico. O embrionário é predominante, porém nas extremidades é mais comum o alveolar. Apesar da dificuldade em diferenciar os subtipos, é extremamente importante separá-los, pois o embrionário apresenta um prognóstico muito mais favorável. O subtipo alveolar é caracterizado por células redondas bem indiferenciadas, e o subtipo embrionário, por células fusiformes separadas por um abundante estroma mixoide.

O rabdomiossarcoma, assim como os SPM em geral, apresenta-se como uma massa pouco dolorosa ou indolor. Geralmente está localizada em sítio profundo, não apresentando sinais como calor, vermelhidão e aumento da vascularização local. Os sintomas podem estar presentes por vários meses antes do diagnóstico. Não costuma apresentar sinais de comprometimento sistêmico. Frequentemente, pode ser relatado um evento traumático anterior, quando se passou a dar atenção à lesão. Nesses casos, a massa pode ser confundida com um hematoma ou neoplasia benigna. Nódulos linfáticos regionais podem ser envolvidos especialmente sob a forma alveolar.

Todos os tumores superficiais com mais de 5 cm e todos os tumores profundos, independentemente do tamanho, tem um alto risco de serem sarcomas. Essas lesões devem obrigatoriamente ser investigadas, e o principal exame para definir as características, o tamanho, o comprometimento de estruturas locais e a avaliação de gânglios é a ressonância nuclear magnética. Além disso, é obrigatória a avaliação pulmonar, pois o pulmão é o principal sítio de ocorrência de metástases. A cintilografia óssea tem grande valor para avaliar metástases para o osso, o segundo sítio onde sua ocorrência é mais comum. Um exame que traz um excelente auxílio no estadiamento de sarcoma de partes moles é o PET-CT. Por fim, a biópsia é que definirá o diagnóstico.

O tratamento do rabdomiossarcoma também é multidisciplinar. A cirurgia segue os padrões de tratamento para os sarcomas. Ainda não é consenso a utilização de quimioterapia neoadjuvante. Alguns grupos a utilizam na tentativa de diminuir a massa tumoral, e outros optam diretamente pelo procedimento cirúrgico, porém é recomendado quimioterapia adjuvante, geralmente com vincristina, ciclofosfamida e actinomicina D. A utilização de radioterapia convencional e/ou braquiterapia também tem sua indicação, que deve ser estudada para cada caso.

NÃO RABDOMIOSSARCOMA

SPM não rabdomiossarcoma são raros, representando menos de metade dos sarcomas de tecidos moles em crianças. Em sua maior parte, essas lesões aparecem e se comportam de forma semelhante aos sarcomas de partes moles dos adultos, exceto nas crianças com menos de 5 anos, nas quais a histopatologia é um pouco diferente e o comportamento biológico é menos agressivo. Acometem principalmente as

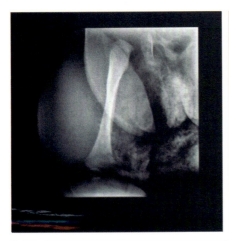
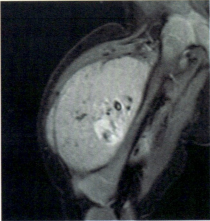
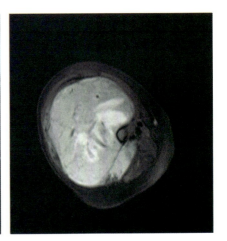

FIGURA 41.22 Paciente do sexo feminino, 3 meses de idade, com fibrossarcoma congênito em coxa direita.

extremidades, preferencialmente os membros inferiores. O tratamento e o prognóstico estão relacionados com o tipo e o grau histológico de malignidade do tumor.

O sinoviossarcoma é o mais comum em crianças e adolescentes, aparecendo na maioria das vezes em regiões periarticulares, podendo situar-se em qualquer localização. Menos de 10% dos casos são intrarticulares. A maioria dos tumores tem mais de 5 cm e estão localizados abaixo da fáscia. Também apresentam pouca dor e sintomatologia vaga, e em muitas ocasiões o exame radiológico pode demonstrar calcificações intratumorais.

O fibrossarcoma congênito ou infantil costuma ocorrer nos 5 primeiros anos de vida. As imagens aparecem como grandes massas adjacentes ao osso e raramente com destruição óssea. Em imagens radiográficas, podem aparecer calcificações. Tem melhor prognóstico que o fibrossarcoma em adultos, porém tem uma alta recidiva local (Figuras 41.22 e 41.23).

O hemangiopericitoma acomete 5% a 10% da população pediátrica. É um termo livremente utilizado para englobar uma variedade de neoplasias que têm em comum a presença de finas paredes com ramificações de padrão vascular. Frequentemente, aparece como uma massa móvel, de crescimento lento, com pouca ou nenhuma dor, de aspecto macroscópico avermelhado, podendo aparecer em qualquer localização. Pelo menos 70% dos casos seguem um curso clínico benigno e os restantes são de aspecto maligno.

O tratamento, assim como para todos os sarcomas, também é multidisciplinar; alguns SPM não rabdomiossarcoma podem ter indicação de quimioterapia, principalmente para tumores com mais de 5 cm e alto grau de malignidade. O tratamento cirúrgico mantém o conceito de ressecção ampla dos sarcomas e continua sendo o método mais efetivo de tratamento (Figuras 41.24 e 41.25). O uso de radioterapia vai depender de cada caso.

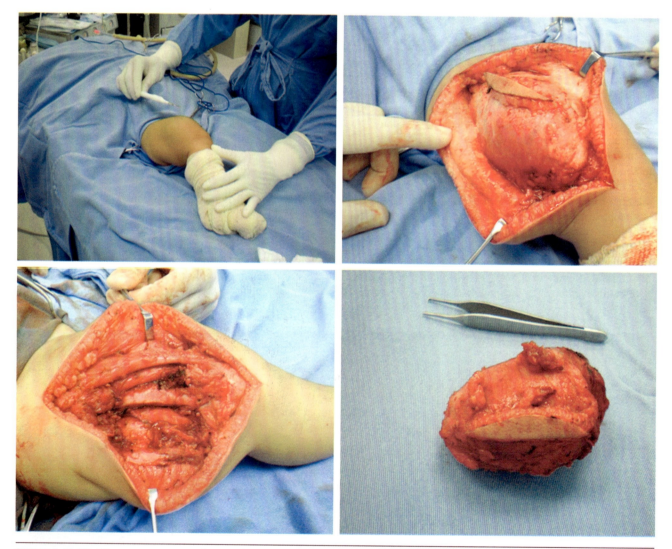

FIGURA 41.23 Fibrossarcoma congênito submetido a tratamento neoadjuvante com quimioterapia. Paciente submetida à cirurgia com ressecção com margens oncológicas aos 9 meses de idade.

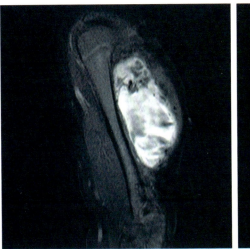
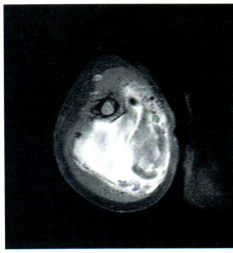

FIGURA 41.24 Paciente do sexo masculino, 6 meses de idade, com presença de massa em braço direito. Imagem de RNM mostrando tumor de partes moles em porção medial do braço direito. Teve como resultado do exame anatomopatológico hemangioepitelioma.

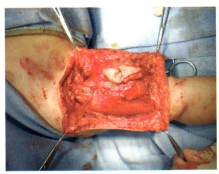
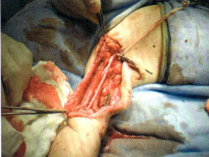
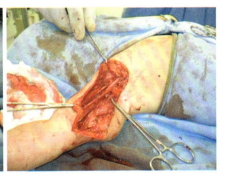

FIGURA 41.25 Hemangioepitelioma, foi submetido a tratamento neoadjuvante com quimioterapia, paciente submetida a cirurgia com ressecção com margens oncológicas aos 8 meses de idade.

REFERÊNCIAS CONSULTADAS

1. Carnesale PG. Tumores dos tecidos moles e condições não neoplásicas que simulam tumores ósseos. In: Canale ST. Cirurgiaortopédica de Campbell. Barueri: Manole, 2006.
2. Enneking WF. Musculoskeletal tumor surgery. New York: Churchill Livingstone, 1983.
3. Herring JA. Tachdjian's pediatric orthopaedics. 4.ed. Philadelphia: Saunders, 2007.
4. Huvos AG. Tumores ósseos: diagnóstico, tratamiento y pronóstico. Buenos Aires: Editora Médica Panamericana, 1981.
5. Jesus-Garcia R. Diagnóstico e tratamento de tumores ósseos. Rio de Janeiro: Elsevier, 2005.
6. Lopes A. Sarcomas de partes moles. Rio de Janeiro: Medsi, 1999.
7. Malawer MM, Sugarbaker PH, Lopes A. Atlas de cirurgia para sarcomas ósseos e de partes moles. São Paulo: Lemar, 2003.
8. Nishinari K, Wolosker N, Yazbek G, et al. Vascular reconstruction in limbs with malignant tumors. Vasc Endovascular Surg. 2004;38(5):423-9.
9. Nishinari K, Wolosker N, Yazbek G, et al. Vascular reconstruction in limbs associated with resection of tumors. Ann Vasc Surg. 2003;17(4):411-6.
10. Pappo A. Pediatric bone and soft tissue sarcomas. Berlin Heidelberg: Springer, 2010.
11. Penna V, Lopes A, Tanaka MH, et al. Osteosarcoma: tratamento multidisciplinar. Rev Bras Ortop. 1993;28.
12. Penna V, Lopes A, Tanaka MH, et al. Sarcoma de Ewing: tratamento multidisciplinar. Rev Bras Ortop. 1993;28.
13. Penna V, Toller EA, Pinheiro C, et al. Hemipelvectomies: treatment, functional outcome and prognostic of the pelvic tumors. Acta Ortop Bras. 2011;19.
14. Penna V, Toller EA, Pinheiro C, et al. Uma nova abordagem para as endopróteses parciais de joelho em sarcomas primários ósseos. Rev Bras Ortop. 2009;44:.
15. Penna V. Atlas cirúrgico dos tumores musculo-esqueléticos. São Paulo: Lemar, 2009.
16. Pollock RE. Soft tissue sarcomas. Hamilton: American Cancer Society, 2002.

Série Ortopedia e Traumatologia – Fundamentos e Prática

17. Próspero JD. Tumores ósseos. São Paulo: Roca, 2001.
18. Robert K, Heck Jr RK. Tumores malignos do osso. In: Canale ST. Cirurgia ortopédica de Campbell. Barueri: Manole, 2006.
19. Schajowicz F. Histological typing of bone tumours. Springer Verlag, 1993.
20. Weiss SW, Goldblum JR. Enzinger and Weiss's soft tissue tumors. Philadelphia: Mosby Elsevier, 2008.
21. WHO – World Healt Organization Classification of Tumours. Pathology e genetics: tumours of soft tissue and bone. IARC, 2002.

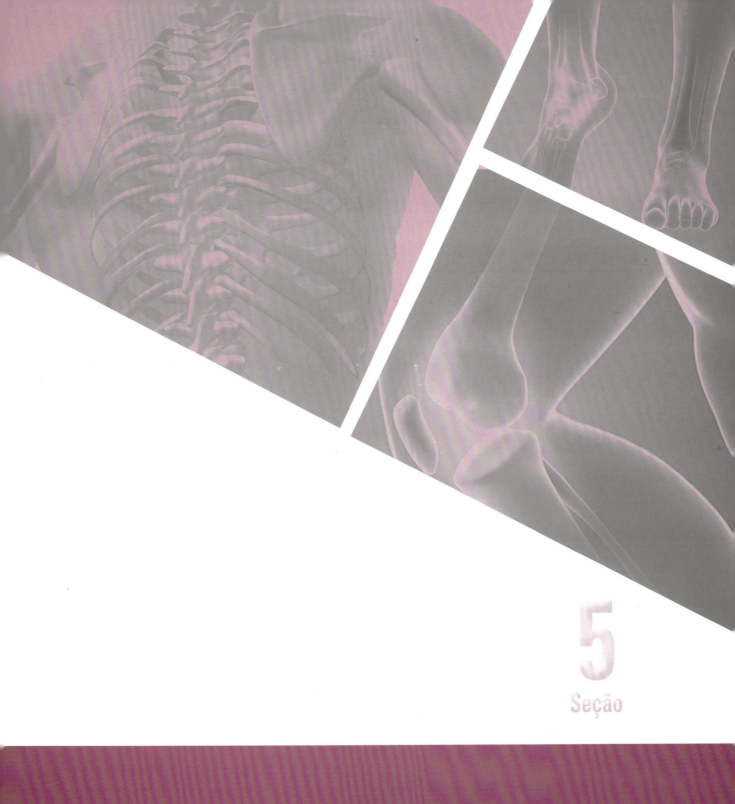

Seção 5

Trauma

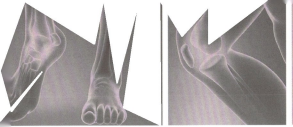

Remodelação Óssea na Criança

William Dias Belangero

INTRODUÇÃO

É descrito que o tratamento das fraturas na criança acarreta em menos complicações porque as fraturas sempre remodelam com mínima ou nenhuma deformidade residual. O ortopedista que trata desse tipo de fratura deve saber que isso não é sempre verdade. As fraturas apresentam potencial diferente de remodelação e algumas, inclusive, não remodelam. Assim sendo, os resultados do ponto de vista estético e funcional podem não ser aceitáveis se não houver conhecimento dos limites desse processo.

CONSOLIDAÇÃO ÓSSEA

Sabe-se que a consolidação óssea segue três fases, assim divididas para efeito didático: inflamação; reparação; remodelação. Na criança, a consolidação é realmente tão mais rápida quanto mais imaturo for o esqueleto.

A fase inflamatória se inicia logo após a fratura, com o aparecimento do hematoma formado pela ruptura dos vasos sanguíneos. Rapidamente, esse hematoma é substituído por tecido de granulação, no qual se forma uma matriz de colágeno que vai suportar o crescimento do novo tecido ósseo. Esse hematoma cria um ambiente propício para a migração de mediadores químicos e de proteínas de superfície e de ligação, que vão estimular a diferenciação das células mesenquimais indiferenciadas em angioblastos, fibroblastos, condroblastos e osteoblastos, essenciais para a formação do calo ósseo.

A fase de reparação se caracteriza pela formação do calo ósseo propriamente dito. Nessa fase, forma-se o tecido fibrovascular, que se origina de células do endósteo e do periósteo, que dará origem ao osso imaturo pela ossificação endocondral e intramembranosa. Na fase precoce da formação do calo, forma-se inicialmente tecido fibroso, subsequentemente fibrocartilaginoso, cartilaginoso e ósseo, de modo aleatório e em grande quantidade, regidos em parte pela deformação relativa entre os fragmentos ósseos para preencher os espaços e fixá-los. Esse conjunto de tecidos promove a estabilização temporária da fratura até que a estabilidade atingida seja suficiente para que o paciente possa exercer suas atividades físicas sem dor, caracterizando-se, assim, a consolidação óssea.

A fase de remodelação se inicia durante os primeiros dois meses do processo de consolidação e pode durar por vários anos, até que todo o calo provisório seja removido e substituído pelo osso maduro ou lamelar, de acordo com as linhas de força geradas pela solicitação mecânica das atividades diárias (Lei de Julius Wolff, publicada originalmente em 1892).

Princípios básicos da remodelação óssea

Todo osso longo cresce de acordo com um padrão de ossificação endocondral, no qual ocorre crescimento no comprimento e na largura. O crescimento longitudinal é o mais importante e é determinado pela proliferação das células germinativas na porção epifisária da placa de crescimento. O crescimento na largura é resultado do crescimento intersticial pela proliferação da matriz extracelular na placa de crescimento, originado nos nódulos de Ranvier e limitado em parte pelo anel pericondral. Assim como a remodelação óssea, esse crescimento ósseo é mais intenso na região da metáfise para manter a forma tubular do segmento ósseo. Com isso, a remodelação óssea é mais intensa no esqueleto imaturo e apresenta maior atividade ao redor das placas de crescimento.

A capacidade de remodelação de uma deformidade causada por fratura depende de três fatores: idade óssea da criança; localização da fratura no segmento ósseo; intensidade da deformidade. Do ponto de vista prático, o ortopedista pediátrico deve saber quanto pode esperar de correção em cada segmento ósseo e quais são os princípios básicos que regem esse fenômeno. Como dito anteriormente, a remodelação será tão maior quanto menor for a idade óssea da criança, quanto mais próxima for a fratura da placa de crescimento e quanto maior for o potencial de crescimento dessa placa. Além disso, algumas deformidades corrigem mais do que outras. É importante ressaltar que deformidades rotacionais praticamente não corrigem e que deformidades no eixo do movimento articular corrigem mais do que aquelas que não estão neste plano. Como exemplo pode-se citar que deformidades existentes no plano sagital corrigem menos do que aquelas no plano coronal no fêmur. Outro ponto importante é que se espera remodelação das fraturas que envolvem a metáfise e a diáfise. Fraturas que envolvem a epífise, ou seja, fraturas articulares, devem ser sempre tratadas com redução anatômica.

DEFORMIDADE ANGULAR – METÁFISE

Sabe-se que aproximadamente 75% da remodelação ocorre na metáfise, junto à placa de crescimento. Ryoppy e Karaharju (1974) e Pauwels (1975) demonstraram que as placas de crescimento adjacentes à fratura tendem a corrigir a deformidade, tornando-se perpendiculares às forças que atuam por meio delas, por um processo de crescimento assimétrico. O lado côncavo é estimulado a crescer mais rapidamente para alinhar a fise, fazendo com que ela adquira posição perpendicular ao longo do eixo da diáfise do osso e, assim que realinha o crescimento longitudinal, passa a ser simétrico.

Deformidade angular

Aproximadamente 20% da remodelação ocorre na diáfise do osso. Nessa região, a remodelação segue a lei de Julius Wolff, que estabelece relação entre a deformação mecânica exercida sobre o tecido ósseo com a arquitetura de suas trabéculas. Nas deformidades angulares sempre há formação de uma região côncava, submetida à compressão, e outra convexa, submetida à tração. Segundo essa lei, na região côncava ocorre estímulo para produção de osso, enquanto, na convexa, estímulo para reabsorção óssea. Esse comportamento do tecido ósseo pode ser justificado pelo efeito piezoelétrico que ocorre no osso. Assim, na face submetida à compressão, formam-se cargas negativas que estimulam a deposição óssea e, na face de tração, cargas positivas que estimulam a reabsorção.

Como a intensidade de remodelação na região da metáfise está diretamente associada à capacidade de crescimento da placa de crescimento, é importante que se conheça quanto cada placa de crescimento contribui para o crescimento do segmento ósseo. A extremidade proximal do úmero e a extremidade distal do rádio são as regiões do esqueleto com maior capacidade de remodelação, já que as placas de crescimento dessas regiões contribuem com aproximadamente 80% do crescimento do segmento ósseo. No membro inferior, as placas de maior crescimento são a distal do fêmur e a proximal da tíbia, que contribuem com aproximadamente 70% do crescimento. Consequentemente, as fraturas que ocorrem ao redor do ombro e do punho têm maior capacidade de remodelação do que aquelas que ocorrem ao redor do cotovelo. No membro inferior ocorre o inverso: as fraturas que acometem a região ao redor do joelho apresentam maior capacidade de remodelação do que as fraturas que envolvem a região do quadril e do tornozelo (Figura 42.1).

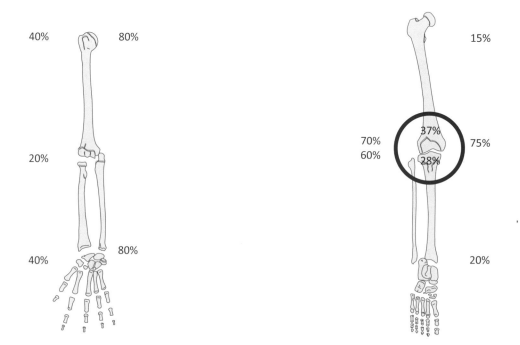

FIGURA 42.1 Apresentação das porcentagens de crescimento das fises no membro superior e inferior. Nota-se que no membro superior a maior parte do crescimento ocorre na extremidade proximal do úmero e distal do rádio e ulna, enquanto no membro inferior na região distal do fêmur e proximal da tíbia.

ENCURTAMENTOS

A compensação do encurtamento, ou o sobrecrescimento, é um fenômeno observado nas fraturas do fêmur, descrito por Truesdell em 1921. Considera-se que o aumento da vascularização local promovido pela consolidação óssea atue sobre as placas de crescimento adjacentes, estimulando o crescimento do fêmur. A favor dessa hipótese está o fato de que esse fenômeno praticamente ocorre no primeiro ano após a fratura (Blount e colaboradores, 1944; Shapiro, 1981; Caron & Belangero, 2002). É descrito sobrecrescimento em outros segmentos ósseos, como o rádio (Pablos, 1994), o úmero (Emméus e Hedström, 1964) e a tíbia (Reynolds, 1981), porém sem efeito significativo para corrigir deformidades residuais.

Os valores de sobrecrescimento esperados após a fratura do fêmur na criança variam de 8 a 33 mm. Caron e Belangero acompanharam 37 crianças com fratura isolada do fêmur tratadas com aparelho gessado, com idade entre 2 anos e 10 meses a 12 anos e 7 meses, por 24 meses. Foi observado sobrecrescimento nos dois anos de acompanhamento, sendo que este foi significativamente maior no primeiro ano. Não houve diferença significativa em função do gênero, do nível da fratura e do tipo do traço da fratura. O valor médio de sobrecrescimento foi de 13,4 mm, sendo que, nas crianças com idade abaixo de 8 anos, esse foi significativamente maior (Figuras 42.2 a 42.4).

Do ponto de vista didático, é possível estabelecer uma graduação de remodelação das fraturas que ocorrem nas placas de crescimento e na região da metáfise adjacente, segundo critérios estabelecidos por Wilkins (1996). As fraturas do rádio distal são as que mais remodelam, seguidas pelas fraturas do úmero proximal, fêmur distal, tíbia proximal, rádio proximal e úmero distal (Figura 42.5).

Do mesmo modo, pode-se estabelecer uma graduação de remodelação para as fraturas que envolvem a região das diáfises. As fraturas da diáfise do úmero são as que têm maior capacidade de remodelação, seguidas pelas fraturas da diáfise do fêmur, da diáfise da tíbia e das diáfises do rádio e da ulna (Figura 42.6).

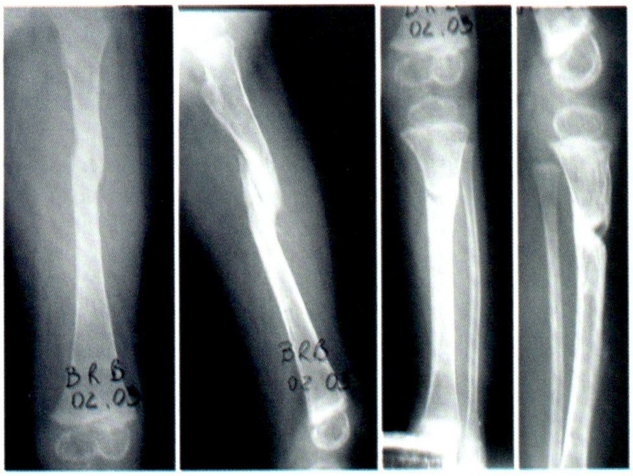

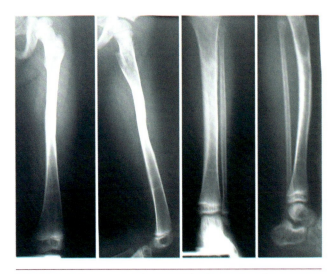

FIGURA 42.3 Mesma criança, após dez meses de acompanhamento, com boa remodelação dos segmentos ósseos fraturados.

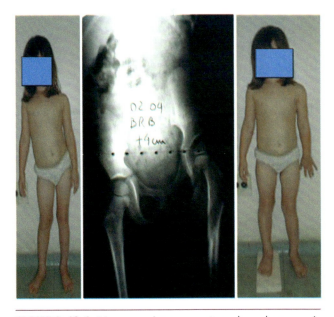

FIGURA 42.2 Criança com 6 anos de idade, vítima de atropelamento, apresentou fratura da diáfise do fêmur e da tíbia, ambas tratadas com fixador externo.

FIGURA 42.4 Mesma criança mostrando sobrecrescimento de 4 cm do lado fraturado, sem compensação (esquerda) e com compensação da discrepância (direita).

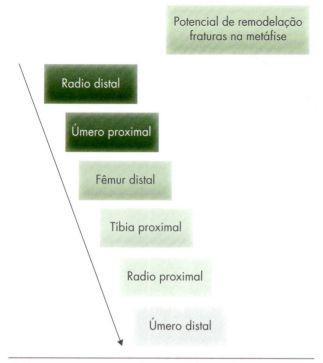

FIGURA 42.5 Potencial de remodelação decrescente das diferentes metáfises do esqueleto na criança.

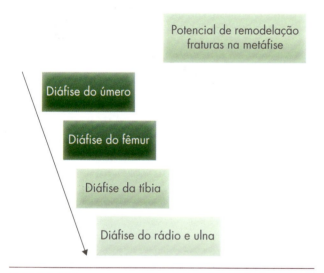

FIGURA 42.6 Potencial de remodelação decrescente das diferentes diáfises do esqueleto na criança.

QUANTO ACEITAR DE DEFORMIDADE EM CADA REGIÃO DO ESQUELETO

Cabe lembrar que o tratamento deve sempre restabelecer o alinhamento do segmento ósseo e corrigir todas as deformidades para que se restabeleçam a anatomia e a função normal do membro fraturado. Por outro lado, deve-se levar em consideração que a capacidade de remodelação varia consideravelmente e que a quantidade de deformidade residual tolerada em cada uma das regiões mais importantes do esqueleto é diferente em função da idade óssea.

FRATURAS DO ÚMERO

As fraturas que envolvem a região proximal e da diáfise do úmero apresentam grande capacidade de remodelação. Na região proximal, a ação dos músculos do manguito rotador leva o fragmento proximal em abdução e rotação lateral. As fraturas mais distais sofrem influência do músculo peitoral maior e/ou deltoide e, quando completas, tendem a apresentar encurtamento, que pode ser aceito se houver pelo menos dois anos de crescimento residual. Os limites aceitáveis para as deformidades do úmero na criança estão apresentados nos Quadros 42.1 e 42.2.

Quadro 42.1 Limites aceitáveis para as deformidades proximais do úmero (Beaty, 1992).

Idade (anos)	Desvio
Menos de 5 anos	Até 70°, 100% de desvio
5-12 anos	40°-70°
Mais de 12 anos	Até 40° desvio, 50% de contato

Quadro 42.2 Limites aceitáveis para as deformidades da diáfise do úmero (Kwon e Sarwak, 2001).

Tipo do desvio	Intensidade
Angulação em varo	20°-30°
Angulação anteroposterior	20°
Perda de rotação medial	15°
Encurtamento	2-3 cm

As fraturas da região distal do úmero apresentam pequena capacidade de remodelação, motivo pelo qual deformidades angulares no plano coronal não devem ser aceitas. No plano sagital, discreta capacidade de remodelação pode ser esperada, permitindo-se que angulações inferiores a 20° sejam toleradas. Por outro lado, os desvios no plano transversal apresentam boa capacidade de remodelação (Wilkins, 1996).

FRATURAS DO ANTEBRAÇO

Extremidade proximal

Com relação às fraturas do colo do rádio, não existe consenso em relação à quantidade de angulação que pode ser aceita como remodelação satisfatória. A maioria dos autores aceita em torno de 30° de angulação, no entanto há relatos de que deformidades com até 50° de angulação podem evoluir sem comprometimento funcional.

Do mesmo modo, a quantidade de desvio no plano transversal não está bem definida. Entretanto, há referências recentes de que desvios com até 5 mm remodelam adequadamente (Chambers, 2001).

Nessa região, a avaliação clínica sob anestesia é a melhor maneira de se determinar se a deformidade pode ou não ser aceita. Se existir pelo menos 50° de pronação e supinação passivas sob anestesia, a deformidade pode ser aceita.

DIÁFISE

Deve-se considerar que o antebraço funciona como uma articulação, na qual ocorre a rotação do rádio ao redor da ulna, estabilizados entre si pela membrana interóssea. Alterações anatômicas na curvatura normal do rádio ou desvios que reduzam o espaço da membrana interóssea podem comprometer significativamente a prono-supinação. Dez graus de má rotação limitam a rotação do antebraço em 10°, mas 10° de angulação podem limitar a rotação em até 20°. Reduções com encurtamento, em baioneta, não causam limitação da rotação. Fraturas com desvio da metáfise distal da ulna podem aumentar a tensão na região da articulação radioulnar distal e produzir limitação da rotação ao redor da cabeça da ulna. É importante lembrar que, quanto mais proximal a fratura da diáfise, menor a capacidade de remodelação e correção. Há uma regra prática para se evitar deformidades rotacionais no antebraço, levando-se em consideração a tuberosidade do músculo bíceps. Essa tuberosidade normalmente aponta para medial quando o antebraço está completamente supinado para posterior em posição de médio pronação e para lateral em completa pronação. Nas fraturas completas de ambos os ossos, a posição do fragmento proximal é determinada pela radiografia e, assim, posiciona-se o fragmento distal em relação ao proximal, segundo a regra anteriormente descrita, lembrando-se que a eminência tenar deve estar orientada com a tuberosidade bicipital. De qualquer modo, segundo Price & Mencio (2001), se a criança tiver menos de 9 anos de idade, podem ser toleradas deformidades angulares com até 15° e rotacionais com até 45°. Para crianças com mais de 9 anos, os limites ficam reduzidos para 10° e 30°, respectivamente (Quadro 42.3).

EXTREMIDADE DISTAL

As fraturas que envolvem a região diafisária ou da metáfise distal do rádio são as que apresentam maior capacidade de remodelação. Já está bem estabelecido na literatura que descolamentos epifisários do tipo I ou II de Salter Harris, que envolvam até 50% do diâmetro da placa de crescimento podem remodelar se houver pelo menos um ano e meio de crescimento remanescente. Do mesmo modo, as fraturas da metáfise distal do rádio também têm grande capacidade de remodelação. Aceitam-se deformidades com até 30° a 35° no plano sagital e 10° no plano coronal, desde que ainda existam cinco anos de crescimento remanescentes. Mesmo nos casos em que a remodelação angular não corrija completamente, o comprometimento estético e funcional residual pode ser considerado desprezível. A remodelação de deformidades do tipo "baioneta" também ocorre nessa região em pacientes com até 12 anos de idade, desde que o alinhamento linear seja obtido. A capacidade de remodelação dessa região é tão grande que Do e colaboradores (2003) questionaram inclusive a necessidade de se reduzir as fraturas dessa região (Figura 42.7).

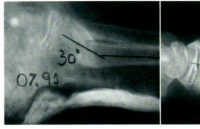
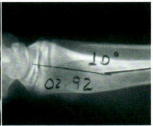

FIGURA 42.7 Fratura da extremidade distal do rádio em uma criança com 7 anos de idade, na qual se nota 30° de deformidade dorsal, que foi acompanhada sem correção, corrigindo-se 20° em apenas sete meses de acompanhamento.

FRATURA DO FÊMUR

As fraturas que envolvem a região da placa de crescimento distal do fêmur teoricamente apresentam maior potencial de remodelação, mas essas fraturas têm alta taxa de complicações. Em recente metanálise, Basener e colaboradores (2009) encontraram alterações do crescimento em 52% de 564 fraturas do tipo Salter Harris (SH) classificadas de I a IV. Distúrbios de crescimento foram observados em 36% das fraturas SH I e em 58% das fraturas SH II, que são consideradas mais benignas por serem extra-articulares. Fraturas dessa região devem ser reduzidas sob anestesia e fixadas mantendo-se a família avisada das possíveis complicações.

Com relação à diáfise do fêmur, a curvatura anterior fisiológica minimiza as deformidades que podem permanecer após a redução no plano coronal. Essas deformidades são

Quadro 42.3 Valores aceitáveis para angulação, má rotação, desvio e perda da curvatura radial, em função da idade.				
idade	Angulação	Má rotação	Desvio	Perda da curvatura radial
Mais de 9 anos	15°	45°	Completo	Sim
Menos de 9 anos	10°	30°	Completo	Parcial

mais bem toleradas, do ponto de vista cosmético, do que as deformidades presentes no plano sagital (Figura 42.8). Além disso, sabe-se que as deformidades que ocorrem no plano do movimento articular têm maior capacidade de remodelação. Portanto, deformidades em valgo ou varo corrigem menos do que deformidades em flexão ou extensão. A quantidade de encurtamento aceitável também depende da idade. É aceito como regra até os 8 anos de idade encurtamento em torno de 10 a 15 mm e, a partir dessa idade, busca-se a redução sem encurtamento residual. Deformidades rotacionais não remodelam como as demais deformidades, devendo-se evitar desvios rotacionais acima dos 20° (Quadro 42.4).

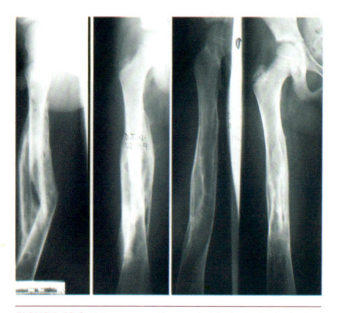

FIGURA 42.8 Criança com 9 anos de idade, tratada de fratura da diáfise do fêmur com aparelho gessado. Nas radiografias à esquerda nota-se um bom alinhamento na incidência anteroposterior, porém com deformidade em recurvato no perfil. Após 32 meses de acompanhamento, observa-se correção da deformidade e remodelação de todo o calo ósseo.

Quadro 42.4 Valores aceitáveis para angulação no plano coronal e sagital, em função da faixa etária (Kasser e Beaty, 2001).

Idade	Varo/valgo	Antecurvato
Nascimento – 2 anos	30°	30°
2-5 anos	15°	20°
6-10 anos	10°	15°
11 anos ou mais	5°	10°

Fraturas da tíbia

As fraturas que envolvem a região proximal da tíbia são raras e têm maior potencial de remodelação do que as da diáfise. Essas fraturas podem apresentar desvio em valgo ou varo, envolvendo a metáfise proximal de crianças com idade entre 4 e 9 anos. A deformidade em valgo é mais comum, já que a fíbula atua como uma banda de tensão que protege a face lateral da metáfise da tíbia. A causa da deformidade residual e progressiva em valgo é motivo de especulação na literatura, em que há publicações que demonstram haver crescimento da porção lateral da placa, inibição de crescimento da porção medial da placa, interposição do periósteo e ruptura do periósteo na face medial da metáfise como causas da deformidade. De qualquer modo, esse risco existe e cada caso deve ser avaliado separadamente, inclusive para indicação de tratamento cirúrgico. As demais fraturas que envolvem a metáfise proximal podem ser em flexão ou extensão. Destas, as fraturas em flexão causam avulsão da tuberosidade proximal da tíbia e risco associado de lesão arterial e síndrome de compartimento. As fraturas que envolvem a diáfise da tíbia têm menor capacidade de remodelação, provavelmente porque esse osso é praticamente cortical. A remodelação no plano sagital tende a ser maior do que no plano coronal e o varo corrige mais do que o valgo. Deformidades no plano transverso devem ser evitadas nas fraturas da diáfise da tíbia, já que ela é um osso subcutâneo. No entanto, nas crianças com menos de 10 anos, aceitam-se desvios que podem chegar a 70% ou mais da secção transversa da diáfise. O Quadro 42.5 apresenta os valores aceitáveis de deformidade em função da idade para as fraturas da diáfise da tíbia.

Quadro 42.5 Valores aceitáveis para as deformidades da tíbia, em função da idade (Heinrich, 2001).

Deformidade	Menos de 8 anos	Mais de 8 anos
Valgo	5°	5°
Varo	10°	5°
Antecurvato	10°	5°
Recurvato	5°	0°
Encurtamento	10 mm	5 mm
Rotação	5°	5°

Como pode ser observado, o esqueleto imaturo apresenta grande capacidade de remodelação. No entanto, essa capacidade não pode ser utilizada como desculpa pelo cirurgião para que não se tenha como meta a redução anatômica ou o alinhamento adequado do segmento fraturado em todos os planos. Em algumas circunstâncias, se o alinhamento não for possível e a deformidade ultrapassar os limites do aceitável para a idade da criança e para a localização da fratura, deve-se considerar a redução cirúrgica.

A capacidade de remodelação e a restituição da anatomia e da função após a consolidação óssea na criança dependerão de vários fatores, entre eles a idade óssea, o osso, a região envolvida e a magnitude do desvio. De maneira geral, fraturas próximas às placas de crescimento apresentam maior capacidade de remodelação do que as fraturas que en-

Remodelação Óssea na Criança

volvem a diáfise. No entanto, as placas de crescimento, por apresentarem potencial de crescimento diferente entre si, apresentam também capacidade diferente de remodelação. Caberá ao ortopedista pediátrico, com base no conhecimento e na experiência, ponderar todos os fatores envolvidos para decidir se sua conduta deverá ser mais ou menos agressiva do ponto de vista cirúrgico para obter o melhor resultado possível no tratamento das fraturas na criança.

REFERÊNCIAS CONSULTADAS

1. Basener CJ, Mehlman CT, DiPasquale TG. Growth disturbance after distal femoral growth plate fractures in children: a meta-analysis. J Orthop Trauma. 2009;23(9):663-7.
2. Beaty JH. Fractures of the proximal humerus and shaft in children. AAOS Instr Course Lect. 1992;41:369-72.
3. Blount WP, Schaefer AA, Fox GW. Fractures of the femur in children. J Bone Joint Surg. 1944;37-A:481-93.
4. Caron MD, Belangero WD. Fenômeno do sobrecrescimento após fratura do fêmur na criança. Rev Bras Ortop Pediatr. 2001;2(1):7-14.
5. Do TT, Strub WM, Foad SL, et al. Reduction versus remodeling in pediatric distal forearm fractures: a preliminar cost analysis. J Pediatr Orthop B. 2003;12(2):109-15.
6. Emnéus H, Hedström O. Overgrowth following fracture of humerus in children. Acta Orthop Scand. 1964;XXXV:51-8.
7. Green NE. Tibia valga caused by asymmetrical overgrowth following a nondisplaced fracture of the proximal tibial metaphysic. J Pediatr Orthop. 1983;3(2):235-7.
8. Keret D, Harcke TH, Bowen JR. Tibia valga after fracture: documentation of mechanism. Arch Orthop Trauma Surg. 1991;110(4):216-9.
9. Kwon Y, Sarwark Jr. Proximal humerus, scapula and clavicle. Chapter 17 in: Rockwood and Wilkins' Fractures in Children. 5.ed. Philadelphia: Lippincott, Williams and Wilkins, 2001. p.741-806.
10. Pablos J, Franzreb M, Barrios C. Longitudinal growth pattern of the radius after forearm fractures conservatively treated in children. J Pediatr Orthop. 1994;14:492-5.
11. Pauwels F. Eine klinische beaubachuin als beispiel und beweiss fr fuktionelle anpassung des knochens durch langenwachstum. Z Orthop. 1975;113:1.
12. Reynolds DA. Growth changes in fractured long-bones. J Bone Joint Surg. 1981;63B(1):83-8.
13. Ryoppy S, Karaharju EO. Alteration of epiphyseal growth by an experimentally produced angular deformity. Acta Ortop Scand. 1974;45:490-8.
14. Shapiro F. Fractures of the femoral shaft in children: the overgrowth phenomenon. Acta Orthop Scand. 1981;52: 649-55.
15. Truesdel ED. Inequality of the lower extremities following fracture of the shaft of the femur in children. Ann Surg. 1921;74:498-500.
16. Zionts LE, Harchke HT, Brooks KM, et al. Posttraumatic tibia valga: a case demonstrating asymmetric activity at the proximal growth plate on technetium bone scan. J Pediatr Orthop. 1987;7(4):458-62.

CAPÍTULO 42

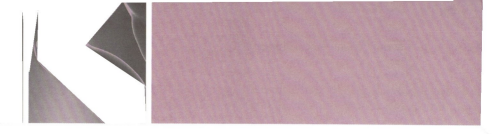

A Criança Politraumatizada – Aspectos Gerais

Renato Melli Carrera

INTRODUÇÃO

Nas últimas décadas, o trauma assumiu definitivamente seu papel no cenário mundial como uma das principais causas de mortalidade e de morbidade, atingindo indistintamente diferentes populações, etnias e faixas etárias.[1] Em nosso meio, essa expressão não é menos significativa.[2]

Entre os principais mecanismos de trauma geradores de óbito na população pediátrica, estão os eventos relacionados a veículos automotores (automóveis e motocicletas, atropelamentos e ocupantes), agressões (homicídio e suicídio), quedas e afogamento.[2]

Sistemas de saúde organizados onde ocorreu a implementação do atendimento ao traumatizado permitem uma atuação de forma que minimize os efeitos da mortalidade e a morbidade relacionadas ao trauma.[3] Sistema de transporte para centros específicos e adequados, previamente acordados, profissionais treinados, recursos adequados e normas de conduta bem estabelecidas em todas as fases do atendimento influenciam positivamente a expressão dessa condição.[3-5]

O atendimento à criança traumatizada se inicia na cena do evento, com a equipe de atenção pré-hospitalar, sua avaliação e abordagem, seguida do transporte para uma unidade hospitalar mais próxima da ocorrência e adequada à gravidade da situação.

No hospital, a avaliação inicial começa na sala de emergência, com a finalidade da obtenção do equilíbrio fisiológico rápido, com a identificação e o tratamento das lesões que colocam em risco a vida da criança (exame primário), seguido da pesquisa de outras lesões (exame secundário) e orientação para o tratamento definitivo (cuidados definitivos). A reabilitação é a etapa que finaliza o processo de atenção à criança traumatizada, com a função não menos importante de garantir o retorno da criança a seu ambiente social, preferencialmente para um cenário não hostil.[6]

AVALIAÇÃO INICIAL

A avaliação inicial e a reanimação da criança devem acontecer de maneira simultânea e não diferem dos processos preconizados aos adultos traumatizados. Entretanto, particularidades fisiológicas e anatômicas da criança devem ser conhecidas por todos que lidam com urgência traumática. A criança apresenta menor massa corporal, menor quantidade de tecido conjuntivo elástico e gordura, o que permite maior transmissão de energia cinética, que associada a vísceras dispostas de maneira mais compacta determina tendência a lesões multissistêmicas com maior potencial de gravidade.

Quanto menor a criança, menor o grau de calcificação do seu esqueleto e maior a complacência do seu arcabouço ósseo, resultando na maior frequência de lesões de órgãos intracavitários sem lesão óssea associada. O achado de fratura de origem traumática pode significar elevada transmissão de energia cinética, constituindo assim um importante sinal de gravidade.

Quanto menor a criança, maior será a relação entre superfície corpórea/volume e, portanto, maior será a tendência a desenvolver hipotermia, mesmo em condições climáticas favoráveis. Essa tendência será inversamente proporcional ao tamanho da criança.

Na presença de situações de estresse ou frente à interpretação de uma situação de agressão, a criança tende a reagir com padrão de regressão comportamental. Alterações residuais da personalidade, sequelas cognitivas, síndrome de estresse pós-traumático na vítima e também nos membros da família aparecem com frequência considerável.[6]

EXAME PRIMÁRIO E REANIMAÇÃO

VIAS AÉREAS

O exame primário começa com a avaliação das vias aéreas, com controle e alinhamento da coluna cervical, na identificação de obstruções parciais ou totais determinadas por secreções, debris ou mesmo pela perda da sustentação da base da língua. O objetivo maior nesse momento é a preservação da permeabilidade das vias aéreas para que o fluxo ventilatório se mantenha. Com essa finalidade, utilizam-se as manobras de manutenção das vias aéreas ou, em situações específicas, obtenção da via aérea definitiva.

As manobras de manutenção são métodos perfeitamente aplicáveis à criança traumatizada. É necessário dar especial atenção ao uso da cânula orofaríngea, que deve ser locada com o uso de abaixador de língua, uma vez que o posicionamento por meio da rotação de 180° pode determinar lesão nas partes moles da cavidade oral, ocasionando lesões adicionais.

A via aérea definitiva preferencial da criança na sala de emergência é a entubação orotraqueal. A via nasotraqueal não é uma abordagem fácil nesse cenário e a via aérea cirúrgica (cricotiroidostomia) só deve ser considerada quando for de fato necessária e é imprescindível que seja feita por profissional habilitado a lidar com traqueia infantil. É importante lembrar que a membrana cricoide é o sustentáculo da porção superior da traqueia da criança, e a não observância desse aspecto pode gerar graves consequências futuras.[6]

A insuflação a jato, acoplada à cricotiroidostomia percutânea, é uma modalidade temporária de oferta de O_2, porém é um procedimento que não permite o clareamento do CO_2 produzido, gerando ao longo do tempo hipercapnia.

Uma rotina já absorvida nos diversos serviços médicos é a obtenção de via área definitiva mediada por drogas, também conhecida por sequência rápida de entubação, quando se obtém a paralisia ultrarrápida da movimentação ventilatória (relaxantes musculares de ação ultrarrápida), seguido de sedativo (neutralizar, nesse momento, os efeitos da preservação da consciência).[6-8]

Outros dispositivos para abordagem das vias aéreas foram desenvolvidos com a finalidade de oferecer O_2 adicional aos procedimentos básicos ou mesmo frente à dificuldade de obtenção da via aérea definitiva, incluindo casos de via aérea difícil.

A máscara laríngea ainda não tem seu papel totalmente estabelecido na abordagem da criança traumatizada, porém vem ganhando força com o passar do tempo. Ela não garante uma via aérea definitiva, sendo considerada um dispositivo temporário que pode auxiliar em casos de via aérea difícil. Por não selar a via aérea, pode permitir a passagem de secreção e vômitos que estão ao redor da sonda para dentro da traqueia não isolada.[9]

O tubo laríngeo tem papel semelhante ao da máscara laríngea, também considerado dispositivo temporário que pode ser utilizado em situações de via aérea difícil, apresentando a vantagem de não exigir visualização direta das vias aéreas para seu posicionamento correto. Seu papel no trauma ainda requer maior consistência.[10,11]

Outro dispositivo que serve para complementar o arsenal orientado ao cuidado das vias aéreas é o guia de introdução de sonda endotraqueal (*gum elastic bougie device*), que se trata de um estilete elástico que permite a entubação guiada após seu posicionamento dentro da via aérea. Ele é indicado quando a laringoscopia direta não permite a visualização das cordas vocais e sua passagem permite a palpação da sua extremidade dentro da árvore traqueobrônquica.[11,12]

Outros dispositivos são o Trachlight™, para entubação orotraqueal, que permite a entubação sem laringoscopia direta, usando como guia a luz da extremidade distal do dispositivo; fibroscópios semirrígidos como Shikani™ ou ainda Levitan™, que são considerados dispositivos menos dispendiosos que os demais fibroscópios, mais fáceis de manusear, porém ainda dependentes de maior consistência para seu uso no trauma.[9-12]

Devemos, ainda, reforçar que todas as manobras sobre as vias aéreas devem ser realizadas com o controle da coluna cervical alinhada e em posição neutra.

VENTILAÇÃO

Uma vez assegurada a permeabilidade das vias aéreas, inicia-se a avaliação da ventilação por meio da propedêutica clínica básica. O reconhecimento do comprometimento ventilatório é geralmente simples, especialmente quando se mantém um elevado grau de suspeita. Fluxo aéreo gerado pela respiração, expansibilidade torácica e simetria entre ambos os hemitórax, frequência ventilatória (que tem relação direta com faixa etária), percussão com sonoridade timpânica (ar no espaço pleural) ou no outro extremo, maciça (sangue no espaço pleural), sugerem anormalidade ventilatória.

As lesões que ameaçam a vida da criança traumatizada detectadas nesse momento devem ser seguidas de controle imediato. O pneumotórax hipertensivo, o pneumotórax aberto e o hemotórax maciço são tratados após identificação pela drenagem torácica realizada no IV ou V espaços intercostais do lado comprometido, anterior à linha axilar média, utilizando-se dreno de diâmetro adequado (de acordo com a idade e as dimensões da criança), posicionado através do espaço imediatamente acima da incisão realizada. O controle inicial do pneumotórax aberto pode ser obtido com a utilização de um curativo de três pontas, visando-se a oclusão da entrada de ar pela lesão e fazendo-se drenagem simultânea do ar durante a expiração.[6]

Traumatismos torácicos, de uma forma geral, podem determinar interferência variável na ventilação e carecem de controle paliativo ou mesmo tratamento definitivo durante o exame primário da criança traumatizada.

A interferência no comando nervoso central também pode determinar comprometimento ventilatório, como nos casos de lesão raquimedular alta, com secção do comando central e produção de parada respiratória rápida ou ainda progressiva.

A falência da ventilação determina consequências deletérias se não for tratada ou, pelo menos, controlada. Algum curso ventilatório deve ocorrer, seja espontâneo, assistido ou controlado. Para indivíduos não entubados, as manobras básicas incluem a ventilação por máscara. Todo indivíduo traumatizado deve receber O_2 suplementar.

A monitorização da ventilação é feita pelos sinais clínicos da saturação de O_2 e da leitura dos gases sanguíneos.

CIRCULAÇÃO

A avaliação da circulação com controle de sangramento aparente é o próximo passo. Lesões tegumentares e fraturas desalinhadas de ossos longos são os principais focos de sangramento aparente controlados por meio de curativos compressíveis estéreis ou mesmo alinhamento da fratura.[6] A preocupação seguinte é a obtenção de acesso vascular, preferencialmente dos acessos periféricos com cateteres curtos e calibrosos, o que nem sempre é um procedimento tranquilo. Uma alternativa bem apropriada é o acesso intraósseo que permite infusão adequada, figurando como acesso para reposição volêmica em cenários que envolvem trauma e choque hemorrágico.[13-16]

O passo seguinte é a identificação de um eventual foco de sangramento oculto (pesquisa de sangramento nas cavidades torácica, abdominal e pélvica). A identificação de hemotórax já confirmou o diagnóstico de foco de sangramento, sendo normalmente identificado por exame clínico e radiológico durante a avaliação da ventilação. Normalmente, quando a pelve se apresenta estável, sem permitir alargamento lateral à compressão, a fonte de sangramento local não deve ser expressiva. Quando é instável, entretanto, pode ocorrer a formação de um grande hematoma por acúmulo volumoso de sangramento nessa topografia e a sede de sangramento oculta fica centrada nessa possibilidade. A ausência de estabilidade da pelve pode ser confirmada por meio de uma radiografia simples de quadril na sala de emergência, entre os exames subsidiários que completam o exame primário.

Por fim, resta a avaliação da cavidade abdominal como foco oculto de sangramento. Sua pesquisa pode ser realizada pelo exame ultrassonográfico na sala de emergência, voltado para a identificação de líquido intracavitário – FAST (*focused assessment with sonography for trauma*), medida essa inócua e facilmente executada à beira do leito, ganhando expressão nos diferentes centros hospitalares na atualidade, apesar da menor utilização em centros com experiência pediátrica exclusiva.[17,18]

No decorrer do exame primário com reanimação subsequente, a reposição volêmica preconizada pela infusão rápida de Ringer lactato (ou SF 0,9%) aquecido a 39°C no volume de 20 mL/Kg de peso corporal estimado, podendo-se repetir três vezes dependendo do padrão de resposta hemodinâmica observada. Em muitas situações, o não controle hemodinâmico na sala de emergência determina a necessidade da abordagem cirúrgica para controle hemostático e, nessa situação, em algumas eventualidades a cirurgia de controle de dano se impõe (controle hemostático, deixando para um segundo tempo a correção das demais lesões cavitárias detectadas após correção da hipotermia, da acidose metabólica e de sangramento por coagulopatia de consumo).

Exame neurológico suscinto

O próximo passo do exame primário envolve a realização e a interpretação do exame neurológico sucinto com a avaliação das pupilas quanto à simetria e à reação à luz, junto com a avaliação do nível de consciência, utilizando-se a escala de coma de Glasgow (GCS). Devemos lembrar que entre os três itens avaliados na GCS estão a abertura ocular, a resposta verbal e a melhor resposta motora apresentada. Para pré-escolares, existe uma escala adaptada quanto à resposta verbal.

Exposição

Finalizando-se o exame primário está a exposição de todo corpo com controle térmico do paciente e do ambiente, evitando-se, assim, o desenvolvimento de hipotermia.

O exame primário só está finalizado com a identificação do equilíbrio funcional da criança traumatizada. A propedêutica armada como radiografia do tórax (frequente), da coluna cervical em perfil em algumas situações e da bacia (menos frequente), tipagem sanguínea e gasometria arterial, monitorização do débito urinário por sonda vesical, sondagem gástrica, saturação e eletrocardiografia podem auxiliar na identificação, no controle e na monitorização da criança traumatizada.

EXAME SECUNDÁRIO

O exame secundário só deve ser iniciado após finalizado o exame primário, tendo sido realizado o controle das lesões que ameaçam a vida e após uma reavaliação que confirme a condição para uma análise mais pormenorizada com o exame da cabeça aos pés e a indicação criteriosa de exames subsidiários pertinentes à identificação das lesões que possam ser suspeitadas.

Sua realização não deve retardar o tratamento específico. Alguns autores convencidos de que um número considerável de lesões passava despercebido após a realização do exame secundário com a orientação para os cuidados definitivos sugeriram a necessidade da realização de um exame terciário, com uma revisão pormenorizada da criança traumatizada em até 24 horas da admissão.[19]

Uma vez estabelecido o controle funcional, identificadas as lesões e indicada a proposta terapêutica específica para cada lesão, a abordagem da criança traumatizada já caminha para a atenção conhecida como cuidados definitivos, em que o princípio tático deve ser definido por prioridades estabelecidas entre as diferentes equipes que lidarão especialmente com esse paciente.

A perspectiva de menores índices de mortalidade, menores taxas de incapacidade temporária e definitiva devem ser perseguidas. A interação harmoniosa entre os diferentes profissionais envolvidos no tratamento desse paciente carregam essa premissa como meta principal.

TRAUMA CRANIOENCEFÁLICO

A criança apresenta maior incidência de lesões cranioencefálicas quando comparada ao adulto, porém, de maneira geral, com prognóstico melhor. A sobrevida está relacionada à presença de outras eventuais lesões, lembrando-se que a frequência de lesões multissistêmicas na criança é eleva-

Série Ortopedia e Traumatologia – Fundamentos e Prática

da.[6] A criança é especialmente suscetível a lesões encefálicas secundárias produzidas por hipoxemia e hipoperfusão cerebral. Portanto, o socorrista que realiza adequadamente o exame primário e a reanimação conseguirá minimizar a ocorrência da lesão encefálica secundária.

Vômitos e convulsões pós-traumáticas são frequentes e geralmente autolimitados. A persistência dos sintomas normalmente indica a necessidade de avaliação mais profunda, incluindo a realização de tomografia computadorizada de crânio.

A monitorização precoce da pressão intracraniana tem seu papel bem estabelecido entre as crianças traumatizadas com lesão encefálica presente, principalmente entre aquelas com um escore de GCS ≤ oito (coma) ou lesões multissistêmicas. A avaliação de um neurocirurgião é necessária quando existe a menor possibilidade de tratamento cirúrgico e sua indicação será feita por ele.[20-22]

TRAUMA RAQUIMEDULAR

Felizmente a ocorrência de lesão raquimedular é rara na infância, porém responsável por elevada mortalidade. A criança apresenta diferenças anatômicas consideráveis, que devem ser de conhecimento de todo socorrista, como ligamentos interespinhosos e cápsulas articulares mais flexíveis, facilitando o deslocamento entre as estruturas da coluna espinal, corpos vertebrais encunhados anteriormente, tendendo ao deslizamento anterior durante a flexão, facetas articulares planas e pelo fato de apresentar a cabeça relativamente maior que o pescoço, o que facilita a exposição do pescoço às forças traumáticas.[6]

Na radiografia cervical simples, a pseudo-subluxação de C2-C3 ou mesmo C3-C4 aparece em 40% das crianças com menos de 7 anos, sem significado patológico. A presença de manifestações neurológicas ou mesmo dor, edema e crepitação ao exame clínico transformam um achado radiológico num evento patológico – uma possível subluxação.

Outro fato de relevância é a frequência de lesões medulares sem lesões ósseas associadas – SCIWORA (*spinal cord injury without radiographic abnormality*). Dois terços das crianças com lesão medular não apresentam sinais radiográficos específicos. Assim, na dúvida sobre a integridade da coluna cervical, considera-se lesão instável e é necessário manter sua estabilização até uma avaliação especializada.[6,23,24]

TRAUMA TORÁCICO

Apesar de apresentar frequência relativamente baixa, o trauma torácico na criança tem mortalidade expressiva em decorrência de lesões que ameaçam sua a vida e que, portanto, devem ser imediatamente identificadas e controladas.[25]

A imensa maioria das lesões torácicas traumáticas na criança apresenta característica de evolução razoável e satisfatória, sem determinar a necessidade de abordagens cirúrgicas maiores. Tratamento intensivo com suporte ventilatório, controle da dor, fisioterapia respiratória e drenagem

torácica em circunstâncias e indicações específicas correspondem à modalidade terapêutica mais frequente.[26,27]

Todas as lesões torácicas descritas para a população adulta também podem ocorrer na população pediátrica, e as diferentes abordagens específicas seguem os mesmos preceitos definidos.

TRAUMA ABDOMINAL

Apesar de mais frequente do que o trauma torácico na criança, revela mortalidade pouco menos expressiva. A lesão contusa predomina sobre a penetrante nos diferentes centros mundiais, independentemente da distribuição em importância dos mecanismos envolvidos.[25]

A avaliação clínica de crianças conscientes e lactentes traumatizadas muitas vezes fica prejudicada. O estômago distendido em virtude do choro persistente e, a distensão do globo vesical podem corroborar para a falha diagnóstica. Assim, as sondagens gástrica e vesical de demora (uma vez afastadas suas contraindicações) facilitam o exame clínico.[6]

O tratamento conservador preconizado para crianças que apresentam trauma abdominal fechado com normalidade hemodinâmica, confirmada a sede de lesão em víscera parenquimatosa, só deverá ser considerado na possibilidade da avaliação e monitorização constantes, e da presença de um cirurgião habilitado, em função da potencial necessidade de intervenção cirúrgica em caráter emergencial durante sua evolução.

No trauma penetrante, lesões ocasionadas por arma branca apresentam indicação relativa quanto à abordagem cirúrgica, fazendo com que a avaliação clínica e os exames de imagem determinem o tratamento operatório, muitas vezes necessário. Quanto às lesões abdominais geradas por arma de fogo, como princípio geral, são de indicação cirúrgica, salvas exceções.[28]

Mesmo com o incremento da experiência clínica na abordagem não operatória, cada vez mais crescente no cenário do trauma pediátrico, somado ao desenvolvimento de técnicas radiológicas e endoscópicas que contribuíram significativamente para essa tendência, a presença do cirurgião pediátrico habilitado liderando a equipe multidisciplinar que compõe a atenção à criança traumatizada deve ser uma constante, uma vez que a decisão de operar ou não operar é sempre uma decisão cirúrgica.

As diferentes lesões abdominais podem se apresentar por comprometimento hemodinâmico ou por meio de manifestações abdominais identificáveis ao exame secundário. A tomografia computadorizada de abdome para pacientes estáveis e normais do ponto de vista hemodinâmico até o momento é o exame preferencial, constituindo unanimidade na constatação dessas lesões.[29,30]

TRAUMA MUSCULOESQUELÉTICO

As lesões musculoesqueléticas apresentam importância considerável para as crianças traumatizadas. Dados de his-

492 ORTOPEDIA E TRAUMATOLOGIA PEDIÁTRICAS VOLUME 2

tória podem direcionar a procura por lesões osteoarticulares, uma vez que seu esqueleto é menos mineralizado ao redor da epífise, além dos núcleos de crescimento, dificultado o diagnóstico radiológico de fratura e luxação.

O sangramento associado ao traumatismo pélvico e de ossos longos é proporcionalmente maior quando comparado ao adulto. A imaturidade e a flexibilidade do esqueleto da criança podem gerar fraturas específicas. Algumas fraturas podem estar associadas a lesões vasculares periféricas como as fraturas supracondilianas. Os princípios terapêuticos empregados na criança são os mesmos reservados para a população adulta.

REABILITAÇÃO

A espiral terapêutica que envolve o atendimento da criança traumatizada não termina quando definidos os cuidados para cada lesão, mas sim quando ocorre o retorno às condições anteriores ao evento traumático e, preferencialmente, em condições mais seguras para essa criança.

As cicatrizes psicológicas não podem ser negligenciadas, uma vez que são frequentes e determinam alteração na qualidade de vida da criança traumatizada. Certamente, a reabilitação física e psicológica são fundamentais para o pleno desenvolvimento da criança, numa condição extrema que é o cenário da vítima de traumatismo.[31,32]

REFERÊNCIAS BIBLIOGRÁFICAS

1. Murray CJ, Lopez AD. Global Mortality, disability, and the contribution of risk factors: global burden of disease study. Lancet. 1997;349:1436-42.
2. Datasus, 2007. Indicadores de Saúde e Morbidade. [Internet] [Acesso em 16 mar 2017]. Disponível em: http://tabnet.datasus.gov.br/tabnet
3. Schvartsman C, Carrera RM, Abramovici S. Avaliação e transporte da criança traumatizada. J Ped. 2005;81:223-9.
4. Mann NC, Mackenzie E, Teitelbaum SD, et al. Trauma System Structure and Viability in the Current Healthcare Environment: A State-by-State Assessment. J Trauma. 2005;58:136-47.
5. World Health Organization. Guidelines for essential Trauma care - WHO, 2004. [Internet] [Acesso em 16 mar 2017]. Disponível em: http://whqlibdoc.who.int/publications/2004
6. American College of Surgeons – Committee on Trauma. In:_____. Suporte Avançado de Vida no Trauma para Médicos – ATLS. 7.ed. American College of Surgeons, 2004.
7. American Heart Association. Pediatric Advanced Life Support. Guidelines 2000 for Cardiopulmonary Resuscitation and Emergency Cardiovascular Care: International Consensus on Science, 2000.
8. Perry J, Lee J, Wells G. Rocuronium versus succinylcholine for rapid sequence induction intubation (Cochrane Review). In: The Cochrane Library. Issue 2. Oxford: Update Software, 2005.
9. McGill J. Airway management in trauma – an update. Emerg Med Clin N Am. 2007;25:603-22.

10. Brambrink AM, Koerner IP. Prehospital advanced trauma life support: how should we manage the airway, and who should do it? Crit Care. 2004;8:3-5.
11. Fiona L, Daniele B, Rod L, et al. Emergency intubation for acutely ill and injured patients. Cochrane Database of Systematic Reviews. In: The Cochrane Library. Issue 2. Oxford: Update Software, 2009.
12. Wang HE, Yealy DM. Out-of-hospital endotracheal intubation: where are we? Ann Emerg Med. 2006;47:532-41.
13. Banerjee S, Singhi SC, Singh S, et al. The intraosseous route is a suitable alternative to intravenous route for fluid resuscitation in severely dehydrated children. Indian Pediatr. 1994;31:1511-20 .
14. Lillis KA, Jaffe DM. Prehospital intravenous access in children. Ann Emerg Med. 1992;21:1430-4.
15. Glaeser PW, Hellmich TR, Szewczuga D, et al. Five-year experience in prehospital intraosseous infusions in children and adults. Ann Emerg Med. 1993;22:1119-24.
16. Fuchs S, LaCovey D, Paris P. A prehospital model of intraosseous infusion. Ann Emerg Med. 1991;20:371-4.
17. Scaife ER, Fenton SJ, Hansen KW, et al. Use of focused abdominal sonography for trauma at pediatric and adult trauma centers: a survey. J Pediatr Surg. 2009;44:1746-9.
18. Fox JC, Boysen M, Gharahbaghian L, et al. Test characteristics of Focused Assessment of Sonography for trauma for clinically significant abdominal free fluid in pediatric blunt abdominal trauma. Ac Emerg Med. 2011;18:477-82.
19. Soundappan SVS, Holland AJA, Cass D. Role of an Extended Tertiary Survey in Detecting Missed Injuries in Children. J Trauma. 2004;57:114-8.
20. Committee on Quality Improvement, American Academy of Pediatrics. The management of minor closed head injury in children. Pediatrics. 1999;104:1407-15.
21. Halley MK, Silva PD, Foley J, et al. Loss of consciouness: when to perform computed tomography? Pediatr Crit Care Med. 2004;5:230-3.
22. Marcoux KK. Management of increased intracranial pressure in critically ill children with an acute neurologic injury. AACN Clin Issues. 2005;16:212-31.
23. Meier R, Krettek C, Grimme K, et al. The multiple injured child. Clin Orthop Rel Res. 2005;432:127-31.
24. Skellett S, Tibby SM, Durward A, et al. Immobilisation of the cervical spine in children. BMJ. 2002;324:591-3.
25. American College of Surgeons. National Trauma Data Bank, Pediatric Report. Version 8.0, 2008.
26. Kulshrestha P, Munshi I, Wait R. Profile of chest trauma in a level I trauma center. J Trauma. 2004;57:576-81.
27. White JRM, Dalton HJ. Pediatric trauma: postinjury in the pediatric intensive care unit. Crit Care Med. 2002;30:S478--S488.
28. Pryor JP, Reilly PM, Dabrowski P, et al. Non-operative management of abdominal gunshot wounds. Ann Emerg Med. 2004;43:344-53.
29. Stylianos S. Outcomes from pediatric solid organ injury: role of standardized care guidelines. Curr Opin Pediatr. 2005;17:402-6.
30. Barclay L. Triple-contrast CT helpful in penetrating trauma. Radiology. 2004;231:775-84.

31. Schreier H, Ladakakos C, Morabito D, et al. Posttraumatic stress symptoms in children after mild to moderate pediatric trauma: a longitudinal examination of symptom prevalence, correlates, and parent-child symptom reporting. J Trauma. 2005;58:353-63.

32. Winthrop AL, Brasel KJ, Stahovic L, et al. Quality of life and functional outcome after pediatric trauma. J Trauma. 2005;58:468-73.

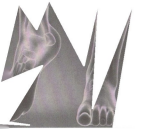
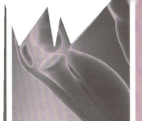

A Criança Politraumatizada – Aspectos Ortopédicos

Wagner Nogueira da Silva
Luiz Renato Drumond Américo

INTRODUÇÃO

O trauma foi considerado a doença do século XX. No início deste novo milênio, essa epidemia se tornou uma tragédia mais intensa, por causa de falhas e medidas pouco eficazes no programa nacional de prevenção, aumento da potência e volume dos veículos automotores, quase sempre relacionados aos traumas de alta energia, entre outros fatores.

Acidente é definido como evento não intencional e evitável, causador de todos os tipos de lesão no ambiente doméstico ou nos outros espaços sociais, como trabalho, trânsito, escola, esportes e lazer.

Podemos definir violência como o evento representado por ações realizadas por indivíduos ou grupos que ocasionam danos físicos, emocionais, morais ou espirituais a outros ou a si próprios.

As causas externas, acidentes e violências, representam no Brasil, a principal causa de morte nas crianças e adolescentes, na faixa etária de 5 a 19 anos. Abaixo de um ano ocupa o 8º lugar, passando a 3º lugar entre 1 e 4 anos.

Os principais traumas que levam à morte em nosso país são os atropelamentos, as quedas e os afogamentos. As violências (homicídios e suicídio) assumem importante papel na faixa da adolescência. As quedas são outra causa comum de traumatismo na infância e, em geral, ocorrem em crianças menores. A vitimização é outro problema significativo, que exige atenção dos médicos que atendem crianças acidentadas no ambiente doméstico. O impressionante aumento de crimes violentos nas grandes cidades resultou em um aumento do número de traumatismos penetrantes em crianças.[1]

Politrauma é definido como o conjunto de lesões traumáticas simultâneas em diversas regiões, órgãos ou sistemas do corpo, em que pelo menos uma das lesões pode colocar o paciente em risco de vida.[1,2]

As crianças que morrem logo após o acidente têm como principais mecanismos de morte o comprometimento das vias aéreas e/ou choque hipovolêmico e/ou lesão do sistema nervoso central. A abordagem com desobstrução das vias aéreas é o componente mais crítico da reanimação inicial de uma criança politraumatizada. A reposição de volume com solução salina e a hemoterapia para equilíbrio volêmico são essenciais nos casos de hemorragias. No trauma cranioencefálico é de suma importância a ventilação com oxigenação adequadas para minimizar lesões cerebrais.

Estima-se que, para cada óbito, ocorrem quatro casos que sobrevivem com sequelas graves.[1] As causas mais comuns de sequelas após o politrauma pediátrico são as lesões ao sistema nervoso central e ao sistema musculoesquelético.[3]

Os cuidados apropriados às crianças politraumatizadas requerem a participação multidisciplinar com várias especialidades médicas, cada qual com seu conhecimento, experiência e objetivo comum.[3] A regionalização e a hierarquização do atendimento médico, associadas à criação de serviços de resgate e centros de tratamento especializados em trauma são de importância vital para a redução da morbidade e mortalidade, representando a melhor forma de oferecer tratamento contínuo desde o evento até a reabilitação.[1]

A abordagem ortopédica da criança politraumatizada na emergência é importante para estabilizar as lesões, prevenir infecção e facilitar a mobilização precoce desses pacientes, bem como evitar ou minimizar possíveis sequelas futuras.[3]

Os acidentes no Brasil custam uma quantia fabulosa, em torno de 2 bilhões de dólares em perdas materiais e outros 2 bilhões de dólares em perdas sociais, ou seja, em torno de 4 bilhões de dólares ao ano. Isso e mais o imensurável valor em sofrimento humano. O custo financeiro desse crescente problema é imenso e causa intensa sobrecarga a um sistema de assistência à saúde.[1]

Este capítulo enfatiza os aspectos ortopédicos da criança politraumatizada.

PARTICULARIDADES DO TRAUMA NA INFÂNCIA

Aspectos anatômicos e fisiológicos

Em comparação com os adultos, as crianças apresentam maior frequência de lesões multissistêmicas. Isso decorre da maior absorção de energia por unidade de área, porque a massa corporal é menor. Além disso, o tecido adiposo é exíguo, o tecido conjuntivo tem menor elasticidade e os órgãos são mais próximos entre si.

A relação entre superfície corpórea e volume corpóreo é aumentada na criança. A perda de calor se torna um fator importante, podendo a criança desenvolver rapidamente quadros de hipotermia que complicam o tratamento dos quadros de choque hipovolêmico.

O esqueleto incompletamente calcificado e com múltiplos centros de crescimento é mais maleável. Isso explica a possibilidade de lesões orgânicas importantes sem uma lesão esquelética compatível com a força do trauma. Como exemplo, podemos citar as lesões de estruturas intratorácicas graves sem lesões de costelas.[2,4]

Aspectos psicológicos

A capacidade da criança de interagir com pessoas desconhecidas, quando em situação de estresse, é limitada. A obtenção de uma história e o exame, especialmente em crianças com dor, é extremamente difícil. A compreensão dessas peculiaridades e o esforço para acalmar e tranquilizar a criança é essencial.

Diferentemente dos adultos, as crianças necessitam recuperar-se dos efeitos do trauma e continuar o processo de crescimento e desenvolvimento futuros. As lesões, mesmo que de pequena monta, podem levar a um período prolongado de incapacidade, à custa de reações de natureza emocional ou orgânica.

Tardiamente, distúrbios sociais, afetivos e do aprendizado podem ser identificados em metade das crianças vítimas de trauma grave.

O trauma pediátrico desarranja a estrutura familiar, com consequentes distúrbios emocionais e comportamentais, além de financeiros. Cerca de dois terços dos irmãos de uma criança traumatizada apresentam distúrbios emocionais e afetivos. Frequentemente, ocorrem distúrbios entre os pais, os quais podem culminar com desestruturação familiar.

Todos esses problemas tornam indispensável uma assistência física e psicológica adequadas à criança e à sua família.[2,4]

Aspectos ortopédicos

A maior relação entre o tamanho da cabeça e o restante do corpo torna mais provável uma lesão cervical, particularmente em traumatismos cranioencefálicos e traumas multissistêmicos. No entanto, a lesão medular é menos frequente em crianças do que em adultos.

De todas as lesões cervicais, 5% ocorrem em crianças. É mais frequente em subluxações atlanto-axial (C1-C2) ou na junção atlanto-occipital até a fase pré-escolar e lesões mais baixas (C5-C7) na idade escolar. As lesões que se situam acima das raízes nervosas responsáveis pela maior parte da inervação diafragmática (C4) predispõem à parada respiratória e à tetraplegia. A subluxação (com ou sem deslocamento) e a fratura do odontoide são bem mais comuns que a lesão do corpo vertebral. As diferenças anatômicas responsáveis por essas particularidades são ligamentos interespinais e cápsulas articulares mais flexíveis; articulação uncinada pobremente desenvolvida e incompleta; corpos vertebrais acunhados anteriormente com tendência ao escorregamento lateral com a flexão; facetas articulares planas; cabeça relativamente grande em relação aos adultos com maior angulação durante a flexão ou a extensão, resultando em maior transferência de energia para região cervical.

A pseudo-subluxação (deslocamento anterior de C2 em C3) é vista em 40% das crianças com menos de 7 anos. Apenas 20% apresentam essa particularidade até os 16 anos (Figura 44.1).

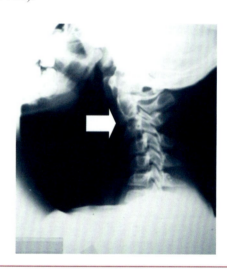

FIGURA 44.1 Radiografia de coluna cervical em perfil, mostrando a pseudo-subluxação C2-C3 (veja a seta).

Os centros de crescimento esquelético podem simular fraturas: a sincondrose odontoide basilar aparece como área radiolucente na base da lâmina, principalmente em crianças com menos de 5 anos; a epífise odontoide apical aparece como separação vista entre os 5 e os 11 anos; as extremidades dos processos espinhosos podem simular fraturas.

O periósteo mais espesso e mais elástico e a cortical óssea altamente porosa e vascular, associados a maior quantidade proporcional de matriz proteica em relação ao seu conteúdo mineral, torna a constituição óssea mais maleável, justificando a ocorrência de fraturas incompletas (tórus e fratura em galho verde) e completas sem desvio.

Outros fatores que diferenciam o trauma esquelético pediátrico são: rápida consolidação; tendência à remodelação da fratura, exceto no plano rotacional; alta incidência de lesões vasculares, particularmente no cotovelo, que, mesmo não representando risco imediato de perda do membro, podem ocasionar tardiamente uma contratura isquêmica; baixa incidência de lesões ligamentares associadas; distúrbios em longo prazo em fraturas que envolvem a cartilagem de crescimento e a diáfise de ossos longos.

As fraturas de ossos longos mais comuns são do fêmur e da tíbia, secundárias a atropelamentos, compondo a tríade de Waddell, quando associadas ao trauma cranioencefálico e às lesões do tronco. As fraturas de ossos longos em crianças podem estar associadas a grandes sangramentos, já que as partes moles não tamponam adequadamente a hemorragia.[4]

ABORDAGEM INICIAL DA CRIANÇA POLITRAUMATIZADA

O tratamento do politrauma em crianças segue princípios de tratamento semelhantes aos do paciente adulto. Ele é uma corrente terapêutica que se inicia na fase pré-hospitalar, no local do acidente, e continua até o final da reabilitação. Cada etapa do tratamento deve ser otimizada ao máximo. Esse tratamento deve ser de caráter multidisciplinar, coordenado pela equipe médico-cirúrgica.

A abordagem inicial do politrauma deve ser feita no local do acidente por pessoal médico e/ou paramédico integrante de uma equipe de resgate.

As medidas salvadoras e de reanimação compreendem um rápido reconhecimento da situação e o tratamento objetivo das causas de morte eminente.

A padronização proposta pelo ATLS (*Advanced Trauma Life Support*) consiste na sistematização do atendimento em fases sucessivas:

1. avaliação primária e restabelecimento das funções vitais;
2. medidas adicionais;
3. avaliação secundária;
4. reavaliação;
5. tratamento definitivo.

Na avaliação primária, o ATLS utiliza o método mnemônico, ABCDE:

A) *Airway*: manutenção das vias aéreas pérveas e estabilização da coluna cervical.
B) *Breathing*: manutenção da respiração e da ventilação.
C) *Circulation*: estabilização circulatória com controle da hemorragia externa.
D) *Disability*: avaliação da incapacidade e exame neurológico sumário.
E) *Exposure*: exposição completa do paciente, com controle da temperatura ambiental.

A avaliação e a condução do politrauma na infância priorizam a vida do paciente, reservando a avaliação do sistema musculoesquelético para um segundo momento, seguindo, especificamente, os princípios do ATLS.[1-5,11]

ABORDAGEM ORTOPÉDICA DA CRIANÇA POLITRAUMATIZADA

LESÕES ORTOPÉDICAS NA CRIANÇA POLITRAUMATIZADA

As fraturas em extremidades acometem 76% das crianças após politrauma. Essas lesões têm baixa letalidade e alta morbidade em longo prazo, após o politrauma pediátrico.

O conhecimento do mecanismo de trauma e da associação de lesões é importante para maximizar os cuidados ao paciente.

A fratura do calcâneo está associada a outras fraturas em mais de um terço das crianças e fraturas na coluna ocorrem em 5% delas.

Segundo Jawadi e colaboradores, 58% das crianças com fraturas do fêmur após acidente automobilístico tinham lesões adicionais, mais comumente envolvendo a cabeça (14%), o tórax (6%), o abdome (5%) e o sistema genitourinário (4%).

A cabeça e a região cervical são os locais de lesão mais comuns nas crianças vítimas de atropelamento por veículos, representando 35% dessas lesões, sendo que 20% das crianças com lesões na coluna cervical têm múltiplos níveis.

Quando fraturas em ossos longos são diagnosticadas, lesões fisárias adjacentes devem ser cuidadosamente avaliadas.

A incidência de fraturas expostas é maior em pacientes politraumatizados, sendo aproximadamente 10%. Como nos adultos, a classificação de Gustillo e Anderson é adequada para essas fraturas em crianças.

O médico e a família do paciente devem estar cientes de que o diagnóstico tardio de lesões no paciente politraumatizado é comum. Letts e colaboradores relataram lesões inicialmente não diagnosticadas em 9% de 149 pacientes pediátricos traumatizados. Essas lesões incluem fraturas adicionais (frequentemente de extremidades superiores, mas também incluindo a pelve e coluna), bem como lesões viscerais.[3]

AVALIAÇÃO ORTOPÉDICA DA CRIANÇA POLITRAUMATIZADA

O exame ortopédico deve incluir a coluna, a pelve e as extremidades. Hipersensibilidade da coluna cervical, edema, espasmo e torcicolo podem estar presentes, mas sua ausência não exclui lesão vertebral.

No paciente inconsciente ou entubado, os sinais sugestivos de fratura são edema, equimose e/ou crepitação com a manipulação da extremidade lesada.

A ausência de sinais externos de trauma (hematomas, equimoses, escoriações) não exclui a presença de lesões internas no tronco.

A presença de instabilidade pélvica pode ser determinada pela compressão das espinhas ilíacas anterossuperiores e da sínfise púbica.

Deve ser levada em conta a perfusão sanguínea das extremidades (avaliada pela coloração, temperatura e pulsos) e a presença de deformidades nos membros, sugerindo fraturas. Deve ser realizada a palpação cuidadosa de todos os ossos.

O exame neurovascular é parte importante da avaliação ortopédica inicial. O exame neurológico pode ser difícil em crianças jovens, atemorizadas com a situação de emergência e naquelas com nível sensorial diminuído ou entubadas.

O resultado do exame neurovascular, incluindo os dados que não puderam ser avaliados, devem ser rigorosamente registrados no prontuário.

Os ferimentos em extremidades devem ser cuidadosamente inspecionados, identificando-se o grau de lesão dos tecidos moles, a integridade muscular e dos tendões e a presença ou não de fraturas associadas. Até que se prove o contrário, qualquer um desses ferimentos em extremidades pode representar uma fratura exposta. Quando próximos às articulações, deve ser verificada a presença de continuidade, o que vai alterar a conduta.

A história e a avaliação cuidadosa da criança com suspeita de abuso é fundamental para impedir a morte eventual, especialmente em crianças com menos de 1 ano.

Radiografias da coluna cervical, tórax e quadril geralmente são feitas de rotina na avaliação da criança politraumatizada, pelo médico do serviço de emergência, após a estabilização hemodinâmica e a monitorização adequada.

As radiografias para diagnóstico de fraturas devem ser realizadas conforme suspeita clínica ou pelo mecanismo de lesão.

Estudos complementares, como tomografia ou ressonância, podem ser necessários para melhor avaliação das lesões musculoesqueléticas ou neurológicas.

A cintilografia óssea pode ser utilizada nas crianças com lesões múltiplas, vítimas de abuso.[1,3,4]

TRATAMENTO ORTOPÉDICO DA CRIANÇA POLITRAUMATIZADA

As lesões ortopédicas devem ser abordadas, considerando-se o estado geral da criança politraumatizada no momento de sua avaliação.

A maioria das lesões ortopédicas não requer cuidados emergenciais.

Abordagem ortopédica de urgência é requerida nas fraturas expostas, síndromes de compartimento e fraturas com lesão vascular associada.

A imobilização temporária de extremidades fraturadas diminui a dor enquanto a criança traumatizada é movimentada ou transportada. O alívio do desconforto é uma atitude humana e previne o aumento adicional da pressão intracraniana, que levaria à piora no insulto cerebral em crianças com trauma craniano associado.

No caso de fraturas com deformidade grosseira, a simples tentativa de redução com melhora no alinhamento do membro pode restaurar o fluxo sanguíneo e deve ser apropriadamente seguida de imobilização temporária ou tração.

A abordagem ortopédica das fraturas expostas deve ser iniciada na sala de emergência, com limpeza inicial da ferida com soro fisiológico, cobertura da ferida com compressa estéril, alinhamento do membro, imobilização temporária e início da antibioticoprofilaxia venosa. Após avaliação multidisciplinar, o paciente é levado ao bloco cirúrgico para continuidade do tratamento com estabilização temporária no controle de danos ou definitiva das fraturas.

A maioria das fraturas pélvicas na criança é estável e, assim sendo, conduzida de forma conservadora. As fraturas pélvicas instáveis e fraturas acetabulares desviadas requerem tratamento cirúrgico.

Fixador externo está indicado para tratar uma diástase de sínfise púbica em paciente politraumatizado com instabilidade hemodinâmica, em regime de urgência, reduzindo a mortalidade e facilitando o transporte e os cuidados com a criança.

A fixação cirúrgica definitiva das fraturas fechadas em pacientes politraumatizados deve ser realizada o mais rápido possível após a estabilização do paciente. Essa conduta facilita os cuidados e a mobilização do paciente, além de permitir exames seriados de outros sistemas orgânicos e minimizar as complicações em pacientes com lesões que necessitam permanecer acamados por longos períodos de tempo.

O tratamento incruento de fraturas desviadas, em crianças com lesões cranianas associadas, pode colocá-las em risco, pois pressões intracompartimentais aumentadas e não reconhecidas, dentro do gesso, trazem complicações graves. Além disso, avaliações abdominais seriadas não são possíveis na criança politraumatizada com gesso toracopodálico. Sendo assim, um paciente com fratura fechada do fêmur associada a trauma craniano deve ser tratado com fixação dessa fratura da maneira mais apropriada.[3,7]

O joelho flutuante na criança muitas vezes requer fixação lateral que pode ser convertida para fixação medial.[8]

Em geral, as indicações para estabilização cirúrgica de fraturas fechadas em pacientes pediátricos são mais relativas do que absolutas.

O conceito atual de fixação precoce da fratura para controle de danos tem sido transportado do adulto para a criança vítima de trauma. Contudo, os estudos não têm mostrado que essa conduta seja mandatória nas crianças. O melhor momento para fixação da fratura na criança politraumatizada não está definido. Parece prudente que esse procedimento seja realizado quando a criança estiver estável o suficiente para a cirurgia.[3,7,9,10] As fraturas podem ser fixadas com fixadores externos, hastes intramedulares flexíveis ou placas de compressão, dependendo do caso avaliado. Cabe ressaltar que a técnica correta para todos os métodos de fixação é premente, pois, por exemplo, uma fixação lateral, a princípio temporária, pode se tornar um tratamento definitivo da fratura em questão.

Fraturas ocultas devem ser procuradas rigorosamente. Devemos lembrar que lesões inicialmente não letais podem causar problemas no futuro.[3,8]

É obrigação do médico denunciar os casos suspeitos de abuso físico às autoridades judiciais.[1]

EVOLUÇÃO EM LONGO PRAZO DA CRIANÇA POLITRAUMATIZADA

A maioria dos pacientes politraumatizados pediátricos sobrevive, mas alguns permanecem com sequelas significativas. Letts e colaboradores reportaram uma sobrevivência de 95% em 149 crianças politraumatizadas. Nesse mesmo estudo, os déficits residuais mais comuns foram neurológicos (38%), psicológicos e sociais (34%) e musculoesqueléticos (24%).[11]

CASOS CLÍNICOS

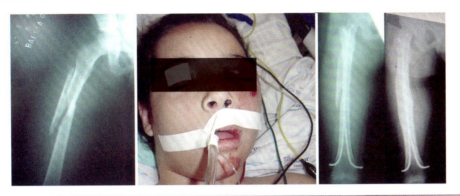

FIGURA 44.2 Paciente do sexo feminino, 10 anos, acidente automobilístico, TCE + fratura diafisária de fêmur fixada com hastes intramedulares flexíveis.

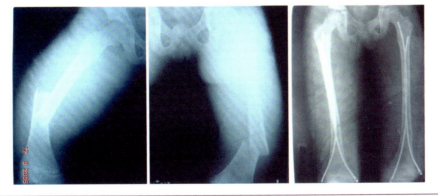

FIGURA 44.3 Paciente do sexo masculino, 8 anos, acidente automobilístico, trauma torácico + fratura diafisária bilateral do fêmur, fixadas com hastes intramedulares flexíveis.

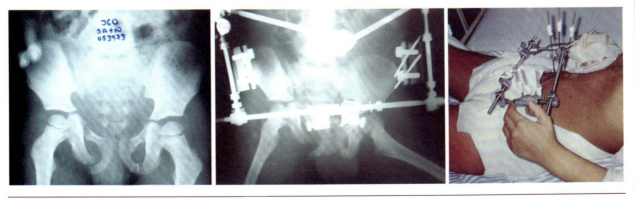

FIGURA 44.4 Paciente do sexo masculino, 9 anos, queda de caminhão, trauma abdominal, genitourinário e pélvico, hemodinamicamente instável. Fixador lateral na pelve de urgência.

REFERÊNCIAS BIBLIOGRÁFICAS

1. Abramovici S, Souza RL. Abordagem em criança politraumatizada. J Pediatr. 1999;75(Supl. 2):S268-S278.
2. Musafir M, Christian RW. Propedêutica e abordagem do politraumatizado. In: Reis FB. Fraturas. 2.ed. São Paulo: Atheneu, 2007. p.19-29.
3. Kay RM, Skaggs DL. Pediatric polytrauma management. J Pediatric Orthop. 2006;26(2):268-77.
4. Pereira Jr GA, Andreghetto AC, Basile Filho A, et al. Trauma no paciente pediátrico. Ribeirão Preto: Medicina, 1999. p.262-81.
5. Care of the multiply injured child. In: Herring JA. Tachdjian's Pediatric Orthopaedics/from the Texas Scottish Rite Hospital for Children. 4.ed. Philadelphia: Saunders Elsevier, 2008. p.2368-71.
6. American College of Surgeons. The Committee on Trauma: Advanced Trauma Life Support Course. Chicago: American College of Surgeons, 1993.
7. Mendelson SA, Dominick TS, Tyler-Kabara E, et al. Early versus late femoral fracture stabilization in multiply injured pediatric patients with closed head injury. J pediatric Orthop. 2001;21(5):594-9.
8. Politrauma. In: Staheli LT. Ortopedia Pediátrica na Prática. 2.ed. Porto Alegre: Artmed, 2008. p.281.
9. Loder RT, Gullahorn LJ, Yian EH, et al. Factors Predictive of immobilization complications in pediatric polytrauma. J Orthop Trauma. 2001;15(5):338-41.
10. Tolo VT. Tratamento de crianças politraumatizadas. In: Beaty JH, Kasser JR. Rockwood e Wilkins. Fraturas em Crianças. 5.ed. Barueri: Manole, 2004. p.75-89.
11. Letts M, Davidson D, Lapner P. Multiple trauma in children: predicting outcome and long-term results. Can J Surg. 2002;45:126-31.

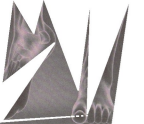
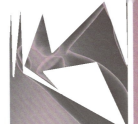

Fraturas Expostas nas Crianças

Gilberto Francisco Brandão
Cláudio Beling Gonçalves Soares
Luiz Renato Drumond Américo

INTRODUÇÃO

Fraturas expostas são aquelas em que o foco ou hematoma da fratura entram em contato com o meio externo. Há mais de um século essas fraturas apresentavam mortalidade elevada,[1] mas com o uso da antibioticoterapia moderna, da abordagem cirúrgica agressiva e dos novos métodos de osteossíntese houve redução acentuada em infecções, complicações e mortalidade. Os objetivos do tratamento são prevenir a infecção, promover a consolidação da fratura e restaurar a função do segmento comprometido.

Fraturas expostas em crianças e adolescentes evoluem de maneira diferente das fraturas em adultos. Os diversos fatores que interferem nesse comportamento são as características anatômicas do osso nessa faixa etária, seu potencial de crescimento, a correção espontânea de algumas deformidades e a resposta das partes moles às lesões.[2]

O primeiro caso conhecido de fratura exposta em um esqueleto imaturo foi do rei Tutankhamun do Egito, que governou entre 1333 e 1324 a.C. Faleceu aos 19 anos por uma fratura fisária exposta do fêmur distal esquerdo, que evoluiu para osteomielite aguda, complicada por um quadro de malária.[3] Historicamente, as fraturas expostas da criança têm sido abordadas de forma semelhante às que acometem os adultos. O emprego de antibioticoterapia venosa e o desbridamento em ambiente estéril são a base do tratamento dessas lesões.[4]

Nas crianças os mecanismos do trauma envolvem tanto lesões de alta energia quanto de baixa energia. Muitos estudos mostram que as fraturas expostas causadas por traumas de alta energia resultam principalmente de acidentes automobilísticos. As originadas de traumas de baixa energia ocorrem usualmente no antebraço e na tíbia, provocando exposições puntiformes. Nas crianças vítimas de politraumas, as fraturas expostas estão presentes em cerca de 10% dos casos[5] e quando há uma fratura exposta, em 25% a 50% dos casos há presença de um trauma adicional envolvendo cabeça, tórax, abdome ou outras extremidades.[6]

EPIDEMIOLOGIA

Fraturas expostas representam 5,3% das fraturas que ocorrem em pacientes esqueleticamente imaturos.[7] Pelas características anatômicas, 6,9% das fraturas da tíbia na criança são expostas.[8]

Fraturas expostas predominam no sexo masculino, na proporção de dois meninos para uma menina e após os dez anos de idade.[9]

Os acidentes de trânsito são a causa mais comum de fraturas expostas na criança e representam 26% dos casos, porém há aumento crescente das fraturas expostas causadas por arma de fogo, sobretudo em adolescentes.[2]

As fraturas expostas com maior gravidade, as do tipo III de gustilo, são mais comuns após os 10 anos de idade, já as lesões do tipo I são mais comuns em crianças com menos de 10 anos, porém a incidência para o tipo II é igual para os dois grupos.[2]

No que se refere à localização, 50,8% ocorrem nos membros superiores e 48,3% nos membros inferiores e apenas 0,9% ocorrem no nível do tronco. Em torno de 26% das fraturas expostas que acometem as crianças ocorrem na mão, 24% na perna, 17% no antebraço e 16% no pé.[2]

ABORDAGEM

A conduta inicial determina o sucesso do tratamento. Essas medidas envolvem uso de terapia antimicrobiana, limpeza, desbridamento, estabilização da fratura e cobertura cutânea. Esses passos são de capital importância na prevenção de infecção, complicações e sequelas.[10]

AVALIAÇÃO INICIAL

A fratura exposta pode decorrer de traumas de diferentes intensidades. A abordagem inicial difere entre duas situações: vítimas de traumas graves com lesões múltiplas e fraturas decorrentes de traumas de baixa energia que envolvem apenas um membro e que não ameaçam a vida da criança.

Série Ortopedia e Traumatologia – Fundamentos e Prática

As vítimas de traumas graves devem ser submetidas, prioritariamente, a uma avaliação geral multidisciplinar, seguindo os protocolos do ATLS.[11] Após a exclusão ou o tratamento de quaisquer lesões que ponham em risco a vida da criança, as fraturas expostas serão avaliadas e tratadas.

ANAMNESE

O início da abordagem ortopédica é direcionado para a caracterização do mecanismo de lesão. Fatores relacionados à magnitude do trauma, à energia envolvida e ao grau de contaminação são de especial importância para o tratamento. A colaboração familiar é importantíssima para essa definição, pois a criança, frequentemente, é pouco colaborativa em situações de estresse e dor.

Informações sobre locais dolorosos, função motora e sensibilidade distal à lesão dão pistas sobre a preservação ou a disfunção neurovascular distal à fratura. A magnitude da perda sanguínea é também um fator relevante na investigação da lesão.

A história pregressa local e geral da criança deve ser investigada. Pacientes portadores de dor local, calor e aumento de volume prévio à lesão podem ter como diagnóstico uma fratura patológica. História pessoal de patologias prévias e alergias é importante para a programação de tratamento e antibioticoterapia. A história vacinal da criança deve ser colhida, especialmente para profilaxia contra o tétano.

EXAME FÍSICO

Um exame clínico completo é essencial para o tratamento. A criança traumatizada deve ser avaliada de maneira sistemática e completa, mesmo estando ela e a família sensibilizadas pelo trauma.[12]

A documentação do grau de contaminação da ferida é essencial para a programação do tratamento, assim como sua extensão e a possibilidade de cobertura do tecido ósseo. Após essa avaliação inicial, as lesões devem ser cobertas com curativos estéreis para a proteção de contaminação adicional que possa ocorrer no ambiente hospitalar, seguida de imobilização provisória para alívio da dor. Lesões pélvicas necessitam de avaliação de possíveis exposições para órgãos internos do aparelho digestivo.

Quando há grandes deformidades, o membro deve ser alinhado e imobilizado para reduzir a lesão tecidual e melhorar a função circulatória do membro. Fraturas expostas não estão imunes à ocorrência de síndrome do compartimento, devendo esta ser uma preocupação constante na avaliação da criança fraturada.

AVALIAÇÃO RADIOGRÁFICA

Após avaliação clínica, a criança deve ser encaminhada para a realização dos exames de imagem. Radiografias de qualidade adequada devem ser realizadas, sendo que não devemos aceitar exames inadequados. Imagens dos ossos longos, em dois planos, incluindo as articulações distais e proximais à lesão são imperativas para a programação do tratamento. O tempo decorrido entre a lesão e o tratamento é fator importante no prognóstico da fratura exposta, especialmente no que diz respeito à infecção, portanto grandes atrasos no tratamento não devem ser impostos, aguardando exames mais demorados, como tomografias e ressonâncias magnéticas, a não ser que estes sejam essenciais.

CLASSIFICAÇÃO

Após avaliação clínica e radiográfica, a lesão está apta a ser classificada para programação do tratamento. A classificação é importante para documentação, para guiar o tratamento e predizer o prognóstico. Para as fraturas expostas, o modelo de classificação mais amplamente utilizado é o proposto por Gustilo e Anderson[13] (Tabela 45.1), que dividem-nas em três tipos de acordo com o grau de contaminação e energia envolvida no trauma.

Tabela 45.1 Classificação de Gustilo e Anderson para fraturas expostas.[13]	
Tipo I	Fraturas com lesão cutânea menor que 1 centímetro – limpo
Tipo II	Lesões maiores que 1 centímetro – ausência de dano extenso de partes moles
Tipo III	Lesões maiores que 10 centímetros – dano maciço de partes moles
III A	Cobertura adequada de partes moles – trauma de grande energia
III B	Perda da cobertura de partes moles – maior contaminação
III C	Associada à lesão arterial que necessita de reparos

As fraturas do tipo I têm mínima lesão de partes moles. As lesões cutâneas têm menos de 1 centímetro, limpas, sem evidências de corpos estranhos contaminantes ou acometimento muscular profundo significativo (Figura 45.1). A lesão óssea é compatível com traumas de baixa energia, expondo-se ao meio ambiente de dentro para fora.

Fraturas do tipo II apresentam lesão moderada em partes moles. A lesão cutânea está entre 1 e 10 centímetros, tem contaminação moderada e trauma de energia intermediária (Figura 45.2).

As fraturas do tipo III apresentam grandes lesões de partes moles, com lesão cutânea maior que 10 centímetros. A fratura normalmente é segmentar ou cominutiva, evidenciando a energia envolvida no trauma. Estas são divididas em três subtipos distintos. Lesões III A são as quais os tecidos moles permitem uma cobertura primária do osso. As lesões III B necessitam de cobertura secundária do osso, necessitando de reconstrução das partes moles por meio de retalhos ou enxertos musculares ou cutâneos (Figura 45.3). Fraturas classificadas como III C são as que apresentam lesão arterial que necessita de revascularização.

502   ORTOPEDIA E TRAUMATOLOGIA PEDIÁTRICAS   VOLUME 2

Fraturas Expostas nas Crianças

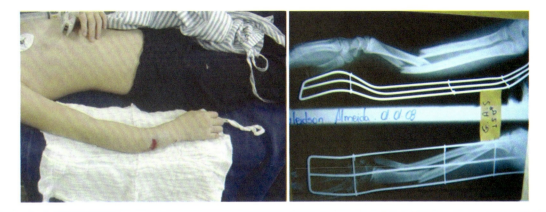

FIGURA 45.1 Fratura exposta tipo 1, diafisária do antebraço.

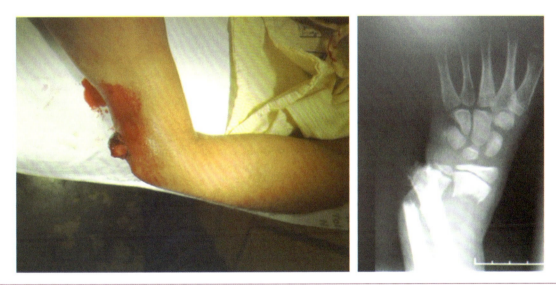

FIGURA 45.2 Fratura exposta tipo II, metafisária distal do antebraço.

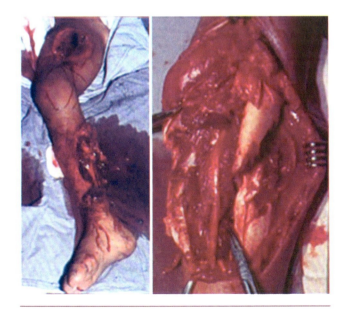

FIGURA 45.3 Fratura exposta tipo III B, diafisária da perna.

Essa classificação é amplamente utilizada e tem mostrado boa correlação com as sequelas apresentadas pelas fraturas expostas, incluindo potencial de infecção, retardo de consolidação, pseudartrose e amputação. O resultado funcional das fraturas do tipo III em crianças é melhor quando comparado com o das fraturas similares no adulto, em razão principalmente de um melhor suprimento vascular periférico.

TRATAMENTO

O tratamento das fraturas expostas na criança é similar ao das fraturas do adulto. O primeiro objetivo é a prevenção da infecção da ferida do sítio de fratura, enquanto permite cicatrização dos tecidos moles, consolidação da fratura e retorno funcional sem limitações.

TERAPIA ANTIMICROBIANA

O tratamento antimicrobiano da fratura exposta deve ser iniciado com urgência, antes que a criança vá para o bloco

CAPÍTULO 45

503

cirúrgico. Os antimicrobianos devem ser bactericidas e de amplo espectro.[14] A profilaxia antitetânica também deve ser aplicada nos pacientes não imunizados.

A antibioticoterapia profilática deve ser mantida após 24 horas do desbridamento cirúrgico da fratura exposta e mantido por outras 24 horas após cada novo desbridamento. Para lesões classificadas por Gustilo e Anderson como tipo I e II, utiliza-se preferencialmente cefalosporinas de primeira geração – cefalotina ou cefazolina (cefazolina 100 mg/kg/dia, dividida em 3 doses; dose máxima diária de 6 g). Para os pacientes com fraturas do tipo III, associa-se à cefalosporina a gentamicina (gentamicina 5 a 7,5 mg/kg/dia, dividida em 3 doses). Pacientes com feridas grosseiramente contaminadas, a penicilina (150.000 unidades/kg/dia divididas em 4 doses, dose máxima de 24 milhões de unidades) pode ser associada ao aminoglicosídeo.

Vale a pena ressaltar que, mais urgente que a condução rápida do paciente à sala de cirurgia, é o início da antibioticoterapia de largo espectro, sendo este o fator isolado mais importante para melhorar o prognóstico da fratura exposta na criança.[14]

Desbridamento cirúrgico

Tradicionalmente, a fratura exposta tem sido tratada como uma urgência ortopédica com desbridamento cirúrgico sendo realizado, de maneira ideal, nas primeiras seis horas da lesão. Esse procedimento tem o objetivo de reduzir a carga de contaminação bacteriana da ferida, diminuindo, por consequência, o risco de evolução para osteomielite.

Trabalhos recentes têm discutido a necessidade de realizar esse desbridamento nas primeiras seis horas. Parece não haver diferença no resultado final se o desbridamento é realizado nas primeiras seis horas ou após esse período. Certamente não existe vantagem no adiamento do procedimento, devendo este ser realizado o quanto antes, desde que a criança esteja estável do ponto de vista clínico.[15]

Outros trabalhos discutem a validade do desbridamento cirúrgico nas lesões tipo I Gustilo e Anderson. Iobst, Tidwell e King sugerem que o tratamento ambulatorial seja suficiente para lesões em crianças com menos 12 anos,[16] no membro superior.[17] Apesar de esses trabalhos demonstrarem bons resultados, em nossa opinião não existe, até o momento, comprovação sustentada na literatura para a não realização do desbridamento formal em crianças com fratura exposta tipo I.

O desbridamento pode ser repetido após 2 ou 3 dias para que seja avaliada a extensão da necrose e a contaminação de partes moles. Isso ajuda a diminuir o risco de infecção secundária.

Cultura

Estudos prévios têm demonstrado pouca correlação do crescimento bacteriano por meio de cultura e a infecção de ferida nas fraturas expostas.[18] Lee[19] notou que apenas 20% de feridas apresentam culturas bacterianas positivas e somente 28% de pacientes que apresentam culturas positivas evoluíram para infecção. Portanto, fraturas expostas não necessitam de culturas de rotinas, que só devem ser realizadas nas reoperações de pacientes com evidências clínicas de infecção ou em situações nas quais os riscos de infecção são muito grandes, como as lesões em ambiente rural.[19]

ESTABILIZAÇÃO DAS FRATURAS

As fraturas expostas, quando estabilizadas, melhoram as condições locais e sistêmicas da criança, reduzem a intensidade da dor, facilitam os cuidados com a ferida e evitam lesão tecidual secundária a instabilidade. Sistemicamente, diminuem a disseminação bacteriana e, em crianças politraumatizadas, aceleram a recuperação.[20,21]

Imobilizações gessadas podem ser utilizadas para tratamento de algumas fraturas. Normalmente, são aplicadas em fraturas estáveis e com lesões de partes moles com menor gravidade – tipo I, desde que não interfiram nos cuidados com a ferida. Lesões com maiores energias – tipo II e III – dificilmente poderão ser tratadas com imobilizações gessadas.

A fixação intramedular é a opção principal para o tratamento de fraturas expostas diafisárias dos ossos longos.[22,23] Fraturas abertas do fêmur, da tíbia, do úmero e dos ossos do antebraço são muito bem tratadas com hastes intramedulares de titânio[22] (Figura 45.4). Esse implante provém estabilidade suficiente para reabilitação precoce e liberdade para os cuidados com a ferida. A limitação do seu uso está principalmente nas fraturas cominutivas com tendência a encurtamento.[24]

As fraturas metafisárias acometem principalmente o rádio distal e a região supracondiliana do úmero. Normalmente requerem redução anatômica e fixação com fios de Kirschner. Fraturas metafisárias dos membros inferiores muitas vezes requerem o uso de parafusos, especialmente quando acometem a placa de crescimento e a articulação. Osteossíntese rígida com placas e parafusos são reservadas para lesões com instabilidade significativa, nas quais a fixação intramedular não é suficiente para estabilização[25] (Figura 45.5). Por exemplo, uma fratura femoral cominuída ou oblíqua longa.[21]

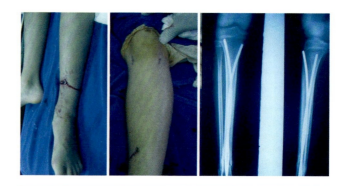

FIGURA 45.4 Fratura exposta tipo II da tíbia tratada com haste intramedular.

Fraturas Expostas nas Crianças

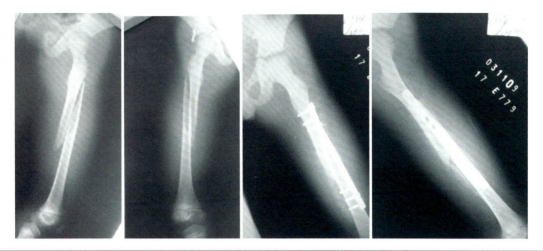

FIGURA 45.5 Fratura exposta grau II do fêmur tratada com placa e parafusos.

Outra opção de tratamento são os fixadores externos.[26,27] Está indicado para estabilização provisória de fraturas expostas nas crianças vítimas de politraumas nas emergências (Figura 45.6), bem como para o tratamento das fraturas com contaminação extrema ou com perda óssea segmentar.

NECESSIDADE DE AMPUTAÇÃO

Em crianças, mesmo em situações extremas, como em fraturas IIIC, todo o esforço deve ser direcionado para a preservação do membro. Por ter facilidade para a cicatrização, as feridas em pacientes esqueleticamente imaturos são menos debilitantes que em adultos. Por isso, os critérios de MESS (Tabela 45.2) – Mangled Extremity Severity Score – são flexibilizados na criança, auxiliando nas decisões, não devendo ser usados como critérios definitivos. Em adultos, um escore maior ou igual a 7 é sugestivo de amputação.[28]

Alguns casos, sobretudo as fraturas expostas de extremidade de artelhos causadas por raios de bicicleta, onde há uma grande contusão de partes moles, podem evoluir para necrose da extremidade, sendo necessário amputação (Figura 45.7).

COMPLICAÇÕES

As principais complicações decorrentes das fraturas expostas estão relacionadas com a intensidade do trauma e as lesões de partes moles. A principal e mais comum complicação são as infecções (Figura 45.8). Estas devem ser tratadas com desbridamento do tecido infectado e antibioticoterapia baseada na sensibilidade bacteriana fornecida para a cultura. É importante a realização de exames laboratoriais, sobretudo a proteína C reativa (PCR), para acompanhamento do tratamento.

Outra complicação, apesar de rara na criança, são as pseudartroses, geralmente decorrentes de processos infecciosos (Figura 45.9).

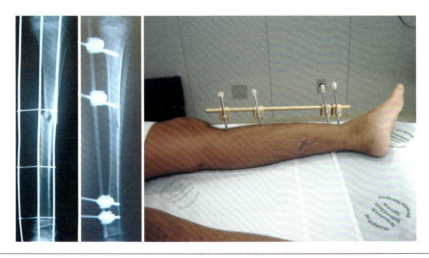

FIGURA 45.6 Estabilização provisória de fratura exposta tipo II da perna com fixador externo.

CAPÍTULO 45

Tabela 45.2 Mangled Extremity Severity Score.[24]

Tipo	Característica	Lesão	Pontos
Esqueleto/Partes moles			
1	Baixa energia	Fraturas fechadas simples Lesões por armas de fogo em baixo calibre Feridas	1
2	Energia moderada		2
3	Alta energia		3
4	Lesão maciça		4
Choque			
1	Normotenso		0
2	Hipotensão transitória		1
3	Hipotensão prolongada		2
Isquemia			
1	Nenhuma		0
2	Leve		1
3	Moderada		2
4	Avançada		3
Idade			
1	< 30 anos		0
2	>30 e < 50 anos		1
3	> 50 anos		2

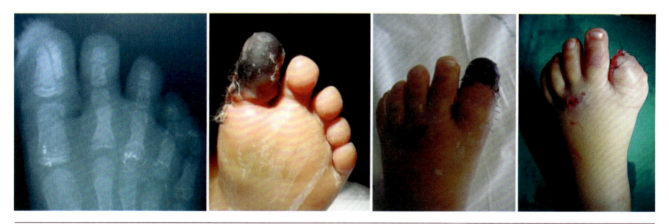

FIGURA 45.7 Fratura exposta do hálux por raios de bicicleta.

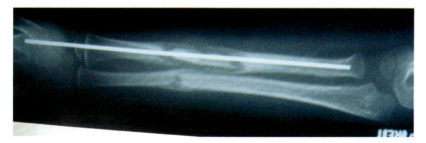

FIGURA 45.8 Osteomielite dos ossos do antebraço decorrentes de fratura exposta.

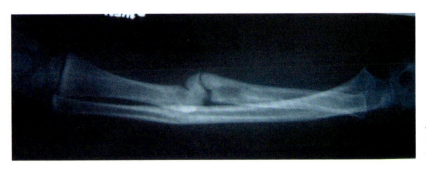

FIGURA 45.9 Pseudartrose dos ossos do antebraço secundária a uma fratura exposta.

CONCLUSÃO

As fraturas expostas nas crianças, assim como nos adultos, são emergências ortopédicas que necessitam de abordagem incisiva e agressiva. O tratamento é baseado em antibioticoterapia, desbridamento cirúrgico e estabilização da lesão sendo a infecção à complicação mais comum. O que difere no tratamento da fratura exposta da criança em relação à dos adultos é uma maior tendência em preservação do membro nos trauma de alta gravidade e uma menor frequência do uso do fixador externo.

REFERÊNCIAS BIBLIOGRÁFICAS

1. Lister J. On a new method of treating compound fracture, abscess, etc. The Lancet. 1:326-87, 1867.
2. Cunha FM, Braga GF, Abrahão LC, Vilela JCS, Silva CE. Fraturas expostas em crianças e adolescentes. Rev Bras Ortop 33(6):431-5, 1998.
3. Markel H. King Tutankhamun, Modern Medical Science, and the Expanding Boundaries of Historical Inquiry. JAMA 303(7):667-8, 2010.
4. Rodríguez-Merchán EC. Pediatric Skeletal Trauma – A Review and Historical Perspective. Clin Orthop Relat Res 432:8-13, 2005.
5. Buckley SL, Gotschall C, Robertson W Jr. The relationships of skeletal injuries with trauma score, injury seventry score, length of hospital stay, hospital charges, and mortality in children admitted to a regional pediatric trauma center. J Pediatr Orthop 14(4):449-53, 1994.
6. Shalamon J, Bismarck S, Schober PH. Multiple trauma in pediatric patients. Pediatr Surg Int 19(6):417-23, 2003.
7. Schwarz N. Incidence of open fractures in children. Aktuelle Trauma 11:133-5, 1981.
8. Vinz H, Kurz W. Open diaphyseal fractures in children. Zen-Tralbl Chir 105:32-8, 1980.
9. Landim LA. Epidemiology of children's fractures. J Pediatr Orthop B 6:79-83, 1997.
10. Lourenço PRB, Franco JS: Atualização no tratamento das fraturas expostas. Rev Bras Ortop 33(6):436-46, 1998.
11. Armstrong PF. Initial management of the multiply injured child: the ABCs. Instr Course Lect 41:347-50, 1992.
12. Cramer KE. The pediatric polytrauma patient. Clin Orthop Relat Res 318:125-35, 1995.
13. Gustilo RB, Anderson JT. Prevention of infection in the treatment of 1025 open fractures of long bones: retrospective and prospective analyses. J Bone Joint Surg Am 58(4):453-8, 1976.
14. Hauser CJ, Adams CA Jr, Eachempati SR. Surgical infection Society guideline: prophylactic antibiotic use in open fractures: an evidence-based guideline. Surg Infect 3:379-405, 2006.
15. Skaggs DL, Kautz SM, Kay RM, Tolo VT. Effect of Delay of Surgical Treatment on Rate of Infection in Open Fractures in Children. J Pediatr Orthop 20(1):19-23, 2000.
16. Blasier RD, Barnes CL. Age as a Prognostic Factor in Open Tibial Fractures in Children, Clin Orthop Relat Res 331:261-4, 1996.
17. Iobst CA, Tidwell MA, King WF. Nonoperative Management of Pediatric Type I Open Fractures. J Pediatr Orthop 25:513-7. 2005
18. Valenziano CP, Chattar-Cora D, O'Neil A. Efficacy of primary wound cultures in long bone open extremity fractures: are they of any value? Arch Orthop Trauma Surg 122(5):259-61. 2002
19. Lee J. Efficacy of cultures in the management of open fractures. Clin Orthop Relat Res 339:71-5, 1997.
20. Fagelman MF, Epps HR, Rang M. Mangled Extremity Severity Score in Children. J Pediatr Orthop 22:182–4, 2002.
21. Helfet DL, Howey T, Sanders R, Johansen K. Limb Salvage Versus Amputation - Preliminary Results of the Mangled Extremity Severity Score. Clin Orthop.256:80-6, 1990.
22. Beckman SB, Scholten DJ, Bonnell BW. Long-bone fractures in the polytrauma patient. The role of early operative fixation. Am Surg 55(6):356-8, 1989.
23. Greenbaum B, Zionts LE, Ebramzadeh L. Open Fractures of the Forearm in Children. J Orthop Trauma 15(2):11-8, 2001.
24. Song KM, Sangeorzan B, Benirschke S, Browne R. Open Fractures of the Tibia in Children. J Pediatr Orthop 16(5):635-9, 1996.
25. Caird MS, Mueller KA, Puryear A. Compression plating of pediatric femoral shaft fractures. J Pediatr Orthop 23(4):448-52, 2003.
26. Aronson J, Tursky EA. External fixation of femur fractures in children. J Pediatr Orthop 12(2):157-63, 1992.
27. Blasier RD, Aronson J, Tursky EA. External fixation of pediatric femur fractures. J Pediatr Orthop 17(3):342-6, 1997.
28. Fagelman MF. Rang M. Mangles extremity score in children. J Pediatr Orthop 22:182-4, 2002.

Traumatismos na Coluna Cervical

Ricardo Shigueaki Galhego Umeta
Robert Meves

INTRODUÇÃO

As lesões na coluna cervical são raras em crianças, porém, quando presentes, podem estar associadas com incapacidade permanente e até mesmo morte. Essas lesões normalmente decorrem de acidentes automobilísticos, quedas, acidentes de mergulho, traumas em atividades esportivas, lesões por arma de fogo, complicações obstétricas e também maus-tratos.[1,2] Podem variar amplamente desde lesões leves de tecidos moles até graves fraturas-luxações com lesão medular ou morte súbita. Apesar da pequena incidência, as lesões da coluna cervical são dignas de atenção especial em razão de aspectos particulares relacionados a características anatômicas, métodos de tratamento e prognóstico.[1-3]

As lesões da coluna cervical em crianças são uma entidade clínica distinta com padrões diferentes daqueles encontrados em adultos. Entre 60% e 80% das lesões da coluna na criança ocorrem na região cervical, contra 30% a 40% nos adultos. Crianças com até oito anos de idade geralmente têm lesões cervicais altas (C1 a C3), enquanto crianças com mais de 8 anos frequentemente apresentam lesões cervicais baixas (C4 a C7), semelhantemente aos adultos.[4]

CONSIDERAÇÕES ANATÔMICAS

Para compreender adequadamente as diferenças de padrão de lesões exclusivos para a coluna cervical pediátrica, é essencial compreender as características anatômicas e de desenvolvimento que são exclusivas das crianças.[1,5,6]

Elas apresentam cabeças proporcionalmente maiores do que seus troncos. A circunferência da cabeça de uma criança chega a 50% do tamanho adulto aos 2 anos de idade. Por outro lado, a circunferência do tórax atinge 50% do tamanho adulto apenas aos 8 anos de idade.

A região de fulcro da coluna cervical progride caudalmente de C2 a C3 ao nascimento até C5 a C6 por volta dos 8 anos de idade.

Elas possuem a musculatura cervical proporcionalmente mais fraca, além de maior frouxidão ligamentar, o que resulta em maior mobilidade da coluna cervical alta.

As facetas articulares possuem uma orientação mais horizontal e os corpos vertebrais apresentam forma de cunha, o que facilita os escorregamentos, especialmente na coluna cervical alta.

Além dessas características anatômicas, as crianças podem apresentar fraturas das placas de crescimento vertebral e lesões ligamentares (subluxações, distrações). Existem dois fatores que podem contribuir para esses problemas: o primeiro deles é a imaturidade das placas de crescimento, que as torna mais suscetíveis às forças de flexão, extensão e desaceleração, especialmente na sincondrose existente entre o odontoide e o corpo vertebral de C2.[1,2,5-9] Outro fator é que a coluna vertebral das crianças, especialmente das mais jovens, é mais elástica do que a medula espinal, portanto é capaz de tolerar uma maior distração antes da ruptura (até 5 cm contra apenas 5 a 6 mm na medula). Assim, a lesão da medula espinal pode ocorrer sem evidência radiográfica de lesão da coluna vertebral, quadro conhecido como SCIWORA[10-13] (Tabela 46.1).

Tabela 46.1 Variantes anatômicas normais da coluna cervical em crianças

- Ausência da lordose cervical fisiológica em crianças de até 15 anos de idade ou em uso de colar cervical;
- A fusão (ossificação) do arco posterior da C1 ocorre por volta dos 3 anos de idade;
- A fusão (ossificação) do arco anterior da C1 ocorre por volta dos 10 anos de idade;
- A placa epifisária na base do odontoide funde-se com o corpo da C2 por volta dos 6 anos de idade, mas a linha de fusão pode ser evidente em crianças normais até a idade de 10 anos;
- Encunhamento vertebral anterior em razão de centros de crescimento secundários podem ser confundidas com fraturas por compressão até por volta dos 7 anos de idade;
- Linhas de ossificação das lâminas podem ser confundidas com fraturas até os 6 anos de idade;
- Pseudoluxação anterior da C2 sobre a C3 pode ser observada em até 40% das crianças com menos de 8 anos de idade.

A amplitude de movimento fisiológico das vértebras cervicais em crianças é maior do que em adultos e a coluna cervical pediátrica normal pode eventualmente aparentar uma subluxação mesmo na ausência de trauma, alteração denominada pseudoluxação, e não necessita de tratamento. A pseudoluxação entre a C2 e a C3 são comuns em crianças. Vários estudos identificaram essa alteração em 19% a 40% das crianças entre 1 e 7 anos de idade.[1,2,3,5]

A coluna cervical se aproxima do tamanho e da forma adulta por volta dos 8 anos de idade, com os corpos vertebrais gradualmente perdendo sua forma de cunha e tornando-se mais retangulares. Além disso, a orientação das facetas articulares fica mais vertical, os processos uncinados aumentam sua altura e os ligamentos e cápsulas das facetas apresentam aumento da resistência à tração. À medida que as crianças aproximam-se da maturidade esquelética, as lesões mais comuns da coluna cervical são aquelas do corpo vertebral e do arco posterior.[2,3,5,8]

AVALIAÇÃO INICIAL

As lesões traumáticas da coluna vertebral são incomuns em crianças. Na maioria dos casos de lesões da coluna cervical em adultos e crianças, apenas 2% a 3% de todas as lesões espinais envolvem as crianças.

A maioria das lesões da coluna cervical é evidente pela história ou pelo exame físico. Os elementos da história que sugerem a probabilidade da lesão da coluna cervical incluem a causa do trauma, o mecanismo da lesão e a presença de sintomas em qualquer momento após a lesão, mesmo que estes tenham desaparecido espontaneamente.

As causas mais comuns de lesão na coluna cervical incluem acidentes com veículos motorizados, lesões esportivas (incluindo acidentes de mergulho), quedas de altura, ferimentos por arma de fogo, abuso infantil e parto laborioso com apresentação pélvica. A maioria das lesões na coluna vertebral em crianças com menos de 8 anos de idade envolvem C3 ou vértebras superiores e a maioria das mortes resultantes de lesão na coluna cervical ocorre nessa faixa etária.[2,3,4,7]

Com relação ao mecanismo da lesão cervical, esta pode ocorrer por meio de flexão, extensão, compressão vertical, rotação ou uma combinação destas. A maioria das lesões medulares resulta da compressão direta por fragmentos da fratura ou vértebras subluxadas. É prudente suspeitar de lesão na coluna cervical com base no mecanismo do trauma especialmente em crianças com menos de 3 anos de idade porque geralmente elas não são capazes de fornecer uma história e/ou cooperar com o exame. O mecanismo do trauma pode prever o tipo de lesão, assim como os achados radiológicos.[2-4,7]

A lesão na coluna cervical deve ser suspeitada em todas as crianças gravemente feridas, politraumatizadas ou que apresentam lesão grave na cabeça. Nessas situações, as lesões aparentemente mais graves podem dificultar a identificação de dor cervical ou outros sintomas importantes. Além disso, a lesão da coluna cervical deve ser suspeitada em crianças que têm uma predisposição subjacente a tais lesões, como aquelas submetidas previamente a cirurgias na coluna, portadoras de artrite reumatoide, síndrome de Down, síndrome de Morquio ou síndrome de Klippel-Feil.[14]

Quando um bebê ou uma criança tem uma lesão na coluna cervical confirmada ou suspeita, esta deve ser inicialmente imobilizada com uma órtese cervical rígida especificamente projetada e adequada para lactentes e crianças e, se possível, com apoios em cada lado da cabeça para evitar movimentos adicionais. A criança deve ser mobilizada apenas quando estritamente necessário até que todas as radiografias iniciais sejam realizadas e avaliadas e a lesão seja descartada ou o tratamento definitivo seja instituído.

QUADRO CLÍNICO

O exame clínico da coluna cervical deve começar com inspeção e palpação para detectar anomalias que incluam pontos dolorosos ou crepitações, deformidades, equimoses, inclinação da cabeça, áreas de contusão e/ou abrasão. Um alto índice de suspeita de lesão oculta na coluna cervical deve ser mantido, visto que algumas crianças que têm lesões medulares são assintomáticas, enquanto outras são incapazes de expressar seus sintomas, como politraumatizados e/ou com traumatismo cranioencefálico grave associado.[2-4,15]

A tríade clássica de sintomas inclui dor local, espasmo muscular e diminuição da amplitude de movimentos do pescoço. Sinais e sintomas neurológicos, transitórios ou persistentes, incluindo a incapacidade de mover as extremidades, uma história de parestesias ou fraqueza muscular devem ser pesquisados e podem indicar uma lesão na coluna cervical. A distribuição dos sintomas transitórios varia desde envolvimento das mãos ou pés até déficits neurológicos graves, como tetraplegia. A capacidade de o paciente deambular imediatamente após o trauma não exclui lesão na coluna cervical.[2-4,15]

A amplitude de movimento deve ser avaliada somente quando a criança está consciente e cooperativa e uma lesão instável não é suspeitada. Se a criança não apresenta cervicalgia e tiver movimentação completa e indolor do pescoço, o colar cervical pode ser removido. Se o paciente apresentar dor e/ou limitação de movimentos, apesar de resultados normais das radiografias cervicais da série trauma, poderão ser realizadas radiografias na incidência lateral com flexão e extensão para afastar lesões ou instabilidades que não tiverem sido detectadas nas radiografias iniciais (série trauma).[15-17] Essas radiografias devem ser realizadas apenas na criança consciente, orientadas e com movimentação ativa e voluntária do paciente. Se os resultados forem negativos e a dor persistir, o colar cervical deve ser mantido e a ressonância magnética, realizada (Figura 46.1).[18]

AVALIAÇÃO RADIOGRÁFICA

As crianças com suspeita de lesão na coluna cervical com base na história ou exame físico, devem ser subme-

Traumatismos na Coluna Cervical

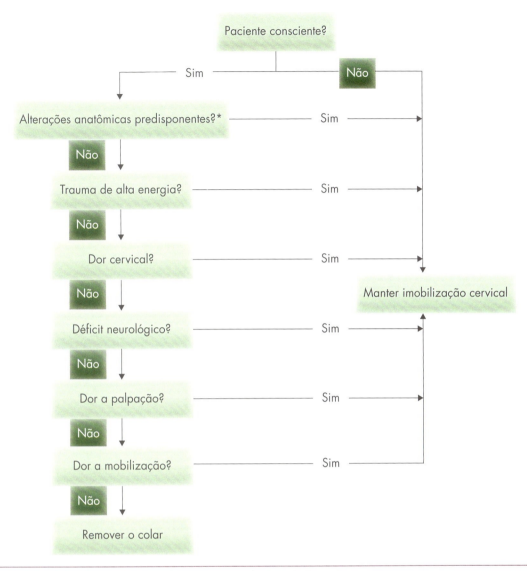

FIGURA 46.1 Protocolo de atendimento da criança com dor cervical.

tidas à avaliação radiológica (Tabela 46.2). No mínimo, a avaliação radiológica deve incluir três incidências: anteroposterior (AP), lateral e, sempre que possível, transoral. É obrigatória a visibilização da transição cervicotorácica nas radiografias laterais em todos os pacientes e, quando isso não ocorrer, poderá ser realizada a incidência do nadador ou uma tomografia computadorizada com cortes finos, visando-se identificar lesões nessa região. Quando a radiografia com incidência lateral for realizada de forma adequada, ela permitirá que se identifiquem cerca de 80% de todas as fraturas, luxações e subluxações. A adição das incidências AP e, quando possível, transoral aumentará ainda mais a sensibilidade dos exames.[15-17,19]

Dependendo do fato de achados anormais estarem presentes no exame físico ou em radiografias simples, a tomografia computadorizada, a ressonância magnética ou ambas também poderão ser indicadas (Figura 46.2).

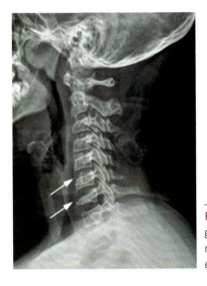

FIGURA 46.2 Radiografia lateral demonstrando fraturas em C6 e C7.

Tabela 46.2 Avaliação radiológica.	
Exames complementares	**História e exame físico**
Nenhum	- Trauma de baixa energia - Paciente consciente e colaborativo com o exame - Não apresenta dor cervical - Não apresenta limitação de movimentos - Sem déficit neurológico
Radiografias AP, lateral e transoral	- Trauma de alta energia - Politraumatizado - Lesões mais aparentes que confundem o paciente - Lesões acima da região da clavícula - Alteração do estado mental após TCE - Incapaz de verbalizar ou cooperar com o exame - Dor de cabeça - Dor cervical e/ou deformidade (torcicolo) - Déficit neurológico agudo especialmente parestesias - Limitação de movimentos do pescoço
Radiografias dinâmicas (flexão e extensão)	- Sem alterações nas radiografias iniciais - Ausência de déficit neurológico - Dor cervical, contratura, espasmo muscular - Paciente capaz de realizar flexão e extensão ativa da coluna cervical
Tomografia	- Transição cervicotorácica não visibilizada na radiografia lateral - Alterações radiográficas inconclusivas - Suspeita de lesão apesar das radiografias normais
Ressonância	- Pacientes com um exame neurológico alterado - Pacientes que necessitam de imagens para melhor avaliação dos tecidos moles da coluna vertebral e medula

Fonte: adaptado de Chung S, Mikrogianakis A, Wales PW et al. Trauma Association of Canada Pediatric Subcommittee National Pediatric Cervical Spine Evaluation Pathway: Consensus Guidelines. J Trauma 2011;70:873.

A tomografia (TC) é um exame muito útil para a avaliação das lesões da coluna vertebral, especialmente na região cervical superior, e permite melhor definição das lesão ósseas, bem como de luxações e instabilidades rotatórias. No entanto, sua realização está associada com uma elevada exposição à radiação (Figura 46.3).

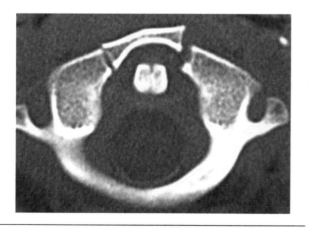

FIGURA 46.3 Tomografia demonstrando lesão do arco anterior da C1.

A ressonância nuclear magnética (RNM) é uma técnica excelente para a avaliação do tronco cerebral e da medula, dos tecidos moles (discos, ligamentos) da coluna cervical e para a detecção de hemorragias associadas a uma lesão. Pode ser muito útil na avaliação de uma criança em coma ou inconsciente que não é capaz de realizar radiografias dinâmicas com segurança.[18,19] Além disso, a ressonância magnética também é útil para a avaliação de uma criança com lesão medular sem anormalidade radiográfica (SCIWORA) (Figura 46.4).[11-13]

LESÕES ATLANTO-OCCIPITAIS

As lesões atlanto-occipitais estão associadas com traumas de alta energia e na maioria das vezes são fatais, visto que podem estar associadas com lesões medulares e do tronco cerebral graves, levando à parada respiratória. As crianças parecem estar em maior risco de uma lesão nessa localização anatômica. O diagnóstico precoce pode ser um desafio, já que o deslocamento inicial pode ser reduzido com a imobilização cervical. Em crianças, a relação entre a base do crânio e o odontoide pode não ser confiável em razão da ossificação variável e da dificuldade em visualizá-lo.[1-4,20]

Traumatismos na Coluna Cervical

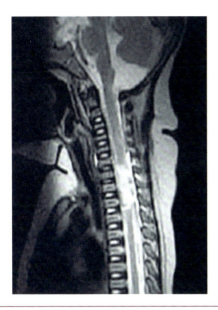

FIGURA 46.4 Ressonância demonstrando lesão medular importante, apesar dos achados radiográficos normais (SCIWORA).

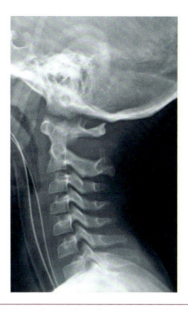

FIGURA 46.6 Radiografia demonstrando dissociação atlanto-occipital.

O tratamento das lesões atlanto-occipitais é um desafio. Os pacientes geralmente estão entubados, com múltiplos ferimentos, e muitas vezes têm um TCE grave associado. Definir a extensão das lesões cerebral e medular pode ser muito difícil.

Se a instabilidade atlanto-occipital é detectada, a estabilização deve ser realizada inicialmente com uma órtese halo-torácica (Halo vest®). A aplicação de tração está contraindicada. Assim que as condições clínicas do paciente permitirem a estabilização definitiva da luxação atlanto-occipital, ela deve ser realizada e requer a artrodese occipito-cervical. Esta pode ser realizada por meio de uma grande variedade de técnicas de fusão posterior, incluindo o enxerto ósseo apenas, amarrilho com fios e montagens utilizando parafusos, ganchos e hastes (Figuras 46.5 e 46.6).[1-4,9,10,20]

FRATURAS DO ATLAS (C1)

As fraturas isoladas da C1 são lesões incomuns em crianças. A lesão do arco da C1 pediátrico é singular em razão da presença de uma sincondrose que pode permanecer aberta até o final da primeira década de vida. Os traumas axiais podem causar fraturas em explosão ou cominutivas dos arcos da C1 na coluna cervical superior. A fratura de Jefferson, por exemplo, consiste em fraturas dos arcos da C1 com deslocamento lateral da C1 em relação à C2.

O diagnóstico dessas lesões pode ser difícil porque as radiografias simples muitas vezes demonstram anormalidades muito sutis. Se houver suspeita de uma fratura da C1, uma tomografia computadorizada deve ser realizada.

Os pacientes com lesões isoladas de C1 raramente apresentam comprometimento neurológico, porque o espaço disponível para a medula é preservado. O tratamento conservador, seja com uma órtese cervical ou com um colete halo-torácico, é o tratamento de escolha (Figura 46.7).[1,3,4,6,20]

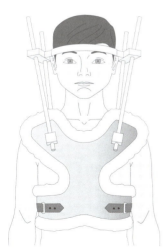

FIGURA 46.5 Halo vest® utilizado para estabilização.

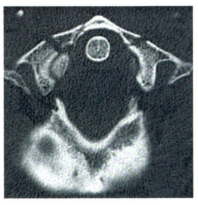

FIGURA 46.7 Imagem tomográfica demonstrando a fratura dos arcos da C1 (Jefferson).

CAPÍTULO 46

INSTABILIDADE ATLANTO-AXIAL (C1-C2)

A instabilidade ligamentar C1-C2 isolada secundária à ruptura do ligamento transverso é uma lesão rara. Esse ligamento serve como estabilizador primário entre C1-C2 mantendo o intervalo entre elas menor do que 5 mm. Em uma criança com instabilidade atlanto-axial associada a uma ruptura traumática ou avulsão do ligamento transverso, o intervalo C1-C2 pode estar substancialmente aumentado. Essa lesão tende a ocorrer em crianças menores em razão do maior tamanho das suas cabeças em relação ao tronco e da maior flexibilidade da coluna cervical alta. Além das lesões traumáticas, a instabilidade C1-C2 é um achado comum nas crianças portadoras de síndrome de Down.[1,2,14,20]

O tratamento cirúrgico com estabilização cirúrgica está indicado quando a translação anterior sugere uma lesão ligamentar importante, com o intervalo C1-C2 aumentado para 8 mm ou mais ou nos casos de déficit neurológico. Nos demais casos está indicada a abordagem conservadora.[1-4,20]

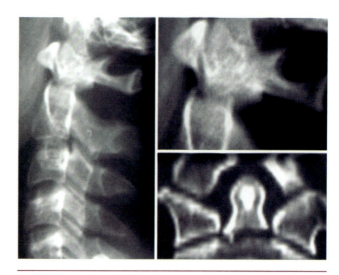

FIGURA 46.8 Radiografias e imagem tomográfica demonstrando fratura da região da base (colo) do odontoide.

FRATURAS DO ODONTOIDE

As fraturas do odontoide podem ocorrer a partir de traumas relativamente leves em crianças de pouca idade e muitas vezes não podem ser detectadas no momento da avaliação inicial. Avaliação clínica e radiográfica cuidadosa deve ser realizada e nos casos duvidosos a tomografia computadorizada com reconstrução sagital é de grande valia.

As fraturas do odontoide são classificadas de acordo com sua localização:

- **Tipo 1:** ápice do dente.
- **Tipo 2:** colo do odontoide (a mais comum).
- **Tipo 3:** fratura do odontoide com extensão para o corpo de C2.

Nas crianças com mais idade, as fraturas do processo odontoide são semelhantes às observadas em adultos. Nas crianças mais jovens, antes do estirão de crescimento na adolescência, essa lesão normalmente representa uma falha por meio da sincondrose na base do odontoide.

Embora relativamente incomuns, as fraturas do odontoide podem estar associadas a lesão neurológica. Na ausência de déficit neurológico, essas fraturas consolidam bem com a imobilização adequada. Nas fraturas sem desvio, a imobilização com gesso tipo Minerva está indicada. Naquelas com desvio inicial significativo, a redução fechada e a imobilização com halo-gesso deve ser realizada (Figura 46.8).[2,3,20-22]

FRATURAS DO PEDÍCULO DE C2

A lesão traumática do pedículo de C2 (espondilolistese traumática/fratura do enforcado) é bem descrita em pacientes adultos, porém é extremamente rara em crianças, sendo a hiperextensão cervical o mecanismo causador dessas lesões. A sincondrose existente entre o corpo de C2 e os centros de ossificação do pedículo podem ser confundidos com uma lesão traumática (Figura 46.9).

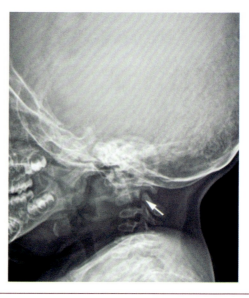

FIGURA 46.9 Fratura do "enforcado" (C2).

Nesses casos, a tomografia e até mesmo a ressonância magnética podem ser necessárias para diferenciar os padrões normais de ossificação das lesões traumáticas. Normalmente, os pacientes com espondilolistese traumática da C2 não apresentam comprometimento neurológico e em quase todos os casos o tratamento conservador apresenta resultados satisfatórios.[2,3,20,23,24]

LESÕES DA COLUNA CERVICAL BAIXA (C3-C7)

As lesões da coluna cervical baixa não são muito comuns em crianças, principalmente nas que têm menos de oito anos de idade. No paciente adolescente, os padrões de lesões são semelhantes aos dos adultos. Podem ocorrer lesões do tipo fratura-luxação, fratura-explosão, fratura por compressão e lesões ligamentares. Essas lesões geralmente resultam de traumas de alta energia, como acidentes automobilísticos e atropelamentos.

Os corpos vertebrais apresentam placas fisárias superiores e inferiores que estão em risco especialmente nas lesões por distração da coluna vertebral. A lesão da placa terminal inferior é a mais comum. Essas lesões são consideradas instáveis e estão frequentemente associadas com déficit neurológico. Quando reduzidas e imobilizadas adequadamente, essas lesões cicatrizam rapidamente.[1,2,4,7,20-22,25]

As fraturas por compressão são estáveis e o tratamento conservador com colar cervical rígido por quatro a seis semanas é o tratamento de escolha (Figura 46.10).

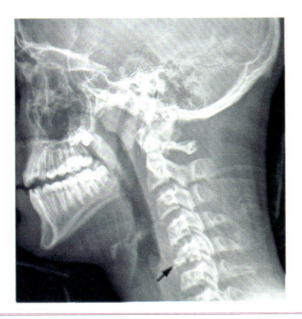

FIGURA 46.10 Fratura por compressão da C5.

Nas crianças, as fraturas-explosão cervicais que não apresentam comprometimento neurológico devem ser tratadas por meio do realinhamento e da imobilização da coluna, geralmente com uso de halo-colete ou até mesmo halo-gesso. Nos casos raros que apresentam déficit neurológico, a descompressão medular é necessária.

As luxações facetárias unilaterais ou bilaterais exigem técnica de redução controlada semelhante ao método utilizado em adultos. A utilização do halocraniano pode fornecer tração suficiente para a redução em crianças e ainda ocorrer imediatamente após a imobilização combinada com gesso torácico (halo-gesso).[1,2,4,7,20,21]

As fraturas-luxações são lesões muito instáveis, nas quais o tratamento conservador apresenta taxas elevadas de falha. Nesses casos, a artrodese posterior associada muitas vezes à instrumentação pode ser necessária para proporcionar estabilidade em longo prazo. A artrodese e a instrumentação anteriores são menos comumente realizadas em crianças em razão de preocupações quanto à lesão das placas terminais vertebrais (fisárias) e ao comprometimento do crescimento anterior da coluna cervical.[1,2,4,8,20,22,25]

LESÃO MEDULAR SEM ANORMALIDADES RADIOGRÁFICAS (SCIWORA)

O termo lesão medular sem anormalidade radiográfica (SCIWORA) foi definido por Pang e Wilberger em 1982 e é comumente utilizado para descrever os pacientes com achados neurológicos sugestivos de lesão medular; porém, com o alinhamento anatômico normal e sem anormalidades ósseas identificáveis nas radiografias simples ou na tomografia computadorizada da coluna vertebral. No entanto, desde o advento da ressonância magnética, demonstra-se que aproximadamente dois terços das crianças com SCIWORA realmente apresentam lesão aparente da medula, outros tecidos moles (ligamentos, cápsulas ou músculos) e placa terminal do corpo vertebral.[11-13,21,25]

A prevalência exata da SCIWORA é difícil de definir. Nas crianças de menor idade, pode ser responsável por até um terço das lesões traumáticas medulares. É mais comum na coluna cervical e o dano neurológico é geralmente grave. É menos comum nas crianças com mais de 8 anos de idade. A apresentação clínica pode variar desde uma lesão medular definitiva identificada a partir do exame físico até sinais e sintomas neurológicos transitórios (p. ex., parestesias, fraqueza). Cerca de um quarto das crianças afetadas pode apresentar atraso no início dos sintomas neurológicos, indo de minutos a dias após a lesão (Figura 46.11).[11-13,21,25]

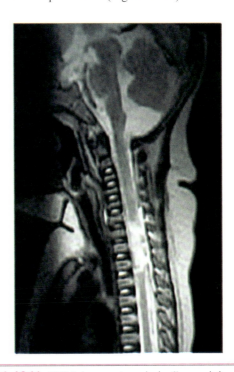

FIGURA 46.11 RNM demonstrando lesão medular em paciente sem alterações radiográficas.

O tratamento inicial de pacientes com SCIWORA deve seguir os princípios aplicados para o tratamento de qualquer paciente com suspeita de lesão da coluna cervical (imobilização, suporte cardiovascular e de vias aéreas) e ser mantido até que esta seja descartada. O uso de gesso do tipo Minerva por dois a três meses é um dos métodos de tratamento. O tratamento cirúrgico deve ser direcionado para aqueles pacientes que apresentam lesões instáveis ou compressão de elementos neurais e com deterioração da função neurológica. Não há nenhuma indicação para laminectomia diagnóstica de rotina na ausência de uma indicação cirúrgica específica.

O prognóstico da SCIWORA está diretamente relacionado com a gravidade da lesão neurológica apresentada. A ressonância magnética pode fornecer informações prognósticas relevantes. Em alguns pacientes a ausência de alteração no sinal medular pode prever a possibilidade de uma recuperação completa.[11-13,21,25]

REFERÊNCIAS BIBLIOGRÁFICAS

1. Patel JC, Tepas JJ 3rd, Mollitt DL, et al. Pediatric cervical spine injuries: defining the disease. J Pediatr Surg. 20.01;36:373.
2. Dietrich AM, Ginn-Pease ME, Bartkowski HM, et al. Pediatric cervical spine fractures: predominantly subtle presentation. J Pediatr Surg. 1991;26:995.
3. Dormans JP. Evaluation of Children with Suspected Cervical Spine Injury. J Bone Joint Surg. 2002;V.84-A:N.1.
4. McCall T, Fassett D, Brockmeyer D. Cervical spine trauma in children: a review. Neurosurg Focus. 2006;20(2):E5.
5. Fesmire FM, Luten RC. The pediatric cervical spine: developmental anatomy and clinical aspects. J Emerg Med. 1989;7:133.
6. Sullivan JA. Fractures of the spine in children. In: Green NE, Swiontkowski MF. Skeletal trauma in children. Philadelphia: WB Saunders, 1994. p.283-306.
7. Baker C, Kadish H, Schunk JE. Evaluation of pediatric cervical spine injuries. Am J Emerg Med. 1999;17:230.
8. Reilly CW, Leung F. Synchondrosis fracture in a pediatric patient. Can J Surg. 2005;48:158-9.
9. Parent S, Mac-Thiong JM, Roy-Beaudry M, et al. Spinal cord injury in the pediatric population: a systematic review of the literature. J Neurotrauma. 2011;28:1515.
10. Finch GD, Barnes MJ. Major cervical spine injuries in children and adolescents. J Pediatr Orthop. 1998;18:811.
11. Pang D, Pollack IF. Spinal cord injury without radiographic abnormality in children-the SCIWORA syndrome. J Trauma. 1989;29:654.
12. Matsumura A, Meguro K, Tsurushima H, et al. Magnetic resonance imaging of spinal cord injury without radiologic abnormality. Surg Neurol. 1990;33:281.
13. Dickman CA, Zabramski JM, Hadley MN, et al. Pediatric spinal cord injury without radiographic abnormalities: report of 26 cases and review of the literature. J Spinal Disord. 1991;4:296-305.
14. Tredwell SJ, Newman DE, Lockitch G. Instability of the upper cervical spine in Down syndrome. J Pediatr Orthop. 1990;10:602-6.
15. Garton HJL, Hammer MR. Detection of pediatric cervical spine injury. Neurosurgery. 2008;62(3):700-8.
16. Mower WR, Hoffman JR, Pollack CV Jr, et al. Use of plain radiography to screen for cervical spine injuries. Ann Emerg Med. 2001;38:1.
17. Bachulis BL, Long WB, Hynes GD, et al. Clinical indications for cervical spine radiographs in the traumatized patient. Am J Surg. 1987;153:473.
18. Anderson RCE, Scaife ER, Fenton SJ, et al. Cervical spine clearance after trauma in children. J Neurosurg Pediatr. 2006;105(5):361-4.
19. Frank JB, Lim CK, Flynn JM, et al. The efficacy of magnetic resonance imaging in pediatric cervical spine clearance. Spine. 2002;27:1176-9.
20. McGrory BJ, Klassen RA, Chao EY, et al. Acute fractures and dislocations of the cervical spine in children and adolescents. J Bone Joint Surg Am. 1993;75:988-95.
21. Kewalramani LS, Kraus JF, Sterling HM. Acute spinal-cord lesions in a pediatric population: epidemiological and clinical features. Paraplegia. 1980;18:206.
22. Management of pediatric cervical spine and spinal cord injuries. Neurosurgery. 2002;50:S85.
23. Ruff SJ, Taylor TK. Hangman's fracture in an infant. J Bone Joint Surg Br. 1986;68:702-3.
24. Francis WR, Fielding JW, Hawkins RJ, et al. Traumatic spondy- lolisthesis of the axis. J Bone Joint Surg Br. 1981;63:313-8.
25. Kewalramani LS, Tori JA. Spinal cord trauma in children. Neurologic patterns, radiologic features, and pathomechanics of injury. Spine. 1980;5:11-8.

Fraturas da Coluna Toracolombar das Crianças

Alceu Gomes Chueire

INTRODUÇÃO

As lesões vertebrais pediátricas constituem de 1% a 10% das fraturas vertebrais, correspondendo de 2% a 3% de todas as lesões da coluna. Na literatura, a incidência de fraturas da coluna torácica e lombar nas crianças e adolescentes tem taxas variáveis entre 5,4% e 34%. As fraturas sacrais são raras, acometendo 0,016% dos pacientes pediátricos traumatizados. As fraturas sacrais frequentemente não são diagnosticadas nem tratadas em crianças com fraturas mais marcantes na pelve e na coluna.

Alguns fatores, como maior flexibilidade da coluna vertebral e menor exposição a traumatismos corporais graves, contribuem de maneira fundamental para uma pequena incidência dessas lesões vertebrais nas crianças. As lesões neurológicas, no entanto, também ocorrem muitas vezes completas e irreversíveis. O prognóstico da recuperação neurológica nos traumas da coluna lombar nas crianças é grave. Nas crianças com lesão vertebral devastadora, pode ocorrer boa recuperação da função neurológica.

A coluna vertebral da criança possui características biomecânicas muito diferentes das do adulto, uma vez que uma quantidade maior de volume de água dos discos intervertebrais associada a maior flexibilidade proporciona a essa coluna em crescimento proteção relativamente maior contra traumatismos. Por esses motivos, a intensidade do trauma causador das lesões vertebrais nas crianças é proporcionalmente maior que nos adultos. O corpo vertebral fraturado, em razão de sua rica vascularização, recupera sua altura nas crianças, já o mesmo não ocorre com os elementos vertebrais posteriores.

INCIDÊNCIA

Nos recém-nascidos, é raro ocorrer fratura nas colunas torácica e lombar. Ocasionalmente, pode ocorrer por espancamentos (maus-tratos na infância).

Até os 10 anos de idade, as fraturas torácicas e lombares podem ser por atropelamento, no banco do passageiro dos carros ou em queda de alturas.

Após a primeira década, as crianças ficam mais expostas em atividades de recreação, como tobogã, bicicleta, moto e automóvel.

Nas crianças, às vezes as fraturas da coluna não são valorizadas, sendo que uma fratura sem grandes desvios e sem alteração da estabilidade vertebral pode estar associada a lesões abdominais mais graves (lesão de aorta abdominal, fígado, baço e vias urinárias) e trauma torácico.

Nas fraturas da coluna toracolombar em crianças com mais de 9 anos de idade, os níveis mais acometidos são da L2 à L5 na lombar e, na região torácica média, da T5 à T8. É bastante comum que ocorram em vários níveis.

Santiago e colaboradores estudaram 96 pacientes (crianças e adolescentes) com fraturas torácicas lombares e relatam que essas fraturas são mais comuns em crianças mais velhas e adolescentes. O exame físico foi sensível em 87%. A mortalidade foi baixa e poucos pacientes necessitaram de tratamentos cirúrgicos.

TIPOS DE FRATURAS DA COLUNA TORACOLOMBAR

LESÕES POR COMPRESSÃO

São as fraturas mais comuns e, por causa do movimento de hiperflexão, às vezes podem acometer mais de uma vértebra.

Pouliquen e colaboradores, em seu estudo do crescimento vertebral após fraturas da coluna toracolombar (com 52 crianças), identificaram 61,5% dos pacientes com compressão vertebral anterior pura nas fraturas por compressão anterior com cifose menor que 10° e Risser menor ou igual a 2. Não houve diferença significativa do grupo de pacientes sem tratamento, com grupo de pacientes tratados conservadoramente. Nos pacientes com cifose maior que 10° e Risser menor ou igual 2, o tratamento conservador apresentou melhores resultados.

Difícil ocorrer lesão medular tanto quanto ocorre fratura, a recuperação do corpo vertebral é boa e não persiste cifose residual. O exame de escolha é a ressonância nuclear magnética (RNM).

FRATURAS DO ANEL APOFISÁRIO POSTERIOR LOMBAR

São raras nos adolescentes e podem ser ocasionada por escorregamento epifisário da cabeça do fêmur e obesidade. O local mais comum é a borda inferior da L4, mais ou menos em 90% dos pacientes. Podem estar associadas raramente com nodos de Schmorl e doença de Scheurmann. As dores são lombares e da raiz nervosa irritada.

Outros sintomas são espasmos da musculatura paravertebral lombar, restrição dos movimentos e déficits neurológicos. É mandatório um exame neurológico completo. Pode estar presente a síndrome da cauda equina com distúrbios de esfíncter.

O diagnóstico diferencial inclui tumor, infecção, nodo de Schmorl, calcificação do ligamento longitudinal posterior, fratura do limbus e fratura posterior do corpo vertebral.

A tomografia computadorizada é superior a RNM, porque fornece a informação exata do local e do tamanho do fragmento ósseo.

O tratamento pode ser conservador com repouso, analgésicos, mudanças de atividade e fisioterapia.

Indica-se tratamento cirúrgico quando ocorre falha do tratamento conservador. A cirurgia é feita com laminectomia sem fusão, na qual se retira o fragmento ósseo e o material discal.

FRATURA DE CHANCE NA CRIANÇA

As fraturas de Chance na coluna esqueleticamente imatura classicamente ocorrem nos acidentes frontais dos automóveis, quando os ocupantes são restritos apenas pelo cinto pélvico e são submetidos a uma hiperflexão traumática da coluna durante o impacto (Figura 47.1).

Antigamente, essas lesões não eram referidas em crianças. Aumentaram na população pediátrica após a obrigatoriedade dos cintos de segurança.

As fraturas lombares de Chance danificam a coluna e podem causar lesão medular com paralisia. São caracterizadas por dor nas costas intensas e são frequentemente acompanhadas por várias lesões viscerais abdominais. Fraturas de Chance e a associação de lesões concomitantes abdominais são conhecidas como "síndrome do cinto de segurança".

Gardiner e colaboradores estudaram a fratura de Chance em 26 crianças e sugerem que os cintos de ombro podem prevenir essas fraturas, mas são necessários novos estudos de seus mecanismos para encontrar meios de preveni-las.

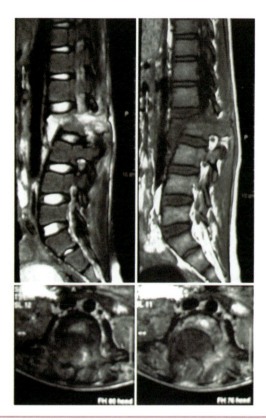

FIGURA 47.1 Ressonância magnética da coluna vertebral mostrando uma fratura de Chance em uma criança de 10 anos vítima de acidente automobilístico.

FRATURA POR MAUS-TRATOS NA INFÂNCIA

Com a evolução dos tempos modernos, tem aumentado muito a violência. Principalmente contra as crianças, daí se dar um destaque especial nas fraturas da coluna vertebral. Em 1969, Swischuk relatou pela primeira vez uma fratura-luxação de uma criança vítima de maus-tratos, fato triste que corresponde a 3% do que ocorre com pacientes vítimas de maus-tratos.

Geralmente, as lesões vertebrais são devidas a hiperflexão e podem ocorrer também por simples compressão dos corpos vertebrais. Não existem alterações vertebrais radiológicas específicas imediatas como nos ossos longos, com reações periosteais características após alguns dias do trauma (Figura 47.2),

O familiar ou responsável não justifica adequadamente as queixas e os hematomas presentes por todo o corpo da criança. Daí a necessidade de, quando se suspeitar de maus-tratos, ser levantada uma história clínica detalhada, ser feito um exame físico minucioso e acionado um serviço social especializado. É comum nesses casos desnutrição e condições higiênicas precárias.

A maioria dos casos com lesões neurológicas é documentada e existem poucas publicações de pacientes sem danos neurológicos.

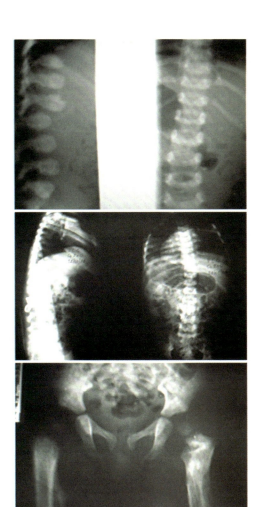

FIGURA 47.2 Radiografias da coluna vertebral mostrando uma subluxação no nível T12 e L1. Mostram também a redução cirúrgica com amarria sublaminar. A radiografia inferior mostra o fêmur com reação periostal típica de uma criança espancada.

Tratamento das fraturas da coluna vertebral na criança

As fraturas estáveis por compressão nas crianças podem ser tratadas com bons resultados, por meio de coletes gessados ou não. Isso porque nessa faixa etária ocorre consolidação rápida. São poucos os pacientes que necessitam de repouso no leito ou internação hospitalar por vários dias.

O tratamento cirúrgico das crianças com fraturas de coluna vertebral fica reservado para as lesões instáveis, tal como subluxação da fratura-luxação vertebral. Nessas situações, o quanto antes ocorrer a redução cirúrgica, melhor será o prognóstico. As reduções cirúrgicas podem ser feitas tal qual nas instabilidades vertebrais dos adultos. Fixa-se com parafusos pediculares pediátricos em dois níveis pelo menos, mas sempre com cuidados de prevenir o desenvolvimento de deformidades até o final do crescimento.

REFERÊNCIAS CONSULTADAS

1. Avanzi O, Salomão JC, Dezen EL, et al. Fraturas de coluna vertebral em crianças: Estudo de 38 casos. Rerv. Bras Ortop. 1993;28(3):105-8.
2. Bortoletto A, Rodrigues LCL, Matsumoto MH. Pathological fracture of lumbar Vertebra in children with a acute neurological deficit: case report. Rev Bras Ortop. 2011;46(3):315-7.
3. Chance Fractures in the Pediatric Population Are Often Misdiagnosed Andras, Lindsay M., MD; Skaggs, Kira F., BA; Badkoobehi, Haleh, MD; Choi, Paul D., MD; Skaggs, David L., MD, MMM Journal of Pediatric Orthopaedics: May/June 2019 - Volume 39 - Issue 5 - p 222–225.
4. Chertman C, Astur DC, Martins DE, et al. Fratura luxação da coluna vertebral tronco-lombar em criança vítima de espancamento: Relato de caso. Rerv Bras Med. 2011; 68:17-9.
5. Dogan S, Abbasi SS, Theodore N, et al. Thoraco lumbar and sacralspinal injuries in children and adolescents: a review of 89 cases. J Neurosurg Pediatric. 2007;106:426-33.
6. Gardiner KL, Mulpuri K, Perdios A, et al. Pediatric lumbar Chance fracture in British Columbia: Chart review and analysis of the use of the shoulder restraints in MVAS. Accid Anal Prev. 2008;40(4):1424-9.
7. Kemp AM, Joshi AH, Mann M, et al. What are the clinical and Radiological charactistics of spinal injuries from physical abuse: sistematic revision. Arch Dis Child. 2010;95:355-60.
8. Moroz PJ, Benoit PB, Emans JB, et al. Flexion-distraction injuries of the thoraco lombar spine in children: a comparison of operative and non-operative management. J.B.S.S. 2008;90-B:82.
9. Pediatric Chance Fractures: A Multicenter Perspective Arkader, Alexandre MD*,†; Warner, William C. Jr MD‡; Tolo, Vernon T. MD*,†; Sponseller, Paul D. MD§; Skaggs, David L. MD*,† Journal of Pediatric Orthopaedics: October/November 2011 - Volume 31 - Issue 7 - p 741–744
10. Sledge JB, Alfred D, Hyman J. Use of magnetic ressonance imaging in evaluating injuries to the pediatric thoracolunbar spine. J Pediatric Orthop. 2001;21(3):288-93.
11. Swischuk LE, Jadhav S, Chung DH. Aortic injury with Chance fracture in a child. Emerg Radiol. 2008;15:285-8.
12. The Role of Computed Tomography and Magnetic Resonance Imaging in the Diagnosis of Pediatric Thoracolumbar Compression Fractures Franklin, Don B. III MD*; Hardaway, Austin T. BS†; Sheffer, Benjamin W. MD*; Spence, David D. MD*; Kelly, Derek M. MD*; Muhlbauer, Michael S. MD‡; Warner, William C. Jr MD*; Sawyer, Jeffrey R. MD* Journal of Pediatric Orthopaedics: December 26, 2018 - Volume Publish Ahead of Print - Issue - p doi: 10.1097/BPO.0000000000001316.
13. Ville P, Sakari I, Timo P, et al. Incidence of spiral and spinal Cord injuries and their surgical treatment in children and adolescents: a population-based study. Spine. 2010;35:104-7.
14. Yen CH, Chan SK, Ho YF, et al. Posterior lumbar apophyseal ring fractures in adolescents: report of four cases. J Orthop Surg. 2009;17(1):85-9.

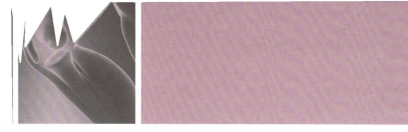

Fraturas da Cintura Escapular e Úmero

Guilherme do Val Sella

FRATURAS DO ÚMERO PROXIMAL

São fraturas incomuns com incidência de 1 a 3 por 1.000/ano, menos de 3% das fraturas em crianças.[1] Têm grande potencial de consolidação, uma vez que o periósteo dessa região é espesso e dificilmente levam à alteração funcional ou estética.

MECANISMO DE TRAUMA

Em recém-natos, podemos pensar em descolamentos fisários oriundos do trabalho de parto em decorrência das diversas posições que o membro superior sofre durante a passagem do feto através do canal vaginal, principalmente a hiperextensão e a rotação. Isso está mais suscetível a acontecer com fetos acima do peso e que se situam em apresentação córmica.

Em crianças mais velhas, a principal causa dessas fraturas é o trauma, tanto direto como indireto (queda ao solo apoiando-se o membro superior). Acredita-se que seis posições do membro superior durante o trauma são os causadores indiretos dessa lesão: hiperextensão, hiperflexão, hiperextensão com rotação medial ou lateral e hiperflexão com rotação medial ou lateral.[2]

São fraturas resultantes de traumas de alta ou moderada energia, como acidentes de carro e atividades esportivas de contato; porém, devemos sempre estar atentos a maus-tratos.

SINAIS E SINTOMAS

Em recém-nascidos, essas lesões podem não ser identificadas, devendo-se ficar atento quando choram ao movimentar o membro superior. Eles podem parar de movimentar o membro superior, atitude esta chamada de "pseudoparalisia".

Crianças mais velhas normalmente relatam situações de trauma que são acompanhadas de sintomas de dor e edema na região proximal do braço, além de uma possível deformidade visível. Essas crianças mantêm o membro em rotação medial e se recusam a usá-lo.

LESÕES ASSOCIADAS

Em traumas de alta energia, as fraturas do ombro podem vir acompanhadas de luxação articular, podendo esta ser anterior, posterior ou inferior. Pode-se ter lesões neurológicas, principalmente do plexo braquial. Normalmente, essas lesões são temporárias (aguarda-se até seis meses) e não requerem nenhuma intervenção mais agressiva. Além disso, fraturas dos arcos costais e do pneumotórax devem ser lembradas.

DIAGNÓSTICO E CLASSIFICAÇÃO

A epífise proximal do úmero só pode ser visualizada à radiografia após o sexto mês de vida e esse método se torna questionável para o diagnóstico de fraturas da região proximal do úmero em crianças muito jovens. Na incidência anteroposterior, pode-se analisar a relação entre a escápula e a metáfise proximal do úmero e sua comparação com o ombro contralateral, a fim de se investigar e diagnosticar alguma alteração. Para uma completa e confiável avaliação de fraturas em recém-nascidos e em crianças muito jovens, os melhores exames são a ultrassonografia e a tomografia computadorizada. Os diagnósticos diferenciais são as lesões do plexo braquial, artrite séptica do ombro e as fraturas da clavícula.

Para a avaliação de crianças mais velhas, três incidências radiográficas são necessárias, sendo elas a anteroposterior verdadeira em rotação neutra do úmero, o perfil axilar e o perfil da escápula. A tomografia pode ser utilizada quando é necessário o estudo da superfície articular.

As fraturas de Neer-Horowitz são classificadas de forma diferente de acordo com a estrutura acometida. Elas podem acometer a fise, a região metafisária, o tubérculo maior e menor. Fraturas que envolvem a fise são classificadas por Salter-Harris,[3] sendo o tipo I a fratura que ocorrer através e somente na fise e normalmente em crianças menores que 5 anos. O tipo II ocorre na maioria das vezes em crianças após os 11 anos de idade e seu traço de fratura corre pela metáfise; no tipo III, o traço de fratura corre para a epífise e é raramente encontrado. O tipo IV acomete tanto a epífise quanto a metáfise e não foi relatado em crianças.[4]

As fraturas que acometem a metáfise normalmente são encontradas em crianças de 5 a 12 anos. Isso provavelmente ocorre porque nessa faixa etária existe um rápido crescimento metafisário que leva ao enfraquecimento da região e aumenta, assim, a incidência de lesões locais.

Fraturas isoladas do tubérculo maior ou do tubérculo menor podem ser encontradas, embora sejam raras.

O grau de desvio das fraturas da região proximal do úmero são classificadas de acordo com o diâmetro da diáfise desse osso. No grau I, os desvios são de até 5 mm; no grau 2 e 3, as fraturas são desviadas de um a dois terços do diâmetro da diáfise, respectivamente. Desvios superiores a dois terços do diâmetro da diáfise são considerados de grau 4.[5]

Tratamento

Em razão do grande potencial de consolidação e remodelação em crianças pequenas, fraturas do úmero proximal normalmente não necessitam de cirurgia para correção.[6] Principalmente as que ocorrem por tocotraumatismo, que com 2 a 3 semanas de imobilização têm bons resultados, na maioria das vezes sem alterações funcionais ou cosméticas.

Fraturas sem desvios ou minimamente desviadas (grau 1 e 2 de Neer) também devem ser tratadas de forma conservadora em crianças mais velhas ou até adolescentes. O tratamento inicial é com imobilização do tipo enfaixamento (crianças menores) ou tipoia em crianças maiores e adolescentes.

O potencial de remodelação das fraturas é grande, mas diminui com a idade da criança e, portanto, o grau de desvio aceitável é variável. Desvios maiores são aceitos em crianças menores e vice-versa. Fraturas com grandes desvios (grau 3 e 4 de Neer) em crianças com mais de 11 anos de idade devem ser tratadas com redução e imobilização. A manobra de redução quase sempre é a tração longitudinal do membro superior associado a abdução, flexão e rotação lateral. Em alguns casos, a fratura não consegue ser reduzida e pode ocorrer interposição de estruturas, como o periósteo, a articular e o tendão do cabo longo do bíceps. Nesses casos, é necessária a redução aberta cirúrgica para solucionar o problema.[7]

A redução aceitável nessa faixa etária é de até 50% de desvio em relação à diáfise e de até 20 graus de angulação. O tratamento cirúrgico se torna obrigatório em situações de fratura exposta, lesões neurológicas completas, polifraturados e fraturas intra-articulares com desvio.

Complicações

O diagnóstico das fraturas do úmero proximal pode ser difícil em crianças assintomáticas ou oligossintomáticas ou em pacientes politraumatizados, em que os sinais e sintomas do ombro ficam pormenorizados em decorrência de fraturas ou lesões que sejam mais graves, podendo até levar a risco de vida do paciente. Mesmo após o diagnóstico de fratura, radiografias adequadas devem ser realizadas para que uma total avaliação e classificação da fratura seja feita. Sem uma adequada avaliação do diagnóstico, o tratamento pode não ser adequado.

Lesões neurológicas do plexo braquial podem ocorrer após fraturas ou fraturas-luxações do ombro. Na maioria das vezes, o déficit neurológico é diagnosticado imediatamente, pois os sinais clínicos são bem aparentes. Felizmente, na maioria das vezes, o déficit é transitório e retorna em 6 meses. Se após 3 meses não ocorrer melhora do déficit, uma avaliação com eletroneuromiografia deve ser realizada ou até mesmo exploração cirúrgica com reparação, se necessário.

Consolidação viciosa em varo da região proximal do úmero é uma rara complicação tardia que ocorre em neonatos e crianças com menos de 5 anos de idade. Essa complicação leva a diminuição do ângulo cervicodiafisário do úmero e também encurtamento umeral, limitando levemente a abdução. Em casos graves, em que a limitação é franca, pode-se optar por osteotomias corretivas.

Alterações da cicatrização que por ventura possam ocorrer após procedimentos cirúrgicos, com a formação de queloides, também são descritas.

Alterações no comprimento ósseo umeral podem ocorrer principalmente nos casos de tratamento cirúrgico e dependem essencialmente da lesão fisária no momento do trauma, embora o procedimento cirúrgico possa contribuir para tal situação. Normalmente são pequenos encurtamentos (1 a 3 cm) e raramente desenvolvem déficits funcionais.[5,8]

Osteonecrose da cabeça umeral ocorrem frequentemente em adultos, porém são muito raras em crianças.[9,10] Mesmo após rotura do aporte sanguíneo para a cabeça umeral, em crianças ocorre a revascularização e a remodelação e excelentes resultados clínicos. De modo semelhante, subluxações glenoumerais em crianças são muito raras.

FRATURAS DA ESCÁPULA

Lesões escapulares são raras, pois esse osso é extremamente protegido por múltiplas camadas de músculos e tecidos moles. Inerentes a essa proteção, fraturas e luxações escapulares ocorrem em aproximadamente 1% de todas as fraturas. Entretanto, quando ocorrem, é em decorrência de traumas de alta energia e podem estar associadas a lesões de outros órgãos.

MECANISMO DE TRAUMA

- **Glenoide:** fraturas da glenóide ocorrem tipicamente por queda ao solo sobre o membro superior. Acredita-se que a cabeça umeral se projete diretamente contra a glenóide, resultando em fratura, que pode ser de toda a sua fossa ou parte dela.
- **Corpo da escápula:** fraturas do corpo da escápula ocorrem por impacto direto ou por mecanismos de

avulsão. Impacto direto ocorre em traumas de alta energia e raramente é isolado. Sempre deve ser feita investigação de maus-tratos.

SINAIS E SINTOMAS

Crianças com fratura escapular têm dor significante localmente e ao redor do ombro e resistem a movimentos do membro superior afetado. Edema localizado pode diminuir o contorno da articulação, porém a comparação com o outro lado sempre deve ser feita. Frequentemente, o diagnóstico não é realizado pois as atenções no atendimento inicial se voltam para as regiões vitais e lesões mais significantes.

LESÕES ASSOCIADAS

Mais de 75% dos pacientes têm lesões associadas,[11] sendo que algumas levam ao risco de morte. Em alguns estudos, a incidência de morte chega a 14%.

Em razão da proximidade anatômica da escápula com a artéria axilar e o plexo braquial, lesões neurovasculares podem ocorrer. Todo o membro superior acometido deve ser minuciosamente examinado à procura de lesões vasculares e nervosas.

Podem ser encontradas lesões que ameacem a vida, como hemotórax, pneumotórax, contusões cardíacas ou fratura de arcos costais, coluna, clavícula e úmero.

DIAGNÓSTICO E CLASSIFICAÇÃO

Estudos de imagem

A maioria das lesões escapulares é identificada na radiografia de tórax, entretanto, radiografias na incidência anteroposterior do ombro e no perfil da escápula facilitarão o diagnóstico. Outras incidências como Stryker e perfil axilar podem identificar melhor fraturas do processo coracoide e da glenóide, respectivamente. Quando possível, a tomografia computadorizada, tridimensional ou não, pode ser utilizada para melhor entendimento de fraturas articulares e periarticulares.

Em traumas de alta energia, a radiografia de tórax também é importante para a análise de dissociação escapulotorácica que ocorre em pacientes com trauma de alta energia direto no tórax ou no membro superior e é frequentemente associado a lesões neurovasculares. Essa situação deve ser desconfiada quando a borda medial da escápula estiver desviada lateralmente, quando ocorrer fratura da clavícula com grande desvio ou luxação acromioclavicular com grande separação.

Alterações na anatomia da escápula podem ser confundidas com fraturas, como *os acromiale*, presente em 10% dos ombros normais e bilateral em 60% desses pacientes.[12] Outras alterações como anomalia de Sprengel, ausência de acrômio, acrômio bi ou tripartido, coracoide bipartido e coracoide duplicado também podem ser confundidas com fratura aguda, sendo necessário, às vezes, a realização de tomografia computadorizada para ajudar na diferenciação diagnóstica.

Classificação

Diversos sistemas de classificação foram idealizados. A maioria é descritiva e se baseia na localização da fratura na escápula. Ada e Miller dividem as fraturas escapulares nas categorias acrômio, espinha, coracoide, colo da glenoide, glenóide e corpo.[11] Em sua série de casos, 35% das fraturas ocorrem no corpo da escápula, seguido do colo da glenóide, em 27% das vezes. Fraturas do coracoide são as menos comuns, ocorrendo em apenas 7% dos casos.

Thompson e colaboradores classificaram as fraturas em três grupos, sendo eles o grupo das fraturas do colo da glenóide e da superfície articular, grupo do acrômio e do coracoide e grupo do corpo escapular.[13] Outras classificações que se baseiam em locais anatômicos de fraturas são relatadas por Imatani, Wilbur e Evans.

Apesar das diversas classificações existentes, a maioria delas não é específica para a população pediátrica e, portanto, a fratura deve ser avaliada adequadamente com relação a sua localização anatômica, desvios angulares, cominuição e envolvimento articular.

Fraturas do corpo e da espinha da escápula perfazem por volta de 50% de todas as fraturas escapulares e devem ser avaliadas basicamente pelo fato de possuir ou não desvio entre os fragmentos.

Fraturas do colo da glenóide são estáveis, mas deve-se verificar se há ser fraturas concomitantes, principalmente da clavícula, que, quando presentes, podem estar caracterizadas como rotura do mecanismo suspensor do ombro. Portanto, fraturas do colo da escápula são analisadas quanto à presença ou não de fraturas claviculares concomitantes.

De modo similar, fraturas do coracoide podem estar associadas ou não a disjunções da articulação acromioclavicular.

Fraturas do acrômio são avaliadas quanto à presença ou não de desvios. Naquelas fraturas desviadas, deve-se avaliar se há ou não pinçamento subacromial.

Fraturas da glenóide podem acometer total ou parcialmente a superfície articular. Existem cinco grupos distintos que subclassificam essas fraturas. A classificação de Ideberg modificada por Goss classifica em tipo I as fraturas da borda da glenóide, sendo Ia a borda anterior e Ib a borda posterior. Os tipos II, III e IV são fraturas que se estendem lateral, superior e medialmente, respectivamente. O tipo V consta de variações dos tipos II, III e IV, sendo Va combinações dos tipos II e IV, Vb combinações dos tipos III e IV. Por fim, o tipo VI engloba as fraturas cominutas da fossa da glenóide.[14]

A dissociação escapulotorácica ocorre quando a escápula e o tórax são completamente separados e normalmente há a lateralização da escápula.

TRATAMENTO

Poucos estudos discutem as opções de tratamento das fraturas escapulares em crianças. Portanto, a maior parte dos tratamentos propostos é aplicado em adultos.

Fraturas isoladas do corpo escapular são consideradas estáveis e podem ser tratadas conservadoramente na maioria dos casos, principalmente aquelas sem desvio ou com desvio mínimo que, geralmente, são associadas a excelentes resultados. Com base nesses estudos, o mesmo tratamento é considerado para a população pediátrica. Aquelas fraturas com desvio maior que dez milímetros, entretanto, trazem resultados não favoráveis.

Fraturas sem desvio ou minimamente desviadas do colo da escápula podem ser tratadas de forma conservadora, entretanto, aquelas que possuem fratura da clavícula concomitante devem ser tratadas cirurgicamente, sendo suficiente a fixação da clavícula para a estabilização do ombro.

Fraturas do processo coracóide normalmente ocorrem em sua base. Fraturas isoladas geralmente não apresentam desvio e podem ser tratadas com imobilização do membro superior na tipoia. Fraturas com desvio ocorrem associadas à fratura distal da clavícula ou luxação acromioclavicular e devem ser reparadas para estabilizar a articulação.

Fraturas isoladas do acrômio são normalmente sem desvio em crianças. Quando estão desviadas e provocam pinçamento subacromial, devem ser reduzidas e fixadas para evitar a síndrome do impacto no futuro.

Fraturas do colo da glenóide em geral não apresentam desvio quando isoladas e evoluem com excelentes resultados, sendo o tratamento não cirúrgico o preferencial. Quando está presente um grande desvio, há limitação funcional da articulação glenoumeral. Em adultos, desvios maiores que 10 mm e angulações maiores que 40°, o tratamento cirúrgico está indicado. Em crianças, adota-se a mesma conduta.

O tratamento das fraturas da borda da glenóide, tipos I e II, depende da presença ou não de instabilidade. Os pacientes assintomáticos normalmente evoluem com bons resultados em longo prazo. Recomenda-se redução aberta e fixação para prevenção a pacientes com instabilidade (luxação ou subluxação). Em adultos, a instabilidade do ombro ocorre quando a fratura sofre desvio de 10 mm ou 25% da borda anterior ou 33% da borda posterior da glenóide.[15] Nessas situações, o tratamento cirúrgico com redução aberta e fixação é indicado, utilizando-se as vias anterior e posterior para a correção das fraturas da borda anterior e posterior da glenóide, respectivamente.

Fraturas da fossa da glenóide tipo III a VI sem desvio têm bom resultado com tratamento conservador. Por outro lado, fraturas desviadas são associadas com muita morbidade, como dor e rigidez, quando não tratadas cirurgicamente. Pacientes com fraturas articulares com desvio maior que 5 mm devem ser tratados cirurgicamente, tentando-se obter redução anatômica e fixação rígida.

O tratamento inicial da dissociação escapulotorácica é focado no tratamento das lesões neurovasculares presentes. Se a lesão da artéria axilar e do plexo braquial for irreparável, a amputação precoce deve ser considerada. Após quatro a seis semanas um novo exame físico e documentação com eletroneuromiografia devem ser realizados para avaliação da extensão e prognóstico das lesões.

COMPLICAÇÕES

Complicações de fraturas escapulares são raras. As lesões dos nervos axilar e supraescapular podem estar associadas a fraturas da glenóide e do coracoide, respectivamente. Lesões associadas, como fraturas de costelas, pneumotórax, hemotórax, avulsões vasculares e lesões do plexo braquial, podem estar presentes. Síndrome compartimental do membro superior pode existir.

Complicações tardias associadas a fraturas da escápula envolvem o mau funcionamento do membro superior, levando a fraqueza, dor ou rigidez. Fraturas do acrômio podem levar à síndrome do impacto, assim como fraturas com desvio da glenóide podem levar à instabilidade, assim como à artrite degenerativa.

FRATURAS DA CLAVÍCULA

A clavícula tem um importante papel de ligação entre o esqueleto axial e o membro superior. Através das articulações esternoclavicular e acromioclavicular, a clavícula contribui para o movimento do cíngulo do membro superior. A clavícula também é a origem de dois importantes músculos que auxiliam no movimento do ombro, que são o peitoral e o deltoide. Sua integridade é crucial para um ótimo funcionamento de toda a extremidade superior.

Em razão do fato de a clavícula ser subcutânea e de praticamente todas as forças que o membro superior sofre serem transmitidas para o tronco por meio da clavícula, esse osso é um dos mais fraturados no corpo humano, sendo responsável por aproximadamente 0,5% de todas as fraturas do corpo humano e aproximadamente 90% das fraturas obstétricas.[16] Em crianças mais velhas, as fraturas de clavícula ocorrem em torno de 8% a 15% de todas as fraturas pediátricas.

MECANISMO DE TRAUMA

Das fraturas obstétricas, a clavícula é o osso mais fraturado e essa fratura ocorre em 1% a 13% de todos os nascimentos, segundo estatística americana. A incidência desse tipo de fratura é aumentada em crianças que nascem com alto peso ou que necessitem no trabalho de parto de auxílio de instrumentos (fórceps) ou manobras específicas.

Em crianças maiores, o mecanismo mais comum é a queda sobre o ombro, caracterizando-se um trauma indireto; porém, o trauma direto também pode explicar a ocorrência de tal situação. Fraturas por estresse são descritas, mas são muito raras.

SINAIS E SINTOMAS

Fraturas claviculares em recém-nascidos podem ser de difícil identificação. Para a prevenção de dor, os recém-nascidos deixam de utilizar esse membro superior, o que caracteriza uma pseudoparalisia do braço afetado. Frequentemente, a pseudoparalisia é confundida com lesões do

Fraturas da Cintura Escapular e Úmero

plexo braquial. Para diminuir a tensão do músculo esterno-cleidomastoídeo, por meio da fratura, muitas crianças viram o pescoço para o lado acometido, aliviando, assim, a dor. Outro sinal importante pode ser o reflexo de Moro, que pode estar assimétrico com o lado contralateral. Normalmente, nesses casos, o calo fraturário ocorre de 7 a 10 dias após o trauma inicial, ou seja, o parto.

Em crianças mais velhas, o diagnóstico é mais simples. Elas relatam dor ao redor da área fraturada, imobilizam-se e param de usar o braço afetado. Estão presentes equimose e edema e, em fraturas com grande desvio, uma proeminência óssea ou deformidade pode ser notada. Assim como nos recém-nascidos, as crianças mais velhas também viram a cabeça para o lado afetado, afim de diminuir a tensão do músculo esternocleidomastoídeo.

Lesões associadas

Luxação rotatória atlanto-axial (C1-C2) e fratura da clavícula podem ocorrer em raras situações. Quando presente, a criança vai virar a cabeça para o lado oposto, afastando-se da fratura de clavícula. O diagnóstico da luxação C1-C2 é melhor, realizado com a realização de tomografia.[17]

Luxação posterior da articulação esternoclavicular ou desvio posterior da fratura fisária da clavícula medial são situações que podem estar associadas. Compressão de grandes vasos, esôfago ou traqueia pode estar associada se crianças com essas afecções tiverem dificuldade para falar, respirar ou engolir.

Diagnóstico e classificação

Estudos de imagens

A radiografia anteroposterior da clavícula é a imagem padrão para a avaliação desse osso. Em neonatos, a ultrassonografia pode ser utilizada para o auxílio no diagnóstico, principalmente em fraturas ocultas e luxações esternoclaviculares. A consolidação óssea pode ser vista no ultrassom até uma semana antes da radiografia.

Em crianças mais velhas, outros estudos radiográficos podem ser utilizados além da incidência anteroposterior. Para fraturas no terço médio da clavícula, incidências com inclinação cefálica (inclinação de 20° a 40° em direção cefálica), que auxilia na detecção do grau de desvio, apical-oblíqua (45° de lateral para medial e 20° em direção cefálica), que auxilia na visualização de desvios no plano axial, também podem ser realizadas.

Para fraturas do terço lateral (distal) da clavícula, a incidência anteroposterior com tração de 2 a 5 kg, aproximadamente, pode ser utilizada. Essa radiografia deve ser centrada na região distal da clavícula e pode analisar tanto a clavícula quanto a articulação acromioclavicular.

Para fraturas do terço medial (proximal) da clavícula, a incidência de *serendipity* (40° de inclinação cefálica incluindo as duas articulações esternoclaviculares no mesmo filme) deve ser realizada. Comparando com o lado não acometido

contralateral, o grau de desvio pode ser determinado. Porém, o uso da tomografia computadorizada é o melhor método, pois avalia toda a anatomia articular, caracterizando a morfologia da clavícula medial, a fise medial, o grau de desvio e a possibilidade de lesões intratorácicas infraclaviculares.

Classificação

Em decorrência de diferentes mecanismos de trauma, chance de lesão, prognóstico e opções de tratamento, as fraturas claviculares são divididas de acordo com sua região anatômica em terço medial, terço médio e terço lateral. A maioria das fraturas ocorre no terço médio, com trabalhos mostrando variação de 76% a 85%. O segundo local mais frequente é o terço lateral, que representa de 10% a 21% das vezes e por fim o terço medial é acometido apenas 3% a 5% das vezes.

A classificação de acordo com a localização anatômica é a mais utilizada, sendo preconizado o tipo I para aquelas localizadas no terço médio (lateral ao esternocleidomastoídeo e medial aos ligamentos coracoclaviculares), o tipo II para aquelas localizadas no terço lateral (distal), incluindo os ligamentos coracoclaviculares e o tipo III para aquelas mediais ao músculo esternocleidomastoídeo.

Lesões do terço distal da clavícula

As lesões da região distal da clavícula também acometem a articulação acromioclavicular porque sua luxação pura é muito rara em crianças. A maior parte das fraturas dessa região acometem a metáfise ou a fise.

Lesões acromioclaviculares grau I são causadas por traumas de baixa energia e caracterizadas apenas por entorse ligamentar sem causar nenhum desvio. O grau II inclui a rotura dos ligamentos acromioclaviculares com arrancamento moderado do periósteo superolateral da clavícula. Discreto desvio da clavícula em relação ao acrômio pode ser visto em radiografias. O grau III se caracteriza por rompimento completo dos ligamentos acromioclaviculares associado a arrancamento extenso do periósteo clavicular e a distância entre coracoide e clavícula está entre 25% a 100% maior que o lado contralateral não acometido. Lesões similares estão presentes no grau IV, entretanto a clavícula está posteriorizada em relação ao acrômio. Pouco se identifica na radiografia anteroposterior, sendo necessária a realização do perfil axilar para identificar o desvio posterior. O grau V é similar ao grau III, exceto pelo fato de haver concomitantemente lesão da fáscia clavitrapezoidal, o que permite um desvio superior da clavícula bem acentuado caracterizando a distância entre coracoide e clavícula maior que 100% que o lado contralateral. O grau VI é extremamente raro e a região distal da clavícula está localizada inferiormente ao coracoide.

Lesões do terço medial da clavícula

A fise medial da clavícula é a última a se ossificar e sua fusão ocorre ao redor dos 25 anos de idade. Os ligamentos esternoclaviculares se prendem à epífise e deixam fragi-

CAPÍTULO 48

lizada a fise, que se encontra fora da cápsula articular. As fraturas dessa região são mais frequentes que as luxações esternoclaviculares e acometem a fise quase sempre. Portanto, a classificação de Salter-Harris é a mais aplicada, sendo os tipos I e II os mas frequentes. Essas fraturas são também subdivididas de acordo com a direção do desvio, podendo ser anterior ou posterior. Embora o desvio anterior seja mais frequente, maior atenção deve ser dada aos desvios posteriores, por causa do risco de lesões no mediastino.

Tratamento

Terço médio

Para as fraturas obstétricas, o tratamento é conservador com imobilização por pouco tempo, geralmente em torno de duas semanas. Os pais devem ser informados que o calo ósseo irá se formar tornando-se proeminente e que desaparecerá ao redor do sexto mês de vida.

Em crianças mais velhas, o tratamento conservador também é preconizado, utilizando-se a imobilização em "oito" que realiza a tração posterior e lateral dos ombros, mantendo assim o comprimento do cíngulo do membro superior (Figura 48.1).

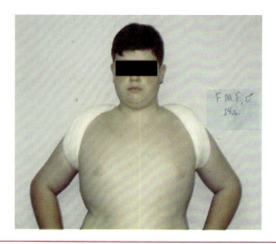

FIGURA 48.1 Criança de 14 anos com fratura do terço médio da clavícula direita com imobilização em "oito".

Crianças mais jovens têm grande potencial de remodelação e, mesmo que algum desvio residual permaneça, com o crescimento, isso se adéqua à normalidade. Algumas crianças podem se incomodar com a imobilização em "oito", porém a maioria consegue se adaptar.

Tratamento cirúrgico é indicado em situações de grande desvio[18] ou fraturas irredutíveis que ameacem a integridade da pele, assim como lesões vasculares, nervosas ou fraturas expostas.

Terço lateral

Quase a totalidade dos ortopedistas concordam que lesões de grau I, II e II sem desvio ou minimamente desviadas nessa região não necessitam de tratamento cirúrgico. O tratamento é realizado com tipoia ou imobilização em "oito" com reabilitação precoce. Crianças tratadas dessa forma apresentam bons resultados funcionais.

O tratamento de lesões desviadas de grau IV, V e VI permanece controverso. Alguns autores dizem que, independentemente do método de tratamento, a criança terá uma boa evolução. Outros dizem que a redução aberta e a fixação interna da fratura deve ser realizada para a prevenção de deformidades futuras. As opções de tratamento, portanto, devem ser individualizadas para cada caso, levando-se em consideração a idade desse paciente, o risco de lesão de pele, as lesões associadas e os aspectos cosméticos.

Terço medial

Fraturas sem desvio dessa região que acometam ou não a superfície articular ou a fise devem ser submetidas a tratamento conservador, devendo dar suporte em relação aos sintomas locais. Fraturas agudas com desvio anterior da clavícula ou da articulação esternoclavicular podem ser facilmente reduzidas no pronto-socorro mantendo-se o membro superior em abdução de 90° sob tração associada a leve compressão posterior do desvio.

Fraturas com desvio posterior necessitam de imediata avaliação, pois lesões associadas dos grandes vasos ou de via aérea podem ocorrer. Desvios pequenos podem ser tratados de maneira conservadora, sem redução. Para as situações com desvio significante ou aquelas com lesões associadas, redução urgente fechada ou aberta deve ser realizada em ambiente de centro cirúrgico sob anestesia geral, com um cirurgião torácico de sobreaviso.

Complicações

Sérias lesões vasculares das artérias subclávia e axilar, compressão da veia subclávia, fístulas arteriovenosas podem acontecer como complicações imediatas. Compressões da traqueia e do esôfago, levando a complicações da via aérea e ao ato de engolir, também são descritas. Entre as complicações, o pneumotórax é bastante raro, porém deve-se ficar atento a essa possibilidade. Lesões do plexo braquial podem acontecer e sua recuperação normalmente é espontânea.

Como complicações tardias, os implantes utilizados para fixação medial são responsáveis por numerosas situações, como migração, infecção e pseudartrose. A não consolidação de fraturas da clavícula deve ser diferenciada da pseudartrose congênita da clavícula.

FRATURAS DA DIÁFISE DO ÚMERO

Fraturas da diáfise umeral representam menos que 10% das fraturas do úmero em crianças.[1] São mais comuns em crianças com menos de 3 anos e mais de 12 anos.[19]

Mecanismo de trauma

- **Nascimento:** as fraturas são mais comuns em apresentação pélvica e em fetos macrossômicos.

- **Maus-tratos:** representa 12% das fraturas nessa situação e sempre devem ser pensados como diagnóstico diferencial, podendo ser espirais em razão de mecanismos torcionais ou transversos, decorrentes de trauma direto (Figura 48.2).[20]

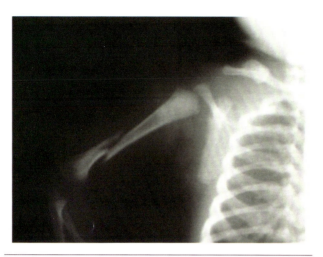

FIGURA 48.2 Fratura espiral diafisária do úmero direito e terço médio da clavícula direita de criança vítima de maus-tratos.

- **Crianças mais velhas:** a maior parte das fraturas é transversa, decorrente de trauma direto por queda ou prática de esportes. Lembrar sempre se a fratura for decorrente de traumas de baixa energia; pode-se estar frente à fratura patológica com presença de displasia óssea ou cistos ósseos.

Sinais e sintomas

- **Recém-nascidos:** inicialmente, a criança deve ser observada quanto à movimentação espontânea desse membro superior. Avaliar presença de equimose, deformidade, dor à palpação e edema desse braço. Como diagnóstico diferencial, lembrar da pseudoparalisia por lesão do plexo braquial, o que pode levar à assimetria no reflexo de Moro.
- **Crianças mais velhas:** normalmente é bem evidente, com a presença de deformidade, equimose e edema, além de dor local à movimentação e à palpação. É essencial a realização de exame neurológico e vascular completo, avaliando-se sensibilidade e motricidade dos nervos ulnar, mediano e radial, além de pulsos das artérias braquial, radial e ulnar.

Diagnóstico e classificação

As classificações das fraturas da diáfise do úmero descrevem a localização (terço proximal, terço médio e terço distal), o tipo (espiral, oblíqua curta ou transversa) e a direção do desvio. Se associadas com fraturas concomitantes dos ossos do antebraço, caracteriza-se uma situação chamada cotovelo flutuante. A associação para estudos das fixações internas (AO-ASIF), preconizam uma classificação, porém esta não se enquadra para a avaliação e o tratamento na maioria das fraturas diafisárias de úmero nas crianças.

Estudos de imagem

Incidências anteroposterior e lateral (perfil) do úmero são necessárias e suficientes para o diagnóstico de fraturas diafisárias do úmero em crianças. Eventualmente, incidências em oblíquo podem ser realizadas.

Achados radiográficos

Fraturas localizadas proximalmente à inserção do tendão do músculo peitoral maior mostram abdução e rotação lateral do fragmento proximal, enquanto o fragmento distal sofre medialização e encurtamento por causa da tração dos músculos peitoral maior e deltoide, respectivamente.

Quando a fratura é localizada entre as inserções do peitoral maior e do deltoide, o fragmento proximal sofre adução e o fragmento distal mantém o encurtamento.

Fraturas abaixo da inserção do deltoide sofrem abdução do fragmento proximal (tração do deltoide) e medicalização com encurtamento do fragmento distal (tração do bíceps e tríceps).

Holstein e Lewis descreveram fratura oblíqua curta no terço distal da diáfise do úmero com grande potencial para lesão do nervo radial após redução fechada da fratura.

Tratamento

Lesões ao nascimento

Fraturas da diáfise umeral cicatrizam e remodelam muito bem em até dois anos. O tratamento é imobilização com enfaixamento e deve-se tomar cuidado para manter o membro superior em extensão junto ao corpo, evitando-se assim a complicação da consolidação em rotação medial.

Desvios aceitáveis

Por não se tratar de osso de carga, não é necessário um alinhamento mecânico perfeito como no membro inferior. A grande mobilidade do ombro também permite algum desvio angular e rotacional desse osso. Em crianças de até 5 anos aceita-se até 70° de angulação sem contato entre os fragmentos, crianças de 5 a 12 anos entre 40 e 70° e crianças com mais de 12 anos toleram até 40° e pelo menos 50% de contato entre os fragmentos.

Tratamento não cirúrgico

A forma mais simples de tratamento dessa fraturas é a tipoia simples. É suficiente em pacientes com fraturas de mínimo desvio ou fraturas tipo *torus*.

O gesso pendente, composto pelo gesso axilopalmar, que proporciona tração longitudinal por ação da força da gravidade, consegue corrigir angulações em varo/valgo ou anterior/posterior. A rotação é de difícil controle, sendo que alguns autores recomendam o uso desse método de tratamento apenas para crianças com mais de 12 anos.

O *bracing*, descrito por Sarmiento, é útil para se manter o alinhamento e a mobilização precoce do movimento, porém o controle da anteversão se torna difícil. É mais facilmente usado em crianças mais velhas ou adolescentes.

Tratamento cirúrgico

Existem alguns métodos descritos para o tratamento das fraturas da diáfise umeral, como redução aberta e fixação interna (RAFI), fixação com hastes intramedulares ou fixação lateral.

A RAFI segue o princípio AO da estabilidade absoluta por meio da via de acesso posterior, no qual é obrigatória a identificação e o isolamento do nervo radial para que depois se realize fixação. Esse método de fixação é mais utilizado em crianças maiores ou adolescentes.

A fixação com hastes intramedulares é mais utilizada em crianças menores, não havendo indicação de fresagem do canal em razão da grande possibilidade de lesão da fise proximal do úmero. As hastes devem ser inseridas através da região distal do úmero próximo à fossa oleocraniana, devendo-se utilizar de intensificador de imagem para auxílio da passagem pelo foco de fratura e seu posicionamento na região proximal (Figura 48.3).

A fixação lateral é bem indicada em situações de fratura exposta, e deve-se ficar atento quanto ao posicionamento dos pinos para evitar lesões neurovasculares.

A grande maioria das fraturas diafisárias do úmero em crianças é passível de tratamento conservador e as indicações e o tratamento cirúrgico se resumem a fraturas expostas, múltiplas fraturas, lesões bilaterais, lesões arteriais, síndrome compartimental, fraturas patológicas, lesões de nervo periférico que necessitem de reparação e redução fechada inadequada.

COMPLICAÇÕES

Complicações imediatas

As complicações imediatas podem ser lesões nervosas, síndrome compartimental, lesões vasculares ou infecção.

Das lesões nervosas, o nervo radial é o mais afetado, podendo ocorrer no momento da fratura (primária) ou logo após uma tentativa de redução (lesão de Holstein-Lewis). Das lesões primárias, 80% das vezes ocorre regressão da função, caracterizando uma neuropraxia. Nas situações em que não há retorno da função após três meses, pode-se indicar a exploração no nervo para uma eventual reparação (sutura simples ou colocação de enxerto) ou liberação (neurólise). Nas lesões secundárias (Holstein-Lewis), é indicada a exploração imediata do nervo radial. Lesões do nervo ulnar e mediano podem ocorrer, porém são mais raras em fraturas da diáfise do úmero, salvo exceções como a associação de lesões graves de partes moles.

Bem menos comum, se comparada com o membro inferior, a síndrome compartimental do braço e até do antebraço podem ocorrer nas fraturas diafisárias do úmero. Deve ser identificada rapidamente e tratada com a realização de fasciotomia para descompressão.

Nas lesões vasculares, a rápida identificação e tratamento definem o prognóstico. A fratura deve ser estabilizada para proteção da reparação vascular.

A infecção pode ocorrer em todos aqueles pacientes submetidos a tratamento cirúrgico ou se sofrerem fraturas expostas associadas a graves lesões de partes moles.

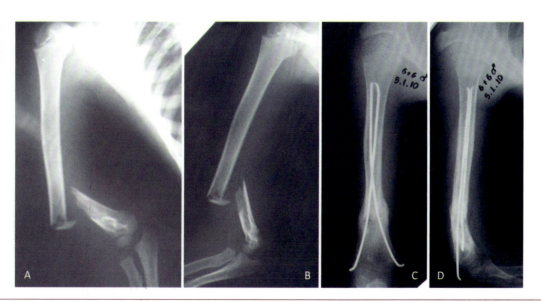

FIGURA 48.3 (**A** e **B**) Incidência frontal e de perfil de fratura diafisária do úmero direito em criança do sexo masculino com 6 anos de idade. (**C** e **D**) Pós-operatório de seis meses com hastes intramedulares.

Complicações tardias

As complicações tardias são as consolidações viciosas (angulações superiores àquelas predefinidas como aceitáveis para a idade), pseudartrose, rigidez articular do cotovelo ou ombro, alteração no comprimento longitudinal do úmero.

A consolidação viciosa é rara em crianças, pois muito se aceita de desvio, em razão de seu potencial de remodelação.

A pseudartrose é muito mais uma complicação em adultos e adolescentes mais velhos do que em crianças. O periósteo das crianças é muito espesso e proporciona a cicatrização óssea com maior facilidade.

A rigidez articular também é mais comum em adultos e adolescentes mais velhos, sendo rara em crianças.

O comprimento longitudinal do úmero de crianças após fraturas é alterado na maioria das vezes, porém em quase a sua totalidade ocorre um crescimento menor que 1 cm.

REFERÊNCIAS BIBLIOGRÁFICAS

1. Shrader MW. Proximal humerus and humeral shaft fractures in children. Hand Clin. 2007;23(4):431-5.
2. Williams DJ. The mechanisms producing fratures-separation of the proximal humeral epiphysis. J Bone Joint Surg (Br). 1981;63:102-7.
3. Salter RB, Harris WR. Injuries involving epiphyseal plates. J Bone Joint Surg (Am). 1963;45:587-622.
4. Sarwark JF, King EC, Luhmann SJ.ractures in children. 6.d. Philadelphia: Lippincott Williams & Wilkins, 2006. p.701-71.
5. Neer CS 2nd, Horowitz BS. Fractures of the proximal humerus ephiphysial plate. Vlin Orthop. 1965;41:24-31.
6. Di Gennaro GL, Spina M, Lampasi M, et al. Fractures of the proximal humerus in children. Chir Organi Mov. 2008;92(2):89-95.
7. Bahrs C, Zipplies S, Ochs BG, et al. Proximal humeral fractures in children and adolescents. J Pediatr Orthop. 2009;29(3):238-42.
8. Baxter MP, Wiley JJ. Fractures of the proximal humerus epiphysis. Their influence on humeral growth. J Bone Joint Surg (Br). 1986;68:570-3.
9. Martin RP, Parsons DL. Avascular necrosis of the proximal humeral epiphysis after physeal fracture. A case report. J Bone Joint Surg (Am). 1997;79:760-2.

10. Yosipovitch Z, Goldberg I. Inferior subluxation of the humeral head after injury to the shoulder. A brief note. J Bone Joint Surg (Am). 1989;71:751-3.
11. Ada JR, Miller ME. Scapular fractures: analysis of 113 cases. Clin Orthop. 1991;269:174-80.
12. Althasen P, Lee M, Finemeier C. Scapulothoracic dissociation: diagnosis and treatment. Clin Orthop. 2003;416:237-44.
13. Thompson DA, Flynn TC, Miller PW, et al. The significance of scapular fractures. J Trauma. 1985;25:974-7.
14. Ideberg R. Fractures of the scapula involving the glenoid fossa. In: Bateman JE, Walsh RD. Surgery of the Shoulder. Toronto: BC Decker, 1984. p.63-6.
15. DePalma AF. Surgery of the shoulder. 3.d. Philadelphia: JB Lippincott, 1983.
16. Conservative Management of Paediatric Clavicle Fractures International Journal of Pediatrics Volume 2011, Article ID 172571, 4 pages doi:10.1155/2011/172571.
17. Bowen RE, Nah JY, Otsuka NY. Midshaft clavicle fractures associated with atlantoaxial rotatory displacement: a report of two cases. J Orthop Trauma. 2003;17(6):444-7.
18. Mehlman CT, Yihua G, Bochang C, et al. Operative treatment of completely displaced clavicle shaft fractures in children. J Pediatr Orthop. 2009;29(8):851-5.
19. Caviglia H, Garrido CP, Palazzi FF, et al. Pediatric fractures of the humerus. Clin Orthop Relat Res. 2005;432:49-56.
20. Pandya NK, Baldwin KD, Wolfgruber H, et al. Humerus fractures in the pediatric population: an algorithm to identify abuse. J Pediatr Orthop B. 2010;19(6):535-41.

REFERÊNCIAS CONSULTADAS

1. Complications After Plate Fixation of Displaced Pediatric Midshaft Clavicle Fractures Li, Ying; Helvie, Peter; Farley, Frances A.; More Journal of Pediatric Orthopaedics. 38(7):350-353, August 2018.
2. Journal of Pediatric Orthopaedics. 34(4):393–399, JUN 2014 DOI: 10.1097/BPO.0000000000000082, PMID: 23965911 Issn Print: 0271-6798. Publication Date: 2014/06/01.
3. Surgical Treatment of Adolescent Clavicle Fractures: Results and Complications McIntosh, Amy L. Journal of Pediatric Orthopaedics. 36:S41-S43, June 2016.
4. There a Deficit After Nonoperative Versus Operative Treatment of Shortened Midshaft Clavicular Fractures in Adolescents? Parry, Joshua A.; Van Straaten, Meegan; Luo, Tianyi D.; More Journal of Pediatric Orthopaedics. 37(4):227-233, June 2017.

Fraturas Supracondilares do Úmero

Jamil Faissal Soni
Anna Carolina Pavelec Costa
Weverley Rubele Valenza

INTRODUÇÃO

As fraturas supracondilares do úmero são as mais comuns no cotovelo da criança.[1] Apresenta especial interesse pelo elevado número de complicações que podem estar presentes nessas lesões. Ainda há controvérsias sobre o tratamento dessas lesões, como o número de fios utilizados para sua estabilização e sua configuração, o tempo de espera para a cirurgia, e se o tipo II deve ser tratado de maneira cirúrgica. A histórica e incansável pesquisa sobre essas fraturas contribuíram para diminuir sensivelmente o número de complicações relacionadas a ela, como a síndrome compartimental e o cúbito varo.

EPIDEMIOLOGIA

A fratura supracondilar do úmero é a segunda mais comum na infância, respondendo por 17,9% dos casos[2] e 66% das hospitalizações em virtude de lesões do cotovelo.[1]

A fratura ocorre entre 0 e 16 anos, com pico de incidência entre 4 e 7 anos. É historicamente mais comum em meninos, mas essa diferença estatística entre os sexos está diminuindo e mostra-se invertida em alguns estudos mais recentes.[1,3] O membro não dominante é o mais acometido na maioria dos estudos.

Os desvios em extensão representam aproximadamente 97%, enquanto as desviadas em flexão contabilizam 3%.[4]

MECANISMO DE TRAUMA E FISIOPATOLOGIA

Queda com a mão espalmada e o cotovelo em extensão é o mecanismo mais comum da fratura em extensão, que corresponde a 97% a 99% dos casos.

As colunas medial e lateral do úmero são unidas pela fossa do olécrano e pela fossa do coronoide, duas estruturas finas que fragilizam a região e, num movimento de hiperextensão do cotovelo, sofrem força de alavanca do olécrano.

Ao mesmo tempo, a cápsula anterior trabalha como força de tensão ao aspecto distal do úmero.

Geralmente, o desvio medial é mais comum que o lateral, ocorrendo em até 75% dos pacientes.[3] Deve-se ter em mente que, nas fraturas em extensão, o desvio posteromedial ou posterolateral tem um papel importante no que diz respeito às condições de partes moles, estabilização da fratura e avaliação neurovascular do membro acometido. O desvio posteromedial coloca em risco o nervo radial, enquanto o desvio posterolateral põe em risco o nervo mediano – seu ramo motor, o interósseo anterior[5] – e a artéria braquial.

O periósteo, apesar de rompido anteriormente nas fraturas em extensão, é determinante no tratamento, pois provém uma banda estabilizadora posterior e facilita a redução; essas lesões, após manobra suave de redução – leia-se realizando a flexão de 90º e empurrando anteriormente o fragmento distal – são mantidas estáveis em flexão máxima do cotovelo por causa da integridade do periósteo. A integridade do periósteo medial ou lateral deve ser determinada pelo desvio inicial da fratura e ativamente utilizada para auxiliar no tratamento. Nas fraturas mais frequentes, com desvio posteromedial, o periósteo posterior e medial está comumente intacto, assim sendo, manter o antebraço em pronação após redução da fratura traz tensão do periósteo medial, consequentemente, fechamento da cunha e estabilização da fratura, permitindo sua fixação. O contrário ocorre com as fraturas posterolaterais, que têm o periósteo lateral intacto e são mantidas estáveis pela supinação do antebraço. Em alguns casos, o periósteo está rompido circunferencialmente e faz com que a fratura seja instável tanto em flexão quanto em extensão, tanto em pronação quanto em supinação. Essas fraturas são descritas como multidirecionalmente instáveis e foram classificadas utilizando-se uma classificação modificada de Gartland, como tipo IV.

CLASSIFICAÇÃO

A classificação de Gartland[6] modificada é a mais amplamente utilizada, a mais difundida e aceita mundialmente.

Deve-se avaliar o exame radiográfico nas incidências anteroposterior e de perfil. É necessário aferir o ângulo de Baumann, a linha anterior do úmero, e é de extrema importância avaliar a integridade da coluna medial, uma vez que ela será responsável pela estabilidade e pela ausência de colapso em caso de opção pelo tratamento conservador. A radiografia do cotovelo contralateral é de grande auxílio para se comparar a medida do ângulo de Baumann e auxiliar na identificação dos núcleos de crescimento.

Tipo I

Fratura sem desvio ou minimamente desviada (< 2 mm) e associada à linha anterior do úmero intacta. Pode haver, ou não, alteração óssea radiográfica, sendo o *fat pad sign* – sinal do hematoma fraturário – a única evidência positiva da fratura em algum casos. Essa lesão é estável por apresentar periósteo intacto em toda a sua circunferência.

Tipo II

Fratura com desvio de até 2 mm e cortical posterior presumivelmente intacta. Pelo fato de o periósteo posterior permanecer intacto, na radiografia anteroposterior não se percebe desvio rotacional e o ângulo de Baumann está mantido.[7]

Na radiografia em perfil verdadeiro do cotovelo, a linha anterior do úmero não passa exatamente pelo terço anterior do capítulo (Figura 49.1).

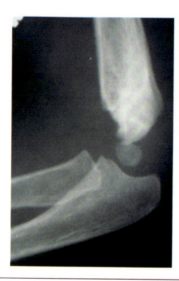

FIGURA 49.1 Radiografia em perfil de uma fratura supracondiliana grau II de Gartland.
Fonte: arquivo pessoal.

Tipo III

Fratura com desvio, sem contato significativo entre as corticais. Há desvio em extensão significativo na radiografia em perfil, e na avaliação anteroposterior percebe-se rotação do fragmento distal e possível cominuição da coluna medial. Há extensa lesão do periósteo e de partes moles (Figura 49.2).

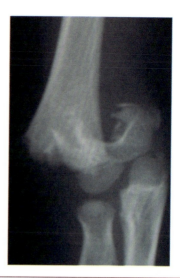

FIGURA 49.2 Radiografia em anteroposterior de uma fratura supracondiliana grau III de Gartland.
Fonte: arquivo pessoal.

Tipo IV

Instabilidade multidirecional.[4] É caracterizada pela ruptura circunferencial do periósteo e definida pela instabilidade em flexão e extensão. Na maioria dos casos, é diagnosticada sob anestesia, durante a manobra de redução, pela incapacidade de se conseguir a estabilidade da fratura. Pode ser causada pela própria fratura ou de maneira iatrogênica, pelas repetidas tentativas de redução de uma fratura do tipo III.

Fraturas supracondilares do úmero em flexão

As fraturas em flexão são menos frequentes, ocorrendo em, aproximadamente, 3% de todas as supracondilares.[2] Apesar de difícil reconhecimento, pois sempre que se faz o diagnóstico da fratura supracondiliana, pensa-se na fratura em extensão, é de extrema importância para o planejamento cirúrgico, uma vez que a fratura em flexão é instável às manobras de redução da fratura em extensão.

A fratura em flexão é causada por quedas ao solo com o cotovelo flexionado ou por trauma direto na região posterior do cotovelo. O fragmento distal migra anterior e proximalmente, a metáfise do úmero pode causar lesão do nervo ulnar, que deve ser minuciosamente examinado. A classificação utilizada é a de Gartland, definindo os desvios iniciais e o tratamento.

Quadro clínico

Uma criança com queixa de dor em cotovelo deve ter todo o seu membro superior examinado. As fraturas de antebraço são frequentemente associadas às supracondilares do úmero e aumentam sobremaneira o risco de síndrome compartimental.

Na inspeção, deve-se notar aumento de volume, deformidade aparente, equimose e enrugamento de pele. A equimose linear anterior, na prega cubital, é conhecida por sinal de Kirmisson. O pregueamento ou enrugamento anterior demonstra a lesão do músculo braquial e o ancoramento da metáfise do úmero na derme profunda. A presença de sangue e ferida define exposição da fratura.

Dor à palpação das colunas medial e lateral sugere fratura supracondilar do úmero. Se a dor for unilateral, outro diagnóstico deve ser aventado.

A avaliação vascular é de extrema importância, uma vez que pode haver até 20% de comprometimento vascular em fraturas tipo III. Para auxílio no tratamento, pode-se classificar o estado vascular da criança em três tipos: classe I, quando a mão está bem perfundida (quente e rosa) e o pulso radial está cheio; classe II, quando a mão tem a perfusão normal, mas o pulso radial está ausente; e classe III, quando a perfusão da mão está diminuída (fria e pálida) e o pulso radial está ausente.[1]

Lesões neurológicas também têm sido registradas com frequência desde o início dos estudos das fraturas supracondilares do úmero, vem daí a relevância da avaliação completa do membro. Na incapacidade de se realizar os testes de mobilidade, é possível envolver a mão da criança com uma compressa molhada por alguns minutos e aguardar o enrugamento da pele. A mobilidade se testa solicitando-se que a criança faça, ativamente, extensão do polegar, para o nervo radial; flexão da interfalângica distal do segundo dedo, para o interósseo anterior; abdução dos dedos (músculos interósseos), para o nervo ulnar. A sensibilidade específica do nervo radial testa-se na face dorsal da primeira prega interdigital; a do nervo mediano, na face palmar da falange distal do segundo dedo; e a do nervo ulnar, na face palmar da falange distal do quinto dedo.

Durante o exame físico, deve-se lembrar da possibilidade de síndrome compartimental. Aumento importante do volume, equimose na fossa cubital, enrugamento anterior da pele e ausência de pulso radial são sinais de alerta.

IMAGEM

Faz-se uma radiografia anteroposterior da região distal do úmero e um perfil do cotovelo. Toma-se o cuidado de não realizar rotação lateral do membro no momento do exame.

É possível que não se perceba alteração óssea nas incidências e que se faça o diagnóstico somente pelo *fat-pad sign*[1], sinal posterior do hematoma fraturário.

Dois parâmetros são utilizados para se avaliar as radiografias. Na incidência anteroposterior, a mensuração do ângulo de Baumann permite comparar bilateralmente o grau de valgismo do cotovelo da criança; é medido entre o eixo longo da diáfise umeral e a fise do capítulo (seu valor varia entre 9° e 26°); quanto menor seu valor, maior o desvio em varo. A linha anterior do úmero é traçada pela cortical anterior do úmero e deve passar pelo terço médio do capítulo na incidência em perfil do cotovelo; determina o desvio em extensão ou flexão da fratura (Figuras 49.3 e 49.4).

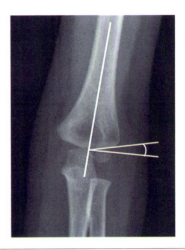

FIGURA 49.3 Radiografia em anteroposterior do cotovelo, sendo traçado o ângulo de Baumann.
Fonte: arquivo pessoal.

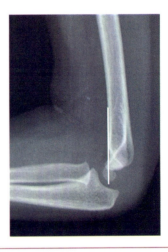

FIGURA 49.4 Radiografia em perfil do cotovelo, sendo traçada a linha umeral anterior.
Fonte: arquivo pessoal.

Em casos selecionados, quando as radiografias convencionais não mostram detalhes da fratura e há suspeição de lesão mais complexa, é possível a realização de outros exames, como ecografia, ressonância magnética ou até mesmo artrografia.

TRATAMENTO

Tratamento inicial

O manejo inicial até o tratamento cirúrgico da fratura supracondilar do úmero deve objetivar o conforto da criança. O membro deve ser imobilizado com tala braquiopalmar com o cotovelo em flexão de 20° a 40° sem compressão excessiva e ser mantido em elevação.

Tratamento conservador

O tratamento conservador das fraturas supracondilares do úmero está restrito às fraturas sem desvio, classificadas como Gartland tipo I e nas fraturas Gartland tipo II quando não houver desvio rotacional ou varo.

É consenso que as fraturas Gartland tipo I, sem desvio, são estáveis e, portanto, passíveis de tratamento conservador. Devem ser imobilizadas com tala braquiopalmar, com o cotovelo flexionado entre 60° e 90° por aproximadamente três semanas. Recomenda-se o acompanhamento radiográfico semanal para garantir a manutenção do alinhamento dos fragmentos.

Deve-se ter cuidado especial com as fraturas que apresentam cominuição da coluna medial classificadas como tipo I. No acompanhamento, haverá consolidação em varo, motivo pelo qual é recomendado o tratamento cirúrgico com redução e fixação percutânea, mesmo quando minimamente desviada.

Existem, ainda, controvérsias no tocante ao tratamento das fraturas do tipo II de Gartland. Essa falta de definição pode estar relacionada ao largo espectro de gravidade da lesão. Assim sendo, a maioria dos autores recomenda o tratamento cirúrgico para essas fraturas. A avaliação criteriosa das radiografias iniciais é essencial para a indicação correta da modalidade de tratamento. As fraturas que se apresentam sem deformidade rotacional, desvio coronal ou grave angulação do fragmento distal têm boas chances de sucesso com o tratamento conservador.[8]

É importante lembrar que a região distal do úmero é responsável por 20% do crescimento total desse osso e, portanto, tem pouco potencial de remodelação[1]. Crianças com menos de 3 anos têm maior potencial e aceitam melhor o tratamento conservador, nas fraturas em que a linha anterior do úmero passa pelo capítulo, mas não perde o contato com ele; as crianças com menos de 8 anos têm menos de 10% do crescimento restante e, portanto, a deformidade em hiperextensão seria persistente e poderia causar perda significativa da amplitude de flexão do cotovelo.[9]

O tratamento conservador é realizado com imobilização gessada braquiopalmar após redução da fratura. O grau de flexão necessário para a manutenção da redução pode predispor ao aumento da pressão compartimental e comprimir a artéria braquial; assim sendo, há um senso comum que indica o abandono do tratamento conservador se houver necessidade de flexão maior de 90° para estabilização da fratura. Há necessidade de controle radiográfico semanal, como nas fraturas do tipo I.

O tratamento cirúrgico da fratura supracondilar do úmero tipo II é geralmente realizado com redução fechada e fixação. Pela presença do periósteo íntegro, a estabilidade é atingida após fixação percutânea com dois fios de Kirschner.

Classicamente, o tratamento cirúrgico das fraturas supracondilares do tipo II é realizado tão logo as condições clínicas da criança o permitam. As perdas de redução após tratamento conservador podem ser tratadas cirurgicamente em até sete dias, sem alterar o prognóstico da lesão.[9]

Tratamento cirúrgico

Redução fechada e fixação percutânea

É o tratamento de escolha para a maioria das fraturas supracondilares do úmero da criança.

Com a criança em decúbito dorsal, é aplicada anestesia geral. Inicie a redução da fratura no plano frontal com leve tração e corrigindo-se os possíveis desvios rotacionais em varo ou valgo. Avalie a redução no intensificador de imagem. Em seguida, flexione o cotovelo, enquanto empurra o olécrano anteriormente para conquistar a correção no plano sagital. Após a redução, será possível perceber a restauração do ângulo de Bauman na incidência anteroposterior; as colunas medial e lateral permanecem intactas, nas oblíquas e a linha anterior do úmero, no perfil.

A fixação é feita de maneira percutânea, com dois ou três fios de Kirschner, laterais ou cruzados, conforme será discutido mais à frente (Figuras 49.5 e A e B).

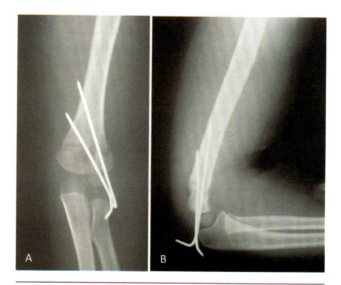

FIGURA 49.5 (A e B) Radiografias pós-operatórias em anteroposterior e perfil de uma fratura supracondiliana do úmero fixada com dois fios laterais divergentes.
Fonte: arquivo pessoal.

Clinicamente, pode-se aceitar pouca rotação no sítio da fratura em virtude da ampla mobilidade do ombro, que funcionalmente supera a deformidade causada por essa consolidação viciosa em particular; mas, mecanicamente, a rotação no foco da fratura diminui a estabilidade da fixação[10], então é necessário avaliar com cautela a redução e a possibilidade de utilização de um terceiro fio de Kirschner.

A presença de um *gap* no foco de fratura pode sinalizar para a interposição de partes moles, às vezes mais nobres, como a artéria braquial ou o nervo mediano. Nesse caso, deve-se abandonar a redução incruenta e converter o procedimento para a redução aberta.

Após a redução e a fixação, manter o membro imobilizado com o cotovelo flexionado entre 50º e 70º e avaliar as condições das partes moles e edema do membro.

Redução aberta

O tratamento com redução aberta e fixação percutânea é recomendado para a falha na redução fechada, fraturas expostas e fratura associada à lesão vascular. Historicamente, as maiores preocupações em relação à redução aberta da fratura supracondilar do úmero eram a diminuição da mobilidade, a miosite ossificante, a cicatriz cirúrgica e a lesão neurovascular iatrogênica.

Muitos autores defendem a redução aberta como um recurso seguro e relatam bons resultados em suas séries[1]; outro estudo relatou taxa de 5% de redução aberta e defende que esta tem maior risco de lesão neurológica, uso de torniquete, maior tempo cirúrgico, devendo, portanto, ser utilizada somente quando realmente necessária.[11]

A escolha do acesso é pessoal, mas, considerando-se a fratura em extensão, o acesso anterior se torna mais prático e eficiente, uma vez que dá visão direta da artéria braquial, do nervo mediano e dos fragmentos da fratura. É possível realizar um corte transversal de aproximadamente 5 cm na fossa cubital, a cicatriz é cosmeticamente aceitável, não causa danos à amplitude de movimento e, critério mecanicamente importante, não associa lesão ao periósteo posterior, mantendo-se mais esse fator que auxilia na redução e na estabilização da fratura. Se o cirurgião não está habituado ao acesso anterior, é possível utilizar os acessos medial ou lateral.

O acesso posterior não é recomendado, uma vez que traz maiores riscos de perda de mobilidade do cotovelo pela cicatriz e pela lesão às partes moles posteriores e também associa risco de necrose da tróclea, por lesão do suprimento arterial.

Tratamento das fraturas em flexão

A classificação das fraturas em flexão segue os critérios de Gartland e o tratamento deve ser baseado nos mesmos princípios. As fraturas sem desvio são passíveis de tratamento conservador com acompanhamento semanal e aquelas com desvio devem receber tratamento cirúrgico, com redução fechada ou aberta e fixação percutânea com fios de Kirschner.

Controvérsias no tratamento

Configuração dos fios de Kirschner

Ainda se discute sobre a configuração mais estável para a fixação das fraturas supracondilares do úmero da criança. Estudos mais recentes não comprovam diferença estatística entre a fixação com dois fios de Kirschner laterais ou dois fios cruzados.[12] A estabilidade está intrinsecamente relacionada à qualidade técnica da fixação; os fios de Kirschner laterais devem ser posicionados maximizando-se a separação no seu ponto de entrada em, pelo menos, 2 mm, no sentido divergente, ancorados nas duas corticais proximal e distalmente ao foco da fratura; após a fixação com os dois fios, deve-se testar a estabilidade para avaliar a necessidade de associar um terceiro fio. Em estudo biomecânico, a fixação com dois fios de 2 mm foi superior àquela com dois ou três fios de 1,6 mm quanto à estabilidade em varo e rotacional.[13] O diâmetro dos fios de Kirschner deve ser escolhido de acordo com a idade ou o peso da criança: para pacientes abaixo de 20 kg, é recomendado o fio de Kirschner de 1,6 mm e, para pacientes acima desse peso, recomenda-se o fio de 2 mm.[12] Estudos com testes de estabilidade indicam que a fixação com fios laterais divergentes no foco de fratura são mais estáveis que os fios cruzados nos estresses rotacionais e em varo. As maiores causas de falha na fixação e perda de redução dos fios laterais são: 1) falha na fixação dos dois fragmentos; 2) falha na fixação bicortical dos fios de Kirschner; 3) separação inferior a 2 mm no ponto de inserção dos fios de Kirschner.[18]

A lesão iatrogênica do nervo ulnar tem taxas entre 1% e 15%. Estudando-se as fraturas com instabilidade multidirecional, Leitch e colaboradores[4] não foram capazes de encontrar relação entre o uso de fio de Kirschner medial com a lesão do nervo ulnar. Por outro lado, Brauer e colaboradores,[14] numa revisão sistemática, perceberam uma taxa de 3,4% nos casos tratados com fios cruzados. Na maioria dos casos, a lesão se resolve. Deve-se lembrar que o nervo ulnar move-se durante a flexoextensão do cotovelo e, portanto, essa dinâmica tem de ser considerada no momento da fixação. Em crianças com menos de 5 anos, na flexão acima de 90º, o nervo ulnar desloca-se sobre ou até anteriormente ao epicôndilo medial. No cotovelo edemaciado pela fratura supracondilar, é extremamente difícil determinar a exata posição do nervo pela palpação, e mesmo um pequeno acesso medial sobre o epicôndilo não garante sua proteção. Outros artigos já relataram a falha da técnica *mini-open* na tentativa de evitar a lesão iatrogênica do nervo ulnar. A lesão pode ocorrer, mais raramente, por penetração direta do nervo, constrição do canal cubital ou fixação do fio de Kirschner com o nervo deslocado anteriormente ao epicôndilo medial. A colocação do fio medial com o cotovelo em flexão menor de 90º pode minimizar o risco de lesão. Ainda assim, nenhum dos estudos mostrou lesão do nervo ulnar com a fixação usando-se dois fios de Kirschner laterais, mostrando que essa é a única maneira de evitar essa complicação iatrogênica.

Tempo para o tratamento

Vários autores concordam em dizer que o tempo ideal para o tratamento para as fraturas supracondilares do úmero com desvio é entre 8 e 21 horas, sem resultar em qualquer efeito deletério para o desfecho final. As emergências são especificamente descritas como fraturas expostas e aquelas que se apresentam sem pulso palpável no pronto-atendimento.

Racionalmente, indicamos o tratamento cirúrgico emergencial para as fraturas deslocadas na tentativa de diminuir a progressão do edema e, consequentemente, diminuir os riscos das complicações mais graves, como síndrome compartimental, infecção, dano neurológico e, também, aumento das chances da necessidade de redução aberta. Esse conceito é tradicional e tem sido perpetuado em todos os centros de urgência ortopédica pelo mundo. Curiosamente, não há qualquer estudo que dê suporte a essa ideia.

É possível, sem custos à saúde da criança, e em fraturas selecionadas – fechadas e com perfusão adequada –, que o membro afetado seja imobilizado em posição confortável e elevado, e se aguarde para tratamento definitivo tão logo haja condições favoráveis para tal. Alguns centros referenciam seus pacientes aos especialistas em ortopedia pediátrica, prática que vem se tornando cada dia mais comum para essa fratura tão desafiadora.

Na série descrita por Melhman e colaboradores[15] foram comparados os casos com tratamento até 8 horas e após essas 8 horas e não foram encontradas diferenças estatísticas no que se refere a taxa de infecção, redução aberta da fratura, lesão iatrogênica de nervo ou síndrome de Volkmann. Vale dizer, portanto, que a fratura permite aguardar o tratamento adequado, mas é necessário exata avaliação vascular e de possível exposição.

Ausência do pulso radial

O manejo da criança que se apresenta no pronto-atendimento com fratura supracondilar do úmero e sem pulso radial palpável continua controverso. O ponto crucial na discussão é a indicação da exploração cirúrgica da artéria braquial, nos casos em que há ausência de pulso radial palpável apesar da redução incruenta e da fixação percutânea estável, mas o membro mantém perfusão distal aceitável e a mão está corada e quente – o que a coloca na classe II da avaliação vascular.

O divisor de águas, nesse caso, parece ser a possibilidade de se realizar um *ecodoppler* transoperatório. Não há dúvidas quanto a necessidade de exploração cirúrgica daquele paciente que se apresenta com ausência de pulso palpável, ausência de pulso detectável pelo *ecodoppler* e mão mal perfundida (fria e pálida). Weller e colaboradores[16] relataram que, em seu estudo retrospectivo, 4% dos pacientes que foram submetidos ao tratamento cirúrgico das fraturas supracondilares do úmero se apresentaram inicialmente sem pulso radial palpável; destes, 9% necessitaram de exploração da artéria braquial – após avaliação por *ecodoppler* transoperatório e em todos eles foi diagnosticado algum grau de lesão que precisava de reparo.

Disso conclui-se que, após a redução e fixação estável da fratura, a ausência de pulso radial palpável por si, desde que a perfusão da mão esteja aceitável e o *ecodoppler* transoperatório demonstre viabilidade da artéria braquial, é possível manter o paciente em observação hospitalar e aguardar a melhora clínica do espasmo. Em caso de ausência de pulso radial palpável, ausência de pulso detectável ao *ecodoppler* transoperatório e mão mal perfundida, é prudente a avaliação do cirurgião vascular (Tabela 49.1).

Tabela 49.1 Esquema para definir a necessidade de exploração vascular nas fraturas supracondilares do úmero.

Pulso radial	Doppler	Mão	
-	+	Rosa/quente	Observar
-	-	Branca/fria	Explorar

COMPLICAÇÕES

Síndrome compartimental

A incidência de síndrome compartimental é estimada em 0,1% a 0,3% nos pacientes com fratura supracondilar do úmero, aumentando drasticamente naqueles com fratura associada ipsilateral do rádio, cotovelo flutuante.[17]

O diagnóstico dessa síndrome é baseado nos achados clínicos, principalmente no aumento agudo da dor, mesmo com as medidas de conforto para o paciente e com resistência à mobilização passiva dos dedos. Classicamente, são descritos cinco sinais e sintomas que definem a síndrome compartimental, os cinco "Ps" – *pain, pallor, pulseless, paresthesis, paralysis* (dor, palidez, falta de pulsação, parestesia, paralisia) – mas são alterações tardias e o seu aparecimento não deve ser aguardado para o fechamento do diagnóstico.[3]

Há condições clínicas locais que favorecem o aumento da pressão compartimental, como alta energia do trauma, esmagamento muscular, lesão arterial, flexão excessiva do cotovelo e outras fraturas no mesmo membro. Deve-se dar atenção especial quando existe lesão do nervo mediano, pois esta cursa com alteração sensitiva e o paciente não será capaz de sentir dor no compartimento volar do antebraço – sinal bastante fidedigno da síndrome compartimental.

Em caso de suspeição, o tratamento da fratura deve ser imediato – redução e fixação percutânea estável – seguido de fasciotomia para descompressão do compartimento, preferencialmente pelo acesso volar de Henry. Se houver lesão da artéria braquial, esse acesso pode ser estendido proximalmente e a artéria abordada na fossa cubital.

Cúbito varo

O cúbito varo já foi descrito como defeito do crescimento distal do úmero em decorrência da fratura; mas a quantidade de crescimento residual da região é dada como insuficiente para causar o montante de desvio apresentado por algumas crianças. Atribui-se a alteração, após observação mais detalhada, à consolidação viciosa, que inclui, além do defeito em varo, também hiperextensão do fragmento distal e, consequentemente, diminuição da amplitude de flexão do cotovelo.

Radiograficamente, na incidência anteroposterior, o ângulo de Bauman está diminuído, pois a fise do capítulo se encontra mais horizontal; no perfil, percebe-se a hiperextensão do fragmento distal após se traçar a linha anterior do úmero (Figura 49.6 A e B).

O cúbito varo pode ser prevenido, tendo-se em vista que a causa é a consolidação viciosa, a prevenção é o tratamento correto das fraturas supracondilares do úmero, restabelecendo-se o ângulo de Bauman no transoperatório e realizando-se uma fixação estável para permitir a consolidação da fratura sem perda da correção conquistada. As fraturas com cominuição da coluna medial merecem atenção especial por se apresentarem mais inocentes no primeiro atendimento e terem grande potencial para gradativa perda de redução em varo.

Fraturas Supracondilares do Úmero

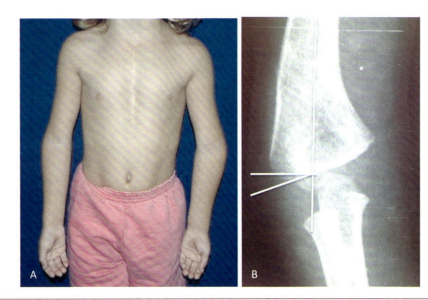

FIGURA 49.6 (A e B) Radiografia e aspecto clínico de paciente com cúbito varo, por sequela de fratura supracondiliana.
Fonte: arquivo pessoal.

O tratamento dessa deformidade tem sido, historicamente, considerado um procedimento essencialmente estético; no entanto, há várias consequências na alteração do ângulo de carregamento do cotovelo como, por exemplo, risco aumentado de fraturas do côndilo lateral do úmero, dor, instabilidade rotacional posterolateral tardia, e essas situações indicam o tratamento cirúrgico do cúbito varo.[1]

Osteotomia é o tratamento definitivo para o cúbito varo. Deve-se considerar a presença de hiperextensão e rotação, mas o varismo é a deformidade mais significativa.

Lesão neurológica

Algumas séries reportam até 49% de lesões neurológicas associadas à fratura supracondilar do úmero. As fraturas em extensão correspondem a 97%, consequentemente os nervos da região anterior do cotovelo têm maior chance de sofrer algum tipo de lesão. Nessa linha de pensamento, o nervo interósseo anterior é o primeiro nas estatísticas, apesar de o desvio posteromedial ser o mais frequente.[3]

O diagnóstico da lesão do nervo interósseo anterior, que é ramo motor do mediano, é clínico e se apresenta pela paralisia dos músculos flexores longos do polegar e segundo dedo.

A exploração do nervo não está indicada. Relatos embasam fortemente o tratamento expectante dessas lesões. A recuperação completa da função neurológica do membro ocorre entre dois e três meses, e em alguns casos, até seis meses, independentemente do nervo ou ramo envolvido; a secção completa do nervo é rara, e quase exclusivamente acomete o nervo radial.

A lesão iatrogênica do nervo ulnar pelo fio de Kirschner medial pode ocorrer por penetração direta, constrição do túnel cubital ou luxação anterior do nervo. A remoção do fator causal é o tratamento habitual e a exploração cirúrgica também não é recomendada.

Infecção

As taxas de infecção associadas às fraturas supracondilares do úmero variam entre menos de 1% até 21% e estão quase todas relacionadas ao trajeto do fio de Kirschner. Infecções profundas e osteomielite são raras. Essas complicações se resolvem com antibioticoterapia oral seguida de retirada do material de síntese após a consolidação da fratura,[15] sem sequelas para a criança.

Perda de redução

A perda de redução está diretamente relacionada à qualidade da redução inicialmente conquistada e à estabilidade da fixação. Fraturas que mantêm certo desvio rotacional aumentam os riscos de perda de redução. Sobre a qualidade da fixação, Gottschalk e colaboradores[13] e Sankar e colaboradores[18] concordam em dizer que qualidade técnica na colocação dos fios de Kirschner é indispensável para assegurar a boa evolução do caso. É essencial: 1) ancorar osso suficiente no fragmento distal da fratura; 2) máxima separação entre os pinos no foco de fratura; 3) planejar a colocação de um terceiro pino, se necessário.[13] São identificados três erros técnicos mais comuns: 1) falha em fixar dois fragmentos da fratura com os dois fios de Kirschner: 2) falha em ancorar os fio de Kirschner nas duas corticais: 3) falha em conseguir separação ideal (maior de 2 mm) entre os pinos no foco de fratura.[18] Observando-se esses critérios, as chances de insucesso no tratamento são mínimas, mesmo com a utilização de dois fios de Kirschner laterais.

CONSIDERAÇÕES FINAIS

A fratura supracondilar do úmero é bastante comum, sendo a maior responsável pelas internações cirúrgicas na infância.

Em virtude do baixo potencial de remodelação da região distal do úmero, o tratamento tem se tornado mais agressivo; as fraturas do tipo II, antigamente tratadas de maneira conservadora, hoje têm maior número de indicação cirúrgica. Assim sendo, o tratamento para a maioria das fraturas classificadas como Garland tipo II e todas dos tipo III são cirúrgicas, com redução e fixação percutânea utilizando-se fios de Kirschner laterais paralelos, divergentes ou cruzados (neste evitar sempre a possibilidade de lesão iatrogênica do nervo ulnar).

As fraturas que se apresentam com ausência de pulso radial, mão pálida e fria devem ser tratadas de imediato, uma vez que a redução e a fixação geralmente restabelecem a perfusão. É recomendada a realização de *ecodoppler* transoperatório, o resultado do sistema (pulso radial + perfusão da mão + *ecodoppler*) define a necessidade de exploração vascular. As lesões de nervos periféricos são, em geral, transitórias.

REFERÊNCIAS BIBLIOGRÁFICAS

1. Omid R, Choi PD, Skaggs DL. Supracondylar humeral fractures in children. J Bone Joint Surg Am. 2008;90:1121-32.
2. Cheng J, NG B, YING SY, et al. A 10-year Study of the changes in the pattern and treatment of 6.493 fractures. J Pediatr Orthop. 1999;19:344-50.
3. Rockwood and Wilkins' Fractures in Children. 7.ed. Philadelphia: Lippincott Williams & Wilkins, 2010.
4. Leitch KK, Kay RM, Femino JD, et al. Treatment of multidirectionally unstable supracondylar humeral fractures in children. J Bone joint Surg Am. 2006;88:980-5.
5. Fletcher ND, Schiller JR, Garg S, et al. Increased severidy of type III supracondylar humerus fractures in the preteen population. J Pediatr Orthop. 2012;32(6):567-72.
6. Gartland JJ. Management of supracondylar fractures of the humerus in children. Surg Gynecol Obstet. 1959;109:145-54.
7. Fitzgibbons PG, Bruce B, Got C, et al. Predictors of failure of nonoperative treatment for type-2 supracondylar humerus fractures. J Pediatr Orthop. 2011;31:372-6.
8. Spencer HT, Dorey FJ, Zionts LE, et al. Type II supracondylar humerus fractures: can some be treated nonoperatively? J Pediatr Orthop. 2012;32:675-81.
9. Donnelly M, Green C, Kelly IP. An inconvenient truth: treatment of displaced paediatric supracondylar humeral fractures. J Surge. 2012;10:143-7.
10. Bloom T, Robertson C, Mahar AT, et al. Biomechanical analysis of supracondylar humerus fracture pinning for slightly malreduced fractures. J Pediatric Orthop. 2008;28:766-72.
11. Silva M, Wong TC, Bernthal NM. Outcome of reduction more than 7 days after injury in supracondylar humeral fracture in children. J Pediatric Orthop. 2011;31:751-6.
12. Kocher MS, Kasser JR, Waters PM, et al. Lateral entry compared with medial and lateral entry pin fixation for completely displaced supracondylar humeral fractures in children. A randomized clinical trial. J Bone Joint Surg Am. 2007;89:706-12.
13. Gottschalk HP, Sagoo D, Glaser D, et al. Biomechanical analysis of pin placement for pediatric supracondylar humerus fractures: does starting point, pin size and number matter? J Pediatric Orthop. 2012;32:445-51.
18. Sankar WN, Hebela NM, Flynn JM. Loss of pin fixation in displaced supracondylar humeral fractures in children: causes and prevention. J Bone Joint Surg. 2007;89:713-7.
14. Brauer CA, Lee BM, Bae DS, et al. A systematic review of medial and lateral entry pinning versus lateral entry pinnig for supracondylar fractures of the humerus. J Pediatric Orthop. 2007;27:181-6.
15. Melhman CT, Strub WM, Roy DR, et al. The effect of surgical timing on the perioperative complications of treatment of supracondylar humeral fractures in children. J Bone Joint Surg. 2001;83-A:323-7.
16. Weller A, Garg S, Larson AN, et al. Management of the pediatric pulseless supracondylar humeral fractures: is a vascular exploration necessary? J Bone Joint Surg. 2013;95:1906-12.
17. Soni JF, Valenza WR, Schelle GC, et al. Cotovelo flutuante em crianças. Rev Bras Ortop. 2011;46(Suppl 4):51-5.

Fraturas e Luxações do Cotovelo da Criança

Jamil Faissal Soni
Weverley Rubele Valenza
Fernando Ferraz Faria

FRATURA DO CÔNDILO LATERAL

INCIDÊNCIA

As fraturas do côndilo lateral do úmero representam a segunda fratura mais comum do cotovelo em crianças, sendo responsáveis por 10% a 20% de todas as fraturas que abrangem esse segmento anatômico. Podem ocorrer em qualquer idade, com pico de incidência entre 4 e 10 anos.[1,2]

MECANISMO

Em sua maioria, apresenta-se como fratura isolada decorrente de uma queda com a mão espalmada, antebraço supinado e uma força varizante, gerando avulsão por ação da musculatura extensora ou com a cabeça do rádio empurrando o côndilo lateral, decorrente de queda e estresse em valgo do cotovelo.[2,3]

CLASSIFICAÇÃO

Segundo Milch, podemos classificar as fraturas quanto à localização do traço. O tipo I caracteriza-se pelo traço com extensão intra-articular, atravessando o núcleo de ossificação do côndilo lateral. Já no tipo II, a linha de fratura poupa o núcleo de ossificação. Nesse último tipo, a fratura apresenta instabilidade do cotovelo, já que há lesão da tróclea.[1,3]

É possível também avaliar o grau de deslocamento da fratura. O primeiro estágio de Jacobs apresenta deslocamento menor que 2 mm; no segundo estágio, a linha de fratura é articular, causando um desvio maior; no terceiro estágio, o fragmento condilar apresenta desvio rotacional associado.[1,4]

DIAGNÓSTICO

O diagnóstico é baseado na anamnese e no exame físico, além das radiografias nas incidências anteroposterior e lateral do cotovelo. Incidências oblíquas internas apresentam elevada acurácia na avaliação das características do traço de fratura, sendo alternativa complementar na investigação diagnóstica.[4,5]

TRATAMENTO

Por serem lesões complexas, que envolvem a placa de crescimento e a superfície articular, exigem redução anatômica para minimizar complicações. As propostas de tratamento são bastante variadas na literatura, sobretudo quanto às técnicas operatórias, e levam em conta o grau de desvio apresentado.[3-5]

Fraturas incompletas ou completas sem desvio (até 2 mm) podem ser tratadas de maneira conservadora, com imobilização axilopalmar por 3 a 4 semanas e exame radiográfico com 1, 2 semanas, para controle de desvio posterior e com 4 semanas para provável retirada da imobilização gessada.[5,6]

Fraturas com desvios > 2 mm apresentam indicação de tratamento cirúrgico. A correção dessas fraturas deve ser feita com redução cruenta e fixação medial, logo nos primeiros dias do trauma. Após a redução, a fixação pode ser feita com dois fios de Kirschner divergentes nas fraturas com fragmentos metafisários pequenos ou com parafusos canulados de 3 ou 3,5 mm em fragmentos metafisários maiores. Essa fixação não agride a fise de crescimento, pois essa é anterior e a fixação é posterior à fise. A fixação com parafuso dá uma maior estabilidade e diminui o tamanho do esporão lateral (Figura 50.1 e Figura 50.2).[4,6]

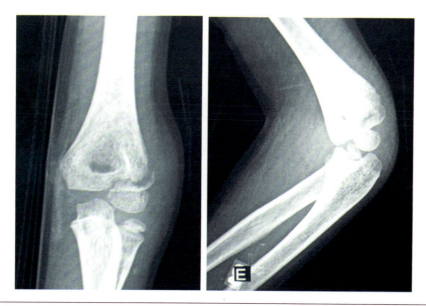

FIGURA 50.1 Radiografias em Ap e perfil de um paciente com 6 anos, com fratura do côndilo lateral do úmero.
Fonte: acervo do autor.

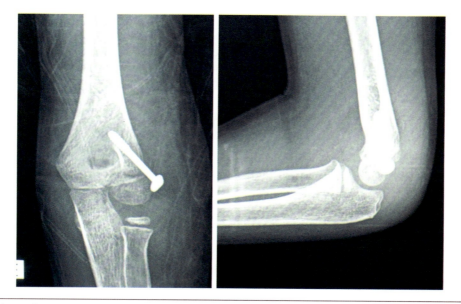

FIGURA 50.2 Radiografias em Ap e perfil da fratura do côndilo lateral do úmero, fixada com parafuso canulado de 3,5 mm. Note que a fixação não lesa a fise.
Fonte: acervo do autor.

Complicações

- **Retardo de consolidação:** pode ocorrer por infiltração do líquido sinovial no traço da fratura, interferindo na formação do calo ósseo. Percebido após 8 semanas de tratamento.[2,3,6]
- **Pseudartrose:** sem sinais de consolidação após 12 semanas de tratamento. O tratamento depende do quadro clínico. Se houver um fragmento metafisário grande, pequeno desvio e linha epifisária aberta, fixa-se com parafuso. Na presença de alteração do eixo do membro (cúbito valgo), recomenda-se osteotomia supracondilar, com fixação com fios ou placa de compressão. Deve-se transpor o nervo ulnar na presença de neuropatia deste.[4,6]
- **Deformidade em rabo de peixe (*fish tail*):** complicação causada pela necrose avascular da porção central da tróclea, sendo recomendável no acesso cirúrgico evitar a desvascularização da porção posterior do côndilo lateral.[4,6]

FRATURA DO CÔNDILO MEDIAL

INCIDÊNCIA

A fratura do côndilo medial é rara, representa menos de 1% das lesões do cotovelo da criança e geralmente está associada a outras fraturas do cotovelo.[1,7]

MECANISMO

Essa fratura é uma lesão fisária, causada por força em valgo com o cotovelo estendido. Os músculos flexores e o ligamento colateral medial agem tracionando e rotacionando o fragmento do côndilo medial.[8]

CLASSIFICAÇÃO

Kilfoyle classificou essas fraturas em três tipos, de acordo com grau de desvio. No tipo I, o traço é incompleto, extra-articular; no II, o traço é articular, porém sem desvio do fragmento; no III, o fragmento distal apresenta-se deslocado e rotacionado.[1,8,9]

DIAGNÓSTICO

Da mesma forma que as fraturas do côndilo lateral, é necessário realizar radiografias frontais e de perfil, além de oblíquas, principalmente para diferenciar lesões condilares e epicondilares.[9,10]

TRATAMENTO

Nas fraturas tipo I, o tratamento de escolha é conservador, com imobilização braquiopalmar por 4 semanas. É importante o acompanhamento radiográfico semanal para evitar perda de redução e consolidação viciosa.[10,11]

Nas fraturas tipo II e III, é necessária a redução aberta, geralmente por um acesso medial, protegendo o nervo ulnar, associado à fixação medial. Assim como no côndilo lateral, pode-se utilizar para a fixação fios de Kirschner ou parafusos de compressão, habitualmente de pequenos fragmentos. Nas fraturas do côndilo medial a preferência da fixação é a estabilização com 2 fios de Kirschner de 1,5 mm em crianças com menos de 6 anos e de 2,0 mm em crianças com mais de 6 anos. Os fios de Kirschner são retirados em 4 semanas e depois disso inicia-se mobilização do cotovelo (Figura 50.3).[10,11]

COMPLICAÇÕES

As complicações são semelhantes às encontradas nas fraturas de côndilo lateral e devem ser tratadas da mesma forma.[1,12]

FRATURA DO EPICÔNDILO MEDIAL

INCIDÊNCIA

Fraturas do epicôndilo medial são relativamente comuns em crianças e adolescentes e frequentemente estão associadas à luxação do cotovelo (30% a 50% dos casos).[1,12,13]

MECANISMO

Relacionam-se três mecanismos com essa lesão:[12,13]

1. **Trauma direto:** incomum, sendo o trauma sobre epicôndilo medial.
2. **Avulsão:** forças em valgo produzem tração com o cotovelo em extensão.
3. **Associação com luxação do cotovelo:** força de avulsão proporcionada pelo ligamento colateral ulnar, podendo haver luxação do cotovelo com o fragmento encarcerado.

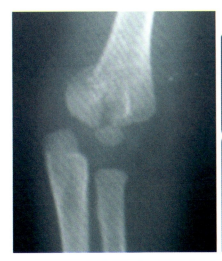 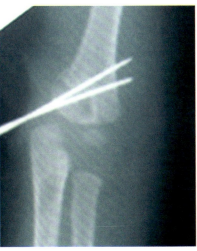

FIGURA 50.3 Radiografias em Ap pré e Ap pós-operatório de um paciente com 4 anos, com fratura do côndilo medial do úmero.
Fonte: acervo do autor.

Classificação

- **Sem deslocamento:** verifica-se na radiografia apenas alargamento da linha epifisária.
- **Com deslocamento:** há separação de mais de 5 mm, porém permanece próxima à superfície articular.
- **Com fragmento encarcerado:** ocorre na luxação de cotovelo, o fragmento geralmente encontra-se entre a tróclea e a fossa do olécrano (Figura 50.4).[13,14]

Tratamento

Fraturas sem deslocamento ou com desvio menor que 5 mm podem ser tratadas conservadoramente, com imobilização braquiopalmar por 3 semanas.

Fraturas com deslocamento maior que 5 mm podem ser fixadas com redução incruenta ou cruenta, se necessário, com fio de Kirschner ou parafuso de compressão[14,15].

Certos autores[15] recomendam o tratamento incruento mesmo para fraturas muito desviadas, pois com o cotovelo em flexão na imobilização gessada ocorre a aproximação dos fragmentos da fratura pelo relaxamento da musculatura flexora.

Em fraturas com fragmento encarcerado, é necessária a redução cruenta com fixação do fragmento, o mais rápido possível, para evitar lesões condrais articulares. Deve-se evitar a todo custo a ressecção do fragmento, para não causar instabilidade articular (Figura 50.5).[13,14,15]

Complicações

Pseudartrose ocorre com frequência quando se opta por tratamento conservador, mas raramente é sintomática, mais um argumento a favor do tratamento conservador dessas fraturas.

Sobrecrescimento ocorre tanto no tratamento conservador como no cirúrgico e geralmente não leva à alteração funcional; é uma alteração mais estética.

As complicações dessas fraturas geralmente estão associadas ao não reconhecimento do fragmento encarcerado. Recomenda-se a retirada do fragmento em até 4 semanas, após esse período é necessário para se avaliar a amplitude de movimento e o risco/benefício cirúrgico. A lesão do nervo ulnar pode estar presente, chegando a aproximadamente 50% quando há fragmento encarcerado.[12,15]

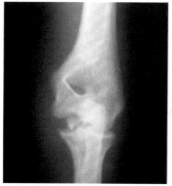
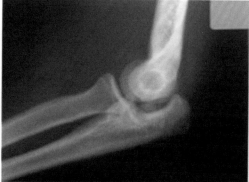

FIGURA 50.4 Radiografias em Ap e perfil de um paciente com 14 anos, com fratura - luxação do epicôndilo medial do úmero.
Fonte: acervo do autor.

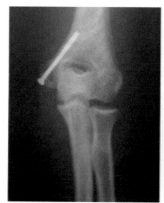
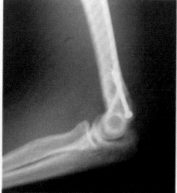

FIGURA 50.5 Radiografias em Ap e perfil pós-operatório, da fratura do côndilo lateral do úmero, fixada com parafuso canulado de 3,5 mm.
Fonte: acervo do autor.

FRATURA DO OLÉCRANO

FRATURAS DA APÓFISE PROXIMAL

Incidência

Poland relatou que as fraturas da apófise proximal eram os descolamentos epifisários mais raros, e isso se mantém até os dias de hoje. O centro de ossificação pode ser bipartido, podendo existir um segundo centro de ossificação na inserção do tríceps chamado de centro de tração. O fechamento dessa fise se dá com 14 anos.[16]

Mecanismo de trauma

Essa fratura geralmente decorre da avulsão com o cotovelo em flexão, da mesma forma que as fraturas metafisárias, que são mais comuns. Crianças com osteogênese imperfeita são mais suscetíveis a essa lesão.[1,12]

Classificação

Podem ser classificadas em três tipos:
- **Tipo I:** apofisite.
- **Tipo II:** fratura incompleta por estresse.
- **Tipo III:** fraturas completas:
    a. avulsão pura da apófise;
    b. combinação apófise – metáfise.

Diagnóstico

Dor e edema na região do olécrano, com dificuldade na extensão do cotovelo. Pode ser palpado um defeito ósseo entre a apófise e a metáfise proximal. Pode ser difícil perceber alguma alteração radiográfica, sendo sempre necessária a radiografia contralateral.[1,12]

Tratamento

Fratura de tratamento eminentemente conservador, geralmente observada em crianças no final do fechamento da fise. Deve-se orientar o repouso das atividades, uso de tipoia e, eventualmente, nos casos mais dolorosos, imobilização com tala gessada braquiopalmar. Quando o desvio é considerável, pode ser feita redução incruenta em extensão e fixação percutânea com fios de Kirschner.[12]

FRATURAS METAFISÁRIAS

São lesões relativamente raras, geralmente associadas a outras fraturas do cotovelo. A maior parte das séries relata uma incidência de 4% a 6% e, destas, 10% a 20% são cirúrgicas. Existem três mecanismos possíveis: em flexão, extensão e trauma direto. A classificação dessas fraturas baseia-se na direção do trauma:

- **Flexão:** nesse mecanismo, a linha de fratura é articular, transversa e perpendicular ao eixo do olécrano, causada pela tração do tríceps e do braquial.
- **Extensão:** apresenta fratura em galho verde, extra-articular, com traço de padrão longitudinal.
- **Trauma direto:** pode ocorrer fratura tanto em extensão quanto em flexão.

O tratamento conservador está indicado quando o desvio é menor que 2 mm. Com desvio maior ou associado a luxação, é necessária a redução cruenta e a fixação medial, com banda de tensão ou parafuso de compressão.[1,12]

Os autores têm como conduta, quando a fratura é cirúrgica, a fixação com banda de tensão em oito, usando-se para a banda de tensão fio absorvível (vycryl 1), utilizando-se o tríceps como apoio para a banda e imobilização com tala gessada por 4 semanas, com a vantagem da não retirada do material de síntese, com uma boa consolidação das fraturas (Figura 50.6).

As complicações são infrequentes quando as fraturas são tratadas da maneira correta. Pode apresentar perda da redução, sobrecrescimento ou retardo de consolidação.[12,17]

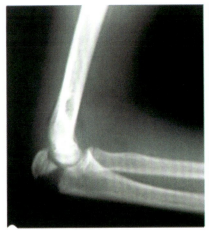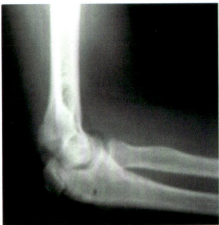

FIGURA 50.6 Radiografias em perfil pré e pós-operatório de um paciente com 13 anos, com fratura do olécrano fixada com banda de tensão, com sutura absorvível e tala gessada.

Fonte: acervo do autor.

FRATURA DA CABEÇA DO RÁDIO

As fraturas do rádio proximal abrangem aproximadamente 1% de todas as fraturas das crianças. Em 90% dos casos, a fratura envolve a fise ou o colo do rádio. Levando em conta apenas as fraturas do rádio proximal, as fraturas da cabeça e do colo do rádio correspondem a 14% a 20% do total. A idade de acometimento fica em torno de 4 a 14 anos, com média de 9 a 10 anos.[1,12]

DIAGNÓSTICO

Normalmente, a cabeça do rádio apresenta uma angulação lateral de 0° a 15° e anteroposterior de 10° a –5°. A articulação radioulnar proximal apresenta uma congruência exata, perdendo essa congruência nas fraturas. No exame também nota-se, por causa dessa perda, limitação da pronossupinação. Sendo assim, é necessário, em alguns casos, as radiografias oblíquas, em supinação e pronação, para se avaliar melhor essa congruência.[10,12]

CLASSIFICAÇÃO

Podemos utilizar a classificação de O'Brien, baseada no grau de angulação do colo do rádio.[1,10,12]

- **Tipo I:** menos de 30 graus.
- **Tipo II:** 30 a 60 graus.
- **Tipo III:** mais de 60 graus.

Em outra classificação, a de Chambers, as fraturas do rádio proximal são dividias em três tipos:

- **Grupo I:** a cabeça do rádio está primariamente deslocada.

Grupo II: o colo do rádio está deslocado.

Grupo III: fraturas por estresse.

Grupo I

Esse grupo pode ser dividido em fraturas em valgo ou associadas à luxação.

Fraturas em valgo

1. **Tipo A:** Salter Harris tipo I e II da fise proximal do rádio.
2. **Tipo B:** Salter Harris tipo IV da fise proximal do rádio.
3. **Tipo C:** fraturas envolvendo somente a metáfise proximal do rádio.

Fraturas associadas à luxação

1. **Tipo D:** lesões ocasionadas na redução.
2. **Tipo E:** lesões causadas na luxação.

Grupo II

As fraturas desse tipo podem ser divididas de duas formas, angular e torsional. As lesões angulares podem estar associadas a fraturas da porção proximal da ulna (Monteggia variante).

Grupo III

Podem também ser divididas em dois tipos. O tipo A apresenta osteocondrite dissecante da cabeça do rádio e o tipo B, lesão fisária com angulação do colo.

MECANISMO

O mecanismo está relacionado ao tipo da fratura.[12,13]

Grupo I

A. Lesão em valgo
B. Luxação do cotovelo
   1. Durante redução
   2. Durante luxação

Grupo II

A. Força angular
B. Força rotacional

Grupo III

Forças crônicas

TRATAMENTO

O tratamento depende de algumas variações para se indicar se será conservador, cirúrgico, se há necessidade de redução ou não.[12,18]

Para o tratamento conservador, é necessário angulação inicial menor que 30° e deslocamento menor que 3 mm. Após a redução, é necessária uma angulação mínima de 15°.

Em fraturas com angulação entre 30° e 45°, é necessário redução fechada sob anestesia, manobra de redução de Israeli (flexão-pronação) e imobilização com gesso braquiopalmar por 10 a 14 dias. Outra forma de redução é por meio da manobra de Paterson, a qual consiste em tração do membro estendido e aplicação de força em varo que pressione a cabeça do rádio.

Quando o colo do rádio apresenta angulação maior que 45°, é necessária a redução. Ela pode ser realizada de maneira percutânea, utilizando-se a técnica de Metaizeau, ou utilizando-se a técnica de *joystick* (Boehler). A opção dos autores e a redução pela técnica de Metaizeau, na qual se faz um acesso distal no antebraço e se insere uma haste flexível, com a ponta dobrada a 90°. Essa ponta "pesca" a cabeça do rádio e, quando se faz a rotação da haste, faz-se a redução da fratura[13,18] (Figura 50.7 e Figura 50.8).

Nas fraturas sem nenhum contato e com menos de 60° de pronossupinação, está indicada a redução utilizando-se a técnica de Metaizeau, com auxílio de um *joystick*; quando a redução não é obtida, é necessária a redução aberta com fixação medial. Essa fixação pode ser feita com fio de Kirchner ou parafuso de microfragmentos.

COMPLICAÇÕES

As complicações dessas fraturas são variáveis, dependendo do grau de desvio e do tipo de tratamento empregado. Elas podem apresentar perda da pronossupinação, sobrecrescimento da cabeça do rádio, fechamento prematuro da fise, deformidades angulares, necrose, sinostose radioulnar.[12,18]

Fraturas e Luxações do Cotovelo da Criança

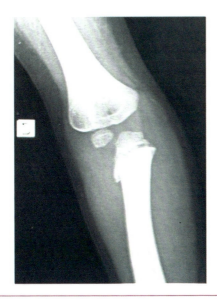
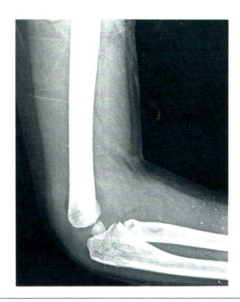

FIGURA 50.7 Radiografias em Ap e perfil de um paciente com 5 anos, com fratura do colo do rádio.
Fonte: acervo do autor.

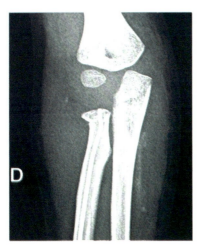
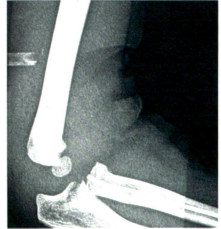

FIGURA 50.8 Radiografias em Ap e perfil pós-operatório da fratura do colo do rádio, submetida à redução incruenta e fixação percutânea, pela técnica de Metaizeau + Böeler.
Fonte: acervo do autor.

Lesões neurovasculares

São lesões iatrogênicas, e não existem relatos delas pela fratura. O principal cuidado é com o nervo interósseo posterior, tanto na redução aberta quanto na fixação percutânea.[12,13,18]

LUXAÇÃO DO COTOVELO

Anatomia

As luxações do cotovelo envolvem três articulações: radiocapitelar, ulnotroclear e radioulnar proximal. As lesões causadas pela luxação podem acometer os estabilizadores estáticos (ósseos e ligamentares) e dinâmicos (musculatura). Diferentemente do ombro, no cotovelo os estabilizadores estáticos são mais importantes que os dinâmicos. O coronoide e o olécrano formam um semicírculo de aproximadamente 180° para proteger a tróclea. Os ligamentos anular, colateral medial, colateral lateral e transverso completam a estabilidade estática, protegendo contra forças varizantes e valgizantes.[1,12]

Classificação

A classificação da luxação do cotovelo é descrita pela posição da porção proximal da articulação radioulnar em relação

CAPÍTULO 50

ao úmero distal – posterior, anterior, medial e lateral. Posterior ainda pode ser dividida em posteromedial e posterolateral.[12]

LUXAÇÃO POSTERIOR

São as luxações mais comuns, correspondendo à quase totalidade das luxações (aproximadamente 99%) de várias séries avaliadas, sendo mais comum entre 13 e 14 anos.[1,12]

Mecanismo de trauma

O primeiro estágio é a lesão do ligamento colateral ulnar, produzindo instabilidade em valgo. A força medial aplicada pode inclusive avulsionar o epicôndilo medial. Nessa lesão, o centro de rotação é o bíceps braquial. Geralmente, essas luxações ocorrem por trauma em extensão e abdução.[12,13]

Lesões associadas

A luxação posterior pode acarretar algumas lesões de partes moles, como lesão do músculo braquial, podendo inclusive permanecer interposto na articulação. Outra lesão que precisa ser investigada é da artéria braquial e do nervo mediano, causadas por estiramento.

Fraturas associadas à luxação posterior ocorrem em 50% dos casos. As mais comuns são as fraturas do epicôndilo medial, da cabeça e do colo do rádio e do processo coronoide.[12]

Diagnóstico

Ao exame, o cotovelo vai se apresentar com deformidade evidente, com edema associado. Nas radiografias, são necessárias duas incidências (AP e perfil) para o diagnóstico correto do tipo da luxação.[13]

Tratamento

Redução incruenta

É o tratamento de escolha inicial, não sendo possível naqueles casos onde se encontram interposições de partes moles na articulação.

Inicialmente faz-se uma hipersupinação para destravar a cabeça do rádio, ao mesmo tempo em que se faz força axial ao úmero e distal ao eixo do antebraço. Depois disso, o cotovelo é flexionado para estabilizar a redução. Não é recomendado fazer força em hiperextensão, pelo risco de se lesionar a artéria braquial, o nervo mediano e o músculo braquial.[12,13]

Redução aberta

As indicações são falha na redução incruenta, luxação exposta e fratura osteocondral. Geralmente faz-se necessária a redução aberta para liberar interposições na articulação. Em luxações expostas, há um risco maior de lesão da artéria braquial.

Geralmente deixa-se 3 a 4 semanas de imobilização para as luxações, independentemente do método de redução. Após 2 semanas, deve-se iniciar fisioterapia passiva para evitar perda de amplitude de movimento.[13]

Luxação anterior

São luxações mais raras que as posteriores, correspondendo a menos de 1% das luxações. Comparativamente com as luxações posteriores, essas luxações apresentam maior incidência de lesão arterial e fraturas associadas.[12]

Essas luxações ocorrem ou por trauma direto na parte posterior do cotovelo, ou por trauma em hiperextensão.

O paciente se apresenta com o cotovelo em hiperextensão, com grande edema associado. Deve-se examinar com cuidado a função neurovascular. Radiografias AP e perfil de rotina são suficientes para avaliar a lesão.

Tratamento

Redução incruenta

Deve ser feita uma manobra de flexão com tração do antebraço para posterior e distal ao mesmo tempo. Redução cruenta é necessária apenas na falha da redução incruenta, não sendo rotina.[12,13]

Luxação medial e lateral

São luxações muito raras, não havendo descrição de luxação medial pura em crianças. Ao exame o cotovelo apresenta-se deformado. Radiografias convencionais em AP e perfil são suficientes para diagnóstico da lesão.

Tratamento

Redução incruenta, devendo-se fazer estresse em varo/valgo, com pressão medial ou lateral – oposta à direção da luxação.[12,13]

REFERÊNCIAS BIBLIOGRÁFICAS

1. Herring JA. Tachdjian's Pediatric Orthopaedics. 4.ed. Philadelphia: Sunders, 2008.
2. Launay F, Leet AI, Jacopin S, et al. Lateral Humeral Condyle Fractures in Children. A Comparison of Two Approaches to Treatment. J Pediatr Orthop. 2004;24:385-91.
3. Sharma H, Chirputkar K, Duncan RDD. Management of lateral humeral condylar mass fractures in children. Current Orthop. 2007;21:145-9.
4. Sharma H, Sibinski M, Sherlock DA. Outcome of lateral condylar mass fractures in children associated with elbow dislocation or olecranon fracture. Int Orthop. 2009;33:509-14.
5. Song KS, Kang CH, Min BW, et al. Internal Oblique Radiographs for Diagnosis of Nondisplaced or Minimally Displaced Lateral Condylar Fractures of the Humerus in Children. J Bone Joint Surg. 2007;89:58-63.
6. Badelon O, Bensahel H, Mazda K, et al. Lateral Humeral Condylar Fractures in Children: A Report of 47 cases. J Pediatr Orthop. 1988;8:31-4.
7. Fowles JV, Kassab MT. Displaced fractures of the medial humeral condyle in children. J Bone Jt Surg Am. 1980;62:1159-63.
8. Kilfoyle R. Fractures of the medial condyle and epicondyle of the elbow in children. Clin Orthop. 1965;41:43-50.
9. Hanspal RS. Injury to the medial condyle in a child reviewed after 18 years. J Bone Jt Surg Br. 1985;67:638-9.

Fraturas e Luxações do Cotovelo da Criança

10. Cothay DM. Injury to the lower medial epiphysis of the humerus before development of the ossific centre. Report of a case. J Bone Jt Surg Br. 1967;49:766-7.

11. Chacha PB. Fracture of the medial condyle of the humerus with rotational displacement: report of two cases. J Bone Jt Surg Am. 1970;52:1453-8.

12. Rockwood CA, Wilkins KE, King RE, et al. Fractures in Children. 6.ed. Philadelphia: Lippincott Williams & Wilkins, 2006

13. Maylahn DJ, Fahey JJ. Fractures of the elbow in children; review of three hundred consecutive cases. J Am Med Assoc. 1958;166:220-8.

14. Smith FM. Medial epicondyle injuries. J Am Med Assoc. 1950;142:396-402, illust.

15. Kamath AF, Baldwin K, Horneff J, et al. Operative versus non-operative management of pediatric medial epicondyle fractures: a systematic review. J Child Orthop. 2009;3:345-57.

16. Poland J. Traumatic Separation of the Epiphyses. London: Smith Elder & Company, 1898.

17. Soni JF, Schelle GC, Kupczik F, et al. Tratamento das fraturas do olécrano em crianças. Rev Bras Ortop. 1999;34(1).

18. Metaizeau J, Lascombes P, Lemelle J. Reduction and Fixation of Displaced Radial Neck Fractures by Closed Intramedullary Pinning. J Pediatr Orthop. 1993;3(3).

CAPÍTULO 50

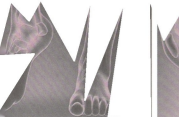
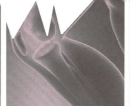
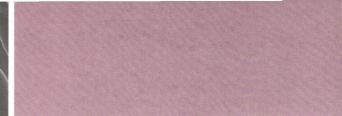

Fratura do Antebraço e do Punho

Weverley R. Valenza
Dalton Berri
Jamil Faissal Soni

INTRODUÇÃO

A fratura do antebraço é frequente na criança, correspondendo a aproximadamente 15% a 20% das fraturas pediátricas. A extremidade distal é a mais acometida, podendo estar envolvida em até 80% das vezes. Em 10% a 15%, estão associadas a fratura do cotovelo, sendo imprescindível um exame detalhado de toda a extremidade.[1] Landin mostrou que até os 11 anos não existe diferença na incidência dessas lesões em relação ao sexo e, após essa idade, o sexo masculino apresenta um risco dobrado para esse tipo de fratura.[2]

A anatomia do antebraço define as características das fraturas: o rádio é cilíndrico na porção proximal, triangular no terço médio e ovóide distalmente, sendo que isso proporciona uma maior fraqueza nessa região. O arcabouço muscular é maior na porção média e proximal; na porção distal, essa massa muscular é substituída por tendões, tornando essa região mais suscetível a fraturas.

O rádio e a ulna estão unidos em sua maior extensão pela membrana interóssea, e em razão de suas articulações radioulnar proximal e distal, apresentam movimentos rotatórios sobre seu eixo. A ulna é considerada o segmento rígido e reto, articulada pela incisura troclear ao úmero, sendo que o rádio, com sua dupla curvatura, gira sobre ela, procedendo-se, dessa maneira, o movimento de pronossupinação. Dessa forma, a ulna é o principal responsável pela deformidade estética e o rádio, pelas alterações funcionais.[3]

As corticais diafisárias dos ossos do antebraço em crianças são mais finas, e o periósteo, mais espesso, o que proporciona maior flexibilidade, e a presença da fise de crescimento determina o aparecimento de fraturas especiais e exclusivas do esqueleto imaturo: deformidade plástica, fratura subperiosteal, fratura em galho verde, fratura em descolamento epifisário. Na criança, acontecem ainda as fraturas completas de um ou dos dois ossos do antebraço similares às que ocorrem no adulto, salientando-se que sempre que for identificada uma fratura isolada da ulna, deve-se lembrar da fratura-luxação tipo Monteggia e, do rádio, deve-se suspeitar de lesão de Galeazzi, sendo mandatório exame inicial de avaliação das articulações do punho e do cotovelo conjuntamente.

Na população pediátrica, encontramos fraturas expostas, preferencialmente, na diáfise dos ossos do antebraço e da tíbia. As fraturas diafisárias do rádio e da ulna também podem ser local frequente de refraturas.[4]

MECANISMO

- **Indireto:** é o tipo mais comum, queda com o apoio sobre a mão, resultando em fratura subperiosteal, deformidade plástica, e fratura em galho verde. Se o antebraço estiver em supinação, leva a uma fratura em galho verde com angulação volar; se estiver pronado, leva a uma angulação dorsal.[5]
- **Direto:** ocorre mais raramente. Dependendo da energia do trauma, pode fraturar um ou dois ossos e levar a uma maior lesão de partes moles. A chamada "fratura do cassetete" ocorre por trauma direto quando o paciente se defende do golpe com o antebraço, resultando em fratura da ulna.

DIAGNÓSTICO

O exame físico deve buscar dor local ou à palpação, edema, limitação de movimento, deformidade e, se houver lesão de pele, o osso fraturado pode ter perfurado a pele e voltado para seu interio. Nessa situação, a exposição óssea pode não ser evidente.

O exame minucioso do cotovelo e do punho é fundamental na tentativa de identificar fraturas de Monteggia ou Galeazzi. Por outro lado, deve-se lembrar da associação da fratura do antebraço com a fratura do úmero, o cotovelo flutuante. Sempre palpar pulso radial e ulnar, bem como a perfusão distal e realizar exame neurológico completo da extremidade.

O exame radiográfico do antebraço na projeção anteroposterior (AP) e perfil (P) na grande maioria das vezes é suficiente, podendo ser realizada a incidência oblíqua e as radiografias do lado contralateral para elucidação de algumas fraturas.

É importante que as radiografias sempre incluam o punho e o cotovelo.

CLASSIFICAÇÃO

Não existe uma classificação mundialmente aceita, as mais utilizadas são as descritivas e a mais recente é a do grupo AO.[6]

A. Tipos segundo o desvio:
Incompletas:
- **Deformidade plástica:** angulação do antebraço sem evidência de linha de fratura ao exame radiográfico, o que ocorre são múltiplas micro-fraturas, a energia do trauma não foi suficiente para propagar a fratura, a situação típica é a deformidade plástica da ulna com fratura galho verde ou completa do rádio (Figura 51.1).[7]
- **Subperiosteal:** originada por compressão, na grande maioria das vezes na transição do osso metafisário para o diafisário, clinicamente o paciente tem dor à palpação e as radiografias mostram uma elevação da cortical.[8]
- **Galho verde:** ocorre por trauma indireto resultante de um mecanismo rotacional com angulação e compressão, sendo que a área de tensão sofre a fratura e a área de compressão ocorre na cortical oposta. Angulação volar ocorre quando antebraço estava supinado e angulação dorsal quando o antebraço estava pronado no momento do trauma.[9]

Completas:
- Pode ser de ambos os ossos ou isolada.
- A direção e a extensão do desvio dependem do nível da fratura e da ação dos músculos, sendo importante esta análise para a posição da imobilização pós-redução.

Descolamentos epifisários:
- Quando o traço de fratura envolve a fise de crescimento é classificado por Salter-Harris em cinco tipos, sendo que o tipo mais comum no antebraço é tipo II (fratura ocorre pela fise e o traço fraturário se estende pela metáfise, dando origem a um fragmento chamado de Thurston-Holland) (Figura 51.2).

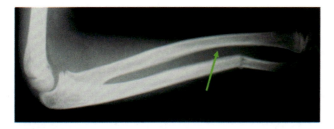

FIGURA 51.1 Deformidade plástica do rádio e fratura em galho verde da ulna.

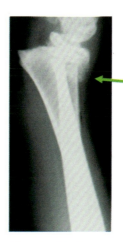

FIGURA 51.2 Fratura com descolamento epifisário tipo II de SH.

B. Segundo o nível:
- Fraturas do terço proximal
- Fraturas do terço médio
- Fraturas do terço distal.

C. Classificação AO:[6]
Trata-se de uma classificação alfa-numérica, compreensiva que visa padronizar mundialmente a interpretação dos traumas e com isto facilitar a análise, tratamento e prognóstico.
- Local:
  - Osso antebraço: 2
  - Segmento: 1- proximal, 2- diáfise, 3- distal
  - Subsegmento: E- epífise, M- metáfise e D- diáfise
- Morfologia:
  - E (epífise): E/1: SH I, E/2: SH II, E/3: SH III, E4: SH IV, E/5: tillaux, E/6: triplanar, E/7: avulsão ligamentar, E/8: *flake fracture*, E/9: outras fraturas.
  - M (metáfise): M/2: subperiosteal e galho verde, M/3: completa, M/7: avulsão ligamentar, M/9: outras fraturas.
  - D (diáfise): D/1: deformidade plástica, D/2: galho verde, D/4: completa transversa menos que 30 graus de angulação, D/5: completa oblíqua ou espiral angulação maior que 30 graus, D/6: Monteggia, D/7: Galeazzi, D/9: outras fraturas.
- Gravidade: 1: simples, 2: cunha ou complexa.

TRATAMENTO

A grande maioria das fraturas do antebraço em crianças pode ser tratada de forma incruenta, com alta taxa de sucesso e poucas complicações.

Para realizar um tratamento adequado é necessário o conhecimento da capacidade de remodelação do esqueleto imaturo, evitando assim consolidação viciosa e sobretratamento.[10]

A capacidade de remodelação está diretamente relacionada com:

- **Idade:** quanto menor a idade, maior a capacidade de remodelação.
- **Sexo:** meninas têm a maturidade esquelética antes que os meninos, tendo assim menor remodelação óssea que meninos com a mesma idade.
- **Local da fratura:** fraturas do 1/3 distal do antebraço têm maior remodelação do que as fraturas do 1/3 médio e por último as do 1/3 proximal.

As fraturas da extremidade distal dos ossos do antebraço têm grande potencial de remodelação, devido sua proximidade com a cartilagem de crescimento, sendo aceitos alguns desvios no plano dorsal e pouco desvios no plano volar, pois estes causam deformidade estética importante.

Desvio dorsal
Até 5 anos 35°
De 5 a 12 anos 25°
Acima de 12 anos 15°

Angulações radiais e ulnares remodelam menos, aceitando-se desvios menores (15° em crianças de até 12 anos e 10° nas maiores).

Geralmente a remodelação de desvios rotacionais é observada raramente.[11]

Tratamento conservador

Fraturas subperiosteais:

São fraturas estáveis, geralmente ocorrem no 1/3 distal do antebraço, e seu tratamento é conservador, com luva gessada por 4 semanas, sendo raramente utilizado fazer radiografias de controle antes dessas 4 semanas.

Deve-se diferenciar uma fratura unicortical de uma fratura completa sem desvio, pois o não reconhecimento de uma fratura completa, e seu tratamento como simples fratura unicortical pode levar à deformidade secundária. Sendo que na dúvida as radiografias de controle estão recomendadas.[12]

Deformidade plástica

As fraturas com angulação superior a 10 graus causam deformidades estéticas e funcionais importantes. Deve ser realizada uma redução com anestesia adequada, pois é necessário exercer uma força gradual e progressiva por 3 a 5 minutos, até a correção da deformidade, uma opção é usar um fulcro no ápice da angulação para o alinhamento do antebraço. Após a correção da deformidade é feito um gesso axilo-palmar moldado em 3 pontos,[13] por 4 semanas, controle radiográfico na primeira e segunda semanas.[14]

Fraturas em galho verde

Fraturas em galho verde sem desvio, ou com desvio mínimo, menor de 10 graus de angulação podem ser tratadas sem redução, com imobilização gessada axilo-palmar por 6 semanas. É importante a realização de controle radiográfico semanal com 1 e 2 semanas.

Fraturas em galho verde com desvio maior de 10 graus necessitam de redução, o ideal é fazer essa redução sob uma anestesia adequada, evitando assim dor e sofrimento do paciente.

Deve ser feita uma tração e contra-tração, seguida de pressão direta sobre o vértice da angulação. Quando angulação dorsal deve-se acrescentar supinação à manobra de redução, e quando angulação volar acrescentar pronação à manobra de redução. Não há consenso na literatura sobre fraturar a cortical oposta ou não, sendo nossa opção não fraturar a cortical oposta, concordando com alguns autores.[15]

Após a redução é feito uma imobilização com gesso axilo-palmar por no mínimo 6 semanas, com controle radiográficos na primeira e na segunda semana.

Fraturas completas

As fraturas completas e desviadas são decorrentes de traumas de maior energia, apresentando significativa instabilidade, porém na maioria das vezes estas fraturas são passíveis de tratamento conservador.

Para o sucesso do tratamento conservador é fundamental uma anestesia adequada. Realiza-se uma tração e contra-tração, ocasionalmente pode ser realizada a manobra de Lambotte (aumento do desvio, fazendo com que as corticais fiquem alinhadas, para em seguida reduzir a fratura) para completar a redução incruenta. Para verificar o alinhamento rotacional usamos o sinal de Evans[16] em geral as fraturas do 1/3 proximal são imobilizadas em supinação, fraturas do 1/3 médio em posição neutra e do 1/3 distal em pronação.

A imobilização é feita com gesso axilo-palmar por no mínimo 6 semanas, o gesso deve ser bem moldado especialmente na membrana interóssea e deve ser feito em três pontos.[13] O paciente deve retornar com uma, duas e três semanas para radiografia de controle, pois não é raro a perda da redução, necessitando uma remanipulação ou fixação cirúrgica da fratura (Figura 51.3).[17]

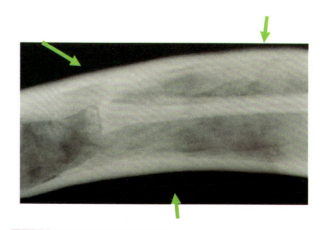

FIGURA 51.3 Gesso em três pontos.

Os limites aceitáveis de redução são, segundo os critérios de Price,[18] 10 graus de angulação, 45 graus de rotação, baioneta de até 1 cm, perda do arqueamento radial. Esses critérios servem como guia, mais cada caso dever ser individualizado. Lembrar que o desvio da ulna é o principal responsável pelas alterações estéticas do antebraço. Feita uma revisão da literatura foram encontradas muitas consolidações viciosas em fraturas do antebraço, porém foram encontrados apenas 48 pacientes, abaixo dos 16 anos que necessitaram osteotomia do antebraço, ficando a dúvida se realmente essas consolidações viciosas levam a alterações funcionais ou são alterações unicamente estéticas.[19]

Em crianças menores, com os membros superiores roliços, apresentando fraturas do 1/3 proximal ou em perda de redução nas situações citadas, é muito difícil confeccionar um gesso axilo-palmar bem moldado, podendo ser necessário a confecção de um gesso axilo-palmar em extensão por três semanas e depois trocar por um gesso com cotovelo em 90° até a consolidação da fratura.[20]

As principais complicações do tratamento conservador são:[21]

- **Perda de redução:** são feitas radiografias semanais para sua detecção precoce.
- **Refratura:** ocorre em 5% das fraturas do antebraço, só deve ser retirada a imobilização com sinais radiográficos de consolidação, nas fraturas diafisárias do antebraço deve-se manter a imobilização por, pelo menos, seis semanas.
- **Síndrome compartimental:** cuidado na confecção do gesso, o gesso deve ser moldado e não apertado, retirar gesso aos primeiros indícios.
- Retardo de consolidação e pseudartrose.
- Sinostose radio-ulnar.
- Consolidação viciosa.

TRATAMENTO CIRÚRGICO

As principais indicações para o tratamento cirúrgico são:[3,22]

- fraturas expostas;
- lesão vascular;
- síndrome compartimental;
- politraumatizados;
- fraturas irredutíveis;
- perda da redução com tratamento conservador;
- cotovelo flutuante;
- pacientes próximos da maturidade esquelética;
- refratura do antebraço (indicação relativa).

A fixação dessas fraturas pode ser realizada com placas e parafusos, hastes intramedulares flexíveis/fios de Kirschner e fixador externo. Devemos considerar alguns fatores para seleção adequada do implante como: idade do paciente, nível da fratura, tipo da fratura, lesão de partes moles, disponibilidade do material e treinamento do cirurgião.[3,23]

Fixação intramedular elástica

É a técnica mais utilizada atualmente, proporcionando estabilidade relativa com boa formação do calo ósseo por tratar-se de uma osteossíntese elástica pelos bons resultados obtidos. Sendo realizada com pequeno acesso para inserção das hastes, de uma forma percutânea, garantindo um aspecto estético muito bom. Os resultados comparados com a fixação interna com placa e parafuso são semelhantes, outra vantagem é um menor tempo cirúrgico.[23,24,25]

A fixação pode ser feita com hastes flexíveis de titânio ou fios de Kirschner.[26,27]

A preferência dos autores é a fixação com hastes intramedulares flexíveis de titânio, inseridas por um acesso dorsal no radio distal, afastando-se os tendões extensores, sendo feita uma perfuração inicial distante 2 cm da fise, introduzindo a haste até o colo do rádio (outra opção é realizar o ponto de entrada da haste na região lateral do rádio). Para a inserção da haste ulnar, o ponto de entrada utilizado é na região metafisária proximal da ulna (outra opção é a entrada na porção distal da ulna), inserindo a haste até a porção distal da ulna.

As hastes são cortadas e mantidas sob a pele, o paciente é mantido com uma tala gessada axilo-palmar por 3 semanas, sendo indicada a retirada das hastes quando houver a recanalização do canal medular, habitualmente após 4 meses.

As complicações da fixação intramedular são: migração das hastes, irritação da pele, infecção, lesão tendinosa provocada pela ponta das hastes, quando muito salientes, perda de redução, retardo de consolidação, pseudartrose, síndrome compartimental (Figuras 51.4 a 51.6).[28]

Redução aberta e fixação com placa e parafusos

Mais utilizada em pacientes próximos à maturidade esquelética, proporciona uma estabilidade absoluta, redução anatômica dos fragmentos, com imobilização mínima, os resultados obtidos com método são muito bons, porém tem a desvantagem de um maior acesso, um maior tempo cirúrgico, e o procedimento para a retirada do material é igual ao da inserção.[3,29] Pode ocorrer, também: infecção, sinostose radioulnar, refratura e pseudartrose (Figuras 51.7 e 51.8).

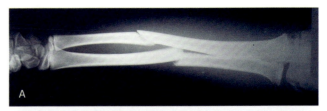
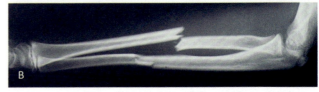

FIGURA 51.4 (A e B) J.V.C., 13 anos, masculino, fratura completa dos ossos do antebraço.

Fratura do Antebraço e do Punho

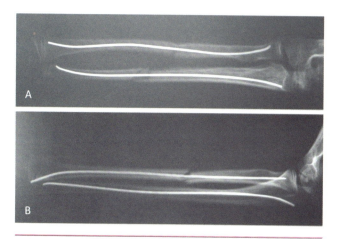

FIGURA 51.5 (A e B) P.O. imediato, fixação com hastes intramedulares flexíveis.

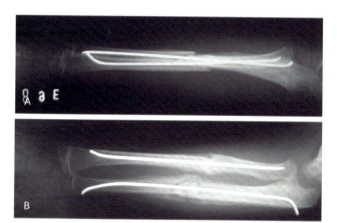

FIGURA 51.6 (A e B) 4 semanas PO, retirada a imobilização gessada.

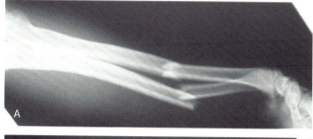

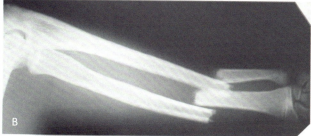

FIGURA 51.7 (A e B) 12 anos, masculino, fratura exposta grau I do antebraço.

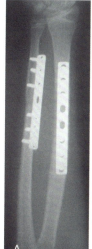
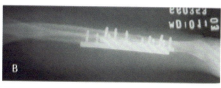

FIGURA 51.8 (A e B) P.O. imediato de redução cirúrgica e fixação com placa e parafuso.

Fixação externa

Pode ser utilizada nas fraturas do antebraço com grande lesão de partes moles,[30] mas sempre que possível preferir um método de fixação interna. É de difícil aplicação no antebraço pelo envoltório muscular, geralmente requer conversão para outro método. Pode ocorrer soltura e infecção dos pinos.[3]

Fixação de um único osso

Há relatos na literatura de trabalhos mostrando a fixação somente da ulna com resultados satisfatórios no tratamento das fraturas dos ossos do antebraço.[31]

A vantagem da técnica é que ela mantém o bom alinhamento da ulna, impedindo seu arqueamento, mantendo seu comprimento, o que garante resultados estéticos e funcionais bons.

Essa técnica tem uma boa indicação em fraturas que perderam a redução e em refraturas, nas quais não se consegue uma redução fechada do rádio e da ulna. A opção é realizar um pequeno acesso no local do foco da fratura da ulna, e fixar a ulna seja com placa e parafuso ou intramedular. A ulna é subcutânea o que torna o acesso cirúrgico mais simples do que no rádio (Figura 51.9).

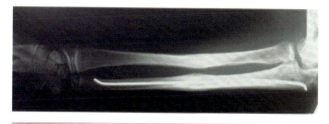

FIGURA 51.9 Refratura do antebraço, 6 meses P.O. de redução cruenta e fixação interna intramedular.

Fraturas metafisárias completas

São mais comuns em meninos após os 12 anos de idade, geralmente causadas por quedas com o antebraço em pronação, levando a um desvio dorsal. As fraturas metafisárias completas podem afetar um ou ambos os ossos do antebraço. Deve-se ter em conta que quando da fratura do rádio sem desvio associado a ulna íntegra, o rádio sofre ação dos ligamentos da articulação rádio-ulnar distal, que tenderá a desviar a fratura. Fraturas completas com desvio, são tratadas inicialmente de forma conservadora com redução incruenta de preferência sob sedação, e confecção de gesso axilo-palmar moldado em 3 pontos a fim de evitar desvios após a redução. Realizam-se controles radiográficos semanais nas 2 primeiras semanas subsequentes à lesão. Quando tratar-se de fratura instável, fratura exposta, desvio inaceitável, perda de redução com gesso confeccionado de forma adequada; a fixação cirúrgica com fio de Kirschner poupando-se a fise, seguida de tala gessada é o tratamento adequado. A fratura deve permanecer imobilizada até visualização radiográfica de consolidação (por volta de 4 semanas em crianças menores e 6 semanas em crianças perto da adolescência). Após a retirada do gesso inicia-se a mobilização passiva e ativa do punho, sendo a fisioterapia raramente necessária. A taxa de complicações das fraturas metafisárias completas é pequena, as osteotomias corretivas devem aguardar o processo de remodelação e geralmente não são necessárias.

Descolamento epifisário

A fratura da placa de crescimento do rádio distal é a segunda lesão fisária mais comum, atrás apenas das lesões fisárias em falanges.[32] A maioria são lesões fisárias tipo II (58%) ou I (22%), ambas extra-articulares, sem a necessidade da redução da superfície articular, além disso, a camada germinativa permanece preservada no fragmento distal, não interferindo no crescimento normal. O mecanismo do trauma é o mesmo das fraturas metafisárias completas, sendo o desvio dorsal o mais comum. As fraturas associadas da ulna ocorrem em 55 % das vezes, sendo a mais comum o descolamento epifisário da epífise distal. O tratamento proposto é muito similiar ao tratamento das fraturas completas, redução incruenta e confecção de gesso axilo-palmar bem moldado. O tempo médio de consolidação é menor que o da fratura metafisária, geralmente 3 semanas em crianças menores e 4 semanas em crianças perto da adolescência. Controles radiográficos nas primeiras duas semanas são realizados, porém desvios secundários são mais bem tolerados que nas fraturas metafisárias. Deve-se sempre levar em conta que tentativas repetidas de manipulação podem lesar a fise e causar distúrbios de crescimento. Manipulações após uma semana da fratura também são contraindicadas, pois causam novo trauma a uma fise já em processo de consolidação. A fixação transfisária com fios de Kirschnner, fica reservada nas fraturas instáveis e para adolescentes.

Fratura luxação de Galeazzi

A fratura luxação de Galeazzi, consiste na fratura do terço distal do rádio acompanhada da ruptura da articulação rádio-ulnar distal. A lesão clássica consiste no rompimento do complexo da fibrocartilagem triangular, com luxação dorsal da ulna distal, bem visualizado em uma radiografia em perfil do antebraço distal. Na população pediátrica é uma lesão pouco frequente, porém pode se apresentar como uma variante exclusiva, o descolamento epifisário da ulna distal.[33] O tratamento consiste na redução fechada e aplicação de gesso axilo-palmar com o antebraço em completa supinação. Quando a articulação rádio-ulnar permanece instável haverá a necessidade de fixá-la com fio de Kirschner. As fraturas instáveis podem ser tratadas com fixação intramedular ou, em adolescentes, com placa e parafusos.

CASO CLÍNICO

ANAMNESE

- Adolescente, 12 anos de idade, sexo masculino, estava andando de skate, quando sofreu queda ao solo com a mão espalmada, sendo levado em seguida a um serviço de emergência ortopédica.
- Paciente sem outras comorbidades.

EXAME FÍSICO

- Dor, edema, deformidade evidente em 1/3 médio do antebraço direito e apresentava uma ferida de 1 cm na região volar do antebraço. Foi palpado pulso radial e ulnar e feito o exame neurológico do nevo radial, ulnar e mediano.

CONDUTA

- A deformidade do antebraço e a lesão de pele nos leva a suspeitar de fratura exposta do antebraço. A primeira conduta é cobrir a ferida com curativo estéril e apenas abrir novamente no centro cirúrgico. Depois de coberta a

ferida, iniciamos antibioticoterapia endovenosa (cefazolina 100 mg/kg por dia) e solicitamos as radiografias, AP e perfil do antebraço: é importante que seja visto o punho e o cotovelo.
- **Radiografia:** diagnóstico de uma fratura completa dos ossos do antebraço exposta (Figura 51.10 A e B).
- **Classificação:** fratura exposta diafisária completa dos ossos do antebraço tipo I de Gustilo.[34]
  - **AO:** 22D/4.1 (2 antebraço , 2 diáfise, D diáfise, D/4 completa transversa com menos de 30 graus de angulação, .1 simples).

O paciente é levado ao centro cirúrgico, onde é feita a ampliação da ferida, desbridamento de tecido desvitalizado e irrigada a ferida copiosamente com soro fisiológico.

Após a limpeza cirúrgica, optamos pela fixação intramedular elástica das fraturas da ulna e do rádio, fixamos o rádio de distal para proximal e a ulna de proximal para distal, como descrevemos no texto, com auxílio do intensificador de imagem (Figura 51.11 A e B).

Fixada a fratura, suturamos a ampliação do acesso, mas deixamos a exposição aberta, curativo e tala gessada axilo-palmar. Paciente é mantido com antibioticoterapia EV por 48h, se a ferida tem bom aspecto, recebe alta.

Orientamos controle semanais, em 4 semanas retiramos tala gessada e inicia-se a mobilização do membro; em raros casos faz-se necessário fisioterapia. A retirada da síntese intramedular está indicada quando o canal medular estiver recanalizado, geralmente após o 4º mês pós-operatório (Figuras 51.12 A e B).

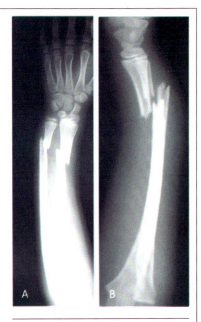

FIGURA 51.10 (A e B) Fratura completa dos ossos do antebraço tipo I.

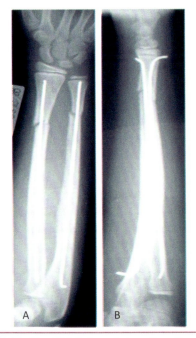

FIGURA 51.11 (A e B) P.O. imediato e fixação com fios de Kirschner intramedulares.

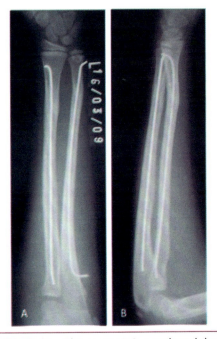

FIGURA 51.12 (A e B) 4 meses P.O. canal medular refeito, indicada a retirada do material de síntese.

REFERÊNCIAS BIBLIOGRÁFICAS

1. Gasco J. Fracturas del antebrazo. In: Gomar F. Traumatologia. Miembro superior. Valencia: Editorial Garcia Munoz, 1983. p.1234-60.

2. Landin LA. Epidemiology of children's fractures. J Pediat Orthop B. 1979;6:79-83.

3. Soni JF, Valenza W, Schelle G. Fraturas Diafisárias do Antebraço em Crianças, em Clínica Ortopédica, Fraturas em Crianças. [Convidado Claudio Santili]. Rio de Janeiro: Medsi, 2005. p.715-21.

4. Cheng JC, Ng BK, Ying SY, et al. A 10 year study of the changes in the pattern and treatment of 6493 fractures. J Pediat Orthop. 1999;9:344-50.

5. Davis DR, Green DP. Forearm fractures in children: pitfals and complications. Clin Orthop. 1976;120:172-83.

6. Slongo T, Audige L, Clavert JM, et al. comprehensive classification of paediatric long bone fractures: a web-based multicenter agreement study. J Peditric Orthop. 2007;27(2):247-53.

7. Sanders WE, Heckman JD. Traumatic plastic deformation of the radius and ulna: a closed method of correction of deformity. Clin Orthop Relat Res. 1984;188:58-67.

8. Ohne L, Sandblom PH. Late results in fracture of the forearm in children. Acta Chirurg Scand. 1949;92:549-67.

9. Clavert J, Metizeau J. Fractures dês deux os de l'evant-braz chez l'evant. In: Clavert J, Metaizeau J. Montpellier. França: Sauramps Medical, 1990. p.251-61.

10. Soni JF, Schelle G, Valenza WR. Tratamento cirúrgico das fraturas do antebraço em crianças. In: Pardini G de Souza, Chechia SL. Rio de Janeiro: Medsi, 2004.

11. Fuller DJ, McCullough CJ. Malunited fractures of the forearm in children. J Bone Joint Surg. 1982;64-B:364.

12. Schranz P, Fagg P. Undisplaced fractures of the distal third of the radius in children: an innocent fracture. Injury. 1992;23:165.

13. Charnley J. The Closed Treatment of Common Fractures. Edinburgh: Livingstone, 1957.

14. Sanders WE, Heckman JD. Traumatic plastic deformation of the radius and ulna: a closed method of correction of deformity. Clin Orthop Relat Res. 1984;188:58-67.

15. Boyer BA, Overton B, Schraeder W, et al. Position of immobilization for pediatric forearm fractures. J Pediatr Orthop. 2002;22:185-7.

16. Evans EM. Rotational deformity in the treatment of fractures of both bones of the forearm. J Bone Joint Surg. 1945;27-A:373-9.

17. Bowman EN, Mehlman CT, Lindsell CJ, et al. Nonoperative treatment of both-bone forearm shaft fractures in children: Predictors of early radiographic failure. J Pediatr Orthop. 2011;31:23-32.

18. Price CT, Scott DS, Kurzner ME, et al. Malunited forearm fractures in children. J Pediatr Orthop. 1990;10:705-12.

19. Herring JA. Tachdjan's Pediatric Orthopaedics. 3.ed. Philadelphia: Saunders, 2002. p.2225-32.

20. Gaynor JW, Hardy JH III. Forearm fractures treated in extension: immobilization of fractures of the proximal both bones of the forearm in children. J Trauma. 1969;9:167-71.

21. Mehlman CT, Wall EJ. Rockwood and Wilkins Fractures in Children. 7.ed. Philadelphia: Lippincott Williams & Wilkins, 2010. p.347-404.

22. Price CT. Surgical management of forearm and distal radius farcture in children and adolescents. Instr Course Lect. 2008;57:509-14.

23. Schmittenbecher PP. State-of-the-art treatment of forearm shaft fractures. Injury. 2005;36:S-A25-S-A34.

24. Reinhardt KR, Feldman DS, Green DW, et al. Comparation of intramedullary nailing to plating for both-bone forearm fractures in older children. J Pediatr Orthop. 2008;2(4):403-9.

25. Garg NK, Ballal MS, Malek IA, et al. Use of elastic stable intramedullary for treating unstable forearm fractures in children. J Trauma. 2008;65(1):109-15.

26. Calder PR, Achan P, Barry M. Diaphyseal forearm fractures in children treated with intramedulary fixation: outcomes of K-wire versus elastic stable intramedullary nail. Injury. 2003;34(4):278-82.

27. Lascombes P, Prevot J, Ligier J. Elastic Stable intramedullary nailing in forearm shaft fractures in children: 85 cases. J Pediatr Orthop. 1999;10:167-71.

28. Flynn JM, Jones KJ, Garner MR, et al. Eleven years experience in the operative manegement of pediatric forearm fractures. J Pediat Orthop. 2010;30(4):313-9.

29. Shhlickewei W, Oberle M. Forearm fractures in children. Unfallchirurg. 2005;108(3):223-34.

30. Schuind F, Andrianne Y, Burny F. Treatment of forearm fractures by Hoffman external fixation. A study of 93 patients. Clin Orthop. 1991;266:197-204.

31. Flynn JM, Waters PM. Single bone fixation of both bone forearm fractures. J Pediat Orthop. 1996;16:655-9.

32. Peterson H, Madhok R, Benson J, et al. Physeal fractures. Part 1. Epidemiology in Olmsted Country, Minessota, 1979-1988. J Pediatr Orthop. 1994;14-439.

33. Letts M, Rowhani N. Galeazzi-equivalent injuries of the wrist in children. J Pediatr Surg. 1993;13:561.

34. Gustilo RB, Anderson JT. Prevention of infecction in the treatmentof of one thousand and twenty-five open fractures of long bones: retrospective and prospective analyses. J Bone Joint Surg. 1976;58-A:453.

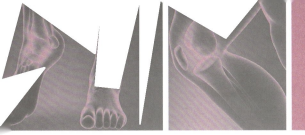

Fraturas da Mão na Criança

Diego Figueira Falcochio
Antonio Carlos da Costa

INTRODUÇÃO

Ao recebermos uma criança vítima de trauma na mão, devemos ter em mente que levantar a história, realizar o diagnóstico e propor o tratamento deve respeitar uma série de peculiaridades.

A primeira dificuldade ocorre para se realizar a anamnese. Pacientes que ainda não conseguem falar e crianças e pais ansiosos dificultam o caminho até a verdade, que pode não ser alcançada.

As estruturas, que nas mãos já têm um tamanho pequeno nos adultos, mostram-se ainda menores nas crianças. O cuidado que se deve ter no exame físico, na avaliação radiográfica (com diversas estruturas não ossificadas) e quando há necessidade de tratamento operatório são fundamentais para o sucesso.

Quanto menor a idade do paciente, mais espesso o periósteo, que se mantém com espessura maior até que se atinja a maturidade esquelética. Enquanto esse fator minimiza o risco de pseudartrose e facilita o deslizamento tendíneo, existe a contrapartida de se diminuir a janela da oportunidade para a redução incruenta e o tratamento conservador de fraturas mal-reduzidas ou com perda de redução.

A placa epifisária é um capítulo à parte. Deve receber atenção especial quando acometida pela fratura, necessitando de redução anatômica. Permite que deformidades residuais sejam corrigidas com o crescimento. Quanto mais próxima à fise e maior o potencial de crescimento do paciente, maior será essa correção. Contudo, deformidades rotacionais têm mínimo potencial de remodelamento e aquelas no plano do movimento são as que se remodelam melhor.

Deve-se lembrar de que esses pacientes são desobedientes no acompanhamento de orientações. Isso significa que as imobilizações devem ser mais restritivas e mantidas por tempo mais prolongado.

Entretanto, em razão da menor probabilidade de desenvolvimento de rigidez articular, a restrição de mobilidade por longo período não deve acarretar maiores prejuízos.

A reabilitação com fisioterapia, geralmente, não é necessária nos casos de fratura. Mas, quando houver a necessidade, sabemos que crianças são pouco colaborativas nos exercícios para ganho de amplitude de movimento e recuperação de força.

Há, ainda, que se recordar que existem diversas lesões que são típicas do esqueleto imaturo e devemos estar atentos a elas.

O objetivo deste capítulo é revisar a epidemiologia, a anatomia e os princípios de tratamento para as fraturas da mão no esqueleto imaturo.

EPIDEMIOLOGIA

As fraturas da mão em crianças acontecem com uma distribuição bimodal. Nos paciente de 0 a 4 anos essas lesões ocorrem, principalmente, em decorrência de acidentes domésticos, enquanto nos pacientes com 10 anos ou mais (principalmente ao final da adolescência), ocorrem em atividades esportivas. Sabe-se que a fragilidade do esqueleto causada pelo crescimento acelerado em pacientes na pré-adolescência e no início da puberdade corrobora para maior chance de fraturas nessa faixa etária.[1,2]

Quanto à localização das fraturas na mão, identificou-se um padrão: mais de 50% delas acomete o dedo mínimo e cerca de um quarto, o polegar. As falanges proximais são as mais acometidas, e as distais vêm em seguida. Fraturas dos metacarpos são relativamente raras, à exceção dos adolescentes.[3]

Aproximadamente um terço das fraturas da mão se propaga pela placa epifisária. O tipo Salter-Harris II é predominante, e mais comumente acontece nas fraturas das falanges proximais. Apesar dessa frequência relativamente alta, os distúrbios do crescimento por lesão fisária são incomuns.[2]

HISTÓRIA E EXAME FÍSICO

Interação e paciência são fundamentais para se realizar anamnese e exame físico que ajudem no diagnóstico. Sinais indiretos, como edema, equimose, lesões de pele e defesa para mobilidade passiva e ativa são importantes para se identificar a área do trauma.

Série Ortopedia e Traumatologia – Fundamentos e Prática

No exame físico podemos utilizar o efeito tenodese com flexão e extensão passiva do punho, a fim de se avaliar a flexão e a extensão dos dedos. A sobreposição de um dedo sobre seu vizinho ou o afastamento do dedo mínimo em flexão deve alertar para possível desvio rotacional. A posição da unha, com o dedo em extensão e o direcionamento dos dedos em direção ao tubérculo do escafoide, quando flexionados, também ajudam a avaliar a rotação. Comprimir gentilmente o ventre muscular da área proximal à lesão também ajuda na identificação de possível lesão ou desvio.

O exame físico neurológico passa a ser confiável em pacientes com mais de 8 anos de idade, podendo variar para um pouco mais ou um pouco menos. O teste com água (morna, de preferência) pode identificar uma área denervada, quando não ocorre o enrugamento da pele, como em áreas vizinhas, inervadas por outro ramo ou nervo.

Solicitar e avaliar o exame radiográfico corretamente, também, é muito importante. Pode-se pedir radiografias de frente, de perfil e oblíquas. O perfil de cada dedo acometido é importante e é inaceitável avaliar um dedo específico com radiografia lateral da mão, com sobreposição dos demais dígitos. Exames contralaterais ajudam a sanar muitas dúvidas.

ANATOMIA

As placas epifisárias dos metacarpos e das falanges são perpendiculares ao eixo longitudinal desses ossos. As das falanges ficam na região proximal e, dos metacarpos, na região distal. Os centros de ossificação secundários nas epífises aparecem de forma ordenada, da falange proximal para a distal, e surgem entre 10 e 24 meses de vida. O fechamento dessas fises ocorre de forma retrógrada, das falanges distais para as proximais, e acontece entre 14 e 16 anos de idade.[4]

Variantes comuns nas radiografias são as pseudo-epífises na região distal do metacarpo do polegar e proximal do metacarpo do dedo indicador (que devem se fundir por volta do sétimo ano de vida) e epífises duplas, que também acontecem no primeiro e segundo metacarpos.

Uma vez que a maioria das fraturas fisárias se propaga pela zona hipertrófica da placa epifisária, mantendo íntegras as zonas proliferativa e basal, alterações do crescimento pós-fratura são incomuns. Todavia, à medida que o paciente vai atingindo a maturidade esquelética e a fise fica mais calcificada e irregular, aumenta-se o risco de fraturas Salter Harris dos tipos III, IV e V.[4]

As inserções ligamentares e tendíneas favorecem determinados padrões de fratura nas falanges e metacarpos. Por exemplo: como os ligamentos colaterais ulnares se originam na epífise dos metacarpos e os radiais na metáfise e epífise e ambos se inserem na epífise da falange proximal, as fraturas Salter Harris do tipo III são relativamente comuns nessa região, enquanto nas interfalângicas, onde ambos os ligamentos se originam na metáfise da falange mais proximal e se inserem na epífise da mais distal, as fraturas diafisárias ou Salter Harris II das falanges distais e fraturas dos côndilos ou colo das falanges proximais são mais comuns.[5]

TRATAMENTO

As fraturas da mão na criança são de tratamento, eminentemente, não cirúrgico. Apenas 10% a 20% dessas fraturas vão precisar de intervenção operatória.[6]

A não ser em casos graves de esmagamento da mão e infecções, a chance de distúrbios de crescimento fisário é pequena, mesmo em fraturas que envolvam a placa epifisária. Contudo, algumas fraturas são consideradas de risco: fraturas expostas, fraturas articulares (incluindo as Salter Harris do tipo III), fraturas fisárias da falange distal e fraturas do colo das falanges proximal e média.

Os fatores mais comuns associados a maus resultados são: radiografias ruins na avaliação inicial, erro na avaliação do potencial de remodelamento e falha na avaliação de deformidades rotacionais.

Com essas informações, podemos avaliar os padrões de fratura de cada osso e o faremos de forma retrógrada.

FRATURAS DA FALANGE DISTAL

A maioria das fraturas da falange distal evolui sem intercorrências com o tratamento conservador, com uso de tala metálica por três a quatro semanas. Reconhecer e tratar as fraturas expostas são a chave do sucesso para essas fraturas.

Fraturas da diáfise e do tofo

As fraturas da diáfise e do tofo são de tratamento eminentemente conservador. Os padrões mais comuns são fraturas transversas, longitudinais e cominutas. O tratamento de partes moles ao redor é muito importante. Se necessário, deve-se remover e substituir a peça ungueal e reparar o leito ungueal. Fraturas com grande desvio podem necessitar de fixação retrógrada com fio de Kirschner, da ponta da falange distal, cruzando a interfalângica distal.[4]

Fraturas da placa epifisária

Fraturas de Salter Harris do tipo I podem resultar em um pseudodedo em martelo,[8] com angulação dorsal do fragmento distal, tracionado pelo flexor profundo. O tratamento deve ser feito com redução e uso de tala metálica em extensão por quatro a seis semanas (Figura 52.1).

A fratura de Seymour merece atenção especial.[4,9] Resulta de um trauma por esmagamento, que causa fratura fisária desviada, com laceração do leito ungueal. Há, com frequência, tecidos interpostos com a matriz ungueal. Como se trata de uma fratura exposta, com desvio da placa epifisária, o tratamento consiste em remoção da placa ungueal, limpeza e desbridamento, retirada de qualquer interposição, redução da fratura, reparo meticuloso do leito ungueal e fixação com fio de Kirschner, quando necessário. Os resultados funcionais são, geralmente, excelentes. No entanto, em casos onde os passos do tratamento não são seguidos, pode-se ter osteomielite, parada de crescimento da fise e deformidades da unha.[8]

558 ORTOPEDIA E TRAUMATOLOGIA PEDIÁTRICAS

VOLUME 2

Fraturas da Mão na Criança

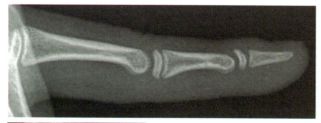

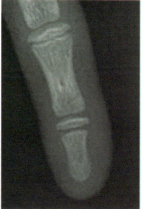

FIGURA 52.1 Radiografia demonstrando fratura de Salter Harris I da falange distal, com pequeno desvio da ápice dorsal.

As fraturas de Salter Harris do tipo III em crianças equivalem ao dedo em martelo ósseo dos adultos. Fraturas sem ou com pouco desvio podem ser tratadas com tala em extensão por quatro a seis semanas, enquanto fraturas com fragmentos maiores do que 40% da articulação ou grande desvio resultam em subluxação volar da falange distal ou grande incongruência articular, e o tratamento cirúrgico parece ser a melhor opção nesses casos (Figura 52.2).

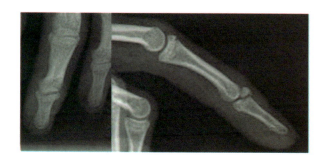

FIGURA 52.2 Fratura de Salter Harris do tipo III da falange distal, acometendo cerca de 50% da superfície articular.

FRATURAS DAS FALANGES MÉDIA E PROXIMAL

As fraturas da região condilar, diafisária, fisária e epifisária das falanges média e proximal têm suas particularidades e serão abordadas separadamente.

Fraturas articulares da região condilar

Como em todas as fraturas articulares, a meta é a congruência. Angulações maiores do que 5° a 10°, desvios rotacionais ou diástases necessitam de tratamento cirúrgico. É desejado que se atinja a redução incruenta e a fixação percutânea.[10] Caso não se consiga a redução desejada ou não se tenha certeza dela, a redução aberta é a melhor opção. Pode-se fixar com parafusos de tração, fios de Kirschner ou fazer uma combinação dos dois, sempre evitando a rotação do fragmento (Figura 52.3).

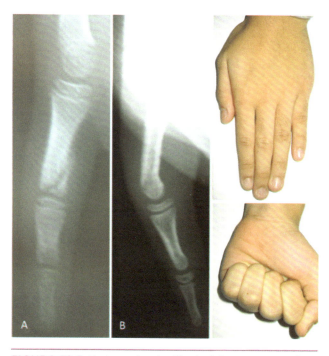

FIGURA 52.3 Fratura do côndilo da falange proximal do dedo mínimo em paciente de 12 anos. **(A e B)** fratura do côndilo, sem desvio rotacional. **(C e D)** mobilidade após consolidação.

Fraturas do colo

As fraturas do colo das falanges são típicas da infância. Ocorrem por traumas nas dobradiças das portas, geralmente com retirada rápida e forçada dos dedos. Quanto mais distal no colo é a fratura, maior o desvio dorsal. Os dedos mais laterais e as falanges médias são os mais acometidos.

As radiografias na incidência anteroposterior mostram imagens benignas na maioria das vezes, enquanto as imagens em perfil são importantes para avaliarmos o desvio. Como grande parte dos côndilos pode ainda não ter ossificado, mínimos fragmentos nessas radiografias devem ser valorizados.

Al-Qattan[11] classificou da seguinte forma as fraturas do colo das falanges: tipo I – sem desvio; tipo II – fraturas parcialmente desviadas, contudo os fragmentos mantêm contato; tipo III – fraturas completamente desviadas. O tratamento indicado no tipo I é o conservador, enquanto nos tipos II e III, a melhor opção é o tratamento operatório com redução (aberta ou fechada) e fixação com fio de Kirschner (Figura 52.4).

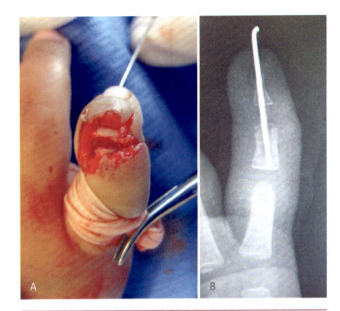

FIGURA 52.4 Fratura exposta do colo da falange média em paciente de 1 ano e 5 meses. **(A)** fratura exposta. **(B)** fixação com fio de Kirschner.

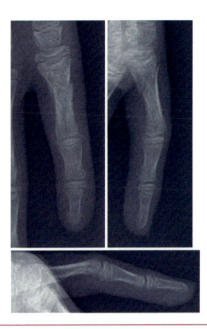

FIGURA 52.5 Fratura da diáfise com pequeno desvio, demonstrando o ápice volar.

Uma vez que essas fraturas ocorrem muito distantes da fise, pouco remodelamento é esperado em caso de consolidação viciosa. Pacientes em idade pré-escolar, com fraturas sem deformidade radioulnar e angular têm mais chance de remodelamento. Em caso de deformidade residual instalada, apesar da tentação de se realizar osteotomia, redução e fixação, o risco de osteonecrose é proibitivo para o procedimento Al-Qattan.[11]

Fraturas da diáfise

As fraturas diafisárias correspondem a cerca de dois terços das fraturas das falanges (Figura 52.5). São ocasionadas por mecanismos associados de rotação e flexão.[2,12] As da falange proximal têm ápice volar, em razão da tração do mecanismo extensor no fragmento distal e dos intrínsecos no proximal. Na falange média pode ter ápice dorsal ou volar, dependendo de onde ocorre a fratura, proximal ou distal à inserção do flexor superficial.

Até 10° de angulação são aceitáveis. É preciso acompanhamento clínico e radiográfico para avaliar a manutenção da redução. Em caso de fraturas irredutíveis ou instáveis, está indicado o tratamento cirúrgico com redução fechada ou aberta e fixação de fios de Kirschner, que devem ser retirados com cerca de quatro semanas.

Fraturas da placa epifisária

O mecanismo de fratura da placa epifisiária é parecido com o da fratura da diáfise, com forças em flexão e rotação. Apesar da ansiedade que gera nos pais, apesar de representar cerca de um terço das fraturas da mão na criança, é raro que ocorram distúrbios do crescimento.[2,12]

O local mais acometido é a falange proximal do dedo mínimo. O tipo II de Salter Harris predomina, pelas características da placa da inserção ligamentar (Figura 52.6).

Fraturas com mais de 10° de angulação necessitam de redução. A flexão da metacarpofalângica a 90° ajuda na estabilização do fragmento proximal e um lápis ou caneta pode ser usado como fulcro no ápice da deformidade. Após a redução, reavalia-se a deformidade rotacional e novas radiografias são solicitadas. Três a quatro semanas de uso de tala em posição intrínseco-plus são suficientes.

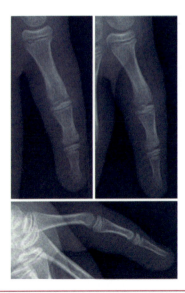

FIGURA 52.6 Fratura com pouco desvio da fise, na falange proximal do dedo mínimo.

Fraturas da epífise

As fraturas das bases das falanges proximal e média, intra-articulares, são geralmente classificadas como Salter Harris dos tipos III ou IV (Figura 52.7). Diastase, incongruência articular acima de 1 ou 2 mm ou instabilidade articular indicam tratamento cirúrgico para restabelecer a integridade da placa epifisária e a redução da articulação.

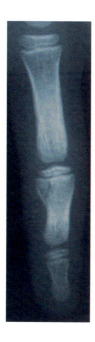

FIGURA 52.7 Fratura de Salter Harris do tipo IV da base da falange média, sem desvio.

Como nos adultos, pequenas fraturas de avulsão da placa volar são tratadas com tala metálica ou solidarização com o dedo vizinho, com uso de fita adesiva.

Fraturas cominutas instáveis são raras, mas devem ser tratadas cirurgicamente para restaurar a congruência e a estabilidade articular. As fraturas da falange média podem necessitar de via volar em zigue-zague (incisão de Brunner), com abertura das polias Ci1 e A3, para visualização, redução e fixação.

FRATURAS DO METACARPO

O princípio de tratamento das fraturas dos metacarpos na criança é bastante parecido com o tratamento das fraturas no adulto.

A deformidade acontece com ápice dorsal e flexão do fragmento distal por ação da musculatura intrínseca. A quantidade dessa flexão tem importância por poder determinar alterações após a consolidação viciosa. Alguns pacientes reclamam da "pseudogarra", ou seja, perda da capacidade de extensão, alteração estética em razão da flexão da cabeça do metacarpo com o punho cerrado e dor para realizar força com proeminência da cabeça na palma da mão.

As fraturas da cabeça necessitam de tratamento cirúrgico para restaurar a congruência articular, mas costumam evoluir com rigidez. As fraturas da fise costumam ter bom resultado funcional, com até 30° de flexão. As do colo, com 20° a 45° de flexão, permitindo-se maior deformidade nos raios mais ulnares. As da diáfise, de 10° a 15°. As deformidades em rotação não são aceitas, uma vez que menos de 10° já causam sobreposição dos dedos.

Fraturas da epífise

As fraturas da epífise são fraturas de Salter Harris do tipo III ou IV e bastante raras. São oriundas de carga axial durante quedas ou lesões por soco.[12,13] Fraturas sem desvio são tratadas com imobilizações gessadas, enquanto fraturas com desvio são mais bem tratadas com tratamento cirúrgico, redução aberta e fixação medial. Adolescentes podem receber fixação com parafusos de compressão (tipo Herbert ou de tração) e as fraturas na criança, fixadas com fios de Kirschner.

Fraturas do colo

As fraturas do colo dos metacarpos correspondem a 70% de todas as fraturas dos metacarpos na criança.[14] O mecanismo de trauma mais comum é o soco, mas atividades esportivas, quedas e pisadas sobre a mão também são mecanismos descritos. O dedo mínimo é o mais acometido e a propagação da fratura sobre a fise é bastante comum (Figura 52.8).[2,12]

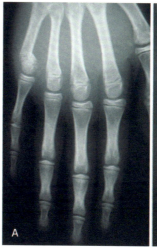 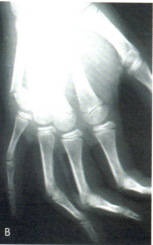

FIGURA 52.8 Paciente de 11 anos com fratura do colo do quinto metacarpo.

Fraturas com pouco ou sem desvio são tratadas com tala gessada por três a quatro semanas. Fraturas com desvio são tratadas com redução incruenta e imobilização. A manobra de Jahss[15] é bastante utilizada e consiste em se fletxionar a metacarpofalângica em 90° e realizar força para em direção dorsal. O tensionamento dos ligamentos colaterais ajuda a corrigir o desvio angular, quando existente.

A imobilização gessada é realizada, geralmente, na posição intrínseco-plus (com 90° de flexão da articulação metacarpofalângica e extensão das interfalângicas). Isso ajuda

Série Ortopedia e Traumatologia – Fundamentos e Prática

a manter a fratura reduzida e evita a rigidez articular. Entretanto, há evidência científica de que crianças, adolescentes e adultos jovens imobilizados por quatro semanas com metacarpofalângica em extensão não desenvolvem rigidez articular.[16]

Fraturas irredutíveis ou instáveis após redução são de tratamento operatório. Já que a presença da fise e pequeno diâmetro dos metacarpos atrapalham a fixação intramedular, a fixação transmetacarpal, com solidarização com fios de Kirschner após redução fechada ou aberta é a melhor opção.

Fraturas da diáfise

As fraturas da diáfise do metacarpo resultam de forças torcionais ou em flexão, criando padrões de fraturas espirais e transversas. Como nos adultos, as fraturas dos raios centrais são mais estáveis e dos periféricos, mais instáveis.

Fraturas sem desvio devem ser tratadas com imobilização gessada por três a quatro semanas. As com desvio devem ser reduzidas incruentamente e igualmente tratadas em aparelhos gessados. Aquelas instáveis, expostas, de múltiplos metacarpais, são mais bem tratadas com fixação com fios de Kirschner, parafusos de compressão e até mesmo por placa e parafusos, respeitando a idade do paciente, o tamanho do osso e o padrão da fratura.

Fraturas da base

As fraturas da base do metacarpo correspondem a cerca de 20% das fraturas do metacarpo em crianças. A maioria envolve o quinto raio e as fraturas intra-articulares ou com subluxação são raras. Em lesões por esmagamento ou trauma de alta energia, devemos nos manter atentos à síndrome compartimental.

Como nas outras fraturas do metacarpo, fraturas sem desvio ou com desvio após redução incruenta são tratadas com imobilização gessada por três a quatro semanas. Fraturas intra-articulares desviadas, com subluxação ou instáveis devem ser tratadas cirurgicamente com fios de Kirschner.

FRATURAS DO POLEGAR

As fraturas do polegar são tratadas em separado dos demais dedos em razão das particularidades e da importância dele para a mão.

Fraturas das falanges

Fraturas de Salter Harris do tipo III da falange proximal do polegar são o equivalente do "Stener ósseo" do adulto. Se houver desvio, o tratamento cirúrgico, com redução aberta e fixação interna com dois fios de Kirschner é mandatório, a fim de se manter a congruência articular e restabelecer a estabilidade ligamentar.

Fratura da diáfise do metacarpo

São relativamente comuns e seguem o padrão de tratamento dos metacarpos do segundo ao quinto raios.

Fratura da base do metacarpo

As fraturas da base do metacarpo do polegar na criança são bastante comuns. As fraturas podem ser metafisária, fisária, epifisária e intra-articular. Em razão da proximidade da placa epifisária e da grande mobilidade da articulação trapézio-primeiro metacarpo, aceita-se desvio de até 30° das fraturas dessa região, sem alterações estéticas ou funcionais.[4]

Kozin e Waters[4] classificam as fraturas da base do metacarpo do polegar na criança da seguinte forma:

- **Tipo A:** são aquelas em que o traço de fratura passa entre a fise e o terço proximal para médio da diáfise. São transversas ou oblíquas e evoluem bem com redução incruenta e uso de imobilização gessada.
- **Tipo B:** Salter Harris do tipo II, com triângulo de Thurston-Holland metafisário ulnar, ápice radial da deformidade. Em razão da ação do adutor do polegar, que puxa a diáfise para ulnar e do abdutor longo do polegar, que traciona proximalmente, a primeira comissura fica estreitada. Se a deformidade for grande, realiza-se a redução. Em caso de instabilidade, está indicada a fixação com fios de Kirschner.
- **Tipo C:** Salter Harris do tipo II, com triângulo de Thurston-Holland metafisário radial, ápice ulnar da deformidade. Grande desvio pode necessitar de redução, contudo, não é incomum a necessidade de redução aberta em razão de interposição ou cominuição.
- **Tipo D:** Salter Harris dos tipos III ou IV, com propagação articular. É o equivalente na criança à fratura de Bennett. O tratamento recomendado é a redução (fechada ou aberta) e a fixação com fios de Kirschner. Como nos adultos, a manobra de redução consiste em realizar tração longitudinal, pronação e pressão direta para reduzir o primeiro metacarpo em adução, na sua base.

REFERÊNCIAS BIBLIOGRÁFICAS

1. Barton NJ. fractures of the phalanges of the hand in children. Hand. 1979;11:134-43.
2. Hastings H 2nd, Simons BP. Hand fractures in chlidren: a statistical analysis. Clin Orthop Rel Res. 1984;188:120-30.
3. Valdivelu R, Dias JJ, Burke FD, et al. Hand injuries in children: a prospective study. J Pediatr Orthop. 2006;26:29-35.
4. Kozin SH, Waters PM. Fractures and dislocations of the hand and carpus inchildren. In: Beaty JH, Kasser JR. Rockwood and Green's Fratures in Children. 6.ed. Philadelphia: Lippincott Williams & Wilkins, 2006. p.257-336.
5. Bogumil GP. A morphologic study of the relationship of collateral ligmaments ti growth plate in digitis. J Hand Surg. 1983;8:74-9.
6. Bhende MS, Dandrea MA, Daves HW. Hand injuries in children preseting to a pediatric emergency department. Ann Emerg Med. 1993;22:1519-23.

7. Yamazaki H, Kato H, Uchiyama S. Long term results of early active extension and passive flecion mobilization following one-stage tendon grafting for neglected injuries of the flexor digitorum profundus in children. Hand Surg Eur. 2011;36(4):303-7.

8. Ganayem M, Edelson G. Base of distal phalanx fracture in children: a mallet finger mimic. J Pediatri Orthop. 2005;25:487-9.

9. Al-Qattan MM. Extra-articular transverse fractures of the base of the distal phalanx (Seymour's fracture) in children and adults. J Hand Surg [Br]. 2001;26:201-6.

10. Weiss AP, Hastings H 2nd. Distal unicondylar fractures of the proximal phalanx. J Hand Surg. 1993;18:594-9.

11. Al-Qattan MM. Phalangeal neck fractures in children: classification and outcome in 66 cases. J Hand Surg [Br]. 2001;26:112-21.

12. Fischer MF, McElfresh EC. Physeal and periphyseal injuries of the hand: patterns of injuries and results of treatment. Hand Clin. 1994;10:287-301.

13. Prosser AJ, Irvine GB. Epiphyseal fractures of the metacarpal head. Injurie. 1988;19:34-5.

14. Rajesh A, Basu AK, Vaidhyanath R, et al. Hand Fractures, a study of their site and type in childhood. Clinical Radiol. 2001;56:667-9.

15. Jahss S. Fractures of metacarpals: a new method of reduction and immobilization. J Bone Joint Surg. 1938;20:178-86.

16. Tavassoli J, Ruland RT, Hoga CJ, et al. Three cast techniques of short term outcomes and final fracture alignments. J Bone Joint Surg. 2005;87:2196-201.

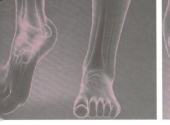
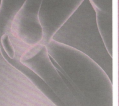

Lesões Tendíneas nas Crianças

Antonio Carlos da Costa
Diego Figueira Falcochio

INTRODUÇÃO

Desde que Sterling Bunnel defendeu a não reparação dos tendões na zona das polias, a qual a chamou de "terra de ninguém", a questão da cicatrização dos tendões permanece sem resposta. A estrutura anatômica e a biomecânica dos tendões das mãos são únicas, o que explica a grande destreza da mão humana. O desafio de recuperar a função de deslizamento do tendão, evitando aderências ou ruptura após a reparação, continua até hoje.

Nas crianças, os tendões flexores são mais frequentemente lesados que os extensores, e as lesões são causadas mais comumente por vidros ou facas, principalmente em quedas.[10] Outra causa frequente de lesão dos tendões nas crianças são as portas de vidro, em que a criança bate a porta para impedir que a outra entre, e a vítima tenta impedir com as mãos espalmadas. A lesão ocorre quando a mão atravessa a porta e, principalmente, no movimento de retirada da mão. Esse mecanismo se intensifica na época dos patins e dos *skates*, quando os iniciantes treinam dentro de casa e necessitam, para frear, apoiar a mão na parede ou na porta.

O médico plantonista deve estar atento à gravidade dessa lesão, assim como à lesão dos nervos periféricos. Eventualmente, os pais e os médicos podem se equivocar quando as crianças, principalmente as mais novas, utilizam os dedos vizinhos para mover o dedo lesado.[10] A abordagem cirúrgica e as técnicas de sutura são as mesmas que no adulto, mas por razões óbvias o diagnóstico e a reabilitação representam desafios únicos. Da mesma forma, ao contrário das crianças, os adultos são capazes de reconhecer a lesão, colaborar com o exame clínico e participar do protocolo de reabilitação. Por outro lado, a criança apresenta maior poder de regeneração tecidual.[17] Apesar de não haver limite de idade específico, somente tratamos com protocolo de adultos pacientes com mais de 10 a 12 anos de idade e, mesmo assim, cada caso deve ser avaliado individualmente.[10]

TENDÕES FLEXORES

ANATOMIA

Os tendões extrínsecos da mão representam as unidades motoras funcionais terminais do antebraço até os dedos. Nas crianças, eles são menores e mais delicados que nos adultos, mas não há diferenças anatômicas entre eles.

Na mão, os tendões flexores são englobados pela bainha sinovial, que lubrifica e minimiza a fricção dos tendões com as estruturas fibrosas contensoras: ligamento transverso do carpo e polias.

Os tendões flexores na zona das polias são nutridos indiretamente pelo líquido sinovial dentro da bainha e diretamente por meio da irrigação sanguínea por meio das vínculas. Cada flexor apresenta uma víncula longa e outra curta, onde penetram os vasos, que se ramificam ao longo da face dorsal dos tendões (Figura 53.1). As reparações são, muitas vezes, planejadas para evitar a face dorsal dos flexores e, assim, preservar a irrigação.

A bainha sinovial dos tendões apresenta espessamentos e segmentações transversais e oblíquas, formando as polias anelares e as polias cruciformes (Figura 53.2). O complexo movimento de flexão dos dedos requer integridade e harmonia de numerosas estruturas, centradas no tendão flexor.[5] As polias exercem, nesse sistema, papel mecânico fundamental, orientando a excursão do tendão durante a flexão dos dedos, mantendo-o tendão perto do eixo de movimento, impedindo a formação de corda de arco e, portanto, promovendo potência e economia. Em caso de lesão de polia, ocorre a formação da corda de arco, afastando o tendão do osso e diminuindo a potência do sistema.[5] Nos dedos longos da mão humana, encontramos cinco polias anelares (A) e três polias cruciformes (C). As polias A1, A3 e A5 estão localizadas na altura das articulações e as polias A2 e A4, na zona diafisária das falanges proximal e média, respectivamen-

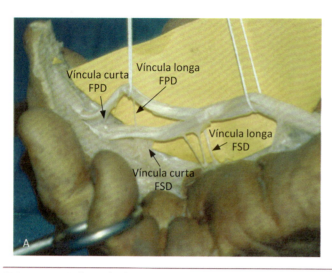
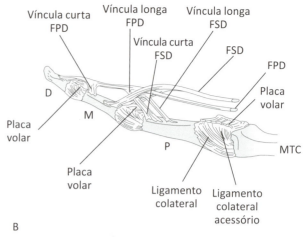

FIGURA 53.1 (A e B) Vínculas longas e curtas dos tendões flexores superficial e profundo.

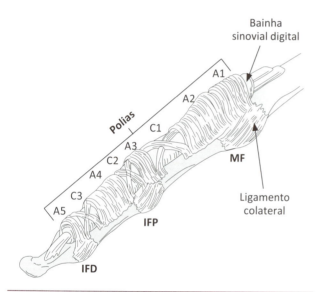
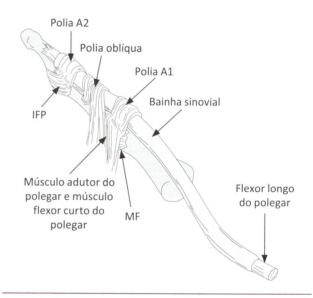

FIGURA 53.2 Polias anelares (A) e cruciformes (C).

FIGURA 53.3 Polias anelares e polia oblíqua do polegar.

te. Já as polias cruciformes estão localizadas próximo às articulações interfalângicas, e sua configuração permite que elas escolham durante a flexão dessas articulações, permitindo a acomodação da bainha flexora. No polegar, encontramos duas polias anelares nas articulações metacarpofalângicas e na interfalângica, e uma polia oblíqua (Figura 53.3).

Embora todas as polias devam ser preservadas tanto quanto possível, as polias A2 e A4 são as que mais proporcionam economia e potência, não em razão de seu posicionamento, mas de suas maiores dimensões e da menor elasticidade que apresenta em relação às demais.

A mão pode ser dividida, didaticamente, em diferentes zonas (Figura 53.4):

- **Zona I:** região distal à inserção do flexor superficial dos dedos, ocupada somente pelo tendão flexor profundo dos dedos.
- **Zona II:** região das polias onde estão presentes os dois tendões flexores dos dedos, o superficial e o profundo. O limite distal é a inserção do flexor superficial dos dedos e o limite proximal é a polia A1.
- **Zona III:** estende-se desde a polia A1, na altura da articulação metacarpofalângica, à extremidade distal do ligamento transverso do carpo.
- **Zona IV:** compreende a zona do túnel do carpo.
- **Zona V:** proximal ao túnel do carpo.

Lesões Tendíneas nas Crianças

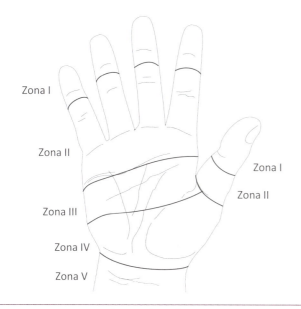

FIGURA 53.4 Zonas dos tendões flexores.

Diagnóstico

O exame físico começa com a observação da postura da mão em repouso, em que os dedos devem apresentar flexão progressiva de radial para ulnar. Quando há quebra da harmonia da postura dos dedos, suspeita-se de lesão tendínea (Figura 53.5). Se a criança permitir, movimentamos seu punho delicadamente, de forma passiva, e, por meio do efeito tenodese, os dedos serão flexionados quando estendermos o punho, e serão estendidos quando flexionarmos o punho. Qualquer perda dessa harmonia leva-nos a suspeitar de lesão de tendão. Outra maneira de testarmos a integridade do tendão flexor é comprimindo descontinuamente as estruturas do antebraço, gerando flexão passiva dos dedos.

A radiografia pode ser útil para pesquisar corpo estranho ou fratura associada, dependendo do mecanismo da lesão. A ultrassonografia é limitada no diagnóstico da lesão tendínea, pois necessita de bastante colaboração da criança. A ressonância magnética é cara e requer anestesia geral para crianças menores.

Em razão da proximidade dos nervos e dos vasos, sempre devemos suspeitar de lesão associada das estruturas neurovasculares (Figura 53.6).[2] O sangramento arterial na face volar do dedo pressupõe que haja lesão do nervo digital em razão relação anatômica do nervo mais volar que a artéria. É muito difícil que a criança pequena responda corretamente se sente o toque do objeto em seu dedo. A alteração do trofismo da pele, com a diminuição da transpiração e consequente ressecamento da pele, é sinal de lesão do nervo sensitivo. Quando já ocorreu a cicatrização da pele, podemos utilizar do teste do enrugamento (teste da imersão), que, na presença de lesão, a pele não se enrugará simetricamente após imersão em água morna por alguns minutos. O diagnóstico de lesão tendínea (ou nervosa) em crianças

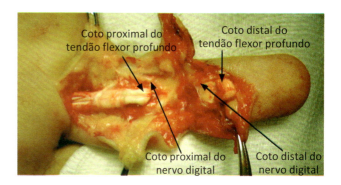

FIGURA 53.6 Fotografia intraoperatória evidenciando lesão do tendão flexor profundo e do nervo digital.

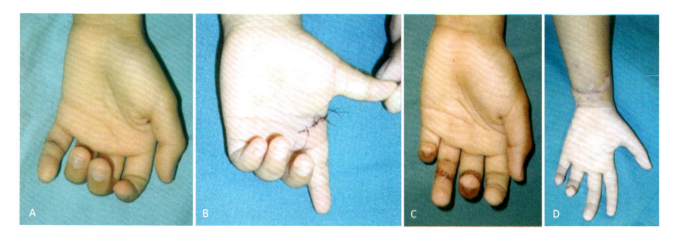

FIGURA 53.5 Atitudes sugestivas de lesão tendínea. (A) lesão do tendão do músculo flexor profundo do dedo mínimo. (B) lesão dos tendões dos músculos flexores profundo e flexor superficial do dedo indicador. (C) lesão do tendão do músculo flexor profundo do dedo anelar; (D) lesão dos tendões dos músculo flexor profundo dos dedos indicador e médio e músculo flexor superficial dos dedos indicador, médio, anelar e mínimo.

chorosas ou amedrontadas é sempre difícil e recomenda-se a exploração cirúrgica sob anestesia geral e campo exangue sempre que suspeitarmos de lesão dessas nobres estruturas para as mãos.

Tratamento

Está recomendado que toda lesão tendínea seja explorada e reparada, independentemente da idade. As lesões tendíneas ocorrem mais comumente em associação com outras feridas e, em tais situações, a incisão cirúrgica é ditada pela natureza do ferimento. Entretanto, devemos seguir alguns princípios, como evitar cruzar as pregas de flexão em ângulo reto (para prevenir a contratura em flexão causada pela cicatriz) e proteger os feixes neurovasculares subjacentes. Cada zona tem sua característica. As incisões de Brunner (zigue-zague) ou reta mediolateral permitem boa exposição do tendão flexor nas zonas I ou II, e estas podem, também, ser combinadas, conforme necessário. Na palma da mão (zona III), podem ser utilizadas incisões ao longo das pregas ou perpendicular a elas. De qualquer maneira, é importante evitar retalhos cutâneos estreitos, porque a ponta pode sofrer em decorrência da isquemia. As lesões do tendão flexor na palma da mão, punho ou antebraço tendem a ser de abordagem mais simples, em parte por causa da ausência das polias. Na zona III, o músculo lumbrical, que se origina no FDP, pode estar intacto, evitando a retração do coto do tendão profundo. Na zona IV, a abertura do túnel do carpo geralmente expõe as extremidades do tendão, embora tentemos manter alguma parte do ligamento transverso do carpo intacta, quando possível, para evitar corda de arco. Na zona V, as lesões ocorrem perto do ventre muscular e não ocorre retração significativa, porém as lesões nesse nível muitas vezes envolvem múltiplas estruturas. Particularmente, quando acometem o ventre muscular, dificultam muito a reparação cirúrgica, devido a consistência do músculo.

Outro fator que dita o planejamento da incisão é o local da lesão ao longo do curso dos tendões. Se o dedo estiver em flexão no momento da lesão, o coto distal do tendão está, provavelmente, mais distal, e exige maior dissecção distal para a visualização e a reparação tendínea (Figura 53.7).[1] Quando está em extensão, a lesão tende a ser mais proximal. Após a identificação e a proteção dos feixes neurovasculares, toda a superfície volar da bainha flexora deve ser exposta. A visualização do coto distal é mais fácil que a do proximal, já que a retração é menor, pois o músculo está conectado ao coto proximal. Como dito anteriormente, na zona II, por causa da origem dos músculos lumbricais, a retração do flexor profundo é menor. Já na zona III, a retração tende a ser maior. Nas lesões tendíneas nos dedos, a flexão das articulações proximais e a manobra de "ordenha" da musculatura do antebraço, de proximal para distal, podem ser úteis. A seguir, com o auxílio de pinça curva delicada, pegamos, sem danificar, os cotos tendíneos e os passamos através das polias até a zona da lesão. Não aconselhamos múltiplas tentativas "às cegas" em razão da grande probabilidade de lesão iatrogênica. Quando necessário, ampliamos a incisão ou realizamos outras incisões transversais mais proximais. Eventualmente, necessitamos de sondas plásticas finas para auxiliar a passagem dos tendões no interior das bainhas.

Nas manobras de identificação e aproximação dos cotos, assim como na sutura, é necessário abrir a bainha tendínea e, eventualmente, algumas polias. Quando isso for inevitável, deve-se realizar abertura oblíquas ou em "L", de modo a permitir o fechamento das polias. Novamente, orienta-se evitar abrir as polias essenciais (A2 e A4).

Sutura tendínea

A técnica de sutura em crianças é a mesma que em adultos, com muitas exceções. Na lesão na zona I, o coto do

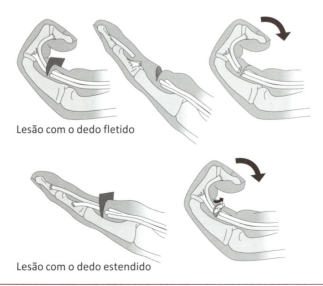

FIGURA 53.7 Esquema da lesão tendínea com o dedo flexionado e com o dedo estendido.

tendão, quando presente, pode ser suturado, utilizando-se a técnica tendão-tendão. Se não houver coto distal, o tendão do flexor profundo pode ser suturado diretamente ao osso por meio de suturas não absorvíveis pelo método *pull-out*. Nos dedos menores, de crianças pequenas, são necessários fios de sutura menores, como o 6-0, em criança de 2 anos de idade. Por causa da dificuldade na reabilitação precoce, optamos pelo ponto de Kessler, modificado por Mason & Allen, acrescida de sutura epitendínea (Figura 53.8).

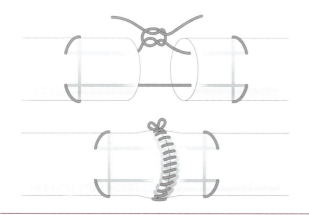

FIGURA 53.8 Sutura de Kessler, modificada por Mason & Allen, complementada pela sutura epitendínea.

Além disso, são recomendados fios absorvíveis para o fechamento da pele para evitar sobrecarga na sutura tendínea, pois a criança puxará a mão para evitar a retirada ou, outra anestesia para a remoção dos pontos.

REABILITAÇÃO

Nos adultos, o princípio de reabilitação do tendão flexor é a movimentação precoce protegida e assistida. Tal protocolo requer que a criança compreenda e colabore com a terapia, portanto, somente é indicado em crianças maiores e mais amadurecidas.[9] Já em pacientes menores, é recomendada a imobilização gessada, incluindo o cotovelo, punho em 30° de flexão, metacarpofalângica em 60° a 70° de flexão e interfalângicas estendidas.[15] O uso de talas removíveis é imprevisível e, portanto, contraindicado. A exceção a essa regra é a lesão na zona IV, em que foi necessária a abertura do ligamento transverso do carpo, e o punho é mantido em posição neutra para evitar a formação de corda de arco. O membro permanece imobilizado por três a quatro semanas após a sutura. Em crianças com menos de 3 anos de idade, nenhuma outra imobilização é necessária após esse período, a não ser que haja lesão neurovascular concomitante, em que deixamos órtese dorsal de bloqueio, permitindo a flexão ativa por mais duas semanas. Em crianças com mais de 3 anos, indicamos órtese durante o dia por mais duas a três semanas com a finalidade de prevenir extensão forçada dos dedos ou do punho acidentalmente. Após a imobilização, inicia-se a terapia da mão, onde é encorajada a flexão e a extensão ativa e passiva.[15]

COMPLICAÇÕES E PROGNÓSTICO

Infelizmente, aproximadamente um quarto dos pacientes pediátricos com lesão tendínea não é diagnosticado na fase aguda.[15] A consequência disso é a retração irreversível da musculatura, a retração da bainha tendínea e a diminuição do crescimento do dedo.[10] Os melhores resultados são alcançados quando operados na fase aguda, isto é, em até quatro semanas após a lesão. Na impossibilidade de realizar a sutura primária, é indicado o enxerto,[18] desde que haja três condições: túnel regular, polias A2 e A4 intactas e unidade musculotendínea com pelo menos 3 cm de excursão. O enxerto pode ser retirado do músculo flexor superficial do dedo lesado, músculo palmar longo, músculo plantar e músculo extensor longo dos artelhos.

Após a sutura tendínea, duas complicações são frequentes: ruptura e aderência.

A ruptura é de difícil avaliação em razão da imobilização do membro. Se for diagnosticada precocemente, deve-se reexplorar a lesão. Se não conseguirmos definir quando ocorreu a ruptura, quando a ferida está inflamada ou quando a criança e/ou a família não são colaborativos, julgamos a reconstrução tardia prudente. Nessa situação, é importante manter boa mobilidade passiva até o momento da intervenção.

Para que ocorra a movimentação ativa, é necessário que o deslizamento tendíneo decorra sem dificuldade. A aderência tendínea ocorre mais frequentemente quando o protocolo de movimentação precoce não é aplicado, o que acontece nas crianças. Quando as articulações estão móveis e mesmo assim não ocorre a movimentação ativa, é indicada a tenólise. Entretanto, o paciente necessita cumprir programa pós-operatório específico, e para isso a criança precisa ter algum grau de maturidade.

Da mesma forma que assim como o diagnóstico, os resultados são mais difíceis de avaliar nas crianças. Mas, apesar de tudo que foi exposto acima, é possível obter bons resultados em crianças quando diagnosticada a lesão na fase aguda e tratada corretamente.[6]

TENDÕES EXTENSORES

Usualmente, o entendimento da anatomia é essencial para o tratamento das lesões da mão. Com os tendões extensores, não é diferente.[7,16]

A origem dos extensores ocorre na região lateral do cotovelo, na ulna, no rádio e na membrana interóssea.

Os tendões extensores do punho e dos dedos surgem de seus ventres musculares cerca de 4 cm proximais à articulação do punho, com exceção do extensor longo do polegar, que pode ter fibras musculares até a região do retináculo extensor.

Pode-se dividir os tendões extensores em compartimentos, de acordo com sua organização sob o retináculo extensor no punho (Figura 53.9).

- **1º compartimento:** abdutor longo do polegar e extensor curto do polegar.

Série Ortopedia e Traumatologia – Fundamentos e Prática

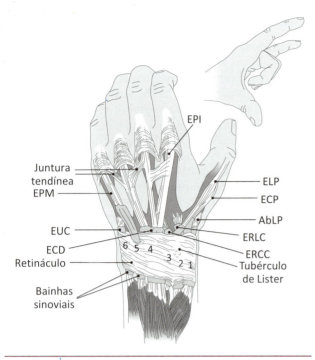

FIGURA 53.9 Compartimentos dos tendões extensores.

- **2º compartimento:** extensor radial longo do carpo e extensor radial curto do carpo.
- **3º compartimento:** extensor longo do polegar.
- **4º compartimento:** extensor próprio do indicador e extensor comum dos dedos.
- **5º compartimento:** extensor próprio do dedo mínimo.
- **6º compartimento:** extensor ulnar do carpo.

Lembre-se que há grande variação do número e na posição dos tendões extensores, como duplicação do extensor curto do polegar no primeiro túnel extensor.

Na região do dorso da mão, o extensor comum dos dedos é interligado por junturas intertendíneas, em formato de 'Y' do extensor do dedo anelar para o do dedo médio e mínimo e em formato de 'r' entre o do médio e do indicador.

Na região das metacarpofalângicas, os extensores participam do capuz extensor, que recebe a fibras da musculatura intrínseca interóssea que realiza adução e abdução dos dedos.

Ao avançar pela falange proximal, há divisão em três cintas: a tira central, que se insere na base da falange média, e duas bandeletas laterais, que, após serem unidas pelo ligamento triangular, juntam-se no terço distal da falange média, formando a tira terminal, que se insere no dorso da base da falange distal.

Os músculos lumbricais se inserem na região dorsal da articulação interfalângica proximal e ajudam em sua extensão.

O ligamento retinacular, descrito por Landsmeer e Weitbrecht, possui duas porções: a longitudinal (ligamento retinacular oblíquo espiral), que se origina na falange proximal e se insere na tira terminal; e a transversa (ligamento retinacular transverso), que se origina nas polias dos tendões flexores e se insere nas bandeletas laterais (Figura 53.10).

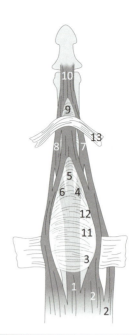

FIGURA 53.10 Ligamento retinacular e suas duas porções.

Em razão das particularidades do tratamento e da reabilitação da lesão dos extensores em diferentes áreas, criou-se uma classificação de zonas de lesão, de distal para proximal, com início na interfalângica distal (IFD) (zona I), mantendo os números ímpares sobre as articulações e pares entre elas, até a zona VIII, sobre o antebraço. A zona IX representa o local da musculatura, nos terços médio e proximal do antebraço (Figura 53.11).[11]

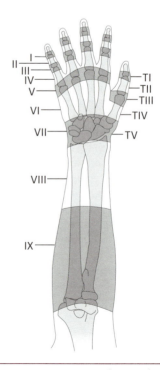

FIGURA 53.11 Zonas extensoras do membro superior.

Diagnóstico

O diagnóstico depende da região da lesão.

Nas zonas I e II, a lesão leva apenas, à perda da extensão da IFD. Na zona I, as lesões fechadas são mais comuns do que as abertas e são chamadas dedo em martelo. Podem incluir fragmento ósseo, geralmente envolvendo a placa epifisária.

A fratura de Seymour, envolvendo a fise da falange distal, pode ser confundida com dedo em martelo. Deve-se lembrar que essa lesão é sempre de tratamento cirúrgico.

Nas zonas III e IV, pode haver perda da extensão de ambas as articulações interfalângicas ou apenas da proximal ou da distal, dependendo se há lesão da tira central, das bandeletas laterais ou de ambas.

Na zona V, deve-se estar atento a lesões concomitantes do capuz extensor e da cápsula articular, que podem acontecer em níveis ou alturas diferentes, dependendo da flexão do dedo.

Na zonas VI e VII, XIII e XI, mesmo com lesão tendínea completa, pode-se observar extensão ativa dos dedos, contudo, não contrarresistência, por causa da presença das junturas intertendíneas.

Lembra-se sempre que a avaliação da mobilidade passiva ou ativa no paciente pediátrico pode ser problemática. Na dúvida, pode-se reexaminar a criança após alguns dias e, se a suspeita persistir, deve-se proceder à exploração cirúrgica.

Tratamento

O tratamento dependerá da zona onde ocorreu a lesão, dadas as particularidades de cada zona e a espessura do tendão. Diferentemente da região volar, o reparo dos extensores a cicatrização da pele não apresenta risco tão grande de retração. Contudo, a exposição estética é maior nessa região. Blue, Strauch, Evans Burk

Na zona I, as lesões agudas devem ser tratadas com imobilização da IFD em extensão por seis semanas e mais duas a seis semanas de imobilização noturna.

As indicações de cirurgia incluem: lesões abertas, grande fragmento ósseo dorsal com subluxação volar da falange distal. A perda de extensão com mais de 30° de flexão indica lesão do ligamento retinacular oblíquo, podendo ser uma indicação de tratamento cirúrgico.

Em caso de não haver fragmento ósseo, pode-se apenas fixar a IFD em extensão com fio de Kirschner, apesar de não ser o tratamento ideal, pelo risco de lesão da placa epifisária.

Na presença de fragmento ósseo, pode-se utilizar a técnica de Ishiguro: redução com flexão de 30° da falange distal, 1 fio de Kirschner dorsal, 45° com o eixo longo do dedo, fixado na região distal da falange média. Com extensão da falange distal ocorre redução da fratura, fixada com 1 fio de Kirschner transarticular (Figura 53.12). Pode-se ainda realizar redução aberta do fragmento e fixação com placa gancho (Figura 53.13).

Albertoni criou classificação para as lesões do mecanismo extensor na IFD (Figura 53.14).

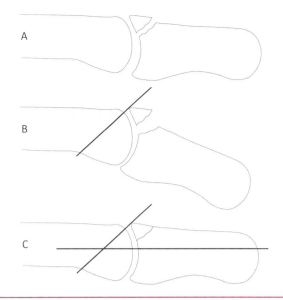

FIGURA 53.12 Técnica de Ishiguro para tratamento do dedo em martelo.

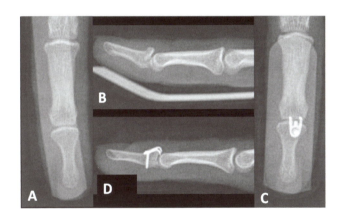

FIGURA 53.13 Técnica de fixação com placa gancho.

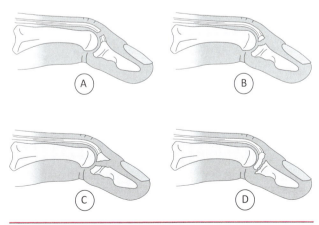

FIGURA 53.14 Classificação de Albertoni para dedo em martelo.

- A1: lesão tendínea, sem fragmento ósseo, com flexão da falange distal < 30°.
- A2: lesão tendínea, sem fragmento ósseo, com flexão da falange distal > 30°.
- B1: lesão com avulsão óssea e flexão da falange distal < 30°.
- B2: lesão com avulsão óssea e flexão da falange distal > 30°.
- C1: lesão com fratura da base da falange distal (fragmento grande), IFD estável.
- C2: lesão com fratura da base da falange distal (fragmento grande), IFD instável.
- D1: descolamento epifisário da base da falange distal.
- D2: fratura-descolamento epifisário da fa lange distal.

O tipo D1 pode ser tratado com redução incruenta e tala em extensão por quatro semanas; o tipo D2 deve ser tratado com redução e fixação com fio metálico.

Nas lesões crônicas, o tratamento depende da mobilidade passiva da IFD e da presença de artrose dessa articulação. Com mobilidade passiva normal, realiza-se procedimento de Brooks-Graner, dermotenodese e fixação transarticular com fio de Kirschner, que deve ser mantido por seis semanas.

O procedimento de Brooks-Graner pode corrigir o dedo em pescoço de cisne, a complicação da deformidade em martelo ou pode ser necessária a reconstrução do ligamento retinacular oblíquo.

Em caso de artrose, deve-se realizar artrodese dessa articulação, que deve ser evitada na criança, a fim de se evitar o encurtamento do dedo.

Na zona II (sobre a falange média) o tratamento preconizado é o cirúrgico, com pontos simples, chuleio ou de SilversKiöld.

Na zona III, as lesões agudas causam perda da extensão da interfalângica proximal (IFP). Quando há luxação volar das bandeletas laterais, faz-se a deformidade em botoeira.

Lesões fechadas devem ser tratadas com imobilização por seis semanas e mais seis semanas de ortetização noturna (Figura 53.15).

Lesões abertas e com fragmento ósseo devem ser submetidas à tratamento cirúrgico.

A lesões em botoeira crônica devem ser estadiadas por Burton e Melchior:[4]

1. deformidade flexível, passivamente corrigível;
2. contratura fixa: bandeletas laterais;
3. fixa: fibrose articular, contratura de ligamentos colaterais e da placa volar.

No estágio I, usa-se órtese em extensão da IFP e se deixa a IFD livre para mobilidade (Figura 53.15).

No estágio II, deve-se recuperar a extensão passiva e a ativa com órtese dinâmica e estática progressiva.

No estágio III, deve-se recuperar a extensão passiva com terapia, ortetização e cirurgia e se realizar procedimento cirúrgico de reconstrução para ganho de extensão da IFP.

Na zona IV extensora, as lesões parciais são mais comuns do que as completas. Déficit de extensão da IFP indica lesões completas.

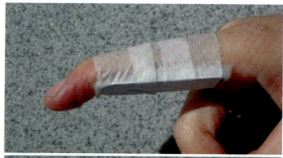
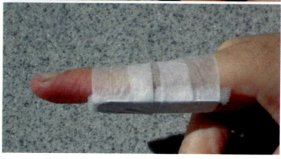

FIGURA 53.15 Órtese em extensão da IFP para tratamento do dedo em botoeira estagio I.

O reparo cirúrgico deve ser realizado com pontos de Kessler modificado e sutura epitendínea.

Na zona V, é imperativo que se observem lesões concomitantes do capuz extensor e da cápsula articular. O reparo do tendão pode ser feito com pontos de Kessler modificados ou em U e sutura epitendínea.

Na zona VI, geralmente, há pouco encurtamento do coto proximal. As suturas utilizadas, geralmente, são pontos de Kessler modicados com sutura epitendínea.

Na zona VII, o retináculo extensor funciona como um túnel osteofibroso, que deve ser reconstruído, pelo menos, parcialmente. Os tendões têm espessura e forma parecida com a dos flexores e o reparo tendíneo será realizado como o dos seus antagonistas.

Lesões crônicas nas zonas VII, VIII e XI são tratadas com transferências e solidarizações.

O extensor longo do polegar deve receber especial atenção, uma vez que a tendência à retração demanda maior brevidade no reparo. Em caso de lesão crônica, o tendão mais utilizado para transferência é o extensor próprio do indicador, que causa pouco prejuízo ao dedo doador e mantém a independência do polegar.

Reabilitação

No pós-operatório, é preconizada tala volar, com 45° de extensão do punho, flexão das metacarpofalângicas e posicionamento das interfalângicas de acordo com a tensão da sutura. Extensão passiva assistida será permitida desde o

Lesões Tendíneas nas Crianças

terceiro dia do pós-operatório. Extensão ativa e retirada da tala ocorrem com quatro semanas.

Pode-se utilizar o protocolo de Evans e Burkhalter, que se assemelha com o de Kleinert para flexores. Uma órtese dorsal do antebraço e punho com elástico volar no dedo lesado é colocada. Pode-se realizar flexão limitada em 30° da metacarpofalângica e ocorre extensão passiva pelo elástico. Esse protocolo deve ser utilizado em crianças maiores, cooperativas e adolescentes.[8]

Retira-se a órtese com quatro semanas. Inicia-se flexão ativa e extensão ativa contrarresistência na sétima semana.

RESULTADOS

Miller criou critérios para avaliar o resultado de reparo dos tendões extensores:[12]

Resultado	Déficit de extensão	Déficit de flexão
Excelente	0	0
Bom	$\leq 10°$	$\leq 20°$
Regular	11-45°	21-45°
Ruim	$\geq 45°$	$\geq 45°$

Os reparos realizados nas zonas de I a IV tendem a ter piores resultados que os das zonas mais proximais. Lesões isoladas do tendão e de dedo único também tendem a ter melhores resultados que de múltiplos dedos e com fraturas e lesão nervosa associadas.[13]

COMPLICAÇÕES

Assim como no reparo dos flexores, a aderência é a principal complicação no reparo dos extensores. Pode causar déficit de extensão, entretanto, mais comumente, causa perda de flexão. Se necessária, a tenólise deve ser realizada após cerca de seis meses do reparo e, preferencialmente, não deve estar associada à necessidade de capsulotomia ou liberação ligamentar.[13]

CONSIDERAÇÕES FINAIS

A lesão de tendão nas crianças é, definitivamente, diferente da que ocorre nos adultos, principalmente quanto ao diagnóstico e à reabilitação pós-operatória. A natureza da lesão é fator determinante do resultado e está fora do controle do cirurgião. Porém, cada etapa seguinte é influenciada por ele, de modo que o conhecimento profundo da anatomia, da fisiologia e das técnicas cirúrgicas permite o melhor tratamento possível em qualquer conjunto de circunstâncias.

REFERÊNCIAS BIBLIOGRÁFICAS

1. Allan CH. Flexor Tendons: Anatomy and Surgical Approaches. Hand Clin. 2005;21(2):151-7.
2. Armstrong MB, Adeogun O. Tendon injuries in the pediatric hand. J Craniofac Surg. 2009;20(4):1005-10.
3. Blue AI, Spira M, Hardy SB. Repair of extensor tendon injuries of the hand. Am J Surg. 1976;132:128-32.
4. Burton RI. Extensor tendons—late reconstruction. In: Green DP. Operative Hand Surgery. New York: Churchill Livingstone, 1988. p.2073-116.
5. Doyle JR. Dynamics of the flexor tendon pulley system. Tendon and nerve surgery in the hand. New York: Mosby, 1977. p.254-62.
6. Elhassan B, Moran SL, Bravo C, et al. Factors that influence the outcome of zone I and zone II flexor tendon repairs in children. J Hand Surg Am. 2006;31(10):1661-6.
7. Evans RB, Burkhalter WE. A study of the dynamic anatomy of extensor tendons and implications for treatment. J Hand Surg [Am]. 1986;11:774-9.
8. Evans RB. Therapeutic management of extensor tendon injuries. Hand Clin. 1986;2:157-69.
9. Havenhill TG, Birnie R. Pediatric flexor tendon injuries. Hand Clin. 2005;21(2):253-6.
10. Havenhill TG, Birnie R. Pediatric flexor tendon injuries. Hand Clin. 2005;21(2):253-6.
11. Kleinert HE, Verdan C. Report of the Committee on Tendon Injuries (International Federation of Societies for Surgery of the Hand). J Hand Surg [Am]. 1983;8:794-8.
12. Miller H. Repair of severed tendons of the hand and wrist. Surg Gynecol Obstet. 1942;75:693-8.
13. Newport ML, Blair WF, Steyers Jr CM. Long-term results of extensor tendon repair. J Hand Surg [Am]. 1990;15:961-6.
14. Osterman AL, Bozentka DJ. Flexor tendon injuries in children. Oper Tech Orthop. 1993;3:283.
15. Pitts DG, Murray PM, O'brien SP. Rehabilitation for secondary flexor tendon reconstruction in children. Tech Hand Up Extrem Surg. 1999;3(4):286-97.
16. Strauch RJ. Extensor Tendons Injury. In: Green D. Operative Hand Surgery. 6.ed. New York: Churchill Livingstone, 2010. p.159-88.
17. Valencia J, Leyva F, Gomez-Bajo GJ. Pediatric hand trauma. Clin Orthop Relat Res. 2005;432:77-86.
18. Yamazaki H, Kato H, Uchiyama S, et al. Long term results of early active extension and passive flexion mobilization following one-stage tendon grafting for neglected injuries of the flexor digitorum profundus in children. J Hand Surg Eur. 2011;36(4):303-7.

CAPÍTULO 53

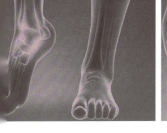
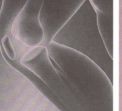

Esporte em Crianças e Adolescentes – Avaliação Clínica

Liane Hulle Catani

INTRODUÇÃO

O esporte proporciona a seus praticantes bem-estar, ensina disciplina, trabalho em equipe, liderança e cooperação, assim como a habilidade de compartilhar, controlar o estresse e competir. Seus praticantes tem a capacidade de influir positivamente no desenvolvimento moral e social sempre que pais e treinadores oferecerem ânimo, crítica construtiva e instrução ética.

A participação esportiva também encoraja o hábito da atividade física, fundamental diante do aumento alarmante de sedentarismo, sobrepeso e obesidade já na infância.[1]

Do ponto de vista de saúde pública, as crianças e adolescentes aparentemente saudáveis podem participar de atividades de baixa e moderada intensidade, lúdicas e de lazer, sem a obrigação de uma avaliação pré-participação formal; embora, atualmente, mesmo nas escolas, temos observado uma maior preocupação em exigir a liberação médica para a prática de atividades físicas. Entretanto, quando o objetivo for a participação competitiva ou as atividades de alta intensidade, a avaliação médico-funcional ampla deve ser obtida por meio de avaliação clínica completa.[2]

Quando realizamos a avaliação clínica de uma criança ou um adolescente para início de atividade esportiva, ou ainda que já estejam engajados em competições, é fundamental analisar as características específicas do esporte em questão. Com essa finalidade, utilizamos a classificação dos esportes com base nas intensidades de componentes estáticos e dinâmicos (Figura 54.1) e também a probabilidade de contato e colisão. Essas classificações devem ser utilizadas pelo médico quando avalia as características de força, a capacidade cardiopulmonar, a massa corporal e os achados ao exame físico, permitindo melhor orientação quanto à liberação para determinada atividade.[3]

A seguir, está a classificação dos esportes quanto ao contato e risco de colisão:

- **Alto risco de contato e colisão:** basquetebol, boxe, futebol, rúgbi, handebol, lutas, artes marciais, pólo aquático e ciclismo.
- **Contato limitado:** canoagem, ginástica, esgrima, handebol, voleibol, arco e flecha.
- **Sem contato:** corrida, vela, natação, tênis, dardo, disco e tiro esportivo.

OBJETIVOS E CARACTERÍSTICAS DA AVALIAÇÃO PRÉ-PARTICIPAÇÃO[1,4]

Os objetivos da avaliação clínica pré-participação (APP) são maximizar a participação segura de crianças e adolescentes, identicar problemas médicos que coloquem em risco a vida durante a participação esportiva, identificar condições que necessitem de tratamento antes ou durante a participação, identificar e reabilitar lesões musculoesqueléticas, identificar e tratar condições que interfiram no desempenho esportivo, impedir restrições desnecessárias e permitir a orientação quanto aos esportes apropriados conforme o resultado de sua avaliação.

Como objetivos secundários, a avaliação permite ainda avaliar aspectos de saúde geral, conselhos sobre hábitos e estilo de vida saudáveis e o impacto da atividade em seu cotidiano.

Além disso, o contato do médico com os pais permite orientá-los quanto aos cuidados gerais de alimentação, sono, hidratação e questões de segurança na prática esportiva.

A APP inclui dados antropométricos, o esporte praticado (detalhando a idade do início da prática e rotina de treinamento), questionário do histórico médico e exame físico completo com a avaliação da maturidade sexual. Após essa etapa, serão feitas orientações e liberação (ou não) para a prática esportiva.

A avaliação clínica pode ser realizada de diferentes maneiras: em sala fechada, na qual os atletas permanecem em fila e são avaliados individualmente, em sistema de estações, dividindo as tarefas, os sistemas com a avaliação de diferentes profissionais e o atendimento individual, que apresenta maior benefício quanto à privacidade e ao estreitamento da relação médico-paciente.

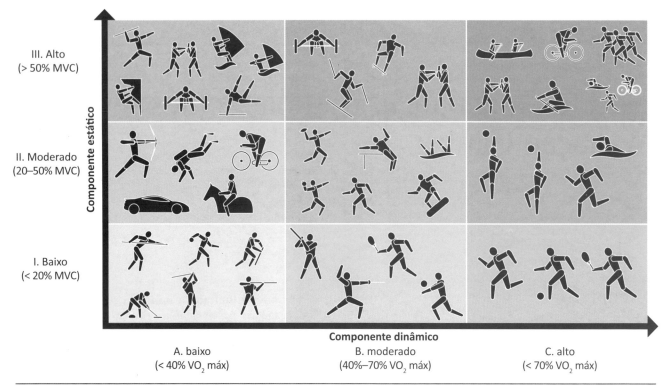

FIGURA 54.1 Classificação dos esportes quanto à intensidade de seus componentes (estático e dinâmico).
%VO_2 máx: percentual do consumo máximo de oxigênio;
% MVC: percentual da contração voluntária máxima;
Fonte: Modificado de Task Force 8: Classification of sports; Mitchell J H, Haskell W, Snell P, Van Camp S P; 2005, JACC 45(8) 1364-7.

Deve ser realizada anualmente e com antecedência suficiente para que crianças e adolescentes envolvidos em competição possam ser cuidadosamente avaliados e tratados, portanto, cerca de quatro a seis semanas antes do início dos treinamentos.

A APP não substitui as consultas de rotina ao pediatra ou hebiatra, nas quais aspectos preventivos são englobados. E, o contrário também é verdadeiro, a não ser que incluam aspectos específicos dos esportes.

HISTÓRICO MÉDICO (ANAMNESE)[1,5,6]

Um histórico detalhado identifica a maioria dos problemas dos jovens atletas. A principal característica para a avaliação dos diferentes sistemas está na utilização de questionário sistemático e dirigido a diagnosticar situações que causam problemas ou que poderiam levar à morte súbita durante a prática esportiva embora mesmo com uma avaliação cuidadosa, alguns casos fatais possam ocorrer.

A iniciar pelo questionário: é fundamental que o mesmo seja preenchido juntamente com os pais, para a obtenção de histórico detalhado (Tabela 54.1).

Os principais aspectos que devem constar na anamnese dirigida são doenças e lesões prévias, uso de drogas e medicamentos que possam interferir na prática esportiva, presença de alergias, causas potenciais de morte súbita decorrente de problemas cardiovasculares, alterações neurológicas, tolerância ao calor ou frio, sinais de asma induzida pelo esforço, alterações oftalmológicas, problemas musculoesqueléticos, transtornos alimentares, imunização e distúrbios menstruais.

Uma vez que, epidemiologicamente, as causas de eventos fatais não traumáticos relacionados aos esporte estão relacionados ao sistema cardiovascular, devem receber atenção especial os dados de história clínica pessoal e familiar que podem alertar para a presença de patologias cardiovasculares (Academia Americana de Cardiologia):

- queixa de dor ou desconforto torácico relacionados ao exercício;
- síncopes sem causa aparente;
- falta de ar ou fadiga exagerada ligadas à atividade física;
- história anterior de sopro cardíaco;
- histórico de hipertensão;
- morte súbita, inesperada e precoce (< 50 anos) em familiares;
- doença cardíaca incapacitante em parente direto (< 50 anos);
- história familiar de algumas doenças específicas, como cardiomiopatia hipertrófica, síndrome de Marfan, arritmias.

Esporte em Crianças e Adolescentes – Avaliação Clínica

Tabela 54.1 Questionário do histórico médico.

Avaliação médica pré-participação

Nome: _____

Sexo: F   M   Idade_____anos   Data de nascimento ___/___/___

Escolaridade _____

Esporte a ser praticado _____ Frequência _____

Duração/sessão _____

Assinale "sim" ou "não" para as perguntas abaíxo. Circule as que não entender:

           SIM   NÃO

1 Você teve alguma doença ou lesão após o último check-up ou avaliação física?

2 Você já foi hospitalizado?

3 Já fez cirurgia?

4 Você faz uso de medicações ou inalações regularmente?

5 Você já tomou remédio para ganhar, perder peso ou aumentar o desempenho?

6 Você é alérgico a alguma coisa? (P. ex., medicações, comida, picada de insetos?)

7 Você já teve vermelhão no corpo durante ou após exercício?

8 Você já desmaiou durante ou depois dos exercícios?

9 Você já ficou tonto antes ou depois dos exercícios?

10 Você já teve dor no peito antes ou após os exercícios?

11 Você fica cansado mais rápido do que seus amigos durante os exercícios?

12 Você já sentiu palpitação?

13 Você tem pressão alta?

14 Você tem colesterol aumentado?

15 Já te disseram que você tem sopro?

16 Algum familiar morreu de doenças cardíacas?

17 Algum familiar morreu de morte súbita antes dos 50 anos?

18 Algum familiar tem cardiomiopatia hipertrófica?

19 Você teve alguma doença viral grave no último mês? (mononucleose, miocardite)

20 Algum médico já proibiu ou restringiu sua participação em esportes por problemas cardíacos?

21 Você tem algum problema de pele? (prurido, vermelhidão, acne, micose, verruga ou bolhas)

22 Você já bateu a cabeça e desmaiou por isso?

23 Você já foi nocauteado, ficou inconsciente ou perdeu a memória?

24 Você já teve convulsão?

25 Você tem dores de cabeça fortes ou frequentes?

26 Você já teve formigamento ou dormência nos braços, mãos, pernas ou pés?

27 Você já teve fisgada, queimação ou sensação de aperto em algum nervo?

28 Você já passou mal por fazer exercício no calor?

29 Você tosse, chia ou tem problemas respiratórios durante as atividades?

30 Você tem asma?

31 Você tem alergias temporárias que necessitam de medicação?

32 Você usa algum equipamento ou proteção que normalmente não é usado para seu esporte? (joelheira, colete cervical, prótese dentária, aparelho auditivo)

(Continua)

CAPÍTULO 54

Série Ortopedia e Traumatologia – Fundamentos e Prática

Tabela 54.1 Questionário do histórico médico.	(*Continuação*)

33 Você já teve algum problema com seus olhos ou sua visão?

34 Você usa óculos ou lentes de contato?

35 Você já teve distensão, lesão muscular ou inchaço em algum lugar do corpo?

36 Você já quebrou algum osso ou teve uma luxação?

37 Você já teve problemas com dores ou inchaço em músculos, tendões, ossos ou articulações?

38 Em caso afirmativo, marque em que locais e explique abaixo

Cabeça	Cotovelo	Quadril	Pescoço	Antebraços	Coxas	Costas	Pulso	Peito
Mãos	Canela/ Panturrilha	Ombros	Dedos	Tornozelo	Braços	Joelhos	Pés

39 Você deseja perder ou ganhar peso?

40 Você tem o hábito de perder peso para atingir os objetivos do seu esporte?

41 Você se sente estressado?

42 Você tem casos na família de síndrome de Marfam?

Apenas para o sexo feminino:

43 Você já menstruou?

Caso afirmativo, desde quando? ___/___/___   Qual a data da última menstruação? ___/___/___

Qual o intervalo entre os ciclos? _____   Quantos ciclos você teve no último ano? _____

Qual o maior intervalo entre um ciclo e outro no último ano? _____

Detalhe as respostas afirmativas no espaço abaixo:

Adaptado de: Preparticipation Physical Evaluation. 3rd ed. Minneapolis, Minn.: McGraw-Hill/Physician and Sports medicine 2005;19-23:47-50.

Assim, as questões são colocadas com a finalidade de revelar se existem sinais das causas mais comuns de morte súbita ao exercício, de asma induzida pelo esforço, a possibilidade de alterações neurológicas que predispõem a acidentes e concussões. A questão sobre lesões anteriores merece destaque diante da necessidade recorrente de reabilitação, bem como uma avaliação especializada frente a eventuais fatores anatômicos e de desequilíbrios musculares que devem ser diagnosticados. As questões sobre processos inflamatórios agudos, principalmente febris, afastam temporariamente o paciente das atividades físicas. Em atletas do sexo feminino, dados sobre a menarca e a menstruação revelam a maturação sexual e apontam eventuais distúrbios, como amenorreia ou oligomenorreia, que devem ser investigados.

EXAME FÍSICO[4,6-8]

A avaliação clínica de crianças e adolescentes envolvidos em atividades esportivas segue a semiologia tradicional, porém com maior ênfase aos pontos eventualmente salientados no histórico. Ao longo dos anos, as avaliações devem dar especial atenção ao sistema cardiovascular e musculoesquelético, por suas alterações fisiológicas adaptativas ao esporte e ao maior risco de lesões.

ANTROPOMETRIA

Verificação do peso, da altura (tabelas NCHS) e cálculo do índice de massa corporal (IMC). As curvas de peso e de altura, bem como as de IMC podem ser encontradas na página eletrônica www.cdc.gov/growthcharts.

Índice de massa corporal (IMC) = peso (kg)/altura²(m²)

Crianças ou adolescentes extremamente magros ou obesos, devem ser investigados quanto à variação rápida de peso, hábitos alimentares e imagem corporal.

Um aspecto de especial importância é o achado de baixo peso em mulheres atletas com alterações menstruais, osteopenia e transtornos alimentares (tríade da mulher atleta) que necessitam de avaliação cuidadosa, incluindo o cálculo do percentual de gordura corporal e restrição da atividade física, dependendo da intensidade da desnutrição. O Colégio Americano de Medicina do Esporte recomenda que adolescentes com menos de 16 anos com percentuais de gordura abaixo de 7%, naqueles com mais de 16 anos com percentual de gordura abaixo de 5% e meninas com percentual de gordura menor que 12% devem receber avaliação médica antes da liberação para atividades físicas e competição.

OLHOS

Crianças ou adolescentes devem ser avaliados quanto à presença de anisocoria e eventual deficiência de acuidade visual.

PELE

Aqueles que apresentam doenças infecciosas e contagiosas na pele – impetigo, *tinea corporis*, escabiose, molusco contagioso e herpes – deverão ser tratados antes da liberação para a prática esportiva que envolva contato físico próximo ou compartilhamento de equipamentos, como ocorre na ginástica artística.

GÂNGLIOS

O achado de linfonodomegalia não é um critério de desqualificação, mas deve ser prontamente investigado por potencial relação com doenças infecciosas ou processos malignos de base.

APARELHO RESPIRATÓRIO

Tosse seca durante o exercício e chiados à ausculta pulmonar sugerem asma induzida pelo esforço. Sendo adequadamente tratada, não deverá interferir na prática esportiva.

ABDOME

Organomegalias são condições que devem ser bem investigadas antes de liberação. Da mesma forma, a presença de rim único deve ser bem avaliada com relação ao esporte a ser praticado e seu risco de contato e colisão.

GENITURINÁRIO

A presença de criptorquidia em crianças e adolescentes não desqualifica para a prática de esportes de contato e colisão, desde que seja utilizado proteção específica. Investigar a presença de hérnias.

MATURAÇÃO SEXUAL[4,9-12]

Do início da infância à maturação, o ser humano passa por vários estágios de desenvolvimento, que incluem a pré-puberdade, a puberdade, a pós-puberdade e a maturação. Para cada uma dessas etapas há uma fase correspondente de treinamento esportivo: iniciação (pré-puberdade), formação esportiva (puberdade), especialização (pós-puberdade) e alto desempenho (maturidade).

Embora cada etapa corresponda mais ou menos a determinada faixa etária, é importante entender que os programas de treinamento precisam ser elaborados segundo o estágio de maturação, e não a idade cronológica, porque as exigências e necessidades individuais variam bastante. Crianças de mesma idade cronológica podem diferir em vários anos quanto a sua maturação biológica. Além disso, embora a criança com maturação precoce possa mostrar melhoras acentuadas a princípio, quase sempre aquela com maturação tardia será melhor atleta em longo prazo.

Durante a fase de desenvolvimento puberal, segundo os critérios de Tanner[10] (Tabelas 54.2 e 54.3), uma classificação baseada no desenvolvimento mamário no sexo feminino e desenvolvimento genital no sexo masculino, além de pelos pubianos em ambos os sexos, o corpo do adolescente apresenta períodos de diminuição de tecido gorduroso e ganho de massa muscular. Reconhecer essas modificações relacionadas ao desenvolvimento puberal auxilia o médico na melhor orientação à prática esportiva e na prevenção de lesões. No sexo feminino, o momento do seu pico na velocidade de crescimento corresponde ao estágio M3 (critérios de Tanner – desenvolvimento mamário). Nesse período, também existe um menor ganho de massa gordurosa, facilitando a adequação do peso mediante a prática de exercícios físicos. Em meninos, o ganho de massa muscular corresponde ao pico de velocidade de crescimento (classificação G4 de Tanner – desenvolvimento genital), embora o ganho de força muscular só ocorra na etapa seguinte.

Assim, entre G4 e G5, o adolescente pode aparentar uma força muscular que na verdade ainda não tem, propiciando lesões por treinamento com cargas de peso inadequadas. Antes do estágio 5 de Tanner, o adolescente deve priorizar o número de repetições em exercícios com peso; depois disso, passará a um aumento de carga com a finalidade de aumento de força e massa muscular concomitante.

Cada adolescente tem seu crescimento de forma única. Não existe um padrão, por exemplo, relacionado à idade cronológica, para indicação da quantidade e da qualidade das atividades físicas. O melhor critério de avaliação é o estágio puberal, alcançado em diferentes idades, mas que permitirá uma orientação segura.

A avaliação da maturidade física também pode ser utilizada como preditor de lesão. Esse aspecto adquire especial importância quando avaliamos o tipo de esporte em que a crianças ou adolescentes estão ou desejam estar envolvidos. Esportes de contato praticados por crianças ou adolescentes imaturos fisicamente ou no estirão de crescimento os colocam em risco de lesão, como as de uso excessivo ou lesão epifisária.

Série Ortopedia e Traumatologia – Fundamentos e Prática

Tabela 54.2 Caracteres sexuais secundários (meninos).[10]		
Desenvolvimento genital	G1	Testículos, escroto e pênis de tamanho e proporções infantis.
	G2	Aumento de escroto e testículos. Pele escrotal torna-se avermelhada e muda de textura. Aumento do pênis ausente ou pequeno.
	G3	Aumento do pênis principalmente em comprimento. Continua o crescimento de testículos e escroto.
	G4	Aumento do pênis principalmente de diâmetro e desenvolvimento da glande. Continua o crescimento dos testículos e escroto. Maior pigmentação da pele escrotal.
	G5	Genitais adultos em forma e tamanho.
Desenvolvimento dos pelos pubianos	P1	Os pelos sobre o púbis não estão mais desenvolvidos que os da parede abdominal. Não há pelos pubianos.
	P2	Crescimento esparso de pelos longos, finos, lisos ou discretamente encaracolados na base do pênis.
	P3	Pelos tornam-se mais escuros, espessos e encaracolados, distribuindo-se na região pubiana.
	P4	Pelos são do tipo adulto, mas a área de distribuição é menor que no adulto. Não se estende até a superfície interna das coxas.
	P5	Pelos do tipo e quantidade igual ao adulto. Estende até a superfície interna das coxas.

Tabela 54.3 Caracteres sexuais secundários (meninas).[10]		
Desenvolvimento mamário	M1	Elevação somente do mamilo. Mamas infantis.
	M2	Broto mamário: forma-se pequena saliência pela elevação da mama retroareolar. Aumento discreto do diâmetro da aréola.
	M3	Maior aumento da mama e aréola sem separação dos seus contornos.
	M4	Projeção da aréola e mamilo, formando uma segunda saliência acima do nível da mama.
	M5	Mamas com aspecto adulto, com a projeção do mamilo em razão do retorno da aréola para o contorno geral da mama.
Desenvolvimento dos pelos pubianos	P1	Pelos sobre o púbis não estão mais desenvolvidos que os da parede abdominal. Pelos pubianos ausentes.
	P2	Crescimento esparso de pelos longos, finos, lisos ou discretamente encaracolados, principalmente ao longo dos grandes lábios.
	P3	Pelos tornam-se mais escuros, espessos e encaracolados, distribuindo-se na região pubiana.
	P4	Pelos são do tipo adulto, mas com área de distribuição menor que no adulto. Não se estende para a superfície interna das coxas.
	P5	Pelos adultos em tipo e quantidade. Extensão até a superfície interna das coxas.

AVALIAÇÃO CARDIOVASCULAR[5-7,13-17]

O exame cardiovascular em crianças e adolescentes envolvidos na prática esportiva tem como principal objetivo detectar anormalidades, por vezes silenciosas, que possam colocar em risco a vida desse paciente ou necessitar de tratamento ou de orientações para a prática segura, avaliar e analisar o impacto dos treinamentos intensivos e contínuos no aparelho cardiovascular e determinar a capacidade funcional do atleta.

Essa avaliação deve ser realizada em todas as crianças e em atletas anualmente antes da participação em práticas esportivas, uma vez que adaptações funcionais ocorrem ao longo dos anos e devem ser diferenciadas de alterações estruturais.

Esporte em Crianças e Adolescentes – Avaliação Clínica

O exame cardiovascular deve incluir, mas não ser limitado a:

- medida da pressão arterial e pulso em repouso;
- ausculta cardíaca cuidadosa em diferentes posições;
- palpação dos pulsos femorais e verificação de sua simetria em relação aos dos membros superiores;
- palpação do *ictus cordis* e análise de sua localização;
- reconhecimento de sinais físicos da síndrome de Marfan.

AVALIAÇÃO DA PRESSÃO ARTERIAL

A hipertensão arterial é a alteração cardiovascular mais comumente encontrada em atletas competitivos em diferentes idades. O diagnóstico de hipertensão se baseia na presença de níveis de pressão arterial persistentemente acima de certos limites, ao menos em duas ocasiões diferentes. Em crianças e adolescentes, hipertensão é definida quando a pressão sistólica ou diastólica encontra-se igual ou acima do percentil 95 por sexo, idade e altura.

Embora não estejam diretamente relacionadas a morte súbita durante a prática esportiva, a hipertensão pode estar relacionada a lesão de órgãos-alvo e ser o gatilho para o desencadeamento de arritmias que podem resultar em morte.

A avaliação adequada da pressão arterial requer atenção à técnica e à padronização dos procedimentos de medida. Deve-se aferir a pressão em quatro membros quando existe assimetria ou ausência de pulsos, importante no diagnóstico de coarctação de aorta. Na rotina, em pacientes já conhecidos e para melhor comparação entre as medidas, habitualmente a PA é aferida no membro superior direito. A aferição geralmente é feita na posição sentada, após repouso de cerca de cinco minutos. O braço deve estar apoiado e posicionado no nível do precórdio.

O manguito deverá ter uma largura que cubra cerca de cerca de 40% a 50% entre o olécrano e o acrômio e um comprimento entre 80% a 100% da circunferência do braço. Na prática, escolha o maior manguito, deixando livre pelo menos 2 cm acima da prega cubital e envolvendo o braço, sem superposição.

Fatores que interferem com a medida de pressão arterial:

- Escolha de manguito inadequado.
- Esfigmomanômetro descalibrado.
- Ambiente ruidoso.
- Falhas na técnica de medida.

As Tabelas 54.4 e 54.5 demonstram os valores de pressão arterial de acordo com a idade, o sexo e o percentil de estatura relacionados para os percentis 50, 90, 95 e 99, de acordo com as diretrizes publicadas em 2004.

Tabela 54.4 Níveis de PA para meninos por idade e percentil de estatura.

Idade (anos)	Percentil (PA)	PAS							PAD						
		Percentil de estatura							Percentil de estatura						
		5	10	25	50	75	90	95	5	10	25	50	75	90	95
1	50	80	81	83	85	87	88	89	34	35	36	37	38	39	39
	90	94	95	97	99	100	102	103	49	50	51	52	53	53	54
	95	98	99	101	103	104	106	106	54	54	55	56	57	58	58
	99	105	106	108	110	112	113	114	61	62	63	64	65	66	66
2	50	84	85	87	88	90	92	92	39	40	41	42	43	44	44
	90	97	99	100	102	104	105	106	54	55	56	57	58	58	59
	95	101	102	104	106	108	109	110	59	59	60	61	62	63	63
	99	109	110	111	113	115	117	117	66	67	68	69	70	71	71
3	50	86	87	89	91	93	94	95	44	44	45	46	47	48	48
	90	100	101	103	105	107	108	109	59	59	60	61	62	63	63
	95	104	105	107	109	110	112	113	63	63	64	65	66	67	67
	99	111	112	114	116	118	119	120	71	71	72	73	74	75	75
4	50	88	89	91	93	95	96	97	47	48	49	50	51	51	52
	90	102	103	105	107	109	110	111	62	63	64	65	66	66	67
	95	106	107	109	111	112	114	115	66	67	68	69	70	71	71
	99	113	114	116	118	120	121	122	74	75	76	77	78	78	79

(Continua)

CAPÍTULO 54

Série Ortopedia e Traumatologia – Fundamentos e Prática

Tabela 54.4 Níveis de PA para meninos por idade e percentil de estatura. *(Continuação)*

Idade (anos)	Percentil (PA)	PAS Percentil de estatura							PAD Percentil de estatura						
5	50	90	91	93	95	96	98	98	50	51	52	53	54	55	55
	90	104	105	106	108	110	111	112	65	66	67	68	69	69	70
	95	108	109	110	112	114	115	116	69	70	71	72	73	74	74
	99	115	116	118	120	121	123	123	77	78	79	80	81	81	82
6	50	91	92	94	96	98	99	100	53	53	54	55	56	57	57
	90	105	106	108	110	111	113	113	68	68	69	70	71	72	72
	95	109	110	112	114	115	117	117	72	72	73	74	75	76	76
	99	116	117	119	121	123	124	125	80	80	81	82	83	84	84
7	50	92	94	95	97	99	100	101	55	55	56	57	58	59	59
	90	106	107	109	111	113	114	115	70	70	71	72	73	74	74
	95	110	111	113	115	117	118	119	74	74	75	76	77	78	78
	99	117	118	120	122	124	125	126	82	82	83	84	85	86	86
8	50	94	95	97	99	100	102	102	56	57	58	59	60	60	61
	90	107	109	110	112	114	115	116	71	72	72	73	74	75	76
	95	111	112	114	116	118	119	120	75	76	77	78	79	79	80
	99	119	120	122	123	125	127	127	83	84	85	86	87	87	88
9	50	95	96	98	100	102	103	104	57	58	59	60	61	61	62
	90	97	98	100	102	103	105	106	72	73	74	75	76	76	77
	95	109	110	112	114	115	117	118	76	77	78	79	80	81	81
	99	113	114	116	118	119	121	121	84	85	86	87	88	88	89
10	50	97	98	100	102	103	105	106	58	59	60	61	61	62	63
	90	111	112	114	115	117	119	119	73	73	74	75	76	77	78
	95	115	116	117	119	121	122	123	77	78	79	80	81	81	82
	99	122	123	125	127	128	130	130	85	86	86	88	88	89	90
11	50	99	100	102	104	105	107	107	59	59	60	61	62	63	63
	90	113	114	115	117	119	120	121	74	74	75	76	77	78	78
	95	117	118	119	121	123	124	125	78	78	79	80	81	82	82
	99	124	125	127	129	130	132	132	86	86	87	88	89	90	90
12	50	101	102	104	106	108	109	110	59	60	61	62	63	63	64
	90	115	116	118	120	121	123	123	74	75	75	76	77	78	79
	95	119	120	122	123	125	127	127	78	79	80	81	82	82	83
	99	126	127	129	131	133	134	135	86	87	88	89	90	90	91
13	50	104	105	106	108	110	111	112	60	60	61	62	63	64	64
	90	117	118	120	122	124	125	126	75	75	76	77	78	79	79
	95	121	122	124	126	128	129	130	79	79	80	81	82	83	83
	99	128	130	131	133	135	136	137	87	87	88	89	90	91	91
14	50	106	107	109	111	113	114	115	60	61	62	63	64	65	65
	90	120	121	123	125	126	128	128	75	76	77	78	79	79	80
	95	124	125	127	128	130	132	132	80	80	81	82	83	84	84
	99	131	132	134	136	138	139	140	87	88	89	90	91	92	92

(Continua)

ORTOPEDIA E TRAUMATOLOGIA PEDIÁTRICAS

Esporte em Crianças e Adolescentes – Avaliação Clínica

Tabela 54.4 Níveis de PA para meninos por idade e percentil de estatura. *(Continuação)*

Idade (anos)	Percentil (PA)	PAS							PAD						
		Percentil de estatura							Percentil de estatura						
15	50	109	110	112	113	115	117	117	61	62	63	64	65	66	66
	90	122	124	125	127	129	130	131	76	77	78	79	80	80	81
	95	126	127	129	131	133	134	135	81	81	82	83	84	85	85
	99	134	135	136	138	140	142	142	88	89	90	91	92	93	93
16	50	111	112	114	116	118	119	120	63	63	64	65	66	67	67
	90	125	126	128	130	131	133	134	78	78	79	80	81	82	82
	95	129	130	132	134	135	137	137	82	83	83	84	85	86	87
	99	136	137	139	141	143	144	145	90	90	91	92	93	94	94
17	50	114	115	116	118	120	121	122	65	66	66	67	68	69	70
	90	127	128	130	132	134	135	136	80	80	81	82	83	84	84
	95	131	132	134	136	138	139	140	84	85	86	87	87	88	89
	99	139	140	141	143	145	146	147	92	93	93	94	95	96	97

PA: pressão arterial; PA: pressão arterial sistólica; PA: pressão arterial diastólica.

Fonte: The Fourth Report on The Diagnosis, Evaluation, and Treatment of High Blood Pressure in Children and Adolescents.

Tabela 54.5 Níveis de PA para meninas por idade e percentil de estatura

Idade (anos)	Percentil (PA)	PAS							PAD						
		Percentil de estatura							Percentil de estatura						
		5	10	25	50	75	90	95	5	10	25	50	75	90	95
1	50	83	84	85	86	88	89	90	38	39	39	40	41	41	42
	90	97	97	98	100	101	102	103	52	53	53	54	55	55	56
	95	100	101	102	104	105	106	107	56	57	57	58	59	59	60
	99	108	108	109	111	112	113	114	64	64	65	65	66	67	67
2	50	85	85	87	88	89	91	91	43	44	44	45	46	46	47
	90	98	99	100	101	103	104	105	57	58	58	59	60	61	61
	95	102	103	104	105	107	108	109	61	62	62	63	64	65	65
	99	109	110	111	112	114	115	116	69	69	70	70	71	72	72
3	50	86	87	88	89	91	92	93	47	48	48	49	50	50	51
	90	100	100	102	103	104	106	106	61	62	62	63	64	64	65
	95	104	104	105	107	108	109	110	65	66	66	67	68	68	69
	99	111	111	113	114	115	116	117	73	73	74	74	75	76	76
4	50	88	88	90	91	92	94	94	50	50	51	52	52	53	54
	90	101	102	103	104	106	107	108	64	64	65	66	67	67	68
	95	103	106	107	108	110	111	112	68	68	69	70	71	71	72
	99	112	113	114	115	117	118	119	76	76	76	77	78	79	79
5	50	89	90	91	93	94	95	96	52	53	53	54	55	55	56
	90	103	103	105	106	107	109	109	66	67	67	68	69	69	70
	95	107	107	108	110	111	112	113	70	71	71	72	73	73	74
	99	114	114	116	117	118	120	120	78	78	79	79	80	81	81

(Continua)

CAPÍTULO 54

583

Série Ortopedia e Traumatologia – Fundamentos e Prática

Tabela 54.5 Níveis de PA para meninas por idade e percentil de estatura																*(Continuação)*
Idade (anos)	Percentil (PA)	PAS							PAD							
		Percentil de estatura							Percentil de estatura							
6	50	91	92	93	94	96	97	98	54	54	55	56	56	57	58	
	90	104	105	106	108	109	110	111	68	68	69	70	70	71	72	
	95	108	109	110	111	113	114	115	72	72	73	74	74	75	76	
	99	115	116	117	119	120	121	122	80	80	80	81	82	83	83	
7	50	93	93	95	96	97	99	99	55	56	56	57	58	58	59	
	90	106	107	108	109	111	112	113	69	70	70	71	72	72	73	
	95	110	111	112	113	115	116	116	73	74	74	75	76	76	77	
	99	117	118	119	120	122	123	124	81	81	82	82	83	84	84	
8	50	95	95	96	98	99	100	101	57	57	57	58	59	60	60	
	90	108	109	110	111	113	114	114	71	71	71	72	73	74	74	
	95	112	112	114	115	116	118	118	75	75	75	76	77	78	78	
	99	119	120	121	122	123	125	125	82	82	83	83	84	85	86	
9	50	96	97	98	100	101	102	103	58	58	58	59	60	61	61	
	90	110	110	112	113	114	116	116	72	72	72	73	74	75	75	
	95	114	114	115	117	118	119	120	76	76	76	77	78	79	79	
	99	121	121	123	124	125	127	127	83	83	84	84	85	86	87	
10	50	98	99	100	102	103	104	105	59	59	59	60	61	62	62	
	90	112	112	114	115	116	118	118	73	73	73	74	75	76	76	
	95	116	116	117	119	120	121	122	77	77	77	78	79	80	80	
	99	123	123	125	126	127	129	129	84	84	85	86	86	87	88	
11	50	100	101	102	103	105	106	107	60	60	60	61	62	63	63	
	90	114	114	116	117	118	119	120	74	74	74	75	76	77	77	
	95	118	118	119	121	122	123	124	78	78	78	79	80	81	81	
	99	125	125	126	128	129	130	131	85	85	86	87	87	88	89	
12	50	102	103	104	105	107	108	109	61	61	61	62	63	64	64	
	90	116	116	117	119	120	121	122	75	75	75	76	77	78	78	
	95	119	120	121	123	124	125	126	79	79	79	80	81	82	82	
	99	127	127	128	130	131	132	133	86	86	87	88	88	89	90	
13	50	104	105	106	107	109	110	110	62	62	62	63	64	65	65	
	90	117	118	119	121	122	123	124	76	76	76	77	78	79	79	
	95	121	122	123	124	126	127	128	80	80	80	81	82	83	83	
	99	128	129	130	132	133	134	135	87	87	88	89	89	90	91	
14	50	106	106	107	109	110	111	112	63	63	63	64	65	66	66	
	90	119	120	121	122	124	125	125	77	77	77	78	79	80	80	
	95	123	123	125	126	127	129	129	81	81	81	82	83	84	84	
	99	130	131	132	133	135	136	136	88	88	89	90	90	91	92	

(Continua)

584 ORTOPEDIA E TRAUMATOLOGIA PEDIÁTRICAS **VOLUME 2**

Esporte em Crianças e Adolescentes – Avaliação Clínica

Tabela 54.5 Níveis de PA para meninas por idade e percentil de estatura (*Continuação*)

Idade (anos)	Percentil (PA)	PAS							PAD						
		Percentil de estatura							Percentil de estatura						
15	50	107	108	109	110	111	113	113	64	64	64	65	66	67	67
	90	120	121	122	123	125	126	127	78	78	78	79	80	81	81
	95	124	125	126	127	129	130	131	82	82	82	83	84	85	85
	99	131	132	133	134	136	137	138	89	89	90	91	91	92	93
16	50	108	108	110	111	112	114	114	64	64	65	66	66	67	68
	90	121	122	123	124	126	127	128	78	78	79	80	81	81	82
	95	125	126	127	128	130	131	132	82	82	83	84	85	85	86
	99	132	133	134	135	137	138	139	90	90	90	91	92	93	93
17	50	108	109	110	111	113	114	115	64	65	65	66	67	67	68
	90	122	122	123	125	126	127	128	78	79	79	80	81	81	82
	95	125	126	127	129	130	131	132	82	83	83	84	85	85	86
	99	133	133	134	136	137	138	139	90	90	91	91	92	93	93

PA: pressão arterial; PA: pressão arterial sistólica; PA: pressão arterial diastólica.
Fonte: The Fourth Report on The Diagnosis, Evaluation, and Treatment of High Blood PrPressure in Children and Adolescents.

As curvas de crescimento, a partir das quais se verificam o percentil de estatura, podem ser obtidas no site www.cdc.gov/growthcharts.

A criança ou adolescente que apresentar pressão arterial acima do percentil 90, deve ser reavaliada, para confirmação de pré-hipertensão. Valores acima do percentil 95, devidamente confirmados (aferições repetidas em ocasiões diferentes), levam ao diagnóstico de hipertensão, e a criança ou adolescente deve ser encaminhado para investigação.

Dessa forma, o diagnóstico e a conduta frente à participação em atividades esportivas, pode ser assim resumida:

- Pré-hipertensão: pressão sistólica e ou diastólica > p90 < p95.

Em adolescentes PA ≥ 120 × 80 mmHg é considerada pré-hipertensão mesmo abaixo do p90 para sexo, idade e estatura.

- Modificar hábitos de vida – sem restrição a prática esportiva.
- Hipertensão sustentada: pressão sistólica e ou diastólica ≥ p95.
  - ECO – hipertrofia VE – limitar participação até a normalização da PA.
  - Estágio 1 (PA sistólica ou diastólica ≥ p95 ≤ p99 + 5 mmHg) sem lesão de órgão-alvo liberado.
  - Estágio 2 (PA sistólica ou diastólica > p99 + 5 mmHg ou lesão de órgão-alvo) restrição principalmente em esportes de alto componente estático como ginástica artística, fisiculturismo, levantamento de pesos, ciclismo, remo, lançamento de dardo (Figura 54.2), até normalização da pressão com tratamento.

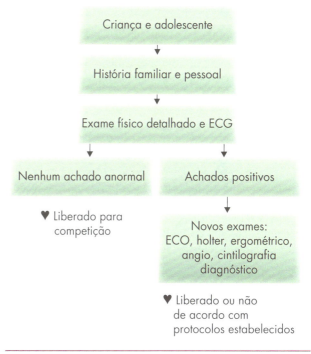

FIGURA 54.2 Fluxograma para avaliação cardiovascular pré-participação.

Exame dos pulsos arteriais

A palpação sistemática dos pulsos arteriais em quatro membros é fundamental, pois a diminuição da amplitude ou da ausência em membros inferiores deve levantar a possibilidade de coarctação de aorta. Por outro lado, assimetria ou amplitudes diferentes pode representar arterites.

Série Ortopedia e Traumatologia – Fundamentos e Prática

Ausculta cardíaca

O paciente deve ser auscultado em ambiente silencioso e rotineiramente em diferentes decúbitos (deitado, sentado), já que a alteração das características do sopro ou mesmo o seu desaparecimento falarão a favor da presença de um sopro cardíaco inocente. Atenção especial deve ser dada à ausculta do dorso, em que a presença de sopro é sempre patológica. A ausculta da primeira bulha (fechamento das valvas atrioventriculares) deve ser avaliada nos focos do ápice (mitral e tricúspide) e a segunda, nos focos da base (pulmonar e aórtico). A ausculta da segunda bulha é fundamental na avaliação de um paciente com sopro, uma vez que a alteração de hipo ou hiperfonese, segunda bulha única, ou desdobramento amplo e fixo indicam anormalidades. A grande maioria dos sopros encontrados na criança e adolescentes são sistólicos e estes podem ser inocentes ou patológicos. O sopro diastólico isolado é bastante raro e sempre patológico. Outro tipo de sopro possível é o contínuo, geralmente patológico, exceto o zumbido venoso audível na face anterior do pescoço, que é um sopro inocente e desaparece à compressão da vasculatura local ou lateralização do pescoço.

Os sopros cardíacos inocentes são de baixa intensidade (até 3+/6+) e assim sem a presença do frêmito à palpação.

Habitualmente, os sopros inocentes são sopros suaves, musicais.

Dessa forma, sopros de maior intensidade, com ou sem a presença de frêmito, com timbre mais rude, irradiação para outras áreas e associação com sons cardíacos anormais (cliques e estalidos), devem ser avaliados como patológicos.

Existem condições médicas que realmente colocam em risco a vida durante a atividade esportiva. A morte súbita em jovens atletas apresenta prevalência de 1:100.000 e 1:300.000 , sendo maior no sexo masculino e relacionadas em grande parte às alterações cardiovasculares.

Condições cardiovasculares relacionados à morte súbita (MS): cardiomiopatia hipertrófica (CMH), anomalias de coronária, miocardite, ruptura aórtica (síndrome de Marfan), displasia arritmogênica de ventrículo direito, síndrome do QT longo, síndrome de Wolff-Parkinson-White e estenose aórtica, habitualmente são suspeitadas diante do histórico familiar, pessoal, exame clínico e algumas vezes somente aos exames complementares. Outra situação relacionada à MS é o trauma torácico fechado (*comodio cordis*).

A síndrome de Marfan (e doenças relacionadas), é uma doença autossômica dominante do tecido conjuntivo, com prevalência de 1:5.000 a 1:10.000 na população geral. Clinicamente caracteriza-se por uma série de anormalidades, variando em gravidade e envolvendo os sistemas ocular, esquelético e cardiovascular. Alterações esqueléticas incluem aracnodactilia, estatura elevada, grande envergadura, frouxidão ligamentar, escoliose, deformidade torácica. Do ponto de vista cardiovascular, pode ocorrer progressiva dilatação da aorta, predispondo a dissecções e rupturas.

Prolapso da valva mitral por malformação no tecido valvar pode levar a insuficiência valvar, disfunção ventricular e arritmias, conforme a gravidade.

Considerando que pacientes com síndrome de Marfan apresentam estatura elevada, frequentemente aqueles com fenótipo leve, estão envolvidos em esportes que exigem esse atributo. Na suspeita clínica da síndrome, é obrigatória a avaliação especializada antes da liberação para atividades físicas e participação esportiva.

Diante do diagnóstico de anormalidades cardiovasculares, a elegibilidade para participação em esportes, seguem as diretrizes da 36th Bethesda Conference, publicadas em 2005.

SISTEMA MUSCULOESQUELÉTICO[6,8,18]

É fundamental na avaliação clínica pré-participação, identificando repercussão de lesões antigas bem como potenciais alterações que possam predispor a novas lesões.

Existem dados conflitantes sobre a habilidade de predizer o risco de lesões por meio da avaliação musculoesquelética. Uma vez que a maioria das lesões é reincidente, uma história de lesão anterior pode ser o melhor preditor de problemas futuros.

Diante de crianças ou adolescentes com histórico de lesões anteriores, a avaliação deverá ser direcionada e realizada por especialista.

Em indivíduos assintomáticos, o chamado "exame ortopédico de dois minutos", é uma forma rápida de triagem na detecção de alterações musculoesqueléticas.

- Inspeção em pé, de frente para o médico, observando simetria do tronco e extremidades superiores.
- Flexão à frente, extensão, rotação, flexão lateral do pescoço (mobilidade da coluna cervical).
- Levantar e abaixar os ombros sob resistência das mãos do examinador (força, trapézio).
- Rotação medial e lateral dos ombros (mobilidade, articulação glenoumeral).
- Extensão e flexão dos cotovelos (amplitude de movimento).
- Pronação e supinação dos cotovelos (amplitude de movimento dos cotovelos e punhos).
- Fechar e abrir as mãos separando os dedos (amplitude do movimento, mãos e dedos).
- Andar agachado (mobilidade do quadril, dos joelhos e dos tornozelos; força e equilíbrio).
- Inspeção do paciente em pé, de costas para o observador (simetria do tronco, extremidades superiores).
- Inspeção com vista lateral, o paciente com extensão das costas, em pé (verificar se existe dor, sinais de espondilose ou espondilolistese).
- Paciente em pé, joelhos estendidos, de frente e de costas para o médico, flexão das costas, movimento de tocar os pés (amplitude do movimento, coluna torácica e lombossacra; curvatura da coluna e flexibilidade dos isquiotibiais).
- Paciente em pé: inspeção das extremidades inferiores, contração dos músculos do quadríceps (alinhamento e simetria).

586   ORTOPEDIA E TRAUMATOLOGIA PEDIÁTRICAS   VOLUME 2

Esporte em Crianças e Adolescentes – Avaliação Clínica

- Paciente em pé, equilíbrio sobre a ponta dos pés e depois sobre os calcanhares (simetria das panturrilhas, força, equilíbrio).

Outro aspecto importante a ser avaliado é a detecção de crianças ou adolescentes com Síndrome de hipermobilidade articular familiar (SHMAF), que representa uma variação da mobilidade das articulações normais sem a presença de doença do tecido conjuntivo com maior prevalência em meninas, e que predispõe a lesões músculo-ligamentares. A identificação de pacientes com a SHMAF, antes do início de atividades físicas e esportes competitivos, permite o preparo adequado desses atletas ou até mesmo a contraindicação de atividades de alto impacto articular, com a finalidade de reduzir a chance de lesões.

Lembrar que o exame físico e a anamnese, ao longo do tempo, podem e devem ser direcionados ao esporte praticado. Esse método enfatiza as áreas e problemas específicos relacionados a cada esporte.

EXAMES COMPLEMENTARES[5,19]

De maneira geral, não são obrigatórios na avaliação. Sua solicitação deve ser norteada pela avaliação clínica, embora em muitos serviços e nos atletas de alto rendimento o controle anual inclua avaliação da hematimetria, função renal e hepática, perfil hormonal e função tireóidea, protoparazitológico de fezes e urina I, bem como exames cardiológicos de controle.

Quanto aos exames complementares para a avaliação cardiovascular pré-participação, estes permanecem um tema controverso, embora exista tendência atual de que seja realizado pelo menos eletrocardiograma antes da participação em esportes competitivos. Outros exames estão condicionados aos achados de anamnese, exame físico e para avaliação das adaptações cardiovasculares ao esporte ao longo dos anos, em atletas de alto rendimento.

CONSIDERAÇÕES[6,20]

Por fim, alguns atletas podem ser desqualificados para a atividade após a avaliação clínica. O médico deve sempre avaliar diante de seus achados se o atleta está ou não qualificado para determinado esporte ou encaminhá-lo para novas avaliações. Muitas vezes a criança ou adolescente necessita apenas ser reorientado para práticas compatíveis com seu desenvolvimento ou com as alterações encontradas, permitindo encontrar um esporte seguro para sua condição. Esses aspectos devem ser muito bem esclarecidos ao paciente e seu responsável.

Ao término da avaliação, é importante que o médico forneça por escrito sua autorização, ou se participação com restrições, ou se aguarda outras avaliações para liberar ou não o paciente.

Muitas crianças e adolescentes com alterações ou doenças crônicas podem ser liberados para participação esportiva após tratamento adequado ou orientações que reduzam o risco.

CASO CLÍNICO

- ATGS, 13 anos, masculino, em acompanhamento na cardiologia pediátrica, seguimento tardio de pós-operatório de comunicação interatrial.
- Exames cardiovasculares de controle normais. Assintomático.
- Prática regular de atividades físicas, futebol de campo duas vezes por semana na escola recreacional.
- AF: sem antecedentes familiares de cardiopatia congênita, pai com hipertensão arterial em tratamento desde os 30 anos, nega mortes de causas cardiovasculares na família.
- Ao exame físico: P = Fc 110 bpm (taquicardia basal) Altura:159 cm (p 50) Peso: 49 kg (p50); IMC adequado para idade, PA 160 × 90 mmHg (repetido e confirmado).
- Realizadas medidas em 3 ocasiões posteriores que confirmaram os níveis pressóricos: 150 × 70; 160 × 80; 160 × 90.
- Avaliação da PA por sexo, idade e percentil de estatura:
- Estatura p 50 para idade e sexo, PA 160 × 90 mmHg
- PA sistólica e diastólica > p99 + 5 mmHg: Hipertensão Arterial(HÁ) Estágio 2.
- Conduta: orientado diminuição do sal na alimentação, evitar exercícios com alto componente estático (pesos) e manter atividades aeróbicas recreativas.
- Iniciada investigação de etiologia e lesões de órgão-alvo.
- Investigação de Fase 1: revelou retinopatia hipertensiva leve, eletrocardiograma e ecocardiograma normais.
- Investigação de Fase 2: excluiu causas renais de hipertensão e feocromocitoma.
- Diante da confirmação de HA estágio 2 com lesão de órgão alvo foi iniciada medicação com Propranolol e Anlodipino. Alcançou bons resultados, com níveis pressóricos normalizados.
- Após um ano, convidado a integrar equipe de futebol com finalidade competitiva e profissionalizante no futuro.

CAPÍTULO 54

Série Ortopedia e Traumatologia – Fundamentos e Prática

- Como PA controlada, avaliação cardiovascular com teste de esforço normal foi liberado para prática competitiva sem restrições.
- Realizado ajuste de dose da medicação Anlodipino e retirado o Propranolol, sendo um betabloqueador, interfere na resposta cardiovascular e rendimento aeróbico.

COMENTÁRIOS

- Adolescente com HA primária Estágio 2 com lesão de órgão-alvo.
- Segundo as recomendações de elegibilidade para atletas competitivos com alterações cardiovasculares, da 36th Conferência de Bethesda, atletas com HA estágio 2, mesmo sem evidências de lesão de órgão-alvo, devem ser restritos quanto a prática de esportes, principalmente aqueles com elevado componente estático, até que tenham sua pressão controlada. Todas as drogas também devem ser informadas para evitar complicações quando avaliação de *dopping*.
- Embora o esporte em questão (futebol) não apresente elevado componente estático, a conduta mediante a intensidade dos treinamentos e competição obriga um controle da pressão mediante medicação, realização de exames complementares incluindo a resposta da PA ao esforço (teste ergométrico) para liberação segura.

REFERÊNCIAS BIBLIOGRÁFICAS

1. Metzl JD. Preparticipation examination of the adolescent athlete Part 1. Pediatrics in Review. 2001;22:199-204.
2. Lazzoli JK, Nobrega ACL, Carvalho T, Oliveira MAB, Teixeira JAC, Leitão MB et al.Atividade física e saúde na infância e adolescência. Rev Bras Med Esporte. 1998;4(4):107-9.
3. Mitchell JH, Kaskell W, Snell P, van Camp SP. Task Force 8: Classification of sports. J Am Coll Cardiol 2005;45(8):1364-7.
4. From Group on Science and Technology, American Medical Association, Chicago, Illinois. Athletic Preparticipation examinations for adolescents. Arch Pediatr Adolesc Med 1994;148:93-4.
5. Behera SK, Pattnaik T, Luke A. Pratical recommendations and perspectives on cardiac screening for health pediatric athletes. Current Sports Medicine Reports 2011;10(2):90-98.
6. Barrett JR, Kuhlman GS, Stanitski CL, Small E. Avaliação Física Prévia. In: Sullivan JA, Anderson SJ. Cuidados com o Jovem Atleta 1.ed. São Paulo, Ed Manole, 2004. p.43-56.
7. Metzl JD. Preparticipation examination of the adolescent athlete: Part 2. Pediatrics in Review 2001;22(7):227-39.
8. Report of the board of trustees sports medicine: athletic preparticipation examinations for adolescents. Arch Pediatr Adolesc Med 1994;148:93-8.
9. Bompa TO. Treinamento total para jovens campeões. 1. ed. São Paulo, Ed Manole, 2002.
10. Monte O, Longui CA, Calliari LEP, Kochi C. Endocrinologia para o pediatra. 3. ed. São Paulo, Ed Atheneu, 2008. apêndice p.79-82.
11. Lima MS. Exercícios físicos na adolescência. In: Françoso LA, Mauro ANMF. Manual de atenção à saude do adolescente. 1. ed. São Paulo, CODEPPS, SMS, 2006. p. 65-68.
12. Kreipe RE, Gewnater HL. Physical maturity screening for participation in sports. Pediatrics 1985;75:1076-80.
13. Mastrocinque TH. Hipertensão Arterial. In: Françoso LA, Mauro ANMF. Manual de atenção à saude do adolescente. 1. ed. São Paulo, CODEPPS, SMS, 2006. p: 189-200.
14. National High Blood Pressure Education Program Working Group on High Blood Pressure in Children and Adolescents. The fourth report on the diagnosis, evaluation, and treatment of high blood pressure in children and adolescents. Pediatrics 2004; 114(2 Suppl 4th Report):555-76.
15. Kaplan NM, Gidding SS, Pickering TG, Wright JT. Task Force 5: Systemic Hypertension. J Am Coll Cardiol 2005;45(8):1346-8.
16. Maron BJ, Doerer JJ, Tammy S, Hass RN, Tierney DM, Mueller FO. Sudden deaths in young competitive athletes: analysis of 1866 deaths in the United States 1980-2006. Circulation 2009;119:1085-92.
17. Von Kodolitsch Y, Robinson PN. Marfan Syndrome: An update of genetics, medical and surgical management. Heart 2007;93:755-760.
18. Lompa PA, Scho CL, Muller LM, Mallmann LF. Incidência de lesões esportivas em atletas com e sem síndrome de hipermobilidade articular familiar. Rev Bras Ortop 1998;33(12):933-8.
19. Corrado D, Pellicia A, Heidbuchel H, Sharma S, Link M Basso C et al. Recommendations for interpretation of 12-lead electrocardiogram in the athlete. Eur Heart J 2010;31:243-59.
20. Rice SG and the Council on Sports Medicine and Fitness. Medical conditions affecting sports participation. Pediatrics 2008;121:841-8.

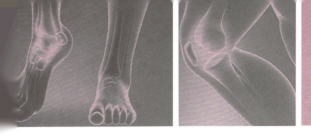

A Criança e o Esporte

Miguel Akkari
Vanessa Ribeiro de Resende

INTRODUÇÃO

O exercício exerce um importante papel no desenvolvimento físico e psicológico da criança, porém ela apresenta particularidades que a diferenciam do adulto. Um erro comum é transportar o conhecimento adquirido com adultos para a população pediátrica, principalmente no que tange as cobranças por parte dos pais, treinadores e outros profissionais sobre crianças que participam de atividades competitivas.

Como benefícios da atividade física na infância, há a promoção de saúde e bem-estar, a redução de gordura corporal, o aumento da autoestima, da autoconfiança, do senso de responsabilidade e de grupo, a diminuição do estresse e da ansiedade, a diminuição da delinquência e do uso de álcool e drogas. Além disso, a atividade física melhora as habilidades motoras, a expressão pessoal, leva a criança a um maior desenvolvimento espaço-temporal e ocasiona melhoria na adaptação social.[1]

Infelizmente, a determinação de uma sobrecarga de exercícios mostra-se evidente apenas após a ocorrência de lesões teciduais. Aprendemos com a prática que o excesso só é reconhecido depois que ele já aconteceu, não podendo, na maioria das vezes, ser previsto. A controvérsia permanece em relação à quantidade de exercício que determina resultados benéficos e tal resposta resulta da combinação em cada indivíduo de fatores genéticos, nutricionais e sociais.[2]

Elucidar algumas peculiaridades da prática de atividades esportivas nas crianças e adolescentes, bem como suas lesões, é o objetivo deste capítulo.

APTIDÃO E PRESCRIÇÃO DA ATIVIDADE FÍSICA

Primariamente, a aptidão física é determinada pela prática de atividade física, sendo operacionalmente definida como o desempenho atingido nos seguintes testes: potência aeróbica, composição corporal, flexibilidade, força e resistência dos músculos esqueléticos,[3] ou seja, entende-se por aptidão física a capacidade de um indivíduo desempenhar suas funções cotidianas sem prejuízos ao equilíbrio biopsicossocial. A aptidão física é importante durante a vida para desenvolver e manter a capacidade funcional para as demandas vitais e a promoção de saúde. Ela compreende fatores biológicos e sociais; sendo os primeiros subdivididos em antropométricos, metabólicos, neuromotores, nutricionais e maturacionais.[4]

A aptidão física para criança e adolescente deve ser desenvolvida com objetivo primordial de se incentivar a adoção de um estilo de vida apropriado, com a prática de exercícios por toda a vida, com o intuito de desenvolver e manter o condicionamento físico, suficiente para a melhoria da capacidade funcional e da saúde.[3]

Deve-se estimular a atividade física nas crianças de uma forma individualizada. Vale lembrar que o exemplo deve ser dado em casa, pois foi observado que filhos de pais sedentários têm mais chances de se tornarem adultos sedentários. É bom ressaltar que uma criança sedentária tem maior probabilidade de ser um adulto sedentário. Infelizmente, a recíproca não pode ser demonstrada, ou seja, uma criança ativa ou com boa aptidão física não significa um adulto mais ativo e com melhor condição física.[5]

Um estilo de vida ativo depende de muitos fatores, entre eles, a cultura, a conscientização, os valores, as crenças, o conhecimento, o ambiente, as atitudes, as habilidades, a mídia, a modelação corpórea, a vida social, a influência dos amigos e da família, além de características físicas e genéticas.[5]

Em escolas, os programas de Educação Física são uma parte importante do processo geral de educação e devem ser incentivados para que sejam desenvolvidos e mantidos hábitos de prática de exercício ao longo da vida e providas instruções sobre como adquirir e manter uma aptidão física adequada.[3]

A quantidade de exercício necessária para uma capacidade funcional adequada e promoção da saúde nas várias idades não é precisamente definida. As atuais recomendações preconizam que crianças e adolescentes realizem entre 20 a 30 minutos de atividade física ao dia.[3]

Os médicos podem ter um grande impacto na promoção e suporte de programas de aptidão física para crianças e adolescentes. Devemos estimular o engajamento em atividades físicas extracurriculares de aspecto recreacional, além dos programas escolares (Figura 55.1).[3]

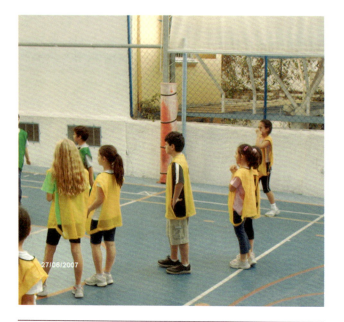

FIGURA 55.1 Programa escolar estimulando atividade desportiva.
Fonte: acervo pessoal.

Uma interação complexa de muitos fatores físicos, psicológicos, e sociais está envolvida na participação infantil em jogos esportivos. Algumas crianças convivem bem com a tensão que surge em um esporte competitivo. Nota-se porém, que as crianças com dificuldade de encarar essas tensões têm um risco maior para lesões. Nessas situações, a intervenção psicoterápica é vista como um dos componentes fundamentais no planejamento de tratamento global para pacientes que manifestam retardo em sua recuperação ou tendência a novas lesões.[6]

A prescrição de atividade física para a criança tem como objetivo principal criar o hábito e o interesse por ela de forma lúdica, com integração e sem discriminação, sem visar o desempenho competitivo. A atividade física de forma agradável e prazerosa deve ser inclusa no cotidiano, para toda a vida. Oferecer alternativas para a prática desportiva é igualmente importante, contemplando interesses individuais e o desenvolvimento de diferentes habilidades motoras, contribuindo para o despertar de talentos (Figura 55.2).[7]

A nossa inabilidade para medir a força dos tecidos estruturais e mudanças como resposta ao treinamento físico, dificulta a prescrição de atividade física para as crianças, visto que essas são individuais e multifatoriais.

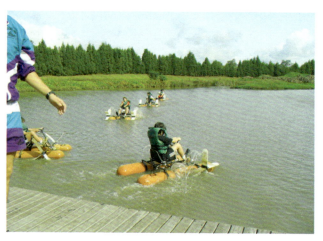

FIGURA 55.2 Crianças realizando atividades físicas de forma lúdica.
Fonte: Acervo pessoal.

Características como velocidade, potência muscular e agilidade são importantes para o sucesso atlético e são primariamente determinadas pela genética. Potência aeróbica, composição corporal, flexibilidade, força e resistência dos músculos esqueléticos são parcialmente influenciadas pela hereditariedade, mas podem ser significativamente alteradas por padrões apropriados de exercícios. O foco da avaliação médica geral deve ser relacionado à saúde, em vez de ter como objetivo a forma estética.[3]

Pelo menos três componentes compõem um programa de atividade física: força muscular, flexibilidade e atividade aeróbica, variando a ênfase de cada um, de acordo com a condição clínica e os objetivos de cada criança. Quando o objetivo é o condicionamento aeróbico, a prescrição deve contemplar variáveis como tipo, duração, intensidade e frequência.[7]

Treinamento de força para jovens tem o potencial de aumentar a densidade mineral óssea e melhorar habilidades de desempenho motor, aumentando o desempenho no esporte. Pais, professores, treinadores e provedores de cuidado médico deveriam perceber que a participação regular em um programa de treinamento de força em jovens é um método especializado de condicionamento que pode oferecer enormes benefícios, mas ao mesmo tempo podem resultar em danos sérios se não forem seguidas diretrizes estabelecidas. Com instrução qualificada, supervisão competente e uma apropriada progressão do volume e da intensidade de treinamento, crianças e adolescentes podem não somente aprender exercícios avançados, mas também sentirem-se bem com o seu desempenho e se divertirem (Figura 55.3).[8]

A IDADE E O RENDIMENTO ESPORTIVO

Em nossa prática diária de consultório, frequentemente somos indagados pelos pais a respeito de quando devemos colocar um filho para praticar certa atividade desportiva ou qual a modalidade escolher. Nessa difícil decisão, devemos estar atentos para dois pontos principais: o primeiro, a idade e o desenvolvimento da criança; o segundo, a criança como indivíduo com suas características, opiniões e seus anseios.

IDADES DO TREINAMENTO DESPORTIVO

- **2 a 5 anos:** fase de movimentos fundamentais da criança. A mesma aprende capacidades físicas importantes, como coordenação, orientação espaço-temporal, equilíbrio, contato social, ritmo e diferenciação. As atividades são ligadas à maior descontração e liberdade possível, sem competição. Ela pratica esporte adaptado como brincadeira e não deve ser tratada como uma atleta. Crianças devem se exercitar correndo, escalando, chutando, caindo, dançando, brincando com bolas de peso leve, pedalando um triciclo ou uma bicicleta com rodas, praticando jogos na água supervisionados ou em classes de ginástica conduzidas por profissionais.
- **6 a 12 anos:** a coordenação e a atenção melhoram. A criança também é mais capazes de seguir direções e entender o conceito de trabalho em equipe. Considerar atividades organizadas com que ela se identifique. Não há preocupação com competições ou resultados. Ainda não são atletas, mas essa é a fase de maior desenvolvimento de habilidades. Aprendem todos os componentes de rendimento esportivo e as capacidades físicas em geral:
    1. Capacidades físicas motoras: força, resistência e velocidade.
    2. Capacidades físicas coordenativas: diferenciação espaço-temporal, acoplamento, reação, orientação (noção da distância), equilíbrio, variação e ritmo.
    3. Capacidades físicas mistas: velocidade e flexibilidade, dando suporte para que a criança aprenda técnicas esportivas e regras básicas de jogos.

Considerar atividades como natação, beisebol, ginástica, futebol, natação tênis, bicicleta, golfe e artes marciais. Mas exercícios organizados não são a única opção para atividade. Se a criança não se interessa por jogos esportivos, há outras formas de atividades físicas, como passeios de bicicleta com familiares, escalada em paredes em recinto fechado, trilhas, encorajamento de tempo ativo com amigos, pular corda ou até mesmo jogar videogames que incitam dança, jogos esportivos virtuais ou outros tipos de movimento.

- **12 a 14 anos:** maior interesse por esportes coletivos e competitividade afinal o adolescente adora viver em grupos. Há desenvolvimento de capacidades táticas de esportes (sensorial e cognitiva), capacidades técnicas (do desporto). Atividades incluem levantamentos de peso supervisionado, jogos organizados, eventos de corridas e trilhas, entre outros.

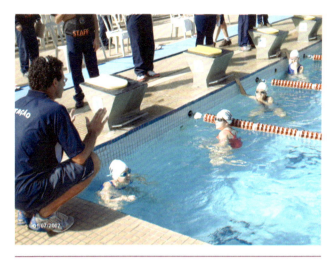

FIGURA 55.3 Criança desenvolvendo atividade desportiva orientada.
Fonte: acervo pessoal.

- **14 a 16 anos:** primeiras noções do que é esporte especializado. Tem contato com treinamento aeróbico e treinamento de força com sobrecarga em razão da capacidade de ganho de força muscular.
- **16 a 18 anos:** predomina o volume de treinamento e princípios do treinamento esportivo (pedagógicos, metodológicos, biológicos de organização e gerenciamento). O adolescente está pronto para o treinamento esportivo propriamente dito, com força, velocidade e resistência de maneira específica para o esporte.
- **18 a 20 anos:** treinamento tem características de sobrecarga, dando condições para o atleta entrar no alto nível.

O TALENTO ESPORTIVO

Na busca do talento esportivo, é fundamental distinguir quais seriam os melhores indicadores presentes e futuros de desempenho. Entre as variáveis antropométricas, as mais utilizadas como preditoras são peso corporal, estatura, envergadura, perímetros musculares, diâmetros ósseos, quantidade de massa magra, massa de gordura, comprimento das pernas, dos braços, dos pés, das mãos e índices de relação entre essas variáveis. Os fatores metabólicos utilizados são a capacidade física de trabalho, o consumo máximo de oxigênio, a potência anaeróbica, lática e alática e, mais recentemente, o limiar anaeróbico. As variáveis neuromotoras mais usadas como de desempenho são força muscular de membros superiores, inferiores e tronco; velocidade, tempo de reação, agilidade, flexibilidade e equilíbrio.[7] A medida da maturação biológica é fundamental, pois em crianças ou peripubertários os resultados de aptidão física são mais dependentes da idade biológica que da cronológica. Embora a idade óssea seja a melhor estimativa da maturação biológica, por razões de segurança, custo e praticidade, a medida da maturação sexual tem sido mais usada.[4]

Para se descobrir, o fora de série precisa estar muito bem treinado em reconhecer o que é normal. Por essa razão, o Celafiscs (Centro de Estudos do Laboratório de Aptidão Física de São Caetano do Sul) buscou por muitos anos valores normativos de diferentes variáveis de aptidão física de nossa população, assim como sua variabilidade e desenvolveu um modelo biológico de detecção, prescrição e prognóstico. Esse modelo muito prático é constituído por sete etapas. A primeira etapa consiste na realização de testes de aptidão física. Em seguida, devem-se comparar esses resultados aos valores normativos ou critério padrão de referência. A terceira etapa corresponde à transformação da distância entre resultado obtido e valores normativos em unidades de desvio padrão. Passa-se, então, ao ajuste para o nível de maturação funcional de cada variável e, posteriormente, ao ajuste para o nível de maturação biológica. As últimas etapas envolvem os ajustes para os níveis nutricionais e de experiência esportiva do potencial talento.[4]

LESÕES ESPORTIVAS

A crescente frequência de lesões em atletas jovens durante as últimas duas décadas reflete os aumentos em participação esportiva de crianças em uma idade jovem.

Dano físico é um risco inerente à participação esportiva em qualquer idade e muitos autores têm identificado os fatores envolvidos na patogênese da lesão. Em geral, pode-se agrupar os fatores que causam lesões no esporte em dois grandes grupos: fatores extrínsecos e intrínsecos. Os fatores intrínsecos são as nossas características e os traços psicológicos, como encurtamentos e desequilíbrios musculares, frouxidão ligamentar, mau alinhamento anatômico, fatores nutricionais. Entre os fatores extrínsecos, há o tipo de esporte, os erros de treinamento, os equipamentos e as superfícies inadequadas, as condições ambientais.[9]

Esses danos são o resultado de dois mecanismos: macrotrauma agudo por impacto único ou microtrauma repetitivo. As lesões que são o resultado de microtrauma repetitivo (lesões por sobrecarga) parecem estar acontecendo com frequência aumentada nesse grupo de idade, podem ser menos dramáticos que lesões agudas, mas, no entanto, podem resultar em desarranjo progressivo da integridade estrutural do tecido[2]. Com a lesão do tipo macrotrauma, ocorre um desarranjo mecânico do tecido estrutural que é acompanhado de lesão da vascularização adjacente e tecido neural. Com ambos esses mecanismos, a força do tecido lesado foi sendo excedida pela combinação de forças extrínsecas e intrínsecas aplicadas no local da lesão.[2]

Estudos provaram que 65% de todas as idas aos prontos-socorros por lesões esportivas em 2000 e 2001 nos Estados Unidos foram realizadas por indivíduos com idade inferior a 19 anos. Lesões esportivas e recreacionais foram a causa mais comum de lesões pediátricas em outras pesquisas, enquanto correspondem a 19% a 29% de todas os lesões nessa população. O impacto econômico dessas lesões é significativo, especialmente entre crianças e jovens. Além dos custos de cuidados médicos imediatos, esses danos podem ter consequências em longo prazo no sistema musculoesquelético, resultando em níveis reduzidos de atividade.[9]

O sistema esquelético de uma criança mostra pronunciadas mudanças adaptativas a treinamentos esportivos intensos. Adolescentes são particularmente vulneráveis à lesões, pelo menos parcialmente, em razão de um desequilíbrio de força e flexibilidade. Durante o crescimento, há mudanças significativas nas propriedades biomecânicas do osso, visto que as crianças apresentam menor resistência óssea.[9] Como aumenta a dureza do osso e a resistência ao impacto diminui, a sobrecarga súbita pode causar deformidades plásticas ou fraturas. Além disso, os ligamentos apresentam menor resistência e seus músculos apresentam incapacidade de hipertrofia, que acontecerá apenas após a adolescência.[10]

Durante as últimas décadas, as crianças têm sido cada vez mais envolvidas em atividades esportivas tanto a organizada como também a não supervisionada. Como resultado dessa crescente participação, tem ocorrido também aumento do número de lesões. Apesar das diferenças na anatomia do esqueleto do atleta pediátrico, mais suscetível à lesões ósseas e da placa de crescimento, as lesões de partes moles são predominantes entre as lesões agudas em atletas com idade entre 10 e 18 anos. Essas incluem contusões, entorses e estiramentos (Figura 55.4).

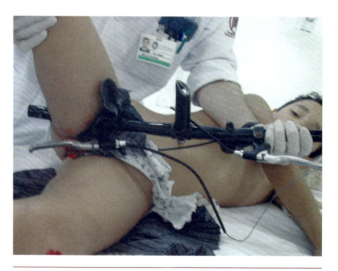

FIGURA 55.4 Criança vítima de acidente ao andar de bicicleta com lesão traumática da coxa direita.
Fonte: acervo pessoal.

LESÕES NAS CARTILAGENS DE CRESCIMENTO

Normalmente ocorrem em decorrência de forças torcionais e de avulsão, embora a compressão também tenha um papel significativo. As cartilagens de crescimento são divididas em dois tipos: de compressão, presentes nas extremidades dos ossos longos e responsáveis pelo crescimento longitudinal e de tração, conhecidas como apófises. As mesmas submetidas ao treinamento intenso e repetitivo podem desenvolver as apofisites, que apresentam como quadro clínico dor local, aumento de volume e dificuldade para movimentação. Quando persistente por longo período, pode ocorrer fragmentação, queda de desempenho e até mesmo incapacidade de prática esportiva. As apofisites mais comuns são:[11]

1. **Síndrome de Osgood-Schlater:** acomete a tuberosidade anterior da tíbia, em atletas adolescentes com atividades principalmente de chutes, corridas e saltos.
2. **Osteocondrite de Sever:** ocorre na tuberosidade posterior do calcâneo, apresentando-se como dor no calcanhar que piora com a atividade física.
3. **Síndrome de Sinding-Larsen Johansson:** acomete o pólo inferior da patela, podendo ser confundida como uma tendinite do tendão patelar.
4. **Síndrome do *little league elbow*, ou cotovelo do arremessador:** comum em esportes de arremesso. Em razão do esforço em valgo no cotovelo, as forças resultantes dos músculos flexopronadores acometem o epicôndilo medial, por aumento de sua tensão e as forças compressivas na coluna lateral do cotovelo provocam osteocondrose da cabeça do rádio e capítulo. Os casos crônicos podem acometer também a região posterior, promovendo osteocondrites do olécrano e também retrações capsulares, levando à restrição funcional do cotovelo.

Lesões no ombro e cotovelo

O atleta com esqueleto imaturo apresenta lesões de extremidades superiores unicamente na placa epifisária da cartilagem articular, unidades musculotendíneas e lesões específicas ao próprio esporte (*little league shoulder*). Condições específicas do ombro e do cotovelo podem ser preditas com base na biomecânica do esporte e na idade do paciente. No atleta jovem, o reconhecimento desses padrões de lesão únicos com modificação precoce de atividade e tratamento podem prevenir deformidades permanentes e incapacidades funcionais.[12]

Lesões da coluna

As maiores causas de dor lombar em atividades atléticas são mecânicas por hiperlordose, fraturas de estresse da articulação do pedículo do arco vertebral (espondilólise) ou protusão discal. Movimentos repetitivos e vigorosos de hiperextensão da coluna lombar exigidos por algumas modalidades esportivas também a ocasionam frequentemente. Além disso, um rápido crescimento do corpo vertebral normalmente não é acompanhado pelos tecidos moles perivertebrais, levando à uma hiperlordose. Nas dores torácicas altas, é importante a investigação da doença de Scheuermann, que em casos leves e moderados não é incompatível à prática esportiva.[11]

A maioria desses quadros descritos melhora com tratamento conservador, fisioterápico, com correção da postura e o equilíbrio muscular.[11]

Lesões do quadril e da pelve

Relativamente raras no atleta jovem. Contusões e estiramentos musculotendíneos são os danos mais comuns sobre o quadril e a pelve já as fraturas por estresse e fraturas por avulsão apofisária nas cristas e espinhas ilíacas e trocânteres são os danos de esqueleto mais frequentemente encontrados. Cada uma dessas entidades pode ser tratada com sucesso com terapia física, repouso, medicamentos anti-inflamatórios, massagem e uso de gelo até a melhora da dor.[13]

Como diagnósticos diferenciais importantes, há as epifisiólises, a doença de Perthes e as instabilidades pélvicas. Fraturas epifisio-diafisárias ou patológicas são entidades raras. Essas lesões são graves e frequentemente requerem intervenção operatória. Fraturas de colo do fêmur têm uma taxa alta de complicações de necrose avascular, não união ou pseudartrose. Fraturas pélvicas têm frequentemente associadas lesões geniturinárias, abdominais, neurológicas e musculoesqueléticas. Fraturas patológicas são mais comumente secundárias à lesões benignas, como cistos ósseos unicamerais, e menos provavelmente decorrentes de malignidade.[13]

Lesões no joelho

A articulação do joelho é comumente acometida em lesões agudas ou crônicas. Além das já descritas apofisites, pode-se ter dores retropatelares que pioram ao se flexionar os joelhos e ao descer escadas, e podem indicar desalinhamentos patelares ou condromalacia patelar. Recentes avanços na compreensão e no tratamento de problemas no atleta jovem refletiram mudanças vistas em toda a ortopedia esportiva. Notável entre essas mudanças tem sido o advento das artroscopias, que melhoraram as habilidades de diagnóstico do cirurgião e levam à uma maior avaliação para a presença de lesões meniscais e ligamentares após traumas também em atletas jovens. A reconstrução ligamentar e suas diferentes técnicas ainda é um tema controverso (Figura 55.5).

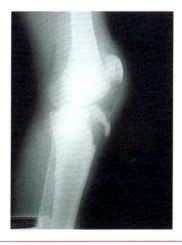

FIGURA 55.5 Fratura por avulsão da tuberosidade da tíbia em jovem jogador de futebol.
Fonte: acervo pessoal.

LESÕES DO TORNOZELO E DO PÉ

São lesões bastante diferentes de adultos, pois a placa epifisária da tíbia e da fíbula distal são significativamente mais fracas que os ligamentos circunvizinhos, sendo mais comum as lesões pela placa de crescimento em vez de lesões ligamentares. Essas lesões da placa de crescimento podem assumir um padrão distinto baseado na maturidade da cartilagem de crescimento. Desigualdade de comprimento da perna e deformidade angular são potenciais sequelas dessas lesões (Figura 55.6).

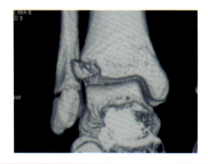

FIGURA 55.6 Fratura do tornozelo – tipo Tillaux.
Fonte: acervo pessoal.

Desequilíbrio entre o crescimento ósseo e muscular pode ocasionar dores musculares associadas ou não à doença de Sever.[14]

Problemas comuns do pé desses atletas são associados com microtraumas. A maior parte dos tratamentos é dirigida à melhora imediata dos sintomas, porém se deve avaliar sempre a biomecânica do problema, evitando-se lesões sucessivas.[15]

LESÕES POR SOBRECARGA

Essas lesões são bem conhecidas em entusiastas do esporte de qualquer idade ou nível de competição. A explosão de aparecimentos de fraturas por estresse nas extremidades inferiores em jogadores de basquetebol profissionais chamou a atenção da mídia e difundiu um melhor entendimento do fenômeno da síndrome da sobrecarga pelo público. Porém, o espectro de lesões por sobrecarga na criança ou em adolescentes atletas só foi reconhecido recentemente. Esses danos podem variar desde dores inespecíficas nessas crianças ativas à inaptidão permanente.[16]

PREVENÇÃO

O propósito primário do exame médico antes de se iniciar a atividade desportiva é identificar fatores de risco que podem predispor o atleta a lesões físicas e/ou psicológicas. Inclusão de uma avaliação fisiológica complementa o exame de saúde pré-participação mais tradicional, contribuindo com valiosas informações para as forças físicas específicas e fraquezas do jovem atleta. Essa informação, quando combinada com os componentes ortopédicos e clínicos de um exame de pré-participação, aumentam a segurança na participação de esportes e na prevenção de lesões em atletas infantis.[7]

Assim, com o objetivo de se reduzir o número e a gravidade das lesões esportivas, é necessário dimensionar o problema, conhecer melhor a incidência desses eventos, estudar os fatores de risco e os mecanismos das lesões. Conhecidos os fatores desencadeantes, programas e medidas preventivas eficientes podem ser desenvolvidas.

REFERÊNCIAS BIBLIOGRÁFICAS

1. Strong WB, Malina RM, Blimklie CJR, et al. Evidence Based Physical Activity For School-Age Youth. J Pediatr. 2005;146:732-7
2. Micheli LJ. The Exercising Child: Injuries. Pediatr Exerc Scier. 1989(1):329-35.
3. Aptidão Física Na Infância e Adolescência. Posicionamento Oficial - Colégio Americano de Medicina Esportiva (ACMS).
4. Matsudo VKRM, Araújo TL, Oliveira LC. Há ciência na detecção de talentos? Diagn Tratamento. 2007;12(4):196-9.
5. Matsudo VKR, Andrade RD, Matsudo SMM, et al. "Construindo" saúde por meio de atividade física em escolares. Rev Bras Ci e Mov. 2003;11(4):111-8.
6. Pillemer FG, Micheli LJ. Psychological considerations in youth sports. Clin Sports Med. 1988;7(3):679-89.
7. Lazzoli JK, Nóbrega ACL, Carvalho T, et al. Atividade física e saúde na infância e adolescência. Rev Bras Med Esporte. 1998;4(4):107-9.
8. Faigenbaum AD. Strength training for children and adolescents. Clin Sports Med. 2000;19(4):593-619
9. Maffulli N, Helms P. Controversies about intensive training in young athletes. Arch Dis Child. 1988;63:1405-7.
10. Shanmugam C, Maffulli. Sports injuries in children. Br Med Bull. 2008;86(1):33-57.
11. Cohen M, Abdalla RJ. Lesões nos esportes - Diagnóstico, Prevenção, Tratamento. Rio de Janeiro: Livraria e Editora Revinter, 2003. p.625-39
13. Waters PM, Millis MB. Hip and pelvic injuries in the young athlete. Clin Sports Med. 1988;7(3):513-26.
12. Ireland ML, Andrews JR. Shoulder and elbow injuries in the young athlete. Clin Sports Med. 1988;7(3):473-94.
14. McManama GB. Ankle injuries in the young athlete. Clin Sports Med. 1988;7(3):547-62.
15. Santopietro FJ. Foot and foot-related injuries in the young athlete. Clin Sports Med. 1988;7(3):563-89.
16. O'Neill DB, Micheli LJ. Overuse injuries in the young athlete. Clin Sports Med. 1988;7(3):591-610.

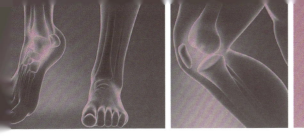

Lesões do Anel Pélvico

Jamil Faissal Soni
Anna Carolina Pavelec

Weverley Valenza
Marcelo Abagge

INTRODUÇÃO

A fratura da pelve, quando presente, demonstra que a criança foi vítima de um trauma de alta energia. São lesões incomuns, com poucas séries significativas estudadas em longo prazo.

Sua incidência geral varia entre 1%[1] e 7,5%,[2] e apresenta como característica um alto índice de lesões associadas. Muitas vezes ocorrem situações que ameaçam a vida, exigindo, portanto, um atendimento criterioso e multiprofissional.[3] Tolo mostrou uma incidência aumentada de trauma cranioencefálico e lesão de vísceras abdominais em crianças com fratura da pelve.[4]

Pela sua gravidade, as fraturas da pelve estão relacionadas, habitualmente, a um internamento prolongado, maior número de internações em Unidades de Terapia Intensiva e taxa alta de mortalidade, principalmente devido às lesões de outros órgãos ou sistemas.

A fratura da pelve na população pediátrica é considerada um "marcador de gravidade", com alta morbidade, principalmente devido às lesões associadas.[5]

DIFERENÇAS ENCONTRADAS NAS FRATURAS DA PELVE DA CRIANÇA EM COMPARAÇÃO ÀS DOS ADULTOS

A pelve imatura apresenta três núcleos primários de ossificação, o íleo, o ísquio e a pube, unidos pela cartilagem trirradiada, que tem seu fechamento entre os 16 e os 18 anos. Os núcleos secundários mais importantes estão situados na crista ilíaca, apófise isquiática, espinha ilíaca anteroinferior, e podem ser sedes de fratura por avulsão.

As diferenças entre a pelve em crescimento e a pelve madura não estão apenas nos centros de ossificação, mas também na maior flexibilidade, maior elasticidade articular e na maior capacidade das estruturas cartilagíneas na absorção de energia.

Diferentemente dos adultos, a taxa de mortalidade é baixa por lesão pélvica, sendo as lesões viscerais e/ou associadas às do Sistema Nervoso Central, as responsáveis mais frequentemente por este desfecho.[6]

Choque hemorrágico após uma fratura pélvica no adulto é uma causa comum de morbidade e mortalidade, mas raramente ocorre na criança. Isto, provavelmente explicado pelos vasos de menor calibre observados nas crianças e sua rápida capacidade de vasoconstrição. Outro fator é que nas crianças observa-se comumente trauma por compressão lateral nos atropelamentos, desta maneira com menos lesão do complexo vascular da articulação sacroilíaca e com diminuição do volume pélvico, ao contrário dos adultos.[7]

MECANISMO DO TRAUMA

A maior parte das fraturas da pelve em crianças é decorrente de acidentes automobilísticos – 70% a 90%,[8] sendo o atropelamento a causa mais comum, seguido do acidente auto × auto. Das crianças envolvidas em acidentes automobilísticos 0,1% são acometidas de fratura da pelve e necessitam de internamento hospitalar.[9]

O protocolo do *Advanced Trauma Life Suport* (ATLS – Suporte Avançado de Vida no Trauma) deve ser seguido à procura de outras lesões, que ocorrem em 67%[7] dos casos, pois essas lesões são as principais responsáveis pela maior mortalidade das fraturas da pelve.

Outro mecanismo de trauma comum é a queda de altura (8% a 10%),[10] entretanto as fraturas por avulsão ou por estresse são geralmente relacionadas às práticas desportivas.

SEMIOLOGIA

O exame da região deve seguir uma sequência lógica para diminuir as chances de que um pequeno sinal passe despercebido. Primeiramente com a inspeção em busca de hematomas, abrasões, edemas, lacerações. A seguir, a palpação de pontos ósseos, como as espinhas ilíacas, a crista

Série Ortopedia e Traumatologia – Fundamentos e Prática

ilíaca, a sínfise púbica e a região sacroilíaca. O exame do períneo deve ser obrigatório nas lesões pélvicas.

As manobras de compressão anteroposterior e latero-lateral podem indicar pontos dolorosos, crepitação ou até mesmo mostrar instabilidade do anel pélvico. Mobilizar passivamente os membros inferiores para avaliar os quadris também pode auxiliar na busca pelo diagnóstico.

EXAMES COMPLEMENTARES

Os exames complementares devem ser realizados a partir do momento que a criança está clinicamente estabilizada.[11]

As radiografias são realizadas em três incidências: anteroposterior (AP), *in let* e *out let* e, na maioria das vezes, são suficientes para o diagnóstico correto e indicação do tratamento.

A tomografia computadorizada auxilia o diagnóstico,[3] mostrando alterações articulares da sacro-ilíaca ou fraturas do sacro.

A ressonância magnética e a cintilografia podem estar indicadas para avaliação das fraturas por avulsão ou por estresse.

CLASSIFICAÇÃO

É importante salientar que a fratura da pelve da criança difere do adulto em vários aspectos, como por exemplo: a elasticidade das articulações sacroilíacas e da sínfise púbica, e a plasticidade óssea. Estas diferenças interferem diretamente no tipo de fratura, no tratamento, no prognóstico e na evolução. Por isso deve-se avaliar a maturidade esquelética no momento de classificar uma lesão. Fraturas em crianças com a cartilagem trirradiada aberta, ou em fase de fechamento, apresentam padrões diferentes de comportamento daquelas com a cartilagem trirradiada fechada, que devem ser classificadas usando os mesmos critérios de adultos.[12]

Utilizamos as classificações descritas por Quinby[2] e Rang[8] para avaliar o prognóstico do paciente. São importantes para apontar a necessidade de tratar lesões associadas, todavia, não considera especificamente a fratura. As fraturas são divididas em três tipos: (1) fraturas não complicadas; (2) fraturas com lesões viscerais que necessitam de exploração cirúrgica, e (3) fraturas associadas à hemorragia maciça imediata.

A classificação de Watts[13] evidencia a localização da fratura, dividindo-se em **(A)** avulsão, epifisiólise, **(B)** fraturas do anel pélvico, instável ou estável, e **(C)** fratura do acetábulo.

A classificação proposta por Torode e Zieg[14] (Tabela 56.1) é o sistema mais difundido. Ela foi modificada em 2012 por Shore, Torode e colaboradores.[15] Não leva em conta as mudanças na maturação óssea da pelve, porém inclui padrões de fratura exclusivos da infância.

A presença de exposição óssea deve ser questionada e devidamente avaliada por aumentar os riscos de complicações. Existe a possibilidade de fratura exposta oculta, que ocorre quando o fragmento ósseo ultrapassa a mucosa (reto ou vagina),[16,17] podendo ser necessária uma colostomia no manejo inicial da lesão.

Tabela 56.1 Classificação de Torode e Zieg, modificada.	
I	Fraturas por avulsão
II	Fraturas da asa do ilíaco
III	Fratura simples do anel pélvico **IIIa** Fratura do púbis e ruptura da sínfise púbica; estruturas posteriores permanecem estáveis **IIIb** Fraturas que envolvem o acetábulo; sem fratura concomitante do anel pélvico
IV	Fraturas instáveis do anel pélvico Fraturas com desvio do anel pélvico Luxação do quadril Fraturas combinadas da pelve e do acetábulo

TRATAMENTO

Feito o diagnóstico da fratura, o primeiro passo é a manutenção da vida, depois o tratamento das lesões associadas e por fim o tratamento definitivo da fratura. O tratamento deve ser individualizado considerando-se a idade (maturidade esquelética), classificação, estabilidade do anel, lesões concomitantes e estabilidade hemodinâmica.[1] A maioria das fraturas estáveis pode receber o tratamento conservador com imobilização gessada ou proteção de carga com uso de muletas, sendo o tratamento cirúrgico reservado aos casos de instabilidade da pelve. Para definir o tratamento das fraturas da pelve utiliza-se a classificação de Torode e Zieg,[14,15] o quadro clínico no momento da admissão (estabilidade hemodinâmica e lesões associadas), e a necessidade de procedimentos concomitantes.[5]

Tipo I

As fraturas por avulsão estão relacionadas aos esportes e ocorrem mais em meninos, com idade média de 12 a 14 anos, idade esta que coincide com o início do fechamento das apófises mais acometidas: tuberosidade isquiática, espinha ilíaca anterossuperior, espinha ilíaca anteroinferior e crista ilíaca.

O tratamento conservador consiste em analgesia, uso de muletas, repouso por duas a três semanas, carga total após melhora da dor.

O tratamento cirúrgico fica reservado para os casos de pseudartrose sintomática, com a fixação da apófise.

Para retorno aos esportes é necessário um programa de reabilitação que inclua condicionamento físico, alongamento e reforço muscular para o completo restabelecimento da função (Figuras 56.1, 56.2 e 56.3).

Tipo II

Fraturas da asa do ilíaco são resultantes de trauma direto; o número de lesões associadas, seja no sistema musculoesquelético ou em outros sistemas, é pequeno. Eventualmente pode ocorrer perda sanguínea, sendo que isso deve ser considerado no atendimento inicial.

Lesões do Anel Pélvico

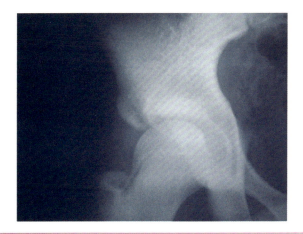

FIGURA 56.1 Y.M.R.F.L., 13 anos, masc., radiografia de uma fratura da E.I.A.I., durante salto em partida de basquetebol.

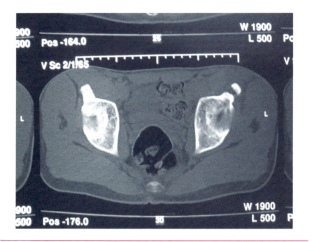

FIGURA 56.2 Tomografia de fratura da E.I.A.I.

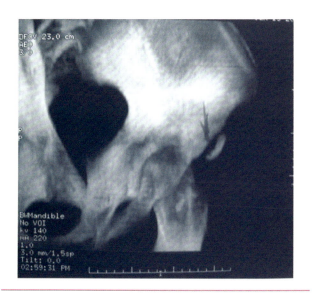

FIGURA 56.3 Tomografia de fratura da E.I.A.I.

Recomenda-se o internamento para analgesia, rigoroso controle do estado hemodinâmico, observação das lesões musculoesqueléticas e de possíveis lesões intra-abdominais. O tratamento específico da fratura resume-se em repouso e restrição de carga no membro afetado até melhora da dor. Complicações são raras, todavia podem ocorrer: atraso na ossificação da apófise ilíaca e deformidade local, com alteração estética (Figura 56.4).

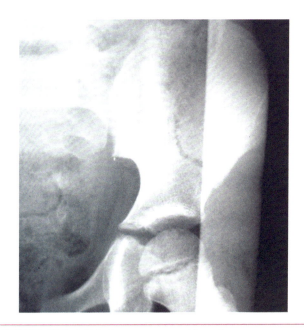

FIGURA 56.4 J.C.V., 4 anos, masc., vítima de atropelamento, fratura Tipo II.

Tipo III

Nas fraturas tipo III de Torode e Zieg incluem-se: as fraturas IIIA, fraturas estáveis anteriores do anel pélvico e as IIIB, fraturas estáveis tanto da parte anterior como posterior do anel pélvico.

Ocorrem com frequência, correspondendo a 55% dos casos.[14] A pelve imatura é cartilaginosa, as articulações sacroilíacas e da sínfise púbica têm uma grande elasticidade, fazendo com que a fratura de uma parte do anel não signifique necessariamente a quebra do anel em outro local, como ocorre em adultos.

O tratamento da fratura do anel pélvico tipo IIIA e IIIB é conservador, com repouso no leito e restrição de carga no membro afetado. Pode ser necessário um tempo mais prolongado de tratamento para fraturas com maiores desvios, entretanto, o resultado costuma ser excelente. Como estas fraturas apresentam mais lesões associadas do que as fraturas do tipo I e II, é necessário uma atenção especial para o diagnóstico e tratamento específico das mesmas. As fraturas IIIB necessitam sempre de internação, algumas vezes em Unidade de Terapia Intensiva, e quando indicado, prescreve-se hemoderivados (Figura 56.5).

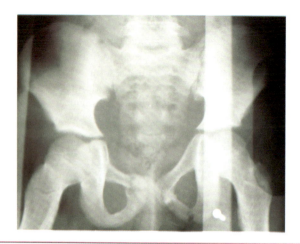

FIGURA 56.5 T.M.N., 12 anos, masc., acidente auto X auto, fratura Tipo III.

Tipo IV

As fraturas com ruptura do anel pélvico são decorrentes de trauma de alta energia, têm maior incidência de lesões associadas do trato geniturinário, musculoesqueléticas e neurológicas, aproximadamente 40% dos pacientes são submetidos à laparotomia e a taxa de óbito pode chegar a 13%.

As fraturas do tipo IV correspondem a aproximadamente 20% das fraturas da pelve nas crianças e se caracterizam por instabilidade vertical e/ou rotacional (Figura 56.6). Classicamente estas lesões recebiam tratamento conservador com cinta de contenção pélvica e tração esquelética no membro afetado; porém, novos estudos e o avanço das técnicas cirúrgicas têm, cada vez mais, permitido um tratamento operatório mais seguro e eficaz.

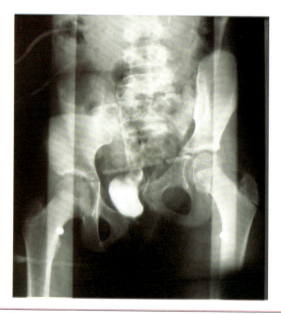

FIGURA 56.6 J.H., 13 anos, masc., atropelamento, fratura tipo IV.

Um trabalho realizado por Smith W, Shurnas P. et al.,[18] em Denver, mediu a obliquidade pélvica, o índice de deformidade e a assimetria da pelve, conforme descrito por Keshishyan e col.[11] Mostrou que a pelve não remodela em nenhuma faixa etária e que os melhores resultados são obtidos quando o índice de assimetria é menor do que 1 cm. Índices maiores do que 1 cm aumentam a morbimortalidade causando, dor lombar, marcha em Trendelenburg, dor na sacro ilíaca, escoliose não estruturada, discrepância de comprimento. Concluindo, deve ser utilizado todo esforço para obter um índice de assimetria menor do que 1 cm.

Nas lesões por compressão lateral, somada à presença de instabilidade hemodinâmica, opta-se pelo uso de fixadores externos para diminuição do volume pélvico e tamponamento do sangramento venoso posterior. Fraturas por compressão anterior, com lesão posterior do anel pélvico apresentando desvio maior ou disjunção sacroilíaca e fraturas com instabilidade rotacional e vertical, devem ser abordadas de maneira cirúrgica, por redução e fixação interna.

Disjunção da sínfise púbica também obedece aos critérios de idade, estabilidade e desvio inicial. Quando a criança é menor de 10 anos de idade, com disjunção da sínfise púbica menor de 3 cm, e a pelve encontra-se estável, o tratamento é conservador. Disjunção maior de 3 cm o tratamento é cirúrgico com redução aberta e fixação interna da sínfise. Nas lesões completas do arco posterior, resultando em instabilidade franca vertical e rotacional, deve-se realizar, além da fixação interna da sínfise púbica, também a fixação posterior, percutânea com parafuso canulado ou aberta com placa e parafuso fixando a sacroilíaca, tomando-se o cuidado de não invadir os forames sacrais, pelo risco de lesão neurológica.

No caso específico da fratura de Malgaigne, quando o paciente se apresenta com discrepância de membros inferiores superior a 1,5 cm, deve ser corrigido cirurgicamente; todavia, se a discrepância for menor do que 1,5 cm e o paciente menor do que 10 anos, o tratamento pode ser incruento pela tração esquelética por 2 a 3 semanas, seguida de imobilização gessada toracopédica. O tratamento cirúrgico recomendado é a fixação percutânea da sacroilíaca com parafusos canulados e fixação anterior com fixador externo ou redução aberta e fixação interna com placa sacroilíaca anterior associada ao fixador externo (Figuras 56.7 e 56.8).

COMPLICAÇÕES

As complicações da fratura de pelve podem ser, basicamente, de dois tipos: **(1)** relacionadas às estruturas adjacentes e a outros aparelhos, lesões do trato geniturinário, lesão neurológica (central e/ou periférica), hemorragia, lacerações do reto ou vagina e, eventualmente, óbito; **(2)** relacionadas diretamente ao esqueleto,[18,19] quando pode ocorrer pseudartrose, assimetria pélvica, escoliose não estruturada, dor lombar, marcha claudicante, dor sacroilíaca, fechamento prematuro de apófise ilíaca, displasia acetabular quando lesão da cartilagem trirradiada e discrepância de comprimento dos membros inferiores.

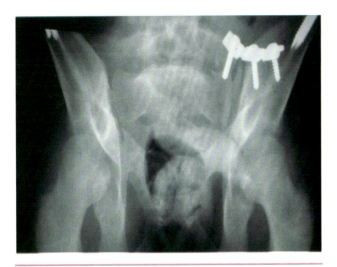

FIGURA 56.7 S.P.J., 9 anos, P.O. imediato fixação interna com placa e parafuso da sacroilíaca e fixação externa dando estabilidade rotacional.

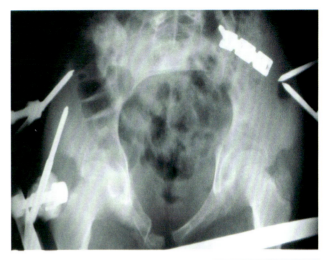

FIGURA 56.8 S.P.J., 9 anos, inlet, P.O. imediato fixação interna com placa e parafuso da sacroilíaca e fixação externa dando estabilidade rotacional.

CONCLUSÕES

As fraturas da pelve em crianças são resultantes de trauma de alta energia e associadas a lesões de gravidade variável em outros aparelhos. A instabilidade do anel pélvico deve ser investigada na sala de emergência durante aplicação do protocolo ATLS. A fratura da pelve, *per se*, não deve ser o foco das atenções em pacientes hemodinamicamente estáveis.

O tratamento é habitualmente conservador para as lesões estáveis. Nas fraturas complexas, com instabilidade hemodinâmica e/ou instabilidade vertical/rotacional, o tratamento cirúrgico pode ser realizado e recomenda-se optar pela redução anatômica e fixação estável quanto maior a maturidade esquelética da criança. Deve-se manter a estabilidade até a completa consolidação para evitar desvios tardios e sequelas.

REFERÊNCIAS BIBLIOGRÁFICAS

1. Holden CP, Holman J, Herman M. Pediatric Pelvic Fractures. J Am Acad Orthop Surg, Vol 5, March 2007, 172-177.
2. Quinby WC. Fractures of the pelvis and associated injuries in children. J Pediatr Surg 1966; 1:353-64.
3. Silber JF, Flynn JM, Katz MA, Ganley TJ, Koffler KM, Drummond, DS. Role of computed tomography in the classification and management of pediatric pelvic fractures. J Pediatr Orthop 2001; 21(2):148-151.
4. Tolo VT. Instructional Course Lectures – Orthopaedic treatment of fractures of the long bones and pelvis in children who have multiple injuries. J Bone Joint Surg 2000; 82:272-80.
5. Spigel L, Glynn L, Liu D, Statter M. Pediatric pelvic fractures: a marker for injury severity. The American Surgeon 2006; 72: 481-484.
6. Grisoni N, Connor S, Marsh E, Thompson GH, Cooperman DR, Blackemore LC. Pelvic fracture in a pediatric level I trauma center. J Orthop Trauma 2002;16:458-463.
7. Garvin KL, mcCarthy RE, Barnes Cl, Dodge, BM. Pediatric pelvic ring fractures. J Pediatr Orthop 1990; 10(5):577-582.):148-151.
8. Rang M. Children's fractures, 2nd ed. Philadelphia: JB Lippincott.
9. Galano GJ, Vitale MA, Kessler MW, Hyman JE, Vitale MG. The most frequent traumatic orthopaedic injuries from a national pediatric inpatient population. J Pediatr Orthop 2005; 25(1): 39-44.
10. Reichard SA, Helikson MA, Shorter N, et al. Pelvic fractures in children: review of 120 patients with a new look at the general management. J Pediatr Surg 1980; 15: 727.
11. Kenshishyan RA, Rozinov VM, Malakhov OA, et al. Pelvic polyfractures in children: radiografic diagnosis and treatment. Clin Orthop 1995; 320:28-33.
12. Tile M. The management of unstable injuries of the pelvic ring. J Bone Joint Surg [Br] 1999; 81(6): 941-943.
13. Watts HG. Fractures of the pelvis in children. Orthop Clin North Am 1976; 7:615-624.
14. Torode I, Zieg D. Pelvic fractures in children. J Pediatr Orthop 1985; 5:76-84.
15. Shore BJ, Palmer CS, Bevin C, Johnson MB, Torode IP. Pediatric pelvic fracture: a modification of a preexisting classification. J Pediatr Orthop. 2012 Mar;32(2):162-8.
16. Bircher M, Hargrove R. Is it possible to classify open fractures of the pelvis? Eur J Trauma 2004; 30: 74-79.
17. Stewart Jr. DG, Kay RM, Skaggs DL. Open fractures in children. J Bone Joint Surg [Am] 2005; 87(12): 2784-2798.
18. Smith W, Shurnas P, Morgan S et al. Clinical outcomes of unstable pelvic fractures in skeletally immature patients. J Bone Joint Surg [Am] 2005; 10: 2423-2431.
19. Herring JA. Tachdjian's pediatric orthopaedics – From the Texas Scottish Rite Hospital for Children. 3th ed. Vol 3. Philadelphia: WB Saunders Company, 2002.

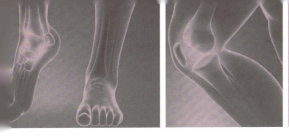

Fraturas e Luxações Traumáticas do Quadril em Crianças

Guaracy Carvalho Filho

FRATURAS DE QUADRIL

As fraturas do colo e da cabeça de fêmur em crianças são muito raras, totalizando menos de 1% de todas as fraturas pediátricas.[1] Essas fraturas são, em sua maioria, resultantes de traumas de alta energia e tão raras que a maioria dos ortopedistas tratarão alguns poucos casos durante sua prática clínica, situação inversa quando avaliamos a incidência de fraturas de quadril em adultos.[2,3] Em razão dessa raridade, princípios de tratamento têm sido descritos e muitos artigos publicados, criando controvérsias sobre maneiras de conduzir essas fraturas.[4,5]

Uma grande diferença encontrada quando se compara as fraturas de adultos e crianças é a presença da placa epifisária presente nessa região, por consequente, foram desenvolvidas classificações diferenciadas para estudar de maneira mais aprofundada as fraturas em crianças. Podemos encontrar uma separação transfisária por causa da fraqueza da fise proximal femoral em crianças. Fraturas intertrocantéricas são mecanicamente similares nos dois grupos; a grande diferença ocorre nas fraturas da apófise do trocânter maior, que pode resultar em fechamento precoce da fise do trocânter maior. Também existe um risco de osteonecrose maior que no adulto, principalmente em fraturas transcervicais e cervico-trocantéricas, e maior possibilidade de se desenvolver coxa vara quando se compara com a população adulta.[4,5]

As fraturas na região fisária proximal podem ocasionar defeitos na angulação do colo femoral em relação à diáfise. Fraturas na fise proximal mal alinhadas podem resultar em coxa vara ou coxa breve. E, se houver o fechamento precoce da apófise do trocânter maior, pode-se desenvolver coxa valga.[6]

A consolidação das fraturas de fêmur proximal é o resultado facilitado e esperado por se tratar de esqueleto imaturo, mas a preocupação com essas fraturas não pode se limitar a consolidação. Deve-se tentar ao máximo evitar as complicações advindas dessas fraturas, como osteonecrose da cabeça femoral ou trocânter maior, coxa vara, fechamento prematuro das fises e discrepância de comprimentos entre os membros.[6,7]

ANATOMIA

A articulação do quadril é envolta por uma cápsula articular e recoberta por camadas musculares, prevenindo a ocorrência de fraturas expostas de quadril. As lesões neurológicas não são tão comuns em casos de luxações do quadril e se apresentam em maior número em decorrência da abordagem cirúrgica.

O nervo cutâneo lateral femoral localiza-se entre os músculos tensores e sartório e é responsável pela sensibilidade da face lateral da coxa. Esse nervo deve ser identificado e preservado durante um acesso lateral do quadril. O feixe neurovascular do quadril é separado da porção anterior do quadril pelo iliopsoas, por isso a necessidade de atenção redobrada para com ele durante o acesso cirúrgico, principalmente na colocação de afastadores. Inferior e medialmente à cápsula do quadril, acompanhando a artéria femoral profunda no sentido da parte posterior da articulação, está a artéria femoral circunflexa medial. Deve-se evitar a colocação de afastadores profundamente nessa região. O nervo ciático emerge do nodo ciático, cavalgando o piriforme, e cursa superficialmente aos rotadores laterais e ao quadrado medial para o trocânter maior.[8]

ÓSSEA

Muitas das complicações associadas às fraturas do quadril na criança ocorrem por causa das particularidades do esqueleto imaturo.[9]

A ossificação do fêmur se inicia em torno da sétima semana intrauterina.[10] Uma simples fise proximal está presente ao nascimento, porém não visibilisada, que se transforma em duas fises menores (cabeça femoral e trocânter maior), aparecendo por volta dos 6 meses e 4 anos de idade, respectivamente. A confluência da fise do trocânter maior e da fise da cabeça femoral ao longo do colo femoral superior e o suprimento vascular único da cabeça femoral tornam o quadril imaturo vulnerável a alterações de crescimento e deformidades subsequentes a fraturas. Os fechamentos dessas fises ocorrem perto dos 14 anos nas meninas e dos 16 anos nos meninos A apófise trocantérica aparece por volta dos 4 anos de idade e é responsável pelo crescimento metafisário do colo do fêmur. A fusão das epífises ocorre por volta dos 14 anos em meninas e 16 anos em meninos.[8,11]

VASCULARIZAÇÃO

A artéria do ligamento redondo não mostrou importância para a vascularização da cabeça até os 8 anos de idade e é responsável por 20% do aporte sanguíneo durante a vida adulta.

Ao nascimento, os ramos das artérias circunflexos mediais e laterais são responsáveis pela irrigação da cabeça, com o amadurecimento do corpo e o surgimento da fise. Essas artérias perdem importância e aos 4 anos deixam totalmente o papel de irrigação da cabeça.[12,13]

Após os 4 anos de idade, o sistema retinacular da artéria circunflexa medial assume o suprimento sanguíneo primário da epífise. Suas artérias posterossuperior e posteroinferior persistem durante toda a vida e suprem a cabeça femoral também na fase adulta. A partir dos 8 anos de idade, os vasos do ligamento redondo contribuem com o suprimento sanguíneo da cabeça femoral e, na puberdade, com a fusão entre a epífise e a metáfise, a irrigação da cabeça pelo ligamento redondo é refeita (Figura 57.1).[12,13]

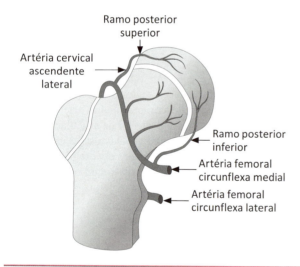

FIGURA 57.1 Suprimento sanguíneo do fêmur proximal. A epífise e a fise da cabeça femoral são irrigadas pela artéria circunflexa medial por meio de dois sistemas vasculares retinaculares: posterossuperior e posteroinferior. A artéria circunflexa lateral irriga o trocânter maior e a porção lateral da fise do fêmur proximal, e uma pequena área da metáfise anteromedial.

A capsulotomia não danifica o suporte da cabeça femoral, quando realizada até a anastomose intertrocantérica, caso contrário, poderá ocorrer a lesão dos vasos cervicais ascendentes que pode levar à osteonecrose.[11]

Com o passar do tempo a trama de vasos responsáveis pela irrigação da cabeça se simplifica e a lesão de um desses vasos pode trazer como consequência a osteonecrose de uma parte correspondente da cabeça femoral.[6]

MECANISMO DE TRAUMA

As fraturas em crianças são causadas em sua grande maioria por traumas de alta energia (85% a 90%) e, em decorrência, por volta de 30%, com graves lesões associadas.[14] Esses traumatismos são potencialmente prejudiciais ao paciente e influem diretamente em sua recuperação. Diversos estudos têm mostrado a correlação entre essas fraturas e lesões associadas e entre essas, as mais importantes são: TCE, lesão do anel pélvico, amputação, fratura exposta da diáfise do fêmur, fratura subtrocantérica, trauma de face, fraturas em clavícula e nos membros superiores, trauma esplênico, hematoma retroperitoneal.[1,15,16]

Os principais mecanismos de trauma são força axial, torção, hiperabdução e trauma direto.

Fraturas do fêmur proximal sem ocorrência de trauma de alta energia podem estar relacionadas a abuso infantil. Deve-se, portanto, estar atento à história do traumatismo e às características da fratura, sendo comum o descolamento epifisário do tipo I de Salter Harris. Uma abordagem específica sobre essas ocorrências está descrita em um capítulo à parte.

Outras condições podem estar relacionadas a fatores patológicos, como cisto ósseo simples, cisto ósseo aneurismático, osteogênese imperfeita, displasia fibrosa, mielomeningocele ou osteopenia.[3,17]

DIAGNÓSTICO

Os principais sintomas são dor e encurtamento do membro, rotação lateral acompanhada de incapacidade à deambulação. Para crianças ainda em idade não deambuladora, encontra-se a pseudoparalisia e o encurtamento como chaves para o diagnóstico, afastando-se quadros infecciosos e malformações congênitas.

Em fraturas sem desvio ou fraturas por estresse, o paciente pode apresentar-se oligossintomático, deambulando e apresentando dor somente à rotação medial.

O diagnóstico é baseado na clássica tríade: história, exame físico e exame complementar.

Uma radiografia de boa qualidade (anteroposterior) oferece diversos dados importantes a ser avaliados, como o comprimento do membro e a comparação com o quadril contralateral. Nessa incidência, o examinador deve promover a rotação medial máxima sem causar dor extrema ao paciente. Uma radiografia na incidência de perfil ou de Lowenstein também deve ser utilizada para determinar detalhes importantes para a condução do paciente. Essas radiografias informarão o tipo da fratura (classificação), a direção do traço de fratura, o desvio, o grau de variação e a localização da epífise femoral.

Nem todas as fraturas podem ser vistas por radiografia. Outros exames complementares podem ser necessários, como uma cintilografia óssea 48 horas após o trauma, que pode evidenciar uma fratura oculta. A ressonância nuclear magnética (RNM) pode detectar uma fratura oculta ou uma fratura impactada nas primeiras 24 horas após o trauma, e pode ser observado um hipossinal (linha negra) cercado por imagens de hipersinal que correspondem a edema ósseo e hemorragia.[18]

Em um paciente com dor no quadril pós-traumático, outros diagnósticos se impõem, como sinovite, hemartrose e infecção. Nesse caso, exames específicos devem ser solicitados.

CLASSIFICAÇÃO

A classificação das fraturas do fêmur proximal mais utilizada na criança é a de Delbet[19], em razão de sua simplicidade e uniformidade interobservadores e é dividida em quatro tipos, com base na localização. O tipo I é uma separação transepifisária, com (tipo IA) ou sem (tipo IB) deslocamento da epífise femoral. O tipo II é a fratura transcervical. O tipo III é a fratura cervicotrocantérica. O tipo IV é uma fratura intertrocantérica. Essa classificação tem sido utilizada para auxiliar no tratamento e prevenir falha e complicações (Figura 57.2).

Tipo I

Ocorrem na fise do fêmur proximal. São fraturas raras, que constituem menos de 10% das fraturas de fêmur proximal em crianças. A fratura apresenta a mesma apresentação radiográfica da epifisiolistese, porém em crianças um pouco mais novas, predominantemente em dois grupos etários: crianças com menos de 2 anos de idade e crianças com idade entre 5 e 10 anos. Estão sempre relacionadas a trauma de alta energia. Em neonatos, é conhecida como epifisiólise femoral proximal e pode ser causada por partos complicados ou abuso infantil. O diagnóstico pode ser difícil em um recém-nascido cuja cabeça femoral não está ossificada, devendo-se lançar mão da ultrassonografia para complementar o diagnóstico. Pacientes com menos de 2 a 3 anos tem melhor prognóstico que crianças mais velhas, provavelmente por causa potencial de remodelação óssea. Essa lesão também pode ser decorrente de uma tentativa de redução da luxação de quadril em adolescentes. Em 50% dos casos, essa lesão está acompanhada de luxação de epífise femoral capital e, nesses casos, o risco de osteonecrose e fechamento prematuro da fise é virtualmente 100%.[14,20]

Tipo II

São responsáveis por 40% a 50% das fraturas de quadril em crianças, sendo metade com desvio.[2] Em algumas séries de estudos, as fraturas do tipo II não deslocadas apresentaram menor índice de osteonecrose que as fraturas deslocadas, a despeito do tratamento.[1,6] Os estudos indicam que o risco de osteonecrose está relacionado ao desvio inicial apresentado pela fratura, mas pode ocorrer em fraturas sem desvio.[2,7,14]

Tipo III

É o segundo tipo mais comum, com 25% a 35% das fraturas de quadril em crianças. A incidência de osteonecrose é de 20% a 30% e está diretamente relacionado ao desvio apresentado pela fratura. O fechamento prematuro da fise ocorre em 25% dos pacientes e coxa vara em 14%. Complicações são pouco comuns em fraturas tipo III sem desvio.[2,7,14]

Tipo IV

Representam 12% das fraturas do quadril na criança. É o tipo com menor taxa de complicações. Osteonecrose e pseudartrose são raros e coxa vara e fechamento fisário prematuro podem acontecer ocasionalmente, sendo as fraturas de melhor prognóstico.[2,7,14]

TRATAMENTO

Uma das considerações mais importante no tratamento das fraturas do quadril na criança é a idade do paciente. Para crianças mais jovens e menores, deve-se usar uma mesa radiotransparente, e para crianças maiores e adolescentes deve-se usar uma mesa ortopédica de tração. A literatura clássica mostra que o tratamento sem fixação medial dessas fraturas apresenta altos índices de coxa vara, retardo de consolidação e pseudartrose.[1,21]

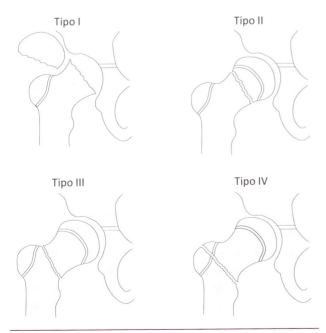

FIGURA 57.2 Classificação de Delbet das fraturas da cabeça e do colo femorais em crianças. Tipo I: fratura transepifisária, com ou sem desvio da epífise. Tipo II: fratura transcervical, com ou sem desvio. Tipo III: fratura cervicotrocantérica, com ou sem desvio. Tipo IV: fratura intertrocantérica.

Estudos mostraram que o tratamento com o gesso tipo pélvico-podálico apresenta elevada incidência de coxa vara, e o tratamento com uso de fixação medial para fraturas transcervicais apresenta alta incidência de coxa vara e pseudartrose.[14]

Outros autores descreveram diminuição dos índices de complicações nessas fraturas quando tratadas com redução aberta e fixação interna em menos de 24 horas da lesão.[4,5,22] Atualmente, o consenso é que o tratamento seja precoce, com redução anatômica com fixação medial e lateral (gesso), com o objetivo de minimizar as devastadoras complicações tardias.[8]

Para a fixação medial das fraturas tipo I, II ou III, fios lisos podem ser usados em crianças pequenas. Parafusos canulados de 4 mm em crianças de até 8 anos e parafusos canulados 6,5 mm em adolescentes. Parafusos de compressão pequenos, para criança, devem ser usados nas fraturas tipo IV, e parafusos de adulto para adolescentes. Perfuração com broca e macheamento devem ser realizados por causa do osso denso do colo femoral da criança.[9]

Uma fixação estável e rígida da fratura é mais importante que a preservação da fise. Se a fixação não ficou definitivamente estável, a fixação medial deve se estender até a cabeça femoral, independentemente da idade da criança ou do tipo da fratura. A fise do fêmur proximal contribui com aproximadamente 15% do comprimento do membro inferior e um fechamento precoce não vai interferir de maneira significativa em discrepância. Entretanto, quando ocorrem necrose e fechamento precoce da fise graves deformidades ou discrepâncias significativas podem se desenvolver.

Tipo I

O tratamento é feito com base na idade da criança e na estabilidade da fratura após a redução. Em crianças com menos de 2 anos, com fratura sem desvio ou minimamente desviada, um gesso do tipo pelvipodálico pode ser usado com sucesso. A imobilização deve ser feita em abdução e rotação neutra para prevenir o deslocamento que tende ao varo e rotação lateral. Podem também ser usados fios lisos para manutenção da redução em crianças até os 4 anos de idade, e parafusos canulados em crianças mais velhas e adolescentes.[23]

As fraturas desviadas devem ser reduzidas por tração, abdução e rotação medial. A redução fechada das fraturas do tipo I com desvio geralmente não é possível. Deve-se tentar apenas uma simples e suave manobra. A redução aberta e a fixação da fratura estão indicadas no caso de falha da redução. Se a fratura for instável, a fixação com pinos que cruzem a fise está indicada. A fixação pode ser removida precocemente para permitir o crescimento em pacientes jovens.

Em fraturas do tipo IB, a redução fechada pode ser tentada uma vez; se não for conseguida, deve-se proceder com a redução aberta e a fixação medial imediata, e os pais devem ser avisados sobre o risco de osteonecrose (Figuras 57.3 a 57.5).

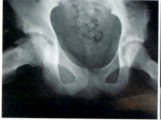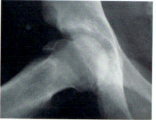

FIGURA 57.3 Radiografia de uma fratura tipo I do quadril direito em adolescente masculino com 13 anos, em AP e perfil.
Fonte: Imagens cedidas pela Equipe de Traumatologia Infantil da Santa Casa de Misericórdia de São Paulo.

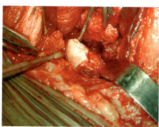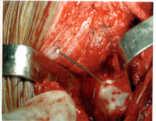

FIGURA 57.4 Aspecto da redução aberta e fixação da fratura tipo I, inicialmente com dois fios de Kirschner.
Fonte: Imagens cedidas pela Equipe de Traumatologia Infantil da Santa Casa de Misericórdia de São Paulo.

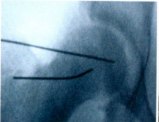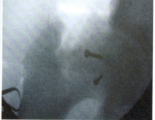

FIGURA 57.5 Radiografia da fratura do tipo I do quadril direito fixada inicialmente com dois fios de Kirschner e subsequentemente com dois parafusos canulados de pequenos fragmentos.
Fonte: Imagens cedidas pela Equipe de Traumatologia Infantil da Santa Casa de Misericórdia de São Paulo.

Tipo II

As fraturas do colo do fêmur do tipo II com desvio devem sempre ser tratadas cirurgicamente para diminuir a chance de complicações, com redução anatômica e fixação estável. A fixação está indicada tanto nas fraturas desviadas quanto nas fraturas sem desvio, com penetração dos parafusos ou fios na epífise, cruzando a fise.[2,14,24] O tratamento de uma discrepância tardiamente é preferível a uma pseudartrose ou uma consolidação viciosa do colo femoral, em razão de uma fixação insuficiente (Figuras 57.6 e 57.7).

Fraturas e Luxações Traumáticas do Quadril em Crianças

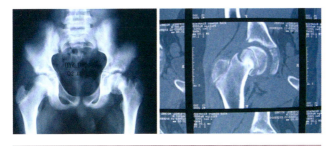

FIGURA 57.6 Radiografia e tomografia computadorizada de uma fratura do tipo II do quadril esquerdo em adolescente do sexo masculino com 11 anos.
Fonte: Imagens cedidas pela Equipe de Traumatologia Infantil da Santa Casa de Misericórdia de São Paulo.

Fraturas sem desvio em crianças maiores e adolescentes, e fraturas com desvio do tipo III devem ser tratadas cirurgicamente, com parafusos canulados ou placas e parafusos deslizantes, pediátricos ou de adulto, dependendo do porte físico da criança (Figura 57.8).

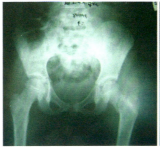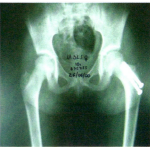

FIGURA 57.8 Radiografia de fratura tipo III do quadril esquerdo em menina de 10 anos, fixada posteriormente com dois parafusos canulados de grandes fragmentos, sem cruzar a fise.
Fonte: Imagens cedidas pela Equipe de Traumatologia Infantil da Santa Casa de Misericórdia de São Paulo.

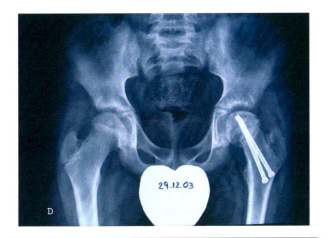

FIGURA 57.7 Radiografia de fratura do tipo II do quadril esquerdo fixada com dois parafusos canulados de grandes fragmentos, cruzando a fise.
Fonte: Imagens cedidas pela Equipe de Traumatologia Infantil da Santa Casa de Misericórdia de São Paulo.

A literatura demonstra uma taxa mais alta de complicações, como coxa vara e pseudartrose, em paciente tratados por método não operatório.[2,24,25]

Uma redução delicada deve ser realizada com uma tração longitudinal, abdução e rotação medial, porém é frequente a necessidade de realizar uma redução aberta nessas fraturas do tipo II.

Em fraturas mais distais e em crianças mais velhas, um parafuso de compressão de quadril pediátrico pode ser utilizado e a imobilização deve ser realizada na maioria dos casos, ficando como escolha apenas em pacientes mais velhos e orientados. A síntese pode ser retirada de 6 a 12 meses após a consolidação da fratura.

Tipo III

Fraturas do tipo III, sem desvio, podem ser tratadas conservadoramente, com gesso pelvipodálico, em crianças de até 6 anos de idade. Porém é obrigatório um acompanhamento em curto prazo, rigoroso, para se detectar qualquer desvio que se instale.

Tipo IV

Os resultados no tratamento não cirúrgico dessas fraturas são bons, mesmo nas desviadas. Tração e imobilização prévios facilitam a redução e são efetivos para posterior confecção do gesso pelvipodálico.[2] A cirurgia está indicada em casos de redução difícil de ser mantida e em pacientes politraumatizados, para facilitação de cuidados intensivos, realizando redução aberta e fixação medial, evitando transpor a fise. Em crianças com idade suficiente para uso de muletas, a cirurgia também pode ser realizada, com colocação de placas e parafusos (Figura 57.9).

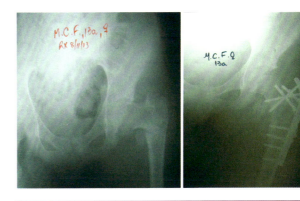

FIGURA 57.9 Radiografia de fratura tipo IV do quadril direito em adolescente feminina de 13 anos, fixada posteriormente com placa e parafusos.
Fonte: Imagens cedidas pela Equipe de Traumatologia Infantil da Santa Casa de Misericórdia de São Paulo.

COMPLICAÇÕES

PSEUDARTROSE

A pseudartrose não é comum nas fraturas do fêmur proximal em crianças, variando entre 6% e 10% dos casos, e está relacionada com falha na redução e estabilização inadequada da fratura.[2,21,25,26] Esses percentuais de pseudartrose nessas fraturas têm diminuído significativamente com métodos de fixação medial. O tratamento de escolha em casos de falha na consolidação, assim que são detectados, é o tratamento cirúrgico.

Osteotomia subtrocantérica valgizante pode ser realizada para tornar o traço de fratura menos verticalizado, possibilitando assim que forças de compressão atuem de maneira a propiciar maior estabilidade local. Enxerto ósseo pode ser usado para ajudar na formação óssea com a osteotomia, e uma nova fixação medial mais estável deve ser realizada, caso seja necessário. O uso de imobilização gessada auxilia na estabilização.

OSTEONECROSE

É a mais comum e mais grave complicação das fraturas do quadril na criança. Pode ocorrer entre 17% e 47% dos casos e está diretamente relacionada com o grau de desvio dos fragmentos, comprometendo a irrigação sanguínea local. Fraturas sem desvio raramente evoluem para osteonecrose, não atingindo 10% das fraturas, independentemente do tipo de tratamento.

Redução aberta e fixação imediata com drenagem do hematoma, para diminuir a pressão local, parece ser consenso para diminuir os riscos de osteonecrose.[27-29] Alguns autores questionam a eficácia da descompressão capsular, apresentando bons resultados sem sua realização.[30] Por ser um procedimento relativamente fácil e sujeito a mínimas complicações, podendo diminuir o risco de osteonecrose, pode ser realizado durante o ato cirúrgico da fixação.

Redução precoce tem sido demonstrada eficaz para reduzir o risco de osteonecrose em adultos, porém existem poucos estudos em crianças.[5,27] Outros fatores de risco para osteonecrose são o tipo da fratura, muito maior nos tipos I e II, e a idade da criança, que piora acima dos 10 anos de idade.

Dor e limitação decorrentes de uma sinovite podem ser os primeiros sinais de osteonecrose. Radiograficamente, podem aparecer indícios de osteonecrose já entre 6 e 8 semanas após a fratura, como osteopenia da cabeça femoral, diminuição do espaço articular e fragmentação da epífise (Figura 57.10).

A realização de tomografia computadorizada é recomendada após 12 semanas da fratura, para detectar osteonecrose não visibilizada na radiografia convencional, uma vez que ela pode ocorrer até 1 ano após a fratura. A ressonância magnética tem seu uso prejudicado, apesar de detectar precocemente a osteonecrose, pela presença de material metálico para fixação da fratura.[2,14,22]

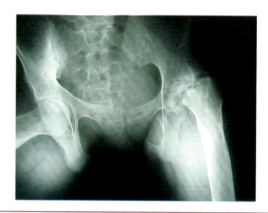

FIGURA 57.10 Radiografia de uma necrose avascular da cabeça femoral esquerda em uma menina de 11 anos.
Fonte: Imagens cedidas pela Equipe de Traumatologia Infantil da Santa Casa de Misericórdia de São Paulo.

A osteonecrose que pode ser classificada de acordo com Ratliff[1] como de tipo I envolve toda a cabeça; a de tipo II tem envolvimento parcial da cabeça; a de tipo III, tem a área de necrose partindo da linha de fratura localizada na fise. O tipo I é o de pior prognóstico e o mais comum. Provavelmente resulta de lesão de todos os vasos epifisários laterais. O tipo II, pela localização, resulta de lesão de um dos vasos epifisários laterais. O tipo III é raro e tem bom prognóstico.[2,31]

Artrite degenerativa em crianças mais velhas pode ser irreversível. Osteotomia valgizante intertrocantérica pode melhorar a coxa vara e a discrepância, se persistir certa congruência articular.

COXA VARA

Diversos estudos mostraram prevalência de 10% a 30%, mas que diminui após redução aberta e fixação medial. Coxa vara pode ser causada por consolidação viciosa, osteonecrose, fechamento prematuro da fise, pseudartrose, perda da redução ou a combinação desses fatores.[2,24-26,32] É mais frequente e mais grave após redução fechada e imobilização gessada que redução fechada e fixação medial.

Coxa vara grave encurta o membro e desequilibra os adutores e os glúteos, podendo resultar em degeneração articular do quadril. É esperada uma melhor remodelação em crianças mais novas. Osteotomia valgizante intertrocantérica pode ser necessária e indicada em crianças com mais de 8 anos de idade, com menos de 110° entre o colo e a diáfise femoral.

FECHAMENTO PREMATURO DA FISE

O fechamento prematuro da fise pode ocorrer de 5% a 65% das fraturas do quadril na criança.[2,14,24,26,32] A frequência aumenta quando a fixação medial cruza a fise ou quando ocorre osteonecrose. A fise proximal do fêmur é responsável por 15% do crescimento do membro inferior e normalmente fecha antes das outras fises do membro inferior, e seu fechamento geralmente resulta em um encurtamento menor que 2 cm, a não ser em crianças muito novas. Essas crianças devem ser seguidas com escanografias periódicas e idade óssea. Se a projeção final for acima de 2,5 cm, deve-se realizar a epifisiodese do fêmur distal contra lateral.

Pseudartrose

Não é frequente a ocorrência de pseudartrose nas fraturas do quadril na criança, atingindo entre 6% e 10%, e tem relação direta com a manutenção de uma redução anatômica e uma fixação estável.[2,21,25,26,32] Tem diminuído com o uso cada vez mais frequente de fixação e, ao contrário, da osteonecrose e da coxa vara, que necessitam de um período de observação, a pseudartrose deve ser tratada cirurgicamente assim que detectada.

Osteotomia valgizante para mudança da força de cisalhamento, enxertia, fixação mais estável e gesso também podem ser necessários.

Outras complicações

Infecção é rara em fraturas do quadril na criança, obedecendo as mais baixas taxas de qualquer tratamento cirúrgico aberto, variando em torno de 1%.[1,21]

Condrólise também pode ser evidenciada após fraturas do quadril[33], talvez relacionada à fixação e não à fratura propriamente dita.

LUXAÇÃO TRAUMÁTICA DO QUADRIL

A luxação traumática de quadril é rara em crianças. Pode ocorrer em menores de 5 anos, ocasionada por traumas triviais em razão de formação incompleta do acetábulo, o que difere do adulto, no qual é necessário um traumatismo de alta energia. Normalmente a redução é fácil e deve ser realizada o mais breve possível. A recuperação do paciente é satisfatória, porém algumas complicações podem advir, como lesão neurológica, fratura associada, irredutibilidade, osteonecrose, coxa magna, luxação recidivante, osteoartrite e ossificação heterotópica.[34]

Para o quadril se deslocar, é necessária uma grande força e uma alavanca específica, fazendo com que a esfera se desprenda do soquete. A cápsula ficará estirada e rota, e o ligamento redondo também será seccionado, porém não resultando em sequela de longo prazo.

Mecanismo do trauma

O mecanismo do trauma determina a direção em que se deslocou a cabeça femoral em relação ao acetábulo. A luxação posterior é a mais comum, em que o trauma ocorre com o quadril em flexão e aplicado no joelho flexionado ou na perna em extensão. A luxação anterior é rara e é causada pela combinação de rotação lateral e abdução.[35,36]

Lesões associadas

Pode ocorrer lesão do nervo ciático e femoral, mas é rara, esta última em luxações anteriores. Fratura do colo e da cabeça do fêmur também pode ocorrer, mas também é rara.

Roturas labrais e capsulares podem resultar em interposição e impedir a redução do quadril.

Sinais e sintomas

O paciente pode apresentar dor e incapacidade para deambular, algumas crianças podem apresentar mais dor no joelho do que no quadril.

A posição do membro afetado é fundamental para a definição do diagnóstico clínico, diferindo das fraturas do quadril. Quando a luxação é posterior, o quadril permanece flexionado, aduzido e rodado internamente. Caso a luxação seja anterior, o quadril se encontra estendido, abduzido e rotacionado externamente.

Diagnóstico e classificação

O diagnóstico da luxação traumática do quadril na criança pode ser feito até mesmo com uma incidência radiográfica simples de frente (Figura 57.11).

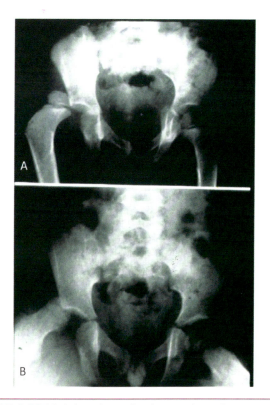

FIGURA 57.11 (A) Radiografia de uma luxação posterior de quadril direito em uma criança de 7 anos. **(B)** Radiografia de uma luxação anterior de quadril direito de uma criança de 9 anos.

Série Ortopedia e Traumatologia – Fundamentos e Prática

Outras incidências ou até mesmo tomografias computadorizadas auxiliam na avaliação e diagnóstico de fraturas do acetábulo e presença de fragmentos intra-articulares pós-redução.[37,38] A ressonância nuclear magnética é especialmente útil para a avaliação de partes moles, que podem ficar interpostas após a redução, principalmente quando a redução não fica completamente centralizada, auxiliando na indicação de uma intervenção cirúrgica.[39]

A redução espontânea pode ocorrer e o diagnóstico só será feito se for considerado possível, confirmando-se com a realização da tomografia computadorizada, a qual evidenciará presença de ar no espaço articular.[40]

As luxações traumáticas do quadril na criança geralmente são classificadas em anteriores e posteriores, sendo as posteriores as de maior prevalência na população infantil, resultantes de força axial aplicada no fêmur com o quadril flexionado.

As fraturas-luxações do quadril acometendo a cabeça femoral ou o acetábulo são muito menos frequentes na criança que no adulto. Já em adolescentes mais velhos, podem ocorrer, obedecendo então todo o planejamento e classificação do adulto.

TRATAMENTO

O objetivo principal da luxação traumática do quadril é a redução concêntrica da luxação, assim que possível. Geralmente a redução fechada pode ser conseguida após sedação ou anestesia geral no centro cirúrgico. Em casos de não redução, deve-se proceder a redução aberta sem demora[41].

Os métodos de redução consistem em utilizar duas pessoas para o procedimento. Uma estabiliza a pelve aplicando uma força de cima para baixo, na vertical. A outra traciona o membro inferior com o quadril e o joelho flexionados a 90°, trazendo a cabeça femoral para anterior e realizando uma suave rotação medial, nas luxações posteriores, que são a maioria dos casos. Nos casos de luxação anterior, uma tração deve ser aplicada no sentido da coxa, seguida de uma rotação medial e uma adução, suavemente, mais uma vez, para não correr o risco de fraturar o colo do fêmur.

COMPLICAÇÕES

As complicações são raras e a maioria das luxações traumáticas do quadril em crianças não apresenta sequelas.

LESÃO VASCULAR

A lesão de artéria femoral pode ocorrer em 25% dos casos. Se após a redução de uma luxação de quadril a perfusão não retornar, a imediata exploração da artéria femoral está indicada.[8]

LESÃO NEUROLÓGICA

Nas luxações posteriores do quadril, a lesão do nervo ciático pode ocorrer em 2% a 13% dos pacientes e frequentemente a lesão ocorre por compressão da cabeça femoral sobre o nervo.[36]

Normalmente, a função do nervo retorna sem que seja necessária a exploração cirúrgica, que está indicada no caso de necessidade de abordagem cirúrgica do quadril por fratura ou luxação irredutível. Se durante a redução for observada a piora do quadro neurológico, a exploração também está indicada. Caso nada disso ocorra, a conduta é sempre expectante.

OSTEONECROSE

A osteonecrose ocorre em aproximadamente 10% dos casos de luxação de quadril. Os dois fatores de maior risco de osteonecrose são o tempo decorrido antes da redução e a energia inicial do trauma.

Ocorre um bloqueio do suprimento sanguíneo por rotura ou compressão dos vasos extracapsulares. A redução precoce, em menos de 24 horas, reduz o risco de osteonecrose.[42]

A cintilografia e a RNM são exames que têm uma maior precocidade no diagnóstico, mas têm seu valor discutido, porque na maioria dos casos não alteram a conduta.

Se ocorrer a osteonecrose, a criança desenvolverá um quadro de dor, diminuição da movimentação e deformidade da cabeça femoral. Em crianças mais novas, o tratamento se assemelha ao da doença de Legg-Calvé-Perthes, objetivando a manutenção das mobilidades e congruência articulares.[43] Já em adolescentes, o tratamento se assemelha ao do adulto, sendo necessário realizar osteotomias ou reconstruções articulares.

OUTRAS COMPLICAÇÕES

Outras complicações menos frequentes podem ocorrer na luxação traumática do quadril na criança.

A luxação recidivante é rara e pode estar associada a frouxidão ligamentar. A manutenção de um gesso por três meses pode minimizar o problema, mas capsulorrafia pode ser necessária para estabilizar esse quadril.[44]

Condrólise é referida em cerca de 6% dos casos,[35,45-47] provavelmente resultante do dano causado à cartilagem no ato da luxação. O tratamento deve ser sintomático, com anti-inflamatórios não esteroidais e suspensão da carga com ganho de amplitude de movimento.

Coxa magna pode se desenvolver de 0% a 47% dos casos.[35,46,47] Ocorre provavelmente resultante de uma hiperemia local, e, na maioria das vezes, é assintomática.

REFERÊNCIAS BIBLIOGRÁFICAS

1. Ratliff AHC. Fractures of the neck the femur in children. J Bone Joint Surg. 1962;44:528-42.
2. Hughes LO, Beaty JH. Current concepts review fractures of the head neck of the femur on children. J Bone Joint Surg. 1994;76:283-92.
3. Morrisy RT. Fractured hip in childhood. Instr Course Lect. 1984;33:229-41.
4. Bagatur AE, Zorer G. Complications associated with surgically treated hip fractures in children. J Pediatr Orthop. 2002;11B:218-28.

Fraturas e Luxações Traumáticas do Quadril em Crianças

5. Flynn JM, Wong KL, Yeg GL, et al. Displaced fractures of the hip in children: management by early operation and immobilization in a hip spica cast. J Bone Joint Surg Br. 2002;84:108-12.

6. Canale ST, Beaty JH. Pelvic and hip and hip fractures. In: Rockwood CA Jr, Wilkins BE, Beaty JH. Fractures in children. 4.ed. Philadelphia: Lippincott-Raven, 1996. p.1109-93.

7. Quick TJ, Eastwood DM. Pediatric fractures and dislocations of the hip and pelvis. Clin Orthop. 2005;432:87-96.

8. James H, Beaty MD, James R, et al. Rockwood and Wilkins, Fractures in Children. 6.ed. Philadelphia: Lippincott, 2006.

9. James H, Beaty MD. Fractures of the Hip in Children. Orthop Clin N Am. 2006;37:223-32.

10. Edgren W, Coxa Plana. A clinical and radiological investigation with particular reference to the important of the metaphyseal changes for the final shape of the proximal part of the femur. Acta Orthop Scand Suppl. 1965;84:1-129.

11. Ogden JA. Hip development and vascularity: relation-ship to chondro-osseous trauma in the growing child. In: Salvati EA. The hip; proceedings of the Ninth Open Scientific Meeting of the Hip Society. St. Louis: CV Mosby, 1981. p.139-87.

12. Chung SMK. The arterial supply of the developing proximal end of the human femur. J Bone Joint Surg Am. 1976;58:961-70.

13. Ogden JA. Changing patterns of proximal femoral vascularity. J Bone Joint Surg Am. 1974; 56:941-50.

14. Canale St, Bopurland WK. Fracture of the neck and intertrochanteric region of the femur in children. J Bone Joint Surg (Am). 1977;59:431-43.

15. Mirdad T. Fractures of the neck of the femur in children: an experience at the Aseer Central Hospital. Abba. 2002;33:823-7.

16. Bagatur AE, Zorer G. Complications associated with surgically treated hip fractures in children. J Pediatr Orthop. 2002;11B:218-28.

17. Quinlan WR, Brady PG, Regan BF. Fracture of the neck of the femur in childhood. Injury. 1980;11:242-7.

18. Ingari JV, Smith DK, Aufdmorte TB, et al. Anatomic significance of magnetic resonance imaging findings in hip fracture. Clin Orthop Rel Res. 1996;332:209-14.

19. Delbet MP, Fractures due col de femur. Bull Mem Soc Chir. 1908;35:387-9.

20. Gaudinez RF, Heinrich SD. Transphyseal fracture of the capital femoral epiphysis. Orthopedics. 1989;12:1599-602.

21. Lam SF. Fractures of the neck of the femur in children. J Bone Joint Surg. 1971;53:1165-79.

22. Pape H, Kretteck C, Friedrich A, et al. Long-term putcome in children with fractures of the proximal femur after high energy trauma. J Trauma. 1999;46:58-64.

23. Wright JG, Wang EE, Owen JL, et.al. Treatments for pediatric femoral fractures: a randomized trial. Lancet. 2005;365:1153-8.

24. Morsy HA. Complications of fracture of the neck of the femur in children A long-termfollow study. Injury Int J Care Injured. 2001;32:45-51.

25. Aswood N, Wojcik AS. Traumatic separation of the upper femoral epihsysis in a 13-month-old girl: an unusual mechanism of injury. Injury. 1995;26:695-6.

26. Davison BL, Weinstein SL. Hip fractures in children: a long-term follow-up study. J Pediatr Orthop. 1992;12:355-8.

27. Cheng JC, Tang N. Decompression and stable internal fixation of femoral neck fracture in children can affect the outcome. J Pediatr Orthop. 1999:19;338-43.

28. NG GP, Cole WG. Effect of early hip decompression on the frequency of avascular necrosis in children with fracture of the neck of the femur. Injury. 1996;27:419-21.

29. Song KS, Kim YS, Sohn SW, et al. Arthrotomy and open reduction of the displaced fracture of the femoral neck I children. J Pediatr Orthop B. 2001;10B:205-10.

30. Gerber C, Lehmann A, Ganz R. Femoral neck fractures in children; experience in 7 Swiss Hospitals. Orthop Trans. 1985;9:474.

31. Ratiff AHC. Complications after fractures of the femoral neck in children and their treatment. J Bone Joint Surg. 1970;52:175.

32. Azouz EM, Karamitsos C, Reed MH, et al. Types and complications of femoral neck fractures in children. Pediatr Radiol. 1993;23:415-20.

33. Forlin E, Guille JT, Kumar SJ, et al. Complications associated with fractures of the neck. J Orthop Trauma. 2000;14:445-8.

34. Zrig M, Mnif H, Koubaa M, et al. Traumatic hip dislocation in children. Acta Orthop Belg. 2009;75:328-33.

35. Offierski CM. Traumatic dislocation of the hip in children. J Bone Joint Surg. 1981;63:194-7.

36. Sclonsky J, Miller PR. Traumatic hip dislocations in children. J Bone Joint Surg. 1973;55:1057-63.

37. Hernandez RJ, Poznanski AK. CT evaluation of pediatric hip disorders. Orthop Clin North. 1985;16:513-41.

38. Mehlman CT, Gregory WH, Crawford AH, et al. Traumatic hip dislocation in children. Clin Orthop Rel Res. 2000;376:68-79.

39. Olsson O, Landin LA, Johansson A. Traumatic hip dislocation with spontaneous reduction and capsular interposition. Acta Orthop Scand. 1994;65:476-9.

40. Fairbairn KJ, Mulligan ME, Murphey MD, et al. Gas bubbles in the hip joint on CT: an indication of recent dislocation. AJR Am/Roentgenol. 1996;166:472-3.

41. Rieger H, Pennig D, Klein W, et al. Traumatic dislocation of the hip in young children. Arch Orthop Trauma Surg. 1991;110:114-7.

42. Funk FJ, Traumatic dislocation of the hip in children. J Bone Joint Surg. 1962;44:1135-45.

43. Barquet A. Natural history of avascular necrosis following hip dislocation in childhood A review of 145 cases. Acta Orthop Scand. 1982;53:815-20.

44. Wilchinsky ME, Pappas AM. Unusual complications in traumatic dislocation of the hip in children. J Pediatr Orthop. 1985;5:534-9.

45. Hamilton PR, Broughton NS. Traumatic hip dislocation in childhood. J Pediatr Orthop. 1989;18:691-4.

46. Glass A, Powell HDW. Traumatic dislocation of the hip in children. Ana analysis of forty-seven patients. J Bone Joint Surg. 1961;43:29-37.

47. Hougard K, Thomsen PB. Traumatic hip dislocation in children. Follow-up of 13 cases. Orthopedics. 1989;12:375-8.

CAPÍTULO 57

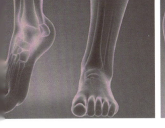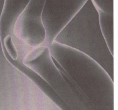

Fratura do Fêmur

Fabiano Prata Nascimento

INTRODUÇÃO

A fratura do fêmur é a lesão ortopédica traumática de grande porte mais frequente na criança. Setenta por cento destas acometem a diáfise. Sua incidência tem distribuição em dois picos, um aos 2 e outro aos 12 anos.[1]

O fêmur da criança é diferente do fêmur do adulto. Essas diferenças determinam a característica de sua fratura e seu tratamento, por apresentar maior flexibilidade, menor força de tensão, além da existência da fise ou da cartilagem epifisária. A fratura consolida em menor tempo nos pacientes submetidos ao trauma múltiplo, nas fraturas cominutivas e quanto mais jovem for a criança. Apresenta um estímulo de sobrecrescimento do segmento afetado, além de grande poder de remodelação, o que permite aceitar desvios e encurtamentos.[2] Os graus de desvio e a quantidade de encurtamento aceitável é maior quanto mais nova for a criança e varia conforme o autor.[3]

HISTÓRICO

No século XVIII, o tratamento das fraturas do fêmur da criança era semelhante ao do adulto, os métodos utilizados eram a tração mais talas de coaptação em extensão defendido pelos franceses e o repouso em decúbito lateral, com o quadril e o joelho flexionados defendido pelos ingleses.[2]

No século seguinte (XIX), foram introduzidos outros métodos: a tração cutânea horizontal, tração de Buck, em 1861, e a vertical, de Bryant, em 1873.[2] E, no final do século XIX, foi introduzido o gesso pelvipodálico.[4]

Já no século XX, a tração cutânea permaneceu o método mais aceito para lactentes e crianças pequenas, e a tração esquelética seguida de gesso para crianças maiores.[5]

O método intramedular para tratamento das fraturas diafisárias do fêmur da criança é introduzido por Rush em 1968[6] e se torna popular por Ender e Simon-Weidner em 1970.[7] Mas são Ligier e colaboradores, em 1988,[8] que introduzem as hastes intramedulares estáveis elásticas (ESIN – elastic stable intramedullary nail) ou hastes flexíveis de titânio e, assim, muda-se a estratégia do tratamento das fraturas diafisárias na criança, difundindo-se o método operatório para as idades inferiores aos 10 anos.[1] Estas apresentam maior aplicabilidade para crianças menores, superam a dificuldade da passagem dos pinos em canais menos calibrosos e evitam a lesão da cartilagem epifisária do fêmur.[8]

As crianças próximas da maturidade têm sido tratadas atualmente com hastes intramedulares rígidas.[9]

Outros métodos, como fixador lateral e a fixação com placa, também são utilizados.[10,11]

QUADRO CLÍNICO

O quadro clínico é constituído por dor na coxa acometida, incapacidade para deambular, edema, hematoma, crepitação e deformidade. Outros parâmetros devem ser avaliados, como perfusão e pulsos distais, presença de ferimentos que possam representar a exposição externa da fratura e déficit neurológico. Deve-se lembrar que a fratura do fêmur pode ser acompanhada de outras lesões e, portanto, é importante realizar uma avaliação geral minuciosa.

AVALIAÇÃO RADIOGRÁFICA

A avaliação radiográfica consta de radiografia anteroposterior e perfil do fêmur inteiro, incluindo articulações do quadril e do joelho. É importante realizá-las com o membro em repouso para a avaliação do acavalamento ou do encurtamento dos fragmentos, que vai ser importante na decisão do tratamento.

CLASSIFICAÇÃO

A fratura da diáfise do fêmur pode ser classificada como fechada ou aberta (exposta). Pode ser classificada também quanto ao nível da fratura, podendo ser no terço proximal, médio ou distal da diáfise.

A fratura diafisária do fêmur da criança também pode ser classificada pela classificação AO, levando em consideração a localização (osso 3, diáfise 2) e o traço de fratura (A – traço simples; B – presença de fragmento em asa de "borboleta" ou cunha; C – complexa) com suas subdivisões

(1 – espiral; 2 – flexão; 3 – complexa). Exemplo: fratura 32 – B2: fratura diafisária do fêmur com cunha de flexão (Figura 58.1).[12]

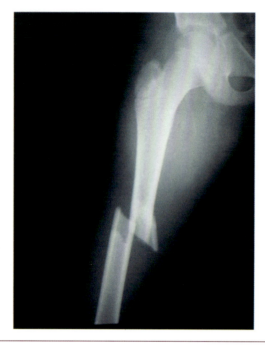

FIGURA 58.1 Radiografia do fêmur, incidência anteroposterior, mostrando fratura no terço médio da diáfise com fragmento em cunha de flexão.

DESVIOS DA FRATURA

Os desvios da fratura do fêmur ocorrem de acordo com a ação da musculatura da coxa e, portanto, de acordo com o nível da fratura.

Fraturas no terço proximal apresentam maior flexão, abdução e rotação lateral do fragmento proximal (em razão da ação dos músculos iliopsoas, abdutores e rotadores laterais curtos). Já no terço médio da diáfise apresentam esse desvio diminuído, pois parte dos antagonistas estão inseridos no fragmento proximal. Aquelas localizadas no terço distal apresentam menor flexão, rotação lateral e menor abdução ainda. As fraturas supracondilares apresentam desvio em extensão do fragmento distal pela ação do músculo gastrocnêmio.[2]

TIPOS DE TRATAMENTO

Diversos métodos são aplicados para tratamento das fraturas diafisárias do fêmur. Suas indicações variam de acordo com a idade e o tipo de fratura, levando-se em consideração se a fratura é aberta ou fechada, o local da fratura (no terço proximal, médio ou distal) e o traço (simples ou complexo; com padrão espiral curto ou longo, oblíquo curto ou longo e transverso). Deve-se considerar a presença de outras fraturas ou traumatismo craniano.

Não há limites precisos para as idades quando se refere à indicação do tratamento das fraturas diafisárias do fêmur na criança. Na literatura, há variação da preferência pelo método de tratamento. Didaticamente, divide-se em lactentes, crianças com menos de 6 anos, entre 6 e 10 anos e com mais de 10 anos.

Lactentes, de 0 a 6 meses, apresentam consolidação rápida, em duas semanas, aproximadamente, e podem ser tratadas com tração cutânea, suspensório de Pavlik ou gesso pelvipodálico.[2,13]

Crianças com menos de 6 anos apresentam bons resultados com o tratamento com gesso precoce ou imediato.[14]

Em crianças com mais de 6 anos e menos de 10 anos prefere-se as hastes flexíveis, a tração seguida de gesso, fixador lateral.[15]

Para pacientes com mais de 10 anos podem ser utilizadas as hastes flexíveis, fixador lateral, placa (mais utilizada atualmente em ponte) ou a haste rígida (para pacientes pesados ou próximos da maturidade esquelética).

TRAÇÃO CUTÂNEA

A tração cutânea pode ser utilizada para tratamento de fraturas em lactentes. Entre os tipos de tração, o mais utilizado é a tração cutânea vertical de Bryant. Essa tração é aplicada bilateralmente, desde a raiz da coxa até antes dos maléolos, e com vetor de força vertical para cima, descolando as nádegas do leito. Esse método dificulta a amamentação e mantém a criança internada durante o tratamento (Figura 58.2).

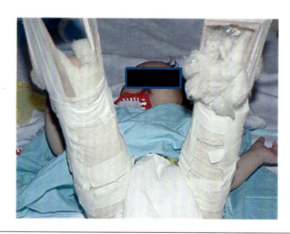

FIGURA 58.2 Criança de 4 meses sob tração cutânea vertical de Bryant com fratura diafisária do fêmur esquerdo.

A tração cutânea pode ser também utilizada, por duas a três semanas, previamente à confecção de gesso pelvipodálico em crianças com menos de 6 anos.

SUSPENSÓRIO DE PAVLIK

O suspensório de Pavlik, utilizado em tratamento de displasia congênita dos quadris, tem bons resultados para alinhamento e tratamento das fraturas no lactente, mantendo o membro afetado em flexão e abdução. Aceita-se, nessa faixa etária, grandes desvios, até 30° tanto no plano sagital quanto frontal (Figura 58.3).[2]

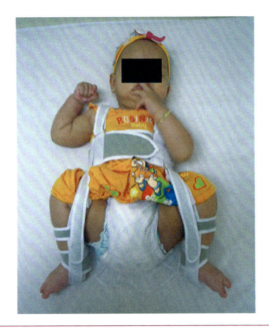

FIGURA 58.3 Criança de 5 meses com fratura diafisária do fêmur esquerdo sob imobilização com suspensório de Pavlik.

Gesso precoce ou imediato

O gesso pelvipodálico é aplicado logo após a internação, quando completa o período de jejum (gesso imediato) ou após alguns dias, em torno de sete dias ou antes (gesso precoce). Enquanto aguarda a confecção do gesso, uma tração cutânea é instalada. O gesso é aplicado sob anestesia, no centro cirúrgico. A posição do gesso pode ser de 90° de flexão do quadril e joelho, principalmente em crianças com fratura no terço proximal do fêmur, até semiflexão do quadril e do joelho, em torno de 40°. São fatores que favorecem essa indicação a idade abaixo de 10 anos, sendo ideal para aquelas abaixo de 6 anos, inclusive lactentes; paciente em bom estado geral; encurtamento inicial menor que dois e meio a três centímetros; boas condições de pele e pouco edema de partes moles. Traços de fratura complexos são mais instáveis e normalmente acompanhados de maior lesão de partes moles, dificultando a aplicação do gesso precocemente.[5]

O paciente é acompanhado com radiografias de controle nas três primeiras semanas para detecção de perda da redução e, depois, com seis a oito semanas, quando se verifica a consolidação. A partir da consolidação é retirado o gesso e permitido a carga parcial por duas semanas, aproximadamente, e, em seguida, carga total.

Desvios de 20° a 30° no plano sagital, 15° a 20° no plano frontal e encurtamento de até dois centímetros são aceitáveis em crianças com mais de 2 anos e e menos de 10, pois apresentam correção com remodelamento e sobrecrescimento. Em crianças com mais de 10 anos aceita-se menos: varo de 5°, valgo de 10°, 15° no plano sagital e encurtamento menor que dois centímetros.[3]

Tração seguida de gesso

Crianças com mais de 6 anos e menos de 10 anos de idade, com encurtamento inicial maior que dois e meio centímetros ou lesão de partes moles, a tração cutânea ou esquelética (distal do fêmur ou proximal da tíbia), por duas a três semanas, seguida de gesso pelvipodálico, é uma opção (Figuras 58.4 e 58.5).[5] Após o período de tração, o paciente é levado ao centro cirúrgico, onde é confeccionado o gesso sob anestesia. São realizadas radiografias de controle e dada alta hospitalar no dia seguinte. Ao completar seis a oito semanas, é feito uma nova radiografia para se constatar a consolidação. Em seguida, é retirado o gesso e permitido carga da mesma maneira que no gesso precoce ou imediato.

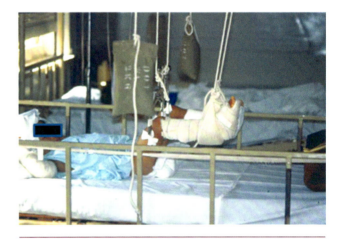

FIGURA 58.4 Criança de 7 anos sob tração esquelética para tratamento de fratura diafisária do fêmur direito.

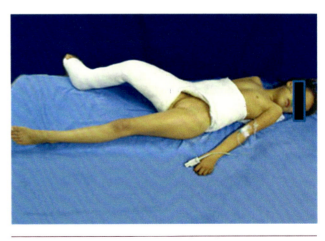

FIGURA 58.5 Após três semanas de tração, foi confeccionado gesso pelvipodálico.

Esse método pode ser utilizado para qualquer tipo de traço, mas atualmente tem sido utilizado para as fraturas cominutivas ou muito proximais, onde há dificuldade para fixação com hastes flexíveis, por exemplo.

Hastes flexíveis

Atualmente, há preferência pelo tratamento com hastes flexíveis de titânio na idade entre 6 e 10 anos.[8,16] Acima de 10 anos e abaixo de 14 anos, a haste flexível é também bastante indicada. São mais bem indicadas para fraturas com traço simples, transverso ou oblíquo curto, no terço médio. O maior cuidado é com crianças próximas da maturidade esquelética, com peso maior que 50 kg, onde as hastes flexíveis não conferem estabilidade suficiente, principalmente no plano sagital.[17,18]

O paciente é levado ao centro cirúrgico assim que as condições clínicas gerais ou locais permitam. Antes disso, o paciente aguarda o procedimento sob tração cutânea. No centro cirúrgico, anestesiado, na mesa de tração ortopédica ou mesa radiotransparente, é introduzida uma haste medial e outra lateral na região metafisária distal do fêmur. A redução da fratura é fechada e realizada sob visão de radioscopia. São introduzidas as duas hastes até sua ancoragem na região metafisária proximal do fêmur (Figuras 58.6 a 58.8). A alta é permitida no dia seguinte e o paciente é estimulado a mobilizar as articulações do joelho e do quadril. A carga parcial pode ser permitida na primeira semana se a fratura for estável e o paciente, colaborativo. A carga total é permitida após a visualização do calo ósseo na radiografia.

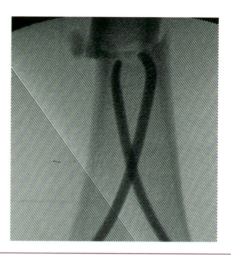

FIGURA 58.7 Imagem de radioscopia intraoperatória mostrando as duas hastes flexíveis de titânio introduzidas até o foco de fratura previamente à sua redução.

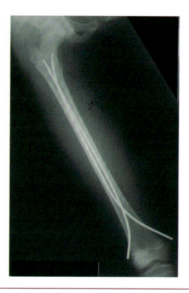

FIGURA 58.8 Radiografia do fêmur direito com fratura diafisária do fêmur fixada pelas hastes flexíveis de titânio, com sua ancoragem na região metafisária proximal.

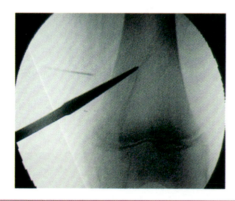

FIGURA 58.6 Imagem de radioscopia intraoperatória mostrando a realização do orifício de entrada da haste flexível medial a dois centímetros próxima à fise distal do fêmur.

Hastes rígidas

Nas crianças maiores, com mais de 14 anos e mais de 50 a 60 kg, a utilização da haste fresada rígida e bloqueada evita problemas com a estabilidade. Atualmente, surgiu a indicação da introdução da haste na região lateral do trocânter maior para evitar necrose da epífise femoral proximal.[9,19] Essas crianças são então conduzidas de modo semelhante ao adulto.

Fixador lateral

Para pacientes politraumatizados ou com fratura exposta, a fixação da fratura com fixador lateral acima de quatro a seis anos pode ser utilizada. Também é uma opção no tratamento de fraturas cominutivas (Figuras 58.9 e 58.10).[15]

Placa

A redução aberta e a fixação com placa têm diminuído seu uso, porém, se aplicada de maneira percutânea, pode ser uma opção no tratamento de fraturas instáveis e/ou cominutivas.[1,11]

Fratura do Fêmur

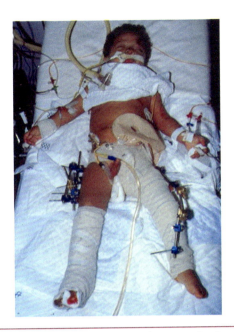

FIGURA 58.9 Criança de 5 anos politraumatizada com fraturas múltiplas e fratura diafisária do fêmur direito fixada com fixador lateral.

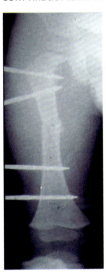

FIGURA 58.10 Radiografia de fratura diafisária do fêmur fixada com fixador lateral.

COMPLICAÇÕES

DISCREPÂNCIA

Pode ocorrer encurtamento, mais frequente quando as fraturas são tratadas com imobilização gessada. Já o sobrecrescimento é mais frequente nos métodos operatórios.

DEFORMIDADES ANGULARES

As deformidades encontradas são em varo ou em valgo, angulação anterior ou posterior. Aceita-se mais valgo do que varo e mais angulação anterior do que posterior. Os desvios aceitáveis podem variar de acordo com a literatura. Em média, conforme já mencionado anteriormente, em pacientes lactentes, aceita-se 30° ou mais em qualquer plano e um centímetro de encurtamento; com menos de 6 anos, 20° a 30° no plano sagital, 15° a 20° no plano frontal e encurtamento de até dois centímetros; com mais de 6 anos, varo de 10° a 15°, valgo de 15° a 20°, angulação anterior de 20° e posterior de 15°; com mais de 10 anos, aceita-se menos, varo de 5°, valgo de 10°, 15° no plano sagital e encurtamento menor que dois centímetros.[3,14]

DEFORMIDADES ROTACIONAIS

Os desvios rotacionais são de difícil aferição por meio das radiografias e clinicamente também, sendo que desvios de 10° ou menos são clinicamente bem tolerados.[1]

REFRATURA/RIGIDEZ ARTICULAR/INFECÇÃO

A refratura e a rigidez articular são complicações frequentemente relacionadas ao método de fixação lateral.[20]

São poucos os relatos de infecção na literatura e, quando esta ocorre, é superficial, principalmente no trajeto dos pinos do fixador lateral, por saliência de hastes flexíveis ou por redução aberta da fratura.[20]

Retardo de consolidação e pseudartrose são complicações raras na criança.

CASO CLÍNICO

- J.S.I., sexo feminino, cor branca, 9 anos e um mês, sofreu atropelamento mais trauma no membro inferior direito, com dor, incapacidade para deambulação e deformidade da coxa direita.
- Ao exame físico geral, apresenta-se descorada +/4. Ao exame físico ortopédico, apresenta deformidade na coxa direita, crepitação, edema +++/4, pulsos distais presentes, sensibilidade preservada.
- Foram realizadas radiografias da coxa direita com incidências anteroposterior e de perfil (Figuras 58.11 e 58.12).

CAPÍTULO 58

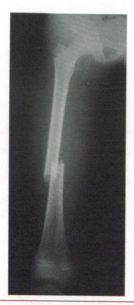

FIGURA 58.11 Radiografia da coxa direita em incidência anteroposterior com dois centímetros de encurtamento e traço oblíquo curto.

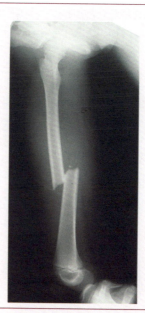

FIGURA 58.12 Radiografia da coxa direita em incidência de perfil.

A paciente permaneceu com tração cutânea por um dia e foi levada ao centro cirúrgico, onde foi anestesiada e colocada na mesa de tração ortopédica. A fratura foi fixada com duas hastes flexíveis de titânio (Figuras 58.13 e 58.14).

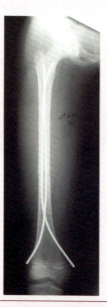

FIGURA 58.13 Radiografia pós-operatória em incidência anteroposterior.

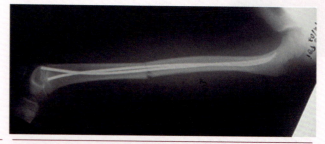

FIGURA 58.14 Radiografia pós-operatória em incidência de perfil.

A paciente apresentou irritação de partes moles na região medial do joelho direito e foi submetida a nova intervenção cirúrgica para corte da extremidade externa da haste após uma semana. Apresentou consolidação em cinco semanas (Figuras 58.15 e 58.16).

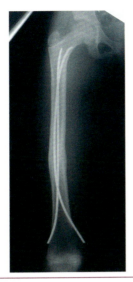

FIGURA 58.15 Radiografia anteroposterior do fêmur direito após cinco semanas de pós-operatório.

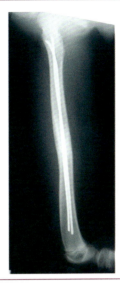

FIGURA 58.16 Radiografia perfil do fêmur direito após cinco semanas de pós-operatório.

A carga parcial foi permitida com quatro semanas e a carga total, com seis semanas. Aos 12 meses de pós-operatório, apresentava-se sem discrepância e com angulação em varo de quatro graus. A retirada das hastes ocorreu aos 13 meses de pós-operatório.

REFERÊNCIAS BIBLIOGRÁFICAS

1. Flynn JM, Schwend RM. Management of pediatric femoral shaft fractures. J Am Acad Orthop Surg 2004; 12:347-59.
2. Staheli LT. In: Rockwood Jr, CA et al. Fraturas em crianças. 3ª ed. Trad. de Vilma Ribeiro de Souza Varga. São Paulo: Manole; 1993. p.1095-137.
3. Sugi M, Cole WG. Early plaster treatment for fractures of the femoral shaft in childhood. J Bone Joint Surg [Br] 1987; 69-B(5):743-5.
4. Firor WM. The use of plaster in treatment of fractured femurs. Bull Johns Hopkins Hosp 1924; 35:412-5.
5. Czertak DJ, Hennrikus WL. The treatment of pediatric femur fractures with early 90-90 spica casting. J Pediatric Orthop 1999; 19:229-32.
6. Rush LV. Dynamic intramedullary fracture-fixation of the femur. Clin Orthop 1968; 60:21-7.
7. Linhart WE, Roposch A. Elastic stable intramedullary nailing for unstable femoral fractures in children: a preliminary results of a new method. J Trauma 1999; 47(2):372-8.
8. Ligier JN, Metaizeau JP, Prévot J, Lascombes P. Elastic stable intramedullary nailing of femoral shaft fractures in children. J Bone Joint Surg [Br] 1988; 70-B:74-7.
9. Keeler KA, Dart B, Luhmann SJ, Schoenecker PL, Ortman MR, Dobbs MB, Gordon JE. Antegrade intramedullary nailing of pediatric femoral fractures using an interloking pediatric femoral nail and a lateral entry point. J Pediatric Orthop 2009 June; 29(4):345-51.
10. Bar-On E, Sagiv S, Porat S. External fixation or flexible intramedullary nailing for femoral shaft fractures in children. J Bone Joint Surg [Br] 1997; 79-B:975-8.
11. Kregor PJ, Song KM, Chip Routt Jr ML, Sangeorzan BJ, Liddell RM, Hansen ST. Plate fixation of femoral shaft fractures in multiply injured children. J Bone Joint Surg [Am] 1993; 75-A:1774-80.
12. Boer P. Fraturas diafisárias: princípios. In: Rüedi TP, Murphy WM. Princípios AO do tratamento de fraturas. Trad. Jacques Vissky. Porto Alegre: Artmed; 2002. p.93-103.
13. Stannard JP, Christensen KP, Wilkins KE. Femur fractures in infants: a new therapeutic approach. J Pediatric Orthop 1995; 15:461-6.
14. Martinez AG, Carroll NC, Sarwark JF, Dias LS, Kelikian AS, Sisson GA. Femoral shaft fractures in children treated with early spica cast. J Pediatric Orthop 1991; 11:712-6.
15. Sanders JO, Browne RH, Mooney JF, Raney EM, Horn BD, Anderson DJ, et al. Treatment of femoral fractures in children by pediatric orthopedists: results of a 1998 survey. J Pediatric Orthop 2001; 21:436-41.
16. Flynn JM, Luedtke LM, Ganley TJ, Dawson JRN, Davidson RS, Dormans JP, et al. Comparison of titanium elastic nails with traction and a spica cast to treat femoral fractures in children. J Bone Joint Surg [Am] 2004; 86-A(4):770-7.
17. Luhmann SJ, Schootman M, Schoenecker PL, Dobbs MB, Gordon JE. Complications of titanium elastic nails for pediatric femoral shaft fractures. J Pediatric Orthop 2003; 23(4):443-7.
18. Slongo TF. Complications and failures of ESIN technique. Injury, Int. J. Care Injured 2005; 36:78-85.
19. Beaty JH, Austin SM, Warner WC, Canale ST, Nichols L. Interlocking intramedullary nailing of femoral-shaft fractures in adolescents: preliminary results and complications. J Pediatric Orthop 1994; 14:178-83.
20. Stans AA, Morrissy RT, Renwick SE. Femoral shaft fracture treatment in patients age 6 to 16 years. J Pediatric Orthop 1999; 19:222-8.

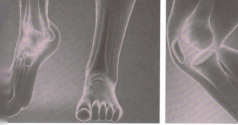

Fraturas e Lesões Ligamentares do Joelho

Arnaldo José Hernandez

FRATURAS

As fraturas do joelho correspondem a cerca de 10% das fraturas em crianças.[1] Um trauma significativo no joelho da criança resulta geralmente em fratura, em vez de lesão ligamentar. Isso ocorre em razão do fato de o osso da criança ser menos mineralizado que o osso do adulto. Geralmente, essas fraturas consolidam em torno de três a quatro semanas, e por isso necessitam ser rapidamente tratadas.

As placas de crescimento ao redor do joelho, no fêmur distal e na tíbia proximal, são responsáveis por cerca de 60% do crescimento dos membros inferiores (35% no fêmur e 25% na tíbia). O fêmur distal cresce cerca de 9 mm/ano e a tíbia proximal, 6 mm/ano. Por essa razão, fraturas acometendo o joelho têm um grande potencial de complicações características do trauma pediátrico, como deformidades angulares e discrepância do comprimento dos membros. Necessitam ser corretamente diagnosticadas e tratadas para minimizar essa possibilidade.

No joelho, são encontradas três placas de crescimento com centros de ossificação secundários: o fêmur distal, que aparece em torno da 39ª semana de gestação, a tíbia proximal, que aparece em torno do nascimento, e o tubérculo ou tuberosidade da tíbia, que aparece entre os 7 e 9 anos de idade. O núcleo de ossificação da patela aparece entre os 3 e 5 anos de idade. As placas de crescimento do fêmur distal e a tíbia proximal fecham-se entre os 16 e 19 anos de idade, e na tuberosidade tibial, entre os 15 e 17 anos. Quanto mais próximo da idade de fechamento da placa a fratura ocorrer, menor a probabilidade de distúrbios do crescimento.

A classificação mais utilizada para fraturas que acometem a placa de crescimento é a classificação proposta por Salter e Harris, dividida em cinco tipos. Posteriormente, Ogden acrescentou as fraturas perifisárias a essa classificação (Figura 59.1).[2] Nessas fraturas não se observa acometimento direto da placa, porém o trauma envolvido pode afetar a vascularização dela e acarretar alterações do crescimento. A lesão do tipo I consiste em uma fratura transversal na placa de crescimento, sem fragmento metafisário. A epífise pode estar deslocada ou

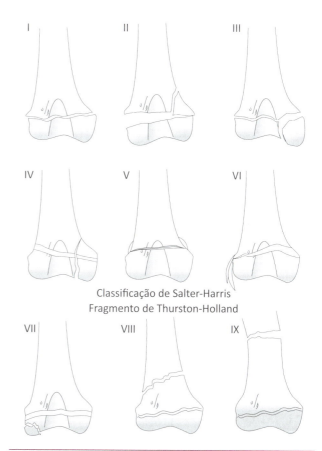

FIGURA 59.1 Classificação de Salter-Harris modificada por Ogden das fraturas perifisárias.
Fonte: adaptada de Price C; et al., 2005.[3]

não, nesse caso, dificultando o diagnóstico. As lesões do tipo II são as mais comuns, representando aproximadamente 75% das fraturas que envolvem a placa de crescimento. Nesse caso, a linha de fratura atravessa parte da placa e continua pela metáfise, originando um fragmento metafisário triangular que continua preso à parte da placa de crescimento. Esse fragmento é conhecido como fragmento de Thurston-Holland. O prognóstico geralmente é bom, desde que se consiga uma boa redução da fratura. Geralmente o fragmento metafisário auxilia na redução. Nas lesões do tipo III, a linha de fratura atravessa parte da placa de crescimento e sai em direção à epífise. Nesses casos, é necessária redução anatômica, por ser uma fratura articular, e por haver risco de distúrbios do crescimento. As lesões do tipo IV atravessam verticalmente a epífise, a placa de crescimento e a metáfise. Nesses casos, o prognóstico é mais reservado. A lesão do tipo V resulta de uma compressão da placa de crescimento. Muitas vezes não são diagnosticadas nas radiografias iniciais, e podem resultar em interrupção do crescimento. Ogden acrescentou mais quatro tipos. A lesão do tipo VI é uma lesão periférica da placa de crescimento, causada por trauma direto ou avulsão ligamentar, e pode causar interrupção parcial do crescimento da fise, ocasionando deformidade angular. A lesão do tipo VII envolve apenas a epífise; no tipo VIII, a metáfise; no tipo IX, a diáfise.

Fraturas do fêmur distal

As fraturas do fêmur distal correspondem a cerca de 5% a 6% das fraturas fisárias de ossos longos. As mais comuns são as do tipo Salter Harris I e II. Porém, um trauma em valgo pode ocasionar uma fratura tipo III ou IV lateral, ou um tipo VI medial, e o inverso pode ocorrer com um trauma em varo. Quanto mais jovem for o paciente, maior o risco de complicações do crescimento. Os recém-nascidos e crianças com menos de 2 anos de idade fogem a essa regra, em razão do excelente potencial de remodelação.

O diagnóstico radiográfico geralmente é fácil nas fraturas com desvio, mas fraturas sem desvio podem passar despercebidas. Por isso, deve-se levar em conta a história e o exame clínico, com dor, dificuldade de movimentação e presença de hemartrose. Ao exame clínico, pode-se constatar instabilidade e atribuí-la erroneamente a lesão ligamentar. Como em todos os casos de fratura, exame neurovascular é imprescindível.

As fraturas sem desvio podem ser tratadas com imobilização por 3 a 4 semanas. Quando houver desvio, é necessária a redução cuidadosa, que pode ser complementada com fixação percutânea com fios de Kirschner ou parafusos, se o fragmento metafisário ou epifisário for grande. Se a redução fechada não for adequada, são indicadas redução e fixação abertas, o que ocorre muitas vezes nas fraturas dos tipos III e IV de Salter Harris, ou quando ocorre interposição do periósteo. Após a fixação, é indicada imobilização por 3 a 6 semanas.

Fraturas da tíbia proximal

As fraturas da epífise proximal da tíbia são menos comuns que as fraturas do fêmur distal, representando cerca de 1% das lesões da fise. Isso é atribuído à presença de estruturas ligamentares e musculares que protegem a placa de crescimento. O mecanismo de trauma pode ser um trauma direto, como acidente automobilístico, lesões por cortador de grama (*lawnmower*), ou indireto, com hiperextensão ou trauma axial durante atividades esportivas. A maioria dos casos é de lesões do tipo II, e o fragmento de Thurston-Holland pode ser posterior e visualizado apenas na radiografia de perfil.

O tratamento consiste em imobilização por 3 a 4 semanas nas lesões sem desvio, e redução fechada e fixação percutânea com fios de Kirschner nas lesões com desvio. Redução aberta é indicada quando a redução fechada não é satisfatória, o que geralmente ocorre em lesões dos tipos III e IV.

Um tipo especial de fratura da tíbia proximal que merece ser comentado é a fratura da metáfise proximal da tíbia ou fratura de Cozen, geralmente causada por um trauma em valgo. Essa fratura, apesar de não envolver diretamente a fise (Ogden tipo VIII), tem grande potencial de desenvolver deformidade em valgo. O tratamento consiste de redução fechada com o joelho em extensão e estresse em varo, com o gesso moldado em três pontos para manter a redução, por seis semanas, e acompanhamento por pelo menos um ano.

Fraturas da tuberosidade tibial

O núcleo de ossificação secundário da tuberosidade tibial anterior aparece entre sete e nove anos e a placa de crescimento nessa região se fecha entre 15 e 17 anos. As fraturas da tuberosidade anterior ocorrem geralmente em adolescentes, durante a prática de atividade física, em razão da contração vigorosa do quadríceps. Pode haver antecedente de doença de Osgood-Schlatter. Ao exame clínico, ocorre dor, edema e incapacidade de elevação da perna em extensão, principalmente se houver desvio. O diagnóstico é feito por radiografias em perfil, e classificada em três tipos (Watson-Jones modificada por Ogden) (Figura 59.2).[3,4] O tipo I acomete apenas a placa de crescimento entre a tíbia e a tuberosidade tibial; o tipo II acomete também a parte anterior da placa de crescimento da epífise proximal da tíbia; e no tipo III há envolvimento da superfície articular anterior da tíbia.

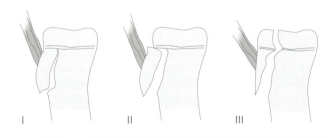

FIGURA 59.2 Classificação de Watson-Jones das fraturas da tuberosidade tibial.
Adaptada de Paletta GA Jr., 2003.[8]

Fraturas e Lesões Ligamentares do Joelho

O tratamento é geralmente cirúrgico, com redução fechada ou aberta e fixação do fragmento com parafusos, de preferência canulados (Figura 59.3). As fraturas sem desvio e com mecanismo extensor íntegro são exceção e podem ser tratadas de modo conservador. Como essas lesões ocorrem em adolescentes, não são frequentes as complicações do crescimento, mas pode ocorrer geno recurvato em razão do fechamento prematuro da parte anterior da fise.

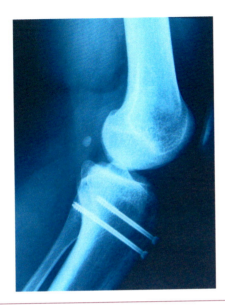

FIGURA 59.3 Tratamento cirúrgico de fratura da tuberosidade tibial em paciente próximo do amadurecimento esquelético.

Fraturas da espinha tibial

Tratam-se de avulsões ósseas da inserção tibial do ligamento cruzado anterior (LCA). O mecanismo de trauma é, portanto, o mesmo das lesões do LCA, ou seja, um trauma rotacional do joelho. Ocorrem desde em crianças mais novas, em torno dos 6 anos de idade, até em adolescentes ou até mesmo em adultos.

A classificação mais utilizada é a proposta por Myers e McKeever, que divide essas fraturas em três tipos (Figura 59.4).[3,4] O tipo I não apresenta deslocamento, o tipo II apresenta uma elevação da porção anterior da espinha tibial e o tipo III apresenta uma elevação completa da espinha tibial. Posteriormente, foi adicionado o tipo IIIb, em que, além de completamente elevada, a espinha tibial está rotacionada dentro da articulação.

Nas fraturas do tipo I e em alguns casos de fratura do tipo II, é possível o tratamento conservador, mantendo-se a imobilização em extensão (evitar hiperextensão) por 4 a 6 semanas.

Nas fraturas com deslocamento, é frequente que o corno anterior do menisco e/ou o ligamento intermeniscal transverso estejam aprisionados entre o fragmento e a tíbia, impossibilitando a redução. Nesses casos, é necessária a redução direta, por via aberta ou artroscópica (Figura 59.5), e a fixação pode ser feita com fios de Kirschner, fios transósseos amarrados à parte anterior da epífise ou parafusos canulados de compressão. Nesse último caso, deve-se evitar cruzar a fise com o parafuso para não afetar o crescimento (Figura 59.6). Após a redução e a fixação, deve-se obter extensão completa da articulação.

Complicações das fraturas da espinha tibial são frequentes. Em primeiro lugar, pode ocorrer deformidade em flexão do joelho, em razão de redução ou de fixação inapropriada e, por isso, a extensão completa deve ser obtida no início do tratamento. Em segundo lugar, por se tratar de inserção óssea do LCA, pode ocorrer instabilidade anterior residual do joelho. Em terceiro, pode ocorrer artrofibrose e, por isso, a fixação obtida deve ser rígida, para permitir movimentação precoce.

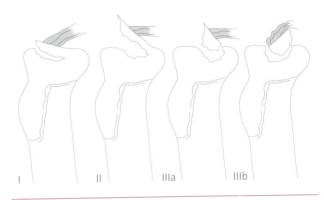

FIGURA 59.4 Classificação de Myers e McKeever para fraturas da espinha tibial.
Adaptada de Paletta GA Jr., 2003.[8]

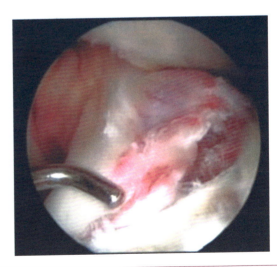

FIGURA 59.5 Visualização artroscópica de fratura da espinha tibial evidenciando o LCA preso ao fragmento.

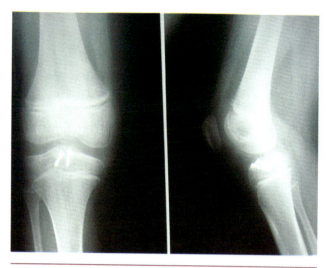

FIGURA 59.6 Tratamento cirúrgico de fratura da espinha tibial com redução artroscópica e fixação com parafusos canulados de compressão. Note que os parafusos não atravessam a fise de crescimento.

FRATURAS DA PATELA

O núcleo de ossificação secundário da patela aparece entre 3 e 5 anos de idade e a ossificação se completa entre 10 e 13 anos. As fraturas da patela em crianças são muito menos comuns do que em adultos (menos de 1% dos casos de fratura da patela ocorrem em crianças). Por essa razão, devemos estar atentos aos diagnósticos diferenciais, que incluem luxação aguda da patela, patela bipartida (Figura 59.7), entre outros.

O tratamento das fraturas da patela em crianças segue os mesmos princípios das fraturas em adultos. O tratamento não operatório é indicado em casos de fraturas sem desvio e com mecanismo extensor íntegro. Consiste em imobilização em extensão por 4 a 6 semanas. As fraturas com desvio de 3 a 4 mm devem ser tratadas cirurgicamente, com amarras, banda de tensão ou, nos adolescentes, com parafusos de compressão.

LUXAÇÃO CONGÊNITA DO JOELHO

A luxação congênita do joelho (LCJ) ocorre raramente (cerca 1:100.000 nascidos-vivos). Pode estar associada a displasia do desenvolvimento do quadril (DDQ) e deformidades do pé e do tornozelo. Também pode estar associada a distúrbios neuromusculares, como artrogripose e mielodisplasia, sendo que esses casos são mais graves e o tratamento, mais difícil.

A apresentação clínica da LCJ varia desde hiperextensão do joelho até a completa translação anterior da tíbia em relação ao fêmur. Em ambos os casos, há impossibilidade de flexão ativa ou passiva do joelho. Em casos mais graves, a patela está subluxada lateralmente. Radiografias em perfil ajudam no diagnóstico diferencial entre simples hiperextensão do joelho e luxação congênita, mas as epífises estão começando a se formar e nem sempre o deslocamento é tão evidente.

O tratamento nos casos mais leves consiste de alongamento progressivo e imobilização do joelho em flexão progressiva. O suspensório de Pavlik pode ser utilizado para manter a flexão em casos mais leves ou nos casos que estiverem associados a DDQ. São necessárias radiografias frequentes para documentar a congruência articular. Após obtenção de 90° de flexão, geralmente o prognóstico é muito bom.

Quando não há resposta ao tratamento conservador, ou seja, não se obtém flexão mínima de 60°, o tratamento cirúrgico é indicado e deve ser realizado precocemente (antes dos 6 meses de idade). São necessários alongamentos do quadríceps e liberação periarticular, geralmente por via aberta, e não percutânea. Como já dito, casos associados a múltiplas deformidades e distúrbios neuromusculares estão associados a maior taxa de recidiva e têm pior prognóstico.

LESÕES LIGAMENTARES DO JOELHO

A incidência de lesões do ligamento cruzado anterior (LCA) na criança tem aumentado na última década. Anteriormente considerada uma lesão incomum, atualmente é vista com relativa frequência. Isso ocorre em decorrência da maior participação de crianças em atividades físicas específicas, com treinamentos intensos e inserção precoce em competições. Também ocorreu um aprimoramento dos métodos diagnósticos, principalmente com a ressonância magnética (Figura 59.8).

Com esse aumento de incidência, a história natural dessa lesão na criança tem sido mais bem observada, o

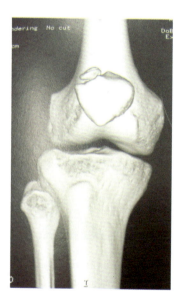

FIGURA 59.7 Reconstrução tridimensional de tomografia computadorizada mostrando uma patela bipartida em sua típica localização superolateral.

Fraturas e Lesões Ligamentares do Joelho

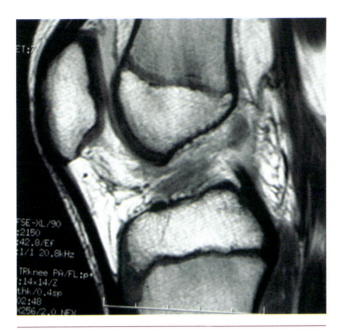

FIGURA 59.8 Imagem de ressonância magnética evidenciando lesão completa do LCA em sua inserção femoral.

As placas de crescimento do fêmur e da tíbia são responsáveis por 60% do comprimento do membro inferior. Em recente revisão sistemática da literatura, que incluiu 935 casos, foi observada uma incidência de 1,8% de distúrbios de crescimento após tratamento cirúrgico de lesão do LCA em crianças.[5]

Atualmente, o tratamento cirúrgico tem sido recomendado, e existem diversas técnicas para tentar preservar ou minimizar o dano à cartilagem de crescimento, mas não existe ainda um consenso sobre qual seja a melhor técnica para determinada faixa etária.

Ao se levar em conta a faixa etária, devemos considerar a idade fisiológica, que está mais relacionada[6] ao amadurecimento esquelético do que à idade cronológica. Como a idade fisiológica está relacionada ao desenvolvimento dos caracteres sexuais secundários, a classificação de Tanner é muito utilizada para estimar a maturidade da criança ou do adolescente (Tabela 59.1).

As técnicas para reconstrução do LCA em crianças podem ser divididas em: técnicas que poupam as fises de crescimento; parciais transfisárias, que poupam a fise femoral; transfisárias completas, com túneis transfisários no fêmur e na tíbia.[7]

Algumas técnicas foram desenvolvidas para tentar poupar as fises de crescimento (Figura 59.9). Uma delas utiliza um túnel na epífise tibial e fixação femoral *over-the-top*.[8] Outra utiliza ambos os túneis na epífise.[9] Em ambos os casos, é necessária uma visualização radioscópica intraoperatória.

Os pacientes com estágio de Tanner 1 e 2 são os que trazem maior preocupação. Nas crianças com amadurecimento mais avançado (estágios de Tanner 3 ou superior), as técnicas de reconstrução transfisária parcial ou total podem ser utilizadas. Alguns princípios devem ser seguidos. A fixação não deve atravessar a fise de crescimento. Os túneis transfisários, se houver, devem ser preenchidos com tecidos moles para evitar a formação de pontes ósseas. O orifício do túnel deve ser o menor possível e em posição mais central, para evitar crescimento assimétrico da fise. Tensionamento dos tecidos moles em torno da fise deve ser evitado se o potencial de crescimento ainda for grande.

que levou a modificações nas diretrizes de tratamento. Tem sido observado que a persistência de instabilidade anterior do joelho leva a lesões meniscais, lesões osteocondrais e até mesmo a alterações degenerativas precoces da articulação.

Anteriormente, o tratamento recomendado era basicamente expectante, aguardando maior maturidade esquelética para a realização de uma cirurgia posteriormente, caso esta fosse necessária. Essa conduta muitas vezes impedia a criança de retomar suas atividades esportivas, às vezes com impacto em suas atividades de vida diária, e também poderia ocasionar agravamento da condição do joelho.

O motivo para se postergar o tratamento cirúrgico nesses pacientes era o receio de provocar alterações do crescimento em razão de lesão da placa de crescimento.

Tabela 59.1 Estágios de maturação sexual segundo Tanner.

Estágio	Pelos pubianos	Genitais	Mamas
1	Nenhum	Infantil	Elevação das papilas
2	Pelos esparsos e finos na base do pênis ou em torno dos lábios.	Aumento do escroto e testículos	Broto mamário
3	Pelos em torno da púbis	Aumento do comprimento do pênis	Aumento das mamas e da aréola, sem separação dos contornos
4	Aumento dos pelos pubianos, sem extensão para as coxas	Aumento da largura do pênis e escurecimento da pele escrotal	Areloa e papila com contornos definidos e separados
5	Adulto	Adulto	Adulto

CAPÍTULO 59

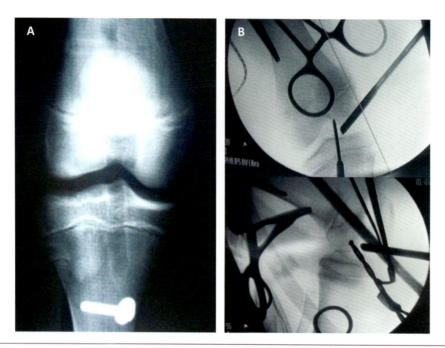

FIGURA 59.9 Técnicas de reconstrução do LCA em indivíduos com esqueleto imaturo. **(A)** técnica transfisária no fêmur e na tíbia. **(B)** técnica epifisária na tíbia e "over-the-top" no fêmur.

REFERÊNCIAS BIBLIOGRÁFICAS

1. Mann DC, Rajmaira S. Distribution of physeal and nonphyseal fractures in 2,650 long-bone fractures in children aged 0-16 years. J Pediatr Orthop. 1990 Nov-Dec;10(6):713-6.
2. Ogden JA. The evaluation and treatment of partial physeal arrest. J Bone Joint Surg Am. [Research Support, Non-U.S. Gov't Review]. 1987 Oct;69(8):1297-302.
3. Price C, Phillips J, Devito D. Tratamento de fraturas. In: Morrissy R, Weinstein S. Ortopedia pediátrica de Lovell e Winter. 5.ed. Barueri: Ed. Manole, 2005. p.1444-556.
4. Koval K, Zucerman J. Pediatric knee. In: Handbook of fractures. Second edition. Philadelphia: Lippincott Williams &Wilkins, 2002. p.368-81.
5. Frosch KH, Stengel D, Brodhun T, et al. Outcomes and risks of operative treatment of rupture of the anterior cruciate ligament in children and adolescents. Arthroscopy. [Meta-Analysis Review]. 2010 Nov;26(11):1539-50.
6. Kulling F. Special considerations in the pediatric and adolescent athlete. Exercise phisiology. In: DeLee J, Drez D. Orthopaedic sports medicine. 2.ed. Philadelphia: Elsevier, 2003. p.615-24.
7. Utukuri MM, Somayaji HS, Khanduja V, et al. Update on paediatric ACL injuries. Knee. [Review]. 2006 Oct;13(5):345-52.
8. Paletta GA Jr. Special considerations. Anterior cruciate ligament reconstruction in the skeletally immature. Orthop Clin North Am. [Review]. 2003 Jan;34(1):65-77.
9. Lawrence JT, Bowers AL, Belding J, et al. All-epiphyseal anterior cruciate ligament reconstruction in skeletally immature patients. Clin Orthop Relat Res. [Case Reports]. 2010 Jul;468(7):1971-7.

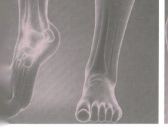
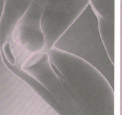

Fraturas da Diáfise da Tíbia

Gisele Cristine Schelle
Jamil Faissal Soni

EPIDEMIOLOGIA

As fraturas dos ossos da perna em crianças estão em terceiro lugar na frequência das fraturas dos ossos longos (15%), seguida pelas fraturas do antebraço e do fêmur. Ocorrendo preferencialmente na faixa etária entre 8 e 10 anos, é mais comum nos meninos com menos de 10 anos.[2,6] Setenta por cento das fraturas de tíbia nas crianças são lesões isoladas, trinta por cento associadas a fraturas ipsilaterais do fêmur.[2,6,7] Aproximadamente 30% ocorrem na diáfise da tíbia, enquanto as fraturas do terço proximal são as mais incomuns, apesar de serem as que maiores complicações podem trazer. Em metade delas, observamos traço de fratura oblíqua ou espiral, resultante de trauma indireto com mecanismo torcional, a maioria com a fíbula intacta; são cominutivas em torno de 25%, resultante de trauma de alta energia e transversas, habitualmente por trauma direto, nas restantes.

São expostas em 10% dos casos, advindas de traumas de alta velocidade, como acidentes automobilísticos. Estes causam 80% das fraturas expostas da tíbia em crianças.[2,7]

As fraturas isoladas da tíbia constituem aproximadamente 70% a 80% da incidência, normalmente com traços espirais ou oblíquos, secundários a traumas torcionais. Em crianças com menos de 4 anos de idade, as fraturas geralmente são isoladas, no terço médio da tíbia, com traço espiral ou oblíquo curto. Nas crianças mais velhas, a localização mais comum é o terço distal.[2,7,16]

Em crianças de 1 a 4 anos, as fraturas têm como mecanismo de trauma acidentes envolvendo bicicletas ou quedas por traumas torcionais, principalmente quando a criança está aprendendo a correr ou quando prende o pé e sofre uma queda por cima dele; dos 4 aos 14 anos, a maioria das fraturas é resultante de traumas no esporte (principalmente futebol) ou acidentes de trânsito (atropelamento, colisão e queda de moto).

As fraturas de tíbia podem estar presentes na síndrome da criança espancada e frequentemente compromete a região metafisária, chamando atenção a incoerência entre o tipo e localização do traço fraturário com a história relatada.[2,5,11]

CLASSIFICAÇÃO

As fraturas da tíbia e da fíbula na criança que não envolvem a fise e são classificadas de acordo com a localização anatômica da fratura: metáfise proximal, diáfise e metáfise distal. O traço da fratura pode defini-la como: *torus*, ou compressão, galho verde ou completa. Podemos também descrever a fratura por sua angulação e desvio, presença ou não de cominuição e se apresenta ou não exposição.

Uma classificação específica para fraturas de perna em crianças é a classificação AO,[1,14] trata-se de classificação alfanumérica que se baseia no osso acometido, na localização, no tipo e no traço da fratura. Podemos utilizar a classificação AO para as fraturas diafisárias ou metafisárias da tíbia.

Na fratura de tíbia pela classificação AO, o número 4 corresponde à tíbia, os números subsequentes corresponderão à localização da fratura, se proximal, diafisária ou distal. A próxima letra corresponde ao tipo de fratura, se simples ou extra-articular, em cunha ou parcialmente articular e complexa ou totalmente articular; a seguir, o próximo número vai determinar o tipo do traço ou a cominuição que apresenta.

Classificação AO para as fraturas da tíbia (baseada na classificação Müller AO de fraturas):

4. tíbia
   41 – tíbia proximal
   42 – diáfise da tíbia
   43 – tíbia distal

   Subdivide-se em:

   41 – fratura da tíbia proximal
   41 – A – fratura da tíbia proximal, com traço extra-articular
      41-A1 – tipo avulsão
      41-A2 – traço metafisário simples
      41-A2 – traço metafisário multifragmentário
   41 – B – fratura que acomete parcialmente a articulação
      41-B1 – cisalhamento puro
      41-B2 – depressão pura
      41-B3 – cisalhamento e depressão

41 – C – fratura articular completa
    41-C1 – articular simples, metafisária simples
    41-C2 – articular simples, multifragmentária metafisária
    41-C3 – articular multifragmentária
42 – fratura da diáfise da tíbia
42 – A – fratura da diáfise da tíbia com traço simples
    42-A1 – espiral
    42-A2 – oblíqua (maior ou igual a 30°)
    42-A3 – transversa (menor que 30°)
42 – B – fratura da diáfise da tíbia, com presença de uma cunha
    42-B1 – cunha em espiral
    42-B2 – cunha única
    42-B3 – cunha fragmentada
42-C – fratura da diáfise da tíbia com traço complexo
    42-C1 – complexo em espiral
    42-C2 – fratura segmentar
    42-C3 – multifragmentada
43 – fratura da tíbia distal
43 – A – fratura da tíbia distal, extra-articular
    43-C1 – simples
    43-C2 – em cunha
    43-C3 – complexa
43 – B – fratura da tíbia distal, parcialmente articular
    43-B1 – cisalhamento puro
    43-B2 – cisalhamento e depressão
    43-B3 – depressão multifragmentar
43-C – fratura da tíbia distal, articular
    43-C1 – articular simples, metafisária simples
    43-C2 – articular simples, metafisária multifragmentada
    43-C3 – articular multifragmentada
44 – fraturas maleolares, baseada na relação entre a lesão lateral e sindesmose
44-A – infrasindesmal
    44-A1 – isolada
    44-A2 – com fratura do maléolo medial
    44-A3 – com fratura posteromedial
44-B – fratura da fíbula trans-sindesmal
    44-B1 – isolada
    44-B2 – com lesão medial
    44-B3 – com lesão medial e Volkmann
44-C – fratura com lesão suprasindesmal
    44-C1 – fratura da diáfise da fíbula, simples
    44-C2 – fratura da diáfise da fíbula, multifragmentária
    44-C3 – com lesão na fíbula proximal

DIAGNÓSTICO

A suspeita de fratura deve ser levantada com base na história contada pelos pais, acompanhantes ou pela própria criança. O mecanismo de trauma é importante para investigar se pode haver lesão associada, como, por exemplo, em crianças vítimas de atropelamento ou colisão. Em crianças pequenas, muitas vezes os acompanhantes não sabem referir nenhum tipo de trauma, e a queixa relaciona-se à criança não querer apoiar ou não querer andar.

O exame físico deve ser completo, deve-se procurar lesões de pele, equimoses e edemas. Frequentemente, as fraturas de tíbia não apresentam deformidade, e as fraturas do tipo compressão ou traços incompletos podem não apresentar edema. Além da palpação, deve-se realizar o exame neurovascular completo, palpando pulsos, testando a dorsiflexão do tornozelo e a extensão dos dedos, a sensibilidade e a perfusão distal, para descartar a presença de síndrome compartimental, que é rara na criança, mas não pode ser ignorada.[8,9,13]

O estudo radiográfico deve ser realizado nas incidências anterior e de perfil, sempre incluindo a articulação proximal e distal da tíbia. Em casos de dúvida, a radiografia do lado contralateral poderá ser realizada.

Quando a clínica é muito evidente e o exame radiográfico está normal, é possível realizar cintilografia óssea ou tomografia computadorizada, e também nos casos de suspeita de fraturas patológicas.[2,6,7]

TRATAMENTO

FRATURAS TIPO *TORUS* E GALHO VERDE

Nas fraturas tipo *torus*, ou compressão, o membro acometido deve ser imobilizado com gesso inguinopodálico por três a quatro semanas (Figura 60.1).

Nas fraturas em galho verde, a criança deve ser levada ao centro cirúrgico, submetida à anestesia, e a fratura deve ser reduzida e imobilizada com gesso inguinopodálico. Após a redução, é necessário o controle radiográfico nas incidências anterior e de perfil. Devem ser realizadas radiografias de controle na primeira e na segunda semana pós-redução. A criança deve ser mantida imobilizada por cinco a seis sema-

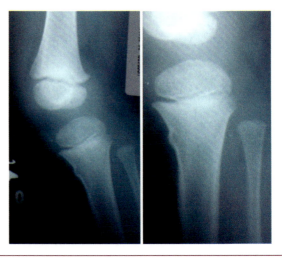

FIGURA 60.1 Masculino, 2 anos, vítima de trauma direto em perna direita – queda de um portão sobre o membro inferior direito (relatado por vários familiares e vizinhos).

nas, dependendo da idade. Após a retirada do gesso, devem ser realizados controles mensais, depois a cada três meses e, por fim, a cada seis meses, por no mínimo dois anos. Os pais devem ser orientados quanto à possibilidade da deformidade em valgo, especialmente nas fraturas metafisárias proximais, por isso o acompanhamento deve ser rigoroso. Geralmente a deformidade atinge o máximo em dezoito meses sendo que se espera a correção gradual até o terceiro ano.

A redução aberta das fraturas em galho verde raramente é necessária, indicada somente nos casos de impossibilidade de redução fechada, normalmente por interposição de partes moles.

Nas fraturas desviadas, o tratamento deve ser a redução fechada sob anestesia e, caso haja instabilidade, preconiza-se a fixação com dois fios de Kirschner cruzados e posterior imobilização gessada.

A osteotomia para correção da deformidade em valgo raramente é indicada, pois na maioria das vezes ocorre resolução espontânea em até três anos após a fratura. Tachdjian indica o tratamento cirúrgico em angulações maiores do que 15° a 20°. Pode ser realizada a hemiepifisiodese ou em casos em que a deformidade é muito grande, a osteotomia, varizante.[6,7]

Outra complicação possível é o sobrecrescimento, que pode chegar no máximo a 1,7 cm,[6] raramente trazendo repercussões clínicas.

A criança pode retomar a suas atividades normais após a recuperação da mobilidade normal do joelho e do tornozelo.[2]

Fraturas completas

Cerca de 70% das fraturas da diáfise da tíbia apresentam-se com a fíbula íntegra. Em crianças com menos de 11 anos as fraturas habitualmente são sem desvio ou com um desvio discreto. As fraturas apresentam dois picos de idade, entre 3 e 4 anos, e entre 15 e 16 anos.[7] Em crianças com menos de 6 anos, as fraturas geralmente são oblíquas ou espirais com pequeno desvio, cujo mecanismo de trauma mais comum é a queda ou os traumas torcionais. Dos 6 aos 11 anos, o traço mais comum é o transverso, normalmente por trauma direto. Nos adolescentes, as fraturas de tíbia são associadas à fíbula e, normalmente, por traumas de alta energia.

As fraturas localizam-se 13% no terço proximal, 45% no terço médio e 59% no terço inferior da diáfise da tíbia.

O tratamento das fraturas da diáfise da tíbia em crianças, em sua grande maioria, é conservador.

Fraturas incompletas ou sem desvio devem ser imobilizadas com gesso inguinopodálico por até seis semanas e, nos casos de adolescentes, acrescentar bota com apoio por mais três a quatro semanas.

As fraturas da tíbia desviadas, com a fíbula íntegra, que ocorrem habitualmente em crianças mais velhas, devem ser reduzidas sob anestesia. Estas têm uma tendência a evoluir para varo, por isso o gesso deve ser realizado com apoio em três pontos. A imobilização inguinopodálica deve ser mantida por quatro a seis semanas, sem apoio, e depois com bota com apoio até a consolidação final. O acompanhamento deve ser semanal até a terceira semana, pois existe a possibilidade de perda da redução. Yang e colaboradores citam que as fraturas isoladas sofrem forças torcionais, sendo que a maioria delas é no terço distal da diáfise, com potencial para desvios em varo, portanto o controle deve ser feito semanalmente até a terceira semana.[17]

As fraturas da tíbia associadas a fraturas da fíbula normalmente ocorrem em crianças mais velhas e apresentam desvios. O tratamento indicado é a redução sob anestesia e gesso inguinopodálico. São fraturas mais instáveis e o gesso deve ser feito com apoio em três pontos. O acompanhamento deve ser semanal, por até três semanas, deve ser mantido o gesso inguinopodálico por 6 semanas, e depois bota com apoios por mais 4 semanas, aproximadamente, dependendo da idade da criança (Figura 60.2).

Desvios aceitáveis:[2,6]

- Varo e valgo de até 10° em crianças com menos de 8 anos; com mais de 8 anos aceita-se 5°.
- Na criança muito jovem, aceita-se a translação da diáfise, mas em adolescentes deve existir pelo menos 50% de contato.
- Antecurvato e recurvato, até 10°.
- Encurtamento de até 1 cm.

Indicações de tratamento cirúrgico:[2,4,6,7,12,15]

- Fraturas expostas.
- Fraturas associadas a síndrome compartimental.
- Joelho flutuante.
- Politrauma.
- Polifraturado.
- Algumas fraturas em crianças com espasticidade (paralisia cerebral ou sequela de TCE).
- Fraturas instáveis cujo alinhamento não pode ser mantido ou perdas de redução.
- Cominuição ou encurtamento que não possam ser mantidos com a redução e gesso.
- Fraturas desviadas em pacientes esqueleticamente maduros.

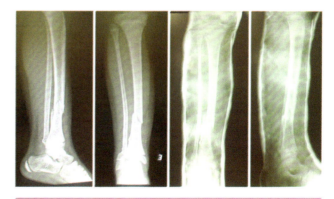

FIGURA 60.2 Paciente do sexo masculino, vítima de atropelamento, fratura fechada de ossos da perna, optado por redução incruenta e gesso no centro cirúrgico.

Métodos de fixação:
- Fixador lateral.
- Hastes intramedulares flexíveis.
- Fios de Steinmann intramedulares.
- Fios de Kirschner percutâneos.

Os métodos de fixação mais utilizados são fixador lateral e as hastes intramedulares flexíveis.

O fixador lateral está indicado nos casos de fraturas expostas, pacientes politraumatizados, polifraturados, em que a estabilização deve ser rápida para que a criança possa ter um cuidado adequado na UTI. Nas fraturas mais proximais ou mais distais, em que não existe a indicação das hastes intramedulares, o fixador lateral também pode ser utilizado. A montagem do fixador lateral pode ser uniplanar, tanto nas fraturas mais instáveis quanto nas estáveis. O fixador lateral deve ser colocado de maneira que a redução fique o mais anatômica possível, pois na criança pode ser utilizado como tratamento definitivo, não necessitando ser convertido para outro método de fixação. A retirada do fixador lateral pode ser feita quando no estudo radiográfico de controle apresentar a consolidação de três corticais, em aproximadamente seis a oito semanas. Quando houver necessidade de retirada do fixador lateral antes, a criança deve ser submetida à confecção de gesso tipo bota. O fixador lateral deve ser retirado no centro cirúrgico com a criança sedada (Figura 60.3).

As hastes intramedulares flexíveis são indicadas nas fraturas de diáfise da tíbia instáveis, irredutíveis, instáveis, cujo alinhamento não possa ser mantido no gesso, fraturas expostas de grau II e III de Gustilo e Andersen, fraturas associadas a lesão de vasos ou nervos.[1,10,12,15] Goodwin, em um estudo retrospectivo, analisou 19 pacientes tratados com hastes intramedulares flexíveis, com média de idade de 12 anos no momento da cirurgia e concluiu que as hastes intramedulares flexíveis são seguras, com resultado satisfatório nas fraturas instáveis da tíbia em crianças.[4] Salem, em um estudo que envolveu 73 crianças com fraturas de fêmur e tíbia tratadas com hastes intramedulares flexíveis concluiu que as hastes são uma opção com baixa morbidade e uma boa opção de tratamento para as fraturas dos membros inferiores com rápido retorno à marcha e bons resultados, mas que deve ser observada uma técnica criteriosa e correta para a correção dos desvios rotacionais durante a cirurgia.[12]

As hastes intramedulares flexíveis devem ocupar 2/3 do canal medular da diáfise da tíbia. O paciente deve ser posicionado em supino em mesa radiotransparente e o acesso cirúrgico deve ser feito com dois pequenos acessos lateral e medialmente à tuberosidade anterior da tíbia. O subcutâneo deve ser dissecado e o punctor, introduzido. Ambas as hastes devem ser introduzidas até o foco da fratura, após a pré-moldagem. A fratura deve ser reduzida e as hastes, inseridas. O cruzamento das hastes deve ocorrer primeiramente antes do foco e, depois, após o foco da fratura. As hastes devem ser cortadas e, terminadas sua inserção, devendo ficar 1 cm de distância da cortical de entrada (Figuras 60.4 e 60.5).[1,15]

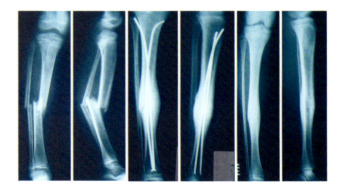

FIGURA 60.4 Paciente masculino, 12 anos, com diagnóstico de fratura dos ossos da perna, tratado inicialmente com gesso inguino-pédico, retornou 20 dias após a fratura deambulando, com o gesso inteiramente destruído. Levado ao centro cirúrgico novamente, não foi conseguida a redução e estabilidade necessárias, optado por redução e fixação com hastes intramedulares flexíveis.

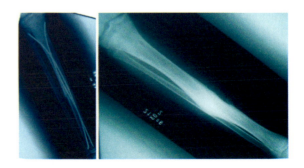

FIGURA 60.5 Paciente masculino, 12 anos, vítima de queda de bicicleta, fratura isolada de perna, instável, optado por redução incruenta e fixação com hastes intramedulares flexíveis.

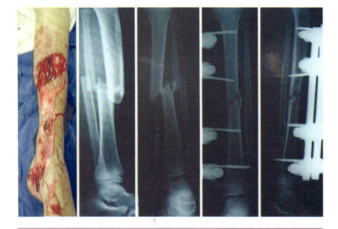

FIGURA 60.3 Paciente masculino, vítima de atropelamento, fratura exposta grau IIIA da perna, isolada, optado por tratamento cirúrgico da fratura exposta e fixação com fixador externo linear.

Deve-se ter cuidado ao indicar a fixação com hastes intramedulares, pois as fraturas mais distais podem não permitir o cruzamento das hastes, não ocorrendo, assim, a estabilidade desejada.

As hastes podem ser retiradas 4 meses após a consolidação. No pós-operatório, a criança deve ser estimulada a deambular com muletas. Liberando cerca de 30% do peso, a descarga total será liberada após a consolidação radiográfica.

COMPLICAÇÕES

Síndrome compartimental, lesão neurológica e lesão vascular são as complicações imediatas. Pseudartrose, retardo de consolidação, discrepâncias de membros inferiores, deformidades angulares e rotacionais, as tardias.

O retardo de consolidação e a pseudartrose são raras na criança e estão relacionadas a fratura isolada da tíbia sem a fratura da fíbula, fraturas expostas com grave lesão de partes moles, tratamento com fixador lateral, crianças perto da maturidade esquelética e infecção. O tratamento do retardo de consolidação ou pseudartrose com a fíbula íntegra deve ser realizado com a osteotomia da fíbula e a fixação da tíbia e, raramente, colocação de enxerto ósseo.

A discrepância dos membros inferiores causada pela fratura da tíbia normalmente é assintomática, sem necessidade de tratamento.

As deformidades angulares e rotacionais são causadas por redução insatisfatória. A indicação de tratamento cirúrgico é rara e em deformidades acima de 30°.

CASO CLÍNICO

ANAMNESE

Paciente do sexo masculino, 10 anos de idade, vítima de atropelamento. Trazido ao pronto-socorro pelo Serviço Integrado de Atendimento ao Trauma em Emergência (SIATE). Apresentava traumatismo cranioencefálico (TCE) leve, dor abdominal, com imobilização no fêmur esquerdo e perna bilateral.

EXAME FÍSICO

Apresentava-se confuso, sem outros sintomas neurológicos, com dor abdominal, hemodinamicamente estável, com suspeita de fratura de fêmur esquerdo e perna bilateral, fechadas.

CONDUTA

Após a avaliação completa na sala de emergência (ATLS), paciente encaminhado a TAC para avaliação do TCE e dor abdominal, com tomografias de crânio e abdome normais. Encaminhado à radiografia, onde se evidenciou fratura de fêmur esquerdo e perna bilateral.

Como o paciente estava hemodinamicamente estável, optou-se por fixação imediata das fraturas com hastes intramedulares flexíveis.

O paciente permaneceu internado por mais cinco dias, até ganhar mobilidade no joelho de no mínimo 90°.

Após obter alta, teve retorno ambulatorial com 15 dias para retirada dos pontos e acompanhamento radiográfico e depois um acompanhamento mensal. Como a fratura era bilateral, foi liberada a carga após a visualização do início da formação do calo ósseo (não foi possível liberar a carga parcial em razão da fratura bilateral).

A retirada das hastes intramedulares foi realizada com oito meses de pós-operatório, após a visualização de pelo menos três corticais consolidadas (Figura 60.6).

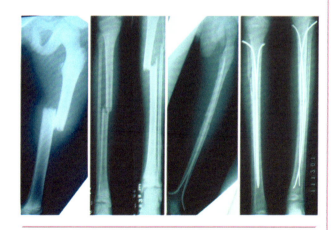

FIGURA 60.6 Paciente masculino, 10 anos, vítima de atropelamento. TCE leve, dor abdominal, fratura de fêmur esquerdo e perna bilateral. Fixação imediata, após estabilização hemodinâmica, com hastes intramedulares flexíveis.

Série Ortopedia e Traumatologia – Fundamentos e Prática

REFERÊNCIAS BIBLIOGRÁFICAS

1. Hans-Georg D, Peter S, Theddy S, et al. AO Manual of Fractura Manegement: Elastic Stable Intramedullary Nailing (ESIN) in children. Stuttgart: Editora Thieme, 2006. p.149-69.
2. Stephen HD, James MF. Rockwood and Wilkins': Fractures in Children. 7.ed. Philadelphia: Editora Lippincott Williams & Wilkins, 2009 . p.930-66.
3. Marcin DE, Glenn LE, et al. Fractures of the Distal Tibial Metaphysis in Children: Patterns of Injury and Results of Treatment. J Pediatr Orthop. 2006;2:171-6.
4. Goodwin RC, Gaynor T, Oka R, et al. Intramedullary Flexible Nail Fixation of Unstable Pediatric Tibial diaphyseal Fractures. J Pediatr Orthop. 2005;5:570-6.
5. Gray H. Anatomy: descriptive and Surgical. In: Pick TP, Howden R. Anatomy Descriptive and surgical. New York: Bounty Books, 1977. p.182.
6. John HA. Tachdjian's Pediatric Orthopaedics. 3.ed. Philadelphia: Saunders, 1990. Vol. 3, p.2371-91.
7. Hoernschemeyer DG, Moghadamian ES. Orthopaedic Knowledge Update. 3.ed. Rosemont: American Academy of Orthopaedic Surgeons, 2006. p.291-301.
8. Laer Lutz von, et al. Frakturen und Luxationem im Wachstumsalter. 5.ed. Stuttgart: Editora Thieme, 2007. p.356-7.
9. Laer Lutz von. Das Verletzte Kind; komplicationen vermeiden, erkennen, behandeln. Stuttgart: Editora Thieme, 2007. p.106-10.
10. Pierre L, Thierry H, Pierre J. Use and Abuse of Flexible Intramedullary Nailing in Children and Adolescents. J Pediatr Orthop. 2006;6:827-34.
11. Lourenço AF, Battibugli S. Ortopedia e Traumatologia: Principios e Prática. 4.ed. Porto Alegre: Artmed, 2009. p.1479-86.
12. Salem KH, Lindemann I, Keppler P. Flexible Intramedullary Nailing in Pediatric Lower Limb Fractures. J Pediatr Orthop. 2006;4:505-9.
13. Shadgan B, Menon M, O'Brien PJ, et al. Diagnostic Techniques in Acute Compartment Syndrome of the Leg. J Orthop Trauma. 2008;8:581-7.
14. longo T, Audige L, Clavert JM, et al. The AO comprehensive classification of paediatric long bone fractures: a web-based multicenter agreement study. J Pediatric Orthop. 2007;27(2):247-53.
15. Volpon JB. Osteossíntese das fraturas diafisárias da criança com hastes intramedulares flexíveis. São Paulo: RBO, 2008.
16. Wenger DR, Pring ME. Rang's Children's Fractures. 3.ed. Philadelphia: Lippincott Williams & Wilkins, 2006. p.215-26.
17. Yang JP, Letts RM. Isolated Fractures of the Tibia with Intact Fibula in Children: a Review of 95 Patients. J Pediatr Orthop. 1997;17:347-51.

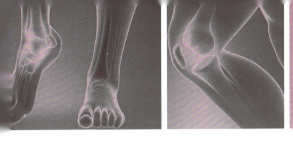

Fraturas do Tornozelo em Crianças

Marcelo Mercadante

INTRODUÇÃO

As lesões em tornozelo de crianças são frequentes. Em torno de 11% das lesões envolvendo as fises de crescimento ocorrem na região distal da tíbia, sendo menos frequentes apenas que as da extremidade distal do rádio. Em razão das condições anatômicas locais, ocorrem sobretudo no final da infância e no início da adolescência.[1-3]

ANATOMIA E PATOLOGIA

As características da região distal da perna durante a infância justificam a incidência dessas fraturas. Em primeiro lugar, a orientação horizontal da fise distal da tíbia determina menor resistência às forças aplicadas sobre o tornozelo nos traumas torcionais. Tenhamos em conta ainda que os ligamentos tibiofibulares e tibiotarsais (ligamento deltoide) e fibulotarsais (talofibulares anterior e posterior e calcaneofibular) são mais resistentes que camada de células hipertróficas da fise, o plano onde habitualmente ocorre a fratura no esqueleto em desenvolvimento. Assim sendo, as lesões ligamentares isoladas são eventuais na infância.[4,5]

Outra característica peculiar da região colabora na explicação da ocorrência dessas lesões: a ossificação da fise tibial distal inicia-se na região central do disco fisário, progredindo para a região medial do disco. A derradeira porção a ser ossificada, ou seja, permanecendo com a camada das células hipertróficas – menos resistente às forças mecânicas – é a lateral. O período de tempo entre o início e o fim da ossificação é de aproximadamente 18 meses, na adolescência. É nessa faixa etária a maior incidência das fraturas advindas das lesões chamadas transicionais.[4,6,7]

APRESENTAÇÃO CLÍNICA

A maior parte das fraturas no tornozelo no esqueleto em crescimento advém de torções durante atividades esportivas. Queda de altura, acidentes automobilísticos e atropelamentos são eventos responsáveis em menor escala de frequência e, de modo habitual, associados às lesões mais graves e que promovem maior dano às partes moles. São lesões mais frequentes no sexo masculino.

Após o trauma, surge incapacidade variável para deambular, dependendo da intensidade da lesão. A possibilidade de deambulação não deve ser encarada como ausência de descolamento fisário parcial da tíbia. Edema local é um sinal frequente, podendo existir ou não equimose.

Dor e sensibilidade local também ocorrem. Geralmente é possível definir durante o exame clínico a localização da maior intensidade de dor, se ocorre na região fisária, situada mais proximalmente ou sobre os ligamentos do tornozelo.[4,7]

O exame de imagem necessário para a avaliação inicial é a radiografia simples, nas incidências anterior, de perfil e anterior com rotação medial de 20° para avaliação da sindesmose. Na ocorrência dos descolamentos parciais ou sem desvio, o diagnóstico correto pode requerer exame com maior acurácia, como a tomografia ou a ressonância nuclear magnética. A primeira tem melhor indicação para o planejamento de procedimentos terapêuticos, situação pouco frequente, e a segunda para avaliar em especial as lesões das partes moles ocorridas na ocasião do trauma.[8]

CLASSIFICAÇÃO

A classificação anatômica de Salter Harris é a mais empregada nas fraturas da extremidade distal da tíbia. É bem difundida no meio ortopédico, tem boa reprodutibilidade intra e interobservadores, assim como correlação satisfatória com prognóstico e indicações de tratamento. É dividida em cinco tipos:[7]

- **Tipo I:** lesão da camada hipertrófica da fise de crescimento. Sem fratura metafisária ou epifisária. Algumas vezes é identificada somente por suspeita clínica, por não apresentar alterações na radiografia inicial. Quando necessária a confirmação, o exame com maior acurácia é a ressonância nuclear magnética (RNM).
- **Tipo II:** apresenta lesão da camada hipertrófica da fise parcialmente, com o traço ascendendo à metáfise, onde determina o triângulo de Thurston-Holland.

- **Tipo III:** apresenta traço de fratura atravessando no sentido longitudinal à epífise, atravessando a fise em extensão variável, acometendo inclusive a camada de células germinativas. Ocorre acometimento da superfície articular.

- **Tipo IV:** caracteriza-se por traço longitudinal que acomete a região metafisária, atravessa a fise em sentido variável na dependência das forças torcionais e estende-se pela epífise até provocar a fratura da cartilagem articular.

- **Tipo V:** lesões em compressão da cartilagem de crescimento. Não raro passam despercebidas nas radiografias iniciais, sendo observadas tardiamente com a fusão óssea completa ou parcial da fise distal da tíbia. A epifisiodese traumática distal da tíbia é uma ocorrência possível, mesmo com a identificação precoce da lesão, e é determinada no momento do trauma.

Rang descreve um sexto tipo, muitas vezes classificado como Salter-Harris do tipo VI: lesão do anel pericondral, lesão extra-articular, periférica.

Outra classificação radiográfica útil no manejo das fraturas distais da tíbia é a classificação baseada no mecanismo de trauma de Dias-Tachdjian, que estabelece quatro tipos:

- **Supinação-inversão:** nessa situação, o pé está em posição supinada e o tornozelo sofre uma inversão forçada. Esta se subdivide em dois graus. No grau I, não há fratura da tíbia, mas ocorre avulsão da epífise distal da fíbula. Ocasionalmente, pode ocorrer fratura transepifisária, mas raramente há lesão ligamentar lateral total. No grau II, a inversão aplicada com maior energia provoca uma fratura na tíbia, geralmente de Salter Harris dos tipos III ou IV.

- **Pronação-eversão com rotação lateral:** com o pé pronado, o tornozelo sofre eversão com rotação lateral. Fratura na tíbia distal, em geral de Salter Harris do tipo I ou II, associada à fratura transversa da diáfise da fíbula. O fragmento de Thurston-Holland, quando presente, é lateral ou posterolateral.

- **Supinação-flexão plantar:** com o pé supinado e flexão plantar forçada, a epífise tibial é deslocada posteriormente, ocorrendo lesão de Salter Harris dos tipos I ou II. O triângulo de Thurston-Holland, quando presente, também é posterior. Não há fratura da fíbula.

- **Supinação-rotação lateral:** com o pé supinado, ocorre rotação lateral do tornozelo. De acordo com a energia aplicada, divide-se em dois graus. No grau I, há uma fratura de Salter Harris do tipo II, com a epífise tibial deslocada posteriormente, mas com o triângulo de Thurston-Holland visível na incidência anterior na radiografia, com o traço avançando no sentido medial da região metafisária. No grau II, com maior rotação lateral, ocorre fratura em espiral na fíbula, com traço seguindo de anteroinferior para posterossuperior.

FRATURAS DA EXTREMIDADE DISTAL DA TÍBIA – SALTER HARRIS DOS TIPOS I E II

As fraturas da extremidade distal da tíbia com acometimento fisário distal da tíbia, classificadas como de Salter Harris dos tipos I ou II são mais frequentes nas crianças no início da adolescência.[7,9] São produzidas por qualquer um dos quatro mecanismos de trauma descritos por Dias-Tachdjian. São as lesões fisárias mais comuns no tornozelo do esqueleto em crescimento, sendo que o tipo I ocorre com frequência de 15% e o tipo II, em 40% das fraturas.

Após o trauma, a criança se apresenta com dificuldade variável de apoio do membro no solo. Ocorre edema no tornozelo e dor à palpação e à mobilização. Acometimento das partes moles com clínica significativa é excepcional.

O diagnóstico segue a mesma sistemática já descrita. O tratamento depende, sobretudo, do desvio inicial da fratura. Fraturas não desviadas ou que apresentam desvio de até 2 mm podem ser tratadas com imobilização gessada ou por órtese removível simples e restrição do apoio. Um período de três a quatro semanas de tratamento tende a ser suficiente.

Em relação às fraturas de Salter Harris do tipo I, há o aspecto da ausência de alterações nas radiografias iniciais. Considerando a maior resistência dos ligamentos em relação à fise de crescimento, acredita-se que dor persistente na região metafisária distal da tíbia após entorse do tornozelo com radiografias normais pressupõe descolamento epifisário de Salter-Harris do tipo I até que se prove o contrário, já que rupturas ligamentares isoladas praticamente não ocorrem em crianças. Há relatos dessa rara lesão, mas a confirmação diagnóstica somente ocorreu com o emprego da ultrassonografia. O tratamento proposto para ambas as lesões é idêntico: imobilização articular por três a quatro semanas.[7,9,10]

No caso de fraturas com mais de dois milímetros de desvio, está indicada a redução dos fragmentos. A princípio, a redução incruenta deve ser realizada, de preferência sob anestesia em centro cirúrgico, para o adequado relaxamento muscular. Se obtida redução adequada com fragmentos estáveis, realiza-se imobilização gessada.[9,11]

Caso a redução incruenta seja possível, mas sem atingir estabilidade entre os fragmentos, procede-se à estabilização cirúrgica. A fixação percutânea com fios de Kirschner cruzados geralmente é suficiente para se manter a redução. Fios lisos de até dois milímetros não costumam determinar risco adicional para o fechamento precoce da fise quando esta é atravessada.

Nas fraturas irredutíveis por manobras incruentas, impõe-se a redução cirúrgica. A abordagem depende da orientação da fratura, mas geralmente pode ser anterior ou anteromedial. A fise deve ser inspecionada e toda interposição de partes moles deve ser retirada. Após a redução, a estabilização é feita com fios de Kirschner lisos cruzados da epífise à metáfise.

Uma situação relativamente comum ocorre com fraturas causadas por supinação-flexão plantar. Nessas ocasiões, ocorre o distanciamento entre os fragmentos na face anterior da fise, com a formação do triângulo metafisário de Thurs-

Fraturas do Tornozelo em Crianças

ton-Holland posterior. Se, após as manobras para redução incruenta, permanecer desvio anterior maior que três milímetros, a interposição de periósteo entre os fragmentos fisários fica caracterizada, sendo necessária a redução aberta.[12]

FRATURAS DA EXTREMIDADE DISTAL DA TÍBIA – SALTER HARRIS DOS TIPOS III E IV

As fraturas de Salter Harris do tipo III incidem em 20% dos descolamentos que acomentem essa região, enquanto o tipo IV tem frequência de 1%, e um quarto destas tem fratura concomitante da fíbula em sua porção distal. A faixa etária em que predomina a lesão é entre 11 e 12 anos.[7,8,13]

O mecanismo mais comum do tipo III é a supinação-inversão. Nessa situação, a força de inversão causa fratura por avulsão da extremidade distal da fíbula e o tálus choca-se com a diáfise distal da tíbia, causando a fratura na epífise. O traço de fratura na tíbia geralmente é medial à linha média da superfície articular da tíbia, enquanto nas fraturas de Tillaux e triplanares o traço é lateral. Da mesma maneira, com o mecanismo de supinação-inversão, o tálus é direcionado à extremidade distal da tíbia, causando fratura que acomete a epífise, a fise e a metáfise do osso (caracterizando o tipo IV de Salter Harris).[7,13,14]

Os acidentes ocorrem predominantemente durante as atividades esportivas e recreacionais. Como são determinados por trauma de maior intensidade, ocorre maior dano de partes moles, com edema pronunciado e equimose. Geralmente, a criança não consegue apoiar o membro acometido no solo. Apesar de infrequente a síndrome compartimental deve ser pesquisada.

O exame de imagem para a avaliação inicial é a radiografia simples de tornozelo em incidência anterior, de perfil e anterior com rotação medial para visualização da articulação crural. Nas situações de difícil visualização dos traços, com múltiplos fragmentos e/ou degrau articular, pode-se lançar mão da tomografia computadorizada. Esse exame tende a identificar desvios dos fragmentos articulares que podem passar despercebidos na radiografia simples.

As fraturas sem desvio ou com desvio inferior a dois milímetros podem ser tratadas de forma incruenta. Imobilização temporária de tala gessada pode ser usada quando há edema significativo. Regredido o edema, imobilização cruropodálica pelo período de quatro semanas, sem apoio, seguida por imobilização suropodálica, com apoio por mais duas semanas, tende a ser suficiente. A opção por imobilizar o joelho se justifica pelo melhor controle da rotação entre os fragmentos.[7,11,15]

Se houver desvio maior que dois milímetros, está indicada a redução da fratura para reduzir o risco de fechamento prematuro da fise distal da tíbia, incongruência articular e minimizar o risco de artrite pós-traumática. Essa redução deve sempre ser realizada sob anestesia, para relaxamento da musculatura, evitando repetidas tentativas de redução, que podem causar lesão adicional à cartilagem fisária de crescimento.

A redução incruenta geralmente só é bem-sucedida como tratamento dos desvios menores. É realizada sob anestesia, evertendo o tornozelo e aplicando pressão direta sobre o fragmento epifisário. Caso não se obtenha redução, pode-se tentar a manobra com fios de Kirschner utilizados como *joysticks*. Uma boa opção que visa aprimorar a redução é o uso de pinças ósseas de pontas aplicadas percutaneamente no fragmento epifisário, perpendicularmente ao traço de fratura. Se, mesmo assim, a redução não for conseguida por interposição de partes moles, é provável que o periósteo seja a estrutura mais frequente. Nessas ocasiões, impõe-se a redução cirúrgica sob visão direta. A via para abordagem cirúrgica deve ser eleita.

A abordagem anterior do tornozelo é a via de escolha, considerando-se a localização do traço de fratura no plano sagital. Remove-se a interposição de partes moles e mantém-se a redução com auxílio de pinças ósseas ou fios de Kirschner. Nas fraturas do tipo IV, reduz-se também o fragmento metafisário.[7,8,11,16]

A fixação é realizada empregando-se o método de redução anatômica com estabilidade absoluta com parafusos de compressão interfragmentários. São introduzidos um ou dois parafusos no fragmento epifisário perpendiculares à fratura, de medial para lateral. A utilização de parafusos canulados facilita a fixação. São introduzidos por meio de mini-incisões mediais, o que não compromete as partes moles mesmo em caso de necessidade da abordagem anterior do tornozelo. Nas fraturas de tipo IV, associa-se a fixação do fragmento metafisário com outros parafusos de compressão interfragmentária.[17,18]

Após o tratamento cirúrgico, o tornozelo é imobilizado e o apoio não é permitido por seis semanas. O acompanhamento radiográfico deve ser realizado por ao menos dois anos para se constatar fechamento da fise de crescimento.

É recomendável a retirada dos implantes epifisários após a consolidação, pois, na presença destes, há aumento significativo da transmissão de forças e da pressão por contato no osso subcondral e na cartilagem articular, levando à dor e possível efeito deletério à cartilagem articular e à fise.

FRATURA TILLAUX

A fratura de Tillaux infantil é uma afecção infrequente, correspondendo de 3% a 5% das fraturas do tornozelo da criança. Ocorre no final da adolescência, no período de 12 a 18 meses em que não ocorreu o fechamento da região anterolateral da fise distal da tíbia. Nessa fase, todo o resto da fise já está fechada. O mecanismo de ação é a supinação-rotação lateral. O resistente ligamento tibiofibular anterior traciona o tubérculo de Tillaux-Chaput. Considerando-se que a fise aberta é menos resistente que o ligamento, o fragmento é arrancado de seu sítio normal, acompanhando a fíbula no movimento de rotação lateral.[6,19,20]

Geralmente, a fratura ocorre em atividades esportivas. Após forte torção do tornozelo, o paciente apresenta dificuldade de marcha, edema e dor na região anterior do tornozelo, na superfície articular anterolateral da extremidade distal da tíbia. Fratura exposta é rara, e o acometimento das partes moles geralmente é discreto.

O exame de imagem solicitado é a radiografia simples. Além das incidências anterior e de perfil, é de suma importância a realização da incidência da mortalha, anterior, com rotação medial de 20°, pois na incidência anterior convencional há sobreposição da fíbula no tubérculo de Tillaux-Chaput, dificultando a visualização. Uma alteração radiográfica que pode ajudar na elucidação de casos duvidosos é a abertura medial da articulação do tornozelo. Considerando-se que o tálus está firmemente inserido ao maléolo lateral pelos ligamentos talofibulares anterior e posterior, com rotação lateral exagerada, pode ocorrer lesão do ligamento deltoide e o tálus acompanha a fíbula juntamente com o fragmento fraturado. Pode ser classificada como tipo III de Salter Harris.[20]

A tomografia computadorizada tem importância nos casos duvidosos, quando há clínica de fratura, mas a imagem radiográfica é inconclusiva. Também tem seu valor nos casos com cominuição e muitas vezes pode demonstrar gravidade maior que o apresentado nas radiografias, seja no comprometimento articular ou no desvio global dos fragmentos. O traço sagital pode se estender até a superfície de apoio da tíbia ou ao maléolo medial. Neste pode ser intra-articular na região de apoio da tíbia, ser intra-articular na face lateral do maléolo medial ou extra-articular.[18,19]

O tratamento incruento está reservado para os casos sem desvio. Seis semanas com imobilização suropodálica sem apoio são suficientes. Controle radiográfico com uma, duas e quatro semanas é necessário para a detecção de eventuais desvios.

Fraturas com mais de dois milímetros de desvio devem ser tratadas cirurgicamente. Pode-se tentar a redução incruenta. As manobras para tal são a flexão plantar forçada, seguida de inversão e dorsiflexão. Pode-se ajudar na manobra com fios de Kirschner empregados como *joysticks*.

Caso a redução incruenta não seja obtida, faz-se a redução aberta com abordagem anterior do tornozelo. Eventual interposição de partes moles é removida e a redução da fratura é realizada sob visualização direta. Considerando-se que se trata de uma fratura articular, deve-se obter redução anatômica e estabilidade absoluta. Um parafuso para osso esponjoso de quatro milímetros é suficiente para a fixação. Emprego de parafuso canulado facilita o procedimento. O membro não deve ser apoiado no solo por seis semanas.[17,21]

A ocorrência de fechamento prematuro da fise não é uma preocupação nessas fraturas, uma vez que ocorrem na fase final da adolescência, quando o crescimento residual dessa região é mínimo. O problema maior está em não se conseguir redução anatômica, o que pode levar a lesões da cartilagem articular e artrose pós-traumática.

FRATURA TRIPLANAR

A fratura triplanar foi descrita inicialmente por Erhalt, em 1961, em pacientes no final da adolescência, como fraturas transicionais, por ocorrerem no final do crescimento distal da tíbia. Lynn cunhou o termo triplanar para descrever essas lesões. Correspondem de 5% a 7% das fraturas no tornozelo em crianças.[17,18]

Trata-se de uma fratura-descolamento epifisário da extremidade distal da tíbia de Salter Harris do tipo IV. Possui essa denominação por apresentar traços de fratura nos três planos: fratura no plano sagital na epífise, fratura no plano axial na fise e fratura no plano coronal na metáfise. A razão desse padrão peculiar é devida ao fechamento assimétrico da fise distal da tíbia associada a mecanismo de supinação-rotação lateral.

Na maioria dos casos, a lesão é causada por atividades esportivas, havendo uma incidência aumentada em esportes de competição em atletas de nível. Após trauma torsional, o paciente apresenta edema considerável com incapacidade de apoiar o membro no solo. A criança apresenta dor à palpação e à mobilização.

Para o diagnóstico, são solicitadas radiografias nas incidências anterior, de perfil e de mortalha. O padrão radiográfico da fratura triplanar é peculiar. Na incidência anterior aparenta ser uma fratura de Salter Harris do tipo III. Na incidência em perfil, aparenta ser uma de Salter Harris do tipo II. Em até 48% dos casos, pode haver fratura associada da fíbula.

Pode ser classificada de acordo com o número de fragmentos. Na fratura em duas partes, a porção anteromedial e posterior da epífise forma um único bloco com a metáfise posterolateral. A outra parte corresponde à epífise anteromedial que está presa à metáfise. Na fratura em três partes, há o fragmento diafisário, a epífise anterolateral separada e o restante da epífise unido ao fragmento metafisário. E, na fratura em quatro partes, há separação dos fragmentos epifisários anteromedial, anterolateral e posterior, que está unido ao fragmento metafisário posterior e diafisário.[7,19,21]

Nos poucos casos em que há fratura sem desvio, pode-se realizar o tratamento incruento. Deve-se empregar imobilização cruropodálica por quatro semanas seguida de imobilização suropodálica por mais duas semanas, sem apoiar o membro no solo.

Nas fraturas com mais de dois milímetros de desvio, a redução anatômica é mandatória. O paciente deve estar anestesiado para o relaxamento completo. A manobra de redução é a mesma da fratura de Tillaux, com flexão plantar forçada, inversão e dorsiflexão do tornozelo. Manobras intempestivas não devem ser feitas e na literatura é descrito que até duas tentativas de redução incruenta devem ser feitas. A insistência no método pode levar à lesão adicional da fise e da cartilagem articular. Deve-se empregar pinças ósseas para fechar o traço de fratura no plano sagital do fragmento epifisário e podem ser associados fios de Kirschner como *joysticks*. Na ausência de sucesso com redução incruenta, faz-se a abordagem de acordo com o padrão das fraturas. Geralmente consegue-se obter redução pelo acesso anterior ao tornozelo.[22]

A fixação é realizada pelo método de estabilidade absoluta com parafusos para osso esponjoso de quatro milíme-

Fraturas do Tornozelo em Crianças

tros, fazendo compressão interfragmentária. De um a dois são empregados de medial para lateral no plano do traço epifisário no plano sagital. Se houver traços no plano coronal na epífise, deve-se ter cuidado para os parafusos não interferirem seus respectivos trajetos nos diferentes planos. O traço metafisário no plano coronal é fixado com um parafuso de anterior para posterior. Parafusos canulados facilitam o procedimento. A fratura da fíbula é fixada com placa terço de cana e parafusos ou mesmo com fio intramedular após a redução.

Caso a direção dos parafusos esteja num plano que não pode ser acessado pela incisão anterior para a redução, a fixação é feita de forma percutânea por meio de mini-incisões. O paciente deve permanecer sem apoio pelo período de seis semanas.

Da mesma forma que a fratura de Tillaux, as fraturas triplanares ocorrem em adolescentes com pouco crescimento residual na fise distal da tíbia. Dessa forma, o fechamento precoce dela não é uma preocupação, mas sim a redução anatômica dos fragmentos articulares.[7,18,20]

FECHAMENTO PREMATURO DA FISE

As fraturas que acometem a região distal da tíbia em crianças demandam consideração especial em relação à lesão fisária. O fechamento prematuro da fise pode levar ao impedimento do crescimento total ou parcial dela, podendo resultar em deficiência de comprimento da tíbia ou deformidades angulares.

O fechamento prematuro precoce está condicionado a uma série de fatores, como idade no trauma, energia do trauma, desvio inicial e padrão da fratura. Um grande número de tentativas de redução incruenta e o emprego de manobras intempestivas podem aumentar a ocorrência do problema. A incidência global de fechamento prematuro da fise de crescimento da extremidade distal da tíbia é baixa, estimada em 2% a 5% do total dos casos.

As fraturas de Salter Harris dos tipos I e II apresentam menor incidência de fechamento prematuro, por ocorrerem na camada hipertrófica da fise, sem acometer a camada germinativa. Há relatos de ocorrência em torno de 2%. Porém, na ocorrência de desvios maiores que três milímetros, especialmente no mecanismo de supinação-flexão plantar, pode ocorrer aumento de 60% na incidência dessa complicação.

As fraturas de Salter Harris dos tipos III e IV apresentam maiores taxas de fechamento prematuro da fise, por acometerem a camada germinativa. A literatura cita ocorrência da complicação de 7% a 50% dos casos. Lesões causadas por trauma de maior energia, expostas e com desvio acentuado possuem as maiores taxas.

As fraturas de Tillaux e triplanares, apesar de classificadas como de Salter Harris dos tipos III e IV, respectivamente, não apresentam o fechamento prematuro da fise como preocupação corrente. Justamente por ocorrerem no final da adolescência, o crescimento residual da fise é pequeno para causar alterações importantes, tanto no comprimento como

na angulação da tíbia. Entretanto, por se tratarem de fraturas articulares e considerando-se o menor potencial de remodelação óssea em crianças mais velhas, a redução inadequada pode levar à lesão da cartilagem articular, que pode resultar em alterações degenerativas e osteartrose pós-traumática precoce em menos de 10 anos após o trauma.[10,12,13,18]

REFERÊNCIAS BIBLIOGRÁFICAS

1. Charlton M, Costello R, Mooney JF, et al. Ankle joint biomechanics following transepiphyseal screw fixation of the distal tibia. J Pediatr Orthop. 2005;25(5):635-40.
2. Seel EH, Noble S, Clarke NMP, et al. Outcome of distal tibial physeal injuries. J Pediatr Orthop B. 2011;20:242-8.
3. Cattalorda J, Béranger V, Louahem D, et al. Salter-Harris type III and IV medial malleolar fractures. Grouth arrest: Is it a Fate ? A retrospective study of 48 cases with open reduction. J Pediatr Orthop. 2008;28(6):652-5.
4. Cummings RJ. Triplane ankle fracture with deltoid ligament tear and syndesmotic disruption. J Child Orthop. 2008;2:11-4.
5. Sankar WN, Chen J, Kay RM, et al. Incidence of occult fracture in children with acute ankle injuries. J Pediatr Orthop. 2008;28(5):500-1.
6. Horn BD, Crisci K, Krug M, et al. Radiologic evaluation of juvenile Tilaux fractures of the distal tibia. J Pediatr Orthop. 2001;21:162-4.
7. Cummings RJ. Distal tibial and fibular fractures. In: Beaty JH, Kasser JR. Fractures in Childrean. Philadelphia: Lippincott Williams and Wilkins, 2006.
8. Lintecum N, Blasier RD. Direct reduction with indirect fixation of distal tibial physeal fractures: a report of a technique. J Pediatr Orthop. 1996;16(1):107-12.
9. Podeszwa DA, Mubarak SJ. Physeal fractures of the distal tíbia and fíbula (Salter-Harris type I, II, III and IV fractures). J Pediatr Orthop. 2012;32:S62-8.
10. Leary JT, Handling M, Talerico M, et al. Physeal fractures of the distal tibia. Predictive factors of premature physeal closure and growth arrest. J Pediatr Orthop.2009;29(4):356-61.
11. Buerk AA, Albert MC. Advances in pediatric foot and ankle treatent. Curr Opin Orthop. 2001;12:437-42.
12. Lui Th, Chan KB, Ngai WK. Premature closure of distal fibular growth plate: a case report of longitudinal syndesmosis instability. Arch Orthop Trauma Surg. 2008;128:45-8.
13. Gourineni P, Gupta A. Medial joint space widening of the ankle in displaced tillaux and triplane fractures in children. J Pediatr Orthop. 2011;25(10):608-11.
14. Barmada A, Gaynor T, Mubarak SJ. Premature physeal cloruse following distal tíbia physeal fractures: A new radiographic predictor. J Pediatr Orthop. 2003;23(6):733-9.
15. Thawrani D, Kuester V, Gabos PG, et al. Reliability and necessity of computerized tomography in distal tibial physeal injuries. J Pediatr Orthop. 2011;31(7):745-50.
16. Nenopoulus SP, Papavasiliou VA, Papavasiliou AV. Outcome of physeal and epiphyseal injuries of the tibia with intra-articular involvement. J Pediatr Orthop. 2005;25(4):518-22.
17. Podeszwa DA, Wilson PL, Holland AR, et al. Comparison of bioabsorbable versus metallic implant fixation of physeal

CAPÍTULO 61

635

and epiphyseal fractures of the distal tíbia. J Pediatr Orthop. 2003;28(8):859-63.

18. McGuillion SM, Jackson M, Lahoti O. Arthroscopically assisted percutaneous fixation of triplane fracture of the distal tibia. J Pediatr Orthop B. 2007;16:313-6.

19. Lemburg SP, Lilienthal E, Heyer CM. Growth plate fractures of the distal tíbia: is CT imaging necessary? Arch Orthop Trauma Surg. 2010;130:1411-7.

20. Takahashi M, Fujioka H, Tsunoda M, et al. Extraarticular triplane fracture of the distal tibial epiphysis in a child. J Orthop Sci. 2009;14:823-5.

21. Crawford AH. Triplane and Tillaux fractures: is a 2 mm residual gap acceptable. J Pediatr Orthop. 2012;32(1):s69-s73.

22. Shin A, Moran M, Wrengler D. Intramalleolar triplane fractures of the distal tibial epiphysis. J Pediatr Orthop. 1997;17(3):352-5.

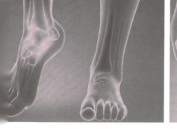
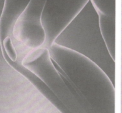

Fraturas do Pé em Crianças

Helencar Ignácio
Marcio Gomes Figueiredo
Mauro Roberto Leme da Silva Junior

EPIDEMIOLOGIA

As fraturas e luxações do pé em crianças e adolescentes correspondem de 10% a 13% de todas as fraturas da infância,[1-3] sendo as luxações articulares extremamente raras, enquanto as entorses do pé e do tornozelo são responsáveis por 4,8% de todas as lesões pediátricas. As fraturas dos metatarsais e das falanges são as mais comuns entre as fraturas do pé[4] sendo as fraturas dos pododáctilos mais comuns em crianças de 11 a 15 anos e as outras fraturas, mais frequentes em crianças de até 6 anos.[2]

As lesões de partes moles são de difícil identificação e podem produzir mais sequelas que as lesões ósseas. As fraturas-luxações de Lisfranc e as síndromes compartimentais do pé são incomuns em crianças, porém são lesões que requerem alto índice de atenção ao diagnóstico.[4]

O conhecimento da anatomia dos ossos, das cartilagens, das placas de crescimento e dos ligamentos, assim como suas correlações clínicas, são fundamentais para o correto diagnóstico das lesões do pé na infância.[4,5]

MECANISMO DE TRAUMA

Os mecanismos de lesão mais comuns descritos na literatura são impactos por queda de objetos pesados sobre o pé, queda de altura e acidentes automobilísticos. Nas quedas, em razão da flexibilidade e da elasticidade do pé, as forças são transmitidas em sentido proximal, podendo resultar também em lesões do tornozelo e da perna.

Cortadores de grama geralmente causam graves danos de partes moles em crianças, assim como lesões causadas por raio de bicicleta e acidente de carro. Lesões esportivas no pé normalmente não ocorrem nos pré-adolescentes, e a maioria dessas lesões atinge o antepé. As fraturas do mediopé e do retropé são raras, enquanto as fraturas dos metatarsos ocorrem mais comumente na porção distal e são causadas por trauma direto, sendo a falange proximal o local mais comum de fratura no dedo.[3]

EXAME FÍSICO

O exame clínico é fundamental para o diagnóstico das lesões no pé, e sinais como perda da anatomia normal, abrasão de pele, equimose e perda de substância fazem parte do exame inicial. Palpação das proeminências ósseas e dos ligamentos é a chave para o diagnóstico de algumas lesões.[6]

DIAGNÓSTICO

O exame radiográfico inicial inclui a realização das incidências em anteroposterior, lateral e oblíqua do pé. As incidências anteroposterior e lateral com carga axial são fundamentais para a identificação de algumas lesões, como as fraturas-luxação de Lisfranc, que podem passar despercebidas nas mesmas incidências sem carga axial. A tomografia computadorizada e a ressonância magnética são especialmente úteis para o diagnóstico das lesões ligamentares e osteocondrais.[6,7]

DESENVOLVIMENTO DAS ESTRUTURAS INTERNAS – PERÍODO PRÉ-NATAL

O desenvolvimento das estruturas internas do pé divide-se em três estágios: mesenquimal, cartilaginoso e ósseo. O estágio mesenquimal tem inicio na sexta semana, na qual o mesênquima se condensa e se diferencia, formando o broto do pé. Os metatarsos se diferenciam posteriormente e, quando os modelos das falanges são formados, uma membrana permanece entre eles.[6]

No estágio cartilaginoso, com o avanço da formação da cartilagem, os elementos do esqueleto são claramente identificados. As células cartilaginosas são formadas a partir do mesênquima pré-condral e os metatarsos centrais, os primeiros a formar cartilagem, seguidos do V metatarsal e do cuboide. Posteriormente, formam-se o calcâneo, o tálus e as cunhas e, finalmente, o navicular e as falanges.[6]

Série Ortopedia e Traumatologia – Fundamentos e Prática

No estágio do desenvolvimento ósseo, o antepé ossifica-se antes do retropé. A falange distal do hálux é a primeira a ossificar, seguida pelas falanges distais dos dedos menores. Posteriormente, ossificam-se as falanges proximais de todos os dedos, seguidas pelas falanges médias. No retropé, o calcâneo é o primeiro a ossificar. O tálus pode começar a ossificar no oitavo ou nono mês de gestação, mas nem sempre está presente ao nascimento, e o cuboide é o último a apresentar centro de ossificação primário na fase fetal.

O processo de ossificação dos metatarsos, falanges proximais e médias é endocondral e periosteal. Um colar ósseo forma-se, primeiramente, ao redor da diáfise média da cartilagem, seguido de uma invasão da diáfise cartilaginosa por um broto periosteal, iniciando, então, um processo de ossificação endocondral, estendendo-se para proximal e distal. A falange distal sofre um processo diferente: a ossificação endocondral e periosteal começa no segmento distal e se estende para proximal.[6]

DESENVOLVIMENTO PÓS-NATAL DOS OSSOS

No período pós-natal, o centro de ossificação primário do cuneiforme lateral é o primeiro a aparecer, seguido pelo cuneiforme medial, pelo cuneiforme intermédio e pelo navicular. No antepé, a ordem de formação é o centro de ossificação secundário da falange distal do hálux, seguido do centro de ossificação na base da falange proximal do segundo, terceiro e quarto dedos. Subsequentemente, o centro de ossificação secundário da falange média do quinto dedo surge em uma direção de proximal para distal. Os centros de ossificação secundários das falanges distais dos dedos menores aparecem entre os 3 e 4 anos de idade. No hálux, o centro de ossificação secundário aparece numa direção de proximal para distal. Nos metatarsos, os centros de ossificação das epífises aparecem de medial para lateral, isto é, do segundo ao quinto metatarsal.[6] A Tabela 62.1 mostra as idades de aparecimento dos centros de ossificação primários e secundários do pé.

ANATOMIA

O pé pode ser subdividido em três regiões: antepé, mediopé e retropé. O antepé é formado pelos metatarsais e pelas falanges, sendo separado do mediopé pela articulação tarsometatarsal (Lisfranc).[7]

A articulação tarsometarsal tem uma grande estabilidade intrínseca, resultado tanto da arquitetura óssea quanto das estruturas ligamentares associadas. O recesso da base do segundo metatarsal localizado entre os cuneiformes medial e lateral limita a translação laterolateral dos metatarsais. Outra consideração anatômica é a forma trapezoidal da base dos três metatarsaiss centrais, que formam uma configuração em "arco romano", quando são posicionados lado a lado, fortalecendo a estabilidade no plano sagital. Os metatarsais estão unidos distalmente pelo ligamentos intermetatarsais trans-

versos distais. Proximalmente, os quatro metatarsais laterais estão unidos pelos ligamentos intermetatarsais transversos proximais, não existindo união ligamentar entre o primeiro e o segundo metatarsal. O ligamento de Lisfranc, que une a cunha medial com a base do segundo metatarsal, melhora ainda mais a estabilidade dessa articulação.[7]

Tabela 62.1 Idade de aparecimento dos centros de ossificação primários e secundários do pé.			
		Masculino	**Feminino**
Primários			
Metatarsos		Pré-natal	Pré-natal
Falanges		Pré-natal	Pré-natal
Calcâneo		Pré-natal	Pré-natal
Tálus		Pré-natal	Pré-natal
Cuboide		Pré-natal	Pré-natal
Cuneiforme lateral		4,4 mês	3,8 mês
Cuneiforme medial		1,9 ano	1,3 ano
Cuneiforme intermédio		2,3 anos	1,6 anos
Navicular		2,7 anos	2 anos
Secundários			
Calcâneo		7,3 anos	5,4 anos
Tálus		11,1 anos	8,1 anos
Primeiro metatarsal		2,3 anos	1,6 anos
Segundo metatarsal		2,8 anos	2 anos
Terceiro metatarsal		3,4 anos	2,3 anos
Quarto metatarsal		3,9 anos	2,75 anos
Quinto metatarsal		4,5 anos	3,2 anos
Apófise do quinto metatarsal		11 a 14 anos	9 a 11 anos
Hálux	▪ Falange distal	1,3 anos	10 meses
	▪ Falange proximal	2,3 anos	1,6 anos
Segundo dedo	▪ Falange proximal	1,7 anos	1,1 anos
	▪ Falange média	4,7 anos	2,9 anos
Terceiro dedo	▪ Falange proximal	1,5 anos	1,5 anos
	▪ Falange média	4.4 anos	3,2 anos
Quarto dedo	▪ Falange proximal	1,6 anos	1 ano
	▪ Falange pédia	4,2 anos	2,5 anos
Quinto dedo	▪ Falange proximal	2,2 anos	1,7 anos

A articulação mediotarsal transversa de Chopart separa o mediopé do retropé (tálus e calcâneo). O tálus possui uma grande porção de sua superfície recoberta por cartilagem articular, articulando-se superiormente com a tíbia distal, a superfície inferior com as facetas do calcâneo e a cabeça do tálus com o navicular distalmente.[7]

Em contraste com o tálus, o calcâneo tem numerosas inserções musculares e ligamentares, existindo três facetas articulares na superfície superior do calcâneo: uma grande faceta posterior, uma média côncava e uma faceta anterior; juntas, elas formam o complexo subtalar com as correspondentes facetas do tálus. A faceta anterior articula-se também com o cuboide. O tendão do calcâneo insere-se no tubérculo posterior do calcâneo.[7]

Há nove compartimentos no pé: um lateral, um medial, três centrais e quatro interósseos. O compartimento medial contém o músculo abdutor do hálux e o flexor curto do hálux. Os compartimentos laterais contêm o músculo abdutor do dedo mínimo e o flexor do dedo mínimo. Os três compartimentos centrais incluem os músculos flexores curtos dos dedos, quatro músculos lumbricais, o adutor do hálux e o quadrado plantar. Cada compartimento interósseo possui um músculo interósseo plantar e um dorsal.

A presença de um ou mais ossículos acessórios pode confundir o diagnóstico de fratura no pé. O *os vesalianum* pode ser confundido com fratura da base do V metatarsal, *os fibulares* e *os tibialis* (localizados na bordas lateral do cuboide e medial proximal do osso navicular, respectivamente) estão presentes em 10% da população, O *os* trígono, localizado na borda posterior do tálus, está presente em 13% da população e é comumente confundido com fratura por avulsão do tálus.

Os ramos terminais da artéria tibial posterior e tibial anterior fornecem suprimento sanguíneo para todo o pé. A artéria tibial anterior ramifica-se em artéria pediosa dorsal, irrigando grande parte do dorso do pé, e provém anastomoses com o arco plantar profundo e a artéria arqueada. A artéria tibial posterior divide-se em ramo plantar medial e ramo plantar lateral, sendo esta dominante. A artéria plantar lateral forma o arco plantar, que então emite ramos que surgem como artéria metatarsal plantar e artéria digital comum.[7]

O nervo tibial posterior dá origem aos nervos plantar medial e plantar lateral. O nervo plantar medial inerva o músculo abdutor do hálux, o flexor curto dos dedos, o abdutor do dedo mínimo e o quadrado plantar, parte dos lumbricais e flexor curto do hálux.

O nervo plantar lateral inerva parte dos lumbricais, adutor do hálux, flexor do dedo mínimo e os interósseos plantares e dorsais.[7]

FRATURAS DO TÁLUS

O tálus não apresenta inserções musculares ou tendíneas, recebendo sua irrigação diretamente por meio de três artérias principais: artéria do canal do tarso, artéria do seio do tarso e artéria deltóidea.[2]

A cabeça do tálus recebe seu suprimento sanguíneo através dos ramos da artéria perfurante fibular por meio da artéria do seio do tarso, dos ramos da artéria dorsal do pé e por pequenas artérias do ramo deltoide, da artéria tibial posterior.[2]

O colo do tálus é o maior ponto de entrada do suprimento vascular para a cabeça e o corpo, recebendo vascularização proveniente dos ramos do seio do tarso da artéria perfurante fibular, ramos da artéria dorsal do pé e também, em grande parte, da artéria do canal do tarso, ramos da artéria tibial posterior e do ramo deltoide.[8,9]

As fraturas do tálus apresentam uma incidência mais rara (0,08%) na população pediátrica comparada com a população esqueleticamente madura (0,3%), podendo ocorrer na cabeça, no colo ou no corpo.[10]

As fraturas do tálus em crianças correspondem a um terço de todas as fratura do tarso, sendo o colo a região anatômica mais frequentemente fraturada, seguida pelo corpo, existindo dois picos de acometimento, o primeiro em torno dos 2 anos e o segundo a partir dos 8 anos de idade.[11,12]

Aos 12 anos de idade, o pé encontra-se esqueleticamente maduro em 96% das crianças do sexo feminino e em 88% do masculino.[13]

Existe uma tendência de aumento das fraturas do tálus, especialmente em adolescentes em razão da maior participação em esportes de alto impacto e também por acidentes automobilísticos.[14,15]

Dessa maneira, as fraturas do tálus complexas e com desvios são mais frequentes em crianças com mais de 12 anos, pois abaixo dessa idade uma grande parte do tálus nesses pacientes esqueleticamente bastante imaturos é composta por tecido cartilaginoso, o que o torna mais resistente ao mecanismo de trauma.[11,16]

Além disso, em razão da necessidade de se fazer o diagnóstico das fraturas não desviadas nessa faixa etária por meio de outros exames complementares, como cintilografia óssea, tomografia computadorizada e ressonância magnética, possivelmente devam existir muitos casos nos quais o diagnóstico não é realizado.[16]

Assim como nos adultos, o mecanismo de trauma das fraturas do tálus nas crianças é a extensão combinada com o trauma axial contra a articulação do tornozelo.[2]

Clinicamente, a criança com fratura do tálus apresenta edema e dor na face anterior do tornozelo, ocorrendo dificuldade ou mesmo impossibilidade de descarregar peso no membro acometido, além da história de trauma com o pé em extensão.[17]

O diagnóstico pode ser feito por meio das radiografias simples, nas incidências anteroposterior e de perfil, porém, em todos os casos de dúvidas ou suspeita clínica com radiografias sem evidência de fratura, a tomografia computadorizada, ressonância magnética e, eventualmente, a cintilografia óssea, podem elucidar o diagnóstico.[12,17]

As fraturas do tálus em crianças podem ser classificadas de acordo com sua localização anatômica em corpo (Sneppen), colo (Hawkings) e cabeça (Tabela 62.2).[18,19]

CAPÍTULO 62

Tabela 62.2 Classificações utilizadas para as fraturas do tálus.

Corpo do tálus	Sneppen	A – Compressão do dômo
		B – Cisalhamento coronal
		C – Cisalhamento sagital
		D – Tubérculo posterior
		E – Processo lateral
Colo do tálus	Hawkings	I – Não desviada
		II – Desviada com subluxação ou luxação da subtalar
		III – Desviada com subluxação ou luxação da subtalar e tibiotarsal
		IV – Desviada com subluxação ou luxação da subtalar tibiotarsal e talonavicular
Cabeça do tálus		Compressão ou cisalhamento

Podem ser classificadas também segundo a classificação de Marti-Weber, que inclui tanto as fraturas do colo quanto as do corpo (Tabela 62.3).[20]

Tabela 62.3 Classificação de Marti/Weber para as fraturas do tálus.

I. Fraturas distais do colo e da cabeça do tálus, fraturas periféricas e lesões osteocondrais.

II. Fraturas não desviadas do colo e do corpo do tálus.

III. Fraturas desviadas do colo e do corpo do tálus.

IV. Fraturas proximais do colo do tálus com o corpo talar luxado no espaço intermaleolar ou fraturas cominutivas.

O tálus exerce um papel fundamental na articulação do tornozelo e situações de incongruência articular podem levar à artrose na fase adulta, com grave prejuízo dessa articulação. De maneira semelhante ao que ocorre com o calcâneo, o tratamento das fraturas do tálus depende da idade da criança e do desvio dos fragmentos, tendo como complicação mais temida a necrose avascular.[21]

As crianças com menos de 12 anos normalmente apresentam fraturas menos graves (Marti-Weber dos tipos I e II), sendo geralmente de tratamento não cirúrgico em relação àquelas acima dessa idade, que têm uma incidência maior de fraturas mais complexas, na maior parte das vezes de tratamento cirúrgico e potencialmente com maiores índices de complicação (necrose avascular, consolidação viciosa e artrose).[11,19]

Nos casos de fraturas sem desvios ou desvios mínimos (menores que dois milímetros), o tratamento não cirúrgico com imobilização gessada por seis a oito semanas sem carga, seguida de colocação de órtese removível, conduz a resultados satisfatórios, enquanto, para as fraturas com diástase de dois milímetros ou mais ou angulação superior a 15°, a redução anatômica (fechada ou aberta) e fixação medial, constitui o procedimento mais indicado.[2,11]

Nos casos de redução cirúrgica aberta, a via dorsomedial é a preferida, podendo a fixação ser feita com fios de Kirschner ou, se o tálus tiver tamanho suficiente, com parafusos canulados de 3,5 mm ou 4,5 mm, preferencialmente de anterior para posterior (Figura 62.1).[22]

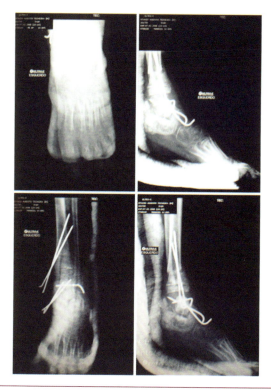

FIGURA 62.1 Fraturas concomitantes do tálus, do calcâneo e da tíbia distal em criança de 5 anos.

As fraturas por avulsão do processo lateral ou posterior do tálus, em sua grande maioria, podem ser tratadas conservadoramente, porém, nas fraturas com desvios, pode estar indicada redução aberta e fixação com parafusos de 3,5 mm ou 2,7 mm^2 (Figura 62.2).

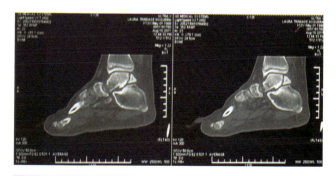

FIGURA 62.2 Fratura do processo posterior – corte tomográfico.

No que se refere ao índice de complicações das fraturas do tálus em crianças, na literatura encontramos uma oscilação muito grande de incidência, destacando-se a necrose avascular, com variação de 0% a 66%, e artrose, entre 21% e 66% (Tabela 62.4).[9-12,19,20]

Tabela 62.4 Índice de osteonecrose após fraturas do tálus em crianças e adolescentes.

Autor	Ano	Número de fraturas	Índice de necrose (%)
Letts e Gibeault[12]	1980	12	25
Marti[20]	1981	7	0
Jensen[9]	1984	14	0
Linhar e Hollwarth[10]	1985	7	14
Eberl[11]	2010	25	20
Jeremy[19]	2010	29	7

Jeremy Smith e colaboradores,[19] em trabalho publicado em 2010, estudando 29 crianças apresentando fraturas do tálus com média de idade de 13,5 anos, obtiveram como resultado 7% de necrose avascular, 3% de retardo de consolidação e 17% de artrose, relatando a correspondência entre a gravidade da fratura e o aumento da idade.

O sinal de Hawkings (lucência do osso subcondral do dômus talar, vista na incidência radiográfica anteroposterior por volta da oitava semana) é um sinal indicativo de bom prognóstico, com possível revascularização e baixo risco de necrose avascular. No entanto, esse sinal de Hawkings não é tão fidedigno em crianças, pois a área subcondral é cartilaginosa, podendo ser realizada a ressonância magnética para o diagnóstico de necrose avascular nas primeiras semanas após o trauma, o que orientaria o tempo de descarga e imobilização, especialmente para as fraturas do colo com desvio.[23,2]

Nos casos de necrose avascular instalada, recomenda-se a descarga de peso somente quatro meses após a consolidação da fratura, repetindo-se a ressonância magnética nos anos posteriores para detectar a presença de corpos livres (Figura 62.3).[24]

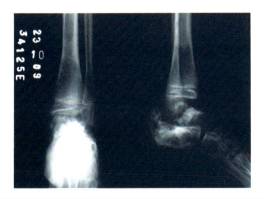

FIGURA 62.3 Necrose avascular após fratura do colo do tálus em criança.

LESÕES OSTEOCONDRAIS

Outros termos utilizados são osteocondrites dissecantes e fraturas transcondrais, sendo mais frequentes nos adolescentes, embora possam ocorrer também em crianças com menos de 10 anos de idade.[24] Houve um aumento do número de relatos dessas lesões em razão da melhora dos meios diagnósticos pela tomografia computadorizada, ressonância magnética ou artroscopia, especialmente após trauma do tornozelo nos adolescentes.[25]

As lesões osteocondrais anterolaterais (44%) são geralmente mais superficiais, normalmente sintomáticas e relacionadas a trauma; enquanto as posteromediais geralmente são menos sintomáticas, mais profundas e associadas a microtraumas de repetição.[25,26]

O principal mecanismo de trauma é o torsional e, clinicamente, a criança pode apresentar dor e edema do tornozelo nem sempre relacionados a trauma ou dor persistente após trauma prévio. As radiografias podem demonstrar uma área de esclerose no osso subcondral, porém, a tomografia computadorizada ou a ressonância magnética é que fornecem mais dados em relação à profundidade, ao tamanho e à estabilidade da lesão.[24]

Essas lesões podem ser classificadas em quatro estágios: no estágio I, existe uma compressão do osso subcondral apenas vista na ressonância magnética, sendo as imagens radiográficas normais; no estágio II, a lesão é incompleta; no estágio III, a lesão é completa, porém não deslocada; no estágio IV, a lesão é completa, separada e o fragmento encontra-se deslocado do leito original.

Os estágios I e II são de tratamento conservador com imobilização gessada sem carga durante 6 a 8 semanas; os estágios III e IV são de tratamento cirúrgico por via aberta ou artroscópica, podendo ser realizada somente perfuração, exerese ou fixação do fragmento ou abordagem transmaleolar, dependendo do tamanho, da profundidade, da estabilidade da lesão e da idade da criança.[24]

FRATURAS DO CALCÂNEO

O desenvolvimento do calcâneo ocorre a partir de um ou dois centros de ossificação na junção de seus terços anteriores e médios, que aparecem oito semanas após o nascimento e começam a ossificar entre 22 e 25 semanas.

Os dois terços distais ossificam-se primeiramente, prosseguindo distal e proximalmente, sendo a área abaixo da articulação subtalar a última a se ossificar.[27]

O centro de ossificação secundário da tuberosidade posterior aparece aproximadamente aos 9 anos de idade e se funde aos 16 anos, sendo que, entre 13 e 16 anos, o calcâneo assume a forma de osso maduro.[27]

As fraturas do calcâneo constituem lesões extremamente raras, com incidência de 0,005% de todas as fraturas pediátricas, sendo as com desvios articulares ainda menos frequentes, existindo poucos trabalhos descrevendo grandes séries de pacientes e evoluções em longo prazo.[28-30]

No entanto, uma frequência maior tem sido relatada nos últimos anos em razão de uma maior exposição das crianças em acidentes automobilísticos graves e também pela maior participação dos adolescentes em esportes de alta energia.

Outro fator que explicaria esse maior número de casos relatados ultimamente seria o diagnóstico mais adequadamente realizado pela melhora do padrão radiográfico e também pela requisição de outros meios diagnósticos, como a tomografia computadorizada nos casos de radiografias inicialmente inconclusivas, porém com suspeita clínica.[31-33]

Entre 27% e 68% das fraturas do calcâneo em crianças não são diagnosticadas na avaliação inicial, especialmente em crianças com menos de 3 anos de idade, muitas vezes pela história de trauma pouco evidente e pelo grande volume cartilaginoso encontrado nessa faixa etária.[34]

O principal mecanismo de trauma é o axial por queda de altura, podendo ocorrer também em decorrência de acidente automobilístico e, normalmente, é de baixa energia, resultando em lesões sem desvios ou minimamente desviadas e, clinicamente, o quadro pode não ser muito exuberante, existindo apenas edema e dificuldade no apoio do pé lesado.[30,35]

Com base na história do trauma e nas evidências clínicas, além das radiografias anteroposteriores e de perfil, a incidência axial pode ser necessária para o diagnóstico correto.[35-37]

Considera-se deslocamento mínimo quando as radiografias em perfil e axial evidenciarem desvios de um a dois milímetros; moderado de três a quatro milímetros ou perda do ângulo de Böhler de 7° ou menos; e graves quando houver um desvio maior que cinco milímetros ou perda do ângulo de Böhler maior que 8° (Figura 62.4).[37]

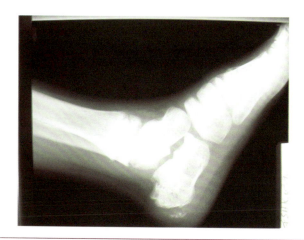

FIGURA 62.4 Radiografia em perfil de criança de 8 anos, demonstrando desvio da articulação subtalar posterior.

Se nas radiografias iniciais houver a suspeita de fratura intra-articular com desvio, deve-se solicitar tomografia computadorizada para caracterizar a fratura e avaliar o deslocamento (Figura 62.5).[35]

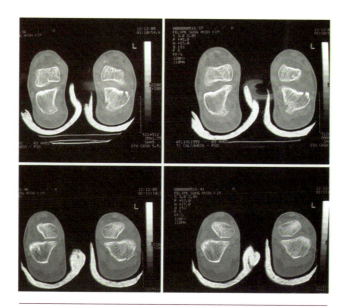

FIGURA 62.5 Imagens de tomografia computadorizada demonstrando fratura sem desvio do calcâneo.

Em relação ao tratamento das fraturas do calcâneo em crianças, não existe um consenso na literatura de qual seria a melhor opção, conservadora ou cirúrgica, baseada no limite de idade e parâmetro exato do grau de desvio articular em função do potencial de remodelamento, devido ao pequeno número de casos dos diversos estudos publicados.[37] Inokushi e colaboradores[38] não definem criança em relação à idade cronológica, mas sim em relação ao fato de a epífise distal da tíbia estar fechada ou aberta; o resultado, nesse caso, foi uma idade igual a 14 anos ou menor.

Alguns trabalhos demonstraram que crianças com menos dos 10 anos de idade têm uma grande capacidade de remodelamento da cartilagem articular, e o tálus imaturo esqueleticamente desenvolve-se em direção à depressão produzida pela fratura intra-articular do calcâneo, de forma que o resultado final seja uma articulação subtalar relativamente congruente, com função praticamente normal do retropé.[37,39]

Outros autores que defendem o tratamento conservador enfatizam que os excelentes resultados obtidos não cirurgicamente, mesmo nas fraturas articulares com desvios em crianças com menos de 10 anos, são devidos também ao fato de os traumas serem geralmente de baixa energia, com padrão intra-articular da fratura mais favorável, que existe um aumento da elasticidade da cartilagem e dos tecidos moles ao redor do calcâneo e que o calcâneo na criança apresenta um potente osso subcondral que resiste aos grandes deslocamentos.[31,35]

Existem poucos trabalhos que preconizam a redução aberta e a fixação medial para as fratura intra-articulares do calcâneo, mesmo com desvios, em crianças com menos de 10 anos, apesar de existirem poucos estudos que avaliam o tratamento conservador dessas lesões em longo prazo (acima de 20 anos de evolução).[31,38,40]

Nos adolescentes, porém, o tratamento deve ser semelhante ao da população adulta, ou seja, as fraturas intra-articulares com desvios devem ser tratadas cirurgicamente, com fixação percutânea com fios, pequenas incisões e fixação com parafusos ou redução aberta pela via lateral em L estendida e fixação com placa e parafusos, dependendo do padrão da fratura e da preferência do cirurgião (Figuras 62.6 e 62.7).[31,38]

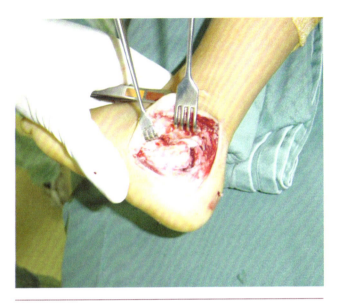

FIGURA 62.6 Incisão em L estendida.

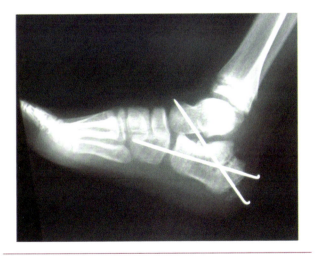

FIGURA 62.7 Aspecto radiográfico final.

Charles Petit e colaboradores,[35] no entanto, defendem a redução aberta e a fixação medial das fraturas intra-articulares com desvios do calcâneo em crianças com menos de 12 anos, relatando bons resultados e com poucas complicações, argumentando, como pontos favoráveis da indicação do tratamento cirúrgico, que essa população não apresenta os fatores desfavoráveis normalmente encontrados na população adulta.

Esses autores enfatizam que os pacientes pediátricos têm excelente capacidade de reabilitação, com baixos índices de complicações de partes moles, não são fumantes e não têm a questão do ganho financeiro secundário ou problemas trabalhistas.

FRATURAS DO MEDIOPÉ

Fraturas isoladas dos ossos do mediopé são incomuns, embora traumas diretos como quedas de objetos sobre o pé possam vir a causar essas lesões. As fraturas desses ossos geralmente são acompanhadas por outras fraturas no pé e por lesões significativas de partes moles.[40,41]

FRATURAS DO CUBOIDE

As fraturas do cuboide são raras em crianças,[42] têm diagnóstico difícil,[43] além de frequentemente passarem despercebidas nas radiografias iniciais.[42] Como o histórico de trauma pode não ser muito claro, o exame físico deve ser minucioso. Nesse caso, na verificação de dor significativa na parte lateral do mediopé associada com dor anterior e inferior ao maléolo lateral, a hipótese de fratura do cuboide deve ser considerada.[44] Para o diagnóstico desse tipo de fratura deve ser realizado o teste do "quebra-nozes", que consiste em estabilizar o calcâneo com uma mão e forçar a abdução do antepé com a outra. Nessa manobra, a criança com fratura do cuboide relata dor ou chora.[42] Hermel e Gershon-Cohen descreveram a fratura do "quebra-nozes" do cuboide mostrando que ela decorre de uma hiperabdução do antepé combinada com uma força axial.[45]

Na maioria das vezes, as fraturas do cuboide são de tratamento conservador,[42,44] sendo a imobilização gessada sem carga por um período de três a quatro semanas suficiente para o desaparecimento dos sintomas. Nas crianças nas quais o diagnóstico não é realizado ou a correta imobilização não é feita, os sintomas tendem a persistir por um período de tempo duas vezes maior, em média de oito semanas.[42]

O tratamento cirúrgico é indicado quando as radiografias iniciais mostrarem comprometimento de uma das superfícies articulares do cuboide associado a um encurtamento da coluna lateral.[44,45] Nesses casos, a tomografia é útil para melhor avaliação. No tratamento cirúrgico, pode ser necessário o uso de enxerto para manter o comprimento da coluna lateral e, assim, evitar seu encurtamento, o que resultaria em um pé abduzido. A fratura e o enxerto são fixados com fios de Kirschner por seis semanas. O tempo de imobilização é de seis semanas sem carga, seguido por mais seis semanas com descarga de peso protegida por bota imobilizadora.[45]

Outro detalhe que se deve observar é que a fratura do cuboide, quando associada com fratura da base do II metatarsal, indica que houve uma luxação na região da articulação de Lisfranc e ocorreu redução espontânea dessa luxação.[41,4]

FRATURAS DA ARTICULAÇÃO DE LISFRANC

São fraturas incomuns na população pediátrica. Em crianças mais novas, com menos de 10 anos de idade, as fraturas das diáfises dos metatarsais são mais comuns que as lesões ligamentares de Lisfranc.[4] Wiley[46] descreveu os mecanismos de trauma nessa região e todos incluem uma forte flexão plantar do antepé, geralmente acompanhada de outra força rotacional. Assim como as fraturas do cuboide, essas fraturas também são subdiagnosticadas e reduções espontâneas das lesões nesse complexo ocorrem frequentemente.[4] Outro fator que faz com que essas lesões não sejam diagnosticadas está no fato de as radiografias serem feitas sem descarga de peso, tendo em vista que o quadro clínico de dor e edema no membro afetado pode, até mesmo, impedir o paciente de conseguir permanecer em pé. Nesse caso, a tomografia computadorizada é útil para se avaliar o deslocamento entre os ossos.

O tratamento imediato dessas fraturas inclui elevação do membro e a avaliação quanto à presença de síndrome compartimental. Nos pacientes com deslocamentos menores que dois a três milímetros,[4,41] o tratamento com bota imobilizadora sem descarga de peso por seis a oito semanas oferece bons resultados. Por outro lado, nas lesões com deslocamentos maiores, é necessária a redução, geralmente fechada, e estabilização com fios de Kirschner ou, em crianças próximas à maturação esquelética, pode ser necessária a fixação com parafuso canulado no II metatarsal, sendo essa fixação a chave para a estabilização da redução dessa articulação.[2,41] A fixação complementar, com fios de Kirschner, das bases do I e dos metatarsais laterais, aumenta a estabilidade dessa osteossíntese.[4,41] O tempo de manutenção dos fios é igual ao tempo que o paciente será deixado sem descarga de peso, ou seja, oito semanas.

FRATURAS DOS METATARSAIS

São as fraturas mais frequentes dos pés das crianças,[3,41,47,48] sendo o I e o V metatarsais os mais acometidos, 45% e 22%, respectivamente. As fraturas que envolvem mais de um metatarsal ocorrem em cerca de 11% dos casos.[48] Crianças com menos de 5 anos são mais afetadas pelas fraturas do I metatarsal (Figura 62.8), enquanto aquelas com mais de 5 anos apresentam o V metatarsal com maior acometimento.[47,48] O mecanismo de trauma dessas lesões tanto pode ser direto, como em quedas de objetos sobre o pé, como indireto, como no resultado de forças torcionais aplicadas ao pé após quedas de altura (Figuras 62.8 e 62.9).[3,4,41,47,48]

O tratamento das fraturas dos metatarsais geralmente é conservador, com imobilização pelo período de três a seis semanas, sendo a descarga de peso liberada conforme o que é tolerado pelo paciente.[4,41] Nos casos de fraturas com grandes desvios, o tratamento cirúrgico é necessário. A redução fechada e a estabilização com fios de Kirschner intramedulares oferecem bons resultados. Nos raros casos de impossibilidade de redução fechada, recomenda-se a incisão

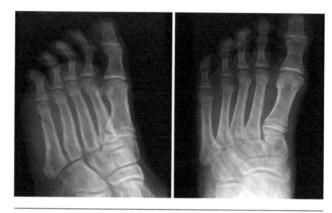

FIGURA 62.8 Radiografia demonstrando fratura diafisária do V metatarsal.

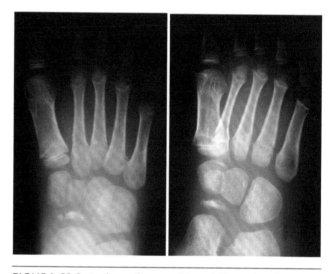

FIGURA 62.9 Radiografias em AP e oblíqua do pé de uma criança de 5 anos apresentando fraturas das bases dos II e II metatarsais após a queda de um objeto sobre o seu pé.

diretamente sobre o foco de fratura para auxiliar na redução.[4] Os fios de Kirschner são removidos após três semanas, e a descarga de peso protegida por bota é liberada.[2] Após seis semanas, o uso de bota é desnecessário.

Entre as fraturas dos metatarsais, a que merece maior destaque é a fratura da base do V metatarsal. Herrera-Soto e colaboradores[49] classificaram essa fratura em cinco subtipos, seguidos pelo percentual encontrado pelo autor em sua publicação:

I. *Fleck fracture* – atinge a área da apófise da base do V metatarsal sem comprometimento articular (28%) (Figura 62.10).
II. Fratura da base do V metatarsal, com comprometimento articular (43%), podendo este se estender até a articulação metatarsal cuboide ou até a articulação do IV com o V metatarsais.
III. Fratura da região diafisária proximal (fratura de Jones) (15%).

IV. Fratura da região diafisária (6%) (Figura 62.11).
V. Fratura do colo do V metatarsal (9%).

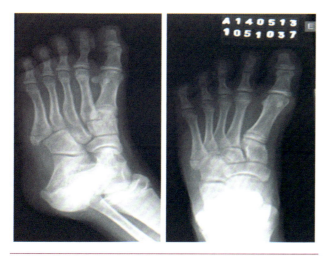

FIGURA 62.10 Radiografia demonstrando fratura da base do V metatarsal.

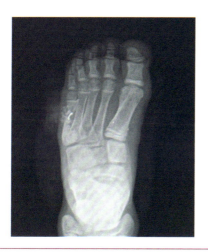

FIGURA 62.11 Radiografia de fratura diafisária de V metatarsal, decorrente de ferimento por arma de fogo.

De maneira geral, as fraturas da base do V metatarsal apresentam bons resultados com o tratamento conservador, com tempo de imobilização variando de quatro semanas, nos tipos I e V; a oito semanas, nos tipos II e IV. O maior tempo de imobilização ocorre nas fraturas de Jones, tipo III, que permanecem imobilizadas, em média, por 12 semanas. No trabalho de Herrera-Soto,[49] esse tipo de fratura foi o único que necessitou de tratamento cirúrgico, com redução fechada e fixação com parafuso canulado. Dos 15 pacientes acompanhados com esse tipo de fratura no estudo, dois foram submetidos ao tratamento cirúrgico como primeira opção de tratamento, e outros três pacientes, todos atletas amadores, foram operados após apresentarem refraturas no mesmo local.

FRATURAS-LUXAÇÕES DE FALANGES

As fraturas de falanges (Figura 62.12) e luxações interfalângicas são decorrentes de traumatismos diretos, como um chute em um objeto mais resistente que o artelho ou decorrentes de quedas de objetos.[2,4,41]

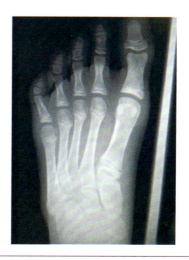

FIGURA 62.12 Fratura de falange proximal de quinto dedo sem desvio.

O tratamento dessas fraturas é baseado na observação clínica de presença de desvios angulares ou rotacionais dos dedos. Caso seja necessária a redução (Figuras 62.13 e 62.14), esta pode ser feita com bloqueio anestésico local e manipulação, visando obter alinhamento clínico do dedo.

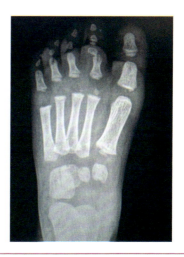

FIGURA 62.13 Fratura de falange proximal de segundo dedo com desvio.

A esparadrapagem com um dos dedos mais próximos é suficiente para manter a estabilidade e deve ser mantida por três a quatro semanas.[2,41] Nos casos de crianças que praticam esportes de corrida e chute, uma imobilização profilática por mais quatro semanas durante a prática esportiva deve ser considerada.[41] As fraturas de falange do hálux devem receber uma atenção especial, pois aquelas que apresentam desvios articulares requerem redução aberta e fixação com fios de Kirschner[2,4] (Figura 62.15).

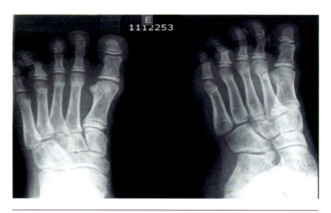

FIGURA 62.14 Fratura de falange proximal de quarto dedo com desvio.

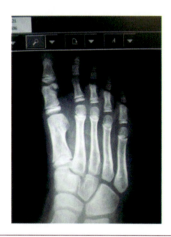

FIGURA 62.15 Fratura com desvio de falange proximal do hálux.

As luxações interfalângicas são raras, geralmente ocorrem nos dedos laterais e, em sua maioria, são reduzidas facilmente.[2,41] Nos casos em que a redução fechada não obteve sucesso, faz-se necessária a redução aberta por meio de uma incisão dorsal e retirada da cápsula articular ou placa volar que estariam interpostas na articulação.[4]

SÍNDROME COMPARTIMENTAL DO PÉ EM CRIANÇAS

As principais causas de síndromes compartimentais em crianças são traumas de alta energia decorrentes de quedas, acidentes automotivos ou esmagamento (Figuras 62.16 a 62.18). Muitos desses traumas estão associados com lesões ósseas graves, como fratura de calcâneo, fratura-luxação de Lisfranc ou fraturas de múltiplos metatarsais.[50] As sequelas de uma síndrome compartimental não tratada podem ser um pé doloroso, extremidade não funcional com distúrbios de sensibilidade, rigidez, contraturas e deformidades dos pequenos dedos.[50]

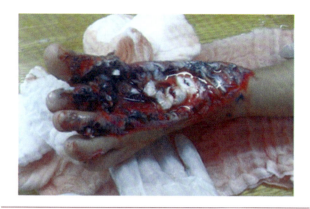

FIGURA 62.16 Aspecto clínico de pé gravemente traumatizado.

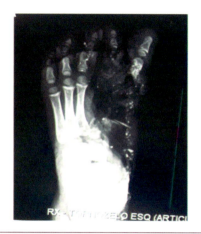

FIGURA 62.17 Aspecto radiográfico de pé gravemente traumatizado com fraturas múltiplas dos metatarsais e falanges.

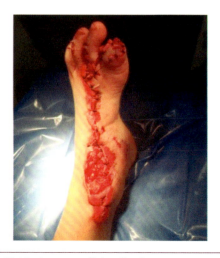

FIGURA 62.18 Aspecto clínico final.

Fraturas do Pé em Crianças

A elevação da pressão intracompartimental em níveis suficientes para comprometer a microcirculação dos tecidos seria a causa final da síndrome, que resultaria em edema intersticial e intracelular. Com isso, a perfusão distal ao compartimento ficaria comprometida, ocasionando sofrimento tecidual.[51]

O quadro clínico é muito variado, ocorrendo desde queixas leves até situações mais graves, de acordo com a fase do processo compressivo. A principal queixa é a dor no local do compartimento afetado, com piora ao estiramento passivo da extremidade. A região pode apresentar dor à palpação e a pele pode estar brilhante e quente, com aspecto de celulite. Fenômenos neurológicos como paresia, parestesia difusa ou hipoestesia podem estar presentes. O pulso costuma ser normal ou afilado e não deve ser considerado parâmetro diagnóstico.[51]

Em crianças, o diagnóstico pode ser mais difícil em razão da dificuldade de se obter informações e deve-se suspeitar de síndrome compartimental sempre que houver lesão por esmagamento.[50] Além disso, lesões isoladas de nervos e artérias podem confundir o diagnóstico. Nessas circunstâncias, a medida de pressão intracompartimental pode ter grande valor. Whitesides e colaboradores, em 1975, elaboraram um sistema simples da medida dessa pressão que, embora não muito sensível, tem a vantagem de não requerer equipamento ou material especial.[51,52]

Confirmado o diagnóstico, fasciotomia descompressiva deve ser realizada com urgência em todos os compartimentos do pé. As recomendações são variadas em relação ao local da fasciotomia, o que depende da preferência e da experiência do cirurgião. Mecanismo de trauma, gravidade da lesão e necessidade de redução de fraturas e/ou luxações interferem nessa decisão e o fechamento da ferida operatória deve ser feito assim que a sutura resultar num reparo minimamente tensionado. O uso de enxerto de pele pode ser necessário em alguns casos.[50,51]

AGRADECIMENTO

Agradecimento ao Dr. Marcio Túlio Costa, da equipe de cirurgia do pé e tornozelo do Pavilhão Fernandinho Simonsen, da Irmandade Santa Casa de Misericórdia de São Paulo, pela gentileza em ceder às imagens das fraturas do calcâneo e Lisfranc usadas neste capítulo.

REFERÊNCIAS BIBLIOGRÁFICAS

1. Landin LA. Epidemiology of children's fractures. J Pediatr Orthop B. 1997;6(2):79-83.
2. Mayr J, Peicha G, Grechenig W, et al. Fractures and dislocations of the foot in children. Clin Podiatr Med Surg. 2006;23:167-89.
3. Thermann H, Hüfner T, Richter M, et al. Paediatric foot fractures. Foot Ankle Surg. 2001;7:61-76.
4. McCarthy J, Ganley TJ, Herman M, et al. Fractures of the Foot in Children and Adolescents. In: Drennan's: The Child's

Foot and Ankle. 2.ed. Philadelphia: Lippincott Williams & Wilkins, 2009. p.379-89.
5. Ribbans WJ, Natarajan R, Alavala S. Pediatric foot fractures. Clin Orthop Relat Res. 2005;432:107-15.
6. Sarrafian SK, Kelikian AS. Development of the Foot and Ankle. In: Sarrafian's Anatomy of the Foot and Ankle. 3.ed. Philadelphia: Lippincott Williams & Wilkins, 2011. p.3-39.
7. Kay RM, Tang CW. Pediatric foot fractures: evaluation and treatment. J Am Acad Orthop Surg. 2001;9:308-19.
8. Mulfinger GL, Trueta J. The blood Supply to the talus. J Bone Joint Surg Br. 1970;52:160-7.
9. Jensen I, Wester JU, Rasmussen F, et al. Prognosis of fracture of the talus in children 21(7 - 34)-year follow up of 14 cases. Acta Orthop Scand. 1994;65:398-400.
10. Linhart WE, Hollwarth ME. Fracture of the child's foot. Orthopade. 1986;15:242-50.
11. Eberl R, Singer G, Schalamom J, et al. Fractures of the talus: Differences between children and adolescents. J Trauma. 2010;68:126-30.
12. Letts RM, Gibeault D. Fractures of the neck of talus. Foot Ankle. 1980;1:74-7.
13. Devalentine SJ. Epiphyseal injuries of the foot and ankle. Clin Podiatr Med Surg. 1987;4:279-310.
14. Adirin TA, Cheng Tl. Overview of injuries in the young athlete. Sports Med. 2003;33:75-81.
15. Kirkpatrick DP, Hunter RE, Janes PC, et al. The snowboarder's foot and ankle. Am J Sports Med. 1998;26:271-7.
16. Sttutgart GT. Talar Neck fractures: outcomes following treatment with ORIF. Orthop Trauma Dir. 2009;7:9-16.
17. Jarvis JG, Moroz PJ. Fractures And Dislocations Of The Foot. In: Rockwood and Wilkins Fractures in Children Philadelphia. 6.ed. Philadelphia: Lippincott Willians & Wilkins, 2006. p.1131-80.
18. Sneppen O, Chrestensen SB, Krogpoe O, et al. Fractures of the body of the talus. Acta Ortop Scand. 1977;48:317-24.
19. Smith JT, Curtis TA, Spencer S, et al. Complications of talus fracture in children. J Pediatric Orthop. 2010;30:779-84.
20. Marti R. Fractures of the talus and calcaneus. In: Treatment of Fractures In Children And Adolescents. New York: Springer Verlag, 1980. p.376-87.
21. Gelberman RH, Mortensen WW. The arterial anatomy of the talus. Foot Ankle. 1983;4:64-72.
22. Polysois V, Vasileadis E, Zgonis J, et al. Pediatric fracture of the foot and ankle. Clin Pediatr Med Surg. 2006;23:241-55.
23. Ogden JA. Foot. In: Skeletal injury in the child. 3.ed. New York: Springer Verlag, 2000. p.1091-158.
24. Canale ST, Belding RH. Osteochondral lesions of the talus. J Bone Joint Surg Am. 1980;62:97-102.
25. Gross RH. Fractures and dislocations of the foot. In: Rockwood and Wilkins' Fractures in children. 4.ed. Philadelphia: Lippincott Williams & Wilkins, 1996. p.1429-97.
26. Wester JU, Jensen IE, Rasmussen F, et al. Osteochondral lesions of the talar dome in children. A 24 (7-36) Year follow-up of 13 cases. Acta Orthop Scand. 1994;65:110-2.
27. Schindler A, Mason DE, Allington NJ. Occult fracture of the calcaneus in toddlers. J Pediatr Orthop. 1996;16:201-5.
28. De Beer JD, Maloon S, Hudson DA. Calcaneus fractures in children. S Afr Med J. 1989;76:53-4.

29. Chapman HG, Galway HR. Os calcis fractures in childhood. J Bone Joint Surg Br. 1977;59-B:510.

30. Wiley JJ, Profitt A. Fractures of the calcis in children. Clin Ortop. 1984;188:131-8.

31. Mora S, Thordarson DB, Zionts LE, et al. Pediatric calcaneal fractures. Foot Ankle Int. 2001;22:471-7.

32. Schantz K, Rasmussen F. Calcaneal Fractures in the child. Acta Orthop Scand. 1987;58:507-9.

33. Schimidt TL, Weiner DS. Calcaneal factures in children: An evolution of the nature of the injury in 56 children. Clin Orthop. 1982;171:150-5.

34. Ishikawa S. Conditions of the calcaneus in skelletally immature patients. Foot Ankle Clin. 2005;10:503-13.

35. Petit CJ, Lee BM, Kasser JR, et al. Operative treatment of intraarticular calcaneal fractures in the pediatric population. J Pediatric Orthop. 2007;27:856-62.

36. Rasmussen F, Schantz K. Radiologic aspects of calcaneal fracture in childhood and adolescence. Acta Radiol Diag. 1986;27:575-80.

37. Brunet JA. Calcaneal fracture in children. Long-term results of treatment. J Bone Joint Surg Br. 2000;82:211-6.

38. Inokuchi S, Usami N, Hiraish E, et al. Calcaneal fracture in children. J Pediatric Orthop. 1988;18:469-74.

39. Thomas HM. Calcaneal fracture in childhood. Br J Surgery. 1969;56:664-6.

40. Summers H, Ann Kramer P, Benirschke SK. Pediatric calcaneal fractures. Orthop Rev (Pavia). 2009;1:30-3.

41. Gross RH. Fraturas e luxações do pé. In: Rockwood Jr CA, Wilkins KE, King RE. Fraturas em crianças. 3.ed. São Paulo: Manole, 1993. p.1357-426.

42. Senaran H, Mason D, De Pelegrin M, et al. Cuboid Fractures in Preschool Children. J Pediatri Orthop. 2006;26:741-4.

43. Simonian PT, Vahey JW, Rosenbaum DM, et al. Fracture Of Cuboid In Children. A Source Of A Leg Symptoms. J Bone Joint Surg Br. 1995;77:104-6.

44. Holbien O, Bauer G, Kinzi L. Fracture Of The Cuboid In Children: Case Report And Rewiew Of The Literature. J Pediatri Orthop. 1998;18:466-8.

45. Ceroni D, De Rosa V, Coulon G, et al. Cuboid Nutcracker Fracture Due To Horseback Riding In Children: Case Series And Rewiew Of The Literature. J Pediatri Orthop. 2007;27:557-61.

46. Wiley JJ. Tarso-Metatarsal Joint Injuries In Children. J Pediatri Orthop. 1981;1:255-9.

47. Singer G, Cichocki M, Schalamon J, et al. A Study Of Metatarsal Fractures In Children. J Bone Joint Surg Am. 2008;90:772-6.

48. Owen RJT, Hickey FG, Finlay DB. A Study Of Metatarsal Fractures In Children. Injury. 1995;26:537-8.

49. Herrera-Soto JA, Scherb M, Duffy MF, et al. Fractures Of The Fifth Metatarsal In Children And Adolescents. J Pediatr Orthop. 2007;27:427-31.

50. Silas SI, Herzenberg JE, Myerson MS, et al. Compartment syndrome of the foot in children. J Bone Joint Surg Am. 1995;77:356-61.

51. Volpon JB. Síndrome do Compartimento. In: Ortopedia e Traumatologia: Princípios e Prática. 4.ed. Porto Alegre: Artmed, 2009. p.1592-8.

52. Whitesides TE, Haney TC, Morimoto K, et al. Tissue pressure measurements as a determinant for the need of fasciotomy. Clin Orthop Relat Res. 1975;113:43-51.

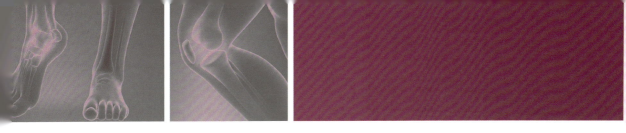

Índice remissivo

A

Abdome, 579
Abordagem multidisciplinar, 180
Acetabuloplastia lateral (Tönnis), 349
Acetominofeno, 80
Ácido úrico, 131
Ações musculares, 51
  na resposta à carga, 53
  no apoio
    médio, 53
    terminal, 53
  no balanço
    inicial, 54
    terminal, 54
  no contato inicial, 52
  no pré-balanço, 54
Acondroplasia, 11, 24, 25, 240
Aconselhamento genético, 26
Acrosindactilia, 253
  da síndrome de Apert, 262
Adução residual do antepé, 436
AINH, 80
Alcançar a redução de um quadril luxado, 340
Alergia ao látex, 179
Alfentanil, 82
Alinhamento espinopélvico, 317
Alongamento, 281
  da fáscia plantar, 420
  ósseo, 285
  tendinoso, 197
Alterações
  da inervação muscular (neuropáticas), 205
  da sensibilidade, 179
  do tecido conjuntivo, 205
Amelia, 253
Amioplasia, 206
Amputação(ões), 299
  causas de, 299

complicações das, 301
de Chopart e Lisfranc, 300
de Syme, 300
do pé, 300
transfemoral, 300
transradial, 300
transtibial, 300
transumeral, 300
Analgesia
  peridural, 82
  pós-operatória, 77
Analgésicos, 135
Análise dos ossos longos, 73
Anamnese, 576
Anel
  apofisário posterior lombar, fratura do, 518
  pélvico, lesões do, 595
Anemia de Fanconi, 254
Anestesia regional, 82
Anestésicos locais, 82
Aneuploidias, 14
Angiossarcoma, 149
Ângulo
  de inclinação sacral, 317
  do escorregamento, 317
Anomalias
  autossômica dominante, 16
  congênitas dos músculos, 225
  cromossômicas, 14
  do *imprinting* genético ou da marca genômica, 22
  dos membros superiores, 253
  mendelianas, 16
  mitocondriais, 21
  vasculares, 145
Anormalidades
  da estrutura ou da função muscular (miopáticas), 205
  da marcha, 57
Antebraço, fratura do, 484, 549
  completas, 551

Antepé, malformações congênitas do, 439
Anti-inflamatórios
  não esteroidais, 135
  não hormonais, 79
Antimaláricos, 135
Antropometria, 578
Aparelho(s)
  ortopédicos, 196
  respiratório, 579
Apoio simples, 46
Aptidão da atividade física, 589
Artelhos, deformidades dos, 203
Articulação(ões), 6
  de Lisfranc, fratura da, 644
Artrite(s), 138
  aguda, 134
  destrutiva de grandes articulações, 134
  infecciosa, 365
  mutilante, 139
  psoriásica, 139
  reativa, 139
  reumáticas, 365
  reumatoide, 135
    juvenil, 98
  séptica, 98, 157, 158, 162, 163
Artrodese, 199
  do quadril, 171
  intersomática, 318
  posterolateral
    e instrumentação com parafusos pediculares, 318
    in situ sem instrumentação, 318
  tripla, 416, 422
Artrografia da articulação do quadril, 333
  normal, 333
  com displasia, 334
Artrogripose, 271
  distal, 206

Série Ortopedia e Traumatologia – Fundamentos e Prática

múltipla congênita clássica, 206

Artroplastia
de interposição, 171
de substituição, 171

Artrorise, 416
de Grice, 172
de Pisani, 172

Aspirina, 79, 80

Assimetria da altura dos joelhos, 273

Associação VACTERL, 26

Atlas, fraturas do, 513

Ausculta cardíaca, 586

Ausência
congênita de músculos, 225
congênita do rádio, 11
do pulso radial, 536

Avaliação
cardiovascular, 580
da coluna vertebral, 73
da displasia acetabular, 343
da dor, 78
da pressão arterial, 581
pré-participação, 575

B

Bainha sinovial dos tendões, 565

Balanço
inicial, 46
médio, 46
terminal, 46

Bandas
amnióticas, 11, 264
de constricção, 269

Barras vertebrais, 9

Bases genéticas, 13

Bíceps da coxa, 54

Bisfosfonatos, 130

Botulismo, 214
alimentar, 214
infantil, 214
por colonização intestinal de adultos, 214
por ferimentos, 214

Braquidactilia, 253

C

Cabeça, 31

Cadência, 47

Calcâneo, fratura do, 641

Calcinose tumoral idiopática, 134

Camptodactilia, 262

Capsulotomias, 197

Caracteres sexuais secundários
meninas, 580
meninos, 580

Centros de sinalização, 255

Certolizumabe pegol, 137

Cetamina, 83

Cetominofeno, 79

Ciclo da marcha, 45, 51

Cinemática, 51

Cinética, 51

Cintilografia, 162, 316

Cintura escapular, fratura da, 521

Circulação, 490

Circundução, 59

Cirurgia de partes moles, 416

Cisto
epidermoide intraósseo, 459
ósseo
aneurismático, 456
justa-articular (*ganglion* intraósseo), 456
simples, 455

Claudicação, 97

Clavícula, 524
fratura da, 524
lesões do terço
distal da, 525
medial da, 525

Clinodactilia, 263

Clonidina, 83

Clostridium botulinum, 214

Coalizão tarsal, 103

Codeína, 82

Colchicina, 135

Coloboma, 31

Coluna, 208
lesões da, 593
toracolombar, fratura da, 517
vertebral, 7
avaliação da, 73
fratura de, 111

Comprometimento vascular da placenta, 205

Côndilo
lateral, fratura do, 539
medial, fratura do, 541

Condrólise, 102, 374

Consolidação óssea, 481

Contratura(s)
articulares
em três grupos, 206
tipo I, 206
tipo II, 206
tipo III, 207
muscular, 339

Controle inadequado da dorsiflexão, 61

Coreia de Huntington, 22

Corpo da escápula, 522

Costela, fratura de, 110

Cotovelo
desarticulação do, 300
do arremessador, 593
fratura do, 539
lesões do, 593
luxação do, 539, 545

Coxa vara, 100, 606
congênita e do desenvolvimento, 381

Crânio, fratura de, 111

Criança politraumatizada
abordagem inicial da, 497
abordagem ortopédica da, 497
aspectos gerais, 489
aspectos ortopédicos, 495
avaliação ortopédica da, 497
evolução em longo prazo da, 499
lesões ortopédicas na, 497
tratamento ortopédico da, 498

Crista ectodérmica apical, 255

Cúbito varo, 536

Cuboide fratura do, 643

D

Deambulação, 45, 182
prognóstico de, 182

Dedo(s)
curtos, 257
curvo, 444

Defeito
de fechamento do tubo neural, 8, 173
fibroso metafisário, 457

Deficiência
central das mãos, 257
longitudinal
da ulna, 262
do rádio, 260

Deformidade(s)
acetabular, 339
angulares, 482, 615
desenvolvimento fisiológico, 289
e rotacionais dos membros inferiores, 289
da perna, 403
de Madelung, 271
do joelho, 186, 202
do pé, 188, 203
do quadril, 184, 201, 208
do tornozelo, 186
do tronco, 184
dos artelhos, 203
em equino, 172
em flexão, 171
em rabo de peixe, 540
plástica, 550, 551
residuais, 436
rotacionais, 295, 615

Índice remissivo

Denosumabe, 131
Desarticulação
  de joelho, 300
  do cotovelo, 300
  do punho, 300
  do tornozelo, 300
Desbridamento cirúrgico, 504
Descolamento epifisário, 554
Descompressão, 319
Desenvolvimento, 3
  da mão após o nascimento, 259
  pós-natal dos ossos, 638
Desigualdades dos membros
  inferiores, 203
Deslocamento lateral do corpo, 49
Desproporção congênita de fibras
  musculares, 232
Desvios da fratura, 612
Diáfise, 485
Diferença de comprimento nos
  membros inferiores, 152
Difteria, 214
Dipirona, 79
Diplomielia, 177
Discrepância de membros
  inferiores, 40, 101, 273
Disostose
  cleidocraniana, 32
  espondilocostal, 26
Displasia(s)
  acetabular, avaliação da, 343
  acromesomélicas, 241
  do desenvolvimento do quadril,
    41, 99, 102, 323, 353
  epifisária múltipla, 241
  espôndilo-epifisária, 23, 241, 291
  esqueléticas, 64, 237, 240
  fibrocartilaginosa focal, 291
  fibrosa, 242, 458
  mesomélicas, 241
  metafisárias, 291
  osteofibrosa, 458
  radial, 269
  residual, 345
  sem subluxação história natural
    da, 327
  tanatofórica, 63
  ulnar, 270
Dissinergismo esfincteriano, 178
Distrofia(s)
  espondilotorácica, 26
  fáscio-escápulo-umeral, 229
  miotônica(s), 231
    congênita, 231
    tipo 1, 231
    tipo 2, 231

muscular, 98, 225
  congênita, 230
  de cinturas, 229
  de Duchenne/Becker, 226
  de Emery-Dreifuss, 230
  distal, 230
  oculofaríngea, 230
Distúrbios
  do desenvolvimento/congênitos, 99
  do joelho, 103, 389
  do quadril, 102
  inflamatórios/infecciosos, 98
  neoplásicos, 100
  vasculares, 145
DNA mitocondrial, 22
Documentação, 114
Doença(s)
  de Blount, 291
  de Caffey, 113
  de Charcot-Marie-Tooth, 216, 217
    CMT1, 217
    CMT1A, 217
    CMT1B, 218
    CMT2, 218
    CMT3, 218
    CMT4, 218
    CMTX, 218
  de Legg-Calvé-Perthes, 101, 361, 365
  de Perthes, 101
  de Rendu-Osler-Weber, 147
  de Steinert, 231
  dos nervos periféricos, 213
  genéticas no foco do ortopedista, 23
  inflamatórias/autoimunes, 135
  metabólicas, 117
  musculares, 225
  osteometabólica, 127
  por depósito de cristais de
    pirofosfato de cálcio e de
    hidroxiapatita, 132, 133
  reumáticas, 127
  sistêmicas maternas, 205
Dor(es)
  avaliação da, 78
  do crescimento, 101
  pós-operatória, 77
  tratamentos não farmacológicos, 83
Dorso, 36
Drogas modificadoras do curso da
  doença, 137

E

Eletromiografia, 50
Elevação
  da pelve, 59
  do pé, 60

Embriologia, 3
  do sistema musculoesquelético, 4
Encondromatose, 241
Encurtamento(s), 483
  funcional, 59
  ósseos, 197
  tendinoso, 197
Entesite, 138, 140
Enxerto fibular vascularizado, 405
Epicôndilo medial, fratura do, 541
Epífise, fratura da, 561
Epifisiodeses, 281
  definitivas, 294
  temporárias, 293
Equino, 172, 191
Equino-valgo, 172
Equinovaro, 172
Escala de faces
  de Bieri, 79
  para crianças de Wong e Bake, 79
Escápula, fratura da, 111, 522
  do corpo da, 522
Escaras, 180
Escoliose, 41, 303
  congênita, 303
  idiopática, 303, 304
    do adolescente, 26, 304
  infantis, 307
  juvenil, 307
  neuromuscular, 303, 307
Escorregamento epifisário femoral
  proximal, 102, 369
Espectro óculo-aurículo-vertebral, 26
Espinha
  bífida
    cística, 8, 173
    oculta, 8, 173
  tibial, fratura da, 621
Espondilite, 140
  anquilosante, 138
Espondiloartrites, 137
Espondilólise, 313
Espondilolistese, 313
Esporte, 575, 589
Estabilização das fraturas, 504
Esterno, fratura de, 111
Estrogênios, 130
Etanercepte, 137
Eventos da marcha, 45
Evista®, 131
Exame(s)
  dos pulsos arteriais, 585
  físico, 29, 578
    ortopédico, 29
  neurológico suscinto, 491
  primário, 489

651

Série Ortopedia e Traumatologia – Fundamentos e Prática

secundário, 491
Exostose múltipla familiar, 241
Exposição, 491
Extremidade distal, 485

F

Face, fratura de, 111
Falange, fratura das, 559, 562
distal, 558
do hálux em delta, 442
Fasciotomias, 197
Fase de balanço, 46
Fechamento prematuro da fise, 606, 635
Fêmur
curto congênito, 102
fratura do, 485, 611
distal, 620
previsão de crescimento do, 275
Fenômeno de antecipação, 22
Fentanil, 82
Fibroma não ossificante, 457
Fibromialgia, 140
Fibrose
idiopática dos músculos, 225
progressiva do músculo
quadríceps, 225
Fibrossarcoma congênito ou infantil,
476
Fíbula, pseudoartrose congênita da, 405
Fios de Kirschner, 535
Fisioterapia, 196
Fixação
de um único osso, 553
externa, 405, 553
intramedular, 405
elástica, 552
profilática do quadril
contralateral, 376
Fixador
externo, 172
lateral, 614
Fleck fracture, 644
Flexão do joelho, 186, 208
excessiva, 61
na fase de apoio, 48
Flexão-abdução-rotação externa, 184
Flexão-adução, 185
Flexores do quadril, 54
Focomelia, 253
Forteo®, 131
Fratura(s), 109
acidentais, 113
articulares da região condilar, 559
da apófise proximal, 543
da articulação de Lisfranc, 644
da base

do metacarpo, 562
do V metatarsal, 644
da cabeça do rádio, 544
da cintura escapular, 521
da clavícula, 524
da coluna
toracolombar, 517
vertebral, 111, 519
da diáfise
da tíbia, 625
completa, 627
das falanges 560
do metacarpo, 562
do úmero, 526
e do tofo, 558
da epífise, 561
da escápula, 522
da espinha tibial, 621
da extremidade distal da tíbia Salter
Harris
dos tipos I e II, 558, 632
dos tipos III e IV, 559, 633
da falange distal, 558
da glenoide, 522
da mão, 557
da patela, 622
da pelve, 595
tipo I, 596
tipo II, 596
tipo III, 597
tipo IV, 598
da placa epifisária, 558, 560
da região diafisária proximal, 644
da tíbia, 486
proximal, 620
da tuberosidade tibial, 620
das falanges, 559, 562
de baixa idade, 109
de Chance, 518
de costela, 110
de crânio, 111
de escápula, 111
de esterno, 111
de face, 111
de mandíbula, 111
de quadril, 601
de Seymour, 558
de Tillaux infantil, 633
do anel apofisário posterior
lombar, 518
do antebraço, 484, 549
completas, 551
do atlas (C1), 513
do calcâneo, 641
do colo
das falanges, 559

dos metacarpos, 561
do côndilo
lateral, 539
medial, 541
do corpo da escápula, 522
do cotovelo, 539
do cuboide, 643
do epicôndilo medial, 541
do fêmur, 485, 611
distal, 620
do infante, 113
do joelho, 619
do mediopé, 643
do metacarpo, 561
do odontoide, 514
do olécrano, 543
do pé, 637
do pedículo de C2, 514
do polegar, 562
do punho
do quadril
tipo I, 603, 604
tipo II, 603, 604
tipo III, 603, 605
tipo IV, 603, 605
do tálus, 639
do tornozelo, 631
do úmero, 484, 521
proximal, 521
dos metatarsais, 644
em galho verde, 550, 551
em várias partes do corpo, 110
"especiais" sugestivas de maus-
tratos, 110
expostas, 501
luxação de Galeazzi, 554
metafisárias, 543
completas, 554
por maus-tratos na infância, 518
próximas às articulações, 110
subperiosteais, 551
supracondilares do úmero, 531
tipo I, 532
tipo II, 532
tipo III, 532
tipo IV, 532
em flexão, 532
tipo *torus* e galho verde, 626
triplanar, 634
Fraturas-luxações de falanges, 645

G

Gânglios, 579
Gáspea macia, 446
Genuvalgo
fisiológico, 291

Índice remissivo

secundário, 291
Genuvaro
fisiológico, 290
secundário, 291
Gesso precoce ou imediato, 613
Gigantismo no membro superior, 264
Glenoide, 522
fratura da, 522
Glúteo
máximo, 52, 53
médio, 53
Gota, 131
Grandes alterações cromossômicas, 24
Granuloma
de células de Langerhans, 457
eosinofílico, 100, 457
piogênico, 148
reparador de células gigantes, 459
Grau de encurtamento do membro, 71

H

Hálux varo congênito, 442
Hastes
flexíveis, 614
rígidas, 614
Hemangioendotelioma, 149
Hemangioma(s)
cavernosos, 146
infantil, 148
infraumbilical, 30
ósseo, 147
Hemangiopericitoma, 476
Hemimelia
da fíbula, 11, 102, 408
da tíbia, 406
Hemivértebra, 9
Herança
autossômica recessiva, 18
genética, 119
recessiva ligada ao X, 19
Hidrocefalia, 176
Hidromielia, 176
Hidroxicloroquina, 137
Hiperelasticidade da pele, 30
Hiperextensão de joelho, 60
Hiperflexão do quadril, 60
Hiperlordose, 57
Hiperostose cortical infantil, 113
Hiperparatireoidismo, 123
Hiperuricemia, 131
Hipoparatireoidismo, 122
Hipoplasia do polegar, 261
Histiócito xantogranuloma, 457
Histiocitose
das células de Langerhans, 100
X, 100, 457

Histórico médico, 576
HSANV (insensibilidade congênita
à dor), 222

I

Imprinting genômico, 22
Imunizações, 157
Incidência pélvica, 317
Inclinação do tronco
anterior, 57
lateral, 57
posterior, 57
Incontinência urinária, 178
Índice de massa corporal, 578
Infecções, 537, 615
bacterianas
da articulação, 157
do tecido ósseo, 157
osteoarticulares, 157
Infecções urinária, 178
Infliximabe, 137
Inibidores seletivos da
cilcooxigenase-2 (COX 2), 80
Insensibilidade congênita à dor, 113
Instabilidade
atlanto-axial (C1-C2), 514
patelofemoral, 391
Internamento, 114
Intoeing, 38
Ísquio, 351

J

Joanete dorsal, 436
Joelho, 51, 171, 208
deformidades do, 186, 202
desarticulação de, 300
distúrbios do, 103, 389
flexão do, 186, 208
excessiva, 61
na fase de apoio, 48
fratura do, 619
hiperextensão de, 60
lesões do, 593
ligamentares do, 619, 622
luxação congênita do, 389, 622

L

Largura do passo, 47
Leflunomida, 137
Lesão(ões)
abdominais, 112
atlanto-occipitais, 512
bilaterais, 110
da coluna, 593
cervical baixa (C3-C7), 514
da pelve, 593

do anel pélvico, 595
do cotovelo, 593
do joelho, 593
ligamentares, 619, 622
do ombro, 593
do pé, 594
do quadril, 593
do terço
distal da clavícula, 525
medial da clavícula, 525
do tornozelo, 594
em estágios diferentes de
cicatrização ou cura, 109
esportivas, 592
físicas, 108
intracranianas, 111
medular sem anormalidades
radiográficas (SCIWORA), 515
nas cartilagens de crescimento, 592
neurovasculares, 545
oculares, 112
ósseas pseudotumorais, 455
osteocondrais, 641
por compressão, 517
por sobrecarga, 594
pseudotumorais, 453
tendíneas, 565
tumorais, 291
Leucemia, 100, 113
Linfangiossarcoma, 149
Lipomeningocele, 173
Lipomielocele, 9
Líquido amniótico, 73
Lombalgia, 89
Luxação(ões)
congênita
da cabeça do rádio, 270
da patela, 390
do joelho, 389, 622
do cotovelo, 539, 545
do quadril, 185
história natural da, 328
posterior, 546
rotatória atlanto-axial (C1-C2), 525
traumática do quadril, 607
úmero-ulnar congênita, 270

M

Macrodactilia, 269, 441
Malformação(ões), 145
arteriovenosa, 147
capilar, 146
cerebrais "cavernosas" múltiplas, 147
congênitas
do antepé, 439
dos membros superiores, 267

glomovenosa, 147
linfática, 147
renais, 178
vasculares, 146, 147
venosa, 146
vertebrais congênitas, 26
Mancha(s)
café-com-leite, 30
em vinho do porto, 146
mongólicas, 113
Mandíbula, fratura de, 111
Manobra
de Barlow, 41, 325, 329
de Ortolani, 41, 324
Mão
fendida, 11
atípica, 257
típica, 257
fratura da, 557
Marcadores ósseos, 121
de formação óssea, 121
de reabsorção óssea, 121
Marcha, 45
em "toeing in", 296
em "toeing out", 296
eventos da, 45
fases da, 45
função da, 47
maturação da, 55
métodos de avaliação, 50
normal, 45
patológica, 56
períodos da, 46
pré-requisitos para a, 56
Maturação sexual, 579
Maus-tratos contra crianças e
adolescentes, 107
e morte, 112
fratura "especiais" sugestivas de, 110
na infância, fratura por, 518
Mecanismo
do ante-pé, 49
do tornozelo, 49
Mediopé, fratura do, 643
Medula
espinhal, 7
presa (tethered cord), 177
Membros, 10
inferiores, 34
superiores, 32
malformações congênitas dos, 267
Meningocele, 173
Menisco discoide, 101, 394, 397
Meperidina, 81
Metabolismo
da vitamina D, 118
ósseo, 117

Metacarpo, fratura do, 561
Metáfise, 482
Metatarsais, fratura dos, 644
Método
de Moseley, 275, 280, 281
do multiplicador de Paley, 282
Metotrexato, 135, 137, 139
Mielocele, 173
Mielomeningocele, 173, 181
adolescência, 181
nascimento, 180
vida adulta, 181
Mielosquise, 9
Mineralização óssea, 73
Miopatia(s)
central-core/multi-core, 232
centronuclear, 232
congênitas, 232, 233
de Miyoshi, 230
nemalínica, 232
Welander, 230
Miosite ossificante, 458
Miotomias, 197
"Miserable malalignment
syndrome", 297
Mitocôndria, 21, 22
Monodactilia, 257
Morfina, 81
Músculo(s), 52
acessórios, 225
adutor
longo, 54
magno, 53
ausência congênita de, 225
gastrocnêmio, 53, 54
isquiotibiais, 52-54
quadríceps, 53, 54
sóleo, 53
tibial
anterior, extensores dos
dedos, 52-54
posterior e fibulares, 53
Mutação
estrutural, 23
tumoral e regulação celular, 23

N

Naevus flammeus nenatorum, 146
Necrose avascular, 353
da cabeça femoral, 339, 375
Neuropatia(s)
associadas a doenças sistêmicas, 215
congênita hipomielinizante, 219
gigantoaxonal, 219
hereditárias
sensitivas e autonômicas, 219

tipo I, 220
tipo II, 220
tipo III, 220
tipo IV, 221
sensível à pressão, 215
sensitivo-motoras, 216
motoras hereditárias distais, 218
periféricas, 213
associadas a doenças neurológicas
metabólicas e degenerativas
hereditárias do SNC, 222
crônicas, 215
hereditárias primárias, 216
sensitiva com anidrose, 221
Nevos despigmentados, 30
Nível
lombar
alto, 183
baixo, 183
sacral, 184
torácico, 182
Notificação, 114

O

Obesidade, 179
Obliquidade pélvica, 48
Odontoide, fraturas do, 514
Olécrano, fratura do, 543
Olhos, 579
Oligoartrite
assimétrica de membros
inferiores, 140
periférica assimétrica, 139
Oligodactilia, 253, 257
Ombro, 31
lesões do, 593
Operações
de arrimo ou suporte ósseo, 199
estabilizadoras, 198
restauradoras, 198
Opioides, 80
Ossificação
endocondral, 5
heterotópica, 458
intramembranosa, 4
Osteoartrite, 133, 134
Osteocondrite
de Sever, 593
dissecante, 103, 398
Osteocondrodisplasias, 238
Osteogênese imperfeita, 21, 23, 32,
63, 113, 242, 245
tipo I, 63, 246
tipo II, 66, 246
tipo III, 66, 246
tipo IV, 68, 246
tipo V, 68, 247

Osteoma osteoide, 100
Osteomalácia congênita, 242
Osteomielite, 113, 157, 162
  crônica multifocal, 164
  de calcâneo, 164
  hematogênica aguda, 158, 163
  subaguda, 164
Osteonecrose, 606, 608
Osteopetrose, 242
  por Maroteuax-Lamy, 243
Osteoporose, 121, 127
  juvenil idiopática, 121
Osteopsatirose idiopática, 242
Osteossarcoma, 461
  clássico, 461
Osteotomia(s), 198, 416
  calcâneo-cuboide-cuneiforme, 416
  corretivas, 295
  da base do primeiro metatarso, 421
  de alongamento do calcâneo, 416
  de Evans, 172
  de extensão, 172
  de Pemberton, 348
  de rotação interna, 172
  do calcâneo (Dwyer), 422
  do mediopé, 422
  do osso ísquio, 350
  dos ossos púbis e ílio, 351
  femoral, 352
    valgizante subtrocantérica, 171
  inominada de Salter, 346
  tripla (Steel), 349, 350
Oxicodona, 81

P

Padrão
  de desenvolvimento, 23
  de herança dominante ligado ao x, 19
Palmilhas e sapatos ortopédicos, 445
Paracetamol, 80
Paralisia cerebral, 98, 169
Parâmetros lineares ou
  espaçotemporais, 47
Parto de um acondroplásico, 240
Passada, 47
Passo, 47
Patela
  fratura da, 622
  luxação congênita da, 390
Pé, 172, 209
  calcâneo, 191
  calcâneo-valgo, 190
  cavo, 417
  deformidades do, 188, 203
  equino-cavo-varo, 188, 209
  fendido, 11, 439

fratura do, 637
lesões do, 594
mielodisplásico, 188
plano, 39, 413
talo-vertical, 191, 209
torto congênito, 11, 68, 425
Pele, 30, 579
Pelve
  fratura da, 595
  lesões e da, 593
Pelvic tilt, 317
Perda de redução, 537
Periartrite calcificante, 134
Perna deformidades da, 403
Peromelia, 253, 257
Pescoço, 31
Picnodisostose, 243
Pioartrite, 365
Placa, 614
  epifisária, fratura da, 558, 560
Polegar, fratura do, 562
Poliartrite, 139
Polidactilia, 11, 68, 253, 268, 440
  radial, 263
Polineuropatia(s)
  botulínica, 214
  diftérica, 214
  tóxicas, 222
Poliomielite, 193
  anterior aguda, 193
  no membro superior e tronco, 200
Polirradiculopatia desmielinizante
  inflamatória
  aguda, 213
  crônica, 215
Polissindactilia, 253, 441
Pré-balanço, 46
Prescrição da atividade física, 589
Pressão arterial, avaliação da, 581
Previsão
  da discrepância final de crescimento
    no esqueleto imaturo, 275
  de crescimento do fêmur e da
    tíbia, 275
Primeiro duplo apoio, 46
Procedimento
  cirúrgico anterolateral para o
    quadril, 342
  da mudança extensora, 421
  de Jones do hálux, 420
Processamento proteico (enzimas), 24
Prolapso da valva mitral, 586
Prolia®, 131
Protetização em crianças
  amputadas, 301
Pseudoartrose, 540, 606, 607

congênita da fíbula, 405
congênita da tíbia, 404
Pseudomonas aeruginosa, 165
Púbis, 351
Pulso radial, ausência do, 536
Punção articular e óssea, 162
Punho
  desarticulação do, 300
  fratura do, 549

Q

Quadril, 52, 208
  anormal, 327
  deformidades do, 184, 201, 208
  deslocado/subluxado irredutível, 338
  distúrbios do, 102
  flexores do, 54
  fraturas de, 601
  hiperflexão do, 60
  instável e redutível, 337
  lesões do, 593
  luxação do, 185
    traumática do, 607
  normal, 326
  procedimento cirúrgico anterolateral
    para o, 342
  rotação anormal do, 60
Queimaduras, 180
Questionário do histórico médico, 577
Quinto dedo varo, 443

R

Rádio
  ausência congênita do, 11
  deficiência longitudinal do, 260
  fratura da cabeça do, 544
  luxação congênita da cabeça do, 270
Radiografia, 315, 396
Raloxifeno, 131
Raquisquise, 9
Raquitismo, 113, 117, 291
  carencial, 118
  hipofosfatêmico familial, 119
  por vitamina D resistentes, 121
Reabilitação, 493
  do tendão flexor, 569
Reação
  do paraquedista, 170
  do pé, 170
Reanimação, 489
Reconstrução quando o paciente
  apresenta um quadril, 171
Recurvo, 186
Redução, 319
  cruenta, 342
  incruenta, 342

Reflexo(s), 36
  da marcha, 37
  da preensão, 36
  de endireitamento cervical, 170
  de Galant, 37
  de Moro, 37, 170
  do espadachim, 37
  tônico cervical
    assimétrico, 37, 170
    simétrico, 170
Refluxo vesicoureteral, 178
Refratura, 615
Reluxação, 353
Remifentanil, 82
Remodelação óssea, 481
Rendimento esportivo, 590
Reparo direto do defeito, 318
Ressecção(ões)
  da cabeça e do colo femorais, 171
  da cabeça femoral, 171
  ósseas, 199
Ressonância magnética, 162, 316, 396
Restrições do espaço intrauterino, 205
Retardo de consolidação, 540
Reticuloendoteliose, 457
Reto femoral, 54
Rigidez articular, 615
Rituximabe, 137
Rolamentos do pé e tornozelo, 48
Rotação
  anormal do quadril, 60
  pélvica, 48

S

Sacral slope, 318
Sacroiliíte, 138, 140
Sapato ideal, 447
Sarcoma
  de Ewing, 468
  de Kaposi, 148
  de partes moles, 474
    não rabdomiossarcoma, 475
    rabdomiossarcoma, 475
Secções ligamentares, 197
Segundo duplo apoio, 46
Sepse, 157
Sequelas tardias da poliomielite no
  membro inferior, 200
Sífilis, 32, 113
Simbraquidactilia, 257
  tipo I, 257
  tipo II, 257
  tipo III, 257
  tipo IV, 257
Simfalangismo, 253
Sinal de Drehman, 102

Sindactilia, 11, 253, 262, 268, 441
Síndrome(s)
  artrogripóticas, 205
  blue rubber bleb nevu, 147
  compartimental, 536
    do pé em crianças, 646
  de "*overuse*", 103
  de Allagille, 26
  de Angelman, 23
  de Apert, 254
  de Down, 16, 24
  de Goldenhar, 26
  de Guillain-Barré, 213
  de hipermobilidade articular
    familiar, 587
  de Holt-Oram, 254
  de importância ortopédica, 13
  de Kearns Sayre, 22
  de Klinefelter, 16
  de Klippel-Feil, 9, 26, 32
  de Klippel-Trenaunay-Weber, 150
  de Larsen, 35, 241
  de Leigh, 22
  de Lobstein, 242
  de Maffucci, 149
  de Marfan, 23, 586
  de Miller-Fisher, 213
  de Osgood-Schlater, 593
  de Pearson, 22
  de Pfeiffer, 254
  de Poland, 254
  de Porak-Durante, 242
  de Prader-Willi, 23
  de Proteus, 152
  de Rett, 24
  de Riley-Day, 220
  de Sinding-Larsen Johansson, 593
  de TAR, 254
  de Turner, 16
  de VACTERL, 254
  de Vrolik, 242
  de Windblown Hand, 254
  do bebê sacudido, 111
  do *little league elbow*, 593
  do ombro de Milwaukee, 134
  do raquitismo, 117
  MEERF, 22
  MELAS, 22
  NARP, 22
  pós-pólio, 204
  unha-patela, 24
  vasculares, 149
Sinfalangismo, 33
Sinostose, 253
  radioulnar, 271
Sinoviossarcoma, 476

Sinovite transitória, 98, 365
Sistema
  geniturinário, 579
  musculoesquelético, 586
Sopros cardíacos, 586
Staphylococcus aureus, 157, 158
Subluxação, história natural da, 327
Sufentanil, 82
Sulfasalazina, 138
Suspensório de Pavlik, 336, 612
  aplicação do, 337
  complicações do tratamento
    com o, 339
  função do, 337
  tratamento com o, 337
Sutura tendínea, 568

T

Tabelas de crescimento de Anderson-
  Green-Messner, 275
Talento esportivo, 591
Tálus, fratura do, 639
Tecido
  cartilaginoso, 4
  conjuntivo, 6
  muscular, 6
  ósseo, 4
Teleangectasia hemorrágica
  hereditária, 147
Tempo do ciclo, 47
Tendões
  extensores, 569
  flexores, 565
Tenodese(s), 199
  calcâneo-fibular, 186
  do fibular longo para fibular
    curto, 422
Tenotomias, 197
Teriparatida, 131
Teste
  da pressão, 343
  de estabilidade, 343
  de Ortolani, 329
Tíbia, 172
  curva congênita, 403
  fratura da, 486
  previsão de crescimento da, 275
  proximal, fratura da, 620
  pseudoartrose congênita da, 404
  valga pós-traumática, 291
  vara, 291
    do adolescente, 293
    infantil, 291
Tomografia computadorizada, 162, 316
Tórax, 31
  características do, 71

Índice remissivo

Torcicolo congênito, 32
Torções, 295
Tornozelo, 51
  deformidade do, 186
  desarticulação do, 300
  fratura do, 631
  lesões do, 594
  valgo, 186
Tração
  cutânea, 612
  seguida de gesso, 613
Tramadol, 82
Transferência
  de Girdlestone-Taylor, 421
  do reto femoral para os
    isquiotibiais, 172
  muscular, 198
  musculotendinosa, 198
Translocação, 14
  musculotendinosa, 198
Trauma
  abdominal, 492
  cranioencefálico, 491

  musculoesquelético, 492
  na coluna cervical, 509
  na infância, 496
  raquimedular, 492
  torácico, 492
  vascular, 154
Treinamento desportivo, 591
Trissomias, 14
Tronco, deformidades do, 184
Tuberosidade tibial, fratura da, 620
Tumores, 113
  benignos, 453
  da família Ewing, 468
  glômico, 148
  malignos, 461
  marrom do hiperparatireoidismo, 458
  ósseos, 365, 453
  vasculares, 145, 148

U

Úlceras de pressão, 180
Ulna, deficiência longitudinal da, 262
Ultrassonografia, 162

  óssea fetal, 69
  pré-natal, 239
Úmero
  em flexão, 532
  fratura do, 484, 521
    proximal, 521
    supracondilares do, 531

V

Vacinas conjugadas para *Haemophilus influenzae* tipo b (Hib), 157
Variações no número de
  vértebras, 9
Varo, 172
Ventilação, 490
Vias aéreas, 489
Vitamina D, 118, 130

Z

Zigodactilia, 441
Zona
  de polarização ativa, 255
  de progressão, 255